Encyclopädisches
Wörterbuch
der
medicinischen Wissenschaften.

Herausgegeben

von den Professoren der medicinischen Facultät
zu Berlin:

C. F. v. Gräfe, C. W. Hufeland, H. F. Link,
K. A. Rudolphi, E. v. Siebold.

Erster Band.

(Aachen — Agyrta.)

Berlin,
im Verlage bei J. W. Boike.

1828.

Seiner Excellenz

dem Herrn Freiherrn

von Stein zum Altenstein,

Königlich Preufsischem wirklichen Geheimen Staats-Minister und Minister der Geistlichen-, Unterrichts- und Medicinal-Angelegenheiten, Ehrenmitgliede der Königlichen Akademie der Wissenschaften und Künste, so wie vieler gelehrten Gesellschaften, Ritter des grofsen rothen Adler-Ordens, des eisernen Kreuzes u. s. w.

ehrfurchtsvoll gewidmet

von

den Herausgebern.

Vorrede.

Das Nützliche guter encyclopädischer Wörterbücher ist von jeher gefühlt worden; aber nirgends ist ihr Bedürfniſs so groſs, als in der Medizin. Denn keine Wissenschaft greift so sehr in alle andern ein, und macht ihre Kenntniſs so nothwendig, als diese, da ihr Gegenstand der Mensch, der Inbegriff der ganzen Natur, und Alles, was auf den Menschen wirkt und ihn afficirt, also in der That das ganze Universum, ist. Bedenken wir nun, zu welchem Grade der Vollkommenheit und zugleich auch der Ausdehnung die einzelnen Theile der Medizin, besonders aber die Hülfswissenschaften, gediehen sind, so erhellt von selbst, wie wünschenswerth ein Werk seyn müſste, worin man das Wesentlichste derselben und ihren jetzigen Standpunkt vereinigt finden, und sich in bedürfenden Fällen Raths erholen könnte. Dadurch würde nicht allein Zeit, sondern auch Mühe erspart, indem es oft sehr schwierig ist, das dem Arzte Wissenswerthe aus den Quellen, aus den eigends für die verschiedenen Hülfswissenschaften geschriebenen Werken, heraus zu suchen, hier aber das, dem Arzte allein Wissenswerthe, mit Weglassung des Ueberflüssigen, herausgehoben ist. Am meisten aber wird eine solche Sammlung der groſsen Klasse von Aerzten wichtig, ja unentbehrlich seyn, denen ihre beschränkte Lage oder Entfernung nicht erlaubt, sich groſse Büchersammlungen anzuschaffen. Und so glauben wir, daſs ein solches Werk recht wesentlich selbst dazu beitragen kann, die, in der Medizin so nothwendige allgemeine Ausbildung des Geistes, und wahre Wissenschaftlichkeit, unter den Aerzten zu fördern.

Diesem Bedürfniſs abzuhelfen, haben sich die Unterzeichneten entschlossen. Sie haben dabei folgende Grundsätze festgestellt. Das Werk soll zu gleicher Zeit eine wissenschaftliche Uebersicht gewähren, aber auch ein Wörterbuch darstellen. Folglich:

1) Alle, dem Arzte nothwendige, wissenschaftliche Gegenstände sollen erörtert werden.
2) Dieses soll nicht in weitläuftigen und ausführlichen Abhandlungen geschehen, sondern in möglichst gedrängter Kürze, um die Bändezahl nicht zu groſs, und das Werk nicht zu kostbar zu machen.
3) Eine kurze Geschichte, der jetzige Standpunkt der Erkenntniſs, und die litterarischen Hülfsquellen, sollen angezeigt werden.

4) Zugleich soll das Werk als Wörterbuch dienen, und die Erklärung technischer, auch veralteter, aber doch noch vorkommender, und zum Verständnifs älterer Schriftsteller dienender, Worte geben.

Mit Vergnügen können wir anzeigen, dafs viele der ausgezeichnetsten Gelehrten unsers Fachs sich zur Herausgabe dieses Wörterbuchs mit uns vereinigt haben, wie das nachfolgende Namensverzeichnifs beweifst. Sollten manche Aufsätze in diesem Bande verhältnifsmäfsig zu lang erscheinen, so bitten wir darauf Rücksicht zu nehmen, dafs sich im Anfange noch nicht alles in die Regel gefunden hatte, und der Drang der Herausgabe die nöthigen Abkürzungen nicht erlaubte. Wir können hoffen, dafs das Werk mit 25 Bänden, und in dem Zeitraume von 6 Jahren vollendet seyn werde.

Berlin, im October 1827.

Die Herausgeber.

Verzeichnifs

der Herren Mitarbeiter mit der Namenschiffre:

Herr Dr. *v. Ammon* zu Dresden. v. A — n.
— Dr. *Andresse* zu Berlin. An — e. sen.
— Regimentsarzt Dr. *Baltz* zu Berlin. B — tz.
— Dr. *Basedow* zu Merseburg. B — w.
— Professor Dr. *Beck* zu Freiburg. B — ck.
— Professor Dr. *Benedict* zu Breslau. B — ct.
— Professor Dr. *Berndt* zu Greifswald. B — dt.
— Professor Dr. *Carabelli* zu Wien. C — i.
— Medicinalrath Dr. *Casper* zu Berlin. C — r.
— Hofrath und Leibarzt Dr. *Curtze* zu Ballenstädt. C — e.
— Professor Dr. *Dzondi* zu Halle. Dz — i.
— Professor Dr. *Fabini* zu Pest. F — i.
— Dr. *E. Graefe* zu Berlin. E. Gr — e.
— Stabsarzt Dr. *Grofsheim* zu Berlin. G — m.
— Medicinalrath Dr. *Günther* zu Cöln. Gü — r.
— Professor Dr. *Hecker* zu Berlin. H — r.
— Dr. *Hedenus* zu Dresden. H — s jun.
— Dr. *Herzberg* zu Berlin. H — g.
— Leibarzt Dr. *Hohnbaum* zu Coburg. Ho — n.
— Geh. Medicinalrath und Prof. Dr. *Horn* zu Berlin. H — rn.
— Hofrath und Professor Dr. *Hufeland* zu Berlin. Hu — d.
— Privatdocent Dr. *Jäger* zu Wien. J — r.
— Professor Dr. *Klose* zu Breslau. Kl — e.
— Leibarzt beim regierenden Grafen *v. Stollberg* Dr. *v. Koehring* zu Stollberg. v. K — ng.
— Regimentsarzt Dr. *Kothe* zu Berlin. K — e.
— Hofrath und Leibarzt Dr. *Kreyssig* zu Dresden. K — g.
— Professor Dr. *Krombholz* zu Prag. Kr — lz.
— Stadtphysikus Dr. *Lau* zu Potsdam. L — u.
— Dr. *Michaelis* zu Berlin. M — lis.
— Professor Dr. *Naumann* zu Berlin. Na — n.
— Regierungsrath Dr. *Neumann* zu Berlin. Ne — n.
— Professor Dr. *Osann* zu Berlin. O — n.
— General-Stabschirurgus Dr. *Pockels* zu Braunschweig. P — s.
— Professor Dr. *Purkinje* zu Breslau. P — e.
— Privatdocent Dr. *Radius* zu Leipzig. R — s.
— Stabsarzt im Friedrich Wilhelms-Institut Dr. *Richter* zu Berlin. A. L. R — r.
— Professor Dr. *Riecke* zu Tübingen. R — e.
— Regierungsrath und Professor Dr. *Ritgen* zu Marburg. R — gen.
— Dr. *Sachs* zu Berlin. A. S — s.
— Geh. Medicinalrath u Leibarzt Dr. *Sachse* zu Ludwigslust. S — se.
— Dr. *Seifert* zu Greifswald. S — rt.
— Director der medic. chir. Academie in Dresden Dr. *Seiler*. S — r.
— Privatdocent Dr. *Ed. v. Siebold* zu Berlin. Ed. v. S — d.
— Pensionairarzt Dr. *Siedmogrotzki* zu Berlin. S — i.
— Regimentsarzt Dr. *Sommer* zu Trier. So — r.
— Professor Dr. *Ullmann* zu Marburg. Ull — n.
— Geh. Medicinalrath und Leibarzt Dr. *Vogel* zu Rostock. V — l.
— Professor Dr. *Wagner* zu Berlin. Wg — r.
— Privatdocent Dr. *Walther* zu Leipzig. W — er.
— Regimentsarzt Dr. *Wutzer* zu Münster. Wu — r.

Die Chiffern v. G., H — d., L — k., R — i. und El. v. S — d., zeigen die Namen der Herausgeber an.

A.

AACHEN. *Civitas Aquensis*, *Aquisgranum*, oder *Aquae Granenses*, nach ihrem angeblichen Begründer *Granus*, welcher nach einigen 53, nach andern 124 Jahr nach Chr. gelebt haben soll; *Aix la Chapelle* wurde sie nach dem von *Karl dem Grofsen* erbauten Dom genannt, zum Unterschied von Aix in Savoyen und Aix in Provence. Das Wort Aachen entstand ohne Zweifel von dem alten Wort *Aquae*.

Die zahlreichen und ergiebigen Mineralquellen zu Aachen, in ihrem chemischen Gehalte nur wenig unter sich verschieden, gehören zu der Klasse der alkalischen Schwefelthermen. Ihr Wasser besitzt einen durchdringenden Schwefelgeruch, und einen ähnlichen hepatischen, schwacher Fleischbrühe ähnlichen, etwas salzigen Geschmack; — so lang es heifs ist, ist es klar, trübt sich beim Erkalten, wird milchig, und bildet dann auf der Oberfläche ein schillerndes fettes Häutchen, auf dem Boden einen schwärzlichen Niederschlag. Nach *Monheim* und *Reumont* entspringen die Quellen aus Lagern von Uebergangs Kalkstein und glimmerartigem Sandstein; ihre Entstehung scheint, nach *Höpfner* und *G. Bischoff* in Verbindung mit den zahlreichen in der Eifel sich vorfindenden Spuren ausgebrannter Vulkane zu stehen.

Aachen besitzt acht warme Haupt-Quellen, welche man nach ihrer Lage in obere und untere theilt. Die ersteren sind die stärksten und heifsesten; die untern von den erstern gegen 500 Schritt entfernt, sind weniger heifs und schwächer.

1. Die oberen Schwefelquellen.

a) Die Kaisersquelle, die wichtigste, reichhaltigste und ergiebigste von allen. Auf ihrer Oberfläche beträgt ihre Temperatur 128° F., in der Tiefe 144°, — das Dampfbad im Kaiserbade 143½, im kleinen Bade 143½, im neuen Bade 131.

b) Eine zweite Quelle vor dem Kaiserbade.

c) Die Quirinus Quelle, hat die Temperatur von 120° F.

2. Die unteren Quellen. Dahin gehören:

a) Die Trinkquelle, von 111° F.

b) Die Rosenbadquelle, von 115° F.

c) Die Corneliusquelle, von 119° F.

d) Mehrere kleine Quellen, welche wahrscheinlich aus einer gemeinschaftlichen Quelle entspringen.

e) Eine kleine Quelle unfern des Corneliusbades.

Von noch geringerer Bedeutung sind noch einige andere warme Schwefelquellen, welche zerstreut an verschiedenen Stellen zu Tage kommen, aber wenig benutzt werden.

Die verschiedenen Badehäuser in Aachen zerfallen, je nachdem sie von den obern, oder untern Quellen versorgt werden, in zwei Abtheilungen. Sie enthalten aufser Wasserbädern Wohnungen für Kurgäste, und Vorrichtungen zu Douche- und Dampfbädern. Zu den obern Quellen gehören:

a) Das Kaiserbad, das älteste, in welchem sich die Ueberreste eines alten Römerbades befinden, und in welchem *Karl der Grofse,* welcher 742 in Aachen das Licht der Welt erblickte, sich häufig gebadet haben soll.

b) Das neue Bad, am Büchel gelegen.

c) Das Bad der Königin von Ungarn, eine Benennung, welche wahrscheinlich aus den Zeiten *Karls des Grofsen* stammt.

d) Das Quirinusbad.

Zu den unteren Quellen gehören:

a) Das Herrenbad; es umfafst zwei Gebäude, das Corneliusbad und Karlsbad.

b) Das Rosenbad und

c) das Armenbad, eine grofse Wohlthat für alle Unbemittelte, — enthält zwei grofse Bassins zu Gemeinbädern, ein kleines für einzelne Personen und Vorrichtungen zu Douchebädern.

Die genannten Badehäuser sind Eigenthum der Stadt. Die unmittelbare Aufsicht über die Bäder führt ein Brunneninspektor. Auf mehrere beherzigungswerthe Mängel der hiesigen

Einrichtungen haben *Wetzler* und *Höpfner* aufmerksam gemacht, welche zum Theil schon berücksichtiget worden sind.

Das Wasser der Mineralquellen zu Aachen gehört zu den flüchtigsten, auflösendesten und reizendesten alkalischen Schwefelwassern, die wir besitzen.

Seine specifische Schwere beträgt 1,012 : 1,000. Chemisch untersucht wurde dasselbe von *Kortum*, *Gimbernat*, *Lausberg*, *Monheim* und *Reumont*. Nach *Reumont* und *Monheim* enthalten von der Kaiserquelle ein Pfund zu sechszehn Unzen ein Kilogramme

Kohlensaures Natron	$4\frac{1}{20}$ Gran.	—	0,5444	Gr.
Salzsaures -	$22\frac{1}{10}$	- —	2,9697	-
Schwefelsaures -	$1\frac{1}{2}$	- —	0,2637	-
Kohlensaure Kalkerde	$\frac{17}{20}$	- —	0,1304	-
- Talkerde	$\frac{1}{3}$	- —	0,0440	-
Kieselerde	$\frac{21}{40}$	- —	0,0705	-

Hundert Kubik-Zoll Wasser enthalten nach *Monheim*

51,25 K. Z. Stickgas
28,26 K. Z. Kohlens. Gas
20,49 K. Z. Schwefelwasserstoffgas.

Reumonts und *Gimbernats* frühere Behauptung, dafs das Aachener Wasser geschwefeltes Stickgas enthalte, wurde nach den von *Berzelius* erhobenen Zweifeln und wiederholten Versuchen in so weit berichtiget, dafs das Aachener Wasser zwar Stickgas enthalte, dafs der Schwefel aber nicht in diesem, sondern in dem Wasserstoffgas gelöset sei.

Auch *Döbereiner* fand Schwefelwasserstoffgas, Stickgas und Kohlensäuergas, — die beiden letztern jedoch durch die Verschiedenheit der Temperatur der einzelnen Quellen auch in diesen in verschiedenen Verhältnissen. In der Kaiserquelle fand derselbe bei 135° F. nach Abzug einer geringern Menge Schwefelwasserstoffgas 71,5 Volumentheil Stickstoffgas und 28,5 Volumentheil Kohlensäuergas. —

Aufser diesen Schwefelquellen ist zu Aachen eine kalte Eisenquelle, welche nach *Lausberg* indefs nur wenig Eisen enthält, aufser diesem schwefelsauern und kohlensauern Kalk, Kochsalzsauern Kalk und etwas Bittererde; — sie wurde sonst gebraucht, wird aber jetzt fast gar nicht, höchstens zu stärkenden Bädern benutzt.

Die Wirkung der Schwefelquelle ist ungemein durchdringend, reizend, auflösend, diaphoretisch; sie nimmt vorzugsweise das Haut-, Nerven- und Gefäfssystem in Anspruch, wirkt alterirend auf die Mischung der Säfte, und erregt leicht Aufregungen des Bluts, namentlich starke Congestionen nach Kopf und Brust. Eben deshalb ist der Gebrauch dieser Quellen zu widerrathen vollblütigen Subjecten, so wie bei Neigung zu Congestionen, Disposition zu Schlagflufs, fieberhaften Beschwerden, bedeutender Schwäche wichtiger innerer Organe, und grofser allgemeiner Aufregung des Nervensystems. Hinsichtlich der Wahl der einzelnen Quellen verdient bemerkt zu werden, dafs die untern Quellen weit weniger reizend wirken, als die obern.

Die Form, in welcher man die Quellen am häufigsten benutzt, ist die des Bades, — als Ganzes- oder als Halb-Bad. Man nimmt täglich ein Bad, drei bis vier Wochen lang. Sehr reizbare Personen vertragen oft wöchentlich nur zwei bis drei Bäder, oder thun wohl statt der Quellen von Aachen die nahgelegenen ähnlichen Quellen von Burtscheid zu gebrauchen. Aufserdem bedient man sich dieses Wassers äufserlich in Form von Douche-, Tropf- und Dampfbad, und als Klystir. — Zum Trinken empfahl schon *Blondel* früher das Aachener Wasser; man hat in neuen Zeiten sehr viel von dieser Form Gebrauch gemacht. Man benutzt hierzu die Trinkquelle und mehrere andere Quellen in den genannten Badehäusern. In den Fällen, wo der innere Gebrauch dieses Wassers nicht vertragen wird, sind oft die nahen Quellen von Burtscheid vorzuziehen, (vergl. *Burtscheid*) man läfst letztere trinken, und in dem Aachener Wasser baden. Man hat auch versucht, das Aachener Wasser zu versenden und es von der Quelle entfernt trinken zu lassen; durch die Abkühlung und Versendung erleidet es indefs eine zu grofse Veränderung.

Die Krankheiten, gegen welche man die Mineralquellen von Aachen empfiehlt, sind folgende:

1. Hartnäckige Gichtbeschwerden, besonders mit vorherrschender fehlerhafter Mischung der Säfte; — Contrakturen, veraltete Rheumatismen.

2. Lähmungen; — bei Lähmungen, welche jedoch nach

Schlagflüssen entstanden, und oft mit einer noch bedeutenden Aufregung des Gefäfssystems verbunden sind, mit der nöthigen Vorsicht.

3. Eingewurzelte Lustseuche, gegen welche schon Quecksilbermittel in allen Formen lange und ohne Erfolg gebraucht worden.

4. Chronische Hautausschläge, — Flechten, Geschwüre, krätzartige Ausschläge.

5. Chronische Metallvergiftungen, namentlich Merkurialvergiftungen.

6. Stockungen und Verschleimungen in den Organen des Unterleibes, namentlich der Leber, — Hämorrhoidalbeschwerden.

7. Hartnäckige Verschleimungen der Urinwerkzeuge, Steinbeschwerden.

8. Chronische Leiden der Brust, Schleimasthma, veraltete Brustkatarrhe.

C. G. Th. Kortum, phys. chem. med. Abhandlung über die warmen Quellen und Bäder zu Aachen und Burtscheid. 1798. — 1817.

Analyse des eaux sulfureuses d'Aix la Chapelle par *Reumont* et *Monheim*. Aix la Chapelle. 1810.

Wetzler über Gesundbrunnen und Heilbäder. Th. II. S. 253 sq.

E. H. Höpfner über die Mineralquellen und Bäder zu Aachen. 1819.

Aachen, Spaa und Burtscheid von *A. Schreiber*, nebst einer Abhandlung des Hrn. Dr. *Höpfner*. Heidelberg. O — n.

AAL s. *Muraena Anguilla.*

AALRAUPE s. *Gadus Lota.*

AARZIHLERBAD. Das A. liegt in dem Kanton Bern, unfern der Stadt dieses Namens, an der Krümmung der eine Halbinsel bildenden Aar, anderthalb Hundert Schritte von ihrem Ufer entfernt, 1708 F. über dem Meere erhaben. Die hier entspringende kalte Schwefelquelle enthält nach *Morells* Untersuchung in einem Maafse:

Salzsauren Kalk	2	Gran.
Kochsalz und Glaubersalz . .	$6\frac{1}{2}$	-
Kohlensauere Bittererde . . .	$1\frac{1}{2}$	-
Eisen	$\frac{1}{4}$	-
Selenit	$2\frac{1}{2}$	-

Extractivstoff eine Spur.

Luftsäure und Schwefelleberluft einen geringen Antheil.

Eine stärkere Schwefelquelle, als diese, findet sich nach Dr. *Lutz* nicht weit davon in dem Landgute des Herrn *von Samdez*, welche im Sommer mit Nutzen zum Trinken gebraucht werden soll. Die Aarzihler Schwefelquelle wird vorzüglich zu Bädern benutzt. In der zu diesem Zweck vorhandenen Anstalt finden sich Badestübchen mit viereckigen Wannen.

G. Rüsch Anleitung der Bade- und Trinkkuren, mit besonderer Betrachtung der Schweizerischen Mineralwasser und Badeanstalten. Bd. II. S. 110 sq. O — n.

ABACH. Die seit der Mitte des dreizehnten Jahrhunderts schon bekannte, aber nur wenig benutzte kalte Schwefelquelle bei Abach, entspringt zwei kleine Meilen von Regensburg, unfern der Donau bei dem Marktflecken Abach. *Graf* zählt sie zu der Klasse der kalten eisenhaltigen Schwefelquellen; nach seiner Analyse enthält das Wasser Kohlensaure Kalkerde, Talkerde und Natron, Salzsaures Natron, Extraktivstoff, Kohlensaures Gas, wenig Eisen, aber viel Schwefelwasserstoffgas. Seine Wirkung ist auflösend, vorzugsweise das Haut- und Uterinsystem in Anspruch nehmend. *Graf* empfiehlt das Wasser als Getränk und Bad bei Stockungen im Unterleibe, namentlich Hämorrhoidalbeschwerden, Gicht und Rheumatismen, Hautausschlägen, Lähmungen, Krankheiten des Uterinsystemes, namentlich Neigung zu Abortus.

Graf Versuch einer pragmat. Gesch. der baier. und oberpfälz. Mineralwasser. Bd. I. S. 97. O — n.

ABANO. Die Mineralschlammbäder von *Abano, Battaglia* und *St. Pietro* finden sich von Padua nur einige Meilen entfernt. Die bei diesen Orten entspringenden salinischen Schwefelthermen, waren schon den Römern unter dem Namen *Aquae Aponenses* bekannt, wie viele Stellen des *Martial, Ammianus Marcellinus, Claudian* und *Plinius*, so wie zahlreiche nahe bei diesen Quellen aufgefundene Inscriptionen zur Genüge beweisen. Nachdem sie lange seit jener Zeit unbenutzt geblieben, kamen sie 1493 durch *Mich. Savanarola* von neuem in grofsen Ruf, und wurden seit dieser Zeit viel gebraucht. Die neuesten und vollständigsten Nachrichten über sie verdanken wir *Menu von Minutoli* und *Mühlibach*.

Die hier entspringenden zahlreichen und sehr ergiebigen heifsen Schwefelquellen, werden theils zu Wasserbädern, theils zur Bereitung von Schwefelschlammbädern benutzt. Der Hauptursprung aller Quellen ist ein mehrere Klafter hoher Kalkfelsen, dessen Inneres unterminirt, und aus welchem sie mit Brausen und gewissermafsen nach einem gewissen Rythmus hervorströmen. Das Wasser ist von einer dunkeln bläulichen Farbe, weniger durchsichtig, als das reine, hat, so lange die natürliche Temperatur desselben dauert, einen starken Schwefelgeruch, getrunken einen hepatisch-salzigen Geschmack. Seine specifische Schwere beträgt 1,04 : 1., seine Temperatur 66½ R. Letztere ist so fest an das Wasser gebunden, dafs das in offenen Gräben abfliessende, mit anderem Wasser vermischt, in der Entfernung einer halben italienischen Meile von seinem Ursprung noch die Temperatur von 30 — 35° R. besitzt. Die aus den Quellen aufsteigenden grauen Wolken bestehen aus Schwefelwasserstoffgas, Wasserdunst und denen in letzteren gelöfsten salzigen Theilen. Dem abgekühlten Wasser mangelt das Hydrogengas gänzlich; das unter 35° R. abgekühlte entwickelt auch dann kein Hydrogengas mehr, wenn man es künstlich erhitzt. An fixen Bestandtheilen enthält das Wasser Kochsalz, Schwefelsaures Natron, Salzsaure und Schwefelsaure Bittererde, Kalkerde und Kieselerde.

Zum Gebrauch zu Wasserbädern finden sich zu Abano die nöthigen Einrichtungen. Man badet 3 bis 6 Wochen, und gebraucht dabei innerlich das Wasser der nahe dabei liegenden Mineralquellen von *Monte Hortone*, *Acqua della Vergine*, und geht dann später zu dem stärkeren Eisensäuerling von *Recoaro* über.

Die an den genannten Orten befindlichen Mineralschlammbäder bestehen aus einer Verbindung des Niederschlages der heifsen Schwefelthermen und einer fetten Erde; diese Verbindung entsteht von selbst durch die Einwirkung der atmosphaerischen Luft auf das Mineralwasser beim Abflufs desselben, wird aber noch besonders dadurch bereitet, dafs man feine Thonerde mit dem dritten oder vierten Theil Kieselerde vermischt in einen Graben des abfliefsenden Mineralwassers bringt, und sie hier Monate lang liegen läfst, damit sie von den mineralischen Theilen des Wassers ganz durchdrungen werde. Aus den Kanälen des Abflufswassers sammelt man den Mineralschlamm in Reservoirs, in welchen er Monate lang aufbewahrt wird. Ueberdies gibt es hier noch Personen, welche, um jeden Gedanken von Unreinlichkeit zu entfernen, in besondere hölzerne Gefäfse das schon beschriebene Gemisch von Erde legen, von heifsem Mineralwasser durchdringen lassen, und so einen besondern Mineralschlamm zu bereiten suchen. Der einmal gebrauchte Mineralschlamm wird nach *Menu von Minutoli* nicht zum zweitenmale gebraucht, sondern als Dünger benutzt. Die näheren Bestandtheile des Mineralschlammes *(Fango)* sind Thonerde, Kalkerde, Kieselerde, Kochsalz, Schwefel und Wasser. Bemerkenswerth ist der Umstand, dafs die Fanghi Schwefel und Schwefelwasserstoff, welches die Quellen beim Erkalten gänzlich verlieren, nicht blofs in beträchtlicher Menge, sondern auch fest und lange gebunden enthalten. Die Wirkung dieses Mineralschlammes ist ungemein belebend, reizend, durchdringend, auflösend und gehört zu den kräftigsten Arten von Schwefel-Mineralschlamm. (Vergl. Mineralschlamm.)

Zur Wohnung und Verpflegung der Kranken, so wie zur zweckmäfsigen Benutzung der Mineralquellen und des aus ihnen bereiteten Schwefelmineralschlammes finden sich zu Abano mehrere Anstalten *(Stabilimenti dei bagni)*. Sie sind Privateigenthum, können mehrere hundert Personen bequem fassen, und bilden mit ihren Nebengebäuden die Hauptgebäude von Abano.

Der Schwefelmineralschlamm wird entweder blofs lokal in Form von Umschlägen, oder allgemein in Form ganzer Mineralschlammbäder angewendet; im erstern Falle mufs bei der Abnahme der Temperatur auch schnell gewechselt werden. Soll der ganze Körper damit bedeckt werden, so belegt man ein grofses linnenes Tuch mit einer 3 — 4 Zoll dichten Schicht von Mineralschlamm, bedeckt den Kranken mit demselben und legt ihn auf einen Strohsack, bis der Umschlag anfängt zu erkalten. Der hierzu zu benutzende Mineralschlamm wird jederzeit frisch aus den mit Mineralwasser zur Sättigung des Mineralschlammes gefüllten Rerservoirs durch besondere Aufwärter in hölzernen Kübeln herbeigeholt. Gewöhnlich besitzt derselbe einen solchen Grad von Hitze, dafs er, ehe er gebraucht werden kann, erst einiger Abkühlung bedarf. Viele Kranke verbinden den Gebrauch der Wasserbäder mit dem der Mineralschlammbäder, — am Morgen nehmen sie ein Bad von Mineralwasser, und lassen sich den Nachmittag mit Mineralschlamm belegen; nur wenige gebrauchen täglich zweimal ein solches Mineralschlammbad, da es meist weit mehr angreift, als ein blofses Wasserbad. Es erregt gewöhnlich einen ungemein profusen Schweifs. Für Kranke, welche sich nicht selbst nach Abano begeben können, versendet man häufig den Mineralschlamm nach Padua, Vicenza, Verona, Treviso, Conegliano u. a. Orte, oder bedient sich als Surrogat des natürlichen eines künstlich bereiteten. Man empfiehlt hierzu folgende Zusammensetzung: ein Pfund Kochsalz, drei Unzen Glaubersalz, ein Loth Kohlensaure Talkerde, ein Loth Schwefelsaure Talkerde, drei Loth frisch bereitete Kalkschwefelleber werden pulverisirt, unter einander gemengt, mit einem Pfunde feiner Kieselerde und drei Pfund feiner Thonerde durchknetet. Das Ganze wird dann in einen neuen, nicht glasirten irdenen Topf in dünnen Schichten gelegt, mit sechs Maafs Wasser übergossen, das Feuer unter demselben allmählig bis zur Siedhitze vermehrt, die Masse öfters umgerührt, das verflüchtigte Wasser immer von neuem wieder ersetzt, und das Kochen ununterbrochen so acht bis zwölf Stunden lang fortgesetzt.

Allgemein und örtlich hat man diese Schwefelschlammbäder als ein höchst durchdringendes Mittel anempfohlen:

1. Bei recht hartnäckigen Hautkrankheiten, chronischen Hautausschlägen, Geschwüren und anderen bedeutenden Destructionen der äufseren Haut.

2. Bei inveterirten Gichtbeschwerden, vorzüglich durch sie bewirkten krankhaften Misbildungen der Knochen, Sehnen, Muskeln, Gelenke und Gelenkhäute, — Steifigkeiten und Contrakturen, und

3. Endlich bei den proteusartigen Formen mehrerer Arten von Lustseuche, namentlich bei der sogenannten *Syphilis arthritica.*

Ganz ähnlich diesen Schwefelschlammbädern sind die nahebei gelegenen, aber doch nicht so häufig benutzten zu Monte Hortone, Battaglia oder St. Elena und St. Pietro; — nach *Menu von Minutoli* enthält der Schwefelmineralschlamm zu Battaglia weniger Kalk und Thon, dagegen mehr organische Theile, und soll deshalb weicher, seifenartiger seyn.

Menu von Minutoli in *Hufeland* Journ. d. prakt. Heilk. Bd. LV. St. 2. S. 94.

Mühlibach in Medicin. Jahrbüchern des k. k. Oesterr. Staaten. Bd. I. St. 3. 1823. S. 388 sq. O — n.

ABAPTISTON. (Von *α priv.* und *βαπτίζω*, *immergo.*) Die Alten nannten so denjenigen Theil des Trepanationsapparats, welcher die Durchbohrung der Schädelknochen bewirkt; also unser heutiges Trepan, nur mit dem Unterschiede dafs das Abaptiston conisch gestaltet war, damit die Gehirnhaut und das Gehirn selbst durch das zu schnelle Eindringen so leicht nicht verletzt würden. Schon *Galen*, *Fabricius ab Aquapendente* und *Scultetus* bedienten sich desselben; nach ihnen kam es ganz aufser Gebrauch, so dafs die spätern Wundärzte nicht einmal die Anwendungsart desselben kannten, bis der Heidelberger Professor J. *Lange* dasselbe wieder in Aufnahme brachte.

Das Abaptiston bedarf bei seiner Anwendung, der conischen Form wegen, mehr Kraftanstrengung und Zeit, als die Cylinderkrone, und was den Vortheil desselben betrift, dafs man damit nicht zu schnell eindringe und so Verletzungen vorbeuge, so ist letzteres bei der Cylinderkrone durchaus nicht zu befürchten, sobald man mit Vorsicht operirt, d. h. wenn, sobald die Durchbohrung des Schädels zu Ende geht, das Instrument nicht zu fest aufgedrückt, öfters herausgezogen und endlich die Knochenrinne behutsam sondirt wird.

In der neuern Zeit bezeichnet man mit Abaptiston auch diejenige Vorrichtung, vermöge welcher das zu tiefe Eindringen der letztern dadurch verhindert wird, dafs sie mittelst eines Ringes und einer Schraube oder eines Federhakens, welcher in kleine Vertiefungen der Krone eingreift, höher oder tiefer gestellt werden können.

Synon. Lat. *Abaptista. Modiolus.* E. Gr — e.

ABART, *Spielart, Varietas.* Diesen Ausdruck gebrauchen sowohl die Naturhistoriker als die Anatomen. Jene verstehen darunter die Abweichungen der Naturkörper in ihrer äufsern Gestalt, welche ihnen nicht grofs oder beständig genug scheinen, um darnach eigene Arten *(species)* zu bestimmen. So, glaubte man, bildeten alle Menschen nur eine Art, und ihre Unterschiede wären so beschaffen, dafs sie nur als Charactere von Abarten gelten könnten. Da man aber das Schwankende in jener Darstellung einer Abart einsah, so versuchte man einen andern Character aufzustellen, und sagte von den Thieren: dafs alle diejenigen zu einer Art gehörten, welche sich unter einander fruchtbar begatteten; ja man bestimmte dies noch schärfer, indem man hinzusetzte: wo die Jungen sich wieder unter einander fruchtbar begatteten. Allein auch dies sind willkührliche und schwankende Annahmen. Viele Thiere, die gewifs verschiedener Art sind, als Schafe und Ziegen, Hunde und Wölfe, Hunde und Füchse pflanzen sich unter einander fort, und die Seelöwen begatten sich nach *Steller* mit den Seebärinnen so gut, wie mit den Seelöwinnen; von den Vögeln ist es etwas ganz allgemein Bekanntes, und eben so von sehr vielen Insekten.

Wir können also nur diejenigen Naturkörper als Abarten betrachten, die sich in minder wesentlichen Dingen unterscheiden, oder wovon wir wissen, dafs sie von einer Art gemeinschaftlich abstammen, oder dahin wieder zurückkehren. *Linné* war sehr geneigt, Körper, die sich nicht sehr unterschieden, in eine Art zusammenzufassen; seine Nachfolger haben eine entgegengesetzte Neigung, und man mufs gestehen, für die genauere Kenntnifs der Naturkörper ist es gut, auf jeden Unterschied aufmerksam zu seyn und zu machen, und nicht zu schnell etwas für eine Abart zu erklären.

Beständigere Abweichungen hat man auch als bleibende Abarten, als Racen bezeichnet, und um sie zu erklären, hat man gesagt, dafs die Ursache zu ihrer Entstehung nur einmal gewirkt habe, so sey z. B. damals ein Neger aus dem Menschen caucasischen Stamms entsprungen, und nicht wieder; ja Hr. *Steffens* giebt diese Ursachen näher an, es sey nämlich die Erbsünde gewesen, von der man jedoch glauben sollte, dafs sie noch immer fortwirke. Man sieht wenigstens nicht ein, warum nur einmal Racen haben hervorgebracht werden können, und scheint berechtigt, wirklich bleibende, nicht übergehende Formen eigenen Arten zuzuschreiben. Mehr davon im Artikel: Anthropologie.

Die Anatomen betrachten die Varietäten oder Abweichungen der Organe in Gröfse, Gestalt, Zahl und Lage, und nannten sie wohl ehemals Naturspiele *(lusus naturae)*, ja noch in der neuesten Zeit hat *Autenrieth* ein erschwertes Schlingen, das er (wohl mit Unrecht) von der veränderten Lage einer Arterie herleitete, *Dysphagia lusoria* genannt. Man kann jenen Ausdruck insofern entschuldigen, als die Natur, indem sie bildet, bei vielen Gegenständen minder beschränkt ist, und daher sich weniger streng an eine Form hält, z. B. bei den Blättern eines Baumes; oder dafs so viele Ursachen einwirken (wie z. B. bei der Bildung der Gesichtszüge eines Menschen), dafs es zu verwundern wäre, wenn hier eine gröfsere Gleichförmigkeit statt fände. Ein Spiel bleibt es indessen nie, sondern jede Abweichung ist das Resultat der verschiedenen Verhältnisse der wirkenden (bildenden) Kräfte. Wo ein Organ z. B. von mehr Punkten aus die Blutströmungen an sich zieht, da wird es mehrere Gefäfse besitzen, und jedes derselben um so gröfser, mit je mehr Energie es darauf einwirkt. Wir können hierüber nur allgemeine Ansichten haben, die aber wirklich genügend scheinen.

Betrachten wir die Varietäten der Organe unsers Körpers, so finden wir einen sehr merkwürdigen Unterschied darin, auf den man, so viel ich mich erinnere, früher nicht in der Art geachtet hat. In Allem nämlich, was das animalische Leben betrifft, bemerken wir nur geringere Varietäten und keine die der Existenz Gefahr drohen; in den Organen des reproductiven Lebens hingegen kommen eine Menge Abweichungen vor, die den gröfsten Nachtheil mit sich führen, ja zum Theil ein selbstständiges Leben (aufser dem Mutterschoofse) unmöglich machen.

Es versteht sich, dafs wir von der Varietät Alles scheiden, was im Gefolge einer Krankheit entstand, z. B. den Schädelmangel *(Hemicephalia)* nach dem Wasserkopf des frühesten Embryo-Alters; Trennungen und Verschmelzungen der Knochen nach dem späteren Wasserkopf des Foetus u. dergl. mehr.

Die Knochen sind im Ganzen sehr beständig, besonders in allen wesentlichen Theilen. Hin und wieder scheinen sie, ohne krankhafte Bedingungen, aus mehreren Punkten zu verknöchern; ihre Gröfse im Allgemeinen und die der einzelnen Fortsätze zeigt sich verschieden; zuweilen verdoppeln sich die Löcher, welche Gefäfse und Nerven durchlassen, z. B. das *foramen rotundum ossis sphenoidei*, das *foramen infraorbitale;* ich habe einen Nerven durch das Schlüsselbein gehen sehen; dies fällt in die früheste Periode der Knochen und geht natürlich nicht von ihnen aus.

Die Bänder weichen wohl nur in der Gröfse ab. Sie bedingen zu wesentlich die Festigkeit und die Bewegungen des Skelets, als dafs bei ihnen viele Veränderungen statt finden könnten. Es soll ein paar Mal das runde Band des Schenkelkopfs gefehlt haben, doch darf man wohl fragen, ob hier keine Krankheit des Hüftgelenks voranging; wenigstens ist dies gewöhnlich der Fall.

Die Muskeln zeigen eine Menge Abweichungen, jedoch wohl niemals zum Nachtheil. Wesentliche Muskeln nämlich fehlen nie, sondern nur Nebenmuskeln, z. B. kleine Spannmuskeln, als der *palmaris longus*, der *pyramidalis*, der *psoas minor*, der *plantaris*, und dann fehlen nie die sehnigen Ausbreitungen, denen sie angehören; es fehlt zuweilen der *geminus superior*, der die Sehne des *obturator internus* einschliefsen hilft; dann pflegt der *geminus inferior* desto gröfser zu seyn. Aufserordentlich häufig sind dagegen überschüssige Muskeln, vorzüglich an den Händen und Füfsen, und vermehren die Kraft und Behendigkeit; selbst gröfsere Muskeln, als der *levator anguli scapulae*, der *sartorius* kommen zuweilen doppelt vor, und jeder hat dabei seine gewöhnliche Gröfse. Die Sehnen erhalten oft ungewöhnliche Verstärkungen, und das gilt nicht blofs von grösseren Muskeln, z. B. denen des *pectoralis major, latissimus dorsi, serratus anticus major*, sondern auch von kleineren; so hat zuweilen die Rolle des *obliquus oculi superior* einen eignen Muskel, den man wohl als eine Verdoppelung des *Musc. obliquus superior* angesehen hat.

Das Nervensystem zeigt hinsichtlich der Centraltheile die gröfseste Uebereinstimmung, und ist darin irgendwo eine gröfsere Abweichung, so darf man sie bestimmt von einer Krankheit, vorzüglich von einer Wasseransammlung herleiten. Was man findet, bezieht sich hauptsächlich auf die Anordnung der Windungen des Gehirns, die nicht beständig ist; auf die Ausdehnung der Hörner der Seitenhöhlen, vorzüglich des hintern Horns, das zuweilen kleiner ist; auf die Länge des *Corpus callosum*, das nicht immer gleich weit nach hinten reicht; auf die Entwicklung der Fasern, die sich nicht in allen Parthieen bei Allen gleich zeigt. Die seltsamste Abweichung, die ich kenne, und die auch Andere sahen, ist die, wo ein Strang der Pyramide sich um die Olive ihrer Seite schlägt. Die Verbindungen der Nerven mit den Centraltheilen sind ebenfalls sehr beständig, so auch die Verbreitungen in die Sinnesorgane und in die Eingeweide. Höchst abweichend dagegen ist der Verlauf der Nerven an den Extremitäten, doch ohne dafs dadurch jemals ein Theil weniger Nerven bekäme, sondern er zieht sie nur von andern Zweigen des Geflechts, worauf wohl nichts ankommen kann.

Das *Gefäfssystem* weicht unendlich und in den wesentlichsten Dingen so gut ab, als in den unwesentlichen. Nicht blofs, dafs der Verlauf der Gefäfse die gröfsten Verschiedenheiten zeigt, nein auch die Verbindung derselben mit dem Centralorgan ist oft eine andere, und dieses selbst zeigt dabei wichtige Unterschiede, ohne dafs wir sie einer Krankheit zuzuschreiben vermöchten, so dafs sie bei der ersten Bildung der Organe schon entsprungen oder veranlafst scheinen. Dahin gehört die fehlende oder unvollkommene Scheidewand der Herzkammern; ein unrichtiges Verhältnifs derselben, das Entspringen der Gefäfse, die arterielles Blut führen sollen, an Orten, wo sie nur venöses Blut erhalten u. s. w. Mehr davon bei den einzelnen Theilen, so wie bei dem Artikel Cyanose.

Die Eingeweide sind oft von geringerer oder stärkerer Gröfse, zuweilen von unregelmäfsiger Lage; hin und wieder zerfallen sie in ein Paar Theile, wie die Milz, die Leber, die Gebärmutter und Scheide; oder sind stark eingeschnürt, wie der Magen; seltener fehlen einzelne Theile von Anfang an, mehrentheils ist dann zugleich eine allgemeine Mifsbildung *(Monstrosität)*, oder eine Krankheit hat die Zerstörung bewirkt. Auf keinen Fall wenigstens ist das Fehlen einzelner Organe so häufig, als man es sonst (ohne genaue Untersuchung) annahm.

Diese kurze Angabe beweiset den oben aufgestellten Satz, dafs vorzüglich nur die Organe der reproductiven Thätigkeit, Gefäfse und Eingeweide in wesentlichen Dingen abweichen.

Man hat es zum Theil hoch angeschlagen, dafs das, was bei dem Menschen in den verschiedenen Organen als Varietät vorkommt, gewöhnlich bei irgend einem Thier (zuweilen bei ganzen Gattungen, Ordnungen, Klassen) als Norm erscheint. Das kann aber wohl kaum anders seyn, da die Summe aller Thiere höchst wahrscheinlich zugleich die Summe aller möglichen Formen und Verbindungen zeigt.

So wichtig dem Anatomen und Physiologen die Kenntnifs der Abweichungen ist, von eben so grofser Bedeutung ist sie auch dem praktischen Arzt und Wundarzt. Ohne sie würde der erstere eine Menge Krankheiten gar nicht zu würdigen wissen, und der letztere oft bei Operationen in Verlegenheit und Gefahr gerathen. Er thut daher wohl, nicht blofs vor einer Operation die Varietäten der wesentlichen Theile in dem Organ sich in das Gedächtnifs zurückzurufen, sondern auch bei jeder äufsern Untersuchung, die er an einem Menschen zum ersten Mal unternimmt, nachzusehen, ob alles regelmäfsig beschaffen ist, vorzüglich im Verlauf der Arterien. R — i.

ABARTICULATIO, ungewöhnlicher Ausdruck für *diarthrosis*, s. dieses Wort. R — i.

ABBINDEN, S. Ligatur.

ABBINDUNGSWERKZEUGE, s. Ligaturwerkzeuge.

ABBLAETTERUNG. Hiermit bezeichnet man die Trennung abgestorbner Knochenlamellen, und wohl auch gröfserer Knochenstücke in Folge der Necrose von der in ihrer Integrität gebliebenen Masse. In Form von Blättern kommen die kleinen Knochenstücke, selbst bei der *Necrosis peripherica* selten, und höchstens nur, wenn breite Knochen necrotisch geworden sind, vor, gewöhnlich haben solche abgestorbene Theile, die man auch mit dem Namen „Sequester" belegt, eine spitzige, stachelige Gestalt, sind weiſs, elfenbeinhart, auswendig glatt, von der andern Fläche rauh und zernagt, oder wohl auch schwarz und porös, wenn *Caries* voranging und *Necrose* zu dieser hinzutrat, oder wenn fremder Stoff und kaustische Mittel auf die entblöſste Knochenfläche gebracht wurden. Sehr verschieden waren die Meinungen über den Prozeſs, wodurch diese Trennung zu Stande kommt. *Hippocrates* äuſserte schon die Meinung, daſs das aus dem Gesunden heranwachsende Fleisch die Trennung und Abstoſsung bewirke, und bis auf die neusten Zeiten fand diese Erklärung ihre Anhänger. *Van Swieten* hielt das Pulsieren und *Fabre* die Verbreitung und Ausdehnung der Gefäſse für kräftig genug die Absonderung zu bewirken; *Russel* und *Bell* lieſsen die Eiterung eine Rolle hierbei spielen. Erst durch *Weidmann* wurde dieser Prozeſs auf eine rationellere Weise erklärt, und bemerkt, daſs wenn gleich bei der peripherischen Necrose der langen und breiten Knochen die aus der Substanz hervorkeimenden Carunkeln zur Beweglichmachung der kleinen Knochenstücke etwas beitrügen, so seien sie doch nicht die Ursache der Trennung, sondern beide die Wirkung einer gemeinschaftlichen Ursache; übrigens müſsten diese Papillen bei andern Arten der Necrose eine festere Einklemmung des Sequesters bewirken. *Weidmann* erklärte daher die Lostrennung und das Beweglichwerden der abgestorbenen Massen durch den vitalen Akt der Aufsaugung, welche beim Stehen des Ertödtungsprozesses an der Grenze des Todten und Lebendigen sich geltend macht, einen Theil des Letzteren einsaugt, eine Spalte veranlaſst, und somit die Oberfläche rauh, höckerig und unregelmäſsig macht. *Kortum* glaubt, daſs nicht allein durch Aufsaugung von Partikelchen der gesund gebliebenen Theile, sondern auch der abgestorbenen Substanz die Trennung erfolgte, welches jedoch sehr zu bezweifeln ist, da die todte, feste Masse des Knochens sich nicht zersetzen kann, und somit auſserhalb der Wirkung der absorbirenden Gefäſse fäfse sich befindet. Es ist dieser Prozefs der Absonderung der Knochen ganz derselbe, wie in den Weichgebilden, und unterscheidet sich nur durch die Langsamkeit, mit welcher er verläuft, und dadurch, dafs die einzelnen Erscheinungen hier weniger zu Tage kommen, und sich bemerkbar machen. An der Grenzlinie zwischen dem Todten und Lebendigen bildet sich eine Entzündung, wodurch angedeutet wird, dafs dieser Theil reagirt, um der fernern Absterbung nicht zu unterliegen. Zu erkennen giebt sich diese Entzündung nicht durch eine wahrnehmbare Röthe, sondern durch Anschwellung, Auflockerung des Gefüges und Weichwerden der Masse. Jetzt beginnt nun gleichzeitig die Absorbtion, die mit der Absonderung eines Bildungsstoffes vergesellschaftet ist, welcher noch nicht das Vermögen besitzt, organisch zu crystallisiren *(Ulceration)*. Erst wenn das Todte durch den gebildeten Zwischenraum vom Lebenden getrennt, und vorzüglich dann, wenn der nun als fremder Körper Reiz veranlassende Sequester entfernt ist, gestaltet sich der hier abgesonderte Bildungsstoff zu sogenannter Granulation, welche die Vereinigung mit den nahgelegenen Weichgebilden bei der *Necrosis peripherica*, oder mit dem neugebildeten Knochen bei der *N. totalis* zuläfst. Es erscheint daher hier die Ulceration als Heilungsprozefs von der Natur eingeleitet, und macht den Uebergang von dem Ersterbungsprozesse, dem Brande, zum Bildungsprozesse, der Eiterung. Die Dauer, in welcher dieser Prozefs verläuft, kann sehr verschieden seyn und durch mannichfache Momente bedingt werden. Die Entfernung des losgetrennten und beweglich gewordenen Sequesters bleibt gröfstentheils dem Wundarzte überlassen, oder wird wohl auch durch eine bestimmte Lage oder Richtung des Gliedes, durch Bewegung u. s. w. befördert, eine andere Kraft bringt den Knochen nicht an die äufsere Oeffnung der Weichgebilde, oder stöfst ihn vom Organismus aus. In wie fern die Natur die Entfernung durch die Cloakenbildung begünstigt, wird unter dem Artikel *Necrose* näher auseinander gesetzt werden.

Synonyma: Schilfern, Abschilfern. Franz. *Exfoliation;* Lat. *Exfoliatio;* Engl. *Exfoliation;* Holländ. Abladeren; Ital. *Sfaldatura.*

Literatur. Sämmtliche Werke über Necrose; außerdem im Besonderen:

Fabre, in den Mémoires de l'Academie royale de Chirurgie. Tom. IV. p. 91.

Weidmann, de Necrosi ossium. Frcf. a. M. 1795. p. 25.

Kortum, de ossium regeneratione, Diss. Berol. 1824. p. 30.

Richter, A. L., die Necrose, pathologisch und therapeutisch gewürdigt. Im Journ. f. Chir. u. Augenheilk. v. *v. Graefe* u. *Walther*. Bd. VIII. p. 493. A. L. R — r.

ABBLÄTTERUNGSTREPAN. Hierunter versteht man ein eigenthümlich gestaltetes, unten näher zu beschreibendes Werkzeug, welches von *A. a Cruce*, *Paré* u. a. erst eingeführt worden ist, um Beingeschwülste zu entfernen, indem es durch einen Trepanbogen in Bewegung gesetzt wird. Nach *Paré* machte man von diesem Instrument auch Gebrauch, um krankhafte, cariöse und necrotische Knochenstücke zu entfernen. Zu letzterem Zweck ist es bis gegen Ende des vergangenen Jahrhunderts in Gebrauch geblieben, obgleich *Dionis* schon sehr gegen dasselbe eiferte, und die Unzweckmäfsigkeit darstellte, wozu vielleicht einige Curen, von *J. L. Petit*, die glücklich abgelaufen sein sollten, das Ihrige beitrugen. Erst nachdem die letztgenannten Krankheitszustände in ihrem Wesen näher erkannt worden waren, man beide zu unterscheiden gelernt hatte, man wufste, was die Natur vermochte und was der Heilkraft der Natur zu überlassen sei, wozu *Weidmann* nicht wenig beitrug, stand man von diesem unzweckmäfsigen Verfahren ab, und überzeugte sich, dafs das Bohren im Tódten nutzlos sei, und, dafs wenn man tiefer bohre, man die Grenze nicht genau kenne, um gerade an derselben aufzuhören, und eine Insultation von dem gesund Gebliebenen entfernt zu lassen. Aufserdem konnte dieses Bohren eben so wenig, als das Schneiden mit dem Messer in den Weichgebilden, das Fortschreiten des Brandes aufhalten, welches die Natur nur allein vermag. Die neuere Chirurgie macht daher durchaus keine Anwendung mehr von diesem Werkzeug.

Es besteht der Abblätterungstrepan, der aus feinem Stahle verfertigt und gehörig polirt wurde, aus drei zusammenhängenden, ein Ganzes bildenden Stücken, als dem Stiele, dem Zapfen und Abschabungs-Aufsatze. Der Stiel hat dieselbe Länge und Stärke wie der Stiel des Perforativtrepans, und geht an seinem oberen Ende in den Zapfen über, der, da er von der Höhle des Trepanbogens aufgenommen wird, eben so wie der am Perforativtrepan, gestaltet ist. Der Abschabungs- oder Exfoliativaufsatz, d. h. das untere Ende des ganzen Werkzeuges, ist von pyramidenförmiger Gestalt, einen Zoll, drei Linien lang, und in seinem gröfsten Durchmesser acht Linien breit. Man unterscheidet an diesem Theile zwei Flächen, zwei Ränder und zwei Enden. Die beiden Flächen sind glatt, polirt, werden nach unten zu allmählig schmäler, und endigen sich fünf Linien breit quer abgeschnitten. Die beiden Seitenränder sind scharf und gegenseitig nach den Flächen hin, schief abgesetzt. Das vordere quer abgeschnittene Ende, wird durch eine in seiner Mitte hervorragende eine und eine halbe Linie lange Spitze getheilt, die durch ihre Hervorragung einen festen Punkt abgiebt, um welchen die schneidenden wechselseitig schief abgesetzten Seitenränder und die Schneiden des untern Randes sich drehen können. Ein anderes Werkzeug der Art, welches bei *A. a Cruce* abgebildet, aber schon längst aufser Gebrauch ist, bestand aus drei, in einem stumpfen Winkel zu einander gestalteten Flügeln, die mit ihrem scharfen untern Rande sich um die Spitze drehten.

Synon. Deutsch: Abschuppungstrepan, Exfoliativtrepan. Franz. Trepan exfoliatif. Ital. Trepano d'esfoliazione. Lat. Trepanum exfoliativum seu desquamatorium. Engl. Trepan exfoliative.

Literatur:

Paré, Opera chirurgica; Lib. IX. Cap. V. p. 272. Frcf. ad M. 1594.
Dionis, Cours d'opérations de Chirurgie. Paris 1714. p. 420.
Weidmann, de Necrosi ossium. Frcf. a. M. 1793. p. 41.
Brambilla, Instrumentarium chirurgicum Viennense. 1753. Tab. IX., Fig. 10, p. 57.
Rudtorffer, Armamentarium chirurgicum selectum. Wien, 1817. p. 121 Tab. IX. Fig. 1.
La Faye, Instrumentarium chirurgicum. Wirceb. 1800. Pl. 3. Fig. 3.

A. L. R — r.

ABDAMPFEN, ist ein Verfahren, Flüssigkeiten zu entfernen dadurch, dafs man sie in Dämpfe verwandelt, und zwar bei einer geringeren Temperatur, als die, bei welcher sie kochen oder sieden. Es wird bei pharmaceutischen Verrichtungen gar oft angewandt, und zwar entweder, um den aufgelösten Körper von dem Auflösungsmittel zu scheiden, oder um eine zufällig beigemengte Flüssigkeit zu vertreiben.

Das Abdampfen im ersteren Falle geschieht entweder bis zur Trocknifs *(ad siccitatem)* oder nur bis der aufgelöfste Stoff eine dickere Consistenz angenommen hat *(ad spissitudinem)* welches daher auch Eindicken *(inspissare)* genannt wird. Im zweiten Falle heifst das Abdampfen Concentriren *(concentrare)* weil, nach Wegschaffung der fremden Flüssigkeit, die Theile des zurückbleibenden einander genähert werden. Die Flüssigkeit, welche beim Abdampfen fortgeschafft wird, ist meistens Wasser. Zwar giebt es noch eine Flüssigkeit, welche eben so häufig als Auflösungsmittel dient, nämlich Weingeist, aber man sucht diesen durch die Destillation zu erhalten, theils weil er nicht so gemein ist, als Wasser, und mit Nutzen wieder angewandt werden kann, theils weil die Dämpfe des Weingeists, wenn man sie in einem offenen Gefäfse zum Verdunsten bringt, leicht durch einen hineinfliegenden Funken entzündet, und bei gröfserer Menge gefährlich werden. Daher pflegt man beim Abdampfen der geistigen Extrakte sie in eine Blase zu bringen, um den Weingeist abzuziehen.

Damit das Abdampfen gehörig geschehe, mufs man den Flüssigkeiten eine grofse Oberfläche geben, denn nur an der Oberfläche geschieht ein Verdampfen bei geringerer Temperatur, als zum Sieden erfordert wird. Auch pflegt man das Gefäfs so flach, als möglich zu nehmen, weil zu viel Hitze erfordert wird, um eine grofse Masse von Flüssigkeit zu durchwärmen. Dafs die Dämpfe nur an der Oberfläche aufsteigen, rührt daher, weil sie bei der geringeren Temperatur zwar den Druck der Luft, aber nicht den Druck des Wassers überwinden, und so sich von der ganzen Masse losreifsen können. Vermehren wir durch die Wärme die Elasticität der Dämpfe so sehr, dafs sie den Druck des darüber befindlichen Wassers zu überwinden vermögen, und also innerhalb des Wassers sich erheben, so nennen wir dieses Sieden. Man sieht leicht, dafs die Dämpfe bei einem geringen Drucke der Luft leichter aufsteigen müssen, als bei einem gröfsern, und das schnelle Aufsteigen der Dämpfe im luftleeren Raume bestätigt dieses. Daher ist die Luftpumpe in neueren Zeiten ein wichtiges Instrument geworden, um Flüssigkeiten abzudampfen, bei welchen man keine Wärme anwenden darf. So bedient man sich bei der Bereitung des Thenardschen oxydirten Wassers einer Luftpumpe, um es gehörig zu concentriren.

Es kommt aber nicht allein auf die Oberfläche bei dem Abdampfen an, sondern auch, daſs die entweichenden Dämpfe freien Abzug haben. Wenn also das Gefäſs sich über der Oberfläche der Flüssigkeit wieder verengt, so ist es zum Abdampfen weniger geeignet, als ein anderes, welches gerade aufsteigende Wände hat. Der Druck vermag die Dämpfe wiederum zu zerstören, und da sie sich in verengten Gefäſsen durchdrängen müssen, so üben sie einen Druck auf einander aus, welcher sie zersetzt und verursacht, daſs die Flüssigkeiten an den Seiten der Gefäſse wieder herabflieſsen. Auch üben sie dann einen Druck auf die Oberfläche der Flüssigkeit selbst aus, und jeder Druck auf diese Oberfläche vermindert das Abdampfen.

Wir bedienen uns des Abdampfens in solchen Fällen, wo wir flüchtige Körper zurückhalten wollen, welche beim Sieden sich verflüchtigen würden. So wollen wir bei der Bereitung der Extrakte die riechbaren Stoffe, mögen sie nun in einem ätherischen Oele, oder in einem andern Stoffe bestehen, so viel als möglich zurückhalten. So pflegt man auch Salzauflösungen nur abzudampfen ohne zu sieden, weil beim Sieden gar viel Salz zerstreut wird, und besonders ist dieses der Fall, wenn die Masse beinahe trocken ist. Die Erfahrung bei Kochsalzsiedereien hat gelehrt, wie viel von diesem sonst gar nicht flüchtigen Salze durch Wasserdämpfe gehoben wird. Wenn die aufgelösten Körper krystallisiren sollen, ist es nöthig, sie nicht zu sieden, weil in der höhern Temperatur in der Regel mehr aufgelöst bleibt, und also beim Abkühlen die Krystallisation zu rasch und daher leicht unordentlich vor sich geht.

Die Gefäſse, deren man sich zum Abdampfen bedient, sind von Glas, Porzellan, Halbporzellan (Gesundheitsgeschirr), Metall, besonders verzinntem Kupfer. Nur im Kleinen, und wo nur ein geringer Wärmegrad angewandt wird, bedient man sich der gläsernen Gefäſse. Porzellanene Gefäſse sind zu kostbar, daher braucht man sie nur im Kleinen. Halbporzellan ist zum Gebrauch eben so taug lich und wohlfeiler. Am häufigsten werden verzinnte kupferne Gefäfse angewandt, nur müssen sie gut verzinnt seyn, denn Kupfer oxydirt sich zu leicht, und ist dann sehr leicht auflöfslich. Doch dienen verzinnte Gefäfse zum Abdampfen der meisten Salzauflösungen, und zur Concentration der Säuern nicht, daher mufs man in diesen Fällen Gefäfse aus Halbporzellan oder Glas nehmen. Da Platin von sehr wenigen Säuren angegriffen wird, so gehören Gefäfse von Platin zu den vorzüglichsten, nur sind sie sehr kostbar.

Es ist nöthig, wohl darauf zu achten, dafs beim Abdampfen kein Staub, keine Asche und dergl. hineinfalle, daher mufs der Aschenheerd sowohl als der Feuerheerd, wenn beide getrennt sind, so verschlossen sein, als geschehen kann, ohne den Zug ganz abzuhalten. Die Abdampfungen müssen an einem Orte geschehen, welcher wenig betreten wird, und wo überhaupt wenig Staub ist. Kann man abgesonderte Zimmer dazu einrichten, so ist es um so viel besser. Daher werden auch die Salze weifser und schöner, wenn man sie im Grofsen bereitet, wo man eigene, abgesonderte Kammern dazu bestimmen kann.

Sehr viele Abdampfungen, namentlich die der Extrakte müssen im Wasserbade geschehen. Das siedende Wasser nimmt nämlich keine gröfsere Hitze an, als die, wobei es siedet, man mag es noch so lange über dem Feuer halten. Man hat dieses schon lange erkannt, und das *Balneum Mariae* war schon zu den Zeiten der Alchemisten berühmt. Aber das Gefäfs, worin man abdampft, in das siedende Wasser selbst zu setzen, wie man vormals that, ist unbequem. Es sprützt nämlich gar leicht etwas von dem siedenden Wasser über und in das innere Gefäfs, wodurch das Abdampfen nicht allein verzögert wird, sondern auch Unreinigkeiten hineinkommen. Wird das Sieden lange fortgesetzt, so kann auch das innere Gefäfs leicht bis zur Siedhitze erwärmt werden, welches man nicht will. Am besten ist es daher das Gefäfs, worin das Abdampfen geschieht, über einem Kessel, worin Wasser siedet, aufzuhängen, so dafs es nur von dem aufsteigenden Dampfe erhitzt wird. So lange der Dampf nicht eingeschlossen wird, wovor man sich auch bei dieser Vorrichtung hüten mufs, nimmt er keinen höheren Grad der Hitze an, als die Siedhitze, wobei er aufsteigt, und da er hier theils durch die Luft aufsteigt, theils an dem Abdampfungs-Geschirr einen Theil seiner Wärme verliert, so darf man nicht leicht besorgen, dafs die abzudampfende Masse Siedhitze erreicht, welches man ohnediefs leicht verhindern kann, wenn man das Wasser im Kessel nicht stark sieden läfst. So verhindert man das Anbrennen bei der Bereitung der Extrakte, welches gar leicht geschieht, wenn man sie geradezu abdampft.

Die deutsche Sprache unterscheidet Abdampfen von Verdampfen; andere Sprachen, welche wenig zusammengesetzte Wörter haben, drücken beide Verrichtungen mit einem Worte *evaporare, evaporer, evaporar* aus. Abdampfen wird auch als *Activum* gebraucht, Verdampfen immer nur als *Neutrum*. L — k.

ABDOMEN, *Unterleib, Bauch,* bezeichnet den unter der Brust befindlichen Theil des Rumpfs, dessen Höle *(cavum abdominis)* bei dem Menschen und bei den Säugthieren von der Brusthöle *(cavum thoracis)* durch das fleischige Zwerchfell, bei den Vögeln durch häutige Säcke abgeschieden wird. Bei den Fischen fällt die Brust mit dem Kopf zusammen, so dafs die oben gegebene Bestimmung auf sie nicht pafst, und bei den übrigen Thieren ist keine besondere Bauchhöle zu unterscheiden, wenn auch die äufsere Gestalt (z. B. bei manchen Amphibien und Insekten) eine solche vermuthen lassen sollte.

Béclard glaubt, dafs der Unterleib bei einer Misgeburt nie ganz fehlen könne, allein es kommen doch allerdings dergleichen, wenn gleich seltene Fälle, vor, wo z. B. nur ein Kopf, ein Fufs u. s. w. vorhanden ist. Auch kann man wohl nicht sagen, dafs er sich bei dem *Foetus* zuerst bilde.

Seine Gestalt ist bei dem *Embryo* aber allerdings sehr verschieden, so lange der Unterleib sich in den Anfang des Nabelstrangs fortsetzt.

Bei dem männlichen Geschlecht ist die Bauchhöle verhältnifsmäfsig kürzer, nach unten enger, und durchaus geschlossen, sobald der Scheidenkanal nicht mehr offen ist; bei dem weiblichen Geschlechte ist sie länger, und nach unten weiter, und die Oeffnungen der Fallopischen Röhren bilden eine Communication zwischen der Höle des Unterleibs und der Gebärmutter, so dafs in seltenen Fällen das in der Bauchhöle befindliche Wasser durch die Scheide abgeflossen seyn soll.

Die obere Wand der Bauchhöle wird von dem Zwerchfell gebildet, unten geht diese in das Becken über, dessen unterster Theil von den Muskeln des Damms geschlossen wird; die hintere Wand wird von den Körpern der Rücken- und Lendenwirbel, von den Schenkeln des Zwerchfells, den Psoasmuskeln und dem viereckigen Lendenmuskel gebildet; vorne und an den Seiten sind die Bauchmuskeln. Bei dem Foetus fehlt zuweilen ein Theil der vordern Wand, und die Eingeweide sind vorgefallen. Zuweilen fehlt ein Theil der vordern Wand der Bauchdecken und zugleich der vordere Theil der Harnblase, dann liegt die innere hintere Wand derselben mit den Oeffnungen der Ureteren als ein schwammiges Fleisch nach vorne, was man ehemals fälschlich als ein Umgestülptseyn der Harnblase betrachtete. Zuweilen ist die Haut vorne geschlossen, allein vom Nabel bis zum Becken fühlt man die Linea alba getrennt, so dafs man die Schneide der Hand dazwischen bringen kann. Der Fall ist hier mehreremal bei Weibern nach der Entbindung bemerkt worden; ich sollte jedoch denken, dafs ein angeborner Fehler zum Grunde läge: wie sollte sonst die Linea alba ohne gewaltsame Zufälle aus einander gehen?

Man sagt von den in der Bauchhöle befindlichen Theilen, dafs sie innerhalb oder aufserhalb des Bauchfelles (*intra vel extra saccum peritonei*) liegen; je nachdem sie entweder ganz vom Bauchfell eingeschlossen sind, wie die Leber, die Milz, das Pancreas, der Magen und Darm, jedoch mit Ausnahme des Mastdarms; oder entweder ganz hinter dem Bauchfell liegen, wie die Nebennieren, die Nieren, die Harnleiter, die Aorta, die Hohlvene, die unpaarigen Venen, der grofse Saugaderstamm, der sympathische, die splanchnischen Nerven und ihre Geflechte, so wie die Anfänge der Nerven der untern Gliedmafsen; oder nur zum Theil von ihm umfafst werden, wie die Harnblase, der Mastdarm, die Gebärmutter. Eigentlich, kann man sagen, liegt Alles aufserhalb des Bauchfells, und in dem Sack, den dies bildet, ist nichts als der Hauch, der es befeuchtet. Man ist auch bei jener Eintheilung nicht streng gewesen, denn die Eierstöcke sind völlig vom Bauchfell umfafst, eben so, bis auf ihre freie Endung, die Fallopischen Röhren, und dennoch rechnet man sie zu den Theilen aufserhalb des Bauchfells.

Um die Lage der Eingeweide *(situs viscerum)* in der Höle des Unterleibs, so wie die Stelle der ihn treffenden Verletzungen genau bestimmen zu können, hat man mehrere Gegenden desselben *(regiones abdominis)* angenommen. Man zieht zu dem Ende eine Querlinie von der untersten falschen Rippe der einen, bis zu der der andern Seite, und eine zweite Querlinie von der obern vordern Spitze des einen Darmbeins *(spina iliaca anterior superior)* bis zu der des andern. Den Raum über der obern Linie nennt man die obere Bauchgegend *(regio epigastrica)*; den zwischen beiden Linien: die mittlere Bauchgegend *(regio mesogastrica)*; und den unter der untern Querlinie: die untere Bauchgegend *(regio hypogastrica)*.

Man theilt diese Gegenden wieder ab, indem man sie durch eine auf jeder Seite zwei Querfinger breit vom Nabel gezogene senkrechte Linie durchschneidet. Der zwischen diesen Linien befindliche mittelste Theil der Oberbauchgegend, erhält diesen Namen vorzugsweise *(regio epigastrica stricte sic dicta, sive epigastrium)* und es liegen darin ein Theil des linken Lappens der Leber, der rechte Theil des Magens mit dem Zwölffingerdarm, und dem Kopf des Pancreas, ein Theil des Quergrimmdarms und des Netzes. Ueber ihr ist eine kleine vorne vom schwerdtförmigen Knorpel bedeckte Grube, worin ein Theil des Magens und über welcher das Herz liegt, und die man die Herzgrube, *scrobiculus cordis, anticordium,* oder Magengrube *(creux de l'estomac)* nennt. Zu beiden Seiten des Epigastriums liegen die Unterrippengegenden *(hypochondria, regiones hypochondriacae, praecordia)*; die rechte enthält den rechten Theil der Leber, die Gallenblase und einen Theil des aufsteigenden und Quergrimmdarms, so wie des Netzes; die linke hingegen enthält den linken Theil des Magens und des Pancreas, die Milz, einen Theil des absteigenden und Quergrimmdarms mit einem Theil des Netzes. Die Mittelbauchgegend, heifst zwischen den oben gedachten Linien, nach dem darin befindlichen Nabel die Nabelgegend, *(regio umbilicalis)* und darin liegt ein grofser (oberer) Theil des dünnen Darms (der sogenannte Leerdarm, *Jejunum*) mit seinem Gekröse, so wie der untere mittlere Theil des Netzes. An beiden Seiten der Nabelgegend sind die Weichen *(ilia, regiones iliacae)*, in denen rechts der aufsteigende Grimmdarm und ein Theil des dünnen Darms; links ebenfalls ein Theil des letzteren und der absteigende Grimmdarm befindlich sind. An die Weichen stofsen nach hinten auf beiden Seiten die Lendengegenden *(lumbi, regiones lumbares; les reins)*, worin die Nebenniere, die Nieren und der Anfang der Harnleiter liegen. Die Unterbauchgegend heifst in der Mitte (zwischen den senkrechten Linien) vorzugsweise so *(hypogastrium, venter imus)*, und umfafst den untern Theil des dünnen Darms, den sogenannten Krummdarm *(ileum)*. Zu ihren Seiten liegen die Leistengegenden, *(inguina, regiones inguinales)* deren rechte das Ende des dünnen Darms und den Blinddarm, und im Weibe einen Theil des breiten Mutterbandes mit dem Eierstock und der Fallopischen Röhre enthält; auf der linken Seite liegt ein Theil des Dünndarms und die Beugung des Grimmdarms, überdiefs beim Weibe dieselben Theile, wie rechts.

Unten an die Unterbauchgegend stöfst die Schaamgegend *(regio pubis)*, welche nach hinten von dem Damm *(perinaeum)* begränzt wird. In dem Raume, den diese Gegenden bezeichnen (in der Beckenhöle) liegt in beiden Geschlechtern die Harnblase und der Mastdarm, und zwischen ihnen bei dem Mann die Saamenblasen und die Vorsteherdrüse, bei dem Weibe die Gebärmutter nebst dem Anfange der Mutterbänder, und der oberste Theil der Scheide.

R — i.

(Auch mir ist die oben erwähnte Spaltung in der linea alba in den letzten Jahren öfters vorgekommen; ich suche indessen den Grund, warum man nicht schon früher darauf aufmerksam gewesen, nur allein darin, dafs man nicht genau darnach geforscht habe. Vor einigen Jahren kam mir der erste

Fall dieser Art bei einer Wöchnerin in sehr hohem Grade vor, und seit dieser Zeit unterliefs ich nie, bei jeder Neu-Entbundenen darnach zu sehen. Ich habe diese Spaltung selbst schon bei Schwangeren ein paarmal deutlich beobachtet, bei denen sie sich nach der Entbindung noch unverkennbarer manifestirte. Dafs dieser Zustand indessen ein angeborner Fehler sei, beweisen mir ein paar ähnliche Fälle, die ich an Neugebornen sah: es war nämlich bei diesen schon deutlich diese Spalte in der linea alba zu fühlen, so dafs man wohl die Epochen der Schwangerschaft und Entbindung als gelegentliche Momente ansehen kann, die diese Abnormität genauer und deutlicher herausheben).

El. v. S — d.

ABDOMINALES MUSCULI, Bauchmuskeln, werden die fünf Muskelpaare (*Musculus obliquus externus, obliquus internus, transversus, rectus* und *pyramidalis*), genannt, wovon die ersten drei den Unterleib wie eine Binde umgeben, die letzten beiden aber in einer durch die vordern Sehnenhäute jener Muskeln gebildeten Scheide liegen. Der *Pyramidalis,* welcher häufig fehlt, spannt blos die Scheide an; die übrigen Muskeln ziehen die Rippen hinab und schnüren den Unterleib zusammen, und wirken dadurch bei dem Ausathmen, so wie bei allen Entleerungen der im Unterleibe liegenden Organe, bei dem Brechen, bei dem Stuhlgang, dem Harnen, bei der Geburt; bei der Lage auf dem Rücken können sie das Becken und die untern Gliedmafsen heben.

Zwischen und vor den Scheiden der graden Bauchmuskeln kommen die schiefen und die Quermuskeln in der weifsen Linie (*linea alba*) zusammen, und geben dadurch der vordern Bauchwand einen Anhalt, so dafs man jene Linie gleichsam als eine Fortsetzung des Brustbeins, und die sehnigen Querlinien der geraden Bauchmuskeln als Analoga der Rippen betrachtet hat.

Der äufsere schiefe Bauchmuskel bildet überdies den Bauchring (*annulus abdominis*) und den Schenkelbogen (*arcus cruralis, ligamentum Poupartii*). Der innere schiefe und der Quermuskel bilden den Hodenmuskel (*cremaster*). Das Nähere über alles Dieses bei den einzelnen genannten Theilen. R — i

ABDOMINALWUNDEN. S. Bauchwunden.

ABDUCTIO, das Abziehen in anatomisch-physiologischer Beziehung. S. Abductores.

ABDUCTION. Wörtlich genommen bedeutet Abduction in chirurgischer Beziehung Trennung des Zusammenhangs durch äufsere Gewalt. Die Alten bezeichneten mit diesem Ausdrucke, der auch jetzt noch dieselbe Bedeutung hat, denjenigen Zustand der Fracturen in der Nähe von Gelenken, in welchem sich die Knochenenden sehr weit von einander begeben.

Synon. Lat. *Abruptio.* Franz. *Abduction. Abruption.* Engl. *Abduction.* E. Gr — e.

ABDUCTORES (Musculi), die abziehenden Muskeln. Man versteht im Allgemeinen diejenigen Muskeln darunter, welche Theile von der Mittellinie des Körpers in horizontaler Richtung entfernen; bei der Hand und bei dem Fufse benennt man so die Muskeln, welche Finger oder Zehen von dem Mittelfinger oder der Mittelzehe abziehen.

In jener Hinsicht ist der äufsere grade Augenmuskel ein Abzieher, und wird auch häufig *abductor* genannt; es kann die Hand, der Arm abgezogen werden, doch haben die Muskeln, welche dies bewirken, auch andere Verrichtungen, z. B. der *deltoideus*, der *latissimus dorsi* u. s. f., und sie heifsen daher nicht besonders *abductores.* Sehr stark dagegen ist bei den Vögeln, wo gar kein Beugen und Strecken der Mittelhand und der Finger statt findet, sowohl die Abduction als die Adduction.

An der Hand und am Fufs haben wir Abzieher des Daums und der grofsen Zehe, des kleinen Fingers und der kleinen Zehe. Die Zwischenknochenmuskeln (*interossei*) sämmtlicher Finger und Zehen, also auch die des Mittelfingers und der Mittelzehe, könnten zwar ebenfalls als An- und Abzieher betrachtet werden, allein man benennt sie nicht so, weil sie zugleich zum Beugen und Strecken des ersten Fingergliedes helfen; nur der erste äufsere Zwischenknochenmuskel wird von einigen Anatomen der Abzieher des Zeigefingers (*abductor indicis*) genannt.

Abductor pollicis longus s. bicornis, der lange Abzieher

des Daums entspringt über dem Anfange der Strecker des Daums von der Ellenbogenröhre, der Zwischenknochenhaut und der Speiche unter dem *Supinator brevis*, geht an der äufsern Seite des Vorderarms hinab, von dem *Extensor pollicis minor* getrennt oder mit ihm verwachsen, in welchem letzteren Falle beide Muskeln den gemeinschaftlichen Namen *tricornis* erhalten haben. Er geht hierauf in eine schmale Sehne über, die sich der Länge nach spaltet, in einer eigenen Rinne des untern Endes der Speiche von einer Scheide umgeben zum Mittelhandknochen des Daums läuft, und sich theils oben an dessen Speichenseite, theils an dessen hintere Fläche befestigt. Nicht selten sind noch kleine Nebensehnen. Er zieht den Daumen von der Hand ab, und hilft auch zur Supination.

Abductor pollicis brevis, der kurze Abzieher des Daums entspringt vom *Ligamentum carpi volare proprium*, steigt fleischig aufsen und an der Volarseite des Mittelhandknochens des Daums hinab, und geht mit einer kurzen Sehne an den äufsern Rand des obern Endes des ersten Daumgliedes, und zieht den Daumen von der Hand ab. Zuweilen ist er im Ursprunge mit der Sehne des langen Abziehers verbunden.

Abductor digiti minimi, der Abzieher des kleinen Fingers kommt vom Erbsenbein und dem *Ligamentum carpi volare proprium*, geht fleischig am Ulnarrande des Mittelhandknochens des kleinen Fingers hinab, und setzt sich sehnig an die Ulnarseite des obern Endes des ersten Gliedes des kleinen Fingers, und zieht diesen von der Hand, so wie er auch dessen obern Theil streckt.

Abductor hallucis, der Abzieher der grofsen Zehe entspringt getheilt, oder mit zwei Köpfen. Der gröfsere, hintere Kopf kommt von der innern Seite des Fersenhöckers, der kleinere, vordere kommt vom ersten Keilbein und dem hintern Theil des Mittelfufsknochens der grofsen Zehe. Der längere Kopf verbindet sich mit diesem durch eine Sehne, die sich verstärkt und den Muskel bis zu seiner Endigung an das innere Sesambein und den hintern Theil des ersten Zehengliedes der grofsen Zehe begleitet. Er zieht die grofse Zehe von den übrigen ab, drückt sie aber zugleich gekrümmt nach unten, und hilft den Fufs beim Stehen in seiner Lage befestigen.

Abductor digiti minimi pedis, der Abzieher der kleinen Zehe, entspringt von der äufsern Seite des Fersenhöckers an der äufsern Seite des kurzen Zehenbeugers, und geht zu dem Mittelfufsknochen, vorzüglich aber zum hintern Ende des ersten Gliedes der kleinen Zehe, zieht diese nach aufsen aber auch nach unten, und hilft insoferne mit bei dem Stehen. R — i.

ABELMOSCHUS. S. Hibiscus Abelmoschus.

ABENSBERG. Die A. Schwefelquelle in Baiern, entspringt zwischen Abach und Neustadt unfern Regensburg, und wird in Form von Bädern benutzt. Das Wasser ist nach *Grafs* Untersuchung kalt, gehört zu den schwefelwasserstoffhaltigen Seifenwassern, und enthält nach seiner Untersuchung Kohlensaure Kalk- und Talkerde, Salzsaure Kalkerde, Kohlensaures Natron, Kohlensaures Eisen, Kohlensaures Gas und Schwefelwasserstoffgas. Es wirkt nach *Graf* auflösend, reizend, gelinde stärkend, specifisch auf die äufsere Haut, die Schleimhäute der Brust, des Darmkanals und auf das Uterinsystem; es erregt den Badenden leicht einen Ausschlag, welcher aber gemeiniglich als günstiges Zeichen der Cur betrachtet wird. Zu widerrathen ist es bei innern Exulcerationen, fieberhaften Beschwerden und Plethora. *Graf* empfiehlt es als Bad in allen den Fällen, wo kräftige Schwefelquellen indicirt sind, namentlich bei chronischen Mercurial- und Bleivergiftungen, Lähmungen, gichtischen und rheumatischen Beschwerden, Verschleimungen, Bleichsucht, Unfruchtbarkeit und chronischen Hautausschlägen.

Ganz ähnlich dieser Quelle ist der Klosterbrunnen in dem Karmeliter Klosterhofe zu Abensberg, wird aber nicht benutzt.

Graf, Versuch einer prag. Geschichte der baier. und oberpfälz. Mineralw. Bd. I. S. 113. O — n.

ABERESCHE. S. Eberesche, *Sorbus aucuparia.*

ABERMAHL. S. Muttermahl.

ABERRATIO. Dasselbe, was der *Error loci* der *Boerhav*schen Schule; der Zustand, wenn Säfte an einen Ort kommen, wo sie im Normalzustand nicht hingehören, z. B. wenn

Blut durch den Entzündungsreiz in die feinen Gefäfse getrieben wird, die gewöhnlich keins enthalten, und wie z. B. im Auge durchsichtig, aber bei Entzündungen geröthet sind; oder wenn Galle in die Haut, in die Säfte des Auges, tritt, u. dgl. H — d.

ABERWITZ. Gewöhnlich wird dieses Wort für gleichbedeutend mit Thorheit genommen, nur dafs sich der Begriff Thorheit mehr auf's Handeln, der Begriff Aberwitz mehr auf's Vorstellen bezieht. Unrichtige Vorstellungen, zu welchen Eigendünkel verleitet, die gleichfalls aus Eigendünkel und mit schnöder Anmafsung vertheidigt werden, heifsen Aberwitz. Krankheit ist er nicht. Die deutsche Sprache bedient sich nur in den Worten Aberwitz und Aberglaube des Bindeworts „Aber," um das fehlerhafte Nebenbild des Hauptbegriffs zu bezeichnen. S. Wahnsinn. Neu — n.

ABFALLEN DER NÄGEL. Es ist dies eine Folge von verschiedenen Krankheiten, als Entzündungen, Geschwüren, die an Fingern und Zehen vorkommen, u. s. w. S. Akeley.

Lat. *Onychoptosis*, v. ὄνυξ, *unguis* u. πτῶσις der Fall. (πίπτω).

E. Gr — e.

ABFÜHRENDE MITTEL, (*Purgantia, Laxantia*). Darunter werden alle verstanden, welche die Darmausleerung zu befördern vermögen. Ihre Wirkung gründet sich bei den meisten auf eine reizende Kraft, wodurch sie die Thätigkeit der absondernden Gefäfse des Darmkanals und zugleich den *Motus peristalticus* vermehren, bei einigen aber auf eine blofs erschlaffende lubricirende Eigenschaft, wie diefs bei den fetten Oelen offenbar der Fall ist. Man theilt sie in gelind wirkende (*Eccoprotica*) und heftig wirkende (*Drastica*), desgleichen in kühlende (*antiphlogistica*), welche eine zugleich kühlende, wenigstens keine erhitzende, Kraft besitzen, und *calida*, welche zugleich eine das Blutsystem aufregende Eigenschaft besitzen, die in ihrem resinosen Stoff begründet ist. Zu den gelinden antiphlogistischen gehören, die fetten Oele, *Magnesia carb. Tartarus tartarisatus, Manna, Tamarinden,* als die gelindesten (für kleine Kinder die einzigen); dann *Sal mirabile Glauberi, Soda phosphorata, Sal Sedlicense s. amarum,* Seydschützer und Pilnaer Bitterwasser. Zu den heftiger wirkenden und erhitzenden, zuerst die gelindern, *Fol. Sennae,* (welche die Mitte halten, jedoch durch Zusatz von antiphlogistischen Salzen noch unschädlicher gemacht werden, übrigens sehr grofses Lob wegen der Gewifsheit ihrer Wirkung verdienen), *Rhabarber, Jalappenwurzel, Calomel, Oleum Ricini, Sulphur,* besonders *Lac Sulphuris;* dann die heftigen, die eigentlichen *Drastica, Resina Jalappae, Aloe, Scammonium, Gummi Gutti, Bryonia, Elaterium, Colocynthis, Oleum Croton.* Die abführenden Mittel gehören zu den wichtigsten der ganzen Heilkunst, denn Reinigung der ersten Wege bleibt in allen Krankheiten die Hauptsache. Eine Menge Krankheiten werden schon dadurch allein geheilt, und bei allen ist wenigstens Reinigung der ersten Wege Bedingung der Hauptkur. Sie wirken aber nicht blofs als Reinigungsmittel, sondern durch den grofsen Consensus, in welchem der Darmkanal mit dem ganzen übrigen Körper steht, als die kräftigsten Ableitungsmittel und Gegenreize, besonders bei Affectionen des Kopfs und der Haut, bei Gemüthskrankheiten bleiben Brech- und Purgirmittel die Hauptmittel; ferner durch die Entziehung seröser Säfte als Schwächungsmittel, als *Antiphlogistica* (vorausgesetzt, dafs sie qualitatif keine erhitzenden Eigenschaften haben); endlich eben durch diese Entleerung, wodurch die venösen und lymphatischen Gefäfse gleichsam durstiger zu werden scheinen, als die trefflichsten Beförderungsmittel der Resorption, daher bei allen Exsudations- und Extravasationskrankheiten, bei allen Arten des Hydrops, ihre Anwendung von grofsem Werth ist. — In allen diesen Krankheiten, die leicht zwei Drittheil aller Krankheiten begreifen können, finden sie ihre Indication. Contraindication ist nur, Entzündung des Darmkanals und ein sehr hoher Grad von Lebensschwäche.

H — d.

ABFÜHRENDE METHODE, (*Methodus gastrica*). Ein Heilverfahren, welches sich auf Anwendung der abführenden Mittel gründet, die Kunst, sie gehörig anzuwenden. Eine der wichtigsten und allgemeinsten Methoden der Heilkunst, von den frühesten Zeiten bis zu den jetzigen, bald mehr und allgemeiner, bald beschränkter angewendet, aber immer von den besten Aerzten hochgeachtet. Besonders hat die Göttinger Schule,

Schule, *Schröder, Brendel, Richter,* und nächst ihnen *Stoll* und *Tissot* zu ihrer Allgemeinheit und Ausbildung, vorzüglich in acuten Krankheiten, das meiste beigetragen. Es entstand hierdurch eine Zeit ihres Mifsbrauchs, aber eben dieser bahnte der Annahme des *Brown*schen Systems den Weg. Unter der Herrschaft der einseitigen *Brown*schen Grundsätze wurde sie einige Jahre vernachlässigt, aber das war auch die unglücklichste Zeit der Medizin. Jetzt ist sie wieder in ihre alten Rechte eingesetzt. Das einzige, was man dabei zu vermeiden hat, ist, den Darmkanal nicht zu sehr zu schwächen, und nicht die Wirkung für die Ursache zu nehmen, das heifst, die Quelle nicht zu vergessen und zu verabsäumen, aus welcher die gastrischen Unreinigkeiten entstehen. H — d.

ABGIESSEN. *Decantatio.* Ist ein Verfahren eine Flüssigkeit von einem festen Körper, oder eine dünnere Flüssigkeit von einer dickflüssigen, oder eine klare von einer trüben dadurch zu scheiden, dafs man sie aus dem schiefgehaltenen Gefäfse abfliefsen läfst. Man mufs langsam abgiefsen, damit der Bodensatz sich nicht mit dem Abgegossenen vermengt. Zuweilen giefst man die Flüssigkeit nicht von einem Bodensatz, sondern von dem was oben aufschwimmt, wobei man das Letztere sanft zurückhalten mufs.

Das Abgiefsen mufs gelinde geschehen, damit nichts von dem Bodensatze oder dem oben Schwimmenden mitfolge. Das Gefäfs mufs eine Schnauze mit einem übergebogenen Rande haben, damit die Flüssigkeit nicht aufserhalb an dem Gefäfse herablaufe, auch ist es nothwendig, vorher das Gefäfs am Rande zu benetzen, damit die Flüssigkeit nicht zurückgehalten werde und plötzlich herabfliefse. Es gehört zum Abgiefsen eine feste Hand, um nicht den Bodensatz mit der klaren Flüssigkeit beim Ausgiefsen zu vermengen. Es lassen sich Vorrichtungen angeben, um das Ausgiefsen langsam und gleichförmig zu machen, aber für eine so einfache Arbeit ist jede mechanische Vorrichtung zu umständlich, zumal wenn sie so künstlich ist, als die von Herrn *von Müller* angegebene. (*Göttlings* Taschenbuch für Scheidek. u. Apothek. auf 1797. S. 133.) Entbehren kann man doch das Filtriren nicht ganz, und man wendet das Abgiefsen nur dort an, wo die Menge der Flüssigkeit zu grofs ist, um sie ganz durch Filtriren zu scheiden. Man giefst also nur die gröfste Menge ab, so lange dieses mit Bequemlichkeit geschehen kann, und man filtrirt das Uebrige, in welchem der Bodensatz sich schwer von der Flüssigkeit durch Abgiefsen trennen läfst. L — k.

ABHÄRTUNG, heifst im Allgemeinen, Verminderung oder Aufhebung der Empfindlichkeit gegen nachtheilige Einwirkungen, sowohl von innen als von aufsen, in einzelnen Organen oder im ganzen System. Sie kann allgemein oder örtlich, gemeinschaftlich oder spezifisch, körperlich oder geistig, seyn. Das Grundgesetz aller Abhärtung, und ihr Hauptmittel, ist, allmählige Gewöhnung an schädliche Eindrücke. Durch Gewohnheit wird die Wirkung derselben am sichersten aufgehoben; selbst gegen Gifte kann man sich auf diesem Wege unempfindlich machen, oder sich abhärten, wie die Orientalen bei dem täglichen Gebrauch des Opiums beweisen. Das zweite ist, Unempfindlichmachung der Organe, der Nerven, entweder durch Stärkung oder durch Vermehrung der Cohaesion, oder durch Anwendung direkter die Sensibilität vermindernder Mittel.

Es giebt demnach eine diaetetische und eine medizinische Abhärtung. Die erste, die allgemeine diaetetische Abhärtung, besteht darin, seinen Körper und auch seine Seele an die im Leben unvermeidlichen nachtheiligen Einwirkungen zu gewöhnen, so dafs sie nicht mehr schaden, das heifst, nicht störend in den Organismus einwirken; z. B. die Einwirkungen der freien Luft, der Kälte und Hitze, mannichfaltige auch schwer verdauliche Speisen und Getränke, körperliche und geistige Kraftanstrengungen; ferner Körper und Geist den Grad von Stärkung zu geben, dafs sie nicht so leicht durch äufsere Einwirkungen aus ihrer normalen Thätigkeit gebracht werden können. — Das erste geschieht durch das tägliche Waschen des ganzen Körpers mit frischem Wasser, das kalte Waschen des Kopfs, das kalte Schlafen, den täglichen Genufs der freien Luft, tägliche und starke körperliche Bewegung, den Gebrauch der

Bäder, besonders den zweckmäſsigen der kalten Bäder. Das zweite, die Abhärtung des Geistes, geschieht durch Stärkung des Willens, durch Erhebung des Geistes zu einem höhern Leben, durch Ausbildung des Verstandes und richtige Begriffe, durch Ertragung von Schmerzen und widrigen Ereignissen, vor allem durch Selbstbeherrschung. — Das ist die Abhärtung, die einen vorzüglichen Theil der physischen Erziehung der Kinder ausmachen sollte.

Die medizinische Abhärtung bezieht sich auf die Sicherung des Körpers vor einzelnen bestimmten Krankheiten, wobei aber ebenfalls die obigen Principien zum Grunde gelegt werden müssen, z. B. die Abhärtung gegen Catarrhe und Rheumatismus durch täglichen Genuſs der freien Luft bei aller Witterung, durch kaltes Waschen und Baden; gegen die anginöse Disposition, durch kaltes Waschen des Halses und adstringirende Gargarismen von Alaun u. dgl.; gegen Kopfcongestionen durch kaltes Waschen des Kopfs; die Unempfindlichmachung gegen Ansteckung durch *Narcotica*, Furchtlosigkeit, Seelenstärke. Hier wird die abhärtende Methode ein Theil der prophylactischen. (*S. Prophylaxis.*)

Das ist die vernünftige Abhärtung. — Es giebt aber auch eine unvernünftige, welche nachtheilige, ja tödtliche Folgen hervorbringt; nämlich die unverständige und übertriebene Anwendung der Kälte bei zarten Kindern, oder durch zu lange Dauer und zu niedrige Temperatur der kalten Bäder. Man ging vor mehreren Jahren, wo diese Methode sich sehr verbreitet hatte, so weit, neugeborne Kinder in kaltes Wasser zu stecken, und plötzlicher Tod war die Folge. Auſser den tödtlichen Folgen und gefährlichen Metastasen nach edlen Theilen hat eine solche unvernünftige Abhärtungsmethode noch den Nachtheil, daſs sie das Wachsthum und die freie Entwickelung des Körpers hindert, und statt Stärkung frühzeitige Steifigkeit der Glieder hervorbringt.

Die abhärtende Methode tritt auch ein nach Krankheiten, welche eine besondere Erschlaffung des Ganzen oder einzelner Theile erzeugt haben. S. Adstringirende Methode.

H — d.

ABHAUEN. S. Abmeifseln.

ABHELLEN. Man gebraucht den Ausdruck Abhellen zuweilen für die Vorrichtung, wo man eine Flüssigkeit stehen läfst, damit sich unaufgelöfste oder niedergeschlagene Körper daraus absetzen. Bei der Bereitung der Dekokte, der Extrakte und ähnlicher Zubereitungen aus dem Pflanzenreiche läfst man die Flüssigkeit stehen, damit sie sich abhelle, weil Faserstoff, Zellstoff und andere organische Stoffe leicht in der Flüssigkeit schwimmen bleiben und Verunreinigungen verursachen. Eben so wenn Harz, Eiweifsstoff, Schleim u. dgl. niedergeschlagen ist, pflegt man die Flüssigkeit abhellen zu lassen, weil die niedergeschlagenen Stoffe im Wasser vertheilt leichter durch das Filtrum gehen, weniger aber wenn sie sich beim Abhellen gesammelt und verdichtet haben. Ueberall, wo man Niederschläge nicht allein durch das Filtrum, sondern auch durch Abgiefsen trennen will, mufs man die Flüssigkeit vorher abhellen lassen. L — k.

ABHOBELUNG DER HIRNSCHAALE. S. Abschaben.

ABIES. *Linné* nannte die Edeltanne oder Weifstanne *Pinus Picea*, ungeachtet alle seine Vorgänger diesem Baume den Namen *Abies* gaben, und unter seinen Namen das Wort *Picea* gar nicht vorkommt. Umgekehrt nannte er die Rothtanne *Pinus Abies*, ungeachtet sie bei seinen Vorgängern *Picea* hiefs, und nur eine Abänderung *Abies alba* genannt wird. *Du Roi* hat diese Namenverwechselung zuerst gerügt, und der Edeltanne den Namen *Pinus Abies*, der Rothtanne den Namen *Pinus Picea* wiedergegeben. Da man nun aus *Abies* sowohl als *Picea* besondere Gattungen machen mufs, so ist es besser, die Edeltanne zu *Abies*, die Rothtanne zu *Picea* zu bringen, als die *Linné*sche Namenverwechselung länger zu behalten.

Die Gattung gehört zur natürlichen Ordnung der *Coniferae*, und wird von *Linné* als ein Theil der Gattung *Pinus* zur *Monoecia Monadelphia* gerechnet, vermuthlich, weil er das ganze Kätzchen für eine Blüte hielt. Aber jede Schuppe desselben stellt eine Blüte vor, und da zwei Staubfächer sich unter einer jeden finden, so gehört diese Gattung zur *Monoecia Monandria*.

Die Kennzeichen der Gattung *Abies* sind: die Zapfen haben zweierlei Schuppen, äufsere Deckschuppen und innere flache (an den Enden nicht eckig erhabene) Schuppen, hinter der innern befinden sich zwei Nüsse. Die männlichen Kätzchen stehen einzeln in den Blattwinkeln. Die Blätter sind flach, haben eine deutliche obere und untere Fläche und stehen einzeln, nach zwei entgegengesetzten Seiten gerichtet.

Arten dieser Gattung, von welchen Theile zum Arzneigebrauch dienen, sind:

1) *Abies pectinata.* Edeltanne, Weifstanne, Silbertanne. *Pinus Picea Linn. Willden. spec. plant. T.* 4. *p.* 505. *Pinus Abies Du Roi Harbkesche Baumzucht herausgegeben v. Pott.* Th. 2. S. 95. An der Spitze eingeschnittene, auf der untern Seite mit zwei vertieften weifsen und drei erhabenen grünen Streifen bezeichnete Blätter. — Dieser schöne Baum wächst im mittlern Europa wild, auch ist er in den Gebirgen Deutschlands nicht selten, doch macht er selten ganze Wälder, wie die Rothtanne, sondern findet sich mit andern Bäumen, besonders dem Letztgenannten vermengt. Seine Höhe steigt zuweilen auf 150 — 160 Fufs. Die Wurzeln sind stark und dringen tief in die Erde. Das Holz ist weifs, leicht und biegsam. Die Aeste stehen, wie bei allen Arten der *Pinus*-Familie in Winkeln; die Blätter gleichen in einiger Entfernung den Taxusblättern und sind leicht durch ihre Stellung nach zwei Seiten von den Blättern der Rothtanne zu unterscheiden. Die männlichen Kätzchen sind länglich und stehen an den jungen Zweigen. Die weiblichen Blüten zeigen sich, vor dem Jahre, worin sie blühen, im August als kleine runde Köpfe, blühen dann im Mai des folgenden Jahres und erwachsen zu sechs Zoll langen, fast walzenförmigen, vorn zugespitzten, immer aufrechtstehenden braunen Zapfen. Im September oder October reifen sie, und werfen dann die Schuppen mit den Nüssen ab, so dafs nur die Spindel übrig bleibt.

Von diesem Baume erhält man den Strafsburger Terpentin (*Terebinthina argentoratensis*), welcher aber jetzt sehr selten, und auf unsern nordischen Apotheken fast gar nicht zu haben ist, seitdem man in den meisten Waldungen das Harzscharren und das Einsammeln des Terpentins verboten hat, besonders da, wo die Edeltanne sich findet. Er ist flüssig, weniger zäh als der gemeine, durchsichtig, nicht trübe, wie dieser, hellgelb oder weifslich, von sehr starkem und angenehmen Geruch, unter allen Terpentinarten am bittersten, doch ohne sonderliche Schärfe. Man hält ihn nächst dem cyprischen Terpentin für den besten. Er sammelt sich unter der Rinde in Menge, welche Ansammlungen sich äufserlich als Beulen zeigen. Jährlich gegen den August gehen gewöhnlich italienische Landleute nach den Gegenden in der Schweiz, wo dieser Baum häufig ist, zur Einsammlung des Terpentins. Sie besteigen die höchsten Bäume, an welchen sich viele solcher Beulen zeigen, öffnen sie mit den spitzen Röhren einer kleinen blechernen Flasche, worein der Saft abfliefst, und giefsen diesen von Zeit zu Zeit in gröfsere blecherne Gefäfse, welche sie am Gurt befestigt haben. In andern Gegenden braucht man auch Ochsenhörner dazu, die man mit der Spitze in die Blasen steckt. Ist der abgeflossene Saft rein, so verkauft man ihn ohne weitere Zubereitung als Terpentin in bockledernen Schläuchen, worein man die Gefäfse ausleert. Oft aber kommen kleine Tannenblätter, Rindestückchen und andere Unreinigkeiten mit dem abfliefsenden Saft in die kleine Flaschen; man seihet ihn daher durch einen aus Fichtenrinde gemachten und mit jungen Tannenreisern angefüllten Trichter. (S. vollständiges Wörterbuch der Producten und Waarenkunde von *G. P. H. Normann.* Th. 2. S. 960.) Es ist ohne Zweifel, dafs, wenn dieser Terpentin mehr zu haben wäre, er wenigstens ein angenehmeres, wenn auch nicht kräftigeres Arzneimittel darbieten würde, als der gemeine Terpentin.

2) *A. balsamea.* Balsamtanne. *Pinus balsamea, Linn. Willden. spec. plant. T. 4. p.* 504. An der Spitze eingeschnittene, auf der untern Seite mit zwei hellen Punktreihen gezeichnete Blätter. — Sie wächst in Nord-Amerika von Canada bis Virginien wild, so wie auf den Alleghami Gebirgen, hält auch unsern Winter sehr

gut im Freien aus, und erreicht eine Höhe von 30 — 40 Fufs im Vaterlande. Die Blätter sind breiter als an der Weifstanne, aber kürzer und stumpfer, an der Spitze eingeschnitten, und haben auf der untern Seite einen erhabenen, grünen Streifen, zu dessen beiden Seiten ein weifser aus acht Punkten bestehender Streif sich befindet. Sie stehen kammartig in mehreren Reihen; die obere Reihe ist kürzer und fast aufrecht. Die männlichen Kätzchen erscheinen im Mai, an zweijährigen Trieben, und sind beinahe einen halben Zoll lang. Die weiblichen Kätzchen sind weifs, 1 — 1½ Zoll lang. Die Zapfen sind dritthalb Zoll lang und haben an der Spitze gerade abgeschnittene Schuppen. — Von diesem Baume kommt eine Art Terpentin, welcher in England den Namen Balsam von Gilead führt, aber bei uns nicht vorkommt. Dieser Terpentin ist sehr zähe und läfst sich in Fäden ziehen, wird mit dem Alter gelblich, ist aber unter allen Terpentinarten der hellste und durchsichtigste. Er hat einen angenehmen, balsamischen Geruch, der sich dem Geruche des Mekkabalsams nähert, und einen gelinden gar nicht bittern Geschmack. In seinen Eigenschaften und Heilkräften kommt er mit dem venetianischen Terpentin überein.

3) *A. canadensis.* Schierlingstanne. *Pinus canadensis, Linn. Willden. spec. plant. T.* 4. *p.* 505. Ziemlich spitze, nicht eingeschnittene, auf der untern Seite mit zwei weifsen Streifen bezeichnete Blätter. — Sie wächst in den nördlichsten Gegenden von Canada, und auf den höchsten Gebirgen bis nach Carolina wild. In manchen Lagen erreicht sie eine aufserordentliche Höhe von 100 Fufs und darüber. Die Blätter stehen in einer einfachen Reihe, sind einen halben Zoll lang, oben dunkelgrün, unten hellgrün mit zwei weifsen Streifen. Die männlichen Kätzchen sind sehr klein, die weiblichen ebenfalls und weifs. Die Zapfen sind einen halben Zoll lang und elliptisch. — Nach *Kalm, Schöpf* und den ältern Schriftstellern wird das amerikanische Spruce-Bier aus diesem Baume, nach *Pursh Flora Americae septentrion. T.* 2. *p.* 640. aber aus *Pinus nigra Linnéi* (*Picea nigra*) bereitet. Vielleicht in den nördlichsten Provinzen, wo *Kalm* die Bereitung sah, mehr aus jenem, in den südlichen, mehr aus diesem Baume. Da dieses

Bier ein vortreffliches Getränk bei scorbutischen Zufällen ist, und daher auf Schiffen und in Ländern, wo der Scorbut oft vorkommt, z. B. Polen und Rufsland wohl angewendet werden könnte, wenn man die Knospen und Zweige der Rothtanne, auch wohl der gemeinen Tanne (*Pinus sylvestris*) dafür nimmt, so wollen wir die Bereitung desselben, nach *Kalm* (Abhandl. der Königl. Schwed. Akademie der Wissenschaften, Bd. 13. S. 197.) hieher setzen. Man nimmt die grünen Zweige und zwar gern solche, an denen noch frische harzige Zapfen desselben Jahres sitzen, wirft sie grob zerschnitten in einen kupfernen Kessel, welcher fast ganz damit angefüllt wird, schüttet alsdann Wasser hinzu, dafs solches ein wenig darüber geht, und läfst sie damit kochen, bis das Wasser halb abgedunstet ist. Während des Kochens thut man Weizen, Roggen oder Gerste, oder türkischen Weizen, welche vorher in einer Pfanne ganz braun, wie Kaffee, geröstet worden, wie auch ein Paar kleine ebenfalls geröstete Weizenbrote darunter, theils um dem Getränke eine braungelbe, angenehme Farbe, theils auch, um demselben mehr Nahrhaftes zu geben. Wenn nun solchergestalt die Hälfte des Wassers eingekocht ist, und man sieht, dafs die Rinde von den Zweigen abgeht, nimmt man die Zweige heraus und wirft sie weg. Hierauf seihet man das gekochte Wasser durch ein Tuch in ein grofses Gefäfs. Zu zwei Tonnen desselben setzt man zwei bis drei Stop*) Syrup, damit es gähre, wobei man die aufsteigende Unreinigkeit gehörig abnimmt. Wenn es ausgegohren hat, fafst man es in Tonnen, spundet sie zu, oder in Flaschen, welches noch besser ist. Einen Tag darnach ist es schon trinkbar. Dieses Getränk sieht klar und braun aus, hält sich lange und wird nicht so leicht sauer als anderes Bier.

L — k.

ABKLÄREN. *Clarificatio.* Man benennt mit diesem Ausdruck eine besondere Vorrichtung, wo aus einer Flüssigkeit die Unreinigkeiten durch Eiweifs oder Hausenblase weggeschafft werden. Man rührt nämlich Eiweifs mit der Flüssig-

*) Stop ist eine schwedische halbe Kanne, die Kanne von 132 Kubikzoll.

keit, welche man reinigen will, zusammen, bringt sie dann auf's Feuer, läfst sie aufsieden, und nimmt entweder die obenschwimmenden Unreinigkeiten mit einer Schaumkelle ab, oder seihet die Flüssigkeit durch, um auf diese Art jene Unreinigkeiten zu scheiden. Eiweifs löfst sich in 10 Theilen Wasser auf, und läfst sich also leicht mit einem wäfsrig flüssigen Stoffe vermischen; in der Hitze gerinnt es aber und schwimmt oben auf. Hierbei scheint es die leichten in der Flüssigkeit schwimmenden Unreinigkeiten nur mechanisch einzuwickeln, mit sich in die Höhe zu nehmen und so zu scheiden. Enthalten die Körper selbst Eiweifs, wie das Fleisch der Thiere, so bedarf es keines solchen Zusatzes, es reinigt sich beim Kochen selbst, und bedarf nur des Abschäumens, wie auch in den Haushaltungen gewöhnlich geschieht.

Auch bedient man sich zum Abklären der Hausenblase. So setzt man Hausenblase dem gekochten Kaffee zu, um ihn von den in ihm schwimmenden Kaffeestäubchen zu befreien. Auch das Abklären oder Schönen der Weine geschieht mit Hausenblase. Man nimmt auf 320 Bouteillen Wein drei Loth, weicht sie zuerst in Wasser ein, oder kocht sie damit, giefst im ersten Falle, wenn sie recht durchgeweicht ist, das Wasser wieder ab, und statt dessen sechs bis acht Kannen von dem Wein darauf, läfst ihn zweimal vier und zwanzig Stunden darüber stehen, schlägt ihn, nachdem er nun gleichsam zu Gallerte geworden ist, eine halbe Stunde lang mit einem kleinen Besen, drückt ihn durch Leinwand, giefst nun alles in das Fafs, worin der trübe Wein ist, rührt ihn mit einem Stabe um, und zieht ihn nach vier und zwanzig Stunden rein in ein anderes Fafs ab, worauf er liegen bleibt. Es scheint hier ein Niederschlag durch den Extractivstoff oder Gerbstoff der trüben Stoffe zu geschehen; doch ist diese Eigenschaft der Gallerte noch keinesweges hinreichend erklärt. L — k.

ABKNISTERN. Verknistern. Verprasseln. Dekrepitiren. *Decrepitatio* ist das Zerspringen mancher Stoffe in kleine Stücke, wenn sie erhitzt werden. Es rührt zuerst von dem Wasser her, welches zwischen den Theilchen der Körper sich befindet, und durch die Hitze in Dampf verwandelt wird. Hierbei schlägt es mit Gewalt die Theile auseinander. Doch thut dieses nur das Wasser, welches sich nicht als chemischer Bestandtheil in den Körpern befindet, das heifst, nicht so, dafs es sowohl im Ganzen, als seinen Bestandtheilen nach ein bestimmtes Verhältnifs zu den Körpern, worin es sich befindet, oder dessen Bestandtheilen hat. Das Kochsalz verknistert auf diese Weise im Feuer. Da das Kochsalz im Feuer nicht schmilzt, auch trocken äufserst schwer flüchtig wird, so bedeckte man, vormals mehr als jetzt, Körper, welche man schmelzen wollte, mit Kochsalz, um sie vor der Luft zu schützen, doch liefs man dieses Kochsalz vorher in einem bedeckten Gefäfse verknistern, damit es ruhig im Tiegel liegen blieb. Aber es giebt auch ein Verknistern und Zerspringen im Feuer, welches man nicht dem eingemengten Wasser zuschreiben kann, sondern welches seinen Grund in einer andern Ursache haben mufs. So zerspringt der Bleiglanz im Feuer, ohne eine Spur vom Wasser zu halten. Das Zerspringen der Körper vor dem Löthrohre ist oft ein sehr gutes Kennzeichen derselben, um sie von ähnlichen zu unterscheiden.

L — k.

ABKOCHEN. Absieden. *Decoctio. Coctura*, nennen wir, wenn ein vegetabilischer oder auch animalischer Körper mit Wasser gekocht wird, um dadurch die in Wasser auflöslichen Stoffe auszuziehen. Das Wasser, welches auf diese Weise gekocht wird, und mancherlei Stoffe aufgelöfst hat, heifst ein Absud, Dekokt, *Decoctum*. Der Zweck ist, aus den vegetabilischen Körpern die Stoffe aufzulösen, welche unter dem Namen der Extractivstoffe bekannt und oft sehr wirksam an Heilkräften sind, oder Schleim und Stärkmehl, als schleimige Auflösung aus derselben zu ziehen. Auch werden manche nur in Weingeist auflösliche Stoffe vermittelst des in Wasser auflöslichen Schleims aufgenommen. Ein heifser Aufgufs leistet dieses nicht immer in dem Maafse, als das Kochen, denn jene wirksamen Stoffe sind in Zellen eingeschlossen, und es ist nöthig, die Härte der Zellen zu erweichen, damit die Stoffe erstlich aufgelöfst und dann aufgelöfst durchgelassen werden. Harte Körper, z. B. Wurzeln und besonders Rinden und

Hölzer müssen daher stärker gekocht werden, als Blätter und Blüten, ja für die letztern ist in den meisten Fällen ein Auszug hinreichend. So müssen auch trockne Theile stärker gekocht werden als frische, und die härtern derselben Art stärker, als weiche, z. B. harte Hölzer und Rinden stärker als weiche Hölzer und Rinden. Man sieht auch leicht ein, dafs die Zerkleinerung der Theile die Auflösung der Stoffe beim Abkochen befördert, denn es entsteht nicht allein dadurch eine grofse Oberfläche und mehr Berührung mit dem auflösenden Wasser, sondern es werden dadurch auch mehr Zellen geöffnet, und dem Wasser ein freierer Zutritt gegeben. Flüchtige Stoffe, z. B. flüchtige Oele, welche den Pflanzen Geruch ertheilen, gehen allerdings bei anhaltendem Kochen verloren, aber sie sind oft so sehr an die übrigen Stoffe gebunden, dafs ein gelindes Kochen keinesweges den Geruch, der von einem solchen Oele herrührt, ganz nimmt. Da manche in Wasser aufgelöfsten Stoffe, wenn sie an der Luft kalt werden, niederfallen, meistens durch eine Oxydation, welche sie unauflöfslicher macht, so mufs man sie noch heifs durchseihen, damit sie nicht, wenn es kalt geschieht, ihre ganze Wirksamkeit verlieren. Die Art und Weise, Dekokte zu machen, ist also für jeden Stoff verschieden, und der Arzt mufs sie jedesmal vorschreiben. Es kann daher auch nur davon bei jedem Arzneimittel besonders die Rede seyn. Die besten Gefäfse zu Abkochungen sind porzellanene oder halbporzellanene, wo man aber diese nicht wohl haben kann, mögen dazu kupferne, jedoch wohl verzinnte Gefäfse dienen. Sie müssen nicht zu tief und zu flach seyn, denn wenn man auch die Dauer des Kochens nach der Zeit oder dem Maafse des zurückgebliebenen Wassers bestimmt, so bleibt doch der Unterschied zwischen einer Abkochung in einem sehr flachen und sehr tiefen sehr bedeutend, indem in jenem das Wasser zu schnell verdampft und also weniger wirkt als in diesem. Einige Aerzte verschreiben die Abkochung so, dafs sie die Menge der Flüssigkeit bestimmen, welche zurückbleiben soll, z. B. *Coque cum Aquae font. unc. XVI. ad remanentiam unciarum VIII.*, und dieses ist allerdings sehr zweckmäfsig, wenn man voraussetzen darf, dafs die

Flüssigkeiten mit Genauigkeit eingemessen und wieder abgemessen werden. Zwar bedarf es dazu nur eines reinen Stabes von Holz, den man in die Flüssigkeit setzt, und ein Zeichen macht, zu welcher Höhe in dem Gefäfse z. B. die vorhin genannten 8 Unzen Wasser stehen, dann noch 8 Unzen hinzugiefst, damit ihrer 16 Unzen werden, und nun an demselben Stabe mifst, bis die Menge wiederum auf 8 Unzen abgedampft ist. Auf eine solche leichte Weise, ohne alle künstliche Instrumente, die hier überflüssig seyn möchten, läfst sich allerdings die Abkochung immer ziemlich gleich machen, sofern es nämlich die Verschiedenheit des Stoffes erlaubt, denn sie sind von derselben Art verschieden, bald härter, bald weicher, bald reicher an ausziehbaren Materien, bald weniger reich. Kann man aber eine solche Sorgfalt beim Abkochen nicht erwarten, so ist es besser, die Zeit anzugeben, worin die Abkochung geschehen soll. Die englischen Aerzte pflegen das Letztere gewöhnlich zu thun, die deutschen das Erstere. Vielleicht wäre es am zweckmäfsigsten, für die gebräuchlichsten Dekokte Farbentafeln zu verfertigen, so dafs der Pharmaceut sowohl als der Arzt an der Farbe erkennen könnte, ob das Dekokt gesättigt genug sey.

Bei dem Kochen mit Wasser geht eine merkwürdige Veränderung des Zellgewebes in den Pflanzen vor; es wird nicht allein weich, sondern es scheint in einen andern chemischen Zustand überzugehen, welchen wir in einer andern Rücksicht das Garwerden nennen. Vermuthlich entsteht dadurch eine innige Verbindung der Pflanzenmembran mit dem Wasser.

Die Dekokte von thierischen Substanzen werden nur in der Absicht gemacht, um die Gallerte herauszuziehen. Wir wissen jetzt, dafs sie nur ein veränderter Zustand des Zellgewebes ist, und dafs dieses durch anhaltendes Kochen mit Wasser in Gallerte verwandelt wird, welche sich als solche in den thierischen Stoffen nicht findet. L — k.

ABKÜHLEN. Wenn ein warmer Körper von einem kältern berührt wird, so theilt er demselben so lange Wärme mit, bis ein Gleichgewicht der Wärme zwischen beiden Körpern entstanden ist. Der wärmere Körper wird dadurch abgekühlt, der kältere wird erwärmt. Die Erfahrung lehrt, dafs diese Mittheilung der Wärme desto schneller von Statten gehe, je gröfser die Flächen sind, womit die Körper einander berühren. Auch verhält sich die Wärme, die ein Körper durch Mittheilung an einen andern, welcher ihn ganz umgiebt, in jedem Zeittheilchen verliert, wie der jedesmalige Ueberschufs seiner eigenen Wärme über die des umgebenden Körpers oder des Mittels, dem er sie mittheilt. Wenigstens gilt diese Newtonische Regel für Temperaturen, welche nicht sehr von der mittlern abweichen. Aber die Verschiedenheit der Körper hat hierbei grofsen Einflufs; denn unter übrigens gleichen Umständen erkaltet doch ein Körper schneller als der andere. Es rührt dieses von seiner Anziehung zur Wärme her, und von seinem Vermögen sich mit mehr oder weniger Wärme so zu verbinden, dafs diese nicht mehr auf das Thermometer wirkt, oder latent wird. Wir bestimmen daraus die spezifische Wärme eines Körpers, wovon an einem andern Orte die Rede seyn wird.

Das Abkühlen in der Berührung wird bei der Destillation gebraucht, wo man die Dämpfe durch Erkaltung in einen tropfbaren Zustand bringen mufs. Man bedient sich dazu des kalten Wassers, und nennt die mit kaltem Wasser gefüllten Gefäfse, wodurch man die Dämpfe leitet, Kühlgefäfse. Von diesen wird ebenfalls an einem andern Orte die Rede seyn.

Aber nicht allein in der Berührung theilt ein Körper die Wärme mit, sondern er strahlt auch Wärme aus, und wird dadurch abgekühlt. Die Ausstrahlung wird durch zwei Gesetze bestimmt. Zuerst richtet sie sich nach der Beschaffenheit der Oberfläche, denn ein glatter, polirter Körper strahlt weniger Wärme aus, als ein rauher. Daher hält Wachstuch aufserordentlich warm, und ein Pelz, dessen rauhe Seite nach innen gekehrt ist, hält wärmer, als ein anderer, dessen rauhe Seite nach aufsen gekehrt ist. Zweitens kommt es darauf an, ob die Wärmestrahlen sich frei im Raume verbreiten können, oder ob sie zurückgeworfen werden. Pflanzen, über welche Leinwand ausgebreitet ist, auch in einer bedeutenden Entfernung, leiden weniger von Frost, als andere unbedeckte, und ein dünnes

Obdach schützt in kalten Nächten gar sehr. Aus demselben Grunde sind auch die Nächte kälter, wenn der Himmel heiter ist, als wenn er eine Wolkenbedeckung hat. *Wells* hat die Richtigkeit dieser Sätze in seinem Werke über den Thau durch viele Versuche dargethan. L — k.

ABKÜRZUNG. S. Verkürzung.

ABLACTATION. S. Entwöhnung.

ABLAGERUNG. S. Metastase.

ABLEITUNG, (*Derivatio*, *Revulsio*, Gegenreizung). Heifst die Entfernung einer örtlichen Congestion oder Irritation dadurch, dafs man den Säften oder der Reizung eine andere Richtung giebt, von edlen Theilen zu den weniger wichtigen. Sie kann auf doppelte Weise bewirkt werden: Entweder durch Reizung eines andern Organs, wodurch nach dem Gesetze des Antagonismus die Reizung des erstern vermindert oder ganz aufgehoben wird. So hebt die Reizung der Haut durch Sinapismen und Vesicatorien die innere Reizung bei Kopfschmerzen, Brustschmerzen, Magenkrampf etc.; so hebt die Reizung des Darmkanals Delirium, soporösen Zustand des Gehirns; so die Reizung der Nieren, Krampfhusten, Engbrüstigkeit. Oder durch Erschlaffung und Schwächung eines Theils, wodurch nach dem Gesetz des geringern Widerstandes gegen den Andrang des Bluts eine gröfsere Anhäufung desselben, eine örtliche Plethora, und dadurch Verminderung der Anhäufung in den überfüllten Theilen bewirkt wird. So wirken lauwarme Arm- und Fufsbäder zur schnellen Ableitung des Bluts der innern Theile; so die örtlichen Säfteentziehungen durch Blutegel, Schröpfköpfe und Vesicatorien, die beiden letztern auf zwiefache Art zugleich, durch örtliche Reizung und örtliche Schwächung, also am kräftigsten ableitend. Selbst dem Aderlassen kann, indem es an dem Theil, an dem Ader gelassen wird, eine relative Schwächung erzeugt, eine solche ableitende Kraft nicht abgeläugnet werden (*Venaesectio revulsoria, derivatoria*). Denn zu läugnen ist es nicht, dafs bei Blutcongestionen nach dem Kopfe der Aderlafs am Fufse wirksamer ist als am Arme, dafs bei unterdrücktem Monatsflufs und Hämorrhoiden der Aderlafs am Fufse den Flufs befördert, der am Arm ihn hindert, dafs endlich, was am stärksten für diese Meinung spricht, bei entzündlichem Seitenstechen nur der Aderlafs an dem Arm der leidenden Seite Hülfe schafft, am andern Arm aber oft verschlimmert. Zu den kräftigsten Ableitungsmitteln gehört noch die Erzeugung eines luftleeren Raums an einer äufsern Stelle des Körpers, wo durch den aufgehobenen Widerstand der Luft an dieser Stelle ein örtlicher Andrang des Bluts an derselben, und dadurch Ableitung von innen, erzeugt wird, z. B. die trocknen Schröpfköpfe (*Ventosen*), das schnellste Mittel zur Hebung des heftigen Erbrechens, Schluchzens und anderer Unterleibskrämpfe, desgleichen der von den Engländern empfohlene blecherne Stiefel mit dem Luftpumpenapparat, wodurch selbst gefährliche und apoplektische Blutcongestionen des Kopfs abgeleitet werden können. Selbst die Unterbindung ganzer Gliedmafsen, z. B. der Arme und Beine, gehört hierher, insofern dadurch die Venen mehr als die Arterien eingeengt, folglich der Rückflufs des Bluts gehemmt, dadurch eine Blutanhäufung in dem gebundenen Theile erzeugt, der ganzen Circulation also ein Theil des Bluts entzogen, und dadurch ein verminderter Andrang nach dem leidenden Theile erzeugt wird, wodurch selbst Stillung von Blutflüssen, Unterdrückung von Wechselfieberparoxysmen, bewirkt werden kann.

Von grofser Wichtigkeit ist bei chronischen Krankheiten die Ableitung durch künstliche Geschwüre, Fontanellen, *Vesicatorium perpetuum*, *Mezereum*, Brechweinsteinsalbe, *Moxa*, *Causticum*, Brenneisen. Sie gehören da zu den wichtigsten Heilmitteln; und hier vereinigt sich mit der Ableitung durch örtliche Reizung und Schwächung auch noch die Erregung einer neuen pathologischen Secretion, die von dem gröfsten Einflufs auf das Ganze des Organismus ist.

Merkwürdig und genauer Nachforschung der Aerzte werth ist das Lokalverhältnifs der Ableitung. So ist es ausgemacht, dafs bei unterdrückten Hämorrhoiden und Menstrualflüssen kleine Blutentziehung an dem Orte der Unterdrückung weit entscheidendere Hülfe leistet, als eine viel gröfsere an einem andern Orte. S. *Antagonismus*.

ABLEITENDE METHODE, (*Methodus derivatoria*, *re-*

vulsoria, gegenreizende Methode, antagonistische Methode). Das Heilverfahren durch Ableitung, eine der wichtigsten Methoden der ganzen Medizin, eigentlich die Kunst, künstliche Metastasen zu machen. Am wirksamsten ist sie bei allen durch Antagonismus oder Metastase entstandenen Krankheiten, und oft ihre einzige, wenigstens hauptsächlichste Hülfe, so z. B. wird eine Diarrhoe von Erkältung am schnellsten durch Reizung der Haut und Erregung ihrer Thätigkeit (*Diaphoreis*) aufgehoben. Aber auch bei allen andern örtlichen Congestionen und Irritationen edler Eingeweide, besonders wenn schnelle, augenblickliche Hülfe nöthig ist, und bei andern chronischen unheilbaren Uebeln, bleibt sie wenigstens das beste Palliativ- und Lebenserhaltungsmittel. — Sehr wichtig ist hierbei die Rücksicht auf den natürlichen Consensus gewisser Theile, wonach auch die therapeutische Ableitung und Gegenreizung am besten ausgewählt werden kann. So werden z. B. Kopfaffektionen am besten durch den Gegenreiz im Magen und Darmkanal abgeleitet, Brustaffektionen durch Reizung der Nieren (*Diuretica*).

ABLEITENDE MITTEL. Alle Mittel, die jene Wirkung hervorzubringen vermögen, folglich alle, die ein Organ oder einen Theil des Körpers zu reizen (dann heifsen sie Gegenreize) oder zu schwächen vermögen. Folglich *Emetica* (die kräftigste und allgemeinste Gegenreizung, welche auf jeden Punkt des Organismus ableitend wirken kann), *Purgantia*, *Diaphoretica*, *Diuretica*, *Sialagoga*, *Rubefacientia*, *Vesicantia*, *Exutoria*, *Ulcera artificialia*, *Moxa*, Glüheisen etc., ferner *Acupunctur*, Peitschen der Haut mit Brennnesseln, auch Seelenreize, deren Kraft oft unglaublich ist. Ich sah einen Mann, der an chronischer Diarrhoe mit öftern Drängen zum Stuhl litt, jederzeit so lange frei davon bleiben, als er mit grofser Aufmerksamkeit Schach spielte.

H — d.

ABLÖSUNG. S. Amputation.

ABLUTION oder Abwaschung, wird dem Baden entgegengesetzt, indem dort nur eine vorübergehende Befeuchtung, hier ein wirkliches Eintauchen und Verweilen im Wasser geschieht. Die Abwaschung wird sowohl diaetetisch als medizinisch angewendet. Im erstern Sinne ge-

gehört das tägliche Abwaschen des ganzen Körpers mit kaltem Wasser zu den wichtigsten Stücken der physischen Erziehung der Kinder, zur Reinlichkeit, und um sie abzuhärten und fest zu machen, und auch für Erwachsene die Gewöhnung daran zur Verhütung von Rheumatismen und Catarrhen, und zu örtlicher Stärkung geschwächter Theile. — Der medizinische Gebrauch der Abwaschung mit kaltem Wasser ist, vorzüglich durch *Currie*, in neuern Zeiten bei hitzigen Fiebern, beim *Typhus*, und bei heftigen Graden des Scharlachfiebers, eingeführt, und mit Nutzen gebraucht worden. Auch das Abwaschen mit spirituösen und aromatischen Flüssigkeiten ist bei hohen Graden der Lebensschwäche und bei Lähmungen sehr heilsam. H — d.

ABMAGERUNG, Abzehrung. Verminderung des Volumens, der Masse, entweder des Ganzen oder eines einzelnen Theils. Die Ursachen sind: entweder verminderter Zugang der Nahrung, oder verhinderte Aufnahme derselben in den Organismus, oder ein im Verhältnifs zu der Einnahme zu grofser Verbrauch derselben. So entsteht bei Gesunden Magerkeit durch Nahrungsmangel, heftige körperliche Strapazen, zu grofse Geistesanstrengungen, Ausschweifungen etc. So entsteht sie bei allen Krankheiten, wo die Ernährung gehindert, oder die Selbstaufreibung vermehrt ist, z. B. bei jedem Fieber, als Symptom. Aber sie constituirt eine eigene Krankheitsklasse da, wo sie das Wesen der Krankheit ausmacht, unter dem Namen: Abzehrungskrankheiten, Auszehrungen, *Emaciationes*. Sie werden am schicklichsten nach den Grundursachen der Abzehrung folgendergestalt eingetheilt: 1) Von einer chronischen Vereiterung, (*Phthisis*). 2) Von einer Hinderung des Nutritionsgeschäfts, entweder der Aufnahme, oder der Assimilation und Animalisation, durch Fehler der dazu nöthigen Organe (*Atrophia*); dahin gehört *Atrophia mesenterica infantilis, verminosa, pulmonalis* (von Verhärtung der Lunge), *abdominalis*, z. B. von Verhärtung der Leber. 3) Von Erschöpfung der Kräfte und Säfte, (*Tabes*); dahin gehört *Tabes nervosa, dorsualis* (von zu grofser Saamenverschwendung), *pulmonalis* (von zu häufiger Schleimausleerung, gewöhnlich *Phthisis pituiosa* genannt), *diabetica* (von zu häufiger Harnabsonderung), *diarrhoica, gonorrhoica, uterina* (von *Fluor albus*), *senilis* (*Marasmus*). 4) Von chronischer Reizung, welche Säfte und Kräfte aufreibt, (*Hectica*); dahin gehört *Hectica arthritica, scrofulosa, syphilitica, psorica, atrabilaria, mercurialis, arsenicalis.*

Die chronische Abzehrung ist immer mit einem schleichenden Fieber (Zehrfieber) verbunden, oder es gesellt sich in der Folge dazu; es ist entweder Ursache oder Wirkung, und so führt sie zuletzt zum Tode.

Die Kur begreift im allgemeinen zwei Indicationen. Erstens: Entfernung der Ursache, wo sie sehr mannichfaltig seyn kann, z. B. Heilung der chronischen Eiterung, Hemmung der chronischen schwächenden Ausleerung, Wegnahme der chronischen Reize etc. Zweitens: Vermehrung und Verbesserung der Ernährung durch zweckmäfsige, kräftige, aber dem jedesmaligen Zustande angemessene, Nahrungsmittel, Verbesserung der Functionen, der Digestion, Assimilation und Animalisation, Stärkung.

Auch blofs örtlich kann die Krankheit der Abmagerung existiren, dann heifst sie *Marcor* oder *Atrophia partis cujusdam*, Schwinden, Vertrocknung eines Theils, z. B. *Atrophia, Marcor, brachii, manus, pedis, penis, testiculi.*

H — d.

ABMEISSELN. Es stammt der Gebrauch des Meifsels (*Scalper excisorius*), eines keilförmig gestalteten, schneidenden Eisens, und des dazu gehörigen Hammers (*Malleus*), wohl schon aus der griechischen Chirurgie her, aus welcher uns *Celsus* mehrere Werkzeuge aufbewahrt hat, die *Hippocrates* nicht anführt. *Celsus* erwähnt des Meifsels zuerst, und zwar zu einem doppelten Zweck, nämlich: zur Entfernung der Zwischenbrücken nach der Anbohrung des Schädels, und zur Entnehmung nekrotischer Knochen (*Nigrities*). Sowohl zur Aufnahme der Pyramide an der Trepankrone empfahl *Celsus* mit dem Meifsel aus dem verdorbenen Knochen ein kleines Stück auszumeifseln, als auch bei gröfserer Zerstörung die verdorbenen Knochenstücke zu entfernen, nachdem er die Gränzen derselben durch Löcher mittelst des Bohrers bezeichnet hatte. Von der Beschaffenheit der Späne, welche man beim Bohren erhielte, sollte man entnehmen, wie tief zu meifseln sey. Um am Hirnschädel die *dura mater* zu schonen, befiehlt er, sobald man nur einen hinreichenden Raum gewonnen hat, den Meningophylax zum Schutz einzuschieben. Zur Heraushebung eines eingedrückten Stücks der Hirnschale machte *Celsus* auch von dem Meifsel Gebrauch. *Galen* bediente sich gleichfalls einer Art Hohlmeifsels (*κοιλίσκος*), der mit dem Hammer getrieben wurde, jedoch verwarf er ihn gleichzeitig der Erschütterung wegen, und zog eine Art Linsenmesser (*φακωτὸς*) vor. *Aetius, Hierocles, Paul von Aegina, Abulcasem* und *Avicenna* behielten dieses Werkzeug bei; letzterer fügte aber zur Aussägung von Fissuren kleine Sägen hinzu. Auch das Mittelalter machte von dem Meifsel Anwendung; *Santo von Barletta* und *J. B. Carcano Leone* eiferten zwar dagegen, und suchten die Nachtheile, welche die Erschütterung bewirke, in ein grelles Licht zu stellen; allein bei *Andreas a Cruce* fand er wieder Eingang, und *Paré* so wie *Fabricius ab Aquapendente* geben Abbildungen und empfehlen zur Verminderung der Erschütterung einen bleiernen Hammer. Erst im siebzehnten Jahrhundert kam der Gebrauch dieser Werkzeuge in Abnahme, wozu am meisten wohl *Caesar Magati* und *Scultet* durch Erfindung seiner *Serra versatilis* zur Wegnahme der Zwischenbrücken und durch Anempfehlung der Zangen zur Entfernung von Splittern, beitrugen. Nur zur Beseitigung nekrotischer Knochenstücke glaubte man den Meifsel noch nicht entbehren zu können, und zu diesem Zweck behielt man ihn bis auf die neueren Zeiten bei, bis *Weidmann* in seinem meisterhaften Werke über die Necrose nachwies, wie unzweckmäfsig ein solches Verfahren Behufs der Entfernung sey, indem man nie wissen könne, wie tief sich die abgestorbene Masse erstrecke, und dafs dies Verfahren den Zweck nicht erfülle, wenn man nur einen Theil entferne, den gröfsten Nachtheil aber und wohl abermaligen Brand oder Caries sehe, wenn man die Wirkung bis auf das gesunde sich erstrecken lasse, abgerechnet die Erschütterung und das Abschreckende dieses Verfahrens überhaupt. Hat man daher jetzt die Anzeige bei der genannten Krankheit, die Natur in ihren Bestrebungen zu unterstützen, und wollte man etwa gröfsere, schon getrennte Knochenmassen zerkleinern, um die Entfernung durch die Cloaken möglich zu machen; so bedient man sich jetzt lieber der von *Savigny, Griffith, Thal, Liston, Macchell* und *Graefe* erfundenen Sägen; jedoch wird man nur selten in die Verlegenheit kommen, von diesen Werkzeugen zu dem genannten Zweck Anwendung zu machen. — Eine Abbildung sämmtlicher angegebenen Arten von Meifseln und Sägen befindet sich bei *Krombholz.*

Nicht nur zur Entfernung von Knochenmassen, die dem Heilzweck des Arztes und der Natur im Wege sind, benutzte man den Meifsel, sondern auch zur Entfernung von ganzen Gliedern. *L. Botalli* empfahl nämlich Behufs der Abnahme der Finger statt der gewöhnlichen Amputation das Glied auf eine Bank, Filz oder Kissen von Baumwolle zu legen, die Schneide eines Schwerdtes, oder geraden, scharfen Scalpells senkrecht aufzusetzen, und die Finger mittelst eines hölzernen Hammers durch einen Schlag zu entfernen. *Schenk von Grafenberg* nahm diese Methode in Schutz; *Fabricius Hildanus* warnte vor diesem Verfahren, nannte es grausam, gewaltthätig und eines Wundarztes unwürdig, indem nicht nur die Nerven und übrigen Weichgebilde gequetscht, sondern der Knochen auch bis in's Gelenk gespalten würde, und somit heftige Schmerzen, Unruhe, Schlaflosigkeit, Entzündung, Convulsionen, Brand u. s. w., die unausbleiblichen Folgen wären. Auch die Vernarbung erfolge sehr spät, indem die Trennungsfläche des Knochens mit Splittern bedeckt sey, die mit dem Periosteum zusammenhingen und erst spät sich trennten. Als Beweis führt er eine Beobachtung von einem jungen Menschen an, bei welchem 1578 durch einen Barbier, Namens *Blout*, der Finger auf diese Art abgenommen sey, und mehrere der genannten Zufälle folgten. *Fabriz von Hilden* bleibt sich aber nicht consequent, denn an einem andern Orte empfiehlt er, unter der Entschuldigung, von zwei Uebeln das geringere zu wählen, den Meifsel zur Abnahme des ersten Gliedes am Mittel- und Ringfinger von den Mittelhandknochen, wenn der Brand so weit vorgeschritten seyn sollte. Der Meifsel, welchen er zu diesem Zweck abbildet, ist sehr ausgehöhlt, damit er die Commissuren der Finger schräg durchschneide, deren Trennung ihm durch's Messer schwieriger zu seyn schien. Auch schlägt er dieses Werkzeug zur Abnehmung der Zehen vor. *Scultet* empfahl sogar durch einen breiten Meifsel die Hand aus ihrer Verbindung mit dem Vorderarme zu nehmen, wenn Brand an ihr bestände. *Solingen* vertheidigte den Gebrauch des Meifsels zur Absetzung der Finger gleichfalls, und gab einen Meifsel mit bleiernem Griff an; *Douglas* schlug einen Meifsel mit seitwärtsgestelltem Griff und ausgeschweifter Schneide nach Art eines Hammers vor. *P. Camper* stimmte aus anatomischen Gründen zur Entfernung der Finger und der Mittelhandknochen für den Meifsel, und zog dieses Werkzeug der Säge sogar vor, indem der Knochen schwammig sey und die Blutung vermieden werde. Um jedoch Splitterung zu verhindern, soll der Finger auf die Rückenfläche gelegt und ein grofser Holzhammer genommen werden. *Heister* und *Roonhuysen* übten beide das Abmeifseln mit gutem Erfolge beim Brande, bei der *Caries, Spina ventosa* und andern Krankheiten der Finger und Zehen, schnitten aber zuweilen die Weichgebilde erst ein. In spätern Zeiten kam der Gebrauch des Meifsels zu diesem Zweck ganz in Vergessenheit, und man zog es vor, Finger und Zehen durch das Messer und die Säge zu amputiren, oder die Glieder aus dem Gelenk zu lösen. Erst in neuerer Zeit, und zwar seit 1810, wurde dieses Werkzeug von *von Graefe* zur Abnehmung der Finger und Zehen wieder eingeführt, und zwei Jahre später nach vielen günstigen Erfahrungen öffentlich gelehrt. Man vergleiche den Artikel: Amputation der Finger, wo der hieher gehörige Apparat beschrieben ist. Vielfache Versuche hatten die Ueberzeugung bei *von Graefe* herbeigeführt, dafs keiner der von *Fabricius Hildanus* angegebenen Nachtheile für den Patienten hieraus erwüchse, sondern im Gegentheil die Heilung eben so schnell und vollkommen erfolge, als wenn diese Glieder auf andere Art entnommen würden, wenn nur die nöthige Vorsicht dabei beobachtet würde. Der grofse Vortheil, der hierdurch erlangt wird, ist, dafs der ganze Akt in einem einzigen Augenblick vollführt, das unangenehme Geräusch des Absägens vermieden wird, und durchaus keine Schmerzen damit verbunden sind, welches bei reizbaren, furchtsamen Subjekten, Frauen und Kindern, von grofser Wichtigkeit ist. Spätere Erfahrungen bis auf die jetzigen Zeiten haben bei jeder Gelegenheit, die sich häufig hierzu darbot, und wovon Ref. oft Zeuge war, die grofsen Vorzüge vor der Amputation und Exarticulation der Finger und Zehen immer mehr bestätigt; und, wer nur einmal Gelegenheit gehabt hat, sich hiervon zu überzeugen, wird dieses Verfahren gewifs jedem anderen vorziehen.

Der Meifsel mufs immer um die Hälfte breiter als das zu entnehmende Glied seyn, indem dasselbe im Augenblicke der Einwirkung sich breit drückt; die gehörige Schärfe darf dem Werkzeuge gleichfalls nicht abgehen, und am obern Ende mufs die Fläche, welche den Schlag durch den Hammer empfängt, Kerben enthalten, damit letzterer nicht abgleitet. Statt des Metallhammers wird eine hölzerne Keule genommen, und zur Unterlage dient ein kleiner hölzerner Klotz. Man legt den zu entfernenden Finger mit der Dorsalfläche auf den Klotz, um Splitterung zu vermeiden, die erfolgen würde, wenn man die Unterfläche, an welcher jedes Fingerglied ausgehöhlt ist, auflegen wollte, setzt den Meifsel senkrecht auf, legt die Keule auf den Griff und entfernt das Glied durch einen kräftigen Schlag. Eiskaltes Wasser reicht gewöhnlich zur Stillung der Blutung hin.

Als Meifsel sind aufserdem noch zu betrachten: die Guillotine von *Botalli* zur Absetzung gröfserer Glieder, *Paré's*, *Berthold's* und *Heister's* Vorrichtungen zur Abkürzung des Zapfens, wozu wir ähnliche Werkzeuge bei *La Faye*, *Perret*, *Brambilla* und *Bell* in der *Encyclopédie méthodique* finden; ferner *Drummond's* zusammengesetzter Meifsel zur Spaltung äufserer unvollkommener Gesäfsfisteln, *Mérat's* anatomischer Hammer mit einem scharfen meifselförmigen und einem stumpfen Ende zur schnellen Eröffnung des Schädels nach *Bichat's* Methode, das Werkzeug *Demour's* zur Abtragung des Staphyloms und das Uranotom, dessen *von Graefe* sich früher zur Wundmachung der Gaumenspalte bediente.

Synonyma: Abschlagen, Abstemmen. Lat. *Scalpere, Sculpere, Caelare.* Franz. *Oter avec le ciseau.* Engl. *To chisel.*

Literatur:

Galen, Fragmenta de fractur. capitis; Collectio Nicetae. p. 110. Methodus medendi. Lib. VI. Cap. 6. p. 105.

Abulcasem, Chirurgia. Lib. III. Sect. 2. p. 532. Edit. *Channing.*

Avicenna, Chirurgia. Lib. IV. Fen. 5. Tract. 3.

J. B. Carcano Leone, de vulneribus capitis. Mediol. 1583.

Paré, Opera chir. Francof. ad Moen. 1594. Lib. IX. p. 274. 231.

Fabricius ab Aquapendente, Wundarzneik. Nürnb. 1698. Tab. IV. Fig. 21. 22.

Scultetus, Armamentarium chirurg. Francof. 1666.

Fabricius Hildanus, Opera. Francof. ad Moenum 1682. Cap. XVII. p. 300. Cap. XIX. p. 817. 818.

Solingen, Manuale Operat. der Chirurgie. Amsterd. 1684. Tab. VIII. Fig. 1.

Heister, institutiones Chirurgiae. Amstelaed. 1750. P. II. Sect. I. Cap. XXXIII. p. 468. Tab. 12. Fig. 17. Tab. XX. Fig. 8.

Schreiber, de Dactylomileusi. Lips. 1815. Diss. (Enthält die Beschreibung von *v. Graefe's* Verfahren.)

Graefe, Jahresbericht des chirurgisch-ophthalmiatrischen Clinicum. 1816. S. 11.

La Faye, Instrumentarium. Pl. 9. Fig. 7. Pl. 10. Fig. 1.

Brambilla, Instrumentarium chirurgicum Viennense. Tab. XXV. Fig. 14.

Bell, Lehrbegriff. Theil III. Tab. 10. Fig. 122. Theil V. Tab. 15. Fig. 4. 5. 6.

v. Graefe, Journal der Chirurgie und Augenheilkunde. Berlin 1820. Theil I. Stück 1. Taf. 2. Fig. 1. 2. (Uranotom.)

Krombholz, Abhandlungen aus dem Gebiete der gesammten Acologie. Prag, 1825. Theil I. S. 367. 369. Tab. VIII.

Rudtorffer, Armamentarium selectum. Wien, 1817. p. 125. Tab. IX. Fig. 6 — 12.

A. L. R — r.

ABNEHMEN. S. Amputation.

ABNEIGUNG, *Antipathia,* von dem griechischen ἀντι und πάϑος Leidenschaft, bezeichnet gewöhnlich ein dunkles Gefühl des Widerwillens gegen etwas, worüber sich der Mensch keine Rechenschaft geben kann, und ist daher vorzüglich bei verzogenen Kindern (jeden Alters), bei hysterischen Frauenzimmern, bei Hypochondristen, zu bemerken, die mehr oder weniger unter der Herrschaft ihrer Gefühle stehen, oder sich, wie man sagt, gehen lassen.

Zuweilen liegt aber auch der Antipathie etwas Bestimmtes zum Grunde. So sind manchen Menschen gewisse Nahrungs- oder Arzneimittel zuwider, die ihnen vielleicht ehemals übel bekommen sind; eben so beruhet die Antipathie eines Menschen gegen den Andern zuweilen auf unangenehme körperliche Eindrücke; es sieht vielleicht Jemand einem Andern ähnlich, von dem man Uebles erlitt; die Sprache, die Ausdünstung kann etwas Widerliches haben. Es kann hierin sogar ein feiner Tact liegen, und einige Vorsicht schadet in solchen Fällen nie; es kann aber auch zu den gröfsten Ungerechtigkeiten führen, und der Mann, dessen leitendes Princip die Vernunft seyn soll, darf sich nicht durch dunkle Gefühle bestimmen lassen.

Es ist nur gar zu oft der Fall, dafs die Antipathie, wo sie vorgegeben wird, gar nicht existirt. Ich habe gesehen, dafs eine Magnetisirte, welche angeblich kein Metall ohne unangenehme Folgen berühren konnte, Metall unter einem andern Namen ohne Nachtheil berührte, dagegen aber in Convulsionen gerieth, wie ihr etwas Pappe als Metall hingereicht ward. Ich habe einen Mann gekannt, welcher behauptete, durchaus kein Opium ertragen zu können, und dem das *Laudanum Sydenhami* sehr gut bekam, weil er nicht wufste, dafs Opium darin sey.

Es ist auch bei den Thieren wenig anders. Zu starke Eindrücke können auf ihre Sinnesorgane unangenehm einwirken; so heulen Hunde und Wölfe bei Musik; die rothe Farbe ist vielen Thieren unangenehm; Büffel und Stiere werfen sich wüthend auf rothgekleidete Personen, und wenn man einem Puter ein Stück rothes Zeug um den Hals bindet, so legt er sich bestürzt auf die Erde; Hunde, die daran nicht gewöhnt sind, kann man mit einem Glase Wasser, das ihnen entgegengehalten wird, fortjagen u. dergl. m. Vieles läfst sich aber abgewöhnen, so dafs Hunde selbst aus Gläsern trinken lernen. Man hat oft gesagt, dafs alle Thiere vor dem Gebrüll des Löwen erzitterten, das ist aber wohl nur der Fall, wo er zu Hause ist, und sie die Gefahr kennen; ich habe oft gesehen, wie eine Menge Pferde neben einer hölzernen Bude ganz ruhig standen, worin Löwen sehr heftig brüllten. Das ist also keine wirkliche Antipathie.

Der Arzt mufs eine jede Antipathie, selbst die eingebildete, sehr schonend behandeln. Mittel, gegen welche der

Kranke einen Abscheu hat, darf er nicht ohne Noth, selbst nicht auf eine versteckte Weise, geben, denn er hat kein Recht, an ihm zu experimentiren, und darf nichts thun, wodurch das so einflufsreiche Vertrauen des Kranken auf ihn gemindert werden kann. Es ist auch gewöhnlich etwas Gleichgültiges.

Manche begreifen die Antipathie unter der Idiosyncrasie, allein das ist nicht zu billigen. Es kann Jemand vielleicht etwas nicht vertragen, allein hat gar keinen Widerwillen dagegen. Ich habe z. B. einen Mann gekannt, der keine Eier vertragen konnte, allein sie nicht schmeckte, sondern gewöhnlich fragte, ob in einer Speise Eier wären. So bekommen vielleicht Menschen einen Ausschlag nach dem Genufs von Krebsen, haben aber keine Abneigung dagegen. Das sind also Idiosyncrasieen ohne Antipathie. Eine zuerst eingebildete Antipathie kann dagegen zur wirklichen werden, allein vielleicht ohne dafs das Handeln dagegen einen Nachtheil brächte; das ist also keine Idiosyncrasie, denn bei dieser ist eine bestimmte Einwirkung eines sehr speciellen Reizes, wie sie sonst bei andern Personen nicht leicht vorkommt. R — i.

ABNORM. Alles, was gegen die Regel, gegen das Naturgesetz ist, sowohl in der Bildung und Mischung, als in der organischen Thätigkeit. Das nehmliche als anomalisch. H — d.

ABNORMITAET. Der von der Regel abweichende Zustand eines Organs, sowohl in der Form und Struktur, als in der Thätigkeit; eben so die fehlerhafte Beschaffenheit der Säfte. Jede Krankheit ist eine Abnormität. Es bedeutet das nehmliche als Anomalie. H — d.

ABORTIVA, im geburtshülflichen Sinne des Wortes, heifsen alle diejenigen Mittel, welche durch eine directe oder indirecte Einwirkung auf die Frucht oder auf das Gebärorgan, dieses zur Contraction reizen, und folglich im schwangern Zustande des Weibes, zu einem *abortus* oder einem *partus praematurus* Anlafs geben können. Dieselben lassen sich füglich in dynamisch, in mechanisch und in dynamisch und mechanisch zu gleicher Zeit wirkende eintheilen; hinsichtlich des Grades ihrer Wirksamkeit ist es für den praktischen Arzt und Geburtshelfer nicht unwichtig, die gelinderen *abortiva* von den heftigeren zu unterscheiden. Zu jenen gehören zuvörderst die sogenannten *remedia attrahentia*, und namentlich Alles, was einen starken Andrang des Blutes zur Gebärmutter veranlafst, z. B. Druck auf die Schenkeladern, Fufsbäder von blofsem warmen Wasser, oder auch mit Salz, Senf, Asche u. dergl. geschärft, Dampfbäder und Blutegel unmittelbar *ad genitalia*; (obgleich diese in die Nähe der Geburtstheile z. B. über die Schaamgegend, an die Kreuzgegend gelegt, nicht jederzeit den *abortus* zur Folge haben, sondern in bestimmten Fällen sogar denselben verhüten, und daher als nützliche Heilmittel dienen können); übermäfsige und oft wiederholte Aderlässe am Arm, vorzüglich aber am Fufs, Schröpfköpfe, Senfumschläge; reizende Einreibungen in der Nähe der Genitalien, z. B. an der innern Seite der Schenkel. Alle diese Mittel können, wenn sie öfters wiederholt, oder in Verbindung mit einander in der Schwangerschaft gebraucht werden, um so leichter *abortus* hervorbringen, je mehr Disposition dazu vorhanden ist. Aufserdem gehören hierher die gelinderen *Emmenagoga*, z. B. Aufgüsse von *Chamillen*, *Melissen*, *Arnica*, *Millefolium*, *sem. Foenicul.* und *Anisi*, *der schwarze Kaffee* u. dergl. Zu den heftigeren *Abortivis* dynamischer Art gehören die *purgantia drastica*, besonders diejenigen, die mit vielem *tenesmus* verbunden wirken, z. B. *Fol. Senn.*, *Aloe*, *G. Ammoniac.*, *Asa foet.*, *Gratiola*, *Scammoneum*, *Jalapp.*, *G. Gutti*, *Ol. Croton.*, *Flor. sulphur.* und *Rheum* in grofsen Gaben, zumal die *Tinct. Rhei vinosa*; ferner gehören hierher die eigentlichen *Emmenagoga*, vorzüglich folgende: *Borax*, *Crocus*, *Hb. Roris marini*, *Phallus impudicus*, Hirsch-, Stink-Schwamm, Hirschbrunst, (von dem schon die Alten glaubten, dafs dadurch bei den Menschen und dem Vieh der Geschlechtstrieb erregt und vermehrt würde. Es giebt auch noch jetzt leichtgläubige Jäger und Hirten, welche diesen Schwamm, wenn er noch in seinem Ei verborgen liegt, trocknen und daraus Pulver machen, dessen Genufs bei Menschen und Vieh die Brunst erregen soll. So viel ist gewifs, dafs dergleichen Pulver oft so stark treiben, dafs sie leicht eine unzeitige

Geburt verursachen können, und es ist daher sehr zu tadeln, dafs Herr *Joh. Heinr. Hellmuth*, Superintendent, in seiner Volksnaturgeschichte (VIII. Bd. Leipzig, 1804. S. 546.) die Wirkungen dieses Schwammes sowohl als einiger anderer, z. B. des Sadebaums, des Sauerdorns und des Stechapfels, als den Abortus, den Geschlechtstrieb und die Wollust befördernde Mittel angeführt hat.); *Sabina, Taxus, Helleborus niger, alpinus, verus, Castoreum, Galbanum, Merc. gummos. Plenckii, Secale cornutum, Tinct. Guajaci ammoniata;* die ätherischen Oele, *Ol. animale aeth., ol. Chamomill. destillat., Juniperi, Sabinae, Terebinth.* u. dergl. m.; von den compositis: das *extr. panchymagogum Crollii*, die *Massa pilular. Rufi*, die *mass. pill. Jarini*, die *pill. bals. Hofmanni*, das *elix. proprietat.* und *aperitivum Claudii.* Auch die meisten Arzneimittel zur Abtreibung des Bandwurms, die meistens sehr heftig wirkende *Purgantia* enthalten, dürfen daher nicht in der Schwangerschaft angewendet werden, weil sie leicht *Abortus* zur Folge haben.

Auch gelindere Mittel, die eben nicht erhitzen und purgiren, können Frühgeburt und *Abortus* herbeiführen. Ich wurde zu einer Frau gerufen, welche ich von Zwillingen zu frühzeitig entbunden habe. Nach der Meinung ihres Arztes hatte sie am Bandwurme gelitten, und er liefs ihr zur Abtreibung desselben das *Elixirium acidum Halleri* nehmen. Es ist übrigens nicht das erste Mal, dafs mir bei Mädchen und Frauen die Verwechslung des Bandwurms und der Spulwürmer in der Schwangerschaft vorgekommen ist, wo bereits mehrere Mittel Monate lang zur Abtreibung der Würmer angewendet wurden, ohne den geringsten Erfolg. Es ist bekannt, dafs manche consensuelle Zufälle und Affectionen des Nervensystems in der Schwangerschaft Aehnlichkeit haben mit jenen der Würmer, wodurch der Arzt besonders bei Mangel an geburtshülflicher Kenntnifs gar leicht in der Diagnose irre geleitet werden kann. So wie aber sehr oft die heftigsten Purgir- und Brechmittel, dann warme Bäder, und selbst die natürlichen Thermal- und der Gebrauch der russischen Bäder, von welchen eine Frau, die ein anderer Arzt für krank, ich aber für schwanger erklärte, bereits 16 genommen hatte, nicht selten zum Verwundern weder *Abortus* noch Frühgeburt zur Folge haben, so können in andern Fällen bei gewissen schwächlichen und reizbaren Constitutionen der Schwangern und ihres Uterinsystems zuweilen schon gelinde Mittel jene herbeiführen.

Zu den *Abortivis*, welche theils mechanisch, theils dynamisch und mechanisch zugleich wirken, gehören alle diejenigen Einflüsse, die von innen oder von aufsen durch heftige Erschütterung und mechanische Gewalt die Frucht mittelbar oder unmittelbar tödten, indem sie die Verbindung des Mutterkuchens mit der Gebärmutter schwächen oder gänzlich aufheben, und somit den Abgang der Frucht zur Folge haben. Dahin gehören wiederholte starke Brech- und Niesemittel, elektrische Schläge und Erschütterungen, Einschnüren und Zusammenpressen des Unterleibes, besonders zur Verheimlichung der Schwangerschaft, das Reiben und Drücken der Gebärmutter am Unterleibe mit der Hand, Stöfse, Schläge, Tritte, gewaltsame Drehungen und Bewegungen; örtliche Reizungen der Gebärmutter von aufsen durch flüchtige Einreibungen mit ätherischen Oelen, geistigen Tinkturen u. dergl. *ol. Sabinae*, *Juniperi*, *Terebinth.*, *Chamomill. destill.*; *ol. Crotonis*, *Tr. Colocynthidos*, *Jodinae* u. dergl.; durch Auflegen sehr heifser Tücher und Decken, warmer Steine, Stürzen und mit heifsem Wasser gefüllter blecherner Gefäfse, Einspritzungen in die Mutterscheide, besonders wenn sie zu reizende Mittel, zumal *Abortiva* enthalten, zu warm oder ungeschickt angewandt werden; mechanische Reizung des Muttermundes und der Gebärmutter mit dem Mutterrohre, mit dem Finger, mit Kork, Schwämmen, besonders Prefsschwämmen, spitzigen Werkzeugen oder Instrumenten, mit kleinen Stäben, Stricknadeln, Sonden. Dahin gehört auch der Eihautstich, die unzeitige und gemifsbrauchte Erregung der künstlichen Frühgeburt. Unmittelbare Tödtung der Frucht kann bei dem Eihautstich durch ungeschicktes Einführen des Instruments erfolgen, oder aufserdem durch ein geflissentlich zur Tödtung der Frucht in den Muttermund eingebrachtes spitziges Instrument; durch schwere, am Unterleibe der Schwangern verübte Gewaltthätigkeit, vielleicht auch durch das Schlagen des Bauches mit den Wurzeln des Sauerdorns (*Berberis vulgaris*) und durch elektrische Schläge und Erschütterungen (m. s. *Récueil périodique de la Societé de médecine de Paris, an.* 1801. *Tab. XXV. le mois de Janvier. Obs.* 4.), die jedoch nicht heftig genug sind, um die Mutter zu tödten, so wie es von den Einwirkungen des Donners und Blitzes bei Gewittern bekannt ist, dafs die Frucht ohne tödtliche Einwirkung auf die Mutter getödtet werden und die Frühgeburt sehr schnell davon erfolgen kann. Dafs auf ähnliche Weise der *foetus* durch Gifte getödtet werden könne, will man zwar bezweifeln, allein neuern Beobachtungen zufolge ist es wohl nicht zu läugnen, dafs giftige Stoffe, wenn auch mit mannichfaltigen Veränderungen, substanziell in die Säfte aufgenommen werden können. Sehr merkwürdige Versuche hat man hierüber in neuern Zeiten von *Williams*, welcher Oel in die Adern eines trächtigen Hundes einspritzte, und dasselbe in den Nabeladern und den Blutgefäfsen des *foetus* wiederfand.

Endlich sind hier auch noch diejenigen Reizungen der Gebärmutter zu erwähnen, die *per anum* angebracht werden, Masturbationen, heftig reizende Klystiere u. dergl. m.

El. v. S — d.

ABORTUS, *aborsus, abortio,* von *ab (a privativum)* und *oriri,* bei *Euripides* ἔκτρωμα, ἔκτρωσις, ἔκβολον, bei *Hippocrates* κύημα ἀνεμιαῖον, ἄμβλωμα, ἀμβλυωσμὸς. Franz. *abortement, fausse couche* (obgleich *Fausse-couche* dem strengen Wortbegriff nach niemals mit *Abortement* gleichbedeutend ist, sondern eine falsche Geburt als das Resultat einer falschen Schwangerschaft, *(fausse-grosesse)*, folglich denjenigen Akt bedeutet, wodurch der Organismus von denjenigen krankhaften Ansammlungen und Gebilden befreit wird, die das Bild einer Schwangerschaft darstellten, ohne wirkliche Schwangerschaft zu seyn), *abortion.* Engl. *untimely birth, miscarriage;* Fehlgeburt, unzeitige Geburt, Frühgeburt, Mifsfall, Umschlag, unrichtige Wochen halten — heifst in der allgemeinsten Bedeutung die anomale Function des *uterus,* wodurch er den *foetus* früher ausstöfst, als die Schwangerschaft ihr normales Ende erreicht hat. Später nahm man jedoch jenes Wort in einer engeren, spezielleren Bedeutung, und nannte *abortus* die unzeitige oder die Geburt in einer so frühen Periode, in welcher der *foetus* des selbstständigen Lebens noch nicht fähig ist; andere diejenigen Fehlgeburten, die vom ersten bis zum Ende des dritten Mondmonats eintreten, also in derjenigen Periode der Schwangerschaft, wo der Mutterkuchen noch nicht gebildet ist; Fehlgeburten vom Ende des dritten Mondmonats bis zum Ende des siebenten heifsen *partus immaturi*, unzeitige Geburten; der *foetus* kann dann aufserhalb der Gebärmutter noch nicht fortbestehen (*foetus non vitalis*); endlich Fehlgeburten vom achten Monate an bis zur Mitte des zehnten heifsen *partus praematuri*, frühzeitige Geburten, Frühgeburten, im engern Sinne, wobei der *foetus* fortleben kann (*foetus vitalis*). Aufserdem versteht man unter *abortus* auch noch den abgegangenen unreifen *foetus* selbst (*foetus abortivus*, wie ihn schon *Sueton* nannte, oder *exterricinius* nach *Festus*, „*quasi matre exterrita ante tempus natus*", *Avorton*, *ἐκτρωσμός*). Den Abgang der Frucht in den ersten Tagen oder Wochen nach der Conception nennen einige ältere Grammatiker *aborsus*.

Die Zeichen der Fehlgeburt (*abortus in sensu ampliori*) sind nach ihrem früheren oder späteren Eintritt, nach ihrem schnelleren oder langsameren Verlauf, nach Verschiedenheit der einwirkenden Ursache, nach Alter, Constitution des Subjekts u. s. w. in den einzelnen Fällen verschieden. Den meisten Fehlgeburten gehen jedoch gewisse Zeichen voran (*signa prodroma*), welche ihren Eintritt fürchten lassen, und diese sind wiederum nach der Dauer der Schwangerschaft verschieden. Zeichen des bevorstehenden *abortus* (*in sensu strictiori*) und der unzeitigen Geburt sind: Frösteln, Schauer und Kälte in den Extremitäten, allgemeine Mattigkeit und Zerschlagenheit, besonders in den Extremitäten, von einer Schwere begleitet, öfterer Schwindel, Ohnmachten, Kopfweh, Agrypnie, schwere Träume, blasses Aussehen, trübe Augen, oft blaue Ringe um dieselben, plötzliches Verschwinden solcher Zufälle, die früher die Schwangerschaft begleiteten, Mangel an Appetit, belegte Zunge, übler Geruch aus dem Munde, Abnahme der Stiche, Spannung und Anschwellung der Brüste; Ausfliefsen einer wäfsrigten Feuchtigkeit aus denselben, Abnahme und Kälte des Bauches, dehnende Empfindung in der Lenden- und Leistengegend; Schmerzen im Rücken, Kreuz und Unterleib; tiefere Senkung des untern Abschnitts der Gebärmutter und der Scheidenportion, Erweiterung des innern Muttermundes unter äufserst schmerzhaften Wehen; fühlbare Häute des Eies oder einzelner Gebilde des *foetus*, Abgang eines wirklichen Fruchtwassers und der Ausflufs einer schleimigt-serösen Feuchtigkeit und Blutflufs aus dem *uterus*, der während der Wehen zunimmt und mit einzelnen Gebilden der Eihäute untermischt ist.

Zeichen einer bevorstehenden Frühgeburt (*p. praematurus*). Mehrere der eben genannten; aufserdem Gefühl von Schwere in den Geburtstheilen, Drängen auf die Blase, daher öfterer Trieb zum Urinlassen, Gefühl von Druck auf die Genitalien nach unten und aufsen, zuweilen wahrnehmbares Krachen im Unterleibe, als Folge des Berstens der Eihäute; nach und nach aber plötzliches Abnehmen des Gefühls von Bewegung des *foetus*; Empfindung eines hin- und herfallenden Körpers bei Veränderung der Lage von Seiten der Mutter; Abgang eines übelriechenden Schleims oder Fruchtwassers, zuweilen schmerzhaftere Wehen als gewöhnlich, aber nie so stark, wie in den ersten Monaten, Erweiterung des innern Muttermundes, in dem man die unzerrissenen Häute oder Theile des Kindes fühlt, zuweilen Blutflufs.

Die Zeichen der wirklich vor sich gehenden Fehlgeburt nähern sich im Allgemeinen denen der normalen Geburt um so mehr, je später der *abortus* erfolgt. Entsteht derselbe schon in den ersten Wochen nach der Conception, dann sind die Symptome denen der *Metrorrhagie* (s. d. Artikel) sehr ähnlich. Der *abortus* entsteht dann in der Regel zu der Zeit, wo sonst der Monatsflufs zu kommen pflegte. Dieser ist sehr reichlich, mit starken Schmerzen verbunden; das entleerte *fluidum* ist sehr coagulabel stockig, mit häutigen Gebilden untermischt, welche der *decidua* sehr ähnlich sind. Nach dem Abgang derselben hören dann natürlich die Zeichen der Schwangerschaft auf, und die Frauen erholen sich in der Regel bald, wenn nicht, wie das bei plethorischen Subjecten besonders der Fall ist, der Blutflufs sehr profus war.

Dauer, Ausgänge und Verlauf der Fehlgeburt. In vielen Fällen ist der *abortus* schon innerhalb ein Paar Stunden beendigt; in den meisten wenigstens innerhalb 2 — 3 Tagen; nur in wenigen Fällen gehen die Vorboten Wochen lang vorher, worauf dann erst der Abgang der Frucht selbst erfolgt. Es hängt dabei viel von der Zeit der Schwangerschaft, der Art der einwirkenden Ursachen, der Disposition der Schwangeren u. s. w. ab. Im Allgemeinen erfolgt der Abgang der Frucht in den letzten Monaten am schnellsten. — Sterben die Bildungsorgane früher ab, als in der Gebärmutter Contractionen entstehen, so erfolgt auch der Abgang des Eies schneller. Ausgänge: die Vorboten des *abortus* treten entweder bei schnell und zweckmäfsig angewandter Hülfe wieder zurück, und der wirkliche Abgang der Frucht erfolgt nicht, oder der *abortus* ist nicht zu verhüten, besonders wenn plötzlich mechanische Ursachen einwirken, wenn das wahre Fruchtwasser schon abgeflossen, das Ei oder die *placenta* gröfstentheils losgetrennt, der *foetus* abgestorben ist u. s. w. In den ersten drei Monaten geht das Ei in der Regel mit unverletzten Häuten ab, seltener Stückweise. Ist aber der Mutterkuchen schon gebildet, so pflegen immer die Häute einzureifsen; der *foetus* wird dann meist ohne Kunsthülfe abgetrieben, aber die Nachgeburt erfolgt nun um so später, je entfernter das Ziel der normalen Schwangerschaft noch ist. Verlauf: Jeder *abortus* besteht aus 2 Hauptmomenten: Trennung des Eies und Austreibung desselben. Jene ist mit gröfserem oder geringerem Blutverluste, diese mit stärkeren oder schwächeren Schmerzen verbunden. Das erste *stad.* kann eingetreten seyn, ohne dafs der *abortus* wirklich erfolgt. Beide Stadien folgen entweder schnell auf einander, oder in einem Zwischenraume von mehreren Tagen bis zu 3, 4, 6 Wochen. — Das Nachgeburtsgeschäft dauert im Allgemeinen bei allen Fehlgeburten länger, als bei normalen Entbindungen. — In der Regel möchten wohl die meisten *abortus* im dritten oder vierten Monate der Schwangerschaft ein-

eintreten, vorausgesetzt, dafs keine zufällige äufsere Gelegenheitsursache dieselbe herbeigeführt hat.

Stirbt das Ei sehr früh ab, ohne dafs es sich sogleich entleert, so verschwinden die früher dagewesenen Zeichen der Schwangerschaft; solche Frauen fühlen sich erschlafft, haben viel Hitze in der Nacht; es stellt sich zuweilen Uebelkeit und Erbrechen ein, hysterische Symptome; aus den Brustwarzen fliefst häufig eine seröse, milchartige Feuchtigkeit ab. Dann erfolgt ein Abflufs einer übelriechenden, dunkelfarbenen Flüssigkeit aus der Scheide, und dies dauert fort, bis alle Ueberreste des Eies entfernt sind. — Das Ei kann sich auch in eine Mole oder Hydatide verwandeln. Endlich bei weit vorgerückter Schwangerschaft kann auch der *abortus* erst später erfolgen, nachdem bereits der *foetus* abgestorben ist. Die Zeichen vom Tode des *foetus* während der Schwangerschaft sind freilich sehr trügerisch; sie werden aber um so zuverlässiger, je mehrere derselben zu gleicher Zeit eintreten. Dahin gehören nun folgende: Aufhören der sympathischen Erscheinungen der Schwangerschaft; die Brüste sinken ein, werden schlaff, verlieren ihre Festigkeit und sondern eine seröse, milchartige Feuchtigkeit ab. Zuweilen, jedoch seltener, wo diese Milchsecretion schon früher da war, verschwindet sie nun. Der Unterleib fühlt sich kälter an; die Bewegung des *foetus* hört auf; die Schwangere fühlt, wenn sie sitzt oder steht, eine Schwere tief im Unterleibe, oder das Nachsinken eines schweren Körpers, wenn sie sich von einer Seite auf die andere legt: sie hat häufige Frostschauer (gewöhnlich einen Schüttelfrost in dem Augenblicke, wo der *foetus* abstirbt), Anwandlung von Ohnmachten, das Gesicht sieht blafs, livide aus, der Athem wird übelriechend u. s. w.

Ursachen der Fehlgeburten. (Strenge genommen kann nur bei dem Menschen und bei den lebendig gebärenden Thieren (allen Säugethieren, einem kleinen Theil der Amphibien und Fische, vielen Würmern im *Linnéi*schen Sinn) der *abortus* entstehen, da bei den übrigen Thieren die Eier erst aufserhalb des mütterlichen Körpers ihre Entwickelung zum selbstständigen Leben erwarten. Unter den Säugethieren findet sich zwar bei den Beutelthieren

(*Didelphis*, *Halmaturus*), die Anomalie, dafs die Jungen nur eine sehr kurze Zeit in der Gebärmutter bleiben, und dann zu fernerer Entwickelung in den Zitzenbeutel gebracht werden, damit eine neue Empfängnifs statt finden kann; allein wir können das nicht mit dem *abortus* vergleichen, denn sie sind doch selbstthätig in dem Zitzenbeutel, und ernähren sich durch Saugen; vergleichen wir auch die Thiere, so sehen wir sehr mannigfaltige Grade der Entwickelung, worin ihre Jungen geboren werden. R — i.) Wir unterscheiden solche, die von der Mutter, und solche, die vom *foetus* und dessen Anhängen, ausgehen. Jene sind entweder prädisponirende oder gelegentliche. Fehlgeburten kommen überhaupt bei dem Menschengeschlechte häufiger vor als bei den andern Säugethieren, und als Grund giebt man hauptsächlich an, den Bau des Menschen, die aufrechte Stellung und den Gang, die Senkung der Gebärmutter im zweiten und ihr in die Höhe Treten im dritten Monate der Schwangerschaft, die veränderte Richtung der Menstruation während der Schwangerschaft, und den bedeutenden *Consensus* der schwangeren Gebärmutter. (Bei den Hausthieren ist der *abortus* doch nicht so gar selten, und in dem Bau des Menschen, in der aufrechten Stellung, im Monatsflufs liegt schwerlich besonderer Grund dazu. Dagegen liegt häufig in der verweichlichten Lebensart, in der Unmäfsigkeit (vorzüglich des Beischlafs), in der Vergnügungssucht, der unpassenden Kleidung u. s. w. eine nur zu fruchtbare Quelle für Krankheitszustände, welche Wehen und Blutflüsse, und so den *abortus* bewirken. Das einzige, was in jener Hinsicht zugegeben werden könnte, ist, dafs die *abortus* vielleicht in der Zeit häufiger vorkommen, wo die Gebärmutter aus dem kleinen Becken in die Höhe tritt; allein es möchten wohl überhaupt die ersten Monate zu nennen seyn. Je jünger das Ei, desto gröfserer Gefahr ist es ausgesetzt. R — i.) Man möchte daher diese Ursachen allgemein prädisponirende nennen. Besondere prädisponirende Ursachen sind: 1) die Macht der Gewohnheit. Frauen, die einmal abortirt haben, sind diesem Unfall leicht öfter unterworfen, ist dieser erst einmal eingetreten, vorzüglich in der ersten

Schwangerschaft, so entsteht sehr leicht ein zweiter, und mit jedem neuen nimmt die Disposition zu, so dafs die Gebärmutter zuletzt nur einer Entwickelung bis auf den Zeitpunkt fähig ist, wo früher die *abortus* eintraten. Die Gebärmutter scheint in diesem Falle, wie wir das auch bei andern Organen und Krankheiten finden, eine Tendenz zu haben, dieselben Actionen hervorzubringen oder zu wiederholen, die sie ein oder mehrere Male geäufsert hat. Später müssen wir dabei auch etwas auf die durch frühere *abortus* herbeigeführten Folgen, allgemeine Schwächen, örtliche Affectionen des *uterus*, Geschwüre, Narben u. s. w. rechnen; 2) Nervöse Constitution. Empfindliche Frauen mit grofser Nervenreizbarkeit haben während der Schwangerschaft meist eine abnorm erhöhete Sensibilität der Gebärmutter, wodurch oft die allergeringsten Gelegenheitsursachen schon schädlich werden; 3) Vollblütigkeit mit gleichzeitig gesteigerter Nervenreizbarkeit; 4) allgemeine Schwäche des Körpers; 5) Rigidität der Fasern, besonders der Gebärmutter; 6) in zu jungem und zu weit vorgerücktem Alter eintretende erste Schwangerschaft; 7) die Conception kurz vor oder während des Monatsflusses; 8) die Menstruation während der Schwangerschaft; 9) abnorm gesteigerte Vitalität der Brüste in der Schwangerschaft; 10) die während der Lactation oder gar schon bei noch fortdauerndem Lochialflusse eintretende Schwangerschaft; 11) zu häufige, schwächend einwirkende *menses;* 12) anhaltender weifser Flufs; 13) Krankheiten und fehlerhafte Lagen der Gebärmutter. Endlich gehört hier 14) das unvollkommene Conceptionsvermögen. Es giebt Frauen, die allemal abortiren, wenn sie nicht zu einer bestimmten Zeit concipirt haben.

Von grofser Wichtigkeit sind hier die atmosphärischen Einwirkungen (*τὸ θεῖον Hippocr.*), die oft ihren Einflufs so allgemein verbreiten können, dafs der *abortus* epidemisch herrscht, z. B. strenge Kälte im Winter, anhaltend nafskalte Witterung, sehr grofse Sonnenhitze, häufige Gewitter; nach *Hippocrates* besonders ein trockner, kühler Frühling nach einem lauen, feuchten Winter. Gesellen sich dazu psychische Einflüsse, Noth, Kummer, Elend,

Furcht, enges Zusammenwohnen bei Krieg, Belagerungen u. dergl., so werden die *abortus* um so allgemeiner.

Gelegenheitsursachen. Sie wirken um so leichter, je mehr prädisponirende Ursachen vorhanden sind. Diese letztern für sich bringen selten den *abortus* (*abortus spontaneus*) zu Stande, ohne dafs irgend eine Gelegenheitsursache hinzutritt. Fehlt die Disposition ganz, so müssen die veranlassenden Gelegenheitsursachen schon sehr heftig seyn, wenn wirklicher *abortus* erfolgen soll. Wir können diese nun unter drei Abtheilungen bringen: 1) pschychische oder moralische, 2) physische und 3) mechanische. Zu den ersteren gehören alle Arten von Gemüthsbewegungen, sowohl die heftigen, aufregenden Affekte, als auch die deprimirenden, schwächenden Leidenschaften und Affekte. Unter die physischen rechnen wir nun alle Arten von Krankheiten und Schädlichkeiten, die entweder die Thätigkeit des Gefäfs- und Nervensystems erhöhen oder deprimiren, schwächen, also Fieber, besonders die *intermittens* in den ersten drei Monaten der Schwangerschaft; topische Entzündungen, Hämorrhoiden und *Varices* der Gebärmutter; ferner: viele chronische Krankheiten, die aber auch oft schon die Conception hindern, besonders Krankheiten der Reproduction und Irritabilität; ferner: fehlerhafte Diät und Lebensweise, Erhitzungen, Erkältungen, Mifsbrauch erhitzender Speisen und Getränke, des Aderlassens, der Purganzen, der Fufsbäder, der allgemeinen Bäder, besonders in den ersten Monaten; Gebrauch der *abortiva*, zu häufiger *coitus*, schädliche Einwirkungen auf die Sinnesorgane durch starke Gerüche, verderbte Luft u. s. w. — Zu den mechanischen Ursachen gehören besonders äufsere Gewaltthätigkeiten, die mehr oder weniger örtlich auf die Gebärmutter einwirken, Fall auf den Unterleib, Stöfse, Schläge; Reizung des Muttermundes mit dem Finger, heftiges Erbrechen, Niesen, Husten, Convulsionen, Heben schwerer Lasten, elektrische Einwirkungen, fehlerhaftes Verhalten, zu starke Bewegung, Nachtwachen, Tanzen, wobei der Einflufs auf die Psyche nicht zu übersehen ist, daher diese letzteren Ursachen sich besonders bei den höheren Ständen zeigen; zu starkes Schnüren und Einzwängen des Körpers, Mifsstaltung des Beckens unter gewissen Bedingungen, zu enges oder zu weites Becken, fehlerhafte Lagen der Gebärmutter, krankhafte Concremente, Polypen und Excrescenzen der Gebärmutter selbst oder in den benachbarten Theilen.

Eine andere wichtige Quelle zur Entstehung des *abortus* liegt nun aber auch im *foetus* selbst, und den ihn umgebenden festen und flüssigen Theilen. Dahin gehört schon als allgemeine disponirende Ursache, dafs der *abortus* am häufigsten in den ersten Monaten der Schwangerschaft den häufigen Beobachtungen gemäfs vorkömmt, die zarte und junge Bildung des Eies, Krankheiten sehr oft, doch nicht immer, Mifsbildungen, (häufig sind zwar die unzeitig gebornen *foetus* mifsgebildet, und man hat daher oft die Mifsbildungen als die Ursache ihrer zu frühen Geburt angesehen; allein ich kenne keine einzige, welche diese nothwendig hervorbrächte, denn alle die Mifsbildungen, welche man bei unzeitigen Früchten bisher gefunden hat, finden sich auch bei solchen, welche zu vollen Tagen ausgetragen sind, als Wasserkopf, *Hemicephalie*, *Acephalie* u. s. w. Man darf nicht vergessen, dafs der *foetus* als ein Theil der Mutter anzusehen ist, und es kann eine Mola eben so gut in der Gebärmutter ernährt werden, als ein Polyp. R — i.) Ferner Absterben des *foetus*, aufser bei Zwillingsschwangerschaften, wo die Gebärmutter zuweilen nur partiell leidet, die Schwangerschaft ihr normales Ende erreicht, und das eine Kind vollkommen ausgetragen ist, während das andere schon früher abgestorben und in der Bildung zurückgeblieben ist. Dasselbe fand ich auch einmal bei einer Drillingsgeburt bestätigt, bei welcher zwei der Drillinge kaum die Gröfse der *foetus* von 3 Monaten erreicht hatten. In den meisten Fällen erfolgt freilich beim Absterben des einen Kindes der *abortus* beider; in andern höchst seltenen Fällen kann sogar der eine Zwillingsfoetus absterben und als *abortus* abgehen, während der andere normal ausgetragen wird. Es kann aber auch bei einer einfachen Schwangerschaft der *foetus* frühzeitig, z. B. schon im ersten und zweiten Monate absterben, und das Ei dennoch fortgenährt werden, welches aber meistens eine krankhafte oder degenerirte Bildung hat, wie ich mehrere dergleichen mit dem *foetus* in meiner

Sammlung aufbewahre, und vor kurzem erst von einer Frau erhielt, die ich am *Scirrhus uteri* behandle. In dem Eie, welches zu einer fleischartigen Mola degenerirt war, und die Kranke sechs Monate bei sich getragen hatte, lag der *foetus* nicht gröfser als vom Anfange des zweiten Monats der Schwangerschaft. (Allerdings bedingt der Tod des Embryo nicht immer *abortus*. Erstlich, versteht es sich, fällt derselbe bei einem *foetus abdominalis* weg, und ein incrustirtes Kind kann dreifsig, vierzig Jahre im Unterleib zurückbleiben. Zweitens kann das Ei solche Verbindungen mit der Gebärmutter eingehen, die der Tod des Embryo selbst nicht aufzuheben vermag. So bildet *G. G. de Gregorini (dissert. de hydrope uteri et hydatidibus. Hal.* 1795. *Tab.* 1.) einen von *Phil. Fr. Meckel* beobachteten Fall ab, wo in einem hydatidösen Ei von zehn Sonnenmonaten ein zehnwöchentlicher Embryo in seiner Schafhaut lag, und wo wahrscheinlich die umgebenden Hydatiden eine so feste Verbindung mit dem Muttertheil der *Placenta* bildeten, dafs kein *abortus* entstand. Mir ist in Berlin von einem verstorbenen Geburtshelfer ein anderer Fall gezeigt, wo ich aber den Embryo nicht deutlich erkennen konnte. Man weifs ja auch drittens, dafs Eier ohne Embryo vorkommen, die man nach ihrer Gröfse wenigstens einen bis anderthalb Monate alt schätzen mufs, und worin sich entweder gar kein Embryo gebildet hatte, oder derselbe bald nach dem Entstehen wieder zerstört ward; da man, wäre er später gestorben, entweder Ueberreste von ihm, oder wenigstens keine wasserhelle Feuchtigkeit gefunden haben würde. Hier war also das Fortwachsen des Eies, wenigstens bis zu einer gewissen Gröfse, von dem Embryo unabhängig. — Soll also der Tod des Embryo den *abortus* bewirken, so mufs dadurch der Zusammenhang des Eies und der Gebärmutter aufgehoben werden. Diese Veränderung wird auch wohl von dem Schauder bezeichnet, welchen man gewöhnlich als ein Zeichen des Todes der Frucht ansicht. Man begreift wenigstens nicht, wie der Schauder von dem *foetus* ausgehen könnte, und man findet ja auch bei andern örtlichen Veränderungen den Schauder, z. B. wenn eine Entzündung in Eiterung übergeht, und nicht blofs in wichtigen Organen, sondern selbst in Drüsen und andern Theilen, und der Schauder bezeichnet hier ein Wundfieber. R — i) — Fernere Ursachen sind zu schneller Wachsthum des *foetus*, Blutcongestionen und Entzündungen, die ich oft bei den Zergliederungen gefunden habe, zu grofse Belebtheit oder Schwäche desselben, besonders wenn der erste Lebenskeim durch Alter, Entnervung, Schwäche, Kränklichkeit, Dürftigkeit der Eltern so schwach gelegt ist, dafs die Frucht ihr Leben nicht bis zur völligen Entwickelung fortsetzen kann, Atrophie, Dyscrasien, miasmatische Vergiftungen, besonders die syphilitische, die scrophulöse Dyscrasie, Pockenansteckung im Mutterleibe, welche ich selbst beobachtet habe, Wasseranhäufungen im Kopf, im Rückgrat, in der Brust- und Bauchhöhle, der Haut u. s. w., besonders die syphilitische; ferner fehlendes Fruchtwasser, fehlende oder stark verdrehte Nabelschnur, wobei die Blutgefäfse zu sehr comprimirt werden; z. B. Abnormitäten der Eihäute und des Mutterkuchens; Sitz desselben auf dem *orific. uteri*, Verhärtung des Muttermundes u. dergl. m.

Folgen der Fehlgeburten. Jeder *abortus* wirkt nachtheilig auf die Gesundheit der Mutter ein, zumal in den ersten Monaten der Schwangerschaft. Der mit dem *abortus* verbundene oft sehr heftige Blutflufs, die durch denselben herbeigeführte Disposition zu neuen Fehlgeburten in der Folge, der mit den Contractionen des *uterus* eintretende oft sehr heftige Schmerz, sind vorzüglich diejenigen schädlichen Momente, die hier besonders berücksichtigt zu werden verdienen. Als Folge häufigen Abortirens zeigen sich früher und später mancherlei bedenkliche Krankheiten, Anomalien der *menses*, Metrorrhagie, Hysterie, Migraine, weifser Flufs, örtliche Krankheiten der Gebärmutter, allgemeine Schwäche, Fieber, Gallenfieber, Nervenfieber, *febr. lenta*, Abzehrung, *phthisis* u. s. w. Die Gefahr des *abortus* erhellt aus dem Vorigen zum Theil schon von selbst. Sie ist verschieden nach dem Gesundheitszustande der Schwangern, der Zeit der Schwangerschaft, nach der Natur der einwirkenden Ursache. Im Allgemeinen mufs man die Gefahr des *abortus* nicht zu hoch anschlagen; je schneller er erfolgte, desto weniger gefahrvoll. Ist nur der Blutfluſs nicht zu stark, so erholen sich die Frauen leicht wieder. Beispiele von tödtlichem Ausgange durch Verblutungen, Krämpfe u. s. w. sind doch verhältnifsmäfsig selten. Wo Vollblütigkeit dem *abortus* zum Grunde liegt, kann man ihn oft noch durch zeitige Aderlässe verhüten, und er hat denn überhaupt die Gefahr nicht, als wenn Fieber, besonders das Wechselfieber, zum Grunde liegt. — Der *abortus*, in Folge örtlicher Krankheiten der Gebärmutter, läfst sich selten verhüten. Die mechanischen Ursachen machen den *abortus* um so unvermeidlicher, je plötzlicher und heftiger sie einwirken. Ueberhaupt lassen diejenigen Ursachen, die sich nur mit Schwierigkeit oder gar nicht entfernen lassen, eine schlimmere Prognose zu, weil bei ihrem Erscheinen der *abortus* nicht verhütet werden kann. Dahin gehören besonders alle diejenigen Causalmomente, die von der Gebärmutter oder vom *foetus* selbst ausgehen, und die auch in der Regel erst *ex post* erkannt werden. —

Behandlung des *abortus*. Bei der Behandlung des *abortus* haben wir folgende Indicationen: 1) dem Eintritte desselben bei Schwangern, die schon einmal abortirt haben, vorzubeugen. Zu dem Behuf müssen wir nicht nur alle möglichen Gelegenheitsursachen abzuhalten, sondern auch das vorhandene *seminium morbi* möglichst auszulöschen suchen. Das letztere ist freilich oft schwer, oft unmöglich, aber der Arzt und Geburtshelfer kann doch in sehr vielen Fällen seine Kunst dabei in hohem Grade beweisen. Um hier mit Glück zu handeln, bedarf es einer umsichtsvollen Berücksichtigung der Constitution, des Alters, des Subjekts, der vorhandenen und drohenden schädlichen Einflüsse u. s. w. Man entferne, so weit es nur irgend möglich ist, alles, was früher den *abortus* herbeigeführt hat, wenn er schon einmal vorangegangen, oder was unter ähnlichen Umständen denselben herbeiführen könnte, und gebe nur, selbst in den Fällen, wo schon mehrere *abortus* erfolgt sind, die Hoffnung nicht zu früh auf.

Jenen allgemeineren Grundsätzen gemäfs, müssen wir, zur Verhütung eines neuen *abortus*, einer schwangern Frau, die schon einmal abortirt hat, folgende diätetische Regeln an die Hand geben: 1) sie enthalte sich jeder zu heftigen

Bewegung und Anstrengung, vermeide den Beischlaf eine Zeit lang, besonders zu dem Zeitpunkte, wo aufser der Schwangerschaft die Regeln einzutreten pflegten, und in dem Monate, wo schon ein oder mehrere Male *abortus* erfolgt ist; 2) sie vermeide alle Gelegenheiten, welche Leidenschaften und Affecte erregen; alle Erhitzungen und Erkältungen, zumal schnellen Temperaturwechsel; 3) ihre Bekleidung sey einfach, nicht zu warm, nicht zu kühl; besonders sind alle den Unterleib belästigende und einengende Kleidungsstücke zu verwerfen; 4) ihre Genüsse seyen einfach, leichtverdaulich, der Constitution angemessen, eben so 5) die Lebensweise einfach, ruhig, vom Geräusch der Welt möglichst entfernt, aber doch nicht eingezogen und ganz isolirt. Das *medium tenuere beati* dürfte auch hier für die Mehrzahl seine Anwendung finden.

Schwangere von sehr irritabler vollblütiger Constitution müssen sich an gelind nährende, mehr vegetabilische Speisen und kühlende, verdünnende Getränke halten. Oft und besonders dann, wenn die Zeichen einer *plethora universalis* sich durch die bekannten Symptome, z. B. vollen, härtlichen Puls, rothes, turgeszirendes Gesicht, lebhafte, glänzende Augen, Gefühl von Wärme u. s. w., manifestiren, sind mäfsige Aderlässe von Nutzen, die man um die Zeit anstellt, wo sonst die Periode einzutreten pflegte, und die man selbst, in verminderter Menge, mehrere Monate hindurch und so lange wiederholen mufs, als sich Erscheinungen eines Orgasm im Gefäfssysteme, des Erethismus oder einer *plethora* einstellen, oder die Natur selbst durch Blutungen, z. B. aus der Nase, uns dazu auffordert. Die Symptome scheinbarer Schwäche, die sich so leicht bei plethorischen Constitutionen einstellen, dürfen uns von diesem Verfahren nicht abhalten. Denn die Erfahrung lehrt, dafs gerade diejenigen Frauen, die aufser der Schwangerschaft ein reizbares Nervensystem haben, oder bei denen sich das Bild der Schwäche mit erhöhter Sensibilität darstellt, in der Schwangerschaft häufiger an Vollblütigkeit und erhöhter Bluterzeugung leiden, als starke, vollblütige, sehr reproductive Subjekte. Nächst jenen methodischen Aderlässen empfehle man anhaltende, Monate lang fortgesetzte Ruhe des

Körpers und der Seele; Vermeidung aller Momente, welche eine Aufregung beider veranlassen, besonders in den ersten drei Monaten. Lag dagegen der Grund eines vorangegangenen *abortus* in grofser Schwäche des Körpers, besonders in der Anlage zur Nervenschwäche und in einer mangelhaften Reproductionsthätigkeit, und hat man Ursache zu fürchten, dafs aus denselben Gründen ein neuer *abortus* auch in der jetzigen Schwangerschaft eintreten könnte; so forsche man zunächst nach denjenigen Ursachen, welche in früheren Schwangerschaften jene Schwäche herbeiführten, und suche dieselben zu beseitigen, oder, wenn Krankheiten zum Grunde liegen, sie, wo möglich, zu heilen. Im Allgemeinen empfehle man eine mehr nahrhafte Diät; mäfsige, jedoch nicht bis zur Uebermüdung fortgesetzte tägliche Bewegung in freier, reiner Luft, den Aufenthalt auf dem Lande, Aufheiterung der Seele durch geräuschlose, das Gemüth nicht angreifende Zerstreuungen und Unterhaltungen, die Vermeidung angreifender trauriger Gemüthsaffecte, des Uebermaafses physischer Liebe, des vielen Kaffee- und Theetrinkens. Nöthigenfalls komme man wöchentlich ein bis zwei Mal mit nervenstärkenden Bädern, und dem Grade und den Umständen entsprechenden inneren Stärkungsmitteln zu Hülfe; hier passen besonders die *Roborantia: Hb. Trifol., Fol. Aurant., Rad. Gentian. rubr., Lign. Quass.;* die *Extr. amara,* das *Chinin. sulphuricum,* oder das *infus.* oder *extr. Chin. frigide parat*, bei grofser Nervenschwäche und Convulsibilität die *Valeriana,* die man, den Umständen nach, 3 — 4 Monate lang fortsetzen kann, und wobei es rathsam seyn dürfte, dieselben von Zeit zu Zeit auszusetzen, zu wechseln und wiederanzufangen. Zum äufserlichen Gebrauche empfehlen sich das Tragen aromatischer Kräutersäcke und Pflaster, vorsichtig angewandte spirituöse Einreibungen in den Unterleib über den Schaambeinen, in die Kreuzgegend und in die Schenkelbeugungen, z. B. die Waschungen mit erwärmtem Kölnischen Wasser, mit *Spirit. matrical. Serpill., Balsamum vit. Hofm.,* mit der *Essentia Balsamica,* die Einreibungen mit dem *Unguent. de Alth. c. Balsam. vit. Hofm., Nucistae, Ol. Menth. crisp.* u. dergl., welchen Mitteln man bei grofser Reizbarkeit und Convulsibilität mit der Schwäche verbunden, die *Tinctur. Opii* beifügen kann; wobei man jedoch alle Erkältung zu vermeiden hat, wie denn überhaupt solche Frauen die Brüste und den Unterleib besonders warm halten müssen.

Liegt der Grund zur habituellen Fehlgeburt in einer fehlerhaften Lage des *uterus*, so suche man diese vorsichtig zu beseitigen, wenn anders die Schwangerschaft es erlaubt. Bei einem vorhandenen, unvollkommenen Vorfalle läfst sich der *abortus* in der Regel im 2ten oder 3ten Monate befürchten, wenn die Schwangern über ein Ziehen im Kreuze und ein Drängen nach den Genitalien klagen. Hier empfiehlt sich eine horizontale Lage des Körpers mit erhöhtem Kreuze täglich fortgesetzt, Vermeidung allen Drucks auf den Unterleib; Sorge für tägliche bequeme Leibesöffnung; öftere Entleerung der Blase; nöthigenfalls bediene man sich eines passenden zarten Schwamms zur Unterstützung der Gebärmutter, aber niemals eines Pessariums. Alle diese Vorschriften sind noch mehr bei dem vollkommenen Vorfalle zu empfehlen. Doch habe ich zwei Mal schon bei solchen beobachtet, welche einen vollkommenen Gebärmuttervorfall hatten, dafs sie schwanger geworden sind, indem des Nachts bei ruhiger Lage die prolabirte Gebärmutter derselben zurückging, so, dafs sie des Morgens den Beischlaf ungehindert mit ihren Männern ausüben konnten. Merkwürdig war es, dafs ungeachtet in den ersten zwei Monaten der Vorfall am Tage fortwährte, und sich erst in den späteren Monaten verloren hatte, beide ihre Kinder ausgetragen und glücklich geboren hatten. Bei vorhandener Retroversion gelten ganz besonders die zuletzt genannten Vorschriften; übrigens empfehle man hier eine ruhige Seiten- und Bauchlage, und bringe den etwa anzuwendenden Schwamm behutsam in die Scheide, in der Richtung nach dem Kreuzbeine zu. Ich verweise auf die Artikel Vorfall und Retroversion der Gebärmutter in der Schwangerschaft, unter welchen beide ausführlicher abgehandelt werden. Wo der *abortus* in Folge eines zu weiten Beckens entstand, mufs man bei eingetretener Schwangerschaft die gröfste Ruhe anempfehlen, alle heftigen Anstrengungen und Bewegungen vermeiden, den Unterleib nicht durch drückende Kleidungsstücke einengen, für gehörige Leibesöffnung sorgen, und zur Unterstützung der leicht prolabirenden Gebärmutter einen Schwamm einbringen.

Wo solche Ursachen vorhanden sind, die sich in der Schwangerschaft oder überhaupt nicht beseitigen lassen, z. B. Bildungsfehler der Gebärmutter, Aftergebilde u. s. w., da ist auch der *abortus* von Seiten der Kunst nicht zu verhüten, und da kommt es nun darauf an, die folgende Indication zu erfüllen. Diese bezieht sich auf 2) Behandlung des bevorstehenden *abortus*. Droht die Fehlgeburt einzutreten, so bemühe man sich doch noch immer, den wirklichen Abgang des *foetus* zu verhüten. Auch hier mufs man besonders die ätiologischen Momente berücksichtigen, und nach deren Verschiedenheit verschieden handeln Ist der Muttermund nur noch wenig geöffnet; sind die Wässer noch nicht abgegangen, das Ei oder der *foetus* nicht abgestorben, die *placenta* nur stellenweise getrennt; so kann man immer noch hoffen, die Schwangerschaft zum normalen Ziele zu bringen. Die absoluteste Ruhe des Körpers und der Seele bei horizontaler Lage im Bette ist hier in der That ein *sine qua non*, auf das man am allerersten dringen mufs.

Man erforsche alsdann den allgemeinen Zustand der Schwangern, schreite zu einer sorgfältigen *exploratio ext.* und *int.*, und suche auf diese Weise die jedesmal vorhandene Ursache auszumitteln, um darnach sein Heilverfahren einleiten zu können. Demnach wird bald die *methodus antiphlogistica* in höherem oder geringerem Grade, bald die *methodus debilitoria*, die *methodus antispasmodica*, *excitans*, *roborans* ihre Anwendung finden. Die *methodus antiphlogistica* wird sich besonders da empfehlen, wo eine zu lebhafte Action des Gefäfssystems als Ursache des eingetretenen *abortus* Statt findet; bei allgemeiner *plethora*, ja selbst bei schon vorhandenen mäfsigen Metrorrhagien — allgemeine Aderlässe am Arm, bei geringerem Kräftevorrath — örtliche Blutentleerungen. Innerlich kühlende Mittelsalze, *Nitr.*, *Natr. sulphuric.*, *Magnes. sulphur.*, *Kali tartaric.*, kühlende Emulsionen und Getränke. — Bei wirklich vorhandener Schwäche gebe man gelind stärkende Mittel: Aufgüsse von Zimmt, Melisse, Pfeffermünzwasser; bei eintretenden Ohnmachten in Verbindung mit *Liq. anodyn.*, *Liq. ammon. succ.*, *Naphten* u. dergl. Man empfehle die absoluteste Ruhe, reiche der Schwangern Brühen zum Getränk, Säuren, z. B. das *Elix. acid. Haller.*, mit einem passenden *Vehikel* versüfst. Der Unterleib wird mit mäfsig warmen Tüchern bedeckt; bei sehr heftigen Blutflüssen kalte Fomentationen von Wasser, Wasser mit Essig oder Weingeist; nöthigenfalls bringe man einen in Wasser und Weinessig getauchtes *Tampon* behutsam bis an den Muttermund. — Zur *methodus antispasmodica* schreiten wir, wenn Schmerzen, Krämpfe und Convulsionen eintreten, die oft sehr heftig seyn können. Bei vollblütigen Constitutionen sind oft örtliche Blutentleerungen oder trockne Schröpfköpfe auf die Brüste sehr nützlich; bei schwachen, sensibeln Personen, die eigentlichen krampfstillenden Mittel: *Flor. Chamomill.*, *Rad. Valerian. minoris*, *Ipec.* in kleinen Dosen, *Castoreum*, *Opium* u. dergl. innerlich; äufserlich lauwarme Fomentationen; gelinde Einreibungen von flüchtigen Linimenten mit *Camph.* und *Opium*; von *Ol. Cacao*, *Unguent. Alth. c. opio*; Fomentationen von Chamillenabsud; krampfstillenden Klystieren von Chamillen und Opium.

Droht der *abortus* in Folge einer äufserlichen Gewaltthätigkeit oder Verletzung, und einer dadurch herbeigeführten entzündlichen Affection des *uterus* oder der benachbarten Organe einzutreten, so ist die *method. antiphlogistica* indicirt. Dislocationen der Gebärmutter müssen baldigst beseitigt werden; der *abortus* ist jedoch bei lange andauernden Anomalien dieser Art kaum zu verhüten. — Wo die Ursache des eingetretenen *abortus* im *foetus* selbst und seinen Entwickelungsorganen liegt, ist in der Regel nur eine symptomatische Behandlung zulässig. Sitzt die *placenta* centrisch auf dem Muttermunde, so kann man durch passende Behandlung und Diät den Eintritt des *abortus* zum Wohl der Schwangern wenigstens verzögern; bei irritabeln vollblütigen Subjekten besonders durch wiederholte Aderlässe, absolute Ruhe, strenge Vermeidung aller aufregenden Einflüsse, kühlende, leichtverdauliche Diät. Beim excentrischen Sitz der *placenta* auf dem Muttermunde kann man sogar durch jenes Verfahren den *abortus* zuweilen noch ganz verhüten, und die Schwangerschaft zum normalen Ende bringen.

3) **Kann der *abortus* nicht verhütet werden, so ist die Indication, die Gefahr desselben so viel als möglich zu vermindern.** Wir müssen also die Wirkung der Lostrennung des Eies zu vermindern und die Contraction des *uterus* zu befördern suchen. Am meisten Aufmerksamkeit verdient hier wohl der eintretende Blutflufs, doch mufs man sich, wenn er nicht allzu stark ist, nicht gleich durch sein Eintreten zur künstlichen Beendigung der Geburt verleiten lassen. Denn im Allgemeinen ist es gewifs zweckmäfsig, der Natur den Vorgang zu überlassen, die in der Regel in den ersten Monaten das Ei mit unverletzten Häuten austreibt, und bei mehr vorgerückter Schwangerschaft ist es ebenfalls nur bei sehr starken Metrorrhagien und bei fehlerhaften Conformationen und Mifsverhältnissen des Beckens und des *foetus* nöthig, künstlich einzugreifen. Sind z. B. die Wässer noch nicht abgegangen, und zeigt die Gebärmutter hinlängliche Action, so überlasse man die Geburt der Natur allein; fehlt alle Selbstwirksamkeit derselben, oder tritt gar ein Blutflufs ein, der den medizinischen Mitteln nicht weicht, so findet zwar die Anzeige Statt, die Entbindung zu beschleunigen, doch mufs man vorher und besonders in den früheren Monaten der Schwangerschaft sehr wohl überlegen, ob nicht die Beschleunigung der Entbindung oder die künstliche Lostrennung des Eies mit gröfserer Gefahr als der Blutflufs selbst verbunden ist, da die Erfahrung lehrt, dafs Frauen bei dem *abortus* in den ersten Monaten eine Menge Blut, selbst bis zu einem hohen Grade von Schwäche und Ohnmachten ohne Lebensgefahr verlieren können, und sich dennoch bald wieder erholen. So lange ich Geburtshülfe ausübe, habe ich dennoch niemals eine Schwangere in Folge des heftigsten Blutflusses bei dem *abortus* sterben gesehen. Liegt bei schon abgegangenen Wässern der Kopf vor, so bedarf es keines künstlichen Eingriffs, wenn nicht Blutflufs oder andere gefährliche Erscheinungen eintreten, die sich durch keine andere Hülfe beseitigen lassen. Im letzteren Falle

gehe man längs des Kreuzbeins vorsichtig mit 2 Fingern bis an den Kopf und Rücken des *foetus* ein, und leite denselben behutsam heraus. Bei vorliegenden Füfsen und fehlenden Naturkräften ziehe man den Steifs des Kindes an. Bei vorliegender Hand oder bei Querlagen ziehe man die Füfse behutsam herab. Das Nachgeburtsgeschäft erfordert ebenfalls grofse Behutsamkeit, und darf ohne dringende Anzeige nie durch künstliche Eingriffe beschleunigt werden, da einmal die Nachgeburt hier oft mehrere Tage ohne Nachtheil zurückbleibt, und da ferner selbst bei eintretenden Blutflüssen, normwidrige Contractionen zum Grunde liegen, die sich durch medizinische Mittel beseitigen lassen. Man hüte sich auch besonders, die oft sehr dünne und zarte Nabelschnur abzureifsen. Bei den frühzeitigen Geburten oder dem *abortus* in späteren Monaten gelten im Allgemeinen dieselben Ursachen. Hier kann namentlich der Fall eintreten, dafs bei schon abgeflossenen Wässern die Wendung nöthig wird, und diese wird dann oft durch normwidrige Contractionen der Gebärmutter sehr schwierig. Hier finden besonders krampfstillende Injectionen und innerliche *Antispasmodica* ihre Stelle.

Nach wirklich erfolgtem *abortus* mufs man um so mehr alle die Regeln befolgen, die man bei Wöchnerinnen beobachten läfst, je mehr der *abortus* mit gefahrvollen Zufällen verbunden war, und je mehr überhaupt die Mutter dabei gelitten hat. Endlich mufs man in manchen Fällen diejenigen bedenklichen Zufälle, die unter der Form fortgesetzter Hämorrhagien, grofser Entkräftung, krampfhafter Nachwehen, Gebärmutterentzündung u. s. w. auftreten, noch besonders herücksichtigen, und sie nach den Regeln der speciellen Therapie und in steter Rücksicht auf die veranlassenden Ursachen zu heben suchen. Einer vorzüglichen Erwähnung verdienen hier die in Folge zurückbleibender Eihautsreste nachbleibenden Blutflüsse. Man hüte sich hier vor allen gewaltsamen Eingriffen; sind jene nicht gröfstentheils gelöfst, und kann man sie nicht mit Leichtigkeit entfernen, so suche man durch Injectionen von Chamillen und Weingeist den Blutflufs zu stillen und die Lostrennung zu befördern; bei eingetretener Fäulnifs der zurückgebliebenen Portion, empfehlen sich die *Tinctura Castorei* zum innerlichen Gebrauche und das Einbringen eines Schwammes in den Muttermund, der in eine Abkochung der *Althaea* oder in Haferschleim getaucht wird; am füglichsten wird er mittelst eines Stäbchens durch die Mutterscheide bis an den Muttermund selbst eingeführt. Er bewirkt auch die Trennung und Absonderung zurückgebliebener Reste des Mutterkuchens und krankhaft verdickter Eihäute; nachher mache man Injectionen von der Salbey, Weidenrinde, China, Myrrhentinctur u. dergl.; dabei innerlich ähnliche *Roborantia.*

Bei vorhandener Entkräftung sey man mit den *Roborantibus* nicht zu stürmisch; man empfehle in den ersten Tagen nahrhafte Brühen, etwas Wein, *Elix. acid. Halleri* mit Wasser, und dabei Ruhe des Körpers; erst später reiche man anhaltend stärkende Mittel.

Sind endlich alle Folgen des *abortus* glücklich beseitigt, so versäume man nicht 4) die vierte Indication, vor dem Eintritt einer neuen Schwangerschaft alles zu beseitigen, was zu einem neuen *abortus* Anlafs geben könnte. Das sicherste Mittel ist hier freilich die eheliche Enthaltsamkeit, und diese mufs auch so lange dringend anempfohlen werden, bis diejenigen Momente, die zu früheren Fehlgeburten Anlafs gegeben, beseitigt worden, und bis der Organismus wieder diejenige Kraft erlangt zu haben scheint, die einen glücklicheren Ausgang künftiger Schwangerschaft hoffen läfst. Ist die Frau bis zu diesem Grade von Wohlseyn gelangt, so mufs doch der *coitus* mit grofser Einschränkung und Mäfsigung verübt werden, nicht kurz vor oder während der Menstruation, am besten 8 Tage nach derselben. Ist dann eine Conception erfolgt, so enthalte sich die Schwangere desselben wenigstens so lange, bis die Zeit vorüber ist, wo sie früher zu abortiren pflegte, oder, wo möglich, während der ganzen Schwangerschaft. Ueberhaupt aber führe sie während derselben eine mäfsige, den Umständen vollkommen angemessene Lebensordnung, und vermeide alles, was zum *abortus* Anlafs geben könnte.

Wir haben daher auch hier diejenigen Ursachen aufzusuchen, die früher *abortus* herbeigeführt haben, und es gelten deshalb hier die meisten der unter der ersten Indication erwähnten Heilprincipien. Ganz besonders kömmt es hier darauf an, vor eintretender Schwangerschaft in Rücksicht auf die Verschiedenheit der Constitution eine passende Heilmethode zu erwählen. Man erforsche, welchen Grad von Lebensthätigkeit die Gebärmutter besitze, was für örtliche Fehler und Krankheiten hier Statt finden mögen. Hinsichtlich des ersten Momentes sehe man besonders darauf, ob nicht diejenige Disposition zum *abortus* Statt finde, die habituell geworden ist, *abortus habitualis,* und bei welcher die Frauen zu einer und derselben Zeit jederzeit abortiren, wenn sie schwanger geworden sind. Ich behandelte Frauen, welche zehn bis zwölf Mal und beinahe immer in einem und demselben Monate abortirten. Hier ist es eine höchst schwere und öfters nicht zu lösende Aufgabe der Heilkunst, diese habituelle Disposition zu heben. Der Zustand der Vitalität der Gebärmutter kann hier ein zweifacher seyn, entweder eine zu grofse Reizbarkeit des Uterinsystems mit vorherrschender Productivität und einem plethorischen Zustande, in welchem Falle alle die zum *abortus* geneigten und bereits schwangern Frauen von sehr irritabler vollblütiger Constitution empfohlene diätetische und ärztliche Vorschriften ihre Anzeige finden; oder sie ist eine eigenthümliche Schwäche des Uterinsystems, gemäfs welcher die Ernährung des Eies, des *foetus* und Erhaltung seines Lebens nur auf eine bestimmte Zeit beschränkt ist. Auch hier empfiehlt sich die S. 74. angegebene stärkende Methode mit Rücksicht auf den Grad der Sensibilität. Vorzüglich aber findet die Anwendung des *Chinin. sulphuric.* und des Eisens, der Eisentinkturen in kleinen Gaben, der eisenhaltigen Heilquellen zu Pyrmont, Driburg, Schwalbach, Bocklet, Brückenau u. s. w. an Ort und Stelle zum Trinken und Baden statt. Die beiden ersten Heilquellen rühmt auch *Hufeland* ganz besonders bei der *Dispositio ad abortum.* Ja selbst während der Schwangerschaft solcher äufserst geschwächten Frauen wurden ihm Beispiele bekannt, wo ein anhaltend fortgesetzter Gebrauch eines sehr feinen Eisenmittels in kleinen Gaben, z. B. der *Tinctura aetherea martialis,* von dem gröfsten Nutzen zur Lebenserhaltung des *foetus* und zur Verhütung des *abortus* war

(*C. W. Hufeland* und *E. Osann*, Journal der praktischen Heilkunde. LXIV. B. S. 34. 35.) Mit Recht empfiehlt er aber Vorsicht, und macht auf die durch das Eisen mögliche Blutcongestionen nach dem Uterinsystem aufmerksam, um das Eisen auszusetzen, sobald Erscheinungen davon beobachtet werden. Vorhandene Dislocationen, als da sind: Vorwärts- und Rückwärtsbeugungen, Vorfälle u. s. w. suche man um so schneller und kräftiger zu beseitigen, als man während der Schwangerschaft durch dieselben oft in seinem Verfahren sehr behindert wird. Oertliche Fehler der Gebärmutter, deren Grund in ihrer Lebensthätigkeit zu suchen ist, dürften sich eben so schwer heben lassen, als sie überhaupt schwierig zu erkennen sind.

Von den Heilmitteln sind hier ganz vorzüglich die Bäder an ihrer Stelle. Bei grofser Empfindlichkeit zu Anfange laue, milde Bäder mit *Bolus alba,* wöchentlich einige Mal, später milde schwefelhaltige Bäder, Landeck, Ems, dabei innerlich *antihysterica, antispasmodica.* Bei wirklicher Erschlaffung empfehle man neben den stärkenden Mitteln innerlich, milde eisenhaltige Bäder, eine halbe Unze *Liq. ferri muriat. oxydulat.* auf ein Bad gerechnet, denen man Salz- oder Sohlbäder vorausschicken kann. Für solche Frauen schicken sich auch die eisenhaltigen Mineralwässer, besonders der Pyrmonter, der Schwalbacher, der Bockleter u. a. m. zur Trinkkur, und das Seebad zur stärkenden Nachkur. Bei beginnenden Indurationen, Infarkten, Hämorrhoiden und varicöser Ausdehnung der Gefäfse der Gebärmutter, welche sich bei erhöhter Venosität und Stockungen des Gefäfssystems im Unterleibe auch den Ovarien mittheilen können, habe ich vorzüglich den Gebrauch der Mineralquellen zu Kissingen im Königreich Baiern, Franken, an der fränkischen Saale, ausnehmend wirksam gefunden, um nicht nur die Disposition zum *abortus*, sondern auch die krankhaften Zustände der Gebärmutter und Ovarien vollkommen zu heben. M. s. d. A. Kissingen.

Litteratur:

Albinus, (Bernh.), diss. de abortu. Francof. ad Viadr. 1699. 4.
Stahl, diss. de abortu et foetu mortuo. Halae, 1704. Vid. *Haller,* diss. collect. T. IV. No. 139.

Stoll, de abortu in diss. med. ejd. Edit. *Egerel.* Tom. IV.
Morgagni, Epist. 48. §. 17. sq.
Detharding, diss. de foetus immaturi exclusione. Rostoch. 1748.
Cooper, diss. de abortionibus. L. Bat. 1767.
Jasscrini, de abortu. Vienn. 1777. Vid. *Egerel*, diss. Tom. IV. Nro. 2.
Mayer, aphorismi de causis abortum provocantibus. 4. Francof. 1780.
Becker, diss. de abortu. 4. Gölting. 1798.
Murray, diss. de abortu. Edinb. 1787.
Thilenius in *Hufeland's* Journ. d. pr. Heilk. XII. 3. p. 25.
Le Roy, Leçons sur les pertes de sang pendant la grossesse, lors et à la suite de l'accouchement, et sur les fausses couches. Paris, 1801. 1 Vol 8.
Burns, *(John)*, observations on abortion. Lond. 1806. 8.
Désormeaux, *(Maria Alexandre)*, de abortu. 4. Parisiis, 1811. (Sehr zu empfehlen.)
El. v. Siebold, von den Frühgeburten in dessen Handbuch zur Erkenntnifs und Heilung der Frauenzimmerkrankheiten. II. B. 1. u. 2. Abschn. 2te Ausgabe. Frankfurt a. M. 1823. §. 309 — §. 358. El. v. S — d.

ABRACADABRA. Ein Wort, von einer alten phönicischen Gottheit hergenommen, was noch bis auf diesen Tag der Aberglaube auf eine eigene, immer dasselbe Wort darstellende, Weise auf Papier geschrieben, am Halse oder auf der Brust getragen, als Amulet gegen Wechselfieber und andere Krankheiten gebraucht.

History of the origin of medicine. An oration etc. by *J. Coakley Lettsom.* Lond. 1778. 4. pag. 26. H — d.

ABRASA, *particip. v. abradere,* Abreiben, Abschaben (*αποσύρματα* der Griechen). Bisweilen wird das Wort als *pluralis* v. *abrasum*, bisweilen als *singularis femin. abrasa sc. cutis* gebraucht. *Galen* bedient sich des Ausdruckes für chronische Excoriationen der Haut, und an andern Stellen für das mechanische Abschaben, Abstreifen der Haut vom Ellenbogen, Schienbeine und andern harten Theilen. Diese abgerissenen Hautstücke sollen, selbst wenn sie schon ein brandiges Ansehen haben, wieder angelegt werden. *Galen, Clas. V. de compos. pharmac. Cap.* 13. *Oribasius, de morb. curat. Lib. III.* 18. „*sed cutis abrasa non amputanda est, sed in suum locum restituenda.*" *Abrasa* heifsen auch die membranösen Flocken plastischer Lymphe, die bei starken Durchfällen, als Folge hoher Entzündung der Schleimhaut des Darmkanals, mit dem Stuhlgange ausgeleert werden, und die man fälschlich für abgestofsene Theile des Darms selbst hielt. P — s.

ABRASIO, Abschaben. Von diesem kunstlosen Verfahren machte man in der Chirurgie sowohl zur Entfernung von Knochenmasse als von der Beinhaut Gebrauch. *Hippocrates* schabte bei Kopfverletzungen die Risse ab, um die Tiefe zu erforschen. *Heliodor* glättete durch dies Verfahren die Ränder des Knochens ab, wenn durch den Meifsel ein Stück entfernt worden war. Zu diesen Zwecken erhielt sich das Abschaben bis in's Mittelalter; denn *Saliceto* trieb das Radireisen noch in feine Spalten des Schädels. Erst *Carcano Leone* suchte den Gebrauch dieses Werkzeuges zu beschränken; allein das Rohe seines Verfahrens bei Spalten im Hirnschädel, die er durch hölzerne Keile auseinander zu treiben suchte, um der Jauche einen Abflufs zu verschaffen, vermochte nichts gegen jenes Kunstverfahren, und erst durch *Dionis*, der durch wissenschaftliche Gründe das Zweckwidrige und Nutzlose nachwies, wurde von diesem Verfahren zu diesem Zweck abgestanden. Seitdem aber *Theden* statt des Trepanirens bei Kindern das Abschaben des Knochens mittelst Glases empfohlen hatte, wurde das Radireisen dafür wieder eingeführt. Auch bediente man sich dieses Werkzeuges statt des Abblätterungstrepans zur Entfernung cariöser und necrotischer Knochen. Seit dem Ende des vergangenen Jahrhunderts sind jedoch weder das Glas noch das Radireisen mehr zu den angegebenen Zwecken in Gebrauch, indem bei jungen Kindern die Knochen nachgiebig sind, und deprimirte Stellen zur grofsen Verwunderung des Arztes sich oft wieder erheben, auch man bei wirklicher Unterschiebung der Knochen weit zweckmäfsiger von der Scheere Gebrauch macht, um sich den nöthigen Raum zu verschaffen, und die Entfernung abgestorbener Knochenstücke der Natur überlassen wird.

Man bedient sich daher heutigen Tages des Radireisens gewöhnlich nur noch zur Entfernung der Knochenhaut von der Stelle, wo man den Trepan ansetzen will. Jedoch sind auch zu diesem Zweck die Schabeisen aus den Bestecken der jetzigen Zeit weggelassen, weil gewöhnlich an dem, zum Hautschnitte bestimmten Scalpell eine einfache Schabevorrichtung angebracht ist. Auch bei Amputationen pflegt man das Periosteum nicht mehr abzuschaben, sondern durchschneidet dasselbe vor dem Absägen.

Synon. Deutsch. Abkratzen. Lat. *radere*, *sculpere*. Franz. *racler*. Ital. *raspare*.

Litteratur:

Hippocrates, de capitis vulneribus. Edit. *Foesii*. 1657. p. 910.; de locis. p. 419.
Carcano Leone, de vulneribus capitis. Mediolani, 1583.
Dionis, cours d'opérations de chir. Paris, 1714. p. 420.
Theden, neue Anmerkungen und Erfahrungen. Theil I. S. 75.

A. L. R — r.

ABRASIO CALCULI DENTALIS, Reinigung der Zähne von dem an ihren Kronen, am häufigsten aber an ihrem Halse angehäuften Zahnsteine, oder, wie man denselben im gewöhnlichen Leben nennt, Weinsteine. Die Mittel, deren man sich bedient, um diese Unreinigkeit von den Zähnen zu entfernen, sind entweder rein mechanische, oder chemische. Erstere sind die sogenannten Zahnsteininstrumente und der Bimsenstein. Zu den letzteren gehören alle Säuren, vorzüglich aber die Mineralsäuren, unter welchen die Salzsäure oben an steht. Der Zahnsteininstrumente bedient man sich, um den in Schichten an den Zähnen angehäuften Zahnstein zu entfernen. Obschon es dieser Instrumente verschiedene giebt, so kann man doch füglich mit zweien davon diese Operation verrichten, und diese sind das Zahnsteinmesser und der Zahnsteinhaken. (Die Abbildung dieser Instrumente findet man in *J. J. J. Serre's* praktischer Darstellung aller Operationen der Zahnarzneikunst etc. Berlin, 1804. gr. 8. Tab. XXIII. Fig. 3. und 7.) Des ersteren bedient man sich, um die Zähne an ihrer äufseren, und des letzteren, um sie an ihrer inneren Wand zu reinigen. Mit diesen beiden Instrumenten wird der Zahnstein behutsam entfernt, wobei man die mögliche Lockerheit der Zähne und die Empfindlichkeit des Zahnfleisches berücksichtigend, die anzuwendende Kraft berechnet. Zugleich trocknet man mit einem in der linken Hand gehaltenen Schwämmchen, welches von Zeit zu Zeit in laues Wasser getaucht wird, das Blut des verwundeten Zahnfleisches auf, und entfernt damit auch die am Zahnfleische anklebenden Zahnsteinreste. Wenn der Zahnstein in dem Grade angehäuft ist, dafs durch dessen Entfernung grofse Lockerheit der Zähne entstünde, so müfsten die Zähne bis zu ihrer wieder erlangten Festigkeit mit Seidenfäden an einander gebunden werden. War viel Zahnstein zugegen, welcher sich meistens unter dem Zahnfleische anhäuft, so bildet das Zahnfleisch oft nach dessen Entfernung eine Art Säcke, deren Lappen mit einer kleinen *Cowper*schen Scheere weggenommen werden müssen, damit sich die Speisereste nicht wieder darin anhäufen können, und dadurch dem Anlegen des Zahnfleisches an den Hals der Zähne hinderlich würden. Ist jedoch nach der Operation keine bedeutende Ablösung des Zahnfleisches vom Halse der Zähne zugegen, so möge sich der Operirte einige Tage nach geschehener Reinigung den kleinen Raum zwischen dem lockeren Zahnfleische und dem Halse der Zähne mittelst eines hölzernen Zahnstochers nach jeder Mahlzeit reinigen, und ein schwaches *Decoctum tonicum* zum Ausspühlen des Mundes brauchen. Um die mifsfarbigen leichten Anflüge von Zahnstein, welche besonders bei Kindern und einigen in Metall arbeitenden Handwerkern vorkommen, zu entfernen, bedient man sich blofs der Stängelchen aus Bimsenstein, welche an dem zu applicirenden Ende schief geschnitten sind, und mit welcher schiefen Fläche man diese Art von Zahnstein abreibt.

Was endlich die chemischen Mittel anbelangt, so sind dieselben zu diesem Behufe, da man sie nicht in seiner Gewalt haben kann, und sie auf den Schmelz der Zähne immer verderblich wirken müssen, ganz zu verwerfen, denn die Aufgabe des rechtlichen Zahnarztes ist, die Zähne rein zu machen, aber nicht weifser, als sie von Natur aus sind. Da nun alle Säuren das Fett, welches sich in dem Schmelze der Zähne befindet, entbinden, so wird dadurch wohl die Glasur weifser, aber auch zerbrechlicher, weil sie ihres Nahrungsstoffes beraubt ist. Bei Phthisikern und Tabeszirenden, wo die Natur selbst das Fett dem Schmelze entzieht, findet man daher auch die weifsesten Zähne. Die reisenden Zahnärzte bedienen sich häufig der Salzsäure, um den Augen derjenigen zu schmeicheln, die sich bei ihnen die Zähne reinigen lassen.

Da nach der Zahnsteinreinigung mit Instrumenten die Zähne gegen äufsere Einflüsse sehr empfindsam werden, so pflegt man diese Operation, wo möglich, bei trocknem und warmem Wetter zu unternehmen. Ganz zu unterlassen ist sie jedoch bei starker Vaccilation der Zähne, beim Scorbute und bei Krankheiten der Kieferknochen. C — i.

ABRAUCHEN. S. Abdampfen.

ABREIBEN DER HAUT. S. Afterfratt.

ABRICOSE. S. *Prunus Armeniaca.*

ABROTANUM. S. Artemisia.

ABRUPTION. S. Abduction.

ABSÄGEN, in der praktischen Chirurgie derjenige Kunstakt, wodurch mittelst der chirurgischen Säge ein Knochen durchschnitten und zur Erreichung des Heilzweckes ein Theil von demselben getrennt wird. Zweierlei kommt dabei in Betrachtung; 1) die Beschaffenheit der Säge, worüber das Nöthige in jenem Artikel; 2) die kunstgemäfse Vollziehung des Aktes selbst, als der Gegenstand dieses.

Der engere Begriff des chirurgischen Absägens bezieht sich hauptsächlich auf Trennung der Continuität der langen Knochen, zu welchem Zwecke meistens die langen Blatt- oder Bogensägen gebraucht werden. In eigentlicher und weiterer Bedeutung aber mufs dieser Begriff auch auf Trennung und Ablösung von Stücken, sowohl von langen als breiten Knochen mittelst der Säge bezogen werden, welche Arten des Ab- oder Aussägens dann andere Formen von Sägen, z. B. Zirkel-, Brücken-, Scheibensägen, Trepane u. dergl. nöthig machen. Nach Gröfse, Beschaffenheit und Lage des abzusägenden Knochentheiles mufs jedesmal die Form der Säge eingerichtet seyn. Jede besonders geformte Säge erfordert zu ihrem Gebrauche Behufs der Absägung eine eigenthümliche Handhabung. Die allgemeinstel Gebrauchsweise einer jeden Säge ist die: man setzt den gezähnten Rand der in der rechten Hand zu haltenden Säge senkrecht auf den zu durchsägenden, gehörig fixirten Knochen, bewegt dieselbe vorsichtig mit sehr geringem, fast nur mit dem Drucke ihrer eigenen Schwere nach einer gewissen Richtung, macht anfänglich nur kleine, dann nach vorhandener Furche gröfsere, und zuletzt wieder kleinere, leichte Bewegungen oder Züge, bis so der Knochen durchschnitten ist. Zum Absägen eines Theils von langen Knochen, z. B. bei den Amputationen der Gliedmafsen, bedient man sich gewöhnlich der langen Hand- oder Blattsäge, die mit ihrem hintern, an der Handhabe zunächst befindlichen Ende nach der oben angegebenen Weise da auf den Knochen sanft aufgesetzt wird, wo dieser durchschnitten werden soll, an welcher Stelle der Daumen der linken Hand, mit seinem untern Rande senkrecht aufgesetzt und mit seiner Fläche an das Sägeblatt dicht angelegt, der Säge zu sicherern Leitung dient. Man zieht diese nur in gerader Richtung leicht nach sich, und stöfst sie eben so in gerader entgegengesetzter Richtung wieder von sich ab. Diese zurück- und hinführende Bewegungen werden in kurzen Zügen so lange fortgesetzt, bis der Einschnitt tief genug ist, dafs die Säge durch die rechte Hand allein und zwar nun in längern Zügen darin fortbewegt und die linke Hand zur Festhaltung und Unterstützung des am Körper bleibenden Theiles benutzt werden kann. Der den abzusägenden Theil haltende Gehülfe drückt denselben gegen Beendigung des Durchschnitts, wo wieder kleinere Züge gemacht werden, sanft nieder, um den Schnitt ein wenig zu erweitern, das Sägen zu erleichtern und erschütternde Klemmung zu verhüten; jedoch mufs zu starkes Niederdrücken und ein früheres Abbrechen des Knochenendes sorgfältig vermieden werden. — Ein schräges Absägen von beiden Seiten eines langen Knochens findet Statt bei der Amputation mit zwei Fleischlappen, nach *Boyer*. — S. *Wardenburg*, Briefe eines Arztes u. s. w. Göttingen, 1798 — 1801. Bd. 2. — Allgemeine Vorsichtsregel beim Absägen ist: dafs die Säge leicht, ohne Druck geführt werde, weil sonst die Zähne sich zu tief einsenken, Klemmung und schmerzhafte, nachtheilige Erschütterung entsteht. — Der Grad der Druckkraft beim Sägen ist jedesmal nach der Dicke und Dichtigkeit des Knochens abzumessen. — Eine Zusammenstellung der verschiedenen Ausschneidemethoden einzelner Knochentheile findet man übrigens in *v. Graefe's* und *v. Walther's* Journ. d. Chir. u. Augenh. Bd. VI. pag. 139.

Litteratur. S. die Lehrbücher der Chirurgie von *Richter, Bell, Bernstein, Callison, Cooper*; ferner:

Schreger, Grundrifs der chirurg. Operationen. Nürnberg, 1825.

C. F. Graefe, Normen für die Ablösung gröfserer Gliedmafsen u. s. w. Berlin, 1812.

Krombholz, Abhandlung aus dem Gebiete der gesammten Acologie u. s. w. Prag, 1825.

Vinc. von Kern, über die Handlungsweise bei Absetzung der Glieder. 2. Aufl. Wien, 1826. B — tz.

ABSCESS. Wenn gleich es sehr schwierig ist, eine Definition des Begriffes „Abscefs" geben zu können, gegen welche sich nichts einwenden liefse; so kann man doch heutigen Tages die Wörter: Eiterbeule, Eitergeschwulst oder Eiterhöhle nicht mehr allein als synonyme Bedeutungen gelten lassen, indem man sonst eine Reihe von Krankheitsformen, die in ihrem Wesen mit den Geschwülsten, welche Eiter enthalten, übereinkommen, als besondere Gattungen aufstellen müfste. Nachdem jedoch nunmehr durch *von Walther* auch hier ein Weg gebahnt worden ist, möchte es mit wenig Schwierigkeiten verbunden seyn, denselben zu verfolgen, und dem Begriffe „Abscefs" eine gröfsere und umfassendere Ausdehnung als bisher zu geben, so wie in die bisherige Verschiedenheit der Bestimmungen und Annahmen mehr Einheit zu bringen. Da jedoch der Abscefs hier nur im Allgemeinen Gegenstand der Betrachtung seyn kann; so werden oft nur Andeutungen gegeben werden können, die innerhalb der Grenzen der Allgemeinheit bleiben, und eine jede weitere Entwickelung bis zu später erscheinenden Artikeln aufgeschoben werden müssen, um Wiederholungen zu vermeiden.

Jede Geschwulst in irgend einem Theile des Organismus, die ein flüssiges Contentum enthält, welches ein pathologisches Secret darstellt, und die Tendenz hat, Excret zu werden, ist wohl ein Abscefs zu nennen. Man kann daher gleichsam eine solche Organstelle, die diese Erscheinungen darbietet, als einen dem Organismus sich gleichsam aufgedrungenen neuen Secretionsheerd betrachten, der unter den übrigen, entweder nur vorübergehend oder für die Dauer, einen Platz zu gewinnen sucht, und, wie es die Erfahrung lehrt, dem Organismus in der Form des Geschwürs, zuweilen für immer zum Bedürfnifs wird. Das Produkt dieser abnormen Secretion ist daher nichts anders, als der Bildungsstoff in veränderter Gestalt, in welcher er als ein zur organischen Crystallisation untauglicher nicht Eigenthum des Organismus werden kann, sondern über dessen Grenzen hinausgestofsen wird. Das Contentum solcher Geschwülste kann Eiter oder Jauche von der verschiedenartigsten Beschaffenheit in qualitativer Hinsicht seyn, und dem ersten bald näher, bald entfernter stehen. Ohne hier auf die Entstehung und Bildung dieser Secrete mich einlassen zu wollen, in welcher Hinsicht auf die Capitel Eiterung, Geschwür, Ulceration, Verschwärung, Verjauchung u. s. w. zu verweisen ist, möchte es jedoch zu bemerken nicht überflüssig seyn, dafs es bisher noch nicht geglückt ist, eine genaue Grenzlinie zwischen Eiter und Jauche zu ziehen, indem eine solche nicht besteht, und alle sogenannten Eiterproben von *Darwin, Grasmeyer, Brugman, Salmuth* u. s. w. unzureichend waren. Nur allein die Kugelform, auf welche *Hunter*, *Home*, *Gruithuisen* und *Pearson* aufmerksam gemacht haben, möchte eine dem Eiter eigenthümliche Erscheinung abgeben, und somit als einziges Unterscheidungsmerkmal dastehen. Durch diese Gestaltung schliefst sich der Eiter an die am meisten belebte thierische Flüssigkeit, das Blut, als dem Urquell aller secernirten Produkte. Wo eine Flüssigkeit von dieser Beschaffenheit sich zeigt, sind daher auch mit der Bildung derselben zugleich die Bedingungen zur Heilung gesetzt, und das Gegentheil findet Statt, wenn diese hohe Stufe der Vitalität durch jene innere Organisation sich nicht zeigt. — Bedingt wird die Bildung und Beschaffenheit des Secrets in der Mehrzahl durch die vorangehende Entzündung, die sowohl in Hinsicht ihrer Intensität als Qualität, auf welche das betreffende Organ und die Ursachen einen nicht unbedeutenden Einflufs haben, verschieden ist. Eine mäfsige, der Organstelle und dem Individuum angemessene Entzündung, — eine plastische, — hat die Bildung eines gutartigen Eiters zur Folge; eine chronische, schleichende bringt Jauche zu Tage. Selbst möchte man geneigt seyn, mit *v. Walther* und Andern die Bildung einer solchen Flüssigkeit auch ohne vorangegangene Entzündung anzunehmen, da bekanntlich Brand und Verhärtung dieselbe nicht immer zum Vorläufer haben, und die Lymphabscesse bei ihrer Entwickelung die jenen Prozefs charakterisirenden Symptome nicht deutlich wahrnehmen lassen.

Es läſst sich die Bildung des Contentum's jener Geschwülste auch, ohne eine örtliche Reizung gerade anzunehmen, durch die an jeder Stelle des Organismus sich äuſsernde bildende Thätigkeit allein erklären, durch welche bei fortdauernder Resorbtion Statt des zur organischen Masse sich umzugestaltenden Bildungsstoffes ein solcher abgesetzt wird, der wegen Gesunkenseyn der Plastizität nicht Eigenthum des Organismus werden kann, und daher später als ein Fremdartiges durch einen sich bildenden Excretionsweg über die Grenzen des Organismus ausgeworfen wird.

Eintheilung der Abscesse. 1) Hinsichtlich des Zustandes der Vitalität unterscheidet man den entzündlichen oder phlegmonösen (*Absc. acutus, inflammatorius, phlegmonodes*) und den kalten Absceſs (*Absc. chronicus, frigidus*). Ersterer ist das Produkt einer deutlich wahrnehmbaren Entzündung, wie in Folge einer Metastase, des Rheumatismus u. s. w.; letzterer bringt diese Erscheinungen weniger deutlich zu Tage, oder läſst beim Entstehen nur eine Reizung, und in seltenen Fällen gar keine Zufälle wahrnehmen, wodurch die Bildung angedeutet würde.

2) Hinsichtlich der Tendenz zur Heilung muſs man unterscheiden: 1. den suppurativen Absceſs (*Absc. suppurativus*), welcher Eiter enthält und die Bedingungen zur baldigen Heilung in sich trägt; 2. den ulcerativen Absceſs (*Absc. ulcerativus*), welcher Jauche entleert, vorwaltende Zerstörung der Substanz durch Aufsaugung herbeiführt und in ein Geschwür sich umwandelt; und 3. den brandigen Absceſs (*Absc. gangraenosus*), welcher Brand- oder Fauljauche enthält, Verlust der organischen Substanz durch Ertödtung der Masse mit sich führt, wie der Ausgang sehr heftiger metastatischer Entzündung zuweilen zu seyn pflegt, und wie der Carbunkel und die Pestbeule zeigt.

3) In Rücksicht der Entstehung und Ursachen zerfallen die Abscesse in primaire oder idiopathische, topische, und in secundaire oder deutheropathische. Erstere sind die unmittelbare Folge ihrer Ursachen, wie z. B. die Abscesse von Druck, Quetschung, Verletzung durch Splitter. Die letzteren hängen mit einer andern Krankheit zusammen, die entweder schon früher da gewesen ist,

und mit der Bildung des Abscesses verschwindet, wie es bei den metastatischen und critischen Abscessen wahrgenommen wird, oder mit dem Abscesse gleichzeitig fortbesteht. Stellt in diesem letzteren Falle der Abscefs ein Symptom der gleichzeitig bestehenden allgemeinen oder örtlichen Krankheit dar, so nennt man sie symptomatische, wie die scrofulösen, rheumatischen und alle constitutionellen, so wie die Congestions-Abscesse; steht die Geschwulst aber nicht in dieser Beziehung, trägt sie nichts zur Gestaltung des Bildes der Grundkrankheit bei, so belegt man sie mit dem Namen des sympathischen Abscesses. Ein Beispiel von dieser letzteren Art giebt der Abscefs am Darme, der eine *Fistula ani* zur Folge hat, und häufig durch die Lungenschwindsucht bedingt wird.

4) Nach der Zugänglichkeit unterscheidet man: innere, verborgene und äufsere Abscesse (*Absc. internus, occultus s. Vomica, externus s. superficialis*).

5) In Beziehung auf die Organe, in denen sie ihren Sitz haben, nennt man sie Zellhaut-, Fetthaut-, Gehirn-, Lungen-, Leber-, Nieren-, Psoas-, Knochen-Abscesse u. s. w.

Diagnose. Die Mehrzahl der Abscesse beginnt mit Entzündung, und die Zeichen derselben gehen ihrer Bildung voran. Die Beschaffenheit, Intensität, Ausdehnung, Art der Entstehung und fernere Entwickelung derselben sind von der gröfsten Verschiedenheit, welche durch den Ort, das Organ, die Verrichtung desselben und durch die Ursachen bedingt wird. Ganz anders gestalten sich die einzelnen Erscheinungen, als die Röthe, der Schmerz, die Geschwulst u. s. w. bei der Entzündung der Lungen als der Zellhaut oder der Drüsen und Knochen; anders thut sich die syphilitische als die scrofulöse Entzündung u. s. w. kund. Besondern Einflufs auf die Bildung und den Verlauf des Abscesses hat die Intensität der Entzündung; denn sie bedingt den Uebergang in Eiterung, Verjauchung oder Brand, den schnellern oder langwierigern Verlauf, die Gutartigkeit und Bösartigkeit desselben. Jedoch ist auch nicht der qualitative Charakter, welcher der Entzündung durch die Ursache und Beschaffenheit des Organs mitgetheilt wird, zu übersehen. Bei den Lymphgeschwülsten und kalten Abscessen sind oft nur Andeutungen der Entzündung wahrzunehmen, die öfters nur einen Zustand von Reizung anzeigen, oder vom Patienten und selbst vom Arzte wohl gar übersehen werden. Es charakterisiren sich daher diese Abscesse ohne Veränderung der Hautfarbe, Temperatur und ohne Schmerz, erst durch eine breite, umschriebene Geschwulst. In der Mehrzahl der Fälle wird dieses Symptom jedoch erst bemerkbar, nachdem die Entzündung längere oder kürzere Zeit beharrt und bei tiefgelegenen Organen durch einen reifsenden, stechenden, bohrenden, spannenden und drückenden Schmerz sich kund gethan hat. Zuweilen äufsern sich diese Symptome der Entzündung an einer von der Geschwulst entferntern Stelle, wie es namentlich bei den sogenannten Congestions-Abscessen, die an der Unterbauchgegend vorzukommen pflegen, der Fall ist. Die Geschwulst nimmt nun bei einem entzündlichen Abscesse immer mehr zu, es steigert sich die Temperatur und Röthe, die Decke wird immer gespannter, die Umgegend in Folge des vermehrten Andrangs des Blutes härter und fester, und es macht sich nun bei gröfserer Ausdehnung und Heftigkeit, so wie bei reizbaren Subjekten eine allgemeine Reaction des Organismus — ein Fieber — bemerkbar, das jedoch in seltenen Fällen auch als Vorläufer auftreten kann. Nicht lange besteht indessen dieser Zustand, sondern wird durch das Beginnen der abnormen Secretion gebrochen. Nachdem in unbestimmten Zeiten wiederholtes Frösteln mit darauf folgender fliegender Hitze und Weichheit des Pulses eingetreten sind, wird der Schmerz klopfend und drückend, es verliert die Decke der Geschwulst ihr gespanntes Ansehen, wird nachgiebig und spitzt sich etwas zu. Immer mehr und mehr verbreitet sich diese Nachgiebigkeit und Weichheit nach der Peripherie hin, und es schwindet die Härte. Die Röthe, welche sich auf dem erhabensten Orte concentrirt hatte, nimmt ab oder wird blau und mifsfarbig (Brand), es zeigt sich Oedem in der Umgegend, es stellt sich nun Fluctuation ein, und man fühlt jetzt deutlich das sich gebildete Contentum; wenn man bei grofsen Abscessen die Finger der einen Hand an das eine Ende, die der andern

Hand an das andere Ende legt, und mit diesen gegen die Geschwulst schnellt, worauf dann die Welle an die Bedeckungen anschlägt, und dem andern Finger diese Bewegung mittheilt. In der Umgegend der schwappenden Geschwulst besteht denn noch eine geringere oder gröfsere Härte. Wenn nun auch der gröfste Theil dieser geschwunden, die Geschwulst wieder praller geworden und dem Platzen nahe ist: so bedient man sich zur Bezeichnung dieses Zustandes wohl des Ausdrucks: „der Abscefs ist reif geworden!" Bei Bildung eines solchen abnormen Secrets unter einer *Fascia* fehlen die angegebene Form der Geschwulst, die Zuspitzung und die Fluctation gänzlich, und hier erkennt man das Vorhandenseyn des Contentum an der rosenartigen Entzündung der Bedeckungen des Eiterheerdes, die in neuern Zeiten unter dem Namen des *Pseudo-Erysipelas* bekannt geworden ist, besonders wenn mehr Ulceration und Absterbung des Zellgewebes vorhanden ist, oder an der teigigen, dem Fingerdruck weichenden Geschwulst mit erhöhter Temperatur. Ist die Entzündung torpider Natur, wie bei scrofulösen Abscessen, die vorzüglich in der Nähe drüsiger Organe vorkommen; so bildet eine harte, Anfangs längere Zeit schmerzlos bleibende Geschwulst die Haupterscheinung der Bildung des Abscesses. Erst spät stellt sich hier unter stumpfem Schmerz und dem Gefühl der Hitze eine Entzündung von blafsrother Farbe und darauf folgender Nachgiebigkeit und Weiche ein. Diese Entzündung bedingt aber nicht die Bildung des Eiters, sondern deutet vielmehr das Vorhandenseyn desselben in der Tiefe an, und schwindet, sobald die Entleerung erfolgt und die Decken zusammenfallen. — Bei Abscessen, die keine wahrnehmbare Entzündung vorangehen lassen, wie die Lymphgeschwülste, bildet sich die Geschwulst ohne diese Härte, Röthe und Schmerz nur unter dem Gefühl von Druck und Spannung, geht nicht allmählig sich abflachend in die Umgebung über, und zeigt eine Entzündung der Decken oft erst nach Monaten. Eben so ist die Geschwulst bei den sogenannten Congestions-Abscessen, bei denen der Heerd der Eiterbildung an einem von dem Erscheinen des abnormen Secrets ganz entfernterem Orte sich befindet, ohne alle Entzündung;

hart ist jedoch hier die Geschwulst nur dann, wenn sie unter einer flechsigen Membran sitzt; und bei bestimmten Lagen des Körpers wird der Umfang bald gröfser, bald kleiner, welches letztere auch durch Druck bewirkt werden kann. — Die Ausbildung der Abscesse bis zu dem angegebenen Grade der Schwappung überhaupt kann in sehr verschiedenen Zeiträumen, und zwar in wenigen Tagen schon, wie bei den metastatischen, phlegmonösen, oder in mehreren Monaten, wie bei den torpiden, kalten und Lymph-Abscessen, vollendet seyn, und wird durch die oben angegebenen Momente bedingt. Ueberläfst man nun den Abscefs in diesem Zustande sich selbst, so bricht er früher oder später auf, je nachdem die Entzündung der Decke heftiger oder geringer, der ganze Verlauf schneller oder langsamer geschah. Durch Aufsaugung und nicht durch die ätzende Beschaffenheit des Eiters werden die erhabensten und am meisten fluctuirenden Stellen der Decke allmählig dünner, bis endlich eine Trennung der Continuität eintritt und das Contentum sich entleert. Mit dieser Erscheinung lassen auch die klopfenden Schmerzen, die Spannung und die früher öfter wiederkehrenden Frostanfälle nach, die Decken fallen zusammen, werden faltig und schlaff, und die hohe Röthe schwindet hier oft gänzlich. Die sich entleerende Flüssigkeit ist nur von verschiedener Beschaffenheit, trägt entweder, wie bei einem Zellhaut-Abscesse, mit mäfsiger Entzündung den Charakter eines gutartigen Eiters an sich, oder entfernt sich immer mehr von dieser Beschaffenheit, und stellt Jauche von unendlich verschiedener Beschaffenheit dar, wie sie sich z. B. in den später sich ausbildenden Geschwüren, dem Lymph-Abscefs und dem Carbunkel darstellt. Bei sehr heftiger Entzündung, z. B. bei den metastatischen oder phlegmonösen Abscessen ist dem Contentum mehr oder weniger Blut beigemischt, welches in gröfserer Menge, als zur Bildung des Secrets erforderlich war, nach der Secretionsstelle hinströmte. Aber nicht allein in Hinsicht der innern Organisation, sondern auch rücksichtlich der Mischung ist das Secret ein verschiedenes; denn ein anderes ist es im Gehirn, in den Lungen, den Nieren, in der Leber, in den Knochen u. s. w. Der Heerd dieser Absonderung stellt eine Höhle von verschiedener Gröfse und Gestalt dar, von welcher die verschiedenen Dimensionen entweder eine bestimmte Gleichheit zeigen, oder einzeln vorwalten. Ist die Längendimension vorherrschend, so belegt man diese Höhlen mit dem Namen der **Fistel**. Zum Theil ist die Höhle durch eine Haut begrenzt und abgerundet, oder es geht ihr diese Beschaffenheit ab. Diese Membran, auf welche *J. Hunter*, *Villermé*, *Laennec* und *Breschet* vorzüglich aufmerksam gemacht haben, zeigt sich vorzugsweise bei phlegmonösen Abscessen, die Eiter absondern, und gewöhnlich die Bedingungen zu einer baldigen Heilung in sich tragen. Sie ist gleichsam das Absonderungsorgan der im Abscefs enthaltenen Flüssigkeit, und scheint eine Condensation des Zellgewebes zu seyn, das sich mit seinen Haargefäfsen um das Contentum herum zusammendrängt, und mit der Zunahme des Secrets vergröfsert, denn die Bildung dieser Haut mufs mit der des Eiters gleichzeitig erfolgen, und kann ihr wohl nicht vorangehen, denn sonst müfste sie einen hohlen Sack darstellen. Alle diese Abscesse sind daher nicht auf Kosten eines Substanzverlustes gebildet, sondern es scheint gleichsam eine Auseinandertreibung des Gefüges die Ursache der Höhle zu seyn. Ganz anders verhält es sich mit den Abscessen, welche eine Tendenz zur Ulceration und Verjauchung zeigen, oder wo eine Secretion ohne wahrnehmbare Steigerung der plastischen Thätigkeit nicht obwaltet. Hier ist der Raum der Höhle kein abgeschlossener, sondern ein nach allen Richtungen freier, unregelmäfsiger, vom krankhaften Schleimgewebe umgebener, der das Produkt einer vorwaltenden Aufsaugung bei Mangel an Wiederersatz, oder einer Absterbung der umgebenden Weichgebilde ist.

Wenn bei einzelnen Höhlen, die die Tendenz zur baldigen Heilung in sich nicht tragen, kein Weiterschreiten des Zerstörungsprocesses, sondern eine Abgrenzung wahrgenommen wird, wie z. B. bei Abscessen, die als Vicairleiden dastehen, oder von der Natur gesetzt sind, um als Secretionsorgane in die Reihe der übrigen zu treten; so stellt diese Grenze eine Occalescenz dar, die erst später nach schon bestehender Secretion sich ausbildet, und daher nicht als ein die letztere bedingendes Bildungsgewebe zu betrachten ist. Bei Abscessen, deren Contentum das Produkt einer nicht gesteigerten, sondern vielmehr noch verminderten Plasticität ist, wie bei den Lymph-Abscessen, möchte wohl, wenn man wegen der begrenzten Form der Höhlen derselben mit *Langenbeck* eine solche Auskleidung annehmen könnte, dieselbe weiter nichts, als ein durch die angesammelte Flüssigkeit mechanisch zusammengedrängtes Zellgewebe seyn.

Verlauf und Ausgänge. Sie sind verschieden nach dem Stande der Vitalität und nach der qualitativen Beschaffenheit des Secrets. Ist ersterer ein mäfsig productiver, und das entleerte Contentum ein gutartiger Eiter, so bemerkt man nach erfolgter Oeffnung sehr bald die Tendenz zur Heilung. Die Secretion des Eiters wird nun täglich geringer, es zeigt sich eine üppige Granulation, die Ränder flachen sich ab, senken sich, ziehen sich zusammen, legen sich an und verwachsen mit der aus dem Grunde hervorsprossenden Granulation. Gleichzeitig schwindet die im Umkreise noch bestehende Geschwulst immer mehr, und in kurzer Zeit vernarbt die secernirende Fläche, während welcher Zeit das Allgemeinbefinden immer mehr und mehr zur Norm zurückkehrt, besonders wenn der Abscefs ein kritischer ist, und ein allgemeiner Krankheitszustand sich auf diese Art entscheidet. Wenn dagegen der Abscefs torpider Natur oder ein ulcerativer ist, die Bedingungen zum Wiederersatz und zur Heilung fehlen, die Zerstörung noch vorwaltet, so bildet sich ein Geschwür aus, indem die Decke des Abscesses immer mehr schwindet, und die secernirende Stelle nun eine Fläche darstellt, welche nach der Grundursache eine verschiedene Form und Beschaffenheit annimmt, und dem Organismus wohl gar zum Bedürfnifs wird, wenn ein constitutionelles Leiden zum Grunde liegt. In einem solchen Falle wird denn häufig der Rückbildung der organischen Substanz durch Callosität der Ränder und Wände, wie es namentlich bei Fisteln geschieht, Grenze gesetzt. Bei längerem Bestehen eines solchen Secretionsheerdes nimmt dann der Organismus bald Antheil, und es bildet sich ein hektisches Fieber aus, dem der Patient wohl unterliegt, wenn es aufserhalb der Grenzen der Kunst liegt, die Grundursache zu entfernen, und die secernirende Fläche zur Heilung zu bringen, welches nur dann erfolgen kann, wenn man die Vitalität steigern und die Absonderung der Jauche in die des Eiters zurückführen kann. Ist die Vitalität noch tiefer gesunken, ist eine Absterbung des Zellgewebes die Ursache der Absonderung, oder wird der Aufbruch nach Aufsen wegen tiefer Lage unter den Muskeln, Aponeurosen u. s. w. gehindert, so tritt wohl Zerstörung der Decke und des Grundes durch Brand ein, oder es wird das anfangs gutartige Contentum zersetzt, wirkt auf die organische Substanz wieder nachtheilig zurück, wird zur Fauljauche, führt weitere Zerstörung unter den Bedeckungen herbei, welches man auch häufig durch Infiltration erklärte, und es zeigt sich als allgemeine Reaction ein nervöses Fieber, welches gleichfalls die Kräfte erschöpfen und das Leben bedrohen kann. Derselbe Zerstörungsprocefs kann auch ein ursprünglicher seyn, und hat denn dieselben Erscheinungen zur Folge. Wenn hier unter günstigen Umständen ein Stillstand eingetreten ist, oder bei bestehendem Brande eine Demarcationslinie sich gebildet hat, so geht die secernirende Fläche erst durch den Zustand der Ulceration allmählig in den der Suppuration über, wodurch die Heilung erst erfolgen kann, wenn die Kräfte des Patienten während dieser Zeit nicht erschöpft werden und unterliegen.

Ursachen. Alle Reize und ursprünglichen Momente, örtliche und allgemeine, die Entzündung zu setzen vermögen, können auch die Entstehung der Abscesse bedingen. Oertliche Reize sind am allerseltensten die Veranlassung zur Bildung der Abscesse, und unter diesen Umständen erscheinen diese gleichsam als Bestrebungen der Natur, die in den Organismus eingedrungenen Körper zu beseitigen, andere Störungen, als Quetschungen, wieder auszugleichen, ausgetretene Flüssigkeiten, die nicht absorbirt werden können, abgestorbenes Zellgewebe, nekrotisch gewordene Knochenstücke, Knochensplitter, zurückgebliebene Unterbindungsfäden u. dergl., zu entfernen. Auch Verwundungen durch gewaltsam trennende, stumpfe Körper, Zerreifsung und Commotionen können die Veranlassung zur Abscefsbildung werden. Weit häufiger dagegen sind constitutionelle Leiden die Veranlassung zur Entstehung der Abscesse. Zu diesen gehören zunächst alle Dyscrasien, von denen jede zu dem einen oder anderen Gebilde in näherer Beziehung steht, und einen wesentlichen Einflufs auf die Ausbildung, Form und den Verlauf hat. Scrofulosis, Arthritis, Syphilis, vor allem Rheumatismus, die herpetische Cachexie und viele andere allgemeine chronische Zustände, denen ein Leiden der vegetativen Seite und eine qualitative Abweichung von der Norm zum Grunde liegt, welche wir weiter nicht näher kennen, sind die häufigsten Causalmomente. — Auch acute Krankheitszustände, idiopathische Entzündungen, allgemeine fieberhafte Krankheiten, von der einfachen Synocha bis zur Pest, bedingen die Bildung der Abscesse. Häufig erscheinen sie hier als metastatische und critische Ablagerungen, indem ein allgemeiner Krankheitsprocefs auf eine Stelle sich concentrirt, der örtliche den ursprünglichen Sitz verändert und ein verwandtes Organ befällt, oder indem die Natur einen aufsergewöhnlichen Secretionsheerd unter die Reihe der übrigen setzt, um mit Hülfe desselben das Gleichgewicht und die Harmonie der Functionen wieder herzustellen, was sonst auf dem gewöhnlichen Wege in späterer Zeit und auf eine weit unvollkommenere Weise erfolgt wäre.

Prognose. Da der Abscefs eine Krankheitsform ist, die unter so verschiedenartigen Gestalten und Verhältnissen zu Stande kommt, so läfst sich eine allgemeine Beurtheilung des Einflusses derselben auf das Wohl des Individuums nicht leicht mit wenigen Worten fällen, sondern es werden die Bestimmungen angeführt werden müssen, die einen wesentlichen Einflufs auf die Prognose haben können und müssen. Zu diesen gehört vor Allem: 1) der Vitalitätszustand des Abscesses. Ein mittelmäfsiger Grad der Entzündung läfst eine gutartige Eiterbildung und hiemit zugleich die Möglichkeit der Heilung zu, wenn übrigens nicht andere Umstände, als eine übermäfsige Ausdehnung der Geschwulst, der Sitz u. s. w. zu einem andern Urtheil Veranlassung geben. Ein sehr hoher Grad der Entzündung und schon bestehender Brand sind ungünstige Erscheinungen, insofern gewöhnlich ein das Leben bedrohendes Allgemeinleiden besteht, und die Zerstörung auch ohne dieses weiter um sich greifen und gefährlich werden kann. Geringer ist die Lebensgefahr zwar, wenn die Entzündung eine chronische, asthenische ist, und die Tendenz zur Ulceration vorwaltet, allein insofern hier örtliche und allgemeine Ursachen noch bestehen, die eine Steigerung der Lebensthätigkeit bis zur productiven Bildung nicht zulassen, so zieht sich die Heilung doch sehr in die Länge, und es kann dem Organismus durch den fortdauernden Säfteverlust Nachtheil erwachsen und ein Zehrfieber sich ausbilden. Bei torpider Beschaffenheit der Entzündung bleibt leicht eine Verhärtung zurück, der Verlauf zieht sich in die Länge, die Ränder schlagen sich um, werden callös, es bilden sich Fistelcanäle, und die abgesonderte Flüssigkeit nähert sich mehr oder weniger der Jauche. Höchst ungünstig ist die Prognose bei Abscessen, deren Bildung keine Entzündung als Vorläufer zeigt, wie bei den kalten und Lymph-Abscessen, indem es hier bei dem örtlich und allgemein gesunkenen Zustande des bildenden Lebens an allen Bedingungen zu einer Heilung fehlt.

2) Macht der Sitz des Abscesses ein die Prognose bestimmendes Moment. Ein oberflächlicher, unter der Haut gelegener, zugänglicher, von Gelenken, Knochen, Luftröhre und anderen wichtigen Organen entfernt bleibender Abscefs läfst, wenn sonst die übrigen Verhältnisse günstig sind, eine günstigere Prognose zu, als wenn gerade von Allem diesen das Gegentheil Statt findet. Namentlich sind Abscesse unter einer *Fascia,* in der Nähe eines Knochens oder in dem Gefüge desselben langwierige Krankheitszustände, die die Heilkraft der Natur sehr in Anspruch nehmen, und oft ungünstig enden, indem sie Erschöpfung der Lebenskraft herbeiführen. Höchst bedenklich und lebensgefährlich sind Abscesse in oder bei Höhlen des Körpers, in wichtigen Organen, von deren Integrität das Bestehen des Lebens nur abhängt, als in den Lungen und dem Gehirn.

3) Ist die Gröfse des Abscesses zu berücksichtigen. Kleinere Abscesse heilen gewöhnlich früher, und setzen seltener ein Allgemeinleiden als gröfsere, die durch lentescirendes Fieber und Erschöpfung tödten können.

4) Müssen die Ursachen des Abscesses gewürdigt werden. Oertliche Veranlassungen lassen eine sehr günstige Prognose zu, insofern das freiere Bestehen der abnormen Secretion auch der Beseitigung des abnormen Reizes oder der örtlichen Störung, nicht mehr wahrgenommen wird. Ungünstiger im Allgemeinen ist die Vorhersage bei allgemeinen constitutionellen Leiden. Bedingt ein entzündlicher oder fieberhafter Zustand die Entstehung des Abscesses, so ist, wenn das Allgemeinleiden hierdurch gebessert wird oder verschwindet, und die Metastase nicht gerade ein wichges, zur Integrität des Lebens unumgänglich nothwendiges Organ befällt, die Prognose günstig, insofern die allgemeine Krankheit zu einer örtlichen umgestaltet, und somit das Mitleiden mehrerer Organe aufgehoben wird. Ungünstiger ist dagegen die Vorhersage und die Aussicht zur Heilung, wenn der Absceſs eine allgemeine chronische Krankheit oder eine Dyscrasie darstellt, deren baldige Beseitigung auſserhalb der Grenzen der Möglichkeit liegt; nur in sehr seltenen Fällen wird durch das Erscheinen eines solchen örtlichen Secretionsprocesses das Allgemeinbefinden gebessert, und der Absceſs somit hier als kritischer erscheinen. Höchst ungünstig ist die Vorhersage bei den sympatischen Processen zu stellen, indem diese, da sie mit Leiden wichtiger Organe, als der Lungenschwindsucht u. s. w. in Verbindung stehen, gleichsam nothwendige, dem Organismus zum Bedürfniſs gewordene Uebel darstellen, bei deren Bestehen der Körper sich wohl befindet, da das Grundleiden schweigt, welches mit gröſserer Heftigkeit aber wieder ausbricht und zum Tode führt, wenn das vicariirende Leiden zur Heilung gebracht wird.

Behandlung. Sie ist eine allgemeine und eine örtliche. Erstere hat das Allgemeinleiden, welches Ursache oder Wirkung und Coeffect des Abscesses ist, zum Gegenstande, und äuſsert somit nicht allein einen wesentlichen Einfluſs auf den Verlauf des örtlichen Vegetationsprocesses, sondern wendet auch die Gefahr welche das Leben bedrohen könnte, ab. Die Heilmethoden, die daher hier Anwendung finden können, werden bald die antiphlogistische, derivirende, reizende, stärkende, alterirende u. s. w. seyn, je nach dem Stande der Vitalität und der Beschaffenheit des Allgemeinleidens. Erstere beide sind erforderlich, wenn die allgemeine Ursache oder Reaction eine sthenische, phlogistische ist; die beiden darauf folgenden Methoden machen sich geltend, bei bestehendem nervösen und Schwächezustande, wie er sich häufig als Folge einer copiösen Absonderung zeigt; und die letzte wird gewöhnlich bei Dyscrasien nothwendig.

Die örtliche Behandlung hat folgende Indicationen zu erfüllen:

1) die Entwickelung des abnormen Vegetationsprocesses entweder zu leiten und befördern, oder dieselbe rückgängig zu machen;

2) die im letzteren Falle gebildete Flüssigkeit zu entfernen; und

3) die Secretionsfläche zur Heilung zu bringen.

Um der ersten Indication zu entsprechen, mufs vor Allem der Vitalitätsstand des Secretionsheerdes berücksichtigt werden. Damit die zu sehr gesteigerte Vitalität sich nicht erschöpfe, mufs der Entzündungsprocefs in einem mittleren Zustande erhalten werden, welcher die Bildung eines gutartigen Eiters und somit die Heilung zuläfst. Daher wird zuweilen die Anwendung der Blutegel, der Kälte in Form von Umschlägen sich erforderlich machen, so wie bei asthenischer Entzündung mit erethischem Charakter und Neigung zur Jauchebildung; dagegen aromatische, narcotische, lauwarme Fomentationen, bei Neigung zum Brande, wohl gar mit spirituösen und weinigen Mitteln versetzt, zweckmäfsig sind. Bei Abscessen mit torpider Entzündung zeigen sich stärkere Reizmittel, und zwar reizende Umschläge mit Senf, Meerrettig und Zwiebeln versetzt, hülfreich. Abscesse, die ohne wahrnehmbare Entzündung zu Stande kommen, erfordern zur Steigerung der Plastizität ein kräftigeres Eingreifen, und dies wird dann am besten durch das Heilverfahren, welches die zweite Anzeige erfüllt, den Schnitt, erreicht. Durch diese der Reizbarkeit und der Vitalität angemessene Behandlung befördern wir zugleich die Eiterbildung, und deshalb sind die genannten Mittel, so verschieden sie auch hinsichtlich ihrer Wirkung sich zeigen, die besten eitermachenden Mittel (*Diapyetica*, *Maturantia*, *Suppurantia*), durch welche man die Absonderung des Contentum zu befördern und die Härte der Umgegend zu zertheilen sucht. Am allergemeinsten findet zu diesem Zweck die feuchte Wärme in Gestalt der Cataplasmen, Anwendung, die man aus verschiedenen Stoffen, als: *Species emollientes*, Leinsaamenmehl, Leinkuchen, Brod- und Semmelkrume, Reis, Hafergrütze u. s. w., mit Wasser bis zur Consistenz eines dicken Breies gekocht, bereitet, auf Leinwand Fingerdick aufträgt, in dieselbe einschlägt, und so warm auflegt, als der Patient es zu ertragen vermag. Sollte während der Nacht der nöthige Wechsel der Umschläge nicht möglich seyn, so kann man sich bei kleinen Abscessen während dieser Zeit der milden, oder nach Umständen, der reizenden Pflaster, als: des *Empl. diachylon cum gummatibus, oxycroceum, de Meliloto* u. s. w. bedienen. Mit diesen Mitteln fährt man so lange fort, bis der Absceſs in Folge der Absorbtion der Decke sich selbst öffnet, oder nach erfolgter Reife kunstgemäſs geöffnet wird. Zuweilen, obgleich sehr selten, erfolgt von allem diesen das Gegentheil, der Eiter wird absorbirt, verschwindet oft plötzlich, und es kommt dann gar nicht zum Aufbruch. Besonders bemerkt man dies bei Abscessen mit chronischer, torpider Entzündung, in der Gegend drüsiger Organe, wo man oft zu Reizmitteln seine Zuflucht nehmen muſs, um die Bildung des Contentum zu befördern. Oft aber erreicht man diesen Zweck durch kein Mittel, die Entzündung wird rückgängig gemacht, und die in der Höhle sich schon befindende Flüssigkeit schwindet. Eine Zertheilung darf man jedoch nur bezwecken, wenn der Absceſs kein kritischer oder metastatischer, oder ein durch ein örtliches Leiden bedingter ist, und wenn man einen chronischen Verlauf befürchtet. Als solche Zertheilungsmittel sind bekannt das *Gummi ammoniacum* in Essig aufgelöſst, das Quecksilberpflaster, *Emplastrum de Meliloto, resolvens Schmuckeri*, *Vesicatorium*, *Oxycroceum*, *Empl. diachylon* mit *Tartarus stibiatus* malaxirt, *Rad. Pyrethri*, *Mandragorae*, Senf, Kochsalz u. dergl. mit Honig oder anderen Pflastern gemischt, und vor Allem die scharfen *Kerndl*schen Umschläge aus schwarzer Seife, Senf, gebratenen

Zwiebeln, denen wohl auch Meerrettig und Essig beigemischt werden kann. Eine Formel hierzu ist: *Rec. Saponis nigri Uncias tres, Aquae fervidae Uncias duas; Ebulliant leni calore per momentum, tum admisce: Ceparum sub cinere assatarum Uncias tres, Farinae seminum sinapeos Semiunciam. Ebulliat massa denuo leni calore per breve temporis spatium saepius agitando et ab igne amoveatur.* Statt einer halben Unze Senf kann man bei sehr torpider Beschaffenheit bis auf zwei Unzen steigen, und wohl noch geschabten Meerrettig und Essig hinzufügen, um die Wirkung zu erhöhen. Mehrere der genannten Mittel bewirken eine oberflächliche Eiterung, während welcher dann die in der Tiefe befindliche schwindet. Dafs man bei sehr entzündlichem Zustande dieser Reizmittel sich nicht bedienen kann, und dafs hier Blutegel, kalte Umschläge und Quecksilbereinreibungen vorangeschickt werden müssen, die dann die besten Zertheilungsmittel werden, versteht sich wohl von selbst. Sogar zur Zertheilung von Lymphgeschwülsten haben *Langenbeck* spanische Fliegenpflaster, und *Vering* das Betupfen der Oberfläche mit *Lapis infernalis* empfohlen; denn von den oben angegebenen Heilmitteln, namentlich den Umschlägen, kann hier gar kein Gebrauch gemacht werden.

Darf oder kann man die Zertheilung nicht bewirken, erfolgt der Aufbruch des Abscesses nicht von selbst, so tritt die Erfüllung der zweiten Indication ein, und es mufs die Eröffnung durch ein kunstgemäfses Verfahren bewirkt werden.

Angezeigt sind die hier zum Ziele führenden Kunstakte:

1) bei Abscessen, die reif sind, d. h. bei denen die Entzündung durch Bildung des Contentum sich erschöpft hat, und alle Härte in der Umgegend geschwunden ist.

2) Bei Abscessen in der Nähe von wichtigen Theilen, Höhlen u. s. w. auf die dann der lange eingeschlossen gebliebene und zersetzte Eiter nachtheilig einwirken, oder ein Aufbruch nach letzteren, oder wohl Brand der Decken erfolgen könnte. Besonders gilt dies von Abscessen am Halse, in der Achselhöhle, zwischen den Bauchmuskeln, in der Nähe des Mastdarms, der Harnblase, des Thränensacks, der Luftröhre, der Gelenke u. s. w.

3) Bei Abscessen, die unter Aponeurosen, Sehnen, Ligamenten u. s. w. liegen, weil sonst eine weitere Zerstörung der nahegelegenen Organe, besonders des Zellgewebes, unvermeidliche Folgen sind.

4) Bei grofsen Abscessen, deren Geschlossenbleiben wegen des fortbestehenden Schmerzes nachtheilig auf das Allgemeinbefinden zurückwirkt.

Der Natur wird dagegen der Aufbruch überlassen bei Abscessen in drüsigen Organen, als in den Brüsten, in der Inguinalgegend, weil die Ränder leicht wulstig und callös werden, die Umgegend hart bleibt; bei denen an der Oberfläche und an Theilen liegenden, wo man grofse Narben zu vermeiden sucht, wie im Gesicht und am Halse; ferner: wenn bedeutende Härte noch im Umfange besteht; wenn der Abscefs klein ist, und keine absolute Indication zur kunstgemäfsen Eröffnung sich geltend macht.

Der Verfahrungsweisen Behufs der Eröffnung giebt es vier, als: durch das Messer, durch das Haarseil, Aetzmittel und Brenneisen. Der Schröpfkopf, den *Hardmann* empfahl, ist des Schmerzes und der kleinen Oeffnung wegen von der neuern Chirurgie gänzlich verworfen.

1) Eröffnung durch das Messer (*Oncotomie*, von ὄγκος, die Geschwulst und τέμνω, ich schneide) hat Vorzüge vor jeder andern Methode, und ist überall, wo es nur irgend möglich wird, auszuführen, insofern er das einfachste, schmerzloseste und am schnellsten zum Ziele führende Verfahren darstellt. Aufserdem wird der Oeffnung durch das Messer die gehörige Tiefe, Richtung und Gröfse gegeben, die Heilung weit eher bewirkt und unter Umständen die nöthige Entzündung gesetzt.

Instrumentenbedarf. Eine Abscefslanzette, ein gewölbtes Bistouri oder Scalpell, ein Lanzettbistouri, ein gradschneidendes, schmales, spitziges, oder ein Knopf-Bistouri, eine Hohlsonde, Unterbindungsgeräth, kaltes und warmes Wasser, Schwamm, Charpie.

Methoden giebt es die durch die Lanzette und durch das Scalpell oder Bistouri. Ersterem Werkzeuge gebührt der Vorzug zur Eröffnung kleiner und an der Oberfläche liegender, stark fluctuirender Abscesse, so wie, wenn man die Anzeige zur Bildung einer kleinen Oeffnung haben sollte; letztere müssen angewendet werden, wenn grofse und in der Tiefe liegende Abscesse zu öffnen sind, zu denen der Weg durch Muskeln, fibröse Membranen u. s. w. zu bahnen ist.

Was den Ort betrifft, der zur Eröffnung genommen werden soll, so wählt man gewöhnlich die abhängigste, oder diejenige Stelle, wo die Fluctuation am deutlichsten, die Absorbtion der Hautdecken folglich am weitesten vorgerückt ist, und wo man am wenigsten eine wichtige Verletzung bewirken kann.

Die Richtung des Schnittes fällt im Allgemeinen in die Längenaxe des Körpers. Besonders gilt dies von Abscessen an den Extremitäten, theils um den Ausflufs zu befördern, theils um das Klaffen der Wundränder zu verhindern. Die Richtung der Muskelfiebern mufs namentlich bei Abscessen unter langen Muskeln befolgt werden, wie *Richter* dies zum allgemeinen Gesetze machte; jedoch nicht immer kann man diesen Grundsatz befolgen, denn an der Brust und am Unterleibe durchkreuzen sich oft die Schichten der verschiedenen Muskeln. So müssen z. B. Abscesse zwischen den Lungen und der Pleura, an der Oberfläche der Leber in die Quere, Bubonen in die Länge, Brustdrüsen-Abscesse von der Peripherie nach der Warze zu geöffnet werden, wenn man bei diesen überhaupt Indicationen hierzu haben, und es nicht vorziehen sollte, die Eröffnung der Natur zu überlassen.

Form des Schnittes. Die gebräuchlichste ist der einfache Längenschnitt; bei brandigen Abscessen bedient man sich wohl des Kreuzschnittes, und bei solchen, wo die Decke mifsfarbig und leblos ist, nach *Celsus* Anempfehlung und *Le Dran's* Anpreisung, zweier halbmondförmiger, zusammenlaufender Schnitte, die das Krankhafte einschliefsen. Der Längenschnitt ist jedoch heutigen Tages der gebräuchlichste und anwendbarste.

Die Gröfse des Schnittes richtet sich nach der Ausdehnung der Geschwulst und nach der Natur des Abscesses. Bis auf die neuern Zeiten befolgte man fast blind lings den Rath des *Celsus*, immer kleine Oeffnungen zu machen, die nur hinreichend wären, dem Eiter den gehörigen Ausflufs zu gestatten. Man dichtete der einwirkenden Luft eine Reihe verderbnifsbringender Eigenschaften an, schob sogar die Haut zur Seite, um die Oeffnung wieder zu bedecken, pfropfte die Höhle mit Charpie aus, klebte Pflaster auf, zog das Contentum durch Schröpfköpfe aus (*M. A. Petit*), oder sprengte die Abscesse mit diesen Werkzeugen (*Hardmann*). Nur wenige Wundärzte erhoben sich über das Vorurtheil der Vorzeit, und öffneten den Abscefs seiner Länge nach. *Le Dran*, *van Swieten*, *Petit d. j.*, *Hunter*, *B. Bell*, waren jedoch so kühn; die Mehrzahl beharrte indessen bei der hergebrachten Sitte, und empfahl nur bei grofser Verderbnifs des Zellgewebes, *Caries* und *Necrose* der Knochen u. s. w., lange Einschnitte zu machen. Erst in neuerer Zeit ist die Unschädlichkeit des freien Zutritts der Luft bedingungsweise dargethan, und die Scheu vor derselben verscheucht worden. Nur bei Lymph- und Gelenk-Abscessen macht man von diesem Grundsatze heutigen Tages höchstens noch Ausnahmen.

Operation. Bedient man sich hierzu der Lanzette, so fafst man dieselbe, die Blätter zur Schneide in einen rechten Winkel gebogen, zwischen Daumen und Zeigefinger der rechten Hand, spannt die Geschwulst mit denselben Fingern der linken Hand, indem man die Basis zusammendrückt, setzt die letzten Finger der rechten Hand neben dem Abscesse auf, und sticht dann das Werkzeug, die Spitze fast senkrecht aufsetzend, ein, indem man den Daumen und Zeigefinger streckt, schiebt es nach Umständen tiefer in die Höhle hinein, bis etwas Eiter neben der Fläche hervordringt, hebt die Spitze, senkt den Griff, und bildet so durch Schneiden von Innen nach Aufsen eine hinreichend grofse Oeffnung. Auf ähnliche Art wird das Lanzettbistouri mit gerader, doppeltschneidender Klinge, welches *Rudtorffer* abbildet, gehandhabt. Will man vom Bistouri Gebrauch machen, so kann das Oeffnen entweder durch Einstechen oder Einschneiden geschehen. Zu ersterem Zweck wählt man ein schmales, einschneidiges, sehr spitziges Bistouri, stöfst dasselbe, den Rücken auf die Volarfläche des Zeigefingers gelegt, ein schiebt dann die Spitze dieses Fingers vor, um das Werkzeug zu decken, und vollführt so den Schnitt, indem man dem Messer jetzt eine mehr horizontale Richtung giebt, durch Abwärtsführen des Instruments und durch Schneiden von Innen nach Aufsen. Auch pflegt man sich des schmalen, einschneidigen Messers, auf diese Art angewandt, zur Erweiterung der durch die Lanzette gemachten Oeffnung zu bedienen. Will man mit dem gewölbten Bistouri oder Scalpell bei unter der verdünnten Haut liegenden Abscessen, wo weder ein Werkzeug von wichtigen Gefäfsen noch andern Organen zu fürchten ist, von Aufsen nach Innen schneiden, so ergreift man das Werkzeug am Griff mit dem Daumen und den drei letzten Fingern der Hand, und legt den Zeigefinger auf den Rücken des Messers, stöfst die Spitze am obern Theile der Geschwulst fast senkrecht in dieselbe, bis man an dem Widerstande merkt, dafs man eingedrungen ist, senkt dann die Hand, damit das Messer mehr horizontal zu stehen kömmt und vollendet den Schnitt, indem man das Messer mit einem hinreichenden Druck abwärts führt. Bei Abscessen an abhängigen Stellen, wo nach dem ersten Einschnitt ein Ausflufs sämmtlichen Eiters zu befürchten ist, steht jedoch diese Methode der Bildung der Oeffnung von Innen nach Aufsen nach, indem das Vorwärtsschieben des Messers wegen des Zusammenfallens der Wandungen gehindert und eine Verletzung des Grundes somit unvermeidlich wird. Nur bei Abscessen, die tief unter der Haut, unter fibrösen Membranen und wohl gar unter Muskeln sitzen, mufs man sich mit dem gewölbten Bistouri, durch wiederholte, immer kleiner werdende Schnitte, die der Wunde ein trichterförmiges Ansehen geben, einen Weg zum Eiterheerde bahnen. Die Aponeurose öffnet man dann wohl auch durch einen Kreuzschnitt, um die Spannung zu heben und den Ausflufs des Inhalts zu befördern. Zur etwanigen Erweiterung führt man eine Hohlsonde, und auf dieser ein gerades, schmales Bistouri ein, hebt mit ersterer die Decke in die Höhe und schiebt das Messer vorwärts. Auch nimmt man zu diesem Zweck das *Pott*sche Knopfbistouri, wo dann die Hohlsonde wegbleibt. Der Troicart ist zur Eröffnung der Abscesse verwerflich, weil er eine gequetschte Wunde und kleine Oeffnung bewirkt, die die Entleerung des Inhalts und die Anwendung zweckmäfsiger Heilmittel hindert. — Die etwa entstehende Blutung wird durch *Styptica* gestillt.

2) Eröffnung durch das Haarseil. Den Vorzug verdient dasselbe bei grofsen in der Tiefe und in der Nähe wichtiger Organe liegenden Abscessen, bei Fistelgängen, deren Dilatation nicht vorgenommen werden kann, bei denen, welche Folge eines Knochenleidens sind, bei kalten, torpiden, entzündungslosen, mit grofser Härte umgebenen, lymphatischen Abscessen, wo die Vitalität zu steigern und Reaction in Form der Entzündung in die Wandungen zu setzen ist. *Le Dran* hat das Haarseil bei Ulceration nach der Rose, *Mead* und *van der Haav* bei Hüftgelenk-Abscessen angewandt. In späteren Zeiten ist dasselbe von *James Rae*, *B. Bell* und *de Gruson* empfohlen, von *Roschet* und *Zang* die Anwendung desselben beschränkt und bemerkt worden, dafs das Messer im Allgemeinen den Vorzug habe, das Haarseil nur bei torpiden, fistulösen Geschwülsten, Behufs der Steigerung der Lebensthätigkeit, oder bei Gelenk-Abscessen in Anwendung zu bringen sey.

Werkzeuge. Eine Troicart- oder Haarschnurnadel, der ein langer Troicart und eine geöhrte Sonde, ein Haarseil aus Leinwand, oder *Bell's* Docht, Wachspapier und Verbandmittel.

Operation. Man macht entweder nach *B. Bell* und *Callisen* am obern Ende des Abscesses einen Einschnitt mit der Lanzette, schiebt durch diese Oeffnung eine stumpfe, gebogene Sonde der Länge der Geschwulst nach ein, und zieht nun das Haarseil oder eine seidene, leinene, baumwollene Schnur durch. Die Troicartnadel wird ohne vorgängigen Einschnitt ein- und am entgegengesetzten Ende ausgestochen, und ist in sofern hinsichtlich ihrer Zweckmäfsigkeit der stumpfen Sonde mit Voranschickung eines Einschnittes nachzusetzen, als die Oeffnung gewöhnlich zu klein ist, und der Ausflufs des Contentum gehindert wird. Auch kann man den Einstich mit einem langen Troicart machen, die Spitze zurückziehen, die Canäle in die Höhe schieben, die Spitze vor- und durchstofsen, das Stilet entfernen, dann durch die obere Oeffnung der Röhre eine geöhrte Sonde mit der Schnur abwärts durchführen und dann die erstere entfernen.

3) Eröffnung mit dem Aetzmittel. Sie steht dem Messer nach, in sofern sie weit schmerzhafter ist, langsamer wirkt, oft schlechte und grofse Narben zurückläfst, und eine Zerstörung der Nebengebilde möglich ist. Nur wenn bei nicht zu grofsen Abscessen in drüsigen Organen die Eröffnung absolut angezeigt ist, bei kalten, mit bedeutender Härte umgebenen, langsam verlaufenden, kritischen Abscessen, bei Furcht vor dem Messer, und Entartung der Decken, verdient diese Eröffnungsart den Vorzug, in sofern man hierbei Steigerung der Vitalität, Zerstörung des Entarteten und andere Nebenzwecke zugleich erreicht, die durch das Messer und Haarseil nicht in dem Grade herbeizuführen sind. Wenn baldige Entleerung des Inhalts angezeigt ist, der Abscefs unter sehnigen Ausbreitungen oder Aponeurosen sich befindet, und eine heftige Entzündung vorangeht, darf von dieser Methode keine Anwendung gemacht werden.

Man bedient sich zu diesem Zweck entweder des *Lapis infernalis* oder *causticus* (*Clare*, *Zang*), und auch des Sublimats (*v. Graefe*), über dessen Anwendungsart weiter unten in dem Artikel *Corrosivunguent* ausführlich abgehandelt wird. Man legt auf den Abscefs ein gefenstertes Pflaster, oder besser einen Pflasterkranz, weil er besser aufsitzt, auf die am meisten fluctuirende Stelle, bringt dann in die Oeffnung desselben 1 — 3 Gran vom *Causticum*, zu dem man noch einen Tropfen Wassers fügt, wenn man *Lapis infernalis* genommen hat, der nicht so leicht auflösslich als der *L. causticus* ist. Bedeckt wird die Oeffnung mit einem Pflaster und einer Compresse, die dann unter Umständen und besonders an abhängigen Theilen durch eine Binde befestigt werden. Hat nun das Aetzmittel seine Wirkung geäufsert, welches an dem heftigen, brennenden Schmerz zu erkennen ist, und gewöhnlich nach 2 — 4, höchstens 6 Stunden erfolgt, so nimmt man den Verband, das Pflaster und alles übrige ab, reinigt die cauterisirte Stelle genau, und erwartet nun entweder die Abstofsung des Brandschorfes durch die Natur, welchen Prozefs man durch erweichende Cataplasmen befördern kann, oder stöfst wohl jetzt die in Brand gesetzte Decke mit der Lanzette durch, um den Ausflufs des Contentums zu befördern und die Schmerzen somit zu lindern.

4) Eröffnung mit dem Brenneisen. Vorzüglich machten die Repräsentanten der alexandrinischen Schule Behufs der Eröffnung der Brust- und Unterleibs-Abscesse hiervon Gebrauch. *Celsus* bediente sich namentlich des *Cauterium actuale* bei allen Abscessen in nervenleeren, das heifst, nicht fibrösen Gebilden; die Araber dehnten die Anwendung noch weiter aus. Nach jener Zeit kam dieses Mittel ganz in Vergessenheit, bis *Severin* zu Anfange des 17ten Jahrhunderts es wieder in Anwendung zu bringen suchte, *Bertrandi* es von Neuem empfahl, und *Larrey* dasselbe bei Gelenk- und Lymph-Abscessen einführte, um den Heerd und die Decke des Abscesses in Erregungszustand zu setzen und eine gutartige Eiterung zu erzielen. Man bedient sich zu diesem Zweck eines weifsglühenden Troicarts, den man durch die kalte, mit nasser Leinwand oder Charpie umwickelte, auf den abhängigsten und am meisten fluctuirenden Theil, aufgesetzte Röhre durchstöfst, einige Augenblicke in der Höhle verweilen läfst und dann herauszieht, worauf man entweder ein Haarseil, die Ligatur, oder wohl gar Druck auf die Wandungen ausübt.

Ist nun das Contentum entleert, ohne dasselbe gewaltsam auszudrücken, so mufs das Streben des Wundarztes dahin gehen, eine ergiebige, gutartige Absonderung zu bewirken, die nur unter der Form des Eiters realisirt wird. Enthält der Abscefs diese Bedingungen in sich, so kann das Verhalten des Arztes ganz negativ seyn. Man lasse jedes Einführen von Wiecken und anderen Stoffen, die die Oeffnung verschliefsen, entfernt bleiben; halte die Oeffnung frei, damit der Ausflufs ohne Unterbrechung fortdauere, die Anfüllung und somit die Ausdehnung der Höhle, das Wiedererscheinen des Schmerzes und der Spannung vermieden werden, die Höhle sich verengern und die Wände anlegen können. Einfache Cataplasmen befördern diese Prozesse am besten, bringen die Härte, welche noch im Umfange besteht, zum schmelzen, und führen die Heilung allein herbei. Nur bei heftiger Aufregung der secernirenden Fläche können zuweilen, obgleich selten, Blutegel, so wie bei gesunkener Lebensthätigkeit aromatische Fomentationen von Nutzen seyn. Bei Neigung zum Brande oder zur Ulceration und bei Bildung von Fisteln behandelt man die secernirende Fläche nach Erfordernifs der Umstände, wie bei diesen Gegenständen näher angegeben werden wird. — Nur bei sehr grofser Neigung der Oeffnung, sich zu verkleinern, dürfen höchstens ein Paar mit Oel befeuchtete Fäden Charpie eingelegt werden, und, wenn diese nicht hinreichen sollten, die zu frühzeitige Schliefsung zu verhindern, kann man zu abermaligen Incisionen mit dem Messer rathen; oft reichen jedoch das Voneinanderziehen der Wundränder oder die Trennung mit der Sonde hin, die Adhäsionen zu lösen. Ist die Höhle sehr grofs, besteht dabei eine gutartige Eiterabsonderung, kann aber die Heilung nicht erfolgen, und wird sie dadurch verzögert, dafs die Decke sich nicht anlegen und mit der aus dem Grunde her entsprossenden Granulation verwachsen kann, ist Consumtion der Kräfte durch die fortdauernde Absonderung zu fürchten, so dient zur Unterstützung der Naturbestrebungen ein Compressionsverband. Man legt dann auf die Decke des Abscesses der Länge nach graduirte Compressen, befestigt sie durch eine zweckmäfsige Cirkelbinde, oder umgiebt das Glied von unten nach oben mit dicht an einander liegenden Gängen von Cirkelpflastern. Es kann jedoch von diesem Verfahren nur unter den angegebenen Umständen, beim Verschwundenseyn aller Härte im Umfange, bei gesunder Beschaffenheit der Hautdecken und bei Oertlichkeit des Leidens Anwendung gemacht werden. Ist der Abscefs ein chronischer, torpider, mangelt den Decken und dem Grunde alle Erregung, fehlt das Reproductionsstreben gänzlich, reichte auch die Spaltung der Decke oder das Haarseil nicht hin, den nöthigen Entzündungsgrad zu setzen, um eine gutartige, productive Eiterung zu erzielen, so dienen zur Steigerung der Vitalität, wie es besonders bei Lymphgeschwülsten nothwendig wird, zunächst das Ausfüllen der Höhle mit Charpie. Dies mufs so lange wiederholt werden, bis

bis Entzündung entstanden, das Secret einen bessern Charakter angenommen und die Granulation begonnen hat. Nun wird entweder durch Druck die Verwachsung, oder durch andere dem Vitalitätsstande angemessene Mittel die Heilung bewirkt. Die Vernarbung kann endlich befördert werden durch Heftpflasterstreifen, mit denen man die Hautränder nähert, oder durch Betupfen mit Höllenstein.

Aehnliche, die Lebensthätigkeit steigernde Mittel sind die Einspritzungen von Abkochungen der *Sabina, Enula, Flammula Jovis*, versetzt mit *Tinctura Myrrhae*, schwache Auflösungen von *Sublimat* oder *Kali causticum*, *Lapis infernalis*, eine Emulsion von Terpentinöl mit Eigelb und Wasser, auch das siedende Wasser, wie bei den Lymphgeschwülsten, für welche diese Reizmittel zum Theil empfohlen worden sind, näher anzugeben ist. In neuern Zeiten ist auch zur Setzung eines Entzündungsprozesses und zur Hervorrufung des Bildungslebens von *Langenbeck* die Ligatur empfohlen worden. Sie soll besonders bei Abscessen an Theilen angewandt werden, wo man grofse Narben gern vermeidet, wie am Halse, an der Brust u. s. w. Bei Abscessen, die sich in die Tiefe unter Muskeln und Gefäfsen erstrecken, deren plötzliche Durchschneidung eine Zurückziehung der Fasern und Blutung setzen würde. *Langenbeck* bedient sich hierzu eines dünnen, bald geraden, bald mehr oder weniger gekrümmten Troicarts von verschiedener Länge, mit zweischneidiger Spitze, hinter welcher sich eine Oeffnung vorfindet, und aus einer silbernen Röhre, an deren Enden zwei Ringe zur Festhaltung sich befinden. Mit zurückgezogener Spitze soll die Röhre in die Höhle geführt, gegen die Bedeckungen des Abscesses gedrückt und mit der linken Hand festgehalten werden, während man mit der rechten Hand die Bedeckungen durchstöfst. Nachdem die Spitze mit der Oeffnung hervorragt, werden eine oder mehrere Ligaturen aus Zwirnfäden durch die Oeffnung gezogen, und das Werkzeug durch den Einstichspunkt entfernt. Die Enden der Ligatur werden nun so fest zusammengezogen und durch eine Schleife vereinigt, dafs die Wand hierdurch zusammengeschnürt wird. In Folge des Einschneidens tritt nun eine Entzündung der

Decken ein, deren Ausbreitung man durch die Dauer und den Grad der Anwendung in seiner Gewalt hat. Hat sich die Entzündung über die ganze Decke verbreitet, ist die Secretion in eine gutartige Eiterung verwandelt, sprofst Granulation hervor, so schneidet man die Ligatur durch, entfernt sie, und wendet nun Compression an. Nur selten und zwar bei Absonderung sehr dünner und copiöser Jauche ist die gänzliche Durchschneidung nothwendig, worauf die Ausstopfung durch Charpie folgen soll. Die Zukunft wird es lehren, ob dieses Verfahren ein zweckmäfsiges und zum Ziele führendes ist.

Etymologie. *Abscessus* von *abscedo*, ich gehe auseinander. *Apostema* oder *Apostasis* von ἀφιςάω, ἀφίςημι, welches gleichbedeutend mit *abscedo* ist.

Synon. von *Abscessus* sind *Apostema*, *Apostasis*, *Abscessio*, *Abscessus apostematosus*, *Stasis*, *Exitura*, *Vomica*. Deutsch. Eiterbeule, Eitergeschwulst, Eiterhöhle, Eitergeschwür, sämmtlich nicht umfassend. Franz. *Abscès*, *Abcès*, *Apostéme*, *Apostume*. Engl. *Abscefs*, *Impostumation*, *Impostume*. Dänisch. *Bylde*, *Edderbyld*. Schwed. *Bulning*, *Bulningsår*, *Varsvust*. Holländ. *Ettergezwel*, *Verzweeringe*. Russisch. *Boljatschka*. Ital. *Ascesso*, *Apostema*, *Postema*. Spanisch. *Abscesso*, *Apostema*, *Botor*. Portug. *Abscesso*, *Apostema*. *Postema*.

Litteratur:

De Leon, *(Lopez)*, Practica y Theorica de los apostemas. 1628.

Stahl, de ἀποστάσεος et ἀποςήματος *Hippocratis* differentia. Halae, 1711.

Stahl, diss. de abscessu et furunculo. Halae, 1714.

Manière d'ouvrir et de traiter les abcès à portée de la main de Chirurgie. Paris, 1765.

David, über die Eitergeschwülste, die Methode sie zu öffnen und nach den verschiedenen Theilen des Körpers zu behandeln in den: Prix de l'Academie de Chirurgie. Tom. IV. p. 119. Uebersetzt in der Gallerie der berühmtesten Wundärzte Frankreichs. Bd. I. Abtheilung 2. Lpz. 1787. S. 103 — 255.

Bell, *B.*, Abhandlung von den Geschwüren. Lpz. 1779. *Hebenstreit's* Zusätze. Lpz. 1793.

P. Clare, über die Eitergeschwülste. A. d. Engl. in der neuen Sammlung für Wundärzte. Stück I. S. 64.

P. Clare, über Heilung der Abscesse in der Sammlung der auserlesensten und neuesten Abhandlungen für Wundärzte. Stück IV. S. 127.

Mosnier, procédé opératoire nouvelle, ou du moins inusité dans le traitement des abcès et des tumeurs enkystées. Diss. Paris, an XI.

Dupuy, sur les abcès ou tumeurs purulentes en général. Diss. Paris, an XIII.

Richter's Wundarzneikunst. Bd. I.
Bell, B., Lehrbegriff der Wundarzneikunst. Bd. V.
Dictionnaire des sciences médicales. Tom. I. p. 2 — 35. Tom. VIII. p. 431 — 467. *(Heurteloup.)*
Zang, blutige Operationen. Theil I. S. 284 — 317.
Cooper, S., chirurgisches Handbuch. Bd. III.
Bernstein, J. G., praktisches Handbuch für Wundärzte. 5te Auflage. Bd. I. Lpz. 1818. p. 2.
Thomson, J., über Entzündung, aus dem Engl. von *Krukenberg.* Halle, 1820. 2 Theile.
Boyer, Abhandlung von den chir. Krankheiten, aus dem Franz. von *K. Textor.* Bd. I. S. 46.
Langenbeck, Nosologie und Therapie der chir. Krankheiten. Göttingen, 1823. Bd. II. S. 68.
Callisen, H., System der neuern Chirurgie, a. d. Lat. v. *A. C. P. Callisen.* Copenhagen, 1820. Bd. 2. S. 4.
v. Graefe und *v. Walther's* Journal für Chirurgie u. Augenheilkunde. Bd. I. S. 584. Bd. IX. H. 2. S. 219. A. L. R — r.

ABSCESSLANZETTE. Welcher Werkzeuge sich die Vorzeit und namentlich die griechischen und römischen Aerzte bedient haben, und ob zu jener Zeit schon ein Werkzeug gebräuchlich war, das mit unsern heutigen Lanzetten Aehnlichkeit hatte, ist gänzlich unbekannt. Erst bei *Abulcasem* findet man ein Instrument zur Eröffnung der Abscesse gezeichnet, welches jedoch nur eine sehr entfernte Aehnlichkeit zeigt, und Spatumile genannt wurde. Mehr Uebereinstimmung stellt ein Werkzeug bei *Paré* hinsichtlich des schneidenden Theils dar, allein die übrige Construction weicht so sehr von den jetzigen Formen ab, dafs man es kaum für das, was es seyn soll, halten kann. *Solingen* scheint der erste gewesen zu seyn, der uns eine nähere Beschreibung von einer Abscefslanzette gegeben und durch Abbildung aufbewahrt hat. Es zeichnet sich dieses Werkzeug aber durch die Gröfse von den späteren Erfindungen aus, denn die Klinge beträgt 3″ 4‴ an Länge, und zeigt an ihrem hinteren Ende eine 2″ lange, ebene, 6‴ breite Fläche, so dafs 1″ 4‴ nur für den schneidenden Theil der Klinge übrig bleiben. Der eine Rand der Spitze ist convex, der andere concav und ausgeschweift. Bei *Petit* und *Perret* finden wir erst Abscefslanzetten, welche der heutigen Form näher stehen. Sie haben haferkornförmige Klingen von 2″ 6 bis 10‴ Länge bis zur Achse, der mattgeschliffene Theil, der zum bessern Festhalten dient, nimmt davon 10 bis 14‴ ein; die Breite beträgt hier 5 bis 6‴. Die Ränder bilden nach der Spitze zu eine gewölbte Linie; das Heft besteht aus zwei Schildpattplatten von 3¼″ Länge und 8‴ Breite, und diese sind mittelst eines Stiftes und zwei Rosetten mit der Klinge verbunden. *Heister* gab eine ähnlich gestaltete, aber breitere und längere an. Diejenigen Lanzetten, deren wir uns heutigen Tages bedienen, werden mit wenigen Abänderungen, nach *Bell's* Angabe gezeichnet. Das Blatt ist von der Spitze bis zur Achse 1″ 8‴ lang, und bis zur Abrundung der Ränder, die gerstenkornähnlich, d. h. rundlich oval, eine kurze Spitze bildend, zusammenlaufen, 4¼‴ breit. In der Mitte ist das Blatt etwas stärker als an den Rändern, und daher gleichsam gewölbt, um dem Werkzeuge mehr Festigkeit zu geben, welches besonders bei tiefen Einschnitten nöthig ist. Der matte Hintertheil beträgt 9‴ an Länge. Die beiden Schalenblätter, mit denen die Klinge durch einen Stift und zwei Rosetten verbunden ist, sind 2″ und etwas darüber lang, am Vorderende 5‴ breit, hinten schmäler und quer abgesetzt.

L i t t e r a t u r:

J. L. Petit, Traité des maladies chirurgicales et des opérations, qui leur conviennent. Paris, 1774. Tom. III. Tab. 63. Fig. 3.

Perret, l'art du coutelier. Paris, 1772. Tom. II. Pl. 84. Fig. 6.

Solingen, Handgriff der Wundarznei. Frcf. 1693. Tab. 9. Fig. 3.

Heister, Institutiones chir. Tom. I. Tab. 1. Fig. 6.

Bell, Lehrbegriff der Wundarznei. Theil I. Tab. II. Fig. 5.

Krombholz, Abhandlungen aus dem gesammten Gebiete der Acologie. Prag, 1825. Theil I. p. 131. 136. 137. Tab. IV. Fig. 4. 9. 21. 22.

A. L. R — r.

ABSCHABEN. S. Abrasio.

ABSCHABER. Von welcher Beschaffenheit der ξυστὴρ des *Hippocrates* gewesen sey, ist wohl nicht genau zu bestimmen, dafs aber die damals gebräuchlichen Werkzeuge hinsichtlich der Form ganz verschieden gewesen sind, beweisen die Abbildungen, die wir bei *Andreas a Cruce*, *Paré* und selbst noch bei *Scultet* finden. Diese stellen theils gerade, theils in einem Winkel gebogene spitz auslaufende, löffelartige, meifselförmige, dreiseitige und runde, mit einem

Handgriffe versehene Haken vor. Bei *Heister* finden wir diese Werkzeuge weniger mannigfach abgebildet, und aufser einem spitzigen, ein vierschneidiges, rechtwinkliges, ein abgerundetes und ein fünfseitiges aufgezeichnet. Diese drei letzteren Formen hat man so lange beibehalten, als man von ihnen Gebrauch machte, und von dieser Art findet man sie in den Armamentarien beschrieben und in den Bestecken vorräthig.

Das fünfwinkliche, spitzige Schabeisen besteht aus einer polirten, 2''' dicken, 6''' breiten und 10''' langen Platte mit fünf Rändern und eben so vielen Winkeln und zwei Flächen. Die beiden, gleich langen, parallellaufenden Seitenränder stofsen an dem einen Ende mit einem horizontallaufenden Querrande zusammen, und bilden zwei rechte Winkel, die anderen Enden dieser Seitenränder vereinigen sich mit zwei zusammenlaufenden kürzern Rändern, und bilden den dritten und vierten, so wie diese letzteren an ihrem Vereinigungspunkte den fünften Winkel, eine scharfe Spitze. Alle diese Ränder sind nach der vorderen Fläche hin 2''' schief abgesetzt, und hierdurch wird diese um so kleiner, und jeder Rand scharf. Von der Mitte der breiteren Fläche geht in einem rechten Winkel ein stählerner, runder, 3''' langer Griffel oder Stab aus, der an seinem hintern Ende von einem runden, 4''' breiten Scheibchen umgeben, und durch einen rauhgefeilten Stift mit dem Stiele vereinigt ist. Dieser ist gleichfalls 3 Zoll lang, wird aus Ebenholz oder Horn verfertigt, und hat eine zum Festhalten bequeme Form.

Beim vierwinklichen Schabeisen stellt die schabende Fläche ein längliches Viereck vor, dessen beide längere Ränder 9''', die beiden kürzeren 6''' lang sind, und durch vier scharfe Rechtwinkel begrenzt werden.

Beim krummen, spitzigen Schabeisen bildet der schneidende Theil einen gekrümmten Stab, der in seinem Verlaufe allmählig 5 Linien breit wird. Die innere, ausgehöhlte Fläche ist glatt, die äufsere, gewölbte wird ihrer Länge nach durch einen Grath bis an die Spitze in zwei Seitenflächen getheilt. Die Seitenränder und die Spitze sind scharf. Alles übrige ist wie bei den andern Schabeisen gestaltet.

Synon. Deutsch. Schaber, Schabewerkzeug, Schabeisen, Radireisen. Lat. *Scalper rasorius, Raspator, Fricator.* Franz. *Rugine, Raspatoir.* Engl. *Scraper, Raspatory.* Ital. *Raspatore.*

Litteratur:

Andreas a Cruce, chirurgiae libr. septem. Lib. I. Fol. 32. 33. Venetiis, 1573.

Parëus, opera chirurgica. Frcf. ad M. 1594. Lib. IX. Cap. VI. p. 274.

Scultetus, Armament. chir. Frct. 1666. p. 11. Tab. VI. Fig. 3 — 10.

Heister, institutiones chir. Amstelaed. 1750. p. 145. Tab. VII. Fig. 1. 3. 4. 5.

Brambilla, Armament. chir. Viennense, 1780. p. 55. Tab. VIII. Fig. 7. 12.

Rudtorffer, Armament. chir. selectum. Wien, 1817. p. 122. Tab. IX. Fig. 2. 4. 4. A. L. R — r.

ABSCHILFERN. S. Abblätterung.

ABSCHLAGEN. S. Abmeifseln.

ABSCHNEIDEN. S. Amputation.

ABSCHUPPEN, Abhäutung, Abblätterung, *Desquamatio.* Die Absonderung der Oberhaut nach überstandenen Hautkrankheiten, besonders den acuten, maculösen und papulösen, *Scarlatina, Morbilli,* auch *Erysipelas.* Sie gehört zur vollkommenen Krise, und ist auch zur Diagnosis wichtig, weil man zuweilen das dagewesene Scharlach nur aus der nachfolgenden Desquamation entdecken kann. H — d.

ABSCHUPPUNGSTREPAN. S. Abblätterungstrepan.

ABSETZEN. S. Amputation.

ABSIEDEN. S. Abkochen.

ABSINTHIUM. S. Artemisia.

ABSOLUT nennen wir alles dasjenige, was für sich ohne Rücksicht auf etwas anderes betrachtet wird. Gewöhnlich setzt man das Absolute dem Specifischen entgegen. So sagen wir das absolute Gewicht, wenn von dem Gewicht ohne weitere Beziehung die Rede ist, specifisches Gewicht hingegen, wenn von dem Gewicht eines Körpers die Rede ist, so fern er einen bestimmten Raum einnimmt. Auf eine ähnliche Weise wird die absolute Wärme der specifischen entgegengesetzt. Statt des Wortes specifisch wird auch in andern Fällen und richtiger der Ausdruck relativ gebraucht. So setzt man dem absoluten Raume den relativen entgegen. Man läfst aber den Ausdruck absolut überhaupt weg, wenn man ihn nicht dem Relativen oder Specifischen entgegensetzt. L — k.

ABSONDERN. In chirurgischer Hinsicht bezeichnet man mit diesem Begriff das Lostrennen abgestorbener Gebilde, mögen diese Organstellen des Körpers oder Parasiten seyn, von den in ihrer Integrität gebliebenen Theilen. Diese Erscheinung kann sowohl durch die Kunst als durch die Natur herbeigeführt werden, der Prozefs, wodurch dieselbe bewirkt wird, ist immer ein Werk der letztern. Ist in andern Theilen des lebenden Körpers die Vitalität so erloschen, dafs diese Stelle dem Organismus ein Fremdartiges wird, und sind die Bedingungen, welche das Absterben unterhalten, getilgt oder erloschen; so leitet die Heilkraft jetzt den Heilungsprozefs ein, und giebt dieses Bestreben durch die Setzung einer Entzündung am Umkreise des Leblosen zu erkennen. So lange bei einer gangränösen Entzündung noch ein unmerkbarer Uebergang der Röthe in die umgebenden Theile wahrgenommen wird, ist ein Stillstand der Zerstörung noch nicht zu hoffen; sobald aber eine rothe Linie von lebhafterer Röthe als Begrenzung erscheint, kann mit Sicherheit auf einen Stillstand des Zerstörungsprozesses geschlossen werden. Es ist daher diese rothe Linie, welche auch Demarcationslinie genannt wird, als das sicherste Zeichen zu betrachten, dafs der Organismus sich nicht mehr passiv verhält, sondern reagirt, und dafs eine heilsame Steigerung der Lebensthätigkeit hierdurch sich kund thut. Durch diese Aufregung der Lebensthätigkeit wird nun an der Grenzlinie eine ulcerative Aufsaugung eingeleitet, Partikelchen der lebendigen Substanz werden unter der Erscheinung von Verschwärung an der Grenze des Abgestorbenen eingesaugt, dieses somit getrennt, und dann nach Entfernung desselben, durch eine gutartige Eiterung eine ergiebige Granulationsbildung und somit die Heilung eingeleitet und bewirkt. Die Papillen und Eiterbildung sind somit Folge und nicht Ursache der Trennung. Auch bei Parasiten, die man durch die Ligatur, das Aetz- oder Brennmittel ertödtet, erfolgt das Absondern durch die Ulceration. Das Nähere siehe in dem Artikel: Brand.

A. L. R — r.

ABSONDERUNG, *secretio*, wird die Ausscheidung gewisser Stoffe, oder die Bereitung besonderer Flüssigkeiten, aus dem allgemeinen Saft, also bei uns und allen damit versehenen Thieren, aus dem Blute, genannt.

Ist die abzusondernde Materie sehr einfach, so sind die Arterien zu ihrer Ausscheidung allein hinreichend, wie es mit dem Dunst oder dem Wasser im Zellgewebe und in den Hölen, mit der Hautausdünstung, mit dem einfachen Fett überall, und mit dem sehr ähnlichen Mark in den Knochen der Fall ist.

Sind die zu bereitenden Feuchtigkeiten etwas mehr zusammengesetzt, so finden wir sie in einfachen Drüsen oder Bälgen (*cryptae, folliculi*) abgesondert, wie den Schleim in den *folliculis mucosis*, die Hautschmiere (*sebum cutaneum*) in den Talgdrüsen (*foll. sebacei*), z. B. der Nase, des äussern Ohrs. Solche Drüsen bilden auch zuweilen Haufen (*glandulae aggregatae*), wie z. B. die *Caruncula lacrymalis*, die Mandeln und die *Peyer*schen Drüsen. Jede der kleinen Drüsen öffnet sich hier besonders; bei den Säugethieren finden wir auch wohl Beispiele, daſs sie in eine groſse gemeinschaftliche Höle, oder in einen groſsen Gang übergehen; das geschieht z. B. mit ihren Mandeln, mit den Afterdrüsen, der *Harder*schen Drüse der Nickhaut. Nur selten werden die Bälge zu langgestreckten Gängen, wohin die *Meibom*schen Drüsen gehören.

Die Thränen, der Mundspeichel, der pancreatische Saft, die Milch und die Flüssigkeit der *Cowper*schen Drüsen werden in zusammengesetzten Drüsen (*glandulae conglomeratae*) bereitet, wo die kleinen Ausführungsgänge der einzelnen Drüschen oder Drüsenkörner (*acini*) mehr und mehr zusammengehen, bis sie sich in einen oder mehrere Ausführungsgänge endigen, welche die abgesonderte Flüssigkeit ausleeren oder excerniren.

Die Galle, der Harn, der Saamen, werden in eigenthümlichen Organen bereitet, die man ihrer Absonderung wegen zu den Drüsen rechnet, deren aber jedes einen eigenthümlichen Bau besitzt, so daſs sie zu keiner der vorigen Klassen gerechnet werden können. Dasselbe gilt von der Vorsteherdrüse (*prostata*).

Die sogenannten lymphatischen Drüsen, (*glandulae conglobatae*), oder Gefäſsknäuel der einsaugenden Gefäſse, gehören nicht hieher, und wird von ihnen bei diesen Gefäfsen die Rede seyn.

In den frühesten Zeiten dachte man sich die Absonderung zu einfach, indem man sie als ein Ausseihen aus dem Blute betrachtete, so dafs das Absonderungsorgan ein Sieb (*colatorium*) wäre, das gewisse gröfsere oder kleinere, schwerere oder leichtere Theilchen aus dem Blute durch eigene Poren ausliefse. Man dachte sich auch wohl das Blut in den verschiedenen Gefäfsen verschieden, indem man namentlich auf die Winkel sah, in welchen sie von ihren Stämmen entspringen, z. B. die innere Saamenpulsader in dem spitzesten, die Nierenpulsadern im geraden Winkel u. s. w. Allein man mufste von dem Allen späterhin den Ungrund einsehen, besonders in den neueren Zeiten, wo man fand, dafs nicht die abzusondernden Stoffe, sondern nur ihre entfernteren Bestandtheile im Blut vorhanden sind, und wo man zugleich den Nerveneinflufs auf die Absonderungsorgane erkannte, der so grofs ist, dafs die mildeste Feuchtigkeit dadurch zum Gifte werden kann. Man fing nun an, die Absonderung als eine Wechsel- oder Zusammenwirkung des absondernden Organs und des Bluts zu betrachten, so dafs dieses für jenes zugängiger wird, und unter steter Nerveneinwirkung ihm gewisse Theile entzieht, und andere sich von ihm entziehen läfst. Selbst bei der einfachsten arteriellen Absonderung im Zellgewebe, darf man diese nicht als blofses Werk der Gefäfse betrachten, sondern mufs man die Einwirkung der in dem Zellgewebe befindlichen Flüssigkeiten anerkennen.

In dem Menschen ist nur ein sicheres Beispiel, wo eine Absonderung aus venösem Blut geschieht, nämlich der Galle aus dem Blute der Pfortader; ohne dafs jedoch dadurch alle Bereitung der Galle aus dem Blute der Leberarterie geläugnet wird. *Jacobson* machte aber die interessante Entdeckung, dafs bei den Amphibien und Fischen auch der Harn aus venösem Blute, nämlich der zuführenden Nierenvenen (*venae renales adferentes*) bereitet werde; er wollte es zwar auch von den Vögeln behaupten, allein so leicht es ist, sich bei den Amphibien und Fischen von der Wahrheit seiner Beobachtung zu überzeugen, so ist es mir doch durchaus unmöglich gewesen, bei den Vögeln so etwas zu finden. — Man könnte im Grunde aber fragen, ob nicht in allen zusammengesetzteren Organen die Absonderung da geschieht, wo Arterien und Venen und absondernde Gefäfse zusammentreten; dafs also die Venen überall zur Absonderung mitwirken können, indem sie mit verschiedener Kraft und Geschwindigkeit aus den Arterien aufnehmen.

Den näheren Vorgang bei der Absonderung kennen wir nicht, doch scheint überall, wo etwas Zusammengesetzteres gebildet werden soll, auch in dem Organ dazu eine gröfsere Zusammensetzung nothwendig. Wasser und Fett, die aus dem Blute der Arterien selbst enstehen, können auch daher überall vorkommen; ich habe sogar zwischen den Häuten der beiden Harnleiter einer Hyäne sehr viel Fett abgelagert gefunden; ich habe eine grofse Menge Wasser zwischen den Lamellen der harten Hirnhaut, wo sie die rechte Hälfte des Gehirns überzog, angehäuft gesehen. Eine wäfsrige Feuchtigkeit, deren Absonderung an einer Stelle unterdrückt wird, kann auch daher sehr leicht durch die wäfsrige Absonderung einer andern Stelle ersetzt werden. Die eigenthümlichen Flüssigkeiten können nur in ihrem Organ erzeugt werden, und kein anderes kann vicariiren, obgleich man dies zum Theil sehr mit Unrecht angenommen hat. Wenn in der Leber keine Galle bereitet wird, so häufen sich die Stoffe, aus denen sie bereitet wird, im Blut an, und werden mit dem *serum* überall hin abgesetzt; allein die chemischen Analysen haben gezeigt, dafs das gelbe *Serum* keine wirkliche Galle enthält: die konnte nur in der Leber entstehen. Man hat die lächerliche Erzählung, dafs einem enthaltsamen Mann Saamen in den flachen Händen gebildet sey u. dergl. m., allein wenn die Hoden nicht mehr Saamen bereiten, wie könnte dies die Haut thun? Wäre so etwas möglich, so bedürfte es der Verschiedenheit der Organe gar nicht.

Die mehrsten Absonderungsorgane sind das ganze Leben hindurch ununterbrochen in Thätigkeit; einige sind jedoch nur für eine bestimmte Periode thätig, wie die Hoden, die Brüste. Die letzteren fangen in der Regel viel früher an, sich zu entwickeln, doch sind sie gewöhnlich nur von Zeit zu Zeit thätig, und hören auch gewöhnlich viel früher auf, es zu seyn, doch hat man Beispiele, das sie selbst im höheren Alter durch den Reiz des Saugens wieder zum Absondern der Milch gebracht sind, wie sie auch auf ähnliche Weise zuweilen bei Menschen und Thieren männlichen Geschlechts abgesondert haben.

Berzelius (Djurkemi 2. p. 234.) hat darauf aufmerksam gemacht, dafs erstlich alle abgesonderten Flüssigkeiten einen sie characterisirenden Stoff enthalten, in dessen chemischem Verhalten man deutlich eine Spur von Faserstoff oder Eiweifsstoff findet, wie den Gallenstoff in der Galle, den Käse in der Milch, die eignen Stoffe im Saamen, im Speichel, in den Thränen u. s. w., selbst im Harnstoff. Zweitens, dafs diese neugebildeten Stoffe in demselben Wasser aufgelöset sind, welches vorher die Bestandtheile des Bluts auflöste, und daher dieselbe Menge unorganischer Bestandtheile, z. B. Kochsalz enthält, als das Blutwasser selbst. Der Natrumgehalt richtet sich am öftersten nach der Menge des Eiweifses, oder des eigenthümlichen (characterisirenden) Stoffs, und das caustische Natrum scheint diesen Stoffen ganz und gar anzugehören. Drittens, in den excrementitiellen Stoffen ist dies Natrum mit einer Säure verbunden, oft mit einem Ueberflufs derselben, z. B. in der Milch, in dem Schweifs, in dem Harn. Diese freie Säure enthält stets Knochenerde und zuweilen auch etwas Eisen aufgelöfst. Viertens, keine abgesonderte Flüssigkeit ist concentrirter als das Blut; einige sind eben so wasserhaltig, wie die Galle und der Speichel; andere sind mehr verdünnt, wie die Thränen.

K. Aug. Sig. Schultze (Systematisches Lehrbuch der vergleichenden Anatomie. Erste Abtheilung. Berlin. 1826. 8. S. 135.) hat kürzlich dem einen dieser Punkte sehr bestimmt widersprochen, so dafs ich seine eigenen Worte anführe: „Den Satz von *Berzelius*, dafs die abgesonderten Flüssigkeiten, welche noch einen Dienst im Körper leisten, alcalisch seyen, und nur die zur Ausstofsung aus dem Körper bestimmten, namentlich der Urin, die Ausdünstungsmaterie und die Milch sauer — habe ich bei keinem

Thiere bestätigt gefunden. Ich erlaube mir diesen Widerspruch gegen einen so grofsen Chemiker nur nach langer Prüfung und mehr als hundertfachen Versuchen. Dieselbe Flüssigkeit ist in der einen Thierspecies sauer, in der andern alcalisch, in der dritten indifferent, ohne dafs sich hierüber bis jetzt, wie es mir scheint, ein allgemeines Gesetz aufstellen liefse."

Man weifs auch, wie noch jetzt bei den neuesten Chemikern der Ausspruch über den Pancreatischen Saft und andere Flüssigkeiten verschieden ist, so dafs der Eine etwas sauer nennt, was der Andere für alcalisch erklärt. Offenbar mufs hier also eine Abweichung statt finden. *Tiedemann* in seinem neuen Werke über die Verdauung glaubt, dafs die gestörte Nerveneinwirkung (Schwäche) eine sonst saure Flüssigkeit alcalinisch machen könne. Der Magensaft aber scheint wohl umgekehrt desto saurer, je unkräftiger die Nerven auf den Magen wirken, so dafs auch jene Erklärung schwerlich genügen kann. Es sind wahrscheinlich eine Menge Ursachen, die raschere Bereitung, die längere oder kürzere Ruhe des Bereiteten, Veränderungen des Bluts u. s. w., die hier einwirken, vorzüglich krankhafte Zustände, die oft zu unbedeutend seyn können, um sich kund zu geben. Manche Krankheiten verändern bekanntlich die Flüssigkeiten sehr, wie die Ausdünstung u. s. w. Auf ein geringes Ueberschlagen zur Säure oder zum Alcali mag auch sehr wenig ankommen, und die Physiologen legen zum Theil, wie es scheint, zu viel Werth darauf.

Einige abgesonderte Feuchtigkeiten sammeln sich in eigenen Behältern an, wie z. B. die Galle, der Saamen, der Harn, doch ohne eine allgemeine Nothwendigkeit, da vielen Thieren einzelne oder alle solche Behälter fehlen. Thiere, welche immerfort verdauen, lassen die Galle unaufhörlich in den Darm fliefsen, und bedürfen daher eigentlich keiner Gallenblase; aber auch dem Menschen scheint der Verlust derselben wenig oder gar nicht nachtheilig zu seyn, worüber mehr bei diesem Organ. Der Mangel des Harnbehälters wird ihm dagegen unendlich lästig. Gewöhnlich heben solche Behälter die Flüssigkeiten nicht blofs auf, sondern diese werden in ihnen concentrirt, und ein Theil ihres Wassers wird zu andern Zwecken wieder eingesogen.

Flüssigkeiten, die einmal abgesondert sind, werden nie wieder ganz eingesogen. Man glaubte wohl ehemals, der Saamen würde bei keuschen Menschen wieder eingesogen, allein bei wahrer Keuschheit, d. h. wo die Phantasie auf andere Dinge gelenkt ist, wird wenig oder gar kein Saamen abgesondert. In der Brunst der Thiere, wo sie blind ihren Drang befriedigen, ist wahrlich nichts einzusaugen, und die Thiere magern ab, und dennoch sind hier die sogenannten Erscheinungen des eingesogenen Saamens. Es ist aber nichts als der allgemeine Orgasmus. So ist von der Einsaugung des Nervensafts gesprochen, aber wir kennen keine andere Feuchtigkeit in den Nervenhüllen als Wasser. Bei der Gelbsucht, ist es, wie schon oben bemerkt ward, keine Galle selbst, welche im Blutwasser ist, und wenn es vorkäme, so wäre es etwas Krankhaftes, wie auch in den Fällen, wo sich bei verschlossenen Harnleitern, der Harnstoff im Blut anhäuft, und nun überall mit dem Blutwasser abgesetzt wird. Es ist auch kein Sinn darin, dafs etwas abgesondert werden sollte, um wieder eingesogen zu werden; allein ehe etwas ausgestofsen wird, wird das Brauchbare demselben zuvor noch entnommen.

Die Quantität der abgesonderten Materie mag aber so grofs seyn, als sie will, so übertrifft sie doch wenigstens nicht die des eingeführten Stoffs; ein anderes Verhältnifs könnte ja auch nur sehr kurze Zeit bestehen und müfste bald eine Auszehrung hervorbringen. Bei der Harnruhr ist der Durst nicht zu stillen, und die Menge des abgesonderten Harns übertrifft nicht die Menge des genossenen Getränks. Es ist daher unbegreiflich, dafs *J. D. Herholdt* in einer Schrift, worin er selbst die achtzehn Jahre lang gespielten Betrügereien der *Rachel Herz* beschreibt (Auszüge aus den über die Krankheiten der *Rachel Herz* 1807 — 26 geführten Tagebüchern. Kopenhagen, 1826. 8.), die grofse Menge der von ihr täglich ausgeleerten Flüssigkeiten zugiebt. Die Kranke hatte nämlich in den drei Jahren 1822 — 24 aus der Harnblase, der Scheide und durch Erbrechen 113,005 Unzen, also täglich 103 Unzen ausgeleert, und *Herholdt* giebt dies zu, weil er nicht begreifen kann, wer der Kranken so viel Wasser hätte heimlich zutragen können. Als ob die schändliche Betrügerin, die sich selbst die Luft in die Scheide blies, die sich Jahrelang gelähmt stellte, und wenn sie sich unbeachtet glaubte, umherging, und auf die man gar keinen Verdacht hatte, als ob diese nicht selbst des Nachts sich so viel Wasser herbeiholen konnte, wie sie nur wollte. Wäre aber auch die Schwierigkeit der Erklärung viel gröſser, so wird dadurch eine Unmöglichkeit niemals möglich werden.

Ignaz Döllinger, Was ist Absonderung und wie geschieht sie. Würzburg. 1819. 8. R — i.

ABSORBENTIA, *Medicamenta,* Mittel, welche die Säure in den ersten Wegen einzusaugen und zu neutralisiren vermögen, so daſs dadurch ein Mittelsalz entsteht, und die Wirkung der Säure auf die Organe der Verdauung und die Nerven aufgehoben wird. Man bedient sich dazu theils der erdigten Mittel, *Magnesia* und Kalkerde (am liebsten der animalischen, *Lapides* oder *Chelae Cancrorum, Conchae praeparat.* oder *Creta, Aqua Calcis*), bei hartnäckigen Fällen selbst Thonerde (*Bolus, Terra sigillata*), theils der alcalischen Salze, *Natrum, Kali, Ammonium* und ihrer Präparate, z. B. der Seife, welche *Boerhave* vorzüglich liebt; auch der alcalischen Schwefelpräparate, z. B. *Hepar Sulphur. calcar. et kalinum.* Am liebsten bedient man sich der *Magnesia,* weil sie sich im Magen völlig auflöſst und ein abführendes Mittelsalz bildet; da hingegen die Kalkerde mit Säuren einen unauflöslichen Körper, einen Gyps, bildet, der zuletzt bei anhaltendem Gebrauche wirkliche Concremente im Darmkanal erzeugen kann. In alten Zeiten übertrieb man ihren Gebrauch, und wendete selbst Korallen, Perlen und Edelsteine, kostbar und nutzlos, dazu an.

Aber die erdigten Mittel dienen nicht bloſs zur Absorption der Säure in den ersten Wegen. Auch bei Krankheiten, wo man den Charakter der Säure in den zweiten Wegen und den Secretionen wahrnimmt, werden sie mit Nutzen gebraucht. Daher die Anwendung der Kalkerde bei *Rhachitis, Gicht, Calculus.* Ferner besitzen die erdigten Mittel eine beruhigende, die Sensibilität, wenigstens der Magen- und Darmnerven, herabstimmende Kraft, daher sie bei zarten Kindern als sehr gute *Antispasmodica* dienen (der ehemals häufige Gebrauch des *Pulvis Marchionum* gründete sich hierauf). Und endlich sind sie, wahrscheinlich aus der nämlichen Ursache, sehr wirksame Mittel zum Stopfen bei Diarrhöen, besonders Kalkerde und noch kräftiger Thonerde.

H — d.

ABSORBENTIA VASA. S. Einsaugende Gefäfse.

ABSORPTIO. S. Einsaugung.

ABSPANNUNG. Wird gebraucht, um einen Zustand von Schwäche entweder eines Theils oder des Ganzen auszudrücken.

Synon. *Atonia, Adynamia,* Erschlaffung. H — d.

ABSTEMMEN. S. Abmeifseln.

ABSTERBEN (*Isolatio*) einzelner Glieder, besonders der Finger, eine vorzüglich von *Reil* (s. dessen Archiv 8. Bd. S. 59 — 66) zur Sprache gebrachte seltsame Erscheinung, die im gemeinen Leben bekannt genug ist, und gewöhnlich durch ein Todtseyn der Theile ausgedrückt wird. Einzelne oder alle Finger, ganz oder an der innern Seite, seltener die Fufszehen, die Nase, die Ohrläppchen werden blafs und kalt, und verlieren die Empfindung, ja, wovon ich mich selbst überzeugt habe (s. meine Physiologie B. 1. S. 199. II. 1. S. 62. Anm.), bluten nicht, wenn man hineinschneidet. Gewöhnlich von selbst, sonst durch Reiben, kehrt bald das Gefühl, die Röthe und die Wärme zurück, und nun fängt die früher geschnittene Stelle an zu bluten.

Es kommt dieser Zustand besonders in Theilen vor, die früher durch Frost gelitten haben, auch nach *Reil* als Folge der Altersschwäche, oder bei herannahendem Tode. Ich habe es öfters bei jüngeren Personen gesehen, und es scheint mir eine plötzliche Nervenlähmung, so dafs der abgestorbene Theil für eine kurze Zeit von der Verbindung mit dem übrigen Nervensystem eben so ausgeschlossen ist, als er durch ein um den Nerven gelegtes Band seyn würde. Sehr wichtig für die Physiologie scheint mir die Herrschaft, welche der Nerve hierbei auf die Blutgefäfse ausübt. *Reil* macht auch darauf aufmerksam, dafs auch wahrscheinlich innere Organe eben so des Nerveneinflusses beraubt werden können, und daſs mancher plötzliche Todesfall dadurch zu erklären seyn würde. Er unterscheidet auch daher mit Recht diesen Zustand vom Krampfe, für den er wohl oft genommen seyn mag.

Ich weiſs keinen bessern Kunstnamen dafür, als den von mir gewählten der Isolation; wem dies zu bestimmt scheint, der kann es als eine schnell verlaufende Paralyse betrachten. R — i.

ABSTERBEN in chirurgischer Beziehung heiſst das Erlöschen der Lebensfunctionen an einem Theile des Organismus. Bedingt kann dasselbe werden durch alle Potenzen, die eine heftige Entzündung zu setzen vermögen, welche am allerhäufigsten als Vorläufer bemerkt wird, und durch zu groſse Aufregung die Vitalität erschöpft, oder auch durch Hemmung des Einflusses der beiden Hauptfactoren des Lebens, der Nerven- und Gefäſsthätigkeit. Jene wird in ihrem Einflusse unterbrochen durch länger bestehende Lähmungen, Genuſs mancher Gifte, wie z. B. des Mutterkorns u. s. w., diese wird beschränkt in ihren Aeuſserungen durch Druck, Unterbindung von Hauptstämmen, Verknöcherung der Wandungen, Herzkrankheiten u. s. w. Selbst bei Entziehung dieser Lebensbedingungen stellt sich häufig Entzündung vor dem Absterben ein. Manche caustische Mittel, wie Salpetersäure, Schwefelsäure, gebrannter Kalk, caustisches Kali u. s. w. zerstören die Organisation gleichfalls unmittelbar, ohne erst Entzündung zu setzen. Die Kennzeichen des Absterbens und die Erscheinungen, welche dasselbe begleiten, werden in dem Capitel über den Brand angegeben werden. Auch braucht man den Ausdruck Absterben bildlich bei gewissen Zuständen, die Folge eines krampfhaften Leidens sind, und wo einige Lebenserscheinungen in ihrer Aeuſserung unterdrückt werden, z. B. wenn bei der Ohnmacht oder bei Krämpfen die Extremitäten, Lippen, Nasenspitze, Wangen u. s. w. kalt und bleich werden, der Puls unterdrückt oder nicht fühlbar ist. Hier ist ein gebundener Zustand der Lebenserscheinungen vorhanden, die wieder zurückkehren, sobald das Hinderniſs ihrer Aeuſserung gehoben ist. A. L. R — r.

ABSTERGENTIA. Diejenigen äufsern Heilmittel, wodurch Wunden von fremdartigen darin befindlichen Körpern gereinigt, bösartige Wunden in gutartige verwandelt werden, nennt man Abstergentien. In den frühern Zeiten, wo man so gern bei jeder Wunde Pflaster und Salben anwandte, war die Zahl derselben sehr grofs; in der neuern Chirurgie aber, als man sich von ihrer Nutzlosigkeit, ja sogar Schädlichkeit überzeugte, hat man sie auf Wasser, als Reinigungsmittel der Wunden, und einige indifferente Salben reducirt.

Synon. Abfegende, reinigende Mittel. Lat. *Abstersiva. Abluentia. Detergentia. Detersiva. Depurantia.* Griech. *Ῥύπτοντα. Ἀποπλύνοντα.* Franz. *Remedes abstergents, detersifs.* Holl. *Afagende middelen.*

Litteratur:

v. *Graefe's* und v. *Walther's* Journ. f. Chirurg. u. Augenheilk. Bd. IX. Heft 2. p. 177. Berlin, 1826.

E. Gr — e.

ABSTOSSEN. Das Abstofsen eines Körpers gegen den andern ist eine Erscheinung, welche deutlich unter den elektrischen und magnetischen Erscheinungen hervorgehet. Wir bemerken, dafs der Nordpol eines Magnets den Nordpol eines andern Magneten abstöfst, und dagegen den Südpol anzieht, und eben so, dafs der Südpol eines Magneten den Südpol eines andern Magneten abstofst und den Nordpol anzieht. Eben so bemerken wir, dafs ein positiv elektrisirter Körper einen positiv elektrisirten abstöfst, hingegen einen negativ elektrisirten anzieht, und eben so, dafs ein negativ elektrisirter Körper einen negativ elektrisirten abstofst und positiv elektrisirten anzieht. Aus diesem folgt das Naturgesetz für diese Naturerscheinungen: Gleichnamige Elektricitäten und Magnetismen stofsen sich ab, ungleichnamige ziehen sich an.

Viele Abstofsungen der Körper, welche man in der Natur bemerkt, sind nur scheinbar, und rühren wirklich von der Anziehung her. Ein mit Fett oder Bärlappsaamen bestrichenes Kügelchen von Wachs, wird von dem Rande eines Gefäfses, worin Wasser ist, scheinbar abgestofsen, weil Wasser von dem Rande des Glases angezogen wird, und dort in die Höhe steigt, aber nicht so an dem Rande jenes Kügelchens, weil die Theilchen des Wassers einander stärker anziehen, als sie von einem fettigen Körper angezogen werden. Das Wachskügelchen rollt also gleichsam von dem Wasserberge am Rande des Gefäfses herab. Eben so tritt Quecksilber vom Rande eines gläsernen Gefäfses zurück, weil die Quecksilbertheilchen sich einander stärker anziehen, als sie vom Glase angezogen werden. Nur allein die Erscheinungen der Elasticität scheinen die Annahme einer zurückstofsenden Kraft nöthig zu machen, denn sie lassen sich nicht aus der Anziehung erklären, ohne viele andere Hypothesen und Voraussetzungen zu Hülfe zu nehmen.

L — k.

ABSTOSSEN in chirurgischer Beziehung heifst die Lostrennung abgestorbener, dem Organismus fremd gewordener Organe und Theile, in sofern man sich den Organismus hierbei thätig denkt. Siehe: Abblätterung, Absondern.

A. L. R — r.

ABSUD. S. Abkochen.

ABSÜSSEN. S. Aussüfsen.

ABTRAGUNG DES TARSUS. Unter der Abtragung des *tarsus*, welches Wort in der neuern Zeit eine beschränktere Bedeutung bekommen hat, als es bei den Alten der Fall war, versteht man verschiedene Operationen, sowohl die Exstirpation des Tarsus, d. h. des Augenlidknorpels, als die Ausrottung des Augenlidrandes.

I. Exstirpation des Tarsus.

Diese Operation, welche keinesweges mit der Ausrottung des Augenlidrandes zu verwechseln ist, ward schon früh von *Aetius* (Tetr. II. Serm. III. c. 66.), später von *Bartisch* (Augendienst. Sulzbach, 1683. 4. p. 201.) geübt, und ist in der neuern Zeit von *Saunders* sehr empfohlen worden; sie zerfällt in die partielle und gänzliche Abtragung des *tarsus (exstirpatio totalis et partialis tarsi)*, und besteht nicht in der Entfernung des blofsen Augenlidrandes, der vor dem *tarsus* liegt, sondern in der Abtragung eines Theils des *tarsus* oder des ganzen Körpers desselben. Diese Operation findet ihre Indication in einer gänzlichen Metamorphose des *tarsus*, sie bestehe in Einschrumpfung oder in einer verkehrten und verwachsenen den Bulbus reizenden Stellung.

Man hat die Abtragung des *tarsus* auf verschiedene Weise zu erreichen gesucht. In der frühesten Zeit (*Aetius*, *Bartisch*) entfernte man den *tarsus* durch schneidende Instrumente, allein als man später den blutigen Eingriff zu fürchten anfing, schlug man vor (*Kortum*), den *tarsus* mit Höllenstein zu einer Brandborke zu ätzen, und das Abfallen durch Digestiva zu befördern. In der neuern Zeit trat *Saunders* (1811) mit der Idee einer gänzlichen Ausschälung des *tarsus* hervor. Durch eine zwischen dem Augapfel und das Augenlid gebrachte Horn- oder Silberplatte, durchschnitt er bei angespannter Palpebra nach der Richtung des *tarsus* über den Wurzeln der Cilien die Haut, präparirte so vorsichtig als möglich die äufsere Oberfläche des *tarsus* los, und durchschnitt dann mit der grofsmöglichsten Schonung die Thränenpunkte, die Palpebralconjunctiva und die Theile an denen der *tarsus* noch festsafs. Die immer aus der Schnittwunde hervorwuchernden, ziemlich grofsen fast schwammartigen Granulationen, wurden durch Aetzmittel zerstört, und die Blutung nach der Operation durch kaltes Wasser gestillt.

Diese Operationsweise fand erst in *Graefe* wieder einen Vertheidiger; wenn derselbe auch keineswegs wie *Saunders* auf die gänzliche Entfernung des *tarsus* dringt, so entfernt er doch ohne Bedenken so viel als nöthig von dem ganzen Palpebralrand, um den Bulbus von seinem lästigen ihn reizenden brennenden Augenlidrande zu befreien.

Graefe empfiehlt zur Abtragung des *tarsus* folgende Encheirese (die epidemisch-contegiöse Augenblennorrhöe Aegyptens, von Dr. *C. F. Graefe.* Berlin, 1823. Fol. p. 129 §. 253.)

Nachdem man den Augenlidrand innerhalb des zu exstirpirenden Theiles zwischen ein hierzu gefertigtes Züngelchen, das sich von der *Blömer*schen Augenpincette nur durch gröfsere Stärke des Körpers unterscheidet, gefafst hat, zieht man das Augenlid hinreichend vom Augapfel ab, spannt hierbei den *tarsus* in nöthige Grade, und schneidet dann vermöge der von *Graefe* hierzu angegebenen Scheere (s. Augenscheeren), deren eine Platte an die innere, die andere an die äufsere Seite des Augenlidrandes gelegt wird, den erforderlichen, die Haarwurzeln enthaltenden Theil, in der Richtung vom äufsern Augenwinkel nach dem innern regelmäfsig hinweg. Wollte man die Incision am innern Augenwinkel anfangen, und dieselbe nach dem äufsern fortführen, so würde dies durch den Nasenrücken bedeutend erschwert werden. Die Scheere mufs, um den Kranken von vorn zu operiren, für das linke Auge in die rechte, und für das rechte in die linke Hand genommen werden; für wen die letztere Haltung störend ist, der kann die Excision auch an jedem rechten Augenlide mit der rechten Hand verrichten, sobald er sich, bei etwas stark zurückgebogenem Kopfe des Kranken, nicht vor, sondern hinter denselben stellt.

Die nach der Operation eintretende Blutung, welche als aus der Ciliarpulsader kommend, oft nicht gering ist, wird durch kaltes Wasser gestillt. Tritt eine heftige entzündliche Reaction ein, so mufs der antiphlogistische Heilapparat seine Anwendung finden. Der Verband sey einfach, und die Heilung werde allein den Naturkräften überlassen; nur wenn die Vernarbung spät eintreten will, mufs die Kunst eingreifen. Dafs die von *Graefe* angegebene Encheirese die einfachste, den Kranken am wenigsten peinigende ist, leuchtet von selbst ein; und zugleich werden durch dieselbe sämmtliche Zwecke erreicht, welche man durch noch so complicirte mühsame und schmerzhafte Eingriffe nur erreichen kann.

Die partielle Exstirpation oder Abtragung des *tarsus* kommt sehr selten vor, indem man sich zur Heilung des partiellen Entropium oder der partiellen Trichiasis der partiellen Ausrottung des Augenlidrandes bedient. Soll jedoch der *tarsus* theilweis entfernt werden, so geschieht das nach denselben Regeln der Kunst, nach welchen der Augenlidrand entfernt wird; siehe hierüber das Weitere bei der „Ausrottung des Augenlidrandes." In der neuesten Zeit hat jedoch *Weller* zur Heilung sehr schlaffer Entropien mit wirklicher Verlängerung des Augenlidrandes, durch Ausdehnung der Interpalpebralligamente folgende partielle Entfernung des *tarsus* empfohlen. Mit dem *Benedicti*schen Thränensackmesser entfernt er die Wucherungen an der umgestülpten Palpebralfläche so tief als möglich, und trägt dann in der Mitte des Augenlides den *tarsus* in einer Länge von ohngefähr zwei Linien so ab, daſs die äuſsere Kante des Augenlidrandes unverletzt bleibt. Nach dieser Abtragung, oder vielmehr um deutlicher zu seyn, Ausschneidung eines Tarsaltheiles, reponirt er das Augenlid, und erhält es durch seine Pflasterstreifen bis zur Heilung in der Normallage. *Weller* will hiermit sehr glücklich gewesen seyn.

II. Ausrottung des Augenlidrandes.

Diese Operation besteht bloſs in der Abtragung des Hautstreifens, welcher vor dem *tarsus* liegt, als des Theils, wo die Augenwimpern zu wuchern pflegen, in der Absicht, um jede Rückkehr der Trichiasis, *Distichiasis* u. s. w. unmöglich zu machen. (S. diese Artikel, wo die *Indication* zur Abtragung des Augenlidrandes gelehrt werden.) Diese Operation riethen schon *Heister*, *Gendron* und *Kortum*; in der neuesten Zeit ist sie durch *Jäger* und *Schreger* wieder in die Praxis gekommen, und seit jener Zeit vielfach geübt und modificirt worden.

Auch diese Operation zerfällt in die totale und partielle Abtragung des Augenlidrandes.

Jäger giebt folgende Encheirese zur Vollziehung der totalen Abtragung des Augenlidrandes.

Eine nach Wölbung des Augenlides geformte Hornplatte, nach Art der von *Himly*, *Saunders* u. a. angegebenen, wird zwischen das kranke Augenlid und dem Bulbus gebracht, und das erstere durch Hin- und Herschieben der Hornplatte so weit als möglich über denselben angespannt. Hierauf wird mit einem kleinen sehr starkbauchigem Scalpell eine Incision ein bis zwei Linien vom Augenlidknorpel entfernt, aber mit demselben parallel laufend, von einem Augenwinkel zum andern durch die Palpebralhaut mit Vermeidung der Thränenpunkte so tief geführt, als es nöthig ist, um das getrennte schmale Hautstück mit den darunter gelegenen Cilien und ihrem Wurzelboden dicht vor dem *tarsus*, welcher nicht verletzt werden darf, abzupräpariren. Da die Hauptabsicht bei der Operation ist, die Wurzeln der Cilien mit ihren Zwiebeln hinwegzunehmen, so darf der erste Schnitt nicht zu nahe am Augenlidrande geführt werden, weil man sonst leicht die Cilien durchschneiden, und einen Theil davon zurücklassen würde. Jetzt hebt man den getrennten Hautstreifen mit den darunter liegenden Cilien mittelst einer scharfen Pincette auf, und trennt ihn vollends durch flach geführte Scalpellzüge. *Schreger* gab ein ähnliches Verfahren an; nach ihm wird der Rand des Augenlides mit den Fingern straff angespannt, mit einem kleinen bauchigen kurzen Scalpell eine Linie über dem Rande der Cilien, mit denselben parallel laufend, die Haut eingeschnitten, und der Schnitt senkrecht geendigt; das eingeschnittene Stück wird dann mit einer Hebepincette etwas angezogen, und nun der ganze Rand durch kleine Messerzüge abpräparirt, und das Ende, womit das Abgetrennte mit dem Augenlide noch in Verbindung stand, vollends durchschnitten. Ist die Blutung gestillt, so suche man genau in Erfahrung zu bringen, ob noch einzelne Cilienwurzeln zurückgeblieben sind. Man kann sich hierzu der Lupe bedienen, und wird die zurückgebliebenen Cilien als kleine schwarze Punkte leicht erkennen. Diese müssen gleich durch das Messer entfernt werden, wenn man nicht später zur Anwendung von Aetzmitteln seine Zuflucht nehmen will. Ein grofser Vortheil für den Operateur, ein gröfserer für den Kranken ist es jedenfalls, wenn zur Vollziehung der Operation die Scheere, nicht aber das Scalpell genommen wird, weshalb auch schon *Beer* dieselbe in dieser Absicht benutzte. Kann man auch mit dieser operirend den *tarsus* verletzen, oder wohl gar theilweis mit abtragen, so hat das nichts auf sich.

Die partielle Abtragung des Augenlidrandes ist von *Saunders* und *Schreger* bei partiellen Entropien zur Entfernung der Hautstücke, welche die Wurzeln der einwärts gewendeten Haare enthalten, vollzogen worden. *Saunders* bedient sich hierzu seiner Platte, auf welcher er das nöthige Stück ausschneidet, *Schreger* nahm hierzu eine *Cooper*sche Scheere.

Die in Rede stehende Operation ist in den letzten Jahrzehenden hauptsächlich durch die allgemeinere Verbreitung der contagiösen Ophthalmie, in Folge deren so häufig Entropien zurückbleiben, sehr nöthig geworden, da die Excision eines Stückes aus der äufsern Augenlidhaut bei dieser Krankheit nichts zu helfen pflegt.

Synon. Abtragung des Augenlidknorpels. Ausrottung des Augenlidrandes. *Exstirpatio tarsi.* Franz. *Exstirpation du tarse.* Engl. *Amputation of the tarsus.* Ital. *Estirpazio del tarso.* Holl. *Uitrocying van de tarsus.*

Litteratur:

Kortum, de trichosi. Frcf. ad Viadrum, 1724. 4.

Saunders, Treatise on some practical points relating to the Disseases of the Eye. London, 1811. 8. p. 53.

Schreger's Grundrifs d. chirurg. Operation. 1819. p. 109.

C. Graefe's Bericht über das klinische Institut zu Berlin. Sechste Folge. 1821. p. 3. 18.

Desselben Epidemisch-contagiöse Augenblennorrhöe Aegyptens. Berlin, 1823. Fol. p. 129.

C. Weller's Krankheiten des menschlichen Auges. 3te Auflage. Berlin, 1826. 8. p. 104. 105.

Dissert. sistens Diagnosin et curam radicalem Trichiasis, Distichiasis nec non Entropii, auct. *Chr. Hosp.* Viennae. abgedruckt in

J. Radius, Scriptor. ophthalmologic. minor. Lips. 1826. 8. Tom. I. p. 181.

H. Hardey, sur le trichiasis etc. Guillié biblioth. ophthalmologique. Tom. I. Fasc. 3. p. 101—116. Paris, 1820. v. A — n.

ABUTILON. S. Sida Abutilon.

ABWASCHUNG. S. Ablution.

ABWEICHEN, Provinzialausdruck für Diarrhöe. S. Diarrhöe.

ABZAPFEN, der Wortbedeutung nach bekanntlich das Ablassen einer Flüssigkeit aus einem Behältnisse durch das Ausziehen eines Zapfens; daher eine unpassende Benennung in heilkünstlicher Beziehung, wo man das Ablassen einer regelwidrig angesammelten und eingeschlossenen Flüssigkeit aus einer natürlichen, oder aus einer erst krankhaft gebildeten Höhle des Körpers durch eine, mittelst eines scharfspitzigen Instruments gemachte Oeffnung, darunter versteht. In dieser weitern Bedeutung wird der Ausdruck gebraucht für die Operation des Ausleerens einer jeden krankhaft angesammelten, wäfsrigen, serös-eitrigen, blutigen Flüssigkeit aus umschlossenen Höhlen des Körpers durch chirurgische Kunsthülfe, z. B. bei dem Wasserkopfe, der Rückgratspalte, dem Wasserauge, der Brustwassersucht, der Eiterbrust, der Herzbeutelwassersucht, der Bauchwassersucht, dem Wasserbruche und selbst bei der Harnverhaltung. (S. die sämmtlichen Artikel.)

Vorzugsweise und am gewöhnlichsten begreift man aber mit dem Ausdrucke — Abzapfen — die Entleerung krankhaft angesammelter Flüssigkeiten aus der Bauchhöhle, und wendet dieses chirurgisch-operative Heilmittel besonders bei der Bauchwassersucht, auch wohl bei der Luftgeschwulst oder Windsucht, Trommelsucht an. (S. d. Artikel.) Hier also zuerst das Abzapfen in dieser engern Bedeutung.

I. Abgekommen von dem barbarischen Verfahren in frühern Zeiten, — mittelst des Glüheisens entweder in den Nabel, oder seitwärts einen Theil der Bauchwandung einzubrennen, dann in den Brandschorf ein- und bis in die Höhle durchzuschneiden (*Hippocratiker*), oder mittelst des Messers durch mehrere Schnitte (*Celsus*, *Galen*) oder mittelst eines Aetzmittels (*Thevenin*) eine Oeffnung zu machen, beides viel zu langsame und viel schmerzhaftere Verfahrungsweisen, — verrichtet man gegenwärtig diese Operation mit gröfserer Leichtigkeit und Schnelle, und mit so geringem Schmerze, dafs die Kranken sie kaum empfinden, woher es denn auch kommt, dafs die nach jetziger Weise einmal Operirten eine zweite und öftere Abzapfung fast nie mehr scheuen. — Das vorzüglichste Instrument zu dieser leichten Operationsmethode ist der Trokar (s. d. Artikel), dessen Erfinder vielleicht durch *Rhaze's* Verfahren — durch einen Stich mittelst einer langen Nadel die Oeffnung zu machen — auf die Idee eines solchen gekommen seyn mag.

Vorausgesetzt, dafs die Gegenwart des Wassers oder überhaupt einer Flüssigkeit in der Höhle des angeschwollenen, stark ausgedehnten Unterleibes richtig erkannt, das Abzapfen angezeigt, auch der Kranke von der Operation unterrichtet ist und seine Einwilligung dazu gegeben hat, so sind dann folgende Punkte zu berücksichtigen:

1) einige zur Operation erforderliche Bedürfnisse. Dahin gehört: a) der schon erwähnte in einer Röhre steckende Trokar; b) eine etwas lange Knopfsonde; c) in Ermangelung eines eigens dazu bestimmten Gürtels (nach *Monro* oder *Brünninghausen*) eine lange breite Binde, oder ein gehörig langes Hand- oder Betttuch, welches dem Kranken

um den Bauch gelegt, sowohl während des Abzapfens durch allmähliges Zusammenziehen zu einem Gegendrucke, als auch nach der Operation, um den erforderlichen Druck fortzusetzendes Mittel dient; d) ein Gefäfs zum Auffangen und ein gröfseres zum Eingiefsen der abgezapften Flüssigkeit; e) ein wenig Oel zum Bestreichen des Trokars und der Röhre; f) ein kleines mit einfacher Salbe bestrichenes Charpiebäuschchen und ein Stückchen Heftpflaster; g) eine Compresse und, in Ermangelung eines der obengenannten Gürtel, eine breite lange Zirkelbinde. Aufser diesen Gegenständen ist auch ein Gehülfe erforderlich; einige bedürfen derer zwei und mehrere.

2) Die Lage des Kranken bei der Operation. Nach einigen berühmten Aerzten sitzt derselbe auf einem *Stuhle*, etwas nach vorn gebeugt; nach andern, besonders neuern und nicht minder berühmten Praktikern soll derselbe in der halben Rückenlage im Bette schief nach derjenigen Seite hin, wo das Wasser abgezapft werden soll, und gegen den Rand des Bettes liegen; der Kopf liegt dabei etwas höher, und die Schenkel werden leicht gegen den Unterleib gebogen. Jede dieser Lagen ist für den besondern Fall zu empfehlen. Ist der Kranke noch genug bei Kräften, so ist es wegen des leichtern Abfliefsens vorzuziehen, dafs derselbe sitzt, weil überdies in dieser Lage die Flüssigkeit in der Bauchhöhle dann mehr nach unten und vorn sich senkt, die Eingeweide aber mehr nach hinten gedrängt, und beim Einstechen des Trokars eher vor einer Verletzung gesichert werden. Wenn hingegen der Krankheitsgrad und die Schwäche eine solche Höhe erreicht haben, dafs der Kranke nicht zu sitzen vermag, so mufs derselbe im Liegen gezapft werden.

3) Die Stelle, wo die Oeffnung gemacht wird. Die Meinungen der berühmtesten Wundärzte sind darüber getheilt. Man wählte in der senkrechten Mittellinie des Bauches: a) den Nabel (die *Hippocratiker, Celsus, Galen*), von Alters her und von einigen neuern Wundärzten (*Simps, Schaufufs, Brünninghausen*) als am meisten geeignet, empfohlen. Nur dann, wenn der Nabel blasenförmig ausgedehnt hervorragt und die Oeffnung durch einen leichten

Lanzettstich gemacht werden kann, wie Ref. an verschiedenen Personen bereits 16 Mal das Abzapfen auf diese Weise verrichtete, ist der Nabel am besten zum Einstich zu wählen. b) Die *linea alba*, sowohl, im seltenern und besondern Falle, oberhalb des Nabels, zwischen diesem und der Herzgrube (*Brünninghausen*, bei einer hochschwangern Frau), als auch und gewöhnlich unterhalb desselben, zwischen dem Nabel und der Schaambeinverbindung, oder bestimmter, drei Querfinger breit unter dem erstern. Auch diese Stelle, als die dünnste der Bauchwandung, wurde schon von den Aerzten früherer Zeit (*Paul Aegineta, Lanfranchi*), und neuerlich von einigen berühmten Engländern (*Cline, Cooper*) empfohlen; wogegen andere (*Mondini, Paré, Bell*) die leichte Verletzung der Bauchschlagader beim Einstich an dieser Stelle, ferner die blofs sehnige Beschaffenheit der *linea alba* und die schwierigere Heilung der Stichwunde in solchen Theilen, dafs diese Stelle demnach weniger geeignet sey, nicht mit Unrecht erinnerten. — Zweitens wurden die Seiten des Bauches, sowohl von ältern als auch neuern Aerzten, zur Oeffnung gewählt. Nach einigen 3 — 4 Querfinger breit zur Seite und unterwärts des Nabels (*Paul Aegineta*); nach andern gerade der Punkt, wo zwei Linien sich kreuzen, von welchen die eine horizontal vom Nabel gegen den Rücken, und die andere vom untern Rande der letzten falschen Rippe zu dem Hüftbeinkamm gezogen wird; endlich (*Lisfranc*) die Mitte einer Linie, welche ½ Zoll unter dem Mittelpunkte von der senkrechten Bauchlinie ab- und zum vordern obern Hüftbeinstachel geht. — Am gewöhnlichsten und sichersten macht man jetzt den Einstich zur Seite des Bauches, und wählt den Mittelpunkt einer in Gedanken vom Nabel bis zum vordern obern Hüftbeinstachel gezogenen Linie, meistens auf der linken Seite, wenn die Schwappung deutlich wahrnehmbar ist, und angeschwollene, verhärtete Eingeweide, z. B. Milz u. s. w., den Einstich hier nicht verbieten, was durch eine genaue Untersuchung sich ergeben mufs. Findet indessen das Gegentheil Statt, ist die Schwappung auf der rechten Seite deutlicher, die Leber nicht angeschwollen oder verhärtet und nicht vorliegend fühlbar, so ist der

Einstich auf der rechten Seite vorzuziehen. — Erweiterte, oberflächlich liegende und deutlich sichtbare Blutadern müssen nicht verletzt werden.

4) Das chirurgische Kunstverfahren bei dem Einstiche und der Entleerung der Flüssigkeit. Ist der Kranke in die angegebene passende Lage gebracht, der Punkt, wo der Einstich gemacht werden soll, durch einen Eindruck entweder mit dem Nagel des Fingers bestimmt, oder vielleicht, wie Einige rathen, mit Dinte genau bezeichnet, so wird zu dem Behufe eines anzuwendenden Druckes die Binde (das Hand- oder Betttuch, oder der Gürtel) breit um den Bauch herumgelegt, so, dafs die beiden Enden durch den Gehülfen hinten fest zusammengehalten werden können. Man fafst, stehend oder sitzend, wie es im vorliegenden Falle am bequemsten ist, den in der Röhre steckenden Trokar, beide mit Oel bestrichen, mit der rechten Hand so, dafs der Griff quer in derselben, der Zeigefinger dieser Hand der Länge nach an der Röhre, mit seiner Spitze ungefähr anderthalb Zoll von der Spitze des Instruments entfernt liegt, wodurch zugleich das meistens erforderliche Maafs für die Tiefe des Einstichs angemerkt ist. Der hinten stehende Gehülfe drückt während dessen mit beiden flach aufgelegten Händen den Leib des Kranken von beiden Seiten gelinde zusammen, wodurch die Flüssigkeit mehr nach vorn, die Eingeweide dagegen zurückgedrängt und vor einer Verletzung mehr gesichert werden. Mit fester Hand, weder zu rasch noch mit zu grofser Kraftanwendung, stöfst man die auf den bezeichneten Punkt senkrecht (d. h. gegen den Bauch) eingedrückte Spitze des Trokars etwas drehend und ein wenig schief nach oben durch die gesammte Bauchwandung und bis an die Spitze des aufliegenden Zeigefingers, wobei ein eigenes momentanes Gefühl eines mangelnden Widerstandes deutlich erkennen läfst, dafs die Spitze in der Bauchhöhle selbst sey. Zwischen dem Daumen und dem Zeigefinger der linken Hand hält man nun die Röhre fest, läfst ein Gefäfs unterhalten und zieht den Trokar heraus; auch kann man die Röhre zwischen dem Zeige- und Mittelfinger, den Rücken der Hand gegen den Kranken gekehrt, halten, um den Daumen frei zu haben und zum Auf-

drücken auf die Oeffnung der Röhre und zum Verschliefsen derselben gebrauchen zu können, welches von Zeit zu Zeit geschehen mufs, damit das Wasser nur absatzweise abfliefse, die Entleerung nicht zu schnell erfolge, und der durch dasselbe bisher Statt gefundene innere Druck gegen die Blutgefäfse und Eingeweide, besonders nach oben gegen das Zwerchfell und die Brusthöhle nicht plötzlich aufhöre, welches für den Kranken gefährlich werden könnte. Aus dem eben genannten Grunde zieht der Gehülfe die Bauchbinde hinten mehr zusammen, um dem schon angedeuteten Zwecke zu entsprechen, hält dabei abwechselnd mit der linken Hand allein die Enden der Bauchbinde fest, um gleichzeitig mit der rechten noch einen gelinden Druck auf die rechte Seite des Kranken zu machen, welchen der Arzt ebenfalls mit seiner freien rechten Hand auf der linken Seite des Kranken dann unterstützt, um so alle Flüssigkeit gegen die Oeffnung hinzuleiten.

Mit der Abnahme der Flüssigkeit in der Bauchhöhle erfolgt der Abflufs langsamer und in geringerer Menge; öfters legen sich Theile der Eingeweide, des Netzes, der Gedärme, vor die innere Oeffnung der Röhre, wodurch der Abflufs gänzlich gehemmt wird. Im erstern Falle sucht man durch Veränderung der Lage, durch Vor- oder Zurückbeugung des Kranken, durch ganz gelindes Drücken und Streichen des Bauches von hinten nach vorn; im letztern Falle aber durch Einbringen der Knopfsonde in die Röhre und durch sanftes Zurückdrücken des vorliegenden Theiles, den Abflufs zu befördern und die Flüssigkeit möglichst ganz auszuleeren. Letzterer Umstand hat die Veranlassung gegeben, dafs man sogenannte gefensterte oder zur Seite durchlöcherte Röhren gebraucht, wodurch der Abflufs, wenn ein innerer Theil auch die Endöffnung verschliefst, dennoch ungehindert erfolgen kann.

Ist die Flüssigkeit ausgeleert, so zieht man die Röhre mit der rechten Hand sanft drehend heraus, wobei die, dieselbe zwischen sich haltenden Finger der linken Hand gleichzeitig zum Zurückdrücken der Bauchhaut dienen. Auf die Wunde legt man das mit Salbe bestrichene Charpiebäuschchen, befestigt dieses mit dem Heftpflaster, legt darüber die

Compresse, und, zur Fortsetzung eines mäfsigen Druckes, um den Leib die Binde oder den Gürtel. Da nach der Entleerung der Flüssigkeit der Bauch gewöhnlich zusammengefallen und die Bauchwandung sehr dünn und erschlafft ist; so benutzt man, ehe die Binde angelegt wird, auch wohl diesen Zeitpunkt zur Manual-Untersuchung der Beschaffenheit der Eingeweide, ob Geschwülste, Verhärtungen u. s. w. wahrnehmbar sind, um den Grund der Krankheit vielleicht genauer kennen zu lernen. — *Cooper* empfiehlt gleich nach dem Abzapfen ein mit Weingeist angefeuchtetes Stück Flanell auf den Bauch und darüber die Binde zu legen. Andere rathen kräftige, zusammenziehende, aromatische, spirituös-ölige Mittel sanft in den Unterleib einzureiben, z. B. den *Spiritus Serpylli, matricalis, camphoratus, Theden's* Wundwasser u. dergl., wobei der Kranke in horizontaler Lage sich befindet. Zur Erquickung kann diesem etwas versüfster Wein gereicht und er selbst in sein Bett zur Ruhe gebracht werden, mit Kopf und Brust etwas erhöht. — Die kleine Wunde schliefst sich gewöhnlich in 24 Stunden.

Es ereignet sich zuweilen auch der Fall, dafs die Flüssigkeit aus dem Grunde nicht fliefst, weil sie zu dick, eitrig oder gallertartig, oder weil sie in mehreren kleinen Säcken enthalten ist. Im erstern Falle mufs dann eine gröfsere Röhre eingebracht werden; im letztern ist nichts anders zu thun, als nach einigen Tagen an einer andern Stelle des Bauches, wo man Schwappung fühlt, eine neue Oeffnung zu machen, wenn überhaupt diese Stelle zu einem Einstiche geeignet ist. — Sollte beim Einstechen des Trokars eine Arterie oder eine gröfsere Vene verletzt worden seyn, und nach dem Herausziehen der Röhre eine heftige Blutung erfolgen, so bringt man ein mit Oel bestrichenes Ende Wachslicht, welches so dick wie die Röhre ist, drehend ein, und läfst dasselbe zwei bis drei Tage darin stecken, wornach es wieder behutsam herausgenommen wird. Ein elastisches Bougie kann zu demselben Zwecke benutzt werden.

Die von *Decker* versuchte Entleerung des Wassers mittelst eines, drei Finger rechts vom Nabel eingestochenen und am Rande des queren Bauchmuskels ausgeführten Haarseils, möchte als ganz unzweckmäfsig wohl nicht weiter versucht werden. — In dem mehrmals schon vorgekommenem Falle eines mit der Bauchwassersucht gleichzeitig vorhandenen Scrotalbruches hat man die Entleerung des Wassers durch Eröffnung des Brustsackes vollführt. — Auch durch die Mutterscheide haben mehrere (*Henkel, Watson, Bishop, Callisen* u. A.) das Abzapfen unternommen. Man legt der Kranken, um das Wasser noch mehr in das Becken hinabzudrängen, eine Bauchbinde, oder besser, von oben herab einige Gänge der Zirkelbinde an, und bringt sie in die halbe Rückenlage. Auf dem mit Oel bestrichenen und in die Scheide eingebrachten Zeigefinger der linken Hand wird die Röhre eines etwas gekrümmten Trokars, des *Flurant*schen, eingeführt, mit der Oeffnung gegen die Mitte der Scheide, besonders an die durch das Wasser am meisten hervorragende und angespannte Stelle gesetzt, dann der Trokar mit der rechten Hand in die Röhre gebracht und behutsam durchgestochen. Nach Zurückziehung desselben wird mit der Entleerung nach der oben angegebenen Weise verfahren. — Bei gleichzeitig vorhandenem und hervorragendem Scheidenvorfalle wird in diesem mit dem Bistouri ein kleiner Einschnitt gemacht, dann das mit der Flüssigkeit gefüllte Bauchfell ebenfalls vorsichtig eingestochen, und eine dünne Röhre, oder der weibliche Katheter eingelegt. — Auch durch den Mastdarm mittelst des *Flurant*schen Trokars ist das Abzapfen von *Allon* und *Malacarne* wenigstens vorgeschlagen worden. Es müfste hier nach gänzlicher Entleerung der Harnblase auf dem beölten und in den Mastdarm eingebrachten Zeigefinger der linken Hand die Röhre eingeführt, mit der Oeffnung nach oben und etwas nach vorn gegengesetzt, und diese Stelle mit dem zuletzt eingebrachten Trokar durchstochen werden.

Bei der sogenannten Sackwassersucht (s. d. Artikel) findet die oben angegebene Verfahrungsweise des Abzapfens ebenfalls Statt, mit dem Unterschiede, dafs, da hier die Geschwulst begrenzt ist, demgemäfs die Stelle des Einstichs gewählt werden mufs. Wo nämlich am untersten Theile der Geschwulst die Schwappung am deutlichsten ist, da wird mit einem etwas starken Trokar der Einstich gemacht. Besteht die Geschwulst aus mehreren kleinen Säcken, so macht man nach *Le Blanc* und *Hedenus* mit einem dünnen Trokar mehrere Einstiche, oder drückt nach *Zang* nach der Entleerung der einen Zelle die nächstliegenden nach einander gegen die Röhre und durchsticht sie mit dem wiedereingeführten Trokar. — Sollte beim Einstechen des Trokars der Sack ausweichen, so räth *Weinhold*, denselben mit einem Häkchen gegen die Mündung zu fixiren, und ihn durch einen eingebrachten dünnern und längern Trokar zu durchstechen. — Durch ein Aetzmittel die Eröffnung bei der Sackwassersucht zu bewirken, wurde von *Chopart* und *Desault* deshalb vorgezogen, weil dadurch der Sack allmählig gelöfst und abgesondert würde. — Das Abzapfen einer im Bauchfelle enthaltenen Sackgeschwulst wird nach *Richter* durch den Einstich mittelst des Trokars bewirkt; man läfst die Röhre so lange liegen, bis der Sack sich zusammengezogen hat, erweitert dann etwas den Stich, und bewirkt durch Eiterung eine radicale Heilung. — Bei der Wassersucht des Eierstocks wird das Abzapfen eben so, wie bei der Sackwassersucht verrichtet, nämlich mit einem etwas dicken Trokar (weil die Flüssigkeit hier gewöhnlich klebrig und dick ist) an der untersten am meisten schwappenden Stelle der Geschwulst. — Auch während der Schwangerschaft wird im Falle einer Bauchwassersucht das Abzapfen mit Nutzen unternommen. Man wählt dann zum Einstich des Trokars jedesmal die passendste Stelle, wo Schwappung deutlich wahrgenommen wird.

Um nach dem Abzapfen des Wassers nach einer irrigen Vorstellung eines Theils die krankhaft secernirende Thätigkeit zu vermindern und zu hemmen, andern Theils die Resorbtion zu vermehren und einer neuen Ansammlung vorzubeugen, riethen und versuchten mehrere Aerzte, *Brunner*, *Warwik*, *Ramsden* u. A., reizende Einspritzungen, letzterer z. B. eine Mischung aus gleichen Theilen Portwein und Wasser, in die Bauchhöhle, und *Hales* machte gar den Vorschlag, auf jeder Seite des Bauches mittelst des Trokars einen Einstich zu machen, und, während auf der einen Seite das Wasser ausfliefst, durch die andere Röhre die Einspritzung zu machen. Allein nach allen diesen Versuchen entstand Entzündung und Brand, und es erfolgte der Tod, aus dem natürlichen Grunde, weil die eigenthümliche Beschaffenheit des, die Bauchhöhle und fast sämmtliche darin befindliche Organe umkleidenden Bauchfells, so fremdartige Einwirkungen und Reize bekanntlich nie verträgt, weshalb dergleichen Versuche für immer unterlassen werden müssen.

Auch während der Schwangerschaft wird im Falle einer Bauchwassersucht das Abzapfen mit Nutzen unternommen. Man wählt zum Einstich diejenige Stelle, wo eine deutliche Schwappung fühlbar ist, als die passendste. Nach *Maclean* wird die Gebärmutter mit beiden Händen eines Gehülfen nach hinten zurückgedrückt, und an der linken Seite in der gewöhnlichen, oben bezeichneten Stelle, ein Einstich gemacht. *Bonn* räth, vorher in die Bauchhaut einen Einschnitt zu machen, und dann das Bauchfell behutsam zu durchstechen. Nach *Scarpa* wird auf der linken Seite des Bauches, zwischen dem äufsern Rande des obern Endes des geraden Bauchmuskels und dem vordern Rande der falschen Rippenknorpel, der Trokar eingestochen.

Das Abzapfen bei der Windsucht, nach *Callisen* nur zulässig, wenn die angesammelte Luft wirklich in der Bauchhöhle aufserhalb der Gedärme enthalten ist, wodurch für den Kranken dieselben beschwerlichen Zufälle, wie bei einer Wasseransammlung, herbeigeführt werden können, wird auch auf dieselbe Weise, wie bei der letztgenannten Krankheit, verrichtet. *Benj. Bell* empfiehlt hier zum Einstich einen nur dünnen Trokar; *Cooper* dagegen zieht einen vorsichtigen Einstich mittelst der Lanzette in die *linea alba* und dann durch das Bauchfell vor. Auch hier mufs ein mäfsiges Zusammendrücken des Bauches mittelst einer breiten Bauchbinde während des Entweichens der Luft und nach der völligen Entleerung derselben immer Statt finden. Ist der Darmkanal selbst so sehr mit Luft angefüllt, dafs dadurch beschwerliche Zufälle und Gefahr für den Kranken entstehen, so unternimmt man auch hier die Operation des Abzapfens, wie Ref. in solchem Falle nach dem Vorschlage und im Beiseyn unsers berühmten *Graefe* mit dem gewöhnlichen Trokar einmal selbst sie verrichtet hat. *Mothe* und *Zang* empfehlen zu diesem Behuf einen langen, dünnen Tro-

Trokar mit gefensterter Röhre, welcher in der linken Bauchseite, im Mittelpunkte einer vom vordern Ende der zweiten falschen Rippe zu dem vordern obern Hüftbeinstachel gezogenen Linie 4 bis 5 Zoll eingestochen, und wodurch das *Colon descendens* bestimmt getroffen und eröffnet wird. *Levrat* bediente sich einer Nadel, die in einer 15 Linien langen Röhre befindlich ist; mit dieser durchstach er links zwischen dem Nabel und dem vordern obern Hüftbeinstachel die Bauchwandung, und öffnete so zugleich den Dünndarm. — Wenn gleich das Abzapfen der Luft in der Windsucht bisher für dis Lebensdauer des Kranken von gar keinem günstigen Erfolge war, und obgleich vielleicht kaum ein einziger Fall vorhanden ist, dafs nach dieser Operation ein Mensch genesen wäre, so ist dieselbe doch in dringenden, schmerzhaften und gefährlich werdenden Zufällen ein momentanes und grofses Linderungsmittel, und mufs sie daher, wo sie angezeigt ist, nicht unterlassen werden.

Soll in der Bauchwassersucht das Abzapfen wiederholt werden, so wird der neue Einstich jedesmal etwas entfernt von der Narbe des erstern, neben oder unter derselben gemacht, weil sonst durch ein oftmaliges Durchstechen in oder zu dicht neben demselben Punkte, an dieser Stelle die Bauchwandung zuweilen hart, gleichsam callös und sehr schmerzhaft wird.

Die Wiederholung des Abzapfens mufs nie zu lange aufgeschoben werden, sondern sobald als sich eine hinreichende, den Bauch zu dieser Operation nur einigermafsen ausdehnende Menge Flüssigkeit wieder angesammelt hat, mufs dieselbe auf gleiche Weise wieder verrichtet werden. Wie nur zu oft die Verspätung der Anwendung dieses, wenn auch für sich nicht radicalen Heil-, doch immer sehr wichtigen und nie unversucht zu lassenden Palliativmittels daran Schuld seyn mag, dafs das Abzapfen nicht öfter einen heilsamen Erfolg hat, wovon zuweilen wohl der Grund darin zu liegen scheint, dafs mancher Arzt zu rein Mediker ist, dagegen von dergleichen wichtigen chirurgischen Heilmitteln zu wenige Kenntnifs, und von deren Anwendung und Nutzen folglich auch zu wenige Erfahrung hat; so ist die oftmals verspätete Wiederholung des Abzapfens gewifs auch ebenfalls die Ursache, dafs diese Operation nicht häufiger heilsamere und dauerhafte Wirkungen hat. *Desault* zapfte dergleichen Kranke gewöhnlich wöchentlich einmal, und mehrere genasen nach zwei- bis dreimaliger Wiederholung dieser Operation. Es ist bewunderungswürdig, wie oft das Abzapfen an einem und demselben Individuum wiederholt worden ist, z. B. nach *Schmucker* bei einer 60jährigen Frau 52 Mal, nach *Mead* 60 Mal, nach *Callisen* 100 Mal und nach *Letham* gar 155 Mal. Ref. zapfte eine 44jährige Frau in 14 Monaten 26 Mal, und jedesmal einen vollen Eimer. Sobald die von neuem angesammelte Wassermenge anfing lästig zu werden, drang diese Frau mit Ungeduld auf Wiederholung des Abzapfens. Wenn also durch diese Operation, oft wegen nicht mehr zu beseitigender Krankheitsursachen, organischer Fehler, Eingeweideverhärtungen u. s. w., auch bei weitem nicht in allen Fällen, wie bei *Desault*, Genesung erfolgt, so ist es schon erfreulich und belohnend genug, durch dieselbe das Leben eines theuern, vielleicht unersetzbaren Familiengliedes eine Zeitlang verlängert zu haben.

Nicht überflüssig macht *Mérat* auf einen Umstand aufmerksam, nämlich auf das sorgfältige Abtrocknen und Reinigen des Trokars, besonders der Röhre, nach der Operation, weil das Instrument sonst rostet und für den nächsten Fall nicht zu gebrauchen seyn könnte. Er empfiehlt zum Abtrocknen der Röhre, einen Docht von Baumwolle durchzuziehen, dann denselben so lange am Feuer zu halten, bis er ganz heifs ist, auch vor dem andern Tag den Trokar nicht in die Röhre zu stecken.

Der gebräuchlichste technische Name für das Abzapfen des Bauches ist: *Paracentesis abdominis*, von dem griechischen *παρα*, durch, neben, und *κεντεω*, ich steche, also *παρακεντεω*, ich durchsteche, folglich die Durchstechung, oder, wie einige Schriftsteller unpassend meinen, Durchbohrung des Bauches. Andere verstehen unter *παρα*, zur Seite, und in der Zusammensetzung mit *κεντζω*, ich steche seitwärts oder zur Seite, folglich: Seitenstich, welcher Ausdruck indessen den dadurch zu bezeichnenden Begriff zu eng umfafst, in sofern zum Zwecke des Abzapfens der Bauch nicht allein in der Seite, sondern, wie oben erörtert worden ist, auch noch an mehreren andern Stellen den Einstich erleiden kann. Und in sofern nach der Etymologie des Wortes — *Paracentesis* — weder eine Beziehung auf den Theil, welcher durchstochen wird, noch auf den Zweck des Ein- oder Durchstichs inbegriffen ist; so kann der einzelne Begriff als Name für die Eröffnung des Unterleibes Behufs der Wasserentleerung auch keinesweges allein genommen werden. Es ist daher auch nicht richtig, wie *Mérat* meint (*Diction. des Scienc. médic.* Artikel *Paracentèse*), dafs der Gebrauch die Benennung *Paracentesis* nur auf die Eröffnung des Bauches eingeschränkt habe, und man dürfe sie nicht auch auf die Eröffnung der Brust beziehen, welche mit dem Namen *Empyema* bezeichnet wurde. *Empyema*, Eitererguſs in die Brusthöhle oder Eiterbrust (s. d. Artikel) ist der Name eines bestimmten krankhaften Zustandes der Brust, und keinesweges der, einer chirurgischen Operation; es ist also ganz falsch, den Namen der Krankheit auch für das dagegen anzuwendende Heilmittel, hier für die Operation, zu gebrauchen. —

Synon. Lat. *Punctio, Punctura abdominis*, Bauchstich, ein generischer und nicht ganz bestimmter Begriff für die Operation des Abzapfens. Franz. *La Paracentèse, Ponction de l'abdomen, l'ouverture du ventre* scheint für diesen Gegenstand nicht mehr gebräuchlich, und nur für die Oeffnung der Bauchhöhle bei Leichenöffnungen und in der Anatomie angewandt zu werden. Engl. *Perforation of the Belly, Paracéntesis*. Ital. *la Punzione di ventre, la Paracentesi*. Holl. *Buik-opening, Buik-steeking*.

Litteratur über Abzapfen des Bauches. Die besten Quellen sind auch hier die Lehrbücher der gröfsten Meister unserer Kunst: *Richter*, Anfangsgr. Th. 5. *B. Bell*, Lehrbegriff. Th. 2. *Sabatier*, Lehrbuch. Th. 1. *Callisen*, System. Th. 2. *Bernstein*, prakt. Handb. Bd. 3. *Cooper*, Handb. Bd. 3. *Schreger*, Grundrifs. Th. 1. Aufser diesen:

Ackermann, Dissertatio de paracentesi abdominis. Jen. 1787.

Reil, Dissert. de paracentesi abdominis frequentius instituenda, Halae, 1791.

Spiritus, Disquisitio variae rationis paracentesin abdominis instituendi. Jenae, 1794.

Sachtleben, Klinik der Wassersucht. Danzig, 1795.

Combalusier, Pneumato-pathologia s. tractatus de flatulentis humani corporis affectionibus. Paris, 1747.

Mothe, über die Trommelsucht. Neue Sammlung auserlesener Abhandlungen für praktische Aerzte. Bd. 1. 1815.

Zang, Darstellung blutiger heilkundiger Operationen. Th. 3.
Dictionnaire des Sciences Médicales. Tom. XXXIX. 1819. Artikel *Paracentèse.*

Nächstdem kommt am gebräuchlichsten und in engerer Beziehung vor:

II. Das Abzapfen der Brust. Es hat die durch künstliche Eröffnung der Brust bewirkte Entleerung der in ihrer Höhle regelwidrig angesammelten Flüssigkeiten, als: Wasser, Eiter, Blut, Luft, Chylus und Chymus, zum Zweck. Das Nähere über diese durch Krankheiten und mancherlei Verletzungen entstehende Körperzustände selbst, findet man in den Artikeln: Brustwassersucht, Eiterbrust, Blutergiefsungen, Luftanfüllung oder Emphysem der Brust, Ergiefsung des Nahrungssaftes und des Speisebreies, wo auch die wesentlichen Kennzeichen angegeben sind.

Auch diese chirurgische Operation erlitt seit *Hippocrates* bis auf gegenwärtige Zeit mancherlei Abänderungen und Verbesserungen. Sein und seiner nächsten Nachfolger, später indessen auch von *Paré* und *Severin* empfohlenes Kunstverfahren, bei der Brustwassersucht die dritte Rippe, von unten gezählt, mit einem Hohlbohrer anzubohren, möchte jetzt wohl keine Anwendung mehr finden. Jedoch brachte *Löffler* unlängst dasselbe, als gegen die Verletzung der Intercostalarterie sicherer, mit der Abänderung wieder in Vorschlag, in zwei verschiedenen Zeiten zu operiren, nämlich nach gemachtem Hautschnitt zuerst mittelst des Trepans in der Rippe eine Oeffnung zu machen, und später, oder am folgenden Tage die Pleura zu öffnen. Noch weniger möchte die früher von *Hippocrates, Leonidas, Paul Aegineta* theils angeführte, theils verrichtete Eröffnung der Brust mittelst des Brenneisens, oder aber des *Bontius, Thevenin's, Bromfield's* Methode, durch ein aufgelegtes Aetzmittel und dann spätere Durchstechung des Brandschorfs, jetzt noch versucht werden. Auch das Verfahren der Griechen und Araber, nach vorher gemachtem oder unterlassenem Hautschnitt, die Brustwandung mittelst des Phlebotoms, eines Scalpells, oder eines Trokars zu durchstechen, verdient nur noch der historischen Erwähnung. Alle jene Methoden stehen der jetzt allgemein üblichen, der Eröffnung durch Schnitt, bei weitem nach.

Nach völliger Ueberzeugung von der schädlichen Ueberfüllung der Brusthöhle mit irgend einer Flüssigkeit, und nach gehöriger Vorbereitung des Kranken, hat man vor der Operation zunächst auf folgende Punkte das Augenmerk zu richten.

1) Auf die zur Operation erforderlichen Gegenstände. Dahin gehört: a) ein gewöhnliches gerades, und, im Fall es gebraucht würde, auch ein Knopf-Bistouri; b) eine kleine silberne, für diesen Zweck bestimmte Röhre; c) ein schmales leinenes, an beiden Seitenrändern ausgefädeltes einen Zoll breites Bändchen, und 15 bis 18 Zoll lang, auch Seton genannt, und einige Charpiebäuschchen; d) eine einfache breite, mit mehreren kleinen Löchern versehene Compresse und einige vierseitige mehrfach zusammengelegte Decklappen; e) das sogenannte Scapulair oder die Schulterbinde, welche zweckmäfsiger ist, als die von *Hofer* hierzu in Vorschlag gebrachte Binde. — Aufser diesen Gegenständen ist ein kleines flaches Gefäfs, eine blecherne Schale oder dergleichen zum Auffangen der ausströmenden Flüssigkeit erforderlich; einige empfehlen dabei ein Kartenblatt dicht gegen die Oeffnung zu halten, um den Ausflufs fortzuleiten; ferner ist aus Fürsorge eine kleine Spritze bei der Hand zu halten. Endlich bedarf man zweier Gehülfen.

2) Auf die Lage des Kranken bei der Operation. Er liege fast horizontal im Bette, mit der kranken Seite schief gegen den Rand desselben, den Arm möglichst nach vorn und gegen die entgegengesetzte gesunde Seite hin haltend. Durch eine weiche runde Unterlage unter der gesunden oder der nicht zu öffnenden Seite, wird dem Körper eine etwas gebogene Lage gegeben, wodurch die zu öffnende Seite eine Ausdehnung und mehr Wölbung erhält, die Rippen mehr von einander entfernt und die Zwischenräume derselben etwas erweitert werden.

3) Auf die Stelle zur Eröffnung der Brust. Wenn in einem Rippenzwischenraume eine erhobene Stelle sichtbar und an dieser eine Fluctuation deutlich fühlbar ist, — ein gar nicht seltener Fall, — so mufs immer dieser Punkt als der passendste zur Eröffnung gewählt werden. Aufserdem aber, und wo es auf Wahl ankommt, sind die berühmtesten

Aerzte in der Bestimmung des Eröffnungspunktes sehr verschiedener Meinung gewesen. Man wählte und öffnete alle Zwischenräume von der vierten Rippe, von oben gezählt, an bis den untersten, ein Beweis, dafs, wenn es darauf ankommt, die Eröffnung auch ohne Furcht in allen den genannten Zwischenräumen Statt finden kann. — *Hippocrates* bestimmt den Raum zwischen der 3ten und 4ten falschen Rippe, von unten gezählt, auf der linken Seite, und rechts den, zwischen der 4ten und 5ten; nach ihm mehrere neuere französische Wundärzte, z. B. *Sabatier*, *Pelletan* u. A.; *Chopart* und *Desault* noch eine Rippe tiefer. Das Zählen von unten ist indessen nicht sicher, weil die unterste falsche Rippe meistens gar nicht zu fühlen ist. Sicherer zählt man von oben, und von da gezählt bestimmte *Paulus* den Raum zwischen der 5ten und 6ten, *Freteau* rechts zwischen der 9ten und 10ten, links zwischen der 10ten und 11ten, *B. Bell* zwischen der 6ten und 7ten, und dieser möchte rechts in den meisten Fällen auch die passendste Stelle seyn; links aber sicherer zwischen der 7ten und 8ten Rippe.

Die Bestimmung der Eröffnungsstelle im Verhältnisse von vorn nach hinten ist ebenfalls verschieden angegeben worden. Nach *Paulus* ungefähr am Ende des ersten Drittheils der sechsten Rippe; nach andern 4 bis 5 Querfinger von dem untern Winkel des Schulterblattes, ein beweglicher, veränderlicher und unsicherer Bestimmungspunkt; nach *Dionis* und *Heister* 4 bis 6 Querfinger vom Rückgrat entfernt; nach *Belloste* mehr nach hinten dem Rücken zu; nach *B. Bell* und andern berühmten Männern am zweckmäfsigsten in der Mitte zwischen dem Brustbeine und dem Rückgrat. — Kann man wegen äufserlicher Geschwulst oder wegen Fettheit der Brust die Rippen nicht genau zählen, so macht man die Oeffnung 4 bis 5 Querfinger breit über dem untern Rande der Brust.

4) Auf die Operation selbst. Sie zerfällt in fünf Akte, a) den Hautschnitt, b) den Muskelschnitt, c) die Eröffnung der Pleura, d) die Entleerung der Flüssigkeit und e) den Verband.

a) Den Hautschnitt zu machen, empfehlen nach der Vorschrift des *Hippocrates* mehrere Schriftsteller, die gewählte Stelle zuvor mit Dinte zu bezeichnen, was indessen gar nicht erforderlich ist. Ferner rathen einige zu diesem Zwecke eine Hautfalte zu bilden; allein eine solche ist in vielen Fällen wegen Geschwulst, Spannung und Schmerz schwer zu machen, ist auch nicht durchaus nöthig, und hat es sich auch wohl oft schon ereignet, dafs auf diese Weise die genaue Mitte des Einschnitts im Rippenzwischenraume verfehlt worden ist. Kann und will man aber diesen Schnitt mit Bildung einer Hautfalte machen, so hebt man für den jetzt gewöhnlichsten Querschnitt zwischen Daumen und Zeigefinger beider Hände die Haut zu einer ungefähr 2 bis 2½ zölligen Längenfalte, d. h. die von oben nach unten geht, in die Höhe, deren unteres Ende man, wenn es die linke Seite des Kranken ist, mit der linken Hand selbst festhält, und deren oberes Ende ein am obern Theile des Körpers stehender Gehülfe ergreift und hält, wodurch man die rechte Hand zum Erfassen des Messers und zum Einschnitte frei erhält. Ist die rechte Seite der Brust zu eröffnen, so steht man am obern Theile des Kranken, und der neben dem untern Körpertheile stehende Gehülfe fafst und hält ebenfalls mit der rechten Hand das untere Ende der gebildeten Hautfalte. — Das Messer fafst man mit der rechten vollen Hand; mit auf den hintersten Theil des Messerrückens gelegtem Zeigefinger setzt man die Schneide mit ihrem vordern Theile auf den mittlern Punkt der Falte, und macht durch einen Zug hin und wieder zurück, etwas schief nach der Richtung der Rippen und in gleicher Entfernung von denselben, so durch Haut und Zellgewebe den ersten Schnitt. — Nach einer ältern Methode empfahl man, nachdem eine Querfalte gebildet, einen Längenschnitt der Haut, nämlich von oben nach unten, damit auf diese Weise gleichsam eine Rinne entstände, wodurch der Ausflufs der zu entleerenden Flüssigkeit mehr erleichtert würde. Allein die nächstdem zu durchschneidenden Muskelparthien müssen doch quer und in der Richtung der Rippen durchschnitten werden, auch mufs die Flüssigkeit über die unterhalb der Oeffnung liegenden Rippe sich erheben und fortlaufen; es wird der Ausflufs demnach durch den Längenschnitt nicht im geringsten mehr befördert. Jedoch empfiehlt *Boyer* diesen

Längen-Hautschnitt in dem Falle, wo das zu operirende Individuum sehr beleibt, fett und fleischig ist. Man bildet zu diesem Zwecke die 2 bis 2½ zöllige Falte ebenfalls mit beiden Händen, quer im Verhältnifs zur Brust, oder in der Richtung der Rippen; der am obern Körpertheile des Kranken stehende Gehülfe fafst, wenn es die rechte Seite, mit der linken Hand das innere Ende, und wenn es die linke ist, mit derselben Hand das äufsere Ende der Falte. Der Einschnitt in diese Hautfalte wird mit der freien rechten Hand eben so, wie oben angegeben worden ist, nur hier der Länge nach, im Verhältnifs zur Brust, vollzogen. — *Le Dran* empfiehlt bei sehr fetten Personen einen Kreuzschnitt. — *B. Bell* räth, und nach ihm einige neuere, *Assalini, Charles Bell* u. A., vor dem Einschnitt die ungefaltete Haut stark nach oben hinziehen zu lassen, dann in dem bestimmten Intercostalraum den Schnitt durch die Haut und gleichzeitig tiefer durch die Muskelparthie zu machen, wodurch bezweckt würde, dafs nachher die Hautwunde mit der darunter befindlichen Fleisch- oder Brustwunde nicht zusammenfällt, sondern dafs letztere von der Haut, nachdem diese wieder nach unten sich zurückgezogen hat, bedeckt, und dadurch der Eintritt der Luft in die Brusthöhle verhütet würde. Allein nach andern, *Callisen*, *Rullier*, ist diese Verfahrungsweise fehlerhaft, weil erstens: der beabsichtigte Zweck gar nicht erreicht wird, und zweitens: wird dadurch der freie Ausflufs der Flüssigkeit verhindert, dagegen aber Infiltration oder Ergufs derselben in das Zellgewebe unter der Haut veranlafst, und später auch die Heilung erschwert.

Viel einfacher und weniger umständlich verfährt man bei Bildung des Hautschnitts, wenn man blofs durch das Augenmerk, oder durch einen Zug mit dem Nagel eines Fingers genau die Mitte des gewählten Intercostalraumes bezeichnet, und mittelst des Daumens und Zeigefingers der linken Hand die Haut transversell der Richtung der Rippen gehörig auseinanderzieht, mittelst des Ulnarrandes derselben Hand aber der Anspannung in der Richtung des Intercostalraumes selbst noch zu Hülfe kommt. Mit dem in die rechte Hand gefafsten Messer trennt man durch einen schräg nach unten gehenden, wenn es die rechte, und durch einen schräg nach oben gehenden Einschnitt, wenn es die linke Seite ist, die Haut und das unterliegende Zellgewebe. — Die Länge des Hautschnitts, nach welcher Weise derselbe auch gemacht wird, soll ungefähr 2 bis 2½ Zoll seyn. — Eine Hauptregel beim Einschnitt ist, dafs man sich vom untern Rande der oberhalb, und vom obern Rande der unterhalb liegenden Rippe gleich weit entfernt halte. — Man stillt die Blutung und geht

b) zu dem Muskelschnitt über. Die obere Wundlefze wird zu diesem Zwecke durch einen Gehülfen etwas nach oben gezogen, und indem man mit der linken Hand die untere selbst etwas nach unten zieht, durchschneidet man mit der rechten Hand zuerst die Lagen der Brustmuskeln von aufsen nach innen, hierauf in kleinen Zügen, wobei man sich dem obern Rande der unterliegenden Rippe näher, von dem untern Rande der obenliegenden aber, an welchem die Intercostalarterie fortläuft, mehr entfernt hält, sehr behutsam die beiden Lagen der Intercostalmuskeln, bis man auf die Pleura kommt. Die Länge dieses Muskelschnitts mufs von aufsen nach innen abnehmen, und auf der Pleura ungefähr 1 bis 1½ Zoll betragen, wodurch die Wunde eine trichterförmige Gestalt erhält.

c) Der Einschnitt in die Pleura wird mit möglichster Vorsicht gemacht, damit die Lunge nicht verletzt werde. Man bringt den Zeigefinger der linken Hand in den obern Winkel der Wunde, wenn es die rechte, dagegen in den untern Winkel, wenn es die linke Brustseite ist. Die Spitze des, mit dem Rücken gegen den eingebrachten Finger und etwas nach unten gerichteten, mit der Schneide von sich ab- und etwas nach oben gekehrten Messers, wird behutsam in die Pleura so eingestochen, dafs mit diesem von innen nach aufsen erfolgenden Einstich dieselbe eine nur ganz kleine Oeffnung erhält. In diese schiebt man das mit dem Rücken auf der Volarfläche des eingebrachten linken Zeigefingers liegende, mit der Schneide nach oben gekehrte Messer, oder Knopf-Bistouri, vorsichtig ein und vergröfsert die Oeffnung bis zur Länge eines halben Zolles. — *Lassus* und einige Andere rathen, die Oeffnung in der Pleura wenigstens einen Zoll lang zu machen, weil dieselbe nach Verlauf von 24 Stunden nach der Operation schon um die Hälfte sich verkleinert habe. — Am zweckmäfsigsten richtet man im gegebenen Falle die Gröfse des Pleuraschnitts nach der Art und Consistenz der auszuleerenden Flüssigkeit ein; Wasser und Luft erfordern nur eine sehr kleine, dagegen Eiter, Blut, gallertartiges und klebriges Fluidum eine grössere Oeffnung. — Das Durchstofsen der Pleura mit einer stumpfen Sonde, oder gar mit dem Finger, wie einige gerathen haben, die wahrscheinlich an das nur leichte und unwichtige Zersprengen der Häute einer beim Gebären sich gestellten Blase dachten, verdient kaum einer historischen Erwähnung. — Dem ganzen Schnitt durch alle Theile der Brustwandung eine vom untern Rande der obern, nach dem obern Rande der untern Rippe gehende schiefe Richtung zu geben, um, wie mehrere ältere Aerzte glaubten, die nachherige Heilung zu befördern, hat den vermeinten Vortheil nicht bewährt.

d) Die Entleerung, oder eigentlich der Ausflufs der angesammelten Flüssigkeit erfolgt, je nachdem die Brusthöhle mehr oder weniger angefüllt ist, und, wenn besondere unten zu erwähnende Umstände kein Hindernifs abgeben, durch ein schwächeres oder stärkeres Hervorquillen ganz von selbst. Zur bessern Fortleitung derselben von der Wunde in ein Gefäfs, bedient man sich eines Kartenblattes, das rinnenförmig gebogen ist, und unter der niedrigsten Seite der Wunde sanft an die äufsere Haut angedrückt wird, oder man hält eine flache Schale mit ihrem Rande sanft gegen den untern Theil der Wunde, um so das Fluidum aufzufangen. Um den Ausflufs etwas zu befördern, läfst man den Kranken blofs ein wenig nach der Seite der Oeffnung sich neigen; zu dem genannten Zwecke aber ihn husten oder stark ausathmen zu lassen, ist ein ganz unnützes und schädliches Verfahren.

Ist die zu entleerende Flüssigkeit nicht in grofser Menge vorhanden, so kann sie füglich auf einmal herausgelassen werden. Bei einer beträchtlichen Ueberfüllung aber räth man seit der frühesten Zeit, z. B. *Hippocrates*, indem er sagt: *Qui suppurati aut hydropici uruntur, aut secantur;*

hi pure aut aqua accrvatim effluente, omnino moriuntur, — das angesammelte Fluidum nur ganz allmählig und nach mehreren kürzern oder längern Zwischenräumen herauszulassen. Man fürchtete (*Van Swieten, Comment. in Hm. Boerhaavii aphor. de cogn. et curand. morb.* §. 303. *No.* 5.), dafs, wenn eine starke wäfsrige oder eitrige Anfüllung eine Zeitlang angedauert hätte, und man entleere sie plötzlich, die während der Zeit durch jene Ursache mürbe gewordenen, gleichsam macerirten Blutgefäfse der Lungen, dem Andrange des Blutes dann nicht widerstehen könnten, und dafs eine Zerreifsung derselben nun eine tödtliche Verblutung veranlassen würde. Obgleich die Möglichkeit eines solchen Ereignisses geradezu nicht geläugnet werden kann, so fehlt es in den Annalen der Heilkunde doch an einem Beispiele dieser Art. Ein anderer scheinbar triftigerer Grund schien das Verfahren, die Flüssigkeit zu wiederholten Malen und nur allmählig auszuleeren, billigen zu müssen, nämlich um der, während einer längern oder kürzern Dauer, zusammengedrückten Lunge wiederum Zeit zu geben, sich auszudehnen, und so den durch die Entleerung des Fluidums entstandenen leeren Raum in der Brusthöhle allmählig wieder auszufüllen, durch welches Verfahren gleichzeitig auch dem Eindringen der äufsern Luft in die Brusthöhle sehr zweckmäfsig vorgebeugt würde. Allein diese Meinung ist in der neuern Zeit nach einer durch gründlichere physiologische und pathologische Erkenntnisse geläuterten Theorie, verbunden mit der reifern Erfahrung späterer Aerzte sehr berichtigt worden. Die allmählige und zu wiederholten Malen vorzunehmende Entleerung der Brusthöhle ist allerdings in solchem Falle angezeigt, wo die Ansammlung sehr stark ist und zugleich ziemlich lange angedauert hat. Würde hier die angesammelte Flüssigkeit auf einmal entleert werden, so würde durch diese plötzliche Veränderung der Kranke entweder eine Ohnmacht erleiden, oder noch andern gefährlichern Zufällen ausgesetzt werden, welche immer die Folge von plötzlichen starken Ausleerungen zu seyn pflegen, in sofern der Organismus dergleichen stürmisch bewirkte Veränderungen, selbst wenn sie einen heilsamen Zweck haben, bekanntlich fast niemals ohne nachtheilige Folgen erträgt.

Dagegen in manchem andern und dringenden Falle einer starken Ueberfüllung der Brust, besonders wenn dieselbe in kurzer Zeit oder schnell erfolgt ist, z. B. durch plötzliche Unterdrückung eines hitzigen Exanthems, des Scharlachs, der Masern u. dergl., oder in sehr heftiger acuter Pleuresie, oder durch Zerplatzen einer bedeutenden Vomica, und besonders in Folge mit Blut- oder Luftergiefsung complicirter Brustwunden, wo die Lunge stark zusammengedrückt wird, — ist die gänzliche Entleerung aller Flüssigkeit auf einmal dringend angezeigt, und es wird der durch dieses Verfahren in der Brusthöhle entstandene leere Raum in demselben Augenblicke der Befreiung von dem angesammelten und beschwerlichen Fluidum ohne Zweifel wieder ausgefüllt werden, indem die Lunge noch Reactivität genug besitzt, sich auch, ohne dafs sie einer langsamen Vorbereitung bedürfte, gehörig wieder auszudehnen.

Das Eindringen der atmosphärischen Luft in die Brusthöhle, so wie den für sehr schädlich gehaltenen Einflufs derselben auf die innern Organe fürchtete man früherhin sehr und bemühte sich, theoretisch und praktisch, beides zu verhindern. Mehrere berühmte Praktiker glaubten letzteres zu können, z. B. *Bell* mittelst der Entfernung der Oeffnung der Haut von der in den Muskeln; Andere, indem sie vorschlugen, die Entleerung mittelst eines Haarseils zu bewirken, oder durch eine Wicke, durch eine verschliefsbare Röhre, die in die Wunde gelegt würden; und noch Andere, durch das Einbringen eines Bändchens in die Oeffnung und durch genaue Vereinigung der Wundlefzen mittelst Heftpflaster. Allein durch alle diese Vorkehrungsmittel ist man nicht im Stande, den beabsichtigten Zweck zu erreichen, und immer führt ihr Gebrauch die grofse Unannehmlichkeit herbei, dafs die sich wieder ansammelnde Flüssigkeit in der Brust zurückgehalten wird. *Rullier*, welcher diesen Gegenstand sehr ausführlich und gründlich abgehandelt hat (Artikel *Empyème. Dictionnaire des Sciences médicales*), bemerkt sehr richtig, dafs es den ersten Begriffen der Physik widerstreite, dafs ein in der Brusthöhle enthaltenes Fluidum nach aufsen herausfliefsen könne, ohne dafs gleichzeitig Luft in diese Höhle eindringe, und dieses wird nothwendig jedesmal geschehen, wenn Dichtheit und natürliches Unvermögen der Lunge, ihren Raum zu verändern, dieses Organ unfähig machen, die ganze Höhle, welche dasselbe einschliefst, auszufüllen. Eines kann demnach nur Statt finden; entweder wird der Druck der atmosphärischen Luft verhindern, dafs ein einziger Tropfen der in der Brust enthaltenen Flüssigkeit durch die gemachte Oeffnung ausfliefse, oder aber, die äufsere Luft wird mit Heftigkeit in diese Höhle eindringen, den leeren Raum ausfüllen, und durch ihre eigene Spannkraft zur Beförderung des Ausflusses sehr behülflich seyn. Jedes Bemühen aber, dieser natürlichen Wirksamkeit zuwider, ist vergebens, und alles Theoretisiren darüber überflüssig. Alles, was man also thun kann, wird sich darauf beschränken, das Eindringen der zur Einnahme des entstandenen leeren Raumes in der Brusthöhle bestimmten Luft nicht weiter zu verhindern, dagegen aber, wenn alle Flüssigkeit ausgeleert ist, der freien Erneuerung jenes Fluidums, nämlich seinem wechselnden Ein- und Ausgange, so viel als möglich vorzubeugen. Mehrere Beobachtungen haben bewiesen, dafs, je nachdem man von dieser Hauptregel der Operation abweicht und weniger Vorsichtsmaafsregeln anwendet, die Wunde verschlossen zu halten, durch dieselbe während des Erhebens und Sinkens der Rippen eine Art zufälligen Athemzuges sich bildet. Man beobachtet diesen Erfolg in den meisten Fällen, wo die Kranken in Folge dieser Operation eine Fistel behalten. *Sabatier* (*De la Médicine opératoire. Tom.* 1. *p.* 205.) bewundert es, dafs die einer fortwährenden Einwirkung der äufsern Luft ausgesetzte Lunge keinen Schaden erleidet, was vorhandene Beobachtungsfälle beweisen, z. B. der von *Felix Platner,* wo ein Mensch eine penetrirende Fistel der Brust mit sich herumtrug, durch welche die Luft mit solcher Heftigkeit herausdrang, dafs dadurch ein Licht flackernd gemacht und ausgelöscht wurde, und dafs derselbe noch lange nach diesem übeln Zufalle gelebt hat, ohne dadurch sehr beschwert worden zu seyn. Und bei einem durch *Audouard* operirten Kranken (*Cure radicale de l'empyème. Paris,* 1808. *p.* 40.) wurde in den ersten Tagen nach der Operation der abwechselnde Ein- und Ausflufs der Luft durch die Wunde, zu dessen Beseitigung man nichts besonderes unternahm, so merklich, dafs der genannte Arzt diesen Zustand mit einer wahren Respiration verglich, und sie eine illegitime oder unrechtmäfsige nannte. Diese Respirationszüge vermindern sich indessen in dem Maafse, als die Naturkräfte des Organismus dahin wirken, den durch die Entleerung der Flüssigkeit in der Brusthöhle entstandenen leeren Raum wieder einzuengen und zu beseitigen.

Zuweilen aber bleibt, wie pathologisch - anatomische Untersuchungen und Beobachtungen bewiesen haben, noch lange nach der Entleerung des Fluidums, ein kleinerer oder gröfserer Raum zwischen den Rippen und der zusammengedrückten, verdichteten oder fast gänzlich vertilgten Lunge, in sofern letztere nicht mehr fähig ist, diesen Zwischenraum nicht nur nach einigen Tagen, sondern wohl in Monaten, oder wohl gar jemals wieder auszufüllen. So fand *Morand*, ungeachtet aller angewandten Vorsichtsmaafsregeln diesen Zufall abzuwenden, dafs während einer gewissen Zeit ein Zwischenraum von 5 Zoll die Lunge von der Pleura trennte; desgleichen *Fréteau* einen ähnlichen Zwischenraum von mehr als 9 Zoll; *Billerey* und *Audouard* haben dieselben Beobachtungen gemacht, und *Lefaucheux* sahe die Genesung eintreten und während beinahe eines Jahres sich befestigen, obgleich die ganze Brusthöhle gänzlich leer geblieben war. (*Rullier, loc. cit. p.* 88.)

In sofern es also erwiesen ist, dafs die Lunge in manchem Falle ihren gewöhnlichen Umfang nicht sogleich wiederbekommt; dafs ferner die atmosphärische Luft in dem Verhältnisse, als das ergossene Fluidum entleert wird, nothwendig die Brusthöhle anfüllt; und in sofern anderntheils mehrere Beobachtungen, z. B. von *Fréteau*, *Audouard*, *Billerey*, *Lefaucheux* und selbst früher schon von *Morand*, beweisen, dafs ungeachtet dieses Hindernisses mehrere Kranke doch geheilt worden sind, so ergiebt sich daraus, dafs die von Alters her und so allgemein gehegte Furcht vor dem Eintritte der Luft in die Brusthöhle so sehr gefährlich nicht ist. Hauptsächlich gründet dieselbe sich wohl auf die irrige Meinung der ältern Aerzte, welche den fauligen Zustand, die scharfen Beschaffenheiten, die durch Einsaugung des angesammelten Fluidums, besonders des Eiters beim Empyem entstehen, das sogenannte Resorptionsfieber und manche sehr wichtige örtliche Uebel, der Einwirkung der Luft auf die innern Theile der Brust zuschrieben, welche theoretische Ansicht durch einige neuere Aerzte berichtigt worden ist. Selbst *Morand,* der jene Meinung theilte, sahe schon, durch Erfahrung vom Gegentheile überführt, sich genöthigt, dieses zu bekennen. *Dionis* hält die alte Regel, alle Brustwunden sorgfältig zu schliefsen, weil der Eintritt der Luft äufserst gefährlich wäre, gar nicht mehr beachtenswerth; und *Sabatier,* was nicht wenig befremdet, bekennt geradezu, dafs der Eintritt der Luft in die Brusthöhle den Lungen durchaus nicht schädlich sey. Auch *Bichat,* indem er zeigt (*Anatomie générale. Tom. IV. p.* 427.), wie sehr die Berührung der Luft mit den serösen Membranen geeignet sey, diesen letztern zu schaden, giebt indessen doch zu verstehen, dafs er glaube, man habe diese schädlichen Wirkungen wahrscheinlich sehr vergröfsert. *Richerand,* auf verschiedene Beobachtungen sich stützend, *Fréteau* u. A. halten ebenfalls die Einwirkung der Luft nicht für so schädlich, als man früher geglaubt hat. Denn in Beziehung auf die Ausdehnung der Lungen können einige Kubikzoll dünner, warmer Luft, welche die Oberfläche dieses Organs umgeben möchte, eben nicht hinderlich seyn; und als die Fäulnifs des in der Brust enthaltenen Fluidums befördernd kann dieselbe auch nicht angesehen werden, weil dieses Fluidum nach der Operation sofort ausgeleert wird, und das, was noch eine Zeitlang nachher ausfliefst, entsteht erst durch die gegenwärtig krankhafte Secretion der Pleura. Die Luft könnte also die Secretion der Pleura nur in sofern verändern, dafs sie eine gangränöse Entzündung dieser Membran selbst verursacht; die faule Jauche bei zufälligen Eiterabsonderungen entsteht bekanntlich immer aus einem adynamischen Zustande der aushauchenden Organe. Aber die gesunde atmosphärische Luft ist von den Physiologen stets als ein erregendes, die Thätigkeit der ihrer Einwirkung unterworfenen Theile erhöhendes Mittel angesehen worden, und demnach möchte es scheinen, dafs dieses Fluidum für die innere Fläche der entleerten Brusthöhle, besonders für die Wände des Empyems, ein wirkliches und heilsames Erregungsmittel sey, weshalb auch *Audouard*, indem er zeigt, wie grofs der Schwächegrad der Brustorgane in den meisten Fällen von Empyem ist, so weit hinausgeht, den Eintritt der Luft in die Brusthöhle nach der Operation des Abzapfens als ein nützliches, heilsames Mittel anzusehen, und wünscht, dafs die Therapeutik Nutzen davon ziehen möchte. Und es scheint die Luft wirklich auch den Zustand von chronischer Phlegmasie der Pleura bewirken, die absorbirende Thätigkeit derselben vermehren, und die Hervorbringung derjenigen Art adhäsiver Entzündung beschleunigen zu können, vermittelst welcher die Natur im glücklichsten Falle die Höhle des Empyems dadurch vernichtet, dafs sie die Oberfläche der Lunge mit der Brustwandung an einanderbringt.

Diese verschiedenen widersprechenden Meinungen und Theorien berühmter Praktiker, welche alle auf Erfahrung gegründet sind, beweisen wenigstens, dafs das Verfahren bei dem gegebenen besondern Falle jedesmal modificirt werden darf, und dafs man dabei nach einer einseitigen Vorschrift sich nicht ängstlich zu richten braucht. Indessen ist es in dieser Beziehung für jetzt immer noch am sichersten, nach der allgemein angenommenen praktischen Regel zu verfahren, nämlich: dafs man nach der Operation die Wunde in der Brust sorgfältig bedecke, immer in möglichst kurzer Zeit den Verband mache, und so viel als möglich dafür sorge, dafs den Kranken eine gesunde, weder feuchte noch kalte Luft umgebe. Diese Vorsichtsmaafsregeln in Hinsicht auf die Verbesserung der Beschaffenheit der Luft, und auf die Vorbeugung ihres zu freien Zutrittes zur Brust und die fortwährende Erneuerung derselben, sind wegen der heftigen Einwirkung dieses ungewohnten Reizes besonders in den ersten Tagen nach der Operation nöthig und heilsam.

e) Der Verband nach dem Abzapfen der Brust ist sehr einfach. Man bringt mittelst der Knopfsonde das eine Ende des ausgefädelten Bändchens oder der Meche, und zwar in der Richtung nach oben oder nach unten behutsam in die Wunde; das andere Ende desselben wird äufserlich auf

der

der Brust mittelst Heftpflaster gut befestigt. Unmittelbar darüber legt man die breite, einfache, gefensterte Compresse, und auf diese an der Stelle der Wunde selbst, das mit Salbe bestrichene Charpiebäuschchen. Das Ganze bedeckt man mit einigen breiten, dickeren Compressen und legt darüber die Schulterbinde leicht an.

Der Kranke liegt nach dem Abzapfen im Bette, mit dem Kopfe und der Brust etwas höher, mit etwas gebogenen Schenkeln und mit dem Körper ein wenig nach der geöffneten Seite hinneigend. Man empfiehlt ihm ein ganz ruhiges Verhalten und — das Sprechen zu vermeiden. — Nach der Qualität des angesammelt gewesenen und entleerten Fluidums, so wie nach der ursächlichen Krankheit und deren Complicationen, mufs jedesmal das fernere angezeigte diätetische und medizinische Verfahren eingerichtet werden. In jedem Falle des Abzapfens bei der Brustwassersucht oder bei dem Empyem durch gute Fleischbrühen, nahrhafte Speisen, stärkende Getränke, die Kräfte des Kranken sogleich zu heben, wie Einige allgemein empfehlen, möchte nicht immer gerathen seyn; bei der Anordnung kräftiger, stärkender Nahrungsmittel wird in allen Fällen mit vorsichtiger Auswahl und grofser Behutsamkeit verfahren werden müssen. Dagegen nach der Entleerung von Blutansammlungen, die in Folge von Brustwunden, complicirten Rippenbrüchen entstanden sind, ist im Allgemeinen immer eine strenge Diät und ein antiphlogistisches Heilverfahren angezeigt.

Die verschiedenen Ursachen, welche den Grund zum Abzapfen enthalten, und welche bei den speciellen krankhaften Zufällen, wodurch die besondern Arten der angesammelten Flüssigkeit veranlafst werden, verschaffen die Gelegenheit sich zu überzeugen, dafs mit der Verrichtung dieser Operation des Abzapfens noch nichts weiter geschahe, als dafs eine Wirkung, ein Produkt der Krankheit beseitigt wurde. In den meisten Fällen wird man darauf gefafst seyn müssen, dafs der Ausflufs aus der Brust eine beträchtliche Zeit hindurch noch fortdauert; man wird also die Natur in ihren Bemühungen, wodurch sie strebt, die kranke Höhle der Brust zu reinigen und zu heilen, durch verschiedene methodische Kunsthülfe zu unterstützen suchen. — Die fernere Behandlung der Brustwunde wird den in Folge der Operation nun obwaltenden Umständen angepaſst; man erneuert nach der Menge und Beschaffenheit des fortwährenden Ausflusses den Verband entweder ein- oder zweimal täglich, bringt jedesmal und noch lange eine ausgefädelte Meche in die Wunde, um diese offen und den freien Ausfluſs neuer Ansammlungen zu unterhalten. Sobald der Ausfluſs sich sehr vermindert, bedarf es des Einbringens einer Meche nicht mehr; indessen sucht man die hier nicht selten ganz von selbst erfolgende zu frühe Zusammenheilung der äuſsern Wundlefzen noch eine Zeitlang zu verhindern, um dadurch nicht eine neue innere Ansammlung zu veranlassen. Man bedient sich zu diesem Zwecke einer Sonde von elastischem Harze, welche von Zeit zu Zeit eingelegt wird. *Bell* gebrauchte sowohl beim Abzapfen selbst, um das Eindringen der äuſsern Luft, wie er glaubte, zu verhüten, als auch in der Absicht, das zu frühe Verschliessen der Wunde zu verhindern, eine kleine silberne Röhre, welche bei No. 34. auf der 5ten Kupfertafel seines Werkes abgebildet ist. Allein der erstgenannte Zweck kann eines Theils durch dieses Instrument nicht erreicht werden, und andern Theils führt in Beziehung des letztern sein Gebrauch auch manche Unbequemlichkeit mit sich. So ist z. B. ein und dasselbe Röhrchen für alle Fälle nicht immer passend; mancherlei besondere Umstände können die Flüssigkeit in der Brusthöhle zurückhalten, und eine sehr verschiedene Länge und Weite des Instruments erfordern. Soll es seinen Zweck erfüllen, so muſs es jedesmal so beschaffen seyn, daſs seine Endöffnung den Heerd des ergossenen Fluidums erreiche, ohne daſs die Lunge erreicht und berührt werde; es ist also erforderlich, daſs das Röhrchen in dem Verhältnisse der zunehmenden Verkleinerung des leeren Raumes in der Brusthöhle nach und nach kürzer gewählt werde, daſs man also mehrere Röhren von verschiedener Gröſse habe. *Fréteau* machte in einem Falle von solcher Röhre Gebrauch, welche gleich im Anfange 4 Zoll lang seyn muſste; im dritten Monate nach der Operation 3 Zoll, im sechsten 2½, und endlich nach dem zehnten Monate nur 1½ Zoll

Länge bedurfte. Nach 10 Monaten und 20 Tagen gebrauchte er sie nicht weiter. — Macht man Gebrauch von solcher Röhre, so ist es nothwendig, dafs dieselbe alle 3 bis 4 Tage herausgenommen und gereinigt werde.

In den meisten Fällen wird man, um die Wunde offen zu erhalten, mit dem Einbringen der Meche ausreichen; der Gebrauch desselben vereinigt in sich alle bedeutenden Vortheile, die man den zu diesem Zwecke früher sehr empfohlenen Wicken zuschrieb, ohne zugleich die Unannehmlichkeiten dieser letztern, welche den Ausflufs verhindern, die Lunge afficiren, die Theile, welche sie beim Einbringen berühren, heftig reizen, worauf zuweilen Entzündung, Schmerz und selbst Caries der Rippen erfolgt seyn soll, zu verursachen. *Le Dran* empfiehlt indessen den Gebrauch der Wieke noch bei Blutansammlung in der Brust, indem sie hier zur Stillung der Blutung durch Zurückhaltung dieses Fluidums selbst sehr zweckdienlich seyn könne. *Bell* räth den Gebrauch der Wieke allein nur auf den Fall einzuschränken, wo die Wunde sichtbar sehr zur Vernarbung neigt, dafs dadurch der freie Ausflufs gehemmt wird, und besonders in der Zwischenzeit der Verbände eine neue Ansammlung ergossener Flüssigkeiten entsteht. Er empfiehlt dann die Wieke mit einem Saffran-Cerat zu bestreichen, um den durch dieselbe auf die Wundlefzen verursachten Reiz zu mindern.

Eine Hauptregel bei dem Verbande ist, dafs man niemals unterläfst, die Wunde unmittelbar mit der gefensterten Compresse zu bedecken, und die eingebrachte Meche, Wieke, oder Canüle, welche bis in die Brust gehen, sorgfältig aufserhalb zu befestigen; die letztere mittelst eines Bandes um den Leib. Es ist schon vorgekommen, dafs das eine oder andere dieser Dinge mit dem Eindringen der Luft während der Erhebung der Rippen bei der Respiration sowohl, als auch durch seine eigene Schwere in die Brusthöhle gefallen ist und darin sich verloren hat; wie *Tulpius* von einem dänischen Edelmanne erzählt (*Observat. med. lib. II. Cap. XV. pag.* 123.), welcher bei Gelegenheit einer Brustwunde von einem etwas unachtsamen Wundarzte behandelt wurde, und sechs Monate nach seiner Heilung eine Wieke durch den Mund ausbrach, ohne dafs seine Gesundheit dadurch gelitten hatte. *Fabricius* aus Hilden theilt (*Observ. chirurg. cent. I. obs. VI. p.* 41.) einen ähnlichen Fall bei einem Menschen mit, der durch einen Hieb mit einem Degen zwischen der 2ten und 3ten Rippe der rechten Seite eine Wunde erhalten hatte, aus welcher so wie gleichzeitig auch aus seinem Munde fünf Tage lang viel Blut flofs. Die Wunde heilte zu; aber der Kranke litt an grofsen Beschwerden der Respiration und an beständigem Husten mit einem Auswurfe von grüner Farbe und sehr übelm Geruche. Nach drei Monaten warf er durch den Mund zwei Wieken aus, die unter dem Pflaster, womit die Wunde bedeckt worden, fort- und hineingegleitet waren. Eben so führt auch *Bell* ein Beispiel von einer durch die Wunde in die Brust gefallenen Canüle an, welche der Kranke schon seit sechs Monaten bei sich trug, und welche noch nach dieser Zeit keinen auffallenden Zufall veranlafst hatte.

Die allmählige Verminderung des Ausflusses aus der Wunde sowohl, als auch die zunehmende Verkleinerung der letztern, dienen im Allgemeinen als Zeichen, wie lange mit dem Verbande fortgefahren werden soll. Man kann vermuthen, dafs die Quelle des Ausflusses versiegt, dafs keine innere Ansammlung mehr vorhanden und dafs deren Erzeugungsheerd vertilgt ist, wenn man einestheils mit einer sehr behutsam in die Wunde geführten Sonde von elastischem Harze nicht bis in die Brusthöhle durchdringen kann; und anderntheils, wenn man findet, dafs die Menge der in den Verbandstücken befindlichen Absonderungsflüssigkeit aus der Wunde mit der Gröfse der letztern in genauem Verhältnifse steht. Auch dann wird die Heilung der Wunde, obgleich dieselbe gewöhnlich von selbst erfolgt, versucht werden können, wenn der Kranke anfängt am Körper und an Kräften zuzunehmen. — Nicht selten aber veranlassen mehrere Umstände der Krankheit die Bildung eines unheilbaren Fistelgeschwürs, oder der Kranke behält ein solches noch lange nachher. Der Nachtheil dieser aus solchem Geschwüre entstehenden habituellen Aussiekerung ist indessen so grofs nicht; nach *Bell* ist dieselbe vielmehr nützlich und wird die Beschwerde dieses Geschwürs überhaupt von ihm, nicht mit Unrecht, für nicht viel gröfser gehalten, als die eines gewöhnlichen einfachen Fontanells.

Kann man die Wunde, ohne den Nachtheil besorgen zu müssen, dafs dadurch Veranlassung zu einer neuen Ansammlung in der Brusthöhle gegeben wird, sich schliefsen lassen, so zieht und hält man mittelst Heftpflaster die Ränder derselben so lange gut zusammen, bis die Vernarbung erfolgt ist. Aeltere Aerzte fürchteten auch sehr das Zurückbleiben atmosphärischer Luft in der Brusthöhle, in sofern sie der Ausdehnung der Lungen bei der Respiration hinderlich wäre, und empfahlen ausdrücklich, vor dem Verschliefsen der Wunde die Ausleerung derselben vorzunehmen. *Van Swieten* räth zu diesem Zwecke die Wundlefzen mit den Fingern zusammenzudrücken, so dafs durchaus gar keine Luft eindringen könne. Der Kranke macht hierauf eine langsame tiefe Inspiration, und hält so lange als möglich die eingeathmete Luft an sich, und dadurch die Lunge im ausgedehnten Zustande, während dessen man mit dem Zuhalten der Wunde nachläfst, die Lefzen vielmehr auseinanderzieht und so die zwischen der Lunge und der Brustwand enthaltene zusammengedrückte Luft, noch ehe die Exspiration erfolgt, zum Theil entweichen läfst. Man schliefst hierauf von neuem die Wunde, setzt dieses Manöver so fort, und der Kranke soll auf diese Weise allmählig die gesammte Luft aus seiner Brust austreiben können. Nach *Herholdt* liegt hierbei eine unrichtige physiologische Ansicht zum Grunde. Bei der Inspiration dringt zwar die Luft in die Brustöffnung, aber bei der Exspiration wird sie herausgetrieben; weshalb nach ihm die Wunde ebenfalls vor der Inspiration durch ein Pflaster genau verschlossen, nach derselben aber und während der gleich erfolgenden Exspiration geöffnet werde, damit die Austreibung der Luft erfolgen könne. *Bell* und ältere Aerzte (*Galen*, *Anel*, *Ludwig*, *Leber*) empfehlen auch durch Aussaugen die Luft aus der Brusthöhle zu ziehen. Dies geschieht entweder mittelst einer Spritze mit einer elfenbeinernen oder einer metallenen Röhre, die genau auf die

Oeffnung der Wunde gesetzt wird; oder mittelst einer Flasche von elastischem Harze, aus welcher vor dem Gebrauche alle Luft ausgedrückt und deren Rohr eben so, wie das der Spritze, genau auf die Wunde gesetzt werden mufs. Nachdem diese Flasche die Luft aus der Brusthöhle zum Theil in sich gesogen und sich gefüllt hat, wird die Wunde fest zugehalten und die Flasche zum abermaligen Gebrauche ausgedrückt. *Herholdt* hält das Aussaugen der Luft selten für nöthig; dagegen das Austreiben derselben durch Ausathmen und genaue Verschliefsung der Wunde mittelst Heftpflaster für hinreichend. Ist der Kranke zu schwach, diesen Akt zu verrichten; so räth der genannte Arzt eine Oeffnung in der Luftröhre zu machen und durch diese die Lunge aufzublasen. Wenn der Kranke indessen zu diesen unentbehrlichsten Verrichtungen des Lebens, des Ein- und Ausathmens, schon zu schwach ist; so wird er eine zweite Operation, die Eröffnung der Luftröhre, zu ertragen, auch kaum noch stark genug seyn, und möchte ein solcher Versuch schwerlich wohl einen günstigen Erfolg haben. — Erwägt man überdies aber, dafs alle diese beschwerlichen, unzweckmäfsigen Vorsichtsmaafsregeln theils auf ungewisse, theils auf ganz unrichtige Voraussetzungen sich gründen; dafs einige Kubikzolle eingeschlossener atmosphärischer Luft in der Brusthöhle, die darin nicht mehr erneuert wird, nach animalisch-chemischen Gesetzen sich zersetzen, sich binden und auf dem Wege der Absorption bald gänzlich sich verlieren mufs, — die gefürchteten Nachtheile durchaus nicht haben könne; so wird man genöthigt alle jene Verfahrungsregeln und Hülfsmittel in der letztgenannten Beziehung als ganz unnütz zu betrachten.

Die angegebene Norm des operativen Verfahrens beim Abzapfen der Brust, kann nun aber durch mancherlei Umstände verschiedene Abänderungen erleiden müssen. Dahin gehört 1. der Fall, dafs die angesammelte, in gröfserer oder geringerer Menge in der Brust verbreitete Flüssigkeit doch zuweilen umschrieben, begränzt ist, und befindet sich durch zufällige Verwachsungen oder Verklebungen abgesondert und entfernt von der gemachten Oeffnung; obgleich man wirklich bis in die Höhle der Pleura gelangt ist, welches man an dem leeren Raum zwischen den Rippen und der Lunge in Folge des Zusammensinkens der letztern erkennt, so fliefst dennoch von dem Fluidum nichts heraus. Hier haben mehrere Beobachtungen des *Pouteau*, *Lefaucheux*, *Jaymes* und *Billerey* gelehrt, dafs die Flüssigkeit zuweilen selbst einen Weg nach der Oeffnung hin sich bahnt, und dafs sie unvermuthet entweder recht bald, oder in 12, 24, selbst 36 Stunden nach der Operation hervorbricht und ausfliefst. Um diesen günstigen Erfolg zu bewirken, darf man den Kranken nur so legen lassen, dafs er schief nach der geöffneten Seite hinneigt; durch welches einfache Mittel die vorhingenannten Aerzte und besonders auch *Flajani (Collezione d'osservazioni, T. IX. p.* 187.) öfters den beabsichtigten Zweck erreichten.

2. Die Verwachsung der Lunge mit der Pleura gerade an der gemachten Brustöffnung, verhindert den Ausflufs des Fluidums. Dieser Fall ist bei einer Ergiefsung ziemlich selten, und letztere wird dann wenigstens eingebalgt oder umhüllt seyn. Er kommt weder in der Brustwassersucht noch bei einer Luftergiefsung vor, sondern wird nur bei der Eiterbrust und einer lange angedauerten Blutansammlung angetroffen. Man bringt, wenn man auf solche Verwachsung stöfst, den Zeigefinger, oder einen weiblichen Catheter, in den Grund der Wunde, und versucht mit demselben durch leichtes Abdrücken und mit möglichster Schonung der Lunge eine Trennung. Ist die Verwachsung noch neu, von geringem Umfange und nur durch eine gallertartige, oder lymphatische Verklebung entstanden; so ist sie nur locker und wird auf diese Weise leicht getrennt. Bei entgegengesetzter Beschaffenheit findet man einen bedeutenden, nicht leicht zu beseitigenden Widerstand. *Bell* räth in letzterm Falle entweder den Einschnitt einen oder zwei Zoll gegen das Brustbein hin zu verlängern, oder einen Zoll höher oder tiefer eine andere Oeffnung zu machen. Zu ersterm sahe sich *Lassus* bei der Operation einer Eiterbrust genöthigt, wo er die Lunge mit den Rippen so fest verwachsen fand, dafs es ihm durchaus unmöglich war, in die Brusthöhle zu gelangen. Durch eine bedeutende Verlängerung der Wunde gegen das Brustbein hin,

wurde endlich der Ausflufs einer grofsen Eitermenge erzielt. *Lamotte* stiefs auf ein ähnliches Hindernifs, als er wegen einer Blutergiefsung in Folge einer Verwundung unter der Achselhöhle das Abzapfen der Brust unternahm. Er machte Einspritzungen durch die erhaltene Wunde und der Kranke wurde innerhalb 5 Monate geheilt. Viel schwerer und fast unmöglich ist *Van Swieten's* Vorschlag (*l. c.* §. 303. *No.* 5.) auszuführen, dafs man nämlich eine leere, zusammengedrückte Blase durch die Wunde in die Brusthöhle einbringe, dieselbe dann durch Einblasen von Luft ausdehne, durch welche Ausdehnung die Trennung der Lunge von der Pleura oder den Rippen erfolgen würde. Allein schon das erste nicht zu beseitigende Hindernifs, dafs wegen der Verwachsung nicht so viel Raum vorhanden ist, die leere Blase anbringen zu können, macht diesen Vorschlag unausführbar.

3. Die Pleura kann, wie die pathologische Anatomie lehrt, sehr verdickt und fest, durch Pseudo-Membranen oder falsche Häute so verdoppelt seyn, dafs sie eine Dicke von 6 bis 8 Linien erreicht, was gewöhnlich beim Empyem in Folge einer chronischen Pleuresie der Fall ist. Man mufs nicht immer glauben, dafs hier eine Verwachsung Statt findet, wenn man tief genug eingeschnitten zu haben meint, und noch nicht in die Brusthöhle gelangt ist. Sind durch mehrere kleine, wiederholte Einschnitte die äufsersten Platten der Pleura durchschnitten, so untersucht man durch einen Druck mit dem Finger auf diese Haut, und wenn man ein auch nur dunkles Gefühl von Schwappung hat, so setzt man die Einschnitte von aufsen nach innen allmählig so lange fort, bis man durch die ganze Dicke des Balgs und auf den Heerd des Empyems gelangt ist. In solchem Falle ist leicht Täuschung möglich, dafs man nämlich eine Vomika der Lunge annehmen könnte und glauben, durch den erforderlichen sehr tiefen Schnitt durch die so verdickte Pleura würde die Lunge selbst verletzt.

Was das Abzapfen des Wassers in der Brustwassersucht betrifft, so kann diese Operation immer nur aus dem Gesichtspunkte betrachtet werden, dafs sie keinesweges gegen die Ursache der genannten Krankheit, sondern immer nur gegen eine ihrer Wirkungen gerichtet und dafs sie nichts anders ist, als ein Hülfsmittel, dessen vollständiger Erfolg der Anwendung immer erfordert, dafs noch andere, sowohl innere als auch äufsere Heilmittel angewandt werden, wodurch einem Rückfalle des Uebels Widerstand geleistet wird. — Geht man die ursprünglichen Verschiedenheiten der Brustwassersucht durch, so ergeben sich daraus die Bestimmungsgründe selbst zu der Operation, allein auch diejenigen, welche als Gegenanzeigen ernstlich berücksichtigt werden müssen, um diese Operation nicht unverdienterweise in übeln Ruf zu bringen. — Kann man voraussetzen, dafs die Brustwassersucht auf eine wesentliche und ursprüngliche Verletzung in der Secretion der Pleura sich gründet, dafs die Wassersucht activ und zufällig ist, und ist der Kranke noch jung, in gutem Kräftezustande, hat die Krankheit nicht zu lange angedauert und ist mit keinem organischen Fehler verbunden; so kann man die Operation immerhin unternehmen. Durch Aufschub der Anwendung dieses grofsen Hülfsmittels, wird der sonst noch gute allgemeine Zustand des Kranken sehr bald verschlimmert, und die Anfangs active Wassersucht wird mehr und mehr passiv, oder bekömmt den Charakter der Schwäche. Allein selten wird man das Beisammenseyn aller der angegebenen günstigen Umstände bei einem mit der Brustwassersucht behafteten Individuum antreffen; fast immer findet sich diese Krankheit bei schwachen Personen mit fehlerhafter, schlechter Säftemischung; meistentheils mit andern Wasseranhäufungen verbunden, ist sie sehr oft nur ein einzelnes Zeichen einer allgemeinen wahren, serösen oder hydropischen Cachexie. Oft ist sie symptomatisch, und wird mit Recht als eine gewöhnliche Begleiterin einer sehr grofsen Anzahl organischer Fehler der Brust- und Unterleibs-Eingeweide betrachtet, z. B. der Herzkrankheiten jeglicher Art, Aneurysmen, Verknöcherungen der Aorta (*Act. med. Berol. dec.* II. *a.* 8. *p.* 21.), Verknöcherungen der Valveln, Tuberkeln, Geschwüre der Lungen, Steatome, wie *Lettsom* beobachtete (*Samml. f. praktische Aerzte, B.* XII. S. 604.), Verhärtungen, Geschwülste der Bronchialdrüsen; ferner des Gekröses, der Gedärme, der Leber u.

s. w. — In allen diesen Fällen darf man die Operation des Abzapfens nicht unternehmen; als Radicalmittel würde sie offenbar unnütz seyn, und als einfaches Palliativmittel genommen, so vermögen ihre geringen Vortheile bei weitem nicht einem sehr heftigen und gefährlichen Erstickungszufalle zuvorzukommen. Obgleich also die Ausleerung des Wassers in solchen Fällen eine merkliche Erleichterung bewirkt, so ist dieselbe indessen immer nur sehr bald vorübergehend, und häufig scheint sie selbst den Tod des Kranken zu beschleunigen.

Nach dem Beispiele des *Hippocrates* empfehlen fast alle Schriftsteller, das in der Brusthöhle angesammelte Wasser mittelst eines Einschnitts auszuleeren. Indessen aufser den wenigen beobachteten Fällen, nämlich von *Morand* (*l. c.*) von *Bianchi* (*Historia hepatica*), von *Senac* (*Traité du coeur T.* II. *p.* 366.), und dem in den Memoiren der Akademie der Wissenschaften zu Paris, v. J. 1703 aufgezeichnetem Falle, findet man kaum noch einen oder zwei, wodurch der glückliche Erfolg dieser Operation bestätigt würde. *Astl. Cooper*, bei seiner so überaus reichen Gelegenheit zu operiren, sagt selbst (*Vorles. über die Grundsätze und Ausüb. der Chirurg. B.* 2. *p.* 317.), dafs er diese Operation nur ein einzigesmal gegen Wasseransammlung habe verrichten sehen, und zwar — ohne Erfolg. Seinem Nachsatze zufolge: dafs der Ergufs von Serum bei der Brustwassersucht nur das Produkt einer noch furchtbareren Krankheit ist — scheint dieser berühmte Arzt zu der Ausleerung des Wassers durch die Operation eben kein grosses Vertrauen zu hegen. — Und dieser allgemeine Mangel an Beobachtungen, gründet sich ohne Zweifel auf die sehr geringe Anzahl von Fällen eines glücklichen Erfolges, und auf die allgemeine Schwierigkeit der Diagnose der reinen Brustwassersucht.

Die Dünnflüssigkeit des Fluidums in der Brustwassersucht, und die Meinung so kräftig als möglich dem Eindringen der Luft in die Brusthöhle vorzubeugen, liefsen glauben, dafs man einem mittelst des Trokars gemachten Stiche vor der gewöhnlichen Operation des Empyems, den Vorzug geben könnte. *Morand* bediente sich in der Absicht dieses Instruments in dem bekannten Falle zu zwei verschiedenen Malen vor dem Einschnitt. Indessen ist der Gebrauch des Trokars zur Eröffnung der Brusthöhle Behufs des Abzapfens gänzlich zu verwerfen, und verdient die angegebene Methode mittelst des Einschnitts zu operiren für immer den Vorzug. Denn 1, ist in dem Falle, wo man Vorsichts halber die Entleerung der Flüssigkeit in verschiedenen Zeiten angezeigt fände, durchaus nicht unumgänglich die Punktion mittelst des Trokars erforderlich; 2, ist immer zu fürchten, dafs bei dem Gebrauche dieses Instruments, besonders wenn die Lunge mit den Rippen verwachsen ist, dieses Organ durch den Stich mehr oder weniger verletzt werde; 3, ist es bei einer serös-eitrigen Ansammlung zuweilen unmöglich, die eiweifsstoffigen Flocken, welche mit der Flüssigkeit gemengt sind, durch die Punktion auszuleeren, wie solches z. B. in *Morand's* Fall sich zutrug; 4, endlich bietet die häufige Wiedererzeugung des Wassers, bald nachdem die erste Ansammlung ausgeleert ist, einen neuen Grund dar, die gewöhnliche Operation vorzuziehen, in sofern die während einer kürzern oder längern Zeit unterhaltene Oeffnung der Unannehmlichkeit vorbeugt, die Operation noch einmal vorzunehmen.

Unter den verschiedenen Ansammlungen von Flüssigkeiten in der Brust, wobei das Abzapfen versucht wird, ist die in der reinen und activen Wassersucht gerade diejenige, welche die meiste Hoffnung auf einen glücklichen Erfolg gewährt. Mangel an Aftermembranen über die Ausdehnung der Pleura, und ein normaler Zustand der Eingeweide der Brust, welche beide günstige Verhältnisse bei Ansammlungen andrer Art so selten angetroffen werden, sind dafür Hauptgründe. Uebrigens erfordert der Erfolg der Operation noch eine fortgesetzte, der Ursache und der speciellen Beschaffenheit der vorhandenen Brustwassersucht angemessene, innere Behandlung.

Das Abzapfen des Eiters im Falle einer reinen oder einfachen Eiterbrust, d. h. solcher, die in Folge eiterartiger Ausschwitzung einer entzündeten Pleura entstanden ist, wird nach der oben angegebenen Verfahrungsweise bewirkt. Bei dieser Art von Ansammlung besonders aber tritt öfters der Fall ein, dafs ein anhaltender fixer Schmerz an einer bestimmten Stelle in der Brust, und eine äufsere Geschwulst in einem Zwischenraume zweier Rippen den Ort angeben, wo zunächst der Eiter anzutreffen ist und welche Stelle daher zur Eröffnung der Brust gewählt werden mufs. Ist die Eiteransammlung Folge einer äufserlichen Verletzung, eines complicirten Rippenbruches, einer penetrirenden Brustwunde; so ist diese, wenn sie sonst bequem liegt und nicht zu weit nach oben befindlich ist, auch zur Entleerung des Eiters passend. Im entgegengesetzten Falle mufs eine tiefere Stelle zur Eröffnung gewählt werden.

Zuweilen wird durch innere obwaltende Hindernisse die Heilung nach dem Abzapfen des Eiters sehr erschwert, oder wohl gänzlich vereitelt. Dahin gehören die Fälle, wo die Eiteransammlung in Verbindung oder in Folge sogenannter Pseudomembranen oder falscher Häute (s. d. Artikel) entstanden ist, und durch deren Fortdauer fortwährend unterhalten wird. Produkte eines Entzündungszustandes der Pleura sind diese Membranen in Hinsicht auf ihre Ausdehnung, auf die Art des Zusammenhanges und der Verbindung mit denjenigen Theilen, die sie bedecken, und ganz besonders in Betreff ihrer Struktur und Dichtheit sehr verschieden. Anfänglich in einer einfachen, dünnen, halbdurchsichtigen, eiweifsstoffigen, hautartigen Masse bestehend, verdichtet diese mit der Zeit sich immer mehr und mehr, und erlangt durch öftere Ueberziehung und Bedeckung mit neuen Schichten oder Lagen, allmählig auch eine gewisse Dicke. Endlich erhält dieselbe eine wirkliche organische Bildung, wird mit Gefäfsen durchwebt und bildet so ein der Pleura ähnliches wahres Hautgewebe. Dergleichen Häute hat man über die ganze Pleura verbreitet, dieselbe verdoppelt, mit ihr innigst zusammenhängend und in der Brust einen umschlossenen Balg oder Sack bildend angetroffen. Lebt der Kranke mit solchem Aftergebilde eine Zeitlang fort, oder wird geheilt; so verwandeln diese hautartigen Gebilde sich noch, werden dem häutigen Gewebe fast ganz gleich und, indem sie einen Theil ihrer Masse durch Absorption verlieren, arten sie in dasjenige fadenartige oder zellige Gewebe aus, welches die, in Folge eitriger Pleuresie, zwischen der Lunge und der Rippenpleura so häufig beobachtete Verwachsung zu Stande bringt. Diese den ältern Aerzten ganz unbekannte Thatsachen haben sich aus den vielfachen Beobachtungen von *Stoll*, *Hunter*, *Alex. Monro*, *Soemmering*, *Baillie* ergeben, und sind in der neuern Zeit vorzüglich von *Bichat* und einer Menge die pathologische Anatomie bearbeitender Aerzte bestätigt, von *Dupuytren* besonders aber zu einem eigenen Lehrgegenstande zusammengetragen worden. Die vereinigten, kurze Zeit nach Entstehung der Krankheit mehr oder weniger fest gewordenen Bildungstheile solcher Membranen, können auf dem Wege der Resorption nicht vertilgt werden; und wenn dieselben nun einen bedeutenden Grad von Dichtheit erhalten haben und mit der Pleura innig und fest verwachsen sind, so wird in solchen Fällen die dagegen unternommene Operation des Abzapfens des dabei angesammelten Eiters, nur von sehr geringem Erfolge seyn. Wird indessen diese Operation gleich im Anfange der Bildung dieser falschen Membranen, wenn sie noch weich, auflösbar und nicht so innig verwachsen sind, unternommen; so lösen sie sich allmählig ab, zerblättern oder zerfallen in kleine Lappen, und fliefsen so mit dem Eiter heraus. Allein unläugbare Thatsachen beweisen doch, dafs auch alte Eiteransammlungen in der Höhle der Pleura, die durchaus mit falschen, längere oder kürzere Zeit angedauerte Membranen complicirt waren, sowohl durch die Operation als auch durch eine von selbst erfolgte Ausleerung des ergossenen Eiters geheilt worden sind. Am schwierigsten und seltensten erfolgt indessen die Heilung, wenn durch lange Dauer der Eiteransammlung, in Verbindung mit falschen Membranen, in dem Zellgewebe derselben Kanäle oder Fistelgänge sich gebildet haben, die nach verschiedenen Richtungen gehen, auch wohl an mehreren Stellen nach aufsen sich öffnen und dem Eiter zum Theil Ausflufs gestatten. Solche Fälle sind gewöhnlich mit grofsen Zerstörungen und Verderbnissen der innern Theile, meistens mit Beinfrafs der Rippen verbunden, und selten wird, wenn durch die von selbst erfolgten Fistelöffnungen der

Eiter nicht vollständig sich entleert, eine einmalige Eröffnung zu diesem Zwecke hinreichend seyn.

Auch ist die in Folge einer Entzündung der Pleura ausgeschwitzte und angesammelte eiweifsstoffige Materie nicht immer unmittelbar auf dem Zwerchfelle gelagert: sondern dieser die innere Brustwandfläche und die Oberfläche der Lunge überziehende Ausschwitzungsstoff, vermittelt an verschiedenen Stellen zwischen den neben einanderliegenden Theilen Adhärenzen oder Verklebungen von gröfserem oder kleinerem Umfange, wodurch ein oder mehrere, grössere oder kleinere umschriebene, umgränzte Zwischenräume oder Zellen gebildet werden, in welchen die allmählig fortdauernde Ausschwitzung eiterartiger Materie mehr und mehr sich ansammelt, und wodurch das sogenannte umschriebene, eingeschachtelte, eingesackte Empyem (*Empyème enkysté*) oder die von Einigen sogenannte *Vomica pleurae* gebildet wird. Solche umschlossene Eiterhöhlungen oder Zellen können einfach, zwei-, drei- und mehrfach beisammen seyn. Bei einem von *Audouard* behandelten und geheilten Kranken war, ehe ein allgemeines Empyem daraus entstand, eine vielfächerige Vomika der Pleura vorhanden; auch *Rullier* sahe mehrere Fälle dieser Art. Wird in solchen Fällen mehrfacher Zellenbildung die Operation des Abzapfens unternommen, und es wird nur eine dieser Zellen entleert; so mufs diese theilweise Operation natürlich fruchtlos bleiben. Der Zweck des Abzapfens mufs hier auf Entleerung sämmtlicher Zellen gerichtet seyn.

Das umschriebene Empyem läfst übrigens eher Heilung hoffen, als das freie, in der Brusthöhle ausgebreitete. Durch die besondere Lage des erstern gegen die Brustwand, wird es den angezeigten äufserlichen Heilmitteln eher zugänglich, und ist überhaupt viel weniger gefährlich, als wenn die Ansammlung zwischen dem Zwerchfelle und der Lungenbasis, zwischen den gröfsern Lungenflügeln, oder zwischen der innern Fläche einer Lunge und dem innern Blatte der Pleura, dem sogenannten Mittelfelle, Statt fände, wo alsdann eine Ergiefsung entweder in die Unterleibshöhle, oder in die Mittelfellhöhle, oder auch wohl in den Herzbeutel leicht möglich ist.

Zu dieser Art des umschriebenen Empyems, oder vielleicht der Lungen- oder Pleura-Abscesse scheint auch der von *Guerard* jun. (in *Horn's* Archiv, März-April-Heft 1826. p. 384.) erzählte Krankheitsfall eines Mannes zu gehören, bei welchem nach Verlaufe von 22 Jahren zum zweiten Male in Folge einer Entzündung in der linken Brustseite, die in Eiterung überging und durch eine Geschwulst äufserlich sich zu erkennen gab, welche mittelst eines einfachen Einstiches geöffnet, und wodurch ein halbes Berliner Quart Eiter entleert wurde. Der Kranke genas auch diesmal allmählig, und war nach einem Jahre zur Zeit der Mittheilung dieses Falles noch völlig gesund.

Wenn im Falle eines Abscesses, oder überhaupt einer Eiteransammlung in der Brust, gleichzeitig eine äufsere Geschwulst die Stelle zur Eröffnung anzeigt, so dafs in dieser Beziehung weiter keine Wahl übrig bleibt, dann nennen französische Aerzte dieses operative Verfahren — *Empyème de nécessité,* — zum Unterschiede derjenigen Verfahrungsweise in allen übrigen Fällen von Ansammlung in der Brust, wo die Stelle zum Eröffnen zum Zwecke der Entleerung durch kein äufserliches bestimmtes Merkmal sich zu erkennen giebt, sondern, wie oben angegeben worden ist, nach Zweckmäfsigkeit gewählt werden mufs, welche sie — *Empyème d'élection* — nennen.

Neben dem fortgesetzten Gebrauche zweckmäfsiger, der ursprünglichen Krankheit angemessener innerer Heilmittel, können nach der Entleerung des Eiters, besonders bei begränzten, eingesackten Ansammlungen, zur Reinigung des Eiterheerdes, zur Erweichung, Auflösung und heilsamen Veränderung der Eiterhöhlenwandung und häutigen Aftergebilde passende, nicht sehr reizende Einspritzungen von Nutzen seyn. Man wählt dazu entweder das *Decoct. Flor. Chamomill. vulg.,* oder *Cortic. Salicis, Chinae,* eine Unze eines dieser Mittel zu 10 bis 12 Unzen Wassers, nach Erfordernifs mit etwas Rosenhonig oder einem geringem Zusatze vom *Extracto Myrrhae.*

In Hinsicht auf den Nutzen und die Anwendbarkeit der Einspritzungen in die Brusthöhle, sind die Meinungen der Aerzte von jeher, am meisten aber in der neuern Zeit, sehr getheilt gewesen. Einige fanden dieselben sehr nützlich und rühmten sie, andere mifsbilligten sie und warnten vor denselben. Zu letztern gehört besonders *Lassus (l. c. Tom. II. p.* 153.), welcher noch bemerkt, dafs, sobald der Kranke Eiter auswirft, die Einspritzungen nur dazu dienen, die Schwärung der Lungen zu befördern und den Tod schneller herbeizuführen (das. p. 194.). Dieser Arzt geht indessen offenbar über die eigentliche Indication der Einspritzungen hinweg, und bezieht in seiner allgemeinen Verwerfung derselben sich auf anderweite Complicationen des in Rede stehenden Krankheitszustandes. *Cooper* tadelt ebenfalls und zwar mit nicht geziemender Bitterkeit den Gebrauch dieses Mittels, ohne für die nach theoretischen Ansichten zu allgemein vorausgesetzte Schädlichkeit desselben praktische Gründe anzuführen, oder seine Meinung durch Thatsachen zu beweisen (Handb. d. Chir. B. 3. p. 564.). Hieran fehlt es überhaupt gänzlich; es gründet sich die Meinung aller derjenigen, die die Anwendung dieses Hülfsmittels tadeln, eigentlich nur auf blofse Besorgnifs seiner Schädlichkeit. So meint *Bell*, er halte es für wünschenswerth, dafs Einspritzungen in die Brusthöhle immer vermieden würden; *Chopart* und *Desault* betrachten sie als ganz geeignet, das Ende der Kranken zu beschleunigen, und *Pelletan* sieht sie als fremde Körper an, deren Einführung in die Brust wichtige Unfälle zur Folge haben kann. Dagegen machte schon *Hippocrates* vortheilhaften Gebrauch von den Einspritzungen, und gab für die Anwendung derselben sehr beachtenswerthe Regeln. Nach seiner noch vorhandenen Vorschrift: „*Infusum autem matutinum sub vesperam, et vespertinum mane, educito*" *(De morb. Libr. II. Cap. XVI.)* liefs er die am Morgen eingespritzte Flüssigkeit den Tag über in der kranken Höhle, entleerte dieselbe am Abend, und die nun gemachte Einspritzung liefs er die Nacht über darin. Spätere berühmte Aerzte, namentlich *Paré, Willis, Lamotte, Morand, Jaymes, Robin, Bacqua, Fréteau, Audouard, Billerey* und Andere haben sie gleichfalls mit grofsem Nutzen angewandt, und sogar meistens bei solchen Kranken, deren Auswurf eitrig war. Bei einigen von *Jaymes, Robin* und *Bacqua* mit Einspritzungen

gen behandelten Kranken kam ein Theil der durch die Brustöffnung eingespritzten Flüssigkeit durch den Mund zurück, zum Beweise, dafs in diesen Fällen eine phthisische Beschaffenheit, oder doch eine organische Verletzung der Lungen vorhanden war; nichts desto weniger genasen aber die Kranken, und die genannten Aerzte verdankten grofsentheils den Einspritzungen die glückliche Heilung. Diese Thatsachen aus der praktischen Erfahrung glaubhafter Aerzte, entkräften also den ungegründeten Tadel und die blofs theoretische Behauptungen der Gegner. Geben Geschwüre der Lungen, der Pleura oder des Herzbeutels Veranlassung zu einer Eiteransammlung, oder ist eine Eiter- oder Blutergiefsung mit Geschwüren, mit einer ursprünglichen phthisischen Beschaffenheit der genannten Organe verbunden, so kann man freilich den Glauben der Alten jetzt nicht mehr hegen, dergleichen organische Uebel innerer Organe durch Einspritzungen heilen zu können. In solchen Fällen sind sie für immer unnütz. Allein solche phthisischen Zustände der Lungen u. s. w. sind bei gleichzeitiger Ansammlung von Eiter oder andern Flüssigkeiten, eines Theils nicht immer sogleich von dem einfachen Empyem zu unterscheiden, und andern Theils können zweckdienliche Einspritzungen bei einer mit Lungengeschwüren complicirten Eiterbrust die Gefahr des Uebels eben in nichts vermehren, weshalb die vorsichtige Anwendung dieses nach Zweckmäfsigkeit gewählten Mittels, jener Rücksicht wegen, aus der praktischen Heilkunst nicht gänzlich zu verbannen ist. Einspritzungen können in mehrfacher Beziehung sehr nützlich seyn; entweder als blofse Auflösungs-, Verdünnungs- und Ausspühlungsmittel geronnener, zäher, fauliger Stoffe, deren verlängerter Aufenthalt in der Brust sehr nachtheilig werden könnte; oder in sofern, als sie durch ihre unmittelbare Berührung um so eher geeignet sind, den Erschlaffungszustand und andere krankhafte Beschaffenheiten der Pleura, so wie auch die eigenthümlich gangränöse Entzündung, welche in den meisten Fällen von Empyem die ganze Wandung der Eiterhöhle, oder doch einen Theil derselben einnimmt, zu verbessern und zu beseitigen.

Zwei Hauptregeln verdienen jedoch in Beziehung auf

den Gebrauch der Einspritzungen in die Brusthöhle ernstlich beachtet zu werden; 1) dafs man mit denselben nie Mifsbrauch treibe, sondern sie nur da anwende, wo sie wirklich nöthig sind; 2) dafs man nie zu reizende, scharfe, überhaupt nicht schädliche Mittel dazu wähle, durch welche leicht ein beschwerlicher Husten, Entzündung der Lungen und andere nachtheilige, selbst gefährliche Folgen veranlafst werden. Aus diesem Grunde sind Mischungen, z. B. aus Wein und Oel, nach *Hippocrates*, oder das *Decoct. Hordei*, *Aloes*, *Herb. Absinth. et Centaurii*, nach *Paré*, oder Honigwasser mit Salz und ein wenig Wein, nach *van Swieten*, oder das *Decoct. Herb. Scordii*, *Marrubii*, *Hyssopi*, zu welchem einen oder andern *Garengeot* noch etwas Weinessig oder auch ein wenig Seife hinzuzusetzen rieth, für immer sehr verwerflich. — Bei der Wahl der Einspritzungsmittel richtet man sich jederzeit nach der Beschaffenheit des örtlichen Zustandes; daher ist in dem einen Falle, z. B. nach einer frischen Blutergiefsung, bei gereiztem, entzündlichem Zustande der Pleura, nach *Bell* das einfache lauwarme Wasser, oder erweichende, schleimige Flüssigkeiten, das *Decoct. Rad. Althaeae seu Semin. Lini*; oder in einem andern, bei seröser, oder serös-eitriger Ergiefsung, bei einer in Folge chronischer Pleuresie entstandenen passiven Brustwassersucht, ein einfaches Gersten- oder Hafer-Dekokt, oder dieses mit etwas Rosenhonig verbunden; endlich in einem dritten, welcher am häufigsten eintritt, wo sowohl die angesammelte Flüssigkeit, als besonders die Höhlenwandung eine faulige Beschaffenheit zeigt, wird ein *Decoct. Cort. Chinae* von ausgezeichnetem Nutzen seyn. —

Das Abzapfen des in der Brusthöhle ergossenen Blutes ist besonders in solchem Falle angezeigt, und mit wahrscheinlichem Erfolge zu unternehmen, wo die Blutergiefsung nicht plötzlich, nicht durch Verwundung eines der grofsen Blutgefäfse in der Brusthöhle, der Aorta, der Pulmonar-Venen, oder des Herzens selbst, worauf wohl immer sehr bald der Tod erfolgt, sondern wo dieselbe langsamer, durch eine Oeffnung, Zerreifsung, Zerschneidung eines Blutgefäfses kleinerer Art entstanden und sehr beträchtlich ist. Nicht genug, dafs dann die bekannten äufserlichen und innerlichen blutstillenden Mittel angewandt werden; es mufs auch, um gefährlichern Folgen vorzubeugen, die in der Brusthöhle angehäufte Blutmenge baldmöglichst ausgeleert werden. Je früher man dieses Hülfsmittel in Anwendung bringt, um so eher und sicherer wird man auf einen günstigen Erfolg rechnen können.

Die oben angegebenen Regeln in Bezug auf die Wahl der Stelle, und auf die Verfahrungsweise bei der Eröffnung der Brust, bleiben auch für diese Art der Ergiefsung im Allgemeinen dieselben. Bei einer schon vorhandenen Wunde der Brust, wenn dieselbe jedoch am obern Theile befindlich und zu hoch ist, dafs selbst bei zweckmäfsiger Lage des Kranken das ergossene Blut nicht ausfliefsen kann, wird an der bestimmten tiefern Stelle eine Gegenöffnung gemacht und die Entleerung bewirkt. Zuweilen ist die vorhandene zufällige Wunde, besonders wenn sie am untern Theile der Brust und grofs genug ist, zum Ausflusse des ergossenen Blutes ganz geeignet; es ist dann nur erforderlich, dafs der Kranke in eine passende Lage gebracht werde. Oder es erfolgt der beabsichtigte Ausflufs durch eine hinreichende Erweiterung der vorhandenen Wunde, welche dann nach den für die kunstgemäfse Eröffnung gegebenen Regeln, mit Vorsicht und gleichzeitig zu dem Zwecke gemacht wird, dafs etwa losgetrennte Knochenstücke oder eingedrungene fremde Körper durch die erweiterte Wunde ausgezogen werden können. — Aufserdem hat man, wie bei Ansammlungen anderer Arten von Flüssigkeiten, durch Aussaugen mittelst einer Spritze, oder durch Einlegen einer Röhre, durch welche das Blut ausfliefsen soll, die Entleerung bezweckt (*Scultetus, Lamotte, Dionis*).

Allein alle diese Verfahrungsarten und Hülfsmittel zur Entleerung des Blutes sind nur so lange anwendbar, als das ergossene Blut flüssig ist. Oft aber gerinnt dasselbe und kann alsdann nicht ausfliefsen. In diesem Falle sind die oben genannten auflösenden, verdünnenden Einspritzungen aus einfachem lauwarmen Wasser, oder einer dünnen Abkochung der Althäwurzel, des Leinsaamens u. dgl. anwendbar. Hierbei dient zur Regel, dafs jedesmal nur kleine, aber öfters wiederholte Einspritzungen und zugleich Versuche gemacht werden, die eingespritzte Flüssigkeit eine Zeitlang in der Höhle zurückzulassen, damit der Zweck der Auflösung und Ausspühlung des geronnenen Blutes um so eher erreicht werde. Man giebt dem Körper dabei solche Stellung, dafs die Oeffnung in der Brust den obersten Theil derselben ausmacht.

Nach der Entleerung des Blutes wird der Kranke auf eine strenge, wäfsrige Diät gesetzt, und ordnet man verdünnende, antiphlogistische Mittel, besonders aber, wo sie angezeigt sind, bei sonst kräftiger Körperbeschaffenheit, Vollblütigkeit, Neigung zu Entzündungen, wiederholte kleine oder gröfsere Aderlässe an, welche letztern vorzüglich geeignet sind, der innern Blutung Einhalt zu thun. — Die Wunde mufs hier besonders eine Zeitlang offen erhalten werden; übrigens ist die Behandlung derselben derjenigen, bei der Brusteröffnung oben vorgezeichneten ganz gleich. — Athmet der Kranke frei und leicht, ist er gänzlich ohne Fieber, hat der Blutausflufs aus der Wunde ganz aufgehört, und ist dagegen ein allmählig sich vermindernder Ausflufs einer weifsen eiterartigen Materie vorhanden, so sind das Zeichen einer baldigen Heilung.

Die Operation des Blutabzapfens aus der Brusthöhle ist übrigens bisher nur selten vorgekommen, wovon der Grund wohl darin zu liegen scheint, dafs diese Art Ergiefsung überhaupt nur selten ist, und dafs in den meisten Fällen die charakteristischen Zeichen derselben nicht mit bestimmter Gewifsheit erkannt worden sind; am wahrscheinlichsten ist es aber, dafs eine nicht unbedeutende Anzahl Verwundeter früher an der Verblutung gestorben seyn mag, ehe man dieses einzige Mittel, durch welches allein noch Hülfe möglich war, in Anwendung bringen konnte. Jedoch finden sich von *Lamotte*, *Saucerotte* und *Larrey* mehrere Fälle aufgezeichnet, wo diese Operation bei Blutergiefsungen durch Verwundungen der Brust mit glücklichem Erfolge gemacht worden ist. — *Sharp's* Rath (*Treatise of the operations of Surgery. C. XXIV.*) bei Ansammlungen ergossenen Blutes in der Brusthöhle die Ausleerung desselben durch Einsaugung und durch Aussonderung durch die Lungen abzuwarten, die Operation des Abzapfens aber zu vermeiden, ist bei kleinen Ergiefsungen und unbedeutenden Anhäufungen allerdings sehr zu berücksichtigen; bei grofsem Blutergusse aber wird dieser Zweck auf dem genannten Wege nicht nur nicht erreicht, sondern es wird vielmehr durch Zögerung mit der kunstgemäfsen Entleerung die Gefahr nur vergröfsert und ein übler Ausgang herbeigeführt.

Das Abzapfen angehäufter Luft in der Brusthöhle (s. Luft- oder Windgeschwulst, *Pneumothorax*), von *Monro d. ält.* im Jahre 1760 zuerst in Vorschlag gebracht, wird bei heftigen Zufällen von Zusammendrückung der Lungen, sehr beengter Respiration und drohender Erstickung mit dem günstigsten Erfolge vorgenommen. Man bewirkt 1) die Entleerung, besonders wenn die Luft im Zellgewebe der äufsern Brust, oder schon weiter über den Körper sich verbreitet und auf der Oberfläche emphysematöse Geschwülste gebildet hat, — durch Scarificationen oder Einschnitte, welche mehrfach, jeder einen halben Zoll lang und gehörig tief, unmittelbar in und längs der Geschwulst gemacht werden. Die im Zellgewebe befindliche Luft wird dann nach diesen Oeffnungen in der Haut hingeprefst, durch welche sie fast gänzlich und zum Theil auch die in der Brusthöhle enthaltene entweicht. Von *Hunter* und *Sabatier* sind zwar einige Fälle aufgezeichnet, in welchen auf diese Weise die Luft entleert wurde und die Kranken geheilt worden sind; allein in mehreren, z. B. von *Littre, Mery, Cheston,* angeführten Fällen war diese Entleerungsmethode unzureichend, indem die Kranken an Erstickung starben. Indessen hegt *Sabatier* den Verdacht, dafs besonders bei dem Kranken von *Cheston* die Einschnitte nicht tief genug gemacht worden seyn mögen.

2) Auch mittelst Schröpfköpfe hat man bedeutende Luftansammlungen aus der Brust entleert (*Larrey*). Bei dieser Entleerungsweise möchten Ventosen von gröfserem Umfange den gewöhnlichen kleinen sehr vorzuziehen seyn; 3) am besten entleert man aber die Luft durch die bei allen bisher genannten Ansammlungen übliche Methode des kunstgemäfsen Eröffnens der Brust. Nach *Hewson* ist die zweckmäfsigste Stelle zum Oeffnen auf der rechten Seite zwischen der 5ten und 6ten Rippe, und zwar bei dieser

Art Flüssigkeit mehr am Vordertheile der Brust, weil hier die weichen Theile der Wandung nur dünn sind, und weil die Luft sich nicht, wie es bei tropfbaren Flüssigkeisen geschieht, nach unten senkt, sondern durch jede, auch oberhalb der Brust angebrachte Oeffnung entweichen könne. Auf der linken Seite räth er die Oeffnung zwischen der 7ten und 8ten, oder der 8ten und 9ten Rippe, und hier mehr zur Seite zu machen, damit der Herzbeutel nicht verletzt werde. Allein man kann fast nie mit Gewifsheit voraussetzen, dafs die vorhandenen Symptome eines heftigen Drucks auf die Lungen, und der Erstickung ausschliefslich durch die angesammelte Luft verursacht werden; in den meisten Fällen mufs man annehmen, dafs noch andere Ansammlungen von Flüssigkeit, am häufigsten eine gröfsere oder kleinere Blutergiefsung ebenfalls zugegen ist. Aus diesem Grunde bleibt auch für die rechte Seite die oben bei der Wasser- oder Eiterentleerung bezeichnete Stelle zur Eröffnung Behufs des Luftabzapfens am zweckmäfsigsten; es sey denn, dafs ein fixer Schmerz in irgend einer Gegend der Brust, oder ein fühlbarer Rippenbruch, eine enge Wunde, auf den Ort der Verletzung der Lunge schliefsen läfst, wodurch dann die Stelle zur Eröffnung anderweitig bestimmt wird.

Mit einem Messer macht man vorsichtig kleine Einschnitte, bis man in die Brusthöhle gelangt ist. Die Wunde braucht überhaupt nur klein zu seyn, weil die Luft zu ihrem Ausflusse keiner weiten Oeffnung bedarf. Das von Einigen auch für diese Eröffnung empfohlene Einstofsen eines Trokars ist, wenn derselbe auch nach *B. Bell's* Meinung in einer schiefen Richtung eingeführt würde, wegen leicht möglicher Verletzung der vielleicht hier verwachsenen Lunge, wie *Bell* selbst einwendet, durchaus zu vermeiden. — Um bei dieser Operation möglichst alle Luft aus der Brusthöhle zu entleeren, verfährt man nach der zur Austreibung der Luft oben schon bezeichneten Weise. Gewöhnlich schliefst sich die Wunde in der zusammengefallenen Lunge in wenigen Tagen; das bis dahin noch angedauerte Ausströmen und Ansammeln der Luft hört nun auf; der in der Brusthöhle noch zurückgebliebene Theil derselben wird zersetzt, eingesogen und zum Theil auch durch die allmählig sich wieder ausbreitende, die Höhle mehr ausfüllende und zu ihrer Function gelangende Lunge herausgedrängt. — Die fernere Behandlung des Kranken mufs den die Luftergiefsung veranlassenden Ursachen gemäfs eingerichtet werden. —

Das Abzapfen des Nahrungssaftes im Falle des fälschlich sogenannten *Hydrothorax chylosus* oder *Empyema chylosum*, dessen Entstehung durch eindringende, tiefe Brustwunden mit gleichzeitiger Verwundung des *ductus thoracicus*, oder durch eine von selbst erfolgende Zerreifsung dieses Canals wohl möglich, aber nicht sobald zu erkennen ist, mufs zwar nach denselben bisher für die Entleerung anderer Flüssigkeiten angegebenen Regeln verrichtet werden, jedoch wird hier wegen der nachtheiligen Folgen für die Ernährung, und weil die Verwundung dieses tief und wohl verwahrt liegenden Canals immer mit Verletzungen anderer wichtigen Brustorgane verbunden ist, der Ausgang wohl immer tödtlich seyn. — Nach denselben Regeln der Brusteröffnung wird auch die Entleerung des Speisebreies, welcher in Folge einer Verwundung oder Zerreifsung des Schlundes (s. d. Artikel) in die Brusthöhle sich ergiefsen kann, vorgenommen.

Im Falle in beiden Hälften der Brusthöhle eine gleichzeitige Ansammlung von Wasser oder Eiter, Blut oder Luft vorhanden ist, könnte nach Einigen (*David, Mem. couronn., Académie de chirurg. Tom. IV. p.* 224.) die Operation des Abzapfens auf beiden Seiten in derselben Zeit gemacht werden; um so mehr, da die von *Hemmann, Richter, Brandes* u. A. gemachten Versuchen an Hunden dargethan haben, dafs beide Seiten der Brusthöhle ohne Gefahr zu gleicher Zeit geöffnet werden können, und wodurch die Meinung *Galen's* (*De usu part. Lib. VI. Cap. III.*), dafs ein Thier, welchem mit einem Male beide Höhlen der Brust geöffnet würden, plötzlich zu athmen und zu leben aufhöre, — ganz entkräftet wird; so ist es nach der Lehre der besten Aerzte doch am gerathensten, wenn der Zustand des Kranken nur einigermafsen es gestattet, die zweite Operation zur Entleerung der andern Höhle nur erst nach dem Verlaufe einer gewissen Zeit, nach 14 bis 18 Tagen, zu unternehmen, weil auf diese Weise die Menge und der Grad der immer mit solcher wichtigen Operation verbundenen, mehr oder minder bedeutenden Zufälle doch für den Moment um die Hälfte vermindert, zum Theil die Kräfte des Kranken noch geschont und allmählig auch beide Lungen gewöhnt werden, aus einem äufserst zwangvollen Zustande in einen der Norm gemäfseren überzugehen. — Wenn indessen nach der Eröffnung und Entleerung der einen Seite die Symptome eines Druckes auf die Lungen und die Erstickungszufälle mit Heftigkeit fortdauern, so mufs sogleich auch auf der entgegengesetzten Seite dieselbe Operation unternommen und die angesammelte Flüssigkeit entleert werden. In diesem Falle wird die Wunde überhaupt, besonders aber die Oeffnung in der Pleura nur klein, genau nur so grofs gemacht, dafs der Ausflufs der ergossenen Flüssigkeit durch dieselbe erfolgen kann. Die Wunden werden hier sehr sorgfältig geschlossen gehalten, und beim Verbande darf die andere durchaus nicht eher geöffnet werden, bevor die erste nicht wieder ganz genau und fest verschlossen und verbunden ist.

Ergiefsungen und Ansammlungen einer oder der andern genannten Flüssigkeit in der Mittelfellhöhle (*cavum mediastini*) machen ebenfalls zuweilen die Entleerung oder das Abzapfen nöthig. Am gewöhnlichsten geben Abscesse in dem hinter dem Brustbeine befindlichen Zellgewebe, oder des Mittelfells selbst hier zu Eiteransammlungen Veranlassung; auch kann der Eiter aus einem Abscesse am Halse in diesen Raum sich hinabsenken, oder eine der genannten Flüssigkeiten aus einer oder der andern Brusthöhle sich dahin ergiefsen. Bei hier Statt findenden Eiteransammlungen bilden sich zuweilen Gänge oder Fisteln, die in verschiedenen Richtungen im Zellgewebe fortlaufen und zu den Seiten des Brustbeins, in den Zwischenräumen der Rippenknorpel zum Theil nach aufsen sich öffnen. In solchem Falle kann eine behutsame Erweiterung dieses Fistelgeschwürs bis an den Rand des Brustbeins, auch wohl, wo es erforderlich ist, das Ausschneiden eines Rippenknorpels (*Galen*, *Desault*) eine völlige Entleerung bewirken und eine zweckdienliche Einspritzung zur Heilung beitragen. Auch bei Ansammlungen anderer Art kann die Seitengegend am Brustbeine Zeichen darbieten, z. B. Geschwulst im Rippenknorpel-Zwischenraume, Schwappung u. dergl., wodurch die Stelle zur Eröffnung angedeutet wird, in welchem Falle dann mit möglichster Behutsamkeit nach der vorgezeichneten Weise kunstgemäfs dieselbe unternommen wird. Endlich wird die Mittelfellhöhle nach gemachtem Hautschnitte und nach völliger Entblöfsung des Brustbeins durch An- oder Durchbohrung dieses Knochens mittelst des Trepans (s. d. Artik.) eröffnet, das hinterliegende Zellgewebe oder der die Flüssigkeit enthaltene Sack mit einem Bistouri, nach Einigen (*Bell*) mit einem Trokar durchstochen und die Entleerung bewirkt. Kann der Abscefs oder überhaupt der Heerd der Ansammlung durch die einmalige Durchbohrung nicht erreicht werden, so setzt man nach *Richter* eine zweite Krone an, und *Ghidella* (*Giornale di Chirurgia pratica, compilato dal Dott. G. Canella.* 1826. *Màggio.*) verfuhr in neuerer Zeit so kühn, dafs er bei einem Müllergesellen nach Verlauf von 2 Jahren nach der ersten Durchbohrung des Brustbeins wegen dringender Zufälle, eine zweite Trepanation dieses Knochens unternahm. Und als der Erfolg noch nicht günstig war, durchschnitt er die äufsern Bedeckungen zwischen beiden Trepanöffnungen, und durchsägte mit einer flachen Säge die Knochenbrücke von 4 Zoll Länge und 1 Zoll Breite. Sowohl das Herz als auch die Aorta waren durch diese bedeutende Oeffnung deutlich zu sehen. Der Mensch wurde glücklich geheilt. — Sollte nach der ersten Durchbohrung des Brustbeins der Ausflufs der Flüssigkeit noch nicht erfolgen, in sofern man hier den Heerd der Ansammlung nicht traf; so mufs man die abermalige Trepanation eine Zeitlang noch anstehen lassen, indem die entfernt gelagerte Flüssigkeit zuweilen selbst einen Weg nach der Trepanöffnung sich hinbahnt.

Bei Ansammlungen einer oder der andern Flüssigkeit im Herzbeutel, am meisten von Wasser (s. Wassersucht des Herzbeutels) oder auch von Eiter bei dem sogenannten *Empyema pericardii*, ist man durch *Galen's* und *Harvey's* Erfahrungsfälle, in welchen sie bei Menschen durch theilweise Zerstörung der vordern Brustwand und des Herzbeutels, die Bewegungen des nackten Herzens wahrnahmen, — auf die Idee der Eröffnung und Entleerung dieses häutigen Behälters hingeleitet worden. Allein bedeutende Hindernisse zur Ausführung dieser wichtigen Operation, liegen fast immer in der grofsen Ungewifsheit der Diagnose, im Mangel gewisser, zuverlässiger Zeichen der Ansammlung an diesem Orte, in der grofsen Aehnlichkeit der Symptome derselben mit denjenigen, welche bei einer grofsen Anzahl organischer Krankheiten in der Brust, besonders des Herzens und der grofsen Blutgefäfse Statt finden, dafs demnach eine wirklich vorhandene und richtig erkannte Ansammlung dieser Art, fast immer nur als Folge und Complication anderer noch wichtigerer Grundkrankheiten zu betrachten, und die Operation weislich zu vermeiden ist. Hierzu kommt noch, dafs in den Annalen der praktischen Heilkunde fast kein reelles Beispiel von einer künstlichen Eröffnung und Entleerung des Herzbeutels mit glücklichem Erfolge aufgezeichnet gefunden wird, und dafs selbst sehr geschickte und vielerfahrene Wundärzte in der Diagnose und in der Feststellung der Indication zur Operation sich geirrt und Fehler gemacht haben. So erging es z. B. dem berühmten *Desault*, welcher einen Menschen mit allen, auch von *Dubois*, *Sue* und *Dumangin* dafür gehaltenen Zeichen einer Ergiefsung im Herzbeutel operirte. Nach der Eröffnung der Brust, an der linken Seite zwischen der 6ten und 7ten Rippe, gerade gegen die Spitze des Herzens, durch einen Einschnitt durch die Haut und sämmtliche Muskeln, glaubten alle dabei gegenwärtige, in der Anatomie sehr bewanderte Aerzte den durch die Flüssigkeit sehr ausgedehnten Herzbeutel zu fühlen. An dieser Stelle öffnete *Desault* mit einem stumpfen Bistouri den angefüllten Sack; es flofs ungefähr ½ Maafs Wasser aus der gemachten Oeffnung, wornach wiederum Alle mit den Fingern die entblöfste Spitze des Herzens in der Tiefe der Wunde zu fühlen glaubten. Erneuerte Zufälle tödteten am vierten Tage den Kranken. Bei der Leichenöffnung fand man, dafs der Herzbeutel gar nicht geöffnet worden und dafs auch nicht das geringste von einer Flüssigkeit in demselben enthalten war, sondern dafs man eine lymphatische Geschwulst oder eine Sackwassersucht in der Brusthöhle, für eine Wassersucht des Herzbeutels gehalten hatte, welche Geschwulst nach vorn durch eine den Rand der linken Lunge mit dem Herzbeutel vereinigende Membran begränzt wurde. Auch der erfahrne *Larrey* glaubte nach Eröffnung der Brust mittelst eines Einschnittes zwischen der 5ten und 6ten Rippe der linken Seite den Herzbeutel, in welchem in Folge einer Brustwunde eine Blutergiefsung angenommen wurde, geöffnet zu haben und, wie *Desault*, nach der Entleerung einer Menge Blut die Bewegungen des Herzens wahrzunehmen. Allein nach dem, was die von *Larrey* erzählte Leichenöffnung ergab, mufs man mit *Rullier* glauben, dafs auch bei dieser Operation der Herzbeutel uneröffnet blieb und dafs auch nichts anders, als eine vor demselben gelagerte Sackgeschwulst geleert worden war. (*Larrey Mémoir. T. III. p.* 442.) — Diese Thatsachen bestätigen also sowohl die Ungewifsheit der Symptome und die Unsicherheit in der Diagnose bei Ergiefsungen im Herzbeutel, als auch die daraus hervorgehenden Irrungen bei Feststellung der Indication zur Operation, und berechtigen uns gegen alle erzählten Fälle von Eröffnung dieses häutigen Behälters Zweifel zu hegen. —

Könnte man indessen gewifs seyn, dafs eine bedeutende Ansammlung von Wasser oder Eiter im Herzbeutel ohne anderweite wichtige, an sich schon tödliche Complicationen vorhanden ist; so kann man nach der Meinung der berühmtesten Aerzte die Operation des Abzapfens dennoch unternehmen.

Senac und *Bell* lehren, auf der linken Seite, zwischen zwei Rippen, von der 3ten oder vierten bis auf die 7te oder 8te hinab, 5 bis 6 Zoll vom Brustbeine entfernt den Einschnitt zu machen, dann die entblöfste Pleura einen Zoll lang einzuschneiden und einen kleinen Trokar in den Herzbeutel behutsam einzustofsen. Der Gebrauch dieses letztern Instruments ist wegen der damit verbundenen Gefahr, das Herz zu verletzen, für immer zu vermeiden. Man bedient sich zur Eröffnung des Herzbeutels besser, entweder nach *Desault*, eines stumpfen Bistouris, oder nach *Larrey*, nachdem durch kleine Messerzüge eine Oeffnung gemacht worden ist, eines Knopfbistouris, mit welchem auf dem eingebrachten Zeigefinger der linken Hand die Wunde erweitert wird. Der Haut- und Muskelschnitt ist nach *Larrey* zwischen der 5ten und 6ten Rippe, unterhalb der Brustwarze. *Richerand* räth durch Ausschneiden und Aussägen der Rippen und deren Knorpel den Herzbeutel zu entblöfsen, dann in diesen einzustechen und nach der Entleerung durch die eingedrungene Luft, oder gar durch Einspritzungen eine Art entzündlicher Verklebung desselben mit dem Herzen selbst zu bewirken. Dieser eben nicht heilsame Zweck ist fürwahr nicht wünschenswerth und möchte auch wohl, weil das Herz dergleichen Wagestücke niemals ohne grofse Nachtheile erträgt, sobald nicht erreicht werden. In solcher Hinsicht kann nicht oft genug wiederholt werden, was *Rullier* sehr treffend sagt: „Die Besorgnifs, das Ende des Kranken zu beschleunigen, sollte doch immer die Hand des Wundarztes zurückhalten." (*l. c. p.* 132.) — Nach *Skielderup* soll das Brustbein dicht am Rande zwischen der 5ten und 6ten Rippe mittelst eines Trepans angebohrt werden, weil hier der Herzbeutel unmittelbar hinter dem Brustbeine liegt, die Pleura nicht berührt zu werden braucht, und das Eintreten des ausfliefsenden Fluidums in die Brusthöhle vermieden würde. Nach beseitigter Blutung und während der Kranke sich nach vorn neigt, soll der sich gegen die Trepanöffnung drängende, schwappende Herzbeutel mit einem langen schmalen Bistouri auf dem Finger eingeschnitten werden. — Ein viel zweckmäfsigeres Verfahren empfiehlt *Romeiro*. Zwischen der 5ten und 6ten Rippe, nahe bei der Krümmung der letztern und in gleicher Höhe von ihrer Verbindung mit dem Knorpel, soll der Einschnitt gemacht, der Herzbeutel mit einer Pincette hervorgezogen und mit einer krummen Scheere geöffnet werden. —

Ist der Herzbeutel sehr angefüllt, so mufs besonders hier die Entleerung behutsam und absatzweise erfolgen. — Die Behandlung des Kranken ist der Grundkrankheit und der Körperbeschaffenheit angemessen, und eben so kommt die der Wunde derjenigen gleich, welche oben nach Eröffnung der Brust angegeben worden ist. —

Synon. Die gebräuchlichste Kunstbenennung für die Eröffnung der Brusthöhle Behufs des Abzapfens ist — *Paracentesis thoracis,* — aus dem Griechischen entlehnt, *παρακέντησις*, Durchbohrung der Brust, Bruststich. In etymologischer Betrachtung des erstern Ausdrucks findet ebenfalls, wie oben bei der Etymologie des Wortes *Paracentesis abdominis* schon bemerkt worden ist, ein gleiches Verhältnifs in Beziehung des zu engen Begriffes dieser Benennung Statt. Ferner hat man diese Operation ganz unrichtig mit dem griechischen Namen — *Empyema* — belegt, von *ἐν*, in, und *πύον*, Eiter, *πυέω*, ich eitere; daher *ἐμπύημα, ἐμπύησις*, innere Eiterung. Hierdurch wird also durchaus kein in Eiterung befindlicher Ort im Körper ausgedrückt, sondern nur eine Eiteransammlung im Innern, gleichviel, wo dieselbe sich findet. Und so gebrauchten auch die Alten diesen Ausdruck zur Bezeichnung jeder Eiterung der innern Höhlen des Körpers, bis *Aetius* ihn zuerst auf die Ansammlung des Eiters innerhalb der Pleura beschränkte. Keineswegs aber liegt in dem Ausdrucke — *Empyema* — der Begriff einer künstlichen Eröffnung der Brust zum Zwecke der Entleerung, weder des Eiters, noch irgend einer der möglichen Ansammlungen von Flüssigkeiten in der Brusthöhle; obgleich man, noch unrichtiger, für das Abzapfen auch aller übrigen Ergiefsungen zuweilen dieses Wort gebraucht findet. Es ist folglich ganz sprach- und sachwidrig, den chirurgischen Kunstakt der Brusteröffnung mit dem Namen Empyem zu belegen. Richtiger ist der Gebrauch des Ausdrucks in der lateinischen Benennung — *Operatio empyematis,* — jedoch auch nur in dem bestimmten Falle einer Eiteransammlung. Für die künstliche Eröffnung bei der Wasser-, Blut-, Luft- und andern Ansammlungen ist diese Benennung ebenfalls ganz unpassend, und sollten dafür die mit richtigern Begriffen verbundenen Ausdrücke: *Operatio Hydrothoracis, Haematothoracis, Pneumato-, Chylo-* und *Chymothoracis* gebraucht werden. Die lateinischen Namen *Punctio, Punctura thoracis* (Punction, Bauchstich) sind mit *Paracentesis thorac.* synonym. (S. oben.) Franz. *La Paracentèse du thorax, la Ponction de la poitrine, l'opération de l'empyème,* oder schlecht weg, aber unrichtig, *l'empyème.* Engl. *Perforation of the breast, Paracentesis of the thorax.* Ital. *La Perforazióne di petto, la Punzióne di petto, la Paracéntesi di toráce.* Holl. *Borst-opening, Borst-steeking.*

So auch *Paracentesis, Punctio, Punctura pericardii,* Paracentese des Herzbeutels, Herzbeutelstich, Oeffnung, Durchbohrung des Herzbeutels. Franz. *La Paracentèse du péricarde, la Ponction du péricarde, l'opération de l'hydropéricarde* (folglich nur bei Wasseransammlung), und endlich *l'empyème du péricarde,* welches richtiger *l'operation de l'empyème du péricarde,* im Falle einer Eiteransammlung, heifsen sollte. Engl. *Perforation, Paracentesis the purse of the heart, of the pericard.* Ital. *La Perforazióne, la Punzióne, la Paracéntesi di pericàrdio.* Holl. *Hertezakje-, Hertebeursje-opening, insnyding.*

Litteratur. Vorzüglich die Abhandlungen über Paracentese der Brust und über Empyem in den oben genannten Lehrbüchern von *Richter, B. Bell, Callisen, Bernstein, Sabatier, Cooper, Schreger.* Ferner:

Sm. Sharp, Critical Enquiry into the present State of Surgery. 1750. A. d. Engl. übers. v. *Rost.* 1756.

Ambr. Bertrandi's Abhandlung von den chirurg. Operationen. 1763. A. d. Ital. übers. in d. Franz. 1769; deutsch, Wien, 1770.

J. A. Hemman, medizinisch-chirurgische Aufsätze u. s. w. Berlin, 1778. p. 93.

Le Blanc's kurzer Inbegriff aller chirurg. Operationen. A. d. Franz. von *Chr. Fr. Ludwig.* Leipzig, 1783. p. 174.

Theoph. Groschke, Diss. de Empyemate. Goett. 1784.

Sammlung der auserlesensten und neuesten Abhandlungen für Wundärzte. 1778. St. 1. p. 157. Ebend. 1779. St. 2. p. 59.

Neue Sammlung. St. XI. p. 1.

P. P. Haering, Diss. de hydrothorace. Lips. 1790; deutsch, in der neuesten Sammlung der auserlesensten Abhandlungen für Wundärzte. St. 4. p. 193.

K. F. Brandes, de thoracis paracentesi. Goett. 1792.

C. Fr. Clossius, de perforatione ossis pectoralis. Tubing. 1795. Uebers. von *Kraemer.* Marburg, 1799.

Ch. Eric. de Fabrice, Diss. de empyemate mediastini anterioris ejusque curatione ope trepani, cum historia ejus morbi feliciter curati. Altorfii. 1796.

Trousset, Mémoire sur l'hydrothorax. à Montpellier, 1806.

Sachtleben, Klinik der Wassersuchten in ihrer ganzen Sippschaft. Danzig, 1795. p. 489 — 539.

Audouard, de l'empyème; cure radicale obtenue par l'opération etc. Paris, 1808.

Larrey, Mémoires sur les effets de l'opération de l'empyème; Campagnes de chirurgie. Tom. III. Paris, 1812. p. 442.

Lefaucheux, Observations sur l'empyème; Journal général de médecine. Tom. XXI. p. 49.

Fréteau, Mémoire sur une opération d'empyème de pus pratiquée avec succès dans le lieu d'election; Journal général de médecine. Tom. XLVII. p. 121.

Dictionnaire des sciences médicales. Tom. XII. Artikel *Empyème, Emphysème.* Tom. XXII. Artikel *Hydropisie. Hydrothorax.* Tom. XLIV. Artikel *Ponction.*

Aufser diesen beiden Hauptbeziehungen des Begriffs — Abzapfen — oder in engerer Bedeutung, gebraucht man denselben auch noch in weiterer Beziehung, als: Abzapfen des Auges, bei Augenwassersucht; des Kopfes, beim Wasserkopf; der Rückenmarkhöhle, bei der Rückgratspalte; beim Wasserbruch, und endlich der Harnblase, bei der Harnverhaltung, worüber in diesen genannten Artikeln das Nähere zu finden ist. B — tz.

ABZIEHEN. S. Destilliren.

ACACIA. Eine Pflanzengattung, welche *Linné* zur *Polygamia Monoecia* rechnete. Sie gehört zur natürlichen Ordnung *Leguminosae*, und zwar zur Familie der Mimosen, *Mimoseae* oder *Mimosaceae*, welche sich durch ihren regelmäfsigen Kelch und Blumenbau, besonders durch die in 5 Theile tiefe gespaltene Blume und die graden langen meistens unverbundenen Staubfäden von unbestimmter Zahl auszeichnet. Zu dieser Familie gehört allein die *Linné*sche Gattung *Mimosa*, welche *Willdenow* mit Recht in mehrere, nämlich *Inga*, *Desmanthus*, *Mimosa*, *Acacia*, *Schrankia* getheilt hat. Die Kennzeichen der Gattung *Acacia* sind: Zwitterblüte. Kelch, fünfzähnig. Blume in fünf Theile oder Blumenblätter gespalten. Staubfäden 4 — 100. Staubweg einer. Die Hülse besteht aus zwei Klappen. Männliche Blüte. Kelch, fünfzähnig. Blume, fünfgespalten oder in fünf Blumenblätter getheilt. Staubfäden 4—100. — Alle zu dieser Gattung gehörige Arten sind Bäume oder Sträucher, welche zwischen den Wendezirkeln oder nicht weit über dieselben hinaus wachsen.

Von Bäumen dieser Gattung wird 1) das arabische Gummi (*Gummi arabicum*, *G. Mimosae*) gesammelt. Folgende Arten werden als diejenigen genannt, welche das arabische Gummi liefern sollen.

1) *Acacia vera Willden. Spec. T.* 44. *p.* 1079. *Mimosa nilotica Linn. Sp. pl.* 1506. *Blackwell herb. t.* 377. *Acacia vera Bauh. Hist. T.* 1. *p.* 429. *Vesling. Aegypt. t.* 8. *Acacia aegyptiaca Hern. mex. t.* 866. Stacheln zu zwei an den Seiten der Blattstiele. Blätter zweifach gefiedert, zwei Paar Nebenstiele; jeder der letztern trägt 8 — 10 Paar Blättchen; zwischen den Paaren der Nebenstiele eine Drüse. Aehren gestielt oft zu zweien in den Winkeln der Blätter. Die Blättchen sind länglich, lanzettförmig, stumpf, ihre glatten

Stacheln stehen ab. Aehren kugelrund, wie ein Pfefferkorn grofs. Die Hülsen haben Verengungen und Erweiterungen, sowohl nach *Hasselquist's* Nachrichten als nach vorliegenden Exemplaren; es scheint daher dieser Baum keine Acacia sondern eine *Mimosa*. Der eben genannte Schriftsteller (Reise nach Palästina S. 514.) behauptet, dafs von dieser Pflanze das arabische Gummi komme, und nicht von der *Mimosa Senegal*. Aber *Ehrenberg* hat das arabische Gummi von den folgenden Arten selbst gesammlet.

2) *A. Seyal. Forskål Fl. aegypt. arab. p.* 177. Stacheln zu zwei an den Seiten der Blattstiele, Blätter zweifach gefiedert, vier Paar Nebenstiele; jeder der letztern trägt 8—10 Paar Blättchen; zwischen den Paaren der Nebenstiele eine Drüse. Aehren gestielt zu acht in den Blattwinkeln. Blatt- und Blütenstiele sind zartrauh; Blättchen lanzettförmig, stumpf, glatt. Stacheln lang, weit abstehend. Aehren kugelrund, Blume gelb, Hülsen schwerdtförmig gebogen. Diese Charakteristik ist nach einem von *Ehrenberg* gesammelten Exemplar. Die kurze Beschreibung von *Forskål* pafst nicht zur Pflanze, und mag von einer Verwechselung herrühren. Der Name deutet an, dafs *F.* dieselbe Pflanze gemeint habe.

3) *Ac. tortilis Forskål Fl. aegypt. arab. p.* 176. Stacheln zu zwei an den Seiten der Blattstiele. Blätter zweifach gefiedert, vier Paar Nebenstiele; jeder der letztern trägt 8 — 10 Paar Blättchen, zwischen den Paaren der Nebenstiele eine Drüse, Aehren gestielt zu zwei in den Blattwinkeln. Blatt- und Blütenstiele zartrauh, Blättchen lanzettförmig, stumpf, wenig rauh. Stacheln an zwei Zoll lang, nur an den ältern Aesten. Aehren kugelrund, Blume gelb, Hülse mannigfaltig gewunden, daher der Name. *Forskål's* Beschreibung ist sehr kurz.

Ohne Zweifel werden die verschiedenen Arten von Gummi von verschiedenen Pflanzenarten gesammelt. Aber bis jetzt hat noch kein Naturforscher ein solches Gummi von den Bäumen selbst genommen, wie es mit *A. Seyal* und *A. tortilis* geschehen ist. Daher wollen wir jener nicht weiter erwähnen.

Das

Das ächte arabische Gummi (*Gummi Mimosae Pharmac. Boruss. Gummi arabicum*) fliefst von selbst aus, und kommt in unregelmäfsig runden Stücken von der Gröfse einer Haselnufs und kleiner im Handel vor. Es ist ganz weifs, oder gelblich, oder auch wohl ins Bräunliche fallend, und nach der gröfsern oder geringern Menge dieser gefärbten Stücke sortirt man das Gummi im Handel, und verkauft es zu verschiedenen Preisen. Es hat äufserlich einen Glanz, noch stärker aber glänzt es auf dem Bruche, welcher klein muschlig ist. Es läfst sich ziemlich leicht zerbrechen, doch mufs es in der Kälte gepulvert werden, indem es in der Wärme zu zäh ist. Es hat auch gerieben keinen Geruch und ebenfalls keinen Geschmack; es wirkt nur wie Schleim auf die Zunge. Das specifische Gewicht ist = 1,316 — 1,482. In kaltem Wasser löst es sich langsam, im warmen aber leichter und zwar vollkommen auf. Vier Theile Wasser werden von einem Theile Gummi dünnschleimig, wie Syrup, und ein Pfund Wasser, welches eine Unze Gummi aufgelöst hat, ist zwar noch ganz flüssig, hat doch aber schon einen schleimigen Geschmack, und die mildernden Eigenschaften des Schleimes. Gleiche Theile Gummi und Wasser machen den *Mucilago gummi arabici*, welchen die Apotheker zur schnellen Bereitung der Mixturen fertig halten können. Die Menge des Wassers zu dieser Mischung wird in den Apothekerbüchern verschieden angegeben; die erwähnte zu gleichen Theilen ist die geringste. Man nimmt zur Bereitung heifses Wasser und drückt den Schleim durch Leinwand, um die groben Unreinigkeiten zu sondern. Die Auflösung des arabischen Gummi im Wasser schimmelt nicht leicht, und nur wenn sie stark verdünnt ist, also sehr langsam bis zur Trocknifs verdampft. Auch gährt und fault sie für sich nie, selbst mit Hefen hat man sie nicht in Gährung. Weingeist löst das Gummi gar nicht auf, schlägt es aber aus dem Wasser nieder, wobei es eine besondere Sprödigkeit annimmt. Aether und Oele wirken auf das Gummi gar nicht. Mit den meisten metallischen Salzen läfst sich die Gummiauflösung zusammenbringen, ohne eine Zersetzung, wohl aber fällt sie das basisch essigsaure Bleioxyd in dichten, weifsen Flokken, welches sich dadurch von dem neutralen essigsauren Blei unterscheidet. Ferner schlägt sie das schwefelsaure Eisenoxyd nach 24 Stunden gelb nieder; ist sie concentrirt, so entsteht eine dicke Gallerte, worin sich Gummi mit dem schwefelsauren Eisenoxyd verbunden hat. Auch mit salzsaurem Eisenoxyd entsteht eine Gallerte; verdünnte Auflösungen färben sich gelb, und lassen nach einiger Zeit einen weifsen Niederschlag fallen. Das salpetersaure Quecksilberoxydul wird weifs gefällt, das salpetersaure Quecksilberoxyd nicht; in beiden Fällen nimmt die Flüssigkeit nach einiger Zeit eine rosenrothe Farbe an. Kieselfeuchtigkeit wird getrübt. Die trokene Destillation liefert aus 1 Unze arabischen Gummi 93 Unzenmaafs kohlensaures und brennbares Gas, 3 Dr. 30 Gr. wenig Ammonium haltende, brenzliche Essigsäure mit etwas brenzlichem Oel, und 1 Dr. 45 Gr. graue, schwach brennende Kohle, welche 10 Gr. Asche liefert, die aus kohlensaurem und sehr wenig phosphorsaurem Kalk besteht (*Cruikshank* in *Scherers* Journ. d. Chemie B. 3. S. 289.). Verbrennt man Gummi ganz und gar mit der gehörigen Menge Sauerstoff, so findet man es nach *Berzelius* (*Annal. d. Chemie T.* 95. *p.* 77.) zusammengesetzt in 100 Theilen aus: 41,906 Kohlenstoff, 6,788 Wasserstoff, 51,306 Sauerstoff und einer Spur von Stickstoff, nach *Theod. de' Saussure* (S. *Gilberts* N. Annalen der Physik B. 19. S. 144.) aus: 45,84 Kohlenstoff, 5,46 Wasserstoff, 48,26 Sauerstoff und 0,44 Stickstoff. Das der Luft ausgesetzte Gummi hält nach *Berzelius* 0,17 Wasser, die es, im luftleeren Raume bis 80^{0}R. erhitzt, gänzlich verliert.

Die Säuren wirken auf das Gummi auf sehr verschiedene Weise. Sehr mit Wasser verdünnte Säuren lösen es auf, ohne es bedeutend zu verändern, und starke zersetzen es mehr oder weniger. Beim gelinden Erhitzen mit Schwefelsäure erzeugt sich Wasser, Kohle, wenig Essigsäure und eine andere Säure, welche Aepfelsäure zu seyn scheint. Zieht man Salpetersäure über Gummi ab, so erhält man Schleimsäure mit Kalk verbunden, Aepfelsäure und Kleesäure, auch kleesauren Kalk. Erwärmte concentrirte Salzsäure löst das Gummi mit brauner Farbe auf; es fällt Kohle nieder; neutralisirt man die Säure und dampft ab, so ist der Rückstand in Weingeist auflöslich, schmilzt in der Wärme, und riecht nach gebranntem Zucker, (*Fourcroy.*) Chlorgas wird von Gummi absorbirt; es entsteht mit Entwickelung von Kohlensäure eine bräunliche Flüssigkeit, welche Salzsäure hält. Kali löst Gummi auf, und läfst es etwas verändert zurück, wenn man das Kali durch eine Säure trennt. Mit Borax so wie mit mehreren Boraxsalzen, macht der *Mucilago gumm. arab.* aus 1 Theil Gummi und 3 Theilen Wasser eine compakte, etwas elastische glänzende Masse, die getrocknet ganz spröde ist, aber beim Zusatz von Zucker oder Honig zerfliefst, so auch wenn irgend eine Säure zugesetzt wird, welche die Boraxsäure trennt.

Das arabische Gummi wird in der Auflösung und auch als Pulver gebraucht. Als Pulver macht es einen Bestandtheil des *Pulvis gummosus*, welcher nach der Preufsischen Pharmakopoe aus 3 Unzen *Pulv. gumm. Mimos.*, 2 Unzen *Sacchar. alb.* und 1 Unze *Pulv. radic. Glycyrrhiz. concis.* besteht. Andere nehmen *Gumm. arab.*, *Gumm. Tragacanth.* und *Sacchar. alb.* von jedem 1 Unze, welche Mischung des Tragants wegen, nicht so zu empfehlen ist. Dieses Mittel nimmt die Stelle der *Species Diatragacanth.* der Alten ein, zu welchem noch die *Semina quatuor frigida* und *amylum* kamen. Mit Zucker macht das arabische Gummi die *Pasta de Althaea*, denn die Apotheker nehmen dazu keine *Rad. Althaea*, welche die Pasten weich und zähe macht, auch verursacht, dafs sie leicht verdirbt. Sie führt daher in der neuen Ausgabe der *Pharm. boruss.* den Namen *Pasta gummosa.* Man nimmt 2 Pf. von ausgesuchtem *Gummi mimos.* und eben so viel vom feinsten Zucker, und löst beide in 8 Pf. Wasser auf. Die Auflösung läfst man sich setzen, giefst sie von dem Bodensatze ab, und läfst sie in einem reinen kupfernen Kessel unter beständigem Umrühren mit einem hölzernen Spathel bis zur Honigdicke verdampfen. Dann nimmt man den Kessel vom Feuer, und rührt die Masse stark um, dafs sie weifs wird. Hierauf schlägt man das Weifse von 15 Eiern mit 2 Unzen *Aqua flor. Aurantii* zu Schaum, setzt diesen nach und nach zur vorigen Masse hinzu, und bringt den Kessel wieder auf ein schwaches Feuer. Das Rühren wird fortgesetzt, bis etwas mit dem hölzernen Spathel herausgehoben von diesem nicht mehr abfliefst. Nun giefst man die Masse in Papierkapseln aus, welche auf ein Stück ausgespannter Gaze gestellt sind, bedeckt sie wohl, und trocknet sie an einem warmen Orte behutsam.

Das arabische Gummi wird ferner der Mandelmilch zugesetzt, um sie schleimiger zu machen. Eine bequeme Vorschrift dazu ist folgende: Man nimmt 2 Drachmen Gummipulver, setzt dazu geschälte Mandeln und feinen gepulverten Zucker, von beiden eine halbe Unze, und giefst unter Stossen und Rühren ein Pfund Wasser zu, oder noch besser *Decoct. Hord.* Dieses ist die *Emulsio arabica Pharmacop. Dubl.* Auch kann man eine ganz künstliche Emulsion aus einer Unze Mandelöl, *Mucilag. gum. arab. unc. sem.* und 3 Unzen Wasser bereiten. Man bediente sich auch des Gummi um Harze, Balsame und Gummiharze mit dem Wasser mischbar zu machen, doch sind diese Mischungen als Mixturen unangenehm zu nehmen, und lassen sich leicht durch andere Formen ersetzen. Das arabische Gummi macht die Grundlage der Lecksäfte (*linctus*) aus. Es sind dickflüssige Arzneimittel, welche zwar aus einem Gefäfse, jedoch nicht rein abfliefsen und sich dabei lang ziehen. Eine Formel für einen einfachen Linctus ist folgende: *Rec. Amygdal. dulc. excortic. nr.* 24., *amygdal. amarar. excort. nr.* 4., *sacchari albi unc.* 1. *add. aquae commun. unc.* 5. *ut f. emulsio, in qua dissolve gumm. Mimos. scrup.* 4., *aquae flor. naph. dr.* 2. Die bittren Mandeln sind hier blofs des Wohlgeschmacks wegen zugesetzt. Auch kann man sich hierzu der künstlichen Emulsion bedienen. *Rec. Gumm. arab. pulver. dr.* 2., *Aq. Cerasor. unc. sem. in mortario vitreo triturando admisc. olei amygdal. recent. syrup amygd. ana dr.* 7. Auf diese Weise lassen sich Extrakte, Harze, Kampher in einem *linctus* geben. Zum Beispiel dient folgende Formel für *Extract. Hyosc.: Rec. Pulver. gumm. arab. Aquae flor. Chamomill. ana unc. sem., Extr. Hyosc. scr. sem. Syrup. Alth. unc.* 1. Oder um Kampher auf diese Weise zu geben: *Rec. Camphor. scrup. sem. Gumm. arab. dr.* 1. *Syrup. d. Alth. unc.* 2.

So wie für die *linctus*, so macht auch das arabische Gummi die Grundlage für die *Trochisci*. Die *Trochisci*, *Pastilli*, Küchelchen, sind feste, trockne Arzneimittel, welche sich aber im Speichel auflösen, wenigstens ganz erweichen lassen und daher im Munde zergehen. Sie sind nicht mehr so stark als vormals im Gebrauche. Ehemals hatte man sie auch von dreieckiger, würflichter und walzenförmiger Gestalt; jetzt sind sie immer platt und gewöhnlich auf beiden Flächen mit einem Sternchen oder andern Zeichen bezeichnet, und sechs Gran bis einen halben Skrupel schwer. Sonst wurde dazu gewöhnlich Tragantschleim genommen, aber da dieser sich eigentlich im Wasser nicht auflöset, sondern nur aufquillt und weich wird, so taugt er dazu weniger, als das arabische Gummi. Dieses ist auch der Grund, warum das arabische Gummi dem Tragantschleim zu Lecksäften vorzuziehen. Ein Beispiel von einer einfachen Form dieser Küchelchen geben die *Trochisci becchici albi*. Man nimmt dazu arabisches Gummi und feinen Zucker, von jedem 8 Unzen, löfst beide in reinem Wasser auf, und läfst die Auflösung unter beständigem Rühren abdampfen, bis sie dick genug ist. Dann setzt man dazu 4 Unzen Eiweifs, welche mit *Aqua Naphae* geschlagen, und macht nun Küchelchen daraus. Das Eiweifs gerinnt hierbei und verwandelt alles in eine dicke Masse. Noch einfacher ist folgende Vorschrift. Nimm feinen Zucker ein Pfund, arabisches Gummi zwei Unzen, beide gepulvert, Stärkmehl eine Unze, menge alles genau unter einander, und besprenge es mit Rosenwasser, bis alles weich genug ist, um Küchelchen daraus zu machen. Man setzt zu diesen *Troch. becch. alb.*, mancherlei Brustmittel, *rad. Ireos flor. Sem. Foenic. Anis*, *succ. Liquirit. rad. Althaeae*, *Flor. Benz.* u. dergl. Man kann nach Belieben andere trockene Arzneimittel mit Zucker und arabischem Gummi mischen, um solche mit Wasser in Küchelchen zu bringen. So z. B. die *Trochisci Catechu*, welche man aus gepulvertem Katechu und arabischem Gummi von jedem 3 Unzen und feinem Zucker 10 Unzen genau mengt, dann mit Rosenwasser besprengt und Küchelchen daraus bildet. Eine der ältesten Bereitungen sind die *Trochisci Alhandal* oder *Colocynthis proparata* der neuern Pharmacopoen. Man scheidet die Koloquinten, indem man sie sorgfältig von dem Saamen sondert, in kleine Stücken, setzt zu 5 Unzen derselben eine Unze gepulvertes arabisches Gummi, und so viel Wasser, dafs man einen Teich daraus formen kann, den man trocknet und pulvrirt. Der Zusatz von arabischem Gummi dient hier nur, um das zähe Mark der Koloquinten leichter zu pulvern. Auf diese Weise lassen sich auch die zähen Schalen von *Capsicum annuum* in Pulver bringen. Die Alten nahmen zur Hälfte arabisches Gummi, zur Hälfte Tragantschleim, wie denn überhaupt der Gebrauch des Tragants in den frühern Zeiten sehr gewöhnlich war. L — k.

Wirkung, Gabe und Anwendung. Innerlich angewendet wirkt dasselbe schmerzstillend, beruhigend, nährend, anhaltend. — Innerlich giebt man dasselbe in Pulverform zu 10 — 30 Gran, täglich 3 bis 4 Mal, in Wasser gelöfst allein, oder in Form von Emulsionen in derselben Gabe, und zwar: 1) im Durchfall und in der Ruhr als gelind anhaltendes Mittel; 2) bei Reiz-, Krampf- und Bluthusten, in der Lungensucht, Heiserkeit, Bronchitis, als beruhigendes Mittel; 3) bei sehr schmerzhaften, krankhaften oder entzündlichen Affektionen der Urinwerkzeuge; 4) zur Bereitung von nährenden leicht verdaulichen Getränken; 5) zur Verfertigung von Emulsionen, Trochiscis und ähnlichen Präparaten, wie bereits angeführt worden.

Aeufserlich hat man dasselbe empfohlen: 1) als anhaltendes und beruhigendes Klystier beim Durchfall und in der Ruhr; 2) bei leichten äufsern Entzündungen, namentlich schmerzhaften Exkornationen der Brüste; 3) als Zusatz zu Augenwässern, auf 4 Unzen Flüssigkeit rechnet man eine halbe Drachma bis 2 Skrupel; 4) als styptisches Mittel bei Blutungen, — mit Alaun und Eisenvitriol zu gleichen Theilen, — oder mit *Pulv. Colophonii.* O — n.

Man hat gar viele Arten von Gummi, dem arabischen ähnlich, im Handel. *Gummi Thur* oder *Gummi Thuris* nennt man nach *Hasselquist* (Reisebeschreib. S. 515.) ein Gummi, welches aus der Gegend des Berges Sinai gebracht, und nach Thur oder Thor, einem Hafen in einem nördlichen Busen des rothen Meeres geführt wird, wovon es den Namen hat. Es ist heller, weiſser oder ganz farbenlos, und dadurch, sagt derselbe Schriftsteller, vom arabischen Gummi verschieden, welches weniger durchsichtig ist und eine aus dem Rostbraun oder Grauem gelbliche Farbe hat. Wir sehen also daraus, daſs dieses Gummi von unserm arabischen Gummi, welches hell und farbenlos genug im Handel vorkommt, nicht zu sondern ist. Nach *Olivier* kommt das *Gomme turique* aus dem Innern von Afrika. Die Stücke sind dicker und weniger durchsichtig, als vom *Gummi arabicum*, also umgekehrt als *Hasselquist* die Sache angiebt, und ohne Zweifel ist dieses Gummi von ganz anderer Art. Unter dem Namen Gummi von Tor führen unsere Materialisten kein Gummi. Der Hauptunterschied des arabischen Gummi von dem Senegalgummi besteht darin, daſs jenes Gummi aus grobkörnigen Stücken von weiſser Farbe zusammengesetzt ist, einen mehr kleinmuschligen, auch wohl unebnen Bruch, und auf dem Bruche einen vielfach reflectirten auch wohl irisirenden Glanz hat, da das Senegalgummi gröſsere Stücke bildet, viel schwerer zerbrechlich ist, keine solche körnige Zusammensetzung hat, und einen groſsmuschligen Bruch mit einfachem Glasglanze zeigt. Allein ich finde keine bestimmte Nachricht, daſs dieses Gummi nur vom Senegal komme, jenes aus Arabien. *Gulberry (Voyage en Afrique. Tom. I. p.* 212. u. folg.) redet umständlich vom Gummihandel, aber er unterscheidet das Gummi vom Senegal nach seinen Eigenschaften gar nicht vom arabischen Gummi. Die Mauren bringen das Gummi aus den nördlichen Wäldern in der Wüste, nach den französischen Besitzungen am Senegal. Man unterscheidet Wälder von rothen Akazienbäumen, welche rothes Gummi geben, und Wälder, welche weiſses Gummi geben. Nach *Richard* ist das Senegalgummi, welches vom Senegal kommt und häufiger im Handel gefunden wird, als das arabische, von dem letztern kaum zu unterscheiden. (S. *Richard's* medizinische Botanik, übers. v. *Kunze*. Th. 2. S. 948.) Nach *Sieckmann's* Bemerkungen soll das Senegalgummi einen sauren Geruch haben (*Brandes* Archiv. Th. 3. S. 277.), aber nach andern entwickelt jedes arabische Gummi in der Wärme eine Säure (S. *Buchner's* Repertor. f. Pharmac. Th. 15. S. 480.) Daſs

Senegalgummi auf dem Feuer nicht schäume, wie ebenfalls *Sieckmann* behauptet, scheint ein sehr zweifelhafter Charakter. Es ist übrigens ganz unrichtig, wenn man das Senegalgummi der *Mimosa Senegal Linn.* zuschreibt. *Prosper Alpin* behauptete, es komme von diesem Baume das arabische Gummi, und *Hasselquist* hingegen, er gebe gar kein Gummi, *Linné* gab ihm ganz willkührlich den Namen Senegal. Das Geddahgummi, nach einer Hafenstadt in Arabien so benannt, soll dem Senegalgummi ähnlich, aber mehr gelblich oder röthlich, auch weniger spröde seyn. Mit Eisenoxyd - Auflösungen soll es mehr einen körnigen Schleim geben. (*Pfaff's* System. Th. 7. S. 18.) Es findet sich das Geddahgummi sehr selten bei unsern Materialisten. Dagegen kommt unter dem Namen *Gummi barbaricum* eine dem echten arabischen Gummi sehr verwandte Art vor. Es hat denselben starken innern Glanz, ist eben so kleinmuschlig im Bruch und zerbrechlich, aber es kommt in gröfsern Stücken vor, die doch aus kleinern zusammengesetzt scheinen, und hat eine braungelbliche Farbe wie *Gummi Senegal.* Vermuthlich kommt es von einer sehr verwandten Acacia.

Von Bäumen dieser Gattung kommt ferner:

II. Der Catechusaft, *Succus Catechu, Terra japonica.* Folgende Bäume werden als solche genannt, welche das Catechu liefern:

1) *Acacia Catechu. Willd. spec. plant. T.* 4. *p.* 1079. Die Stacheln zu zwei an den Seiten der Blattstiele und etwas krumm. Blätter zweifach gefiedert, mit 10 Paar Seitenstielen, jeder der letztern mit fast 50 Paar Blättchen; diese zart rauh. Flache Drüsen über der Basis der ganzen Stiele und zwischen den letzten Paaren der Seitenstiele. Aehren cylindrisch zu 2 — 3 in den Blattwinkeln. Ein grofser Baum mit runden Aesten. Die Blättchen sind linienförmig, ziemlich spitz, und haben auf beiden Seiten angedrückte Haare. Die Aehren sind anderthalb bis zwei Zoll lang, mit weifser Blume. Die Hülsen sind flach, lanzenförmig, 5 — 6 saumig und 3 — 4 Zoll lang. Dieser Baum wächst in Indien wild. *Roxburgh* hat davon eine Abbil-

dung geliefert, *Plants of Coromandel. T.* 2. *Tab.* 175., und nach ihm *Hayne* Arzneigewächse. Th. 7. Tf. 48.

2) *A. leucophloea. Willd. spec. plant. T.* 4. *p.* 1083. Stacheln zu zwei an den Seiten der Blattstiele, verwachsen. Blätter zweifach gefiedert; 6 — 10 Paar Nebenstiele; jeder der letztern mit 20 Paar Blättchen. Zwischen zwei Seitenstielen eine Drüse. Rispen an den Enden der Zweige. Aehren kugelförmig. Die Aeste sind rund und zartrauh. Die Blättchen linienförmig, ziemlich stumpf, etwas gefranst. Blattstiele haarig. Drüsen an den Blättern flach. Die Stacheln oft einen Zoll lang, braun, zuweilen aber auch sehr klein. Die Aehren haben die Gröfse eines Pfefferkorns. Die Hülse flach, 4 — 5 Zoll lang, linienförmig, etwas gekrümmt. Auch dieser Baum wächst in Ostindien. *Roxburgh* giebt eine Abbildung, *Plants of Coromand. Th.* 2. *p.* 27. *Tab.* 150.

3) *A. arabica. Willd. spec. plant. T.* 4. *p.* 1085. Stacheln zu zwei, an den Seiten der Blattstiele. Blätter zweifach gefiedert; Seitenstiele zu 4 — 6 Paaren, mit 16 Paar Blättchen. Aehren gestielt, kugelförmig, zu zwei oder drei in den Winkeln der Blätter. Hülsen halsbandförmig, filzig. Die Aeste sind rund und braun. Battstiele zartrauh. Blättchen linienförmig, sehr kurz zugespitzt, adrig, glatt. Drüsen von unbestimmter Zahl und Stellung. Stacheln gerade, 7 — 8 Linien lang. Aehren etwa 6 Linien im Durchmesser. Blütenstiele etwas über einen Zoll lang. Blüten gelb. Hülse mit einem sehr kurzen dichten Filz. Scheint der Hülse nach, vielmehr eine *Mimosa.* Eine Abbildung liefert *Roxburgh, Plants of Coromand. Th.* 2. *p.* 26. *Tab.* 149. In Ostindien.

Es giebt zwei Arten von Catechu, das Bengalische und das von Bombay. Das erstere haben wir auf unsern Apotheken. Es kömmt in grofsen und kleinen Stücken zu uns, bis 3 und 4 Unzen schwer, dunkel schwarzbraun, dicht und fest, doch zerbrechlich, im Bruche glänzend, oft geschichtet und mit blassern Schichten, ohne Geruch und von einem zusammenziehenden zuletzt süfslichen Geschmack. Es wird im Bruche gewöhnlich matt und erdig angegeben, aber ich finde es immer glänzend, doch nicht starkglänzend.

Sehr oft ist es mit Erde, Sand, Holzsplittern und andern Unreinigkeiten gemengt. Auch hat man Würfel von Thon im Handel, welche aber nur mit einer Catechuauflösung getränkt sind.

Catechu ist in einer grofsen Menge Wasser ganz auflöfslich; auf 100 Gran sind dazu bei 9° R. 18 Unzen nach *Pfaff* (*System d. Mater. med. T.* 1. *p.* 188.) erforderlich, in der Wärme nimmt das Wasser mehr auf. Der Rückstand, dessen Menge die Güte des Catechu bestimmt, weil er aus Unreinigkeiten besteht, beträgt in der Regel $\frac{1}{14}$ oder $\frac{1}{15}$ des Ganzen. Das durch Eindicken erhaltene Extrakt ist in der Wärme zäh, sonst brüchig, hellroth, auf dem Bruch dunkelroth. Die Auflösung verhält sich im Ganzen wie die Auflösungen von Gerbstoff überhaupt, Metallauflösungen werden meistens niedergeschlagen, meistens von brauner Farbe, die Auflösung des oxydirten schwefelsauren Eisens verändert die Farbe des Catechuaufgusses in ein schönes Dunkelgrün, und es sondert sich ein schwarzer Niederschlag ab. Alkalien trüben die Auflösung wenig, geben ihr nur eine dunklere Farbe. Concentrirte Schwefelsäure und Salzsäure schlagen sie nieder, concentrirte Salpetersäure verändert ihre Natur gänzlich. Auflösungen von Kalk, Baryt und Strontian machen Niederschläge, indem sich diese Körper mit dem Catechu verbinden, auch Talkerde geht damit in Verbindung. Eiweifsauflösung und Gallerte werden niedergeschlagen. In Alkohol ist der Catechu fast eben so auflöfslich als im Wasser, die Auflösung verhält sich auf eine ähnliche Weise, wie die wäfsrige. Der Alkohol läfst eine besondere Art von Schleim zurück. Durch die Destillation erhält man eine Säure, welche mit der aus den Galläpfeln erhaltenen Aehnlichkeit hat. Nach *Davy's* Untersuchungen (s. Neues Journ. der Chemie. B. 4. S. 362.) enthält der Catechu noch einen besondern Extractivstoff, der sich nicht so leicht im Wasser auflöfst, als der Gerbestoff. Er fällt nieder, wenn man eine gesättigte Catechuauflösung im siedenden Wasser erkalten läfst. Er ist schwach braunroth, schwach zusammenziehend, aber stärker süfslich als Catechu, die Auflösung in Wasser ist braungelb, wird aber an der Luft roth, die Auflösung in Alkohol ist ebenfalls bräunlich und verändert an der Luft die Farbe nicht. Säuren und alkalische Erden fällen die Auflösung, auch entsteht mit der Gallerte kein Niederschlag. Die Auflösung von oxydirtem schwefelsauren Eisen wird besonders dunkelgrün dadurch gefärbt. Nach *Davy* hält das Bengalische Catechu in 100 Theilen 48,5 Gerbstoff, 36,5 Extractivstoff, 8 Schleim und 7 Rückstand.

Die Formen, worin der Catechu gebraucht wird, sind 1) das Pulver, 2) die Tinktur. Ihre Bereitung wird gewöhnlich mit Branntwein angegeben, in der vorigen Ausgabe der Preufsischen Pharmakopoe mit *Spirit. Vini rectific.*, nach der neuern werden 5 Unzen Catechu mit 2 Pfund *Spirit. Vini rectificatissimus* digerirt. Auch kommt Catechu zu den zusammengesetzten *Tinct. gingivales.* Die gebräuchlichste ist die *Tinctura gingivalis Pharm. Wirtemb. R. Catech. Myrrh. ana unc.* 1. *balsam. peruv. drachm.* 1. *Spirit. Cochlear. et Vini rectific. ana unc.* 3. *Digere.* 3) Eine Latwerge. Hierher gehört die *Confectio japonic.* oder *Electuarium Catech. Pharm. Edinb.* Es ist eine sonderbare Zusammensetzung von Catechu, Anis, Zimmt, Muskaten, Opium in spanischem Wein aufgelöfst, und Syrup von rothen Rosen zur Honigdicke eingekocht. 4) In Küchelchen. *Trochisci.* Die *Pasta odorifera* ist im Orient sehr gebräuchlich, um hohle Zähne damit auszufüllen. *Rec. Catechu unc.* 3. *Sacchar alb. unc.* 3. *Ambr. gris. Myrrh. scrup. sem. M. fiant cum mucilag. Gumm. Tragac. trochisci parvi.* 5) Auch äufserlich wird Catechu in Salben gebraucht, welches in Indien sehr gewöhnlich ist. *Rec. Catech. unc.* 4. *Alumin. dr.* 9. *Resin. alb. unc.* 4. *Olei olivar. unc.* 16.

Das Catechu von Bombay kommt auf unsern Apotheken nicht vor. Es hat nach *Davy* durch und durch eine gleichförmige braunrothe Farbe, und ein etwas gröfseres specifisches Gewicht, als das Bengalische. Es hielt im Hundert 54,5 Gerbestoff, 34 eigenthümlichen Extractivstoff, 6,5 eigenthümlichen Schleim, und liefs einen Rückstand von 5. Uebrigens verhält es sich wie das Bengalische.

Der *Succus Acaciae*, Akaziensaft, wird aus den Früchten der *Acacia vera* bereitet. Man sammlet sie, wenn sie noch nicht reif sind, prefst den Saft aus, und dickt ihn bei gelinder Wärme zur Extraktsdicke ein. Man bringt dieses Extrakt in Stücken von 6 — 8 Unzen, welche man in Blasen einwickelt, zu uns. Es wird wie die Extrakte, welche viel Gerbestoff enthalten, überhaupt trocken und fest, hat eine röthlich braune Farbe, keinen Geruch und einen sehr zusammenziehenden Geschmack. Jetzt kommt es auf den Apotheken fast gar nicht mehr vor; was sich unter diesem Namen findet, ist der eingedickte Saft aus den unreifen Früchten der *Acacia nostras, Prunus spinosa Linn.*

Ueberhaupt haben viele Akazien einen zusammenziehenden Stoff. So braucht man in Westindien die *Acacia Farnesiana* als ein zusammenziehendes Mittel. (*Descourt. Fl. medic. d. Antill. p.* 3. *T.* 4.)

Dafs *Acacia myrrhifera Stockhouse (Inga Sessa Willd.)* die Myrrhe liefere, wie *Bruce* meinte, ist nach *Ehrenberg's* Nachrichten ganz unrichtig. L — k.

Wirkung und Anwendung. Dieses Mittel, eines der stärksten Adstringentien, wirkt innerlich genommen sehr zusammenziehend auf alle se- und excernirende Organe, nächst diesen auf das Muskel- und Gefäfssystem, vorzugsweise auf die Schleimmembranen. Aeufserlich angewendet, nicht minder zusammenziehend, stärkend, antiseptisch. Innerlich verordnet man es in Pulver zu 15 bis 20 Gran *pro dosi,* in der Form der Tinktur zu 20 bis 30 Tropfen täglich 3 bis 4 mal. Innerlich ist es als Adstringens indicirt in allen den Krankheiten, deren Wesen sich zunächst auf Erschlaffung oder vermehrte Absonderung von atonischer Schwäche gründet; vorzugsweise 1) bei Blut- und Schleimflüssen, in Hämorrhagien asthenischer oder putrider Art, in chronischen Durchfällen, in der Ruhr, Verschleimungen, Schleimflüssen der Harnwege; 2) anfangenden Lähmungen, namentlich *incontinentia urinae;* 3) weniger passend hat man es bei Wechselfiebern empfohlen. 4) Noch haben einige es innerlich gegen Bleikolik empfohlen, und zwar in der Zwischenzeit der schmerzhaften Anfälle.

Aeufserlich hat man es in der schon beschriebenen Form angewendet: als anhaltend zusammenziehendes Mittel in Form von Einspritzungen beim Durchfall, *Fluor albus,* Nachtripper; — als styptisches Mittel in Form von Pulver bei Blutungen; als Gurgelwasser bei chronischer, seröser oder häutiger Bräune, und endlich als Antisepticum bei scorbutischem Zahnfleisch, übelriechendem Athem, *Caries dentium.* O — n

ACAMPSIE. S. Contractur.

ACANTHOBOLUS. S. Grätzange.

ACANTHUS. Bärenklaue. Eine Pflanzengattung zu einer natürlichen Ordnung gehörig, welche davon den Namen *Acanthaceae* hat. Ihre Kennzeichen sind: Sie gehört zu den Dicotyledonen; die Blume ist einblättrig meistens lippenförmig, steht unter dem Fruchtknoten. Zwei oder vier Staubfäden. Die Kapsel ist zweifächerig, zweiklappig; die Scheidewand sitzt in der Mitte der Klappen, und läfst sich leicht in zwei Theile spalten; die Samen befinden sich auf beiden Seiten der Scheidewand, und sind gar oft von hakenförmigen Haltern unterstützt. Nach *Linné* gehört die Gattung *Acanthus* zur *Didynamia Angiospermia.* Die Gattungskennzeichen sind: Ein viertheiliger Kelch, mit zwei grofsen und zwei kleinen Abtheilungen, unterstützt von drei Blütenblättern. (Bracteae.) Die Blume hat eine kurze Röhre mit Haaren verschlossen, und eine einzige grofse dreilappige Unterlippe. Staubbeutel rauh. Saamen von Haltern unterstützt. Die einzige Art, welche sonst ein Arzneigewächs war, ist

1) *Acanthus mollis.* Die ächte Bärenklaue. *Willd. Spec. pl. T.* 3. *p.* 397. Abbildungen finden sich in *Blackwell Herb. T.* 89. und *Rivin. monop. T.* 87.) Die Blätter lang, bis auf die Mitte buchtig, Lappen mit rundem Umfang, eckig, die Ecken sehr kurz gespitzt. Eine sehr schöne Pflanze, welche im südlichen Europa, dem südlichen Frankreich und Italien wild wächst. Die Blätter werden wegen ihrer leichten gezackten Form, zur Verzierung nachgebildet. Der Blütenstand bildet eine lange Aehre. Die grofsen weifsen Blüten stehn dicht zusammen, und sind mit einem zackigen stachlichten Blütenblatte unterstützt. Der offizinelle Name war: *Acanthi seu Brancae ursinae folia, radix.* Wurzel sowohl als Blätter sind etwas schleimig. Man brauchte sie daher in Klystiren, ferner äufserlich bei Brandschäden, und innerlich gegen das Blutspeien. Man fand das Mittel im *Dioskorides*, und schrieb dessen Worte ab. *D.* setzt hinzu, die Pflanze treibt

den Urin, und stille die Diarrhoe, welches man ebenfalls oft wiederholt. Sehr bald wurde an die Stelle dieser Pflanze eine andere, viel häufiger vorkommende, *Heracleum Sphondylium* genommen, und so überall angewendet, dafs die ächte Bärenklaue wohl sehr selten angewendet ist.

L — k.

ACARDIA, Herzlosigkeit, kommt natürlich bei allen Mifsgeburten vor, die blofs aus dem Kopf, oder einer untern Extremität, oder aus einem Theil des Unterleibes und den untern Extremitäten bestehen; keinesweges aber fehlt das Herz bei allen kopflosen Mifsgeburten, obgleich dies gewöhnlich der Fall ist. Vergl. *Acephalus.* R — i.

ACARUS s. SARCOPTES SCABIEI, die Krätzmilbe. *Linné* brachte die Gattung *Acarus*, Milbe, zu seinen flügellosen Insecten. Bei den Neueren hingegen machen die Milben eine in mehrere Gattungen zerfallende Familie aus. *Acarus*, wegen der Kleinheit der Milben, von *κείρειν* theilen und dem *α* privativum.

Thom. Moufetus (*Insectorum sive minimorum animalium Theatrum. Lond.* 1634. *Fol. p.* 266 — 69.) hat zuerst bestimmtere Begriffe über die Krätzmilben mitgetheilt, wirft sie jedoch mit den im alten Käse und im Mehl so häufig vorkommenden Milben zusammen. *Gio. Cosimo Bonomo* (*Osservazioni intorno a pellicelli del corpo umano. Firenze,* 1687. 4., nicht 1683 wie *Wichmann*, noch 1685 wie das *Diction. des sciences médicales* sagt), dem wir die ersten Abbildungen verdanken, trennte sie von einander, und da er wegen seiner angestellten Beobachtungen sowohl, als wegen jener Schrift und deren Abbildungen Lob verdient, so ist es unrecht, wenn sowohl im *Dict. des sc. médicales*, als im *Dict. de Médecine* seine Arbeit blofs seinem Gehülfen *Cestoni* zugeschrieben wird. *Linné*, dessen Stärke nicht in der Pathologia animata zu suchen ist, sah die Milbe des Mehls und der Krätze als eine und dieselbe Art an, welche er (*Fauna Suecica Ed.* 2. *n.* 1975.) *Acarus Siro* nannte. Von diesem unterschied er den *Acarus exulcerans* (*ib. n.* 1976.), der in der Scabies ferina vorkommen solle. In seiner *Diss. Exanthemata viva* (*Resp. Jo. Nyander. Ups.* 1757. *Amoenit. Acad. Vol. V. p.* 97.) nennt er sogar eine

Ruhrmilbe; ihm war nämlich die Ruhr eine scabies intestinorum interna, und so lag ihm die Sache sehr nahe. Einer seiner Zuhörer, *Rolander*, der mehrere Rückfälle der Ruhr erlitt, hatte in den hölzernen Ritzen seines Trinkbechers eine Menge Milben gefunden, und daraus entstand der *Acarus Dysenteriae* (*Linn. Gmel. T.* 1. *P.* 5. *p.* 2929. *n.* 17.), der wohl keine weitere Erwähnung verdient.

De Geer giebt in seinem trefflichen Insectenwerke (T. VII. Tab. 5.) von den drei, nach seinen eigenen Beobachtungen unterschiedenen *Acarus domesticus, farinae* und *scabiei* die ersten genaueren Abbildungen, wogegen die von *J. Ernst Wichmann* (Aetiologie der Krätze. Hannov. 1786. 8.) viel weniger bestimmt sind. Dafür aber hat *Wichmann* das Verdienst, die Geschichte des Gegenstandes gut bearbeitet zu haben, und so sehr er die Krätzmilben in Schutz nimmt, so sagt er doch ausdrücklich, dafs sie nicht immer in der Krätze vorkommen.

Latreille, den keine eigene Beobachtungen geleitet haben, und der, ohne es jedoch zu sagen, *de Geer's* Abbildungen copirt (*Histoire naturelle des Crustacés et des Insectes. T.* 7. *Tab.* 66.), läfst die Hausmilbe und Mehlmilbe unter *Acarus*; die Vogelmilbe und Krätzmilbe bringt er dagegen in seine neue Gattung *Sarcoptes*, auf französische Art aus *σάρξ*, *σαρκός*, Fleisch, und *κόπτειν*, schneiden, zusammengezogen.

Aufserordentlich viele eigene Beobachtungen über diese Thiere will *Galès* im Jahre 1812 im Hospice St. Louis in Paris, wo er Apotheker war, angestellt haben. Er beschreibt sie im *Dict. des sc. méd. T.* 17. *p.* 198., und auf zwei Kupfertafeln sind seine Abbildungen der Krätzmilben des Menschen in ihrem verschiedenen Alter, und auf einer dritten Abbildungen der Krätzmilben des Schaafs, der Katze und des Pferdes, die sämmtlich sehr verschieden sind, von *Bosc* mitgetheilt. *Galès* will mehr als dreihundert Krätzmilben des Menschen untersucht, und durch die Krätzmilbe eine Ansteckung beobachtet haben.

Eben die Menge Beobachtungen aber, welche *Galès* über die Krätzmilben angestellt haben wollte, erregten Mifstrauen, und *Biett* (*Dict. de Médec. T.* 9. *p.* 536.) verdient darüber gelesen zu werden. Nach ihm haben die Untersuchungen, welche *Alibert* im Jahre 1813 im Hospice St. Louis anstellen liefs, keine Resultate gegeben, und *Biett* hat in seinen 1818 und 1819 an mehr als achtzig Krätzigen angestellten Untersuchungen nie die Krätzmilbe gesehen. *J. F. J. Mouronval* (*Recherches et Obs. sur la gale faites à l'Hôpital St. Louis.* Paris, 1821. 8.) fand sie ebenfalls nie, doch wird Niemand billigen, was er p. VII. darüber schrieb: „*Telle erreur est entre autres, celle de l'existence du ciron de la gale, dont on parle depuis cent cinquante ans, sans l'avoir jamais vu, et du quel on a fait des peintures imaginaires, copieés les unes sur les autres, et jamais sur l'original, puisqu'il n'existe pas.*"

Männer, wie *de Geer*, *Wichmann* u. s. f. sind über solche leichtsinnige Vorwürfe erhaben; sie sahen die Thiere gewifs, und ihre im Einzelnen abweichenden, im Ganzen übereinstimmenden Abbildungen sind die sprechendsten Beweise dafür, und auch *Biett* wagt es nicht, sie zu läugnen.

Ich bin jedoch weit entfernt, jene Milben für etwas Nothwendiges bei der Krätze zu halten, und so wenig ich sie bei eigenen sorgfältigen Untersuchungen gefunden habe, eben so wenig hat sie einer meiner Freunde, z. B. *Ehrenberg*, in Deutschland gefunden. Nur *Purkinje*, wie er mir mündlich mittheilte, hat sie ein Paar Male bei sich selbst in Prag beobachtet, und zwar jedes Mal in der ersten Pustel, die nach einer Ansteckung entstand, und die er durch Brennen tilgte; an Andern sah er sie nicht, ein mährischer Landmann aber kannte die Milben, gerade wie bei *Moufet* und *Bonomo* solche Mittheilungen geringer Leute erwähnt werden.

Wir kennen die Bedingungen nicht, unter welchen die Krätze durch Milben mitgetheilt wird. Es kann aber aufser allem Zweifel die Krätze ohne dieselben entstehen und sich verbreiten, so wie zweitens Milben dem Menschen mitgetheilt werden, oder in ihm entstehen können, ohne eine Krätze zu erregen.

Die Läusesucht (*Phthiriasis*) war gewifs selten oder nie etwas Anderes, als eine durch ungeheure Ausbreitung der Milben entstandene Krankheit. *Moufet* erzählt einen Fall,

Fall, wo eine Frau durch die Anhäufung solcher Thiere unter der Haut ihren Tod fand. *Bory St. Vincent* (in *Férussac Bulletin des sciences naturelles.* 1823. *B.* 2. *p.* 305.) hat auch vor einigen Jahren einen solchen Fall erlebt, wo nämlich bei einem funfzigjährigen Weibe, das ein starkes Jucken empfand, überall, wo sie sich kratzte, tausende kleiner Thierchen hervorkamen. *Bory* fand darin *Acari*, der Gattung *Ixodes* sehr ähnlich. Das Weib starb. Weder ihrem Manne, noch Anderen wurden die Milben mitgetheilt.

Acari können unter und auf der Haut vorkommen, und das charakterisirt eigentlich die Läusesucht, dafs die als aufserordentlich klein beschriebenen Thierchen unter der Haut hervorbrechen.

Bei den Vögeln ist das Vorkommen der Milben im Körper öfters beobachtet. *Nitzsch* schrieb mir im November 1826 aus Halle, dafs er bei einem Eisvogel eine Milbenart (*Hypoderos Ispidae*) in Menge unter der Haut, zur äufsern Seite jedes grofsen Brustmuskels gefunden habe, so wie früher eine gröfsere Milbenart unter der Brusthaut des *Dysporus* (*Pelecanus*) *Bassanus*. *Ehrenberg* hat auch, wie er mir sagte, tausende von Milben unter der Haut des *Tantalus Ibis*, des *Dysporus Sula* und noch eines dritten Vogels gefunden. Hier sind also Fälle, wo Milbenarten unter der Haut leben, ohne, wie es scheint, eine Krankheit hervorzubringen; vermehrten sie sich aber unverhältnifsmäfsig, so würden sie eben so gut Nachtheile und den Tod bringen, als die sich im Darm oder der Luftröhre zu sehr anhäufenden Eingeweidewürmer.

Ein hier verstorbener, verdienter Arzt, Dr. *Bremer*, fand ein kleines Kind mit Milben bedeckt, die dasselbe sehr beunruhigten; bei näherer Untersuchung sah er einen Käfig mit Tauben über der Wiege hängen, und diese Thiere mit eben den Milben besetzt. Das Uebel des Kindes hörte auch auf, wie man die Vögel von ihm entfernte.

Im *Dict. des sciences médicales. T. XVII. p.* 203. ist die interessante Beobachtung mitgetheilt, dafs ein von *Baudin's* Reise nach der Südsee herstammendes, krätziges Wombat (*Phascolomys*) den Ausstopfern eine Krätze mittheilte, deren Pusteln sehr grofs waren, und viel gröfsere

Milben enthielten, als bei dem Menschen vorkommen. *Latreille* (*Hist. nat. des Crust. et Insectes. T. 7. p.* 393.) spricht auch von mehreren Personen, die bei dem Ausstopfen jenes mit Milben bedeckten Wombats dadurch juckende Beulen erhielten, dafs die Milben in ihre Haut drangen.

Es ist sehr zu bedauern, dafs *Nitzsch* seine zahlreichen Beobachtungen über die Schmarotzer-Insecten der Thiere nicht herausgiebt; das würde auch vielleicht die Aerzte veranlassen, den Gegenstand näher aufzufassen, und wir würden dadurch endlich erfahren:

erstlich, ob die Milben des Menschen eine ganz eigenthümliche Art ausmachen, oder ihm nur von Thieren mitgetheilt werden, und von welchen; so wie

zweitens, unter welchen Umständen sie bei der Krätze vorkommen.

Praktische Aerzte aber, die nicht in der Naturgeschichte der Thiere hinreichend bewandert sind, was ihnen nie zum Vorwurf gereichen kann, da ihr Fach schon weitläuftig genug ist, müfsten sich immer, wo ihnen eine seltene Erscheinung der Art aufstöfst, einen praktischen Naturforscher zu Hülfe nehmen, um genaue Beschreibungen und Abbildungen liefern zu können, weil sonst nichts dadurch geleistet wird. Wem kann z. B. die Abbildung eines von *Willan* (Die Hautkrankheiten. 1. B. S. 51. Taf. 7. Fig. 4.) angeblich in der *Prurigo senilis* beobachteten Insekts, irgend eine Idee davon geben? R — i.

ACATOPORIS. S. Dysphagie.

ACCELERATOR URINAE, s. *musculus bulbocavernosus,* der Harnschneller, entspringt von jeder Seite an dem hintersten Theile des Zellkörpers der Harnröhre (*bulbus urethrae*) und steht hier mit den Fasern des äufsern Schliefsmuskels des Afters und der Queer-Dammmuskeln in Verbindung, und geht von beiden Seiten sich verschmälernd an dem Zellkörper der Harnröhre fort, bis zu den Zellkörpern der Ruthe, an welche sich seine spitzigen Enden legen. Er sieht oft als ein einziger Muskel aus, zuweilen ist er durch eine sehnige Linie getheilt. Er drückt den hintern Theil der Harnröhre zusammen, und kann den Harn und den Saamen kräftig forttreiben.

Bei dem weiblichen Geschlecht umfafst ein ganz analoger Muskel (*constrictor vaginae*) den obern Theil der Scheide. R — i.

ACCESSIO. Heifst dasselbe als Anfall, *Paroxysmus*, des Fiebers, wird also nur vom *intermittirenden* Fieber gebraucht, wo völlig fieberfreie Zeiten dazwischen sind. Bei *remittirenden* Fiebern, wo das Fieber nie aufhört, sondern nur sich gradweise nach einem gewissen *Typus* vermehrt oder vermindert, heifst der Zeitpunkt der Verstärkung nicht *Paroxysmus* sondern *Exacerbatio*. H — d.

ACCESSORIUM. Etwas, was hinzukommt. So ein Symptom, was sich zu den schon vorhandenen hinzugesellt, eine neue Krankheit, die zu der früheren hinzukommt. H — d.

ACCESSORIUS NERVUS, *accessorius ad vagum*, der Beynerve, und weil *Thomas Willis* ihn zuerst gründlich untersuchte und mit jenem Namen belegte, auch wohl *accessorius Willisii*, minder gut von Andern *recurrens* genannt, da dieses leicht eine Verwechselung mit dem zurücklaufenden Ast des Vagus veranlassen kann, während jene Benennung seine innige Verbindung mit dem Vagus bezeichnet.

Dieser Nerve hat in jeder Hinsicht etwas Eigenthümliches. Erstlich, indem er zwischen den vordern und hintern Wurzeln der Halsnerven (*n. cervicales*) von dem Rükkenmark seinen Ursprung nimmt, und zwischen ihnen bis zum grofsen Hinterhauptsloch hinauftritt, so in die Schädelhöhle gelangt, und durch das Drosseladerloch (*foramen jugulare*) wieder nach aufsen dringt. Zweitens, indem der gröfste Theil desselben für ein Paar Muskeln (den *sternocleidomastoideus* und vorzüglich für den *cucullaris*) verwandt wird, was uns auffallen mufs, da es scheint, als ob sie recht gut mit den übrigen auch diese Zweige von den benachbarten Halsnerven hätten erhalten können. Drittens, indem der übrige Theil des Nerven einerseits mit Zweigen des Vagus zum Schlundkopf und Kehlkopf geht, andererseits aber mit jenen Nerven so verbunden ist, dafs seine Fäden noch recht weit mit ihm in die Lungen u. s. w. reichen mögen.

Ernst Bartels (Die Respiration. Breslau, 1813. 8. S. 174. u. f.) legt einen besonderen Werth darauf, dafs vom Rückenmark aus durch den Beynerven auf die Lungen gewirkt wird, und wir müssen wohl ohne Frage die Nerven-Zuleitung von mehreren, ganz verschiedenen Punkten überall hoch anschlagen, wenn wir auch den einzelnen Nerven keine besondere Kraft beilegen. Ich verweise hierüber auf *Scarpa's* vortreffliche Monographie des Beynerven im ersten Bande der Josephin. Academie zu Wien. S. 385 — 430. *Scarpa* erklärt namentlich den Gang der Convulsionen in der Wasserscheu sehr gut durch die Verbindung der Schlundnerven, mit denen welche zu den obengenannten Muskeln gehen, so dafs die Schulterblätter dabei nach oben und hinten gezogen werden. R — i.

ACCIDENS. Alles, was in eine Krankheit ohne Wirkung derselben zu seyn, hinzutritt, und sie verschlimmert. Es können äufsere und innere Ereignisse seyn, und so werden die Symptome in *essentialia* und *accidentalia* eingetheilt. H — d.

ACCIPITER. Unter diesem Namen finden wir schon bei *Galen* drei Binden, als: den *Accipiter ex tribus fasciolis, ex binis fasciolis* und des *Menecrates* aufgeführt, die sämmtlich zur Befestigung von Verbandstücken an der Nase bestimmt waren. Erstere und letztere haben sich unter dem Namen: einfacher Sperber oder die Habichtsbinde mit drei Köpfen, und doppelter Sperber oder die Habichtsbinde mit fünf Köpfen, bis auf die neuern Zeiten in den Lehrbüchern über Bandagenlehre erhalten. Der einfache Sperber besteht aus einem dreieckigen an seiner Basis mit zwei Löchern versehenen, und die Nase einschliefsenden Stück Leinwand. An der Spitze des Dreiecks ist eine, eine halbe Elle lange und zwei Querfinger breite Binde, die über den Scheitel hinweg bis in das Genick reicht, befestigt, oder man läfst beide Theile aus einem Ganzen bestehen. Die Basis des Dreiecks wird auf die Mitte einer 3 — 4 Ellen langen und einen Daumen breiten Binde genäht, die auf zwei Köpfe gerollt wird. Man legt die Basis des Dreiecks so auf die Oberlippe, dafs die Löcher desselben den Nasenlöchern entsprechen, führt den an der Spitze desselben befestigten Leinwandstreifen von vorn nach hinten über die Mitte des Kopfes in das Genick, die beiden andern Köpfe über die Backen, unter den Ohren eben dahin, kreuzt sie daselbst über dem Ende des erstern, steigt abermals unter den Ohren nach vorn über die Backen nach der Nasenwurzel, kreuzt sie hier abermals, führt sie über beide Scheitelbeine nach dem Hinterhaupte, wechselt nochmals die Köpfe, und endigt dann mit Zirkelgängen um die Stirn. — Der fünfköpfige Sperber unterscheidet sich von dem dreiköpfigen dadurch, dafs neben dem Dreieck noch zwei schmale Binden schräg aufgenäht sind. Beim Anlegen werden der mittlere Theil über die Stirn nach dem Nacken, und die beiden andern nach der Nasenwurzel geführt, um sie daselbst zu kreuzen und dann gleichfalls über die Scheitelbeine nach dem Nacken zu führen. Durch den horizontalen Theil werden diese drei Enden im Genick befestigt, und beide Köpfe endlich nach vorn zur Stirn und in Zirkelgängen um den Kopf geführt. In sofern diese Binden belästigen und die Nasenspitze eindrükken, macht man heutigen Tages von ihnen keinen Gebrauch mehr und befestigt Verbandstücke, wenn man in seltenen Fällen hierzu sich veranlafst finden sollte, weit zweckmäfsiger durch Heftpflaster.

Synon. Deutsch: *Sperber, Habichtsbinde.* Franz. *l'Epervier, le Drapeur.*

Litteratur:

J. F. Henckel, Anweisung zum verbesserten chirurgischen Verbande. Berlin und Stralsund, 1790. p. 194. Tab. V. Fig. 44.

F. J. Hofer, Lehrsätze des chirurgischen Verbandes. Erlangen, 1791. Theil II. Abth. 1. S. 60. Tab. 2. Fig. 17.

J. F. Böttcher, Auswahl des chirurgischen Verbandes. Berlin, 1795. S. 95. Tab. 5. Fig. 12. 13. 14.

J. F. Henckel, Anweisung zum verbesserten chirurgischen Verbande, durchaus umgearbeitet und mit vielen Zusätzen versehen von *J. Ch. Starck*. Berlin und Stralsund, 1802. S. 172. Tab. VI. Fig. 71—73.

A. L. R — r.

ACCLIMATISIRUNG. Jedes Klima, überhaupt der Inbegriff aller Localitäten, die einer Gegend eigenthümlich sind, bedingt eine Reaction bestimmter Art von Seiten des lebenden Organismus. Diese ist, je nach dem verschiedenen Vorwalten einzelner Verhältnisse in der umgebenden

Aufsenwelt verschiedener Nüancirungen fähig, welche durch das Prädominiren gewisser Functionen verschiedener organischer Apparate sich auszeichnen. Wo aber die Gesammtheit der äufseren Einflüsse umgeändert wird, da mufs auch das Gesammtverhältnifs des Organismus Störungen, und zwar in um so höherm Grade erfahren, je plötzlicher und stürmischer jene Umänderung erfolgt war. Auf diesem Verhältnisse gründet sich der Begriff von Acclimatisirung, von Acclimatisationskrankheiten. — In jedem durch eine besondere Weltstellung ausgezeichnetem Lande, bildet sich eine endemische Krankheitsanlage aus. Bei übrigens normaler Constitution tritt dieselbe sogar unter der Form von relativer Gesundheit auf, und äufsert sich dann in der besonderen Präponderanz gewisser Gruppen von Organen, welche, wegen der in einer bestimmten Richtung einwirkenden Verhältnisse der Aufsenwelt, durch eine ihr entgegenwirkende eben so bestimmte Richtung der Lebensthätigkeit bedingt worden ist. Daher sind Menschen aus andern Gegenden, bei denen das erforderliche Verhältnifs der Organe zu einander nicht ausgebildet ist, endemischen Krankheiten am meisten unterworfen; vorzüglich wenn sie aus Ländern stammen, in denen die Natur ein gerade entgegengesetztes, gegen die Aufsenwelt gerichtetes Verhältnifs der Organe unter einander nöthig gemacht hatte. Eine Menschenraçe vermag leichter als die andere verschiedenartigen Einflüssen des Klimas zu widerstehen, und darauf gründet sich die verschiedene Verpflanzungsfähigkeit der Racen. Am beschränktesten in dieser Hinsicht scheint die malaysche Raçe zu seyn, deren Individuen, — obwohl dieselben, von heiligem Eifer getrieben, bis zu den nördlichsten Pagoden des Madahewa, in die ewigen Schneeregionen am Himalaya und Hemakuta häufig wallfahren, — nur selten über den 50° n. B. zu leben vermögen. Desto leichter acclimatisiren sich die Malayen in den milden Umgebungen der Capstadt und herabwärts bis nach Vandiemensland. — Um vieles ausgebreiteter ist die Verpflanzungsfähigkeit der Negerrace. Ohne seine Gesundheit zu gefährden, vertauscht der Neger Ost- und Westindien mit seinen bisherigen Wohnsitzen; ohne grofse Schwierigkeit gewöhnt er sich an das Klima von Frankreich und England, so wie an das von Nordamerika bis zur Chesapeakbay. Je kälter das Land wird, um desto schwieriger geht die Naturalisirung des Negers von Statten. Schon in den gemäfsigten Gegenden von Europa hat derselbe, in Folge der verminderten Thätigkeit der Haut, mit allerlei hartnäckigen, in die Tiefe dringenden Hautkrankheiten zu kämpfen, während gleichzeitig chronische Unterleibsbeschwerden sich einfinden, welche in der Regel durch allmählig sich bildende Entzündungszustände in der Leber und Milz charakterisirt werden, und zu hartnäckigen Wechselfiebern den Grund legen. In andern Fällen unterliegt derselbe einer chronischen, hektische Fieberzustände herbeiführenden, Ruhr. Im nördlichen Europa vermögen Neger nur selten bösartigen, rheumatisch-scorbutischen Krankheiten zu widerstehen. — Wie leicht das eigentliche Stammvolk der mongolischen Race, die Hirtenvölker des ungeheuren Plateau's von Mittelasien, innerhalb einer gewissen Breite sich acclimatisiren, beweisen die verheerenden Eroberungszüge dieser Nomaden, durch welche sie den Ruhm ihrer Waffen bis zum chinesischen Meere und bis in die fernsten Abendländer verbreiteten; unter *Timur's* Nachfolgern sehen wir ihre Chanate vom nördlichen Eismeere bis fast zum indischen Ocean eine Kette bilden, und in unsern Zeiten haben sich aus dem übervölkerten China Bewohner bis in die Nähe von Neuholland, auf Ceylon, auf Isle de France, am Cap und auf St. Helena niedergelassen. Es mangeln uns Beweise darüber, ob der Mongole den brennenden Sandwüsten Afrika's oder der feuchten Glut der Antillen leichter widerstehen würde, als der Europäer — Weit geringer scheint die Verpflanzungsfähigkeit des Amerikaners zu seyn; der Nordindier unterliegt schnell, als Beute eines galligen Nervenfiebers, dem verheerenden Klima der gröfsern westindischen Inseln; der Südamerikaner wird von quälenden Rheumatismen und Brustbeschwerden befallen, sobald er die Patagonengränze zu überschreiten wagt. — Die Acclimatisationsfähigkeit der Tropenbewohner und der Polarmenschen nimmt überhaupt um so mehr ab, je weiter Beide in die gemäfsigte Zone vordringen. — Am interessantesten für uns sind die Erfahrungen, welche man über die Verpflanzungsfähigkeit der Europäer angestellt hat; wir werden daher am ausführlichsten ihrer gedenken. Begeben sich Europäer nach den Tropengegenden, so wird, in Folge des vermehrten Verkohlungsprozesses im Blute, reichlichere Ausscheidung der Galle nothwendig gemacht, daher gesteigerte Thätigkeit, anhaltende Erregung des ganzen Pfortadersystems hervorgerufen. Leicht überschreitet diese Reizung ihre Gränzen, wenigstens dehnt sich dieselbe, wegen der Verwandtschaft der Functionen, bald über die gastrischen Organe überhaupt aus, deren Thätigkeit daher ebenfalls, nicht sowohl in der Richtung nach innen, als Productionskraft, sondern nach aufsen, als secernirende, ausscheidende Function, sich beurkundet. In Folge dieser Umänderung entstehen: vermehrte, leicht profus werdende Ausscheidung der Galle, bisweilen gleichzeitig mit der vermehrten Absonderung eines zähen Speichels, Blähungsbeschwerden, hartnäckige Durchfälle oder Verstopfung mit Auftreibung des Unterleibes; wegen der oft und schnell erfolgenden Erregung und der ihr sich anschliefsenden, temporären Ueberreizung der splanchnischen Nerven wechselt eine, bisweilen unmäfsige Efslust (wahrer Heifshunger) mit gänzlichem Mangel an Appetit. Bald beginnt das Hautorgan, durch vicariirende Thätigkeit, die unter ihrer Bürde fast unterliegenden gastrischen Organe zu unterstützen; daher jene reichlichen, starkriechenden Schweifse, welche sogar die Leibwäsche gelb färben, in anderen Fällen eine fettartige, schmierige, schwärzliche Materie auf der Oberfläche des Körpers ablagern. Nichts destoweniger klagt der Ankömmling über allgemeine, unangenehme Glut, welche besonders brennend in den Handflächen und am Plattfufse empfunden wird, über kurze und beschwerliche Respiration; dabei wird er fortwährend von Durst gepeinigt, fühlt sich nach jeder Bewegung erschöpft, möchte immer schlafen, obwohl rastlose Unruhe ihm nur selten erquickenden, anhaltenden Schlaf gestattet. Die Schwäche, die psychische und physische Abspannung nehmen bisweilen in sehr kurzer Zeit zu, es findet sich Neigung zu Ohnmachten ein, welche mit unerträglichen Kopfschmerzen, mit den Erscheinungen von bedeutender Congestion nach dem Kopfe abwechseln. Nach einigen Tagen oder Wochen kommt die Natur der Ausbildung einer ernstlicheren Krankheit dadurch zuvor, dafs eines oder mehrere Secretionsorgane eigens modificirte Stoffe, oft in grofser Menge, aus dem Körper entfernen. Dieses geschieht entweder durch die Haut oder durch den Darmkanal. Im letzteren Falle beobachtet man fäculente, aber in hohem Grade durch Galle tingirte, wahrhaft atrabiläre Diarrhöeen; im ersten Falle kommen Hautausschläge mancherlei Art zum Vorschein, die man am häufigsten auf dem Gesicht, den Schenkeln und den Armen wahrnimmt. Gewöhnlich erscheinen dieselben unter der Form von harten, gerötheten, unregelmäfsig gestalteten Beulen, von der Gröfse einer Erbse bis zu der eines Groschens, welche heftig jucken, nach einigen Tagen eine gelbliche, seröse Flüssigkeit ergiefsen, welche einen Schorf bildet, der nach einigen Tagen abheilt. Während dieser Zeit kommen aber immer wieder neue Hautanschwellungen zum Vorschein; dieses kann Monate lang fortdauern, und unter ungünstigen Verhältnissen zu tieffressenden, bösartigen Geschwüren Veranlassung geben. Wenn endlich alle diese Beschwerden überstanden sind, so erhält die Haut einen leichten, gelben Teint, es erfolgen täglich ohne Beschwerde einige breiartige, dunkelgefärbte Darmausleerungen, und der Prozefs der Acclimatisirung ist glücklich überstanden. — In schlimmeren Fällen entstehen hartnäckige, in manchen Fällen sehr bösartige Fieber von einem remittirenden, seltener intermittirenden Typus. Nach *Bajon's* Erfahrungen soll es für den Ankömmling immer weit vortheilhafter seyn, wenn derselbe bald nach seiner Ankunft von dem Fieber ergriffen wird, als wenn dieses später sich ausbildet; am schlimmsten sey es, wenn der anscheinend völlig gesund gebliebene Europäer erst nach einem Aufenthalte von zwei oder von mehreren Jahren vom Acclimatisationsfieber befallen werde. Delirien, soporöse Zufälle und anhaltendes, bisweilen sehr schmerzhaftes Erbrechen charakterisiren dieses Fieber, welches entweder als Gallenfieber verläuft, oder der Form des gelben Fiebers sich annähert. (Vergl. die Artikel.) — Die Bewohner des südlichen Europa acclimatisiren sich weit leichter in den Tropenländern, als die aus den nördlichen Gegenden dieses Erdtheils; Mäfsigkeit in jeder Beziehung, und strenge Diät sind die besten Bewahrungsmittel gegen die höheren Grade der Acclimatisationskrankheiten. Im Allgemeinen sind Männer denselben weit mehr unterworfen, als Weiber und Greise, wahrscheinlich deshalb, weil die feste Constitution der erstern am wenigsten leicht eine Umänderung in dem einmal gegebenen Verhältnisse der Organe zu einander gestattet. Sind Frauen bei ihrer Ankunft in den Tropengegenden schwanger, so werden sie, nach *Moseley's* Erfahrungen, in der Regel erst gegen die Zeit der Entbindung, und dann mit grofser Gefahr von den Acclimatisationskrankheiten befallen; nach *Bajon* erfolgt der Lochialflufs in weit geringerer Menge, was um so auffallender wäre, da europäische Frauen in der Nähe der Linie immer stärker menstruirt werden, obwohl dieselben nicht selten aufhören fruchtbar zu seyn. — Im Allgemeinen verträgt der Europäer weit leichter, oft ohne eine Spur von Acclimatisationskrankheit, die Verpflanzung nach den Polarländern. Man gedenke nur der englischen Pelzjäger, welche in den ungeheuren Wildnissen vom Sklaven- bis zum Büffelsee im nördlichsten Amerika umherirren, und in der Regel einer eisernen Gesundheit sich erfreuen, oder der dänischen Missionäre, welche in Grönland bis zum 74° n. B. hinauf als Volkslehrer sich verbreitet haben. Die meisten Europäer sind jedoch im hohen Norden mit Verstopfung behaftet, und haben mit den höhern Graden des Scorbuts zu kämpfen, der aber, bei einiger Vorsicht, leicht vermieden werden kann. — Um sich eine klarere Einsicht in die Verhältnisse der Acclimatisirung zu erwerben, mufs man die Verschiedenheit der Krankheiten nach den verschiedenen Klimaten kennen lernen. (Vergl. klimatische Krankheiten.)

Nau — n.

ACCOUCHEMENT. S. Entbindung.

ACCOUCHEMENT FORCÉ, gewaltsam frühes Entbinden, die zu beschleunigende Entbindung nennt man diejenige, welche der Geburtshelfer, ohne dafs der gewöhnliche Zeitpunkt für die Ausschliefsung des Kindes eingetreten ist, unternimmt, aufgefordert durch Gefahren, welche das Leben der Mutter oder des Kindes bedrohen. Man mufs dieses Verfahren wohl unterscheiden von dem *Accouchement provoqué*, wie *Schweighäuser* die künstliche Frühgeburt nennt: bei letzterem wird die Gebärmutter auf eine künstliche Weise zur Hervorbringung von Wehen gereizt, theils durch Anbohrung der Eihäute, wo sodann das Wasser abfliefst, durch Einbringung der Prefsschwämme, Reiben des *uterus* äufserlich u. s. w., und das Ausschliefsen des Kindes wird dann der Natur überlassen; dagegen beim *Accouchement forcé* der Geburtshelfer den Muttermund mit Gewalt ausdehnt, die Eihäute zerreifst, wo solches nöthig ist, und sogleich die Entwickelung des Kindes künstlich vornimmt.

Es können die *Indicationen* zum *accouchement forcé* ausgehen 1) von Seiten der Mutter, 2) von Seiten des Kindes und 3) von der Nachgeburt. Die ersten können alle jene abnormen Zustände seyn, welche länger fortdauernd das Leben der Mutter bedrohen, als: *Convulsionen*, Ohnmachten, heftige Blutflüsse, Blutbrechen, Blutspeien, Nasenbluten; ferner *Apoplexie*, Brustkrämpfe, geborstene Kindsadern. 2) Von Seiten des Kindes: besonders Verblutung bei abgerissener Nabelschnur. 3) Von Seiten der Nachgeburt: Vorfall der Nabelschnur und Sitz der *Placenta* auf dem Muttermunde, besonders der vollkommene. Bei unvollkommenem Sitze derselben auf dem Muttermunde kann unter gewissen Bedingungen noch die Natur die Geburt vollenden: der Kopf tritt wohl noch von der einen Seite hinein; indessen wird bei drohenden Zufällen, z. B. Blutflüssen, Ohnmachten u. s. w. dennoch das *Accouchement forcé* erfordert. — Die *Prognose* bei dieser Operation ist nicht immer die günstigste, besonders in den Fällen, wo die *Vaginalportion* noch nicht verstrichen ist, der Muttermund wenig oder gar nicht geöffnet ist; eben so wenn die Kräfte der Mutter schon zu sehr geschwächt sind, die Wehen schon sehr lange andauerten, und bereits heftige Hämorrhagien vorangingen. Eben so kann die Operation erschwert werden durch enges Becken und ein sehr grofses Kind. Noch ungünstiger möchte die *Prognose* für das Kind zu stellen seyn, besonders wo die Mutter schon viel vorher gelitten, eine schwere Wendung vorauszusehen ist, und die Wasser oft schon lange vorher abgeflossen sind. — Ehe man zur Ausführung dieser Operation schreitet versteht es sich von selbst, dafs man die Person genau untersuchen, und vor allem darauf sehen mufs, ob die abnormen Zustände, die den Geburtshelfer zum Operiren auffordern, keiner medizinischen Hülfe weichen. Hat sich der Geburtshelfer genau davon überzeugt, dafs nur von dem *Accouchement forcé* noch für Mutter und Kind, oder für eins von beiden Hülfe zu erwarten ist, und hängt diese von keiner anderen künstlichen Entbindungsweise ab, dann schreite er zu benannter Operation, wobei es nun vor Allem auf ein künstliches Erweitern des Muttermundes ankömmt. Man führt zu dem Ende die konisch gefaltete Hand, wie bei Wendungen, ein, und findet man den Muttermund so weit geöffnet, dafs man mit einem Finger eingehen kann, so bringe man diesen ein, dann zwei, und nun giebt man sich Mühe, den Muttermund nach allen Richtungen hin so auszudehnen, während man die Gebärmutter von aussen unterstützt, dafs man endlich vier Finger und zuletzt die ganze Hand durchführen kann. Man meide zu diesem Zwecke alle Ausdehnungs- und Einführungswerkzeuge (*dilatatoria* und *specula uteri*), welche mehr als Ueberbleibsel einer roheren Geburtshülfe zu betrachten, und in die obstetricische Rüstkammer zu verbannen sind. Selbst *Osianders* Werkzeug, zu solchem Zwecke erfunden, möchte den Nutzen nicht haben, den sich der Erfinder davon verspricht. Vergl. dessen Handbuch der Entb. Kunst 2. Bd. 2. Abth. Tüb. 1821. pag. 127.

Gut ist es, in solchen Fällen, wo man den Muttermund gar nicht oder wenig geöffnet findet, ihn durch Einschmieren mit Oel oder durch *Injectionen* von *specieb. emoll.*, Einbringen von einem in lauwarmes Wasser getauchten Schwamme, Einreiben der Opiatsalbe, die besonders bei krampfhaften *Affectionen* dieser Theile von der gröfsten Wichtigkeit ist, die Theile erst zu erweichen; versteht sich in den Fällen, die noch etwas Aufschub erlauben. Man hat zu gleichem Zwecke das Einreiben der grauen Quecksilbersalbe empfohlen, was indessen noch die Erfahrung bestätigen mufs. Mehr leistet das neuerdings empfohlene Einschneiden des Muttermundes, was man mit einem *Savigny*'schen Messer verrichten kann. (Vergl. *El. v. Siebold* Lehrbuch der praktischen Entbindungskunde. 3te Aufl. Würzburg, 1821. pag. 422. Derselbe hat dieses Verfahren auch einigemal mit dem günstigsten Erfolge in seiner Praxis angewendet.)

Ist der Muttermund erweitert, so wird der Geburtshelfer sehen, ob er zur Anlegung der Zange oder zur Wendung schreiten mufs, welche Operationen er dann so schnell aber auch so schonend als möglich zu verrichten hat.

Ed. v. S — d.

ACCOUCHEMENT PROVOQUÉ. S. Frühgeburt, künstliche.

ACCOUCHEUR. S. Geburtshelfer.

ACEPHALIA, Kopflosigkeit. Vergl. *Acephalus.*

ACEPHALOCYSTIS, schlecht zusammengesetzt aus dem *α* privativum, *κεφαλή* Kopf, und *κύστις* Blase, eine Blase ohne Kopf, welches an sich nichts bezeichnet, denn man könnte die Harnblase oder Gallenblase eben so gut eine *Acephalocystis* nennen, als eine Hydatide.

Laennec (*Bulletin de l'Ecole de Méd. An.* 13. *n.* 10. *p.* 132.) benannte so die Hydatiden, welche in dem *Hydrops hydatidosus* vorkommen, und hielt dieselben für lebend; ihm stimmte hierin *Henr. C. Lud. Lüdersen* (*Diss. de hydatidibus. Gott.* 1808. 4.) bei, und kürzlich hat *Hipp. Cloquet* in dem Artikel *Acephalocyste* im ersten Theile des *Dict. de Médecine* dieselbe Meinung, jedoch ohne Gründe, vorgetragen. Ich habe mich (*Entozoorum Hist. Nat. Vol. II. P.* 2. *p.* 366.) ausführlich dagegen erklärt, *Bremser* ist derselben Meinung, und der zu früh verstorbene *Lamouroux* (*Dict. classique d'Hist. nat. T. I, p.* 20.) sagt, dafs der gröfsere Theil der Naturforscher sie für leblos hält. Ich halte dies auch nicht schwer zu beweisen.

Am häufigsten kommen solche Geschwülste in der Leber vor, und ich habe sie daselbst mehr als zehnmal bei Menschen und ein paarmal bei Thieren gefunden. Die äufsere Hülle ist fest, dick, lederartig und mit dem Parenchym des Organs, worin sie vorkommen, innigst verbunden. In ihr liegt eine zweite Hülle, die wie ein durch Säuren erweichter Knorpel aussieht, ganz weifs und bei einer ziemlichen Dicke ganz weich und auf das leichteste zerstörbar ist. Hierin liegen nun Hydatiden von der Gröfse eines Senfkorns bis zu der einer Faust, zu hunderten, selbst oft zu tausenden; mehrentheils kugelig von Gestalt, aber auch elliptisch u. s. w., häufig sind sie mit einem zarten Schleim belegt, wenigstens kommt ein solcher immer zwischen den Hydatiden vor. Die Gröfse des ganzen Sacks ist ungleich, wie seine Gestalt. Bald ist er ganz in der Leber verborgen, bald ragt er mit einem Fortsatz, zuweilen aber so stark hervor, dafs der Leib dadurch ganz unförmlich wird. Unser verdiente *Heim* hat lange einer Person ein Jahrgeld gegeben, unter der Bedingung, ihre Leiche dereinst zu untersuchen; er vermuthete eine Bauchschwangerschaft: allein bei der Section fand sich ein so ungeheurer *Hydrops saccatus*, wie ich ihn sonst nie gesehen habe.

Man hat schon öfters solche Hydatiden aus Leberabscessen ausgeleert gesehen, und *Veit* (in *Reil's* Archiv 2 Bd. S. 486.) erzählt einen interessanten Fall davon, erklärt ihn auch ganz richtig.

Indem der Sack nämlich eine Flüssigkeit absondert, gerinnt die plastische Lymphe an ihrer Oberfläche und bildet so die Haut, die so zart ist, dafs sie gleich platzt, wenn sie niederfällt, und nur nach und nach wird die Haut der Blase fester. Immer aber ist sie ganz gefäfslos, ohne alle besondere organische Theile, ohne alle Bewegung, und ich begreife nicht, worin also hier das Leben bestehen soll. Ich kann einen Theil nur für lebend halten, indem ich entweder eine Selbstthätigkeit, oder einen organischen Bau wahrnehme. Wie leicht die Schriftstelller aber zum Theil in solchen falschen Annahmen sind, sieht man daraus, dafs *Hipp. Cloquet (Dict. de Médecine T. I. p.* 293.) sogar die kleinen flachen hydatidösen Körperchen für Acephalocysten hält, welche oft in Menge in Schleimbeuteln und Gelenkkapseln vorkommen, und dergleichen mir *Graefe* mitgetheilt hat, die er in grofser Anzahl aus einer Geschwulst in der Hohlhand ausgeleert hatte.

Mit eben dem Recht könnte man jede Fettgeschwulst,

Honiggeschwulst u. s. w. für ein lebendes Thier halten, denn dafs Wasser in der Haut ist, macht wohl nichts aus, das ist noch weniger anzuschlagen, als das Eiweifs in der Honiggeschwulst. Es hilft auch nichts, wenn man sagt, diese Körper hätten nur ein geringes Leben: es mufs doch irgend ein Beweis dafür seyn, und wenn wir Infusionsthierchen und Saamenthierchen für lebend halten, so sehen wir sie doch auch in eigener Thätigkeit.

Dagegen ist aber nicht zu läugnen, dafs inwendig an den Wänden dieser Bläschen zuweilen wirkliche Würmer vorkommen, die aber nur das sehr geübte Auge als den feinsten Staub entdeckt, und welche zu der Gattung *Echinococcus* gehören. Ich fand dergleichen zuerst in Hydatiden, die einem Manne mit dem Stuhl abgegangen waren, wahrscheinlich weil ein *Hydrops saccatus* sich in den Quergrimmdarm entleerte; *Bremser* fand sie hernach in solchen Blasen der Leber, und ich späterhin in Blasen des Gehirns.

Lüdersen wollte dies nicht zugeben, weil er nur kleine Körnchen, keine Würmer darin gefunden hatte. Solche Körnchen habe ich auch ganz allein, aber auch mit jenen microscopischen Würmern zusammen gefunden.

Vergl, über das Nähere die Artikel: *Coenurus, Cysticercus, Echinococcus, Hydatide.* R — i.

ACEPHALUS, kopflose Mifsgeburt von *κεφαλή*, Kopf und dem *α* privativum.

Man unterschied ehemals einen *Acephalus verus* und *spurius*, allein diese Art zu unterscheiden ist hier, wie überall, falsch. Entweder ist eine Mifsgeburt ein *Acephalus*, oder ist es nicht. Der sogenannte *Acephalus spurius* ist es nicht, da ihm der Kopf nicht fehlt, sondern nur ein Theil des Schädels, wegen eines stattgehabten Wasserkopfs im frühesten Embryo-Alter, nicht ausgebildet ist, und man nennt jetzt diese Mifsgeburten (die sogenannten Katzenköpfe) viel passender: *Hemicephali*, Halbköpfe, oder hirnlose Mifsgeburten, *Anencephali*, weil die Gehirnmasse ganz, oder gröfstentheils fehlt. *Geoffroy St. Hilaire* (*Philosophie Anatomique. T. II. Des monstruosités humaines. Paris*, 1824. 8.) der mit Unrecht das Entstehen der Halbköpfe durch Wasserkopf läugnet, weil er diese Gegenstände zu wenig kennt, nimmt eine eigene ursprüngliche monströse Kopfbildung bei ihnen an, und führt sie daher als Unterabtheilung der *Acephali* auf, was nicht zu billigen ist. Vergl. *Hemicephalus.*

Man könnte noch einen *Cryptocephalus* unterscheiden, wo ein gröſseres oder geringeres Rudiment eines Kopfes vorhanden, aber versteckt ist. Allein jenes Wort kann erstlich nicht gebraucht werden, weil schon eine Thiergattung damit bezeichnet ist, und zweitens hier *a potiori* entschieden werden muſs. Ist oben an der Wirbelsäule vielleicht nur eine Spur von Knochenrudimenten, oder ist das Ende derselben nur mit einer haarigen Haut bedeckt, so wird die Miſsgeburt mit Recht den Kopflosen beigezählt; ist hingegen der Kopf nur verschmolzen und gröſstentheils versteckt, wie könnte man die Miſsgeburt einen *Acephalus* nennen? Einen der seltensten Fälle der Art, welchen unser Museum besitzt, hat *Gust. Lieber* in einer guten Monographie (*Monstri molae speciem prae se ferentis descriptio anatomica. Berol.* 1821. 4.) beschrieben und abgebildet. Man könnte diesen ovalen, platten Körper leicht für eine *Mola* halten, allein bei näherer Untersuchung findet man nach oben eine Höhle, worin eine Zunge liegt, auch stehen unten ein Paar Gefäſse, als Nabelgefäſse, hervor. Die innere Untersuchung zeigt einen gehirnlosen Schädel mit Wolfsrachen. Das Herz fehlt. Ich komme unten darauf zurück.

Die *Acephali* unterscheiden sich auſserordentlich unter einander, und wenn auch bei nicht wenigen eine äuſsere Uebereinkunft der Gestalt vorkommt, so ist doch die innere Abweichung, im Fehlen der Theile, in der Gefäſsausbreitung u. s. w. so groſs, daſs es unmöglich ist, kurze bezeichnende Benennungen dafür zu finden, und die von *Geoffroy* (a. a. O. S. 87. u. f.) vorgeschlagenen sind nicht bloſs ungenügend, sondern dabei so sprachwidrig zusammengesetzt, daſs sie billig der Vergessenheit zu übergeben sind.

Die allereinfachste unter den kopflosen Miſsgeburten ist unstreitig die, welche *Fr. Ruysch* (*Thesaur. Anat. IX. p.* 17. *Tab.* 1. *Fig.* 2.) besaſs, wo seitlich an dem Mutterkuchen eines wohlgebildeten starken Foetus eine untere Extremität hing, welche aus dem Oberschenkel und einem mit drei

drei Zehen versehenen Fufs bestand, sehr viel Fett, aber keine Muskeln enthielt.

Eine etwas zusammengesetztere Mifsgeburt einer Ziege, die in unserm Museum aufbewahrt wird, hat *Ign. Hayn* (*Monstri unicum pedem referentis descriptio anatomica. Berol.* 1824. 4.) beschrieben und abgebildet. Sie besteht nämlich aus der linken untern Extremität, ohne alle Eingeweide, aber mit einem Nabel, mit einem Stück des Beckens, und einem Wirbelbein versehen, welches etwas Nervenmasse umfafst, und woraus ein Nerve entspringt, der in die beiden (allein vorhandenen) Streckmuskeln des Oberschenkels und in die Haut geht. Eine Arterie läuft aus dem Nabel zu der Extremität, und eine Vene führt zurück.

Diese sind die einfachsten Mifsgeburten, welche ich überhaupt kenne, denn die, welche ich in den Schriften unserer Akademie beschrieben habe, und die aus einem Kopf ohne Rumpf und Extremitäten besteht, ist doch in sofern viel zusammengesetzter, als sie Augen, Ohren u. s. w. besitzt.

An jene *Acephali* schliefsen sich diejenigen, welche aus einer untern Extremität und einem Theil des Unterleibs mit Geschlechtstheilen bestehen; dann die, welche beide untere Extremitäten und den Bauch ganz oder theilweise enthalten; nun die mit weniger oder mehr entwickelter Brust ohne, und dann auch die mit mehr oder weniger entwickelten oberen Extremitäten; endlich die, wo noch Halswirbel vorkommen, so wie diejenigen, welche noch irgend eine Spur oder Andeutung eines verkrüppelten Kopfs enthalten, oder wo dessen Stelle wenigstens durch Haare bezeichnet ist.

Ich verweise hierüber auf *Meckel's* pathologische Anatomie; auf *Fr. Tiedemann's* Anatomie der kopflosen Mifsgeburten. Landshut, 1813. Fol. mit 4 Kupfert.; *Béclard, Mémoires sur les Fétus Acéphales. Paris,* 1818. 8., und die reiche Sammlung von *Ern. Elben: De Acephalis sive monstris corde carentibus. Berol.* 1821. 4. mit 22 Steindrucktafeln.

Nur zwei Punkte glaube ich berühren zu müssen. Erstlich, dafs von keinem Theile (aufser, wie sich von selbst versteht, vom Kopf und Gehirn) gesagt werden könne, dafs er bei den kopflosen Mifsgeburten fehlen; und eben so wenig, dafs er da seyn müsse. Gewöhnlich fehlt das Herz, allein es giebt doch seltene Ausnahmen, wo es vorkommt, so wie oben ein Fall angegeben ist, wo sich ein Kopf aber kein Herz zeigt. Mehrentheils fehlen die Nebennieren, allein ich habe sie schon ein Paar Mal gefunden, was auch Andern begegnet ist. Bald ist ein Theil des Darms vorhanden, bald keine Spur davon; bald Geschlechtstheile, bald fehlen sie gänzlich. Man hat den Unterleib als nothwendig angesehen, allein der Fufs, den *Fr. Ruysch* beschrieben hat, zeigt nichts davon; und welch ein geringes Ueberbleibsel davon ist in der oben von mir erwähnten Ziegenmifsgeburt. Dieser hat auch keine Spur eines sympathischen Nerven, den man sonst ebenfalls für unerlafslich angesehen hat.

Zweitens darf man die Circulation, wo sie in kopflosen Mifsgeburten ohne Herz durch Blutgefäfse zweierlei Art bewiesen wird, keineswegs immer auf dieselbe Weise annehmen, obgleich dies gewöhnlich geschieht. Ich glaube nämlich, dafs hierbei Alles darauf ankommt, in welcher Verbindung der vorhandene Theil mit der Mutter steht. Ist die Mifsgeburt geradezu mit dem Mutterkuchen verbunden, so darf man wohl immer die Venen als von der Mutter kommend, die Arterien als von dem Foetus zurückführend ansehen. Macht die Mifsgeburt hingegen nur einen Anhang an den Nabelgefäfsen eines andern Foetus, so bringen ihr die Arterien das Blut, und die Venen führen es zurück.

In einer ausgetragenen, aus dem Unterleibe und den untern Extremitäten bestehenden, auf unserm Museum befindlichen Mifsgeburt, welche *Jo. Hnr. Kalck* (*Monstri acephali humani expositio anatomica. Berol.* 1825. 4. *Tab.* 2.) gut beschrieben hat, sind zwei Nabelvenen und zwei Nabelarterien. Die Venen, deren jede sich nach ihrer Körperseite auf arterielle Art ausbreitet, haben wohl höchstwahrscheinlich das Blut zu allen Theilen gebracht, da sie keine Spur von Klappen haben, und die Arterien haben es zurückgebracht. Hier ist wenigstens kein Grund anzunehmen, dafs eine andere, als die gewöhnliche Verbindung mit dem Mutterkuchen Statt gefunden hat, da die Mifsgeburt ausgetragen ist, also gewifs keinen Anhang an dem

Nabelstrang eines andern Foetus gemacht hat. Im reifen Foetus fehlen auch sonst bekanntlich die Klappen in den Venen nicht.

In der oben erwähnten Mifsgeburt dagegen, die blofs aus einem Kopfe besteht, und die mit zwei andern wohlgebildeten Kindern zur Welt kam, ist es die *Carotis*, welche den Kopf ernährt hat, und sie entspringt aus einer *Arteria umbilicalis* des Nabelstrangs eines der ausgetragenen Kinder, so wie auch der Kopf in einem kleinen Sack lag, der eine Nebenhöle an dem Ei jenes Kindes bildete. Dieser Kopf hat also kaum viel mehr Bedeutung, als wenn er unmittelbar an das Kind geheftet wäre, wo natürlich eine *Carotis* desselben für ihn hätte bestimmt seyn müssen. Durch die *Carotis* ist auch dieser einzelne Kopf ausgespritzt. Es ist auch eine Vene vorhanden, und zwar unter dem Kopf in der Haut, die seine Eihaut bildete, allein zwischen dieser Vene und dem Kopf habe ich keinen Zusammenhang finden können.

Dieser Fall ist so sehr lehrreich, weil man hier auf das deutlichste sieht, dafs eine Arterie der Mifsgeburt das Blut zugeführt hat, allein zugleich auch, dafs dies Gefäfs nur ein Zweig der *Arteria umbilicalis* ist, und nicht aus dem Mutterkuchen selbst kommt.

Offenbar scheint die Ziegenmifsgeburt, die oben erwähnt ist, in dem gleichen Falle gewesen zu seyn; hier ist nur eine *Arteria* und *Vena cruralis*, also etwas ganz Partielles. Das kann schwerlich anders gedacht werden, als dafs eine Nabelstrangarterie in den Fufs einen Zweig geschickt, und die Vene das Blut in die Gefäfse des Eis oder des Nabelstrangs zurückgeführt hat.

Dasselbe möchte ich von der ebenfalls oben angeführten Mifsgeburt, wo zwar ein Kopf in der Mola-ähnlichen Mifsgeburt versteckt liegt, und ein Theil des Darmkanals vorhanden ist, allein das Herz, die Lungen, die Leber, die Milz, das Pancreas, Harnwerkzeuge und Geschlechtstheile fehlen. Hier geht eine Arterie hinein, die sich in den Körper verbreitet, und eine Vene führt heraus, und ich möchte glauben, der Foetus sey nur an die Nachgeburt eines andern angehängt gewesen. R — i.

ACER. Diese Gattung macht allein eine kleine natürliche Ordnung, *Acerinae,* aus, welche zu den Dikotyledoen oder Exogenen gehört, eine vielblättrige Blume und Staubfäden unter dem Fruchtknoten hat. (*Polypetalae Hypogynae*). Ihre Kennzeichen sind: Sie sind alle Sträucher und Bäume. Die Blätter stehen gegen einander über ohne Nebenblätter (*stipulae*). Der Kelch ist einblättrig. Die Blumenblätter stehen unter einer fleischigen Scheibe um die Staubwege, selten fehlen sie; immer wechseln sie mit den Kelchabtheilungen. Die Staubfäden befinden sich auf derselben, und sind an Zahl den Blumenblättern ungleich. Zwei einfächerige einsaamige geflügelte Kapseln. *Jussieu* brachte zu dieser Ordnung noch die Gattungen *Aesculus, Hippocratea, Thryallis.* Die beiden letztern Gattungen hat man schon getrennt, die erste ist wegen der grofsen Verschiedenheit der Frucht ebenfalls abzusondern. *Linné* rechnet die Gattung *Acer* zur *Polygamia Monoecia.* Die Gattungskennzeichen sind: Der Kelch oft fünftheilig, selten 5 — 9 theilig. Eben so viel Blumenblätter. Gewöhnlich 8, seltener 5 — 12 Staubfäden. Ein doppelter Fruchtknoten mit einem Griffel.

Von einigen Arten dieser Gattung erhält man im Frühjahr durch Anbohren einen süfsen Saft, woraus Zucker bereitet werden kann. Die Bäume, woraus in Nordamerika dieser Zucker bereitet wird, sind:

1) *Acer saccharinum.* Zuckerahorn. *Linn. Willden. spec. plant. T.* 4. *p.* 985. *Pursh Flor. Amer. sept. T.* 1. *p.* 264. Die Blätter sind fünflappig, buchtig, gezähnt, mit kurzen und sehr lang auslaufenden Zähnen, an der Basis etwas herzförmig, unterhalb hellgrün, etwas grau, an den Nerven behaart; die Blüten in Doldentrauben; Stiele hängend. Dieser Baum wächst in niedrigen, fruchtbaren Thälern von Canada bis Pensylvanien wild. Seine Höhe ist 40 — 60 Fufs, und der Stamm bis 2 Fufs im Durchmesser dick. Die Blätter haben viele Aehnlichkeit mit den Blättern unserer Lenne. (*Acer Platanoides*). Die Blumen sind gelb, die Früchte glatt. „Im März, sagt Wangenheim (Beiträge z. deutschen

Forstwissenshaft. Göttingen, 1787. Fol. S. 27.), wenn der Saft zu steigen anfängt, obgleich noch der Boden einige Schuhe mit Schnee bedeckt ist, hauet man einige Oeffnungen durch die Rinde bis auf das Holz in die Bäume, und steckt ein keilförmiges Stück Holz hinein, damit der Saft daran in die untergesetzten Gefäfse läuft. Je stärker die Kälte zu der Zeit ist, desto mehr Saft erhält man, auch mehr von jüngern als von alten ausgewachsenen Stämmen. Dieses aufgefangene und von den Bäumen abgezapfte Wasser ist hell, von weifslicher Farbe und einem erfrischenden angenehmen Geschmack; seine weinartige Güte erhält sich mehrere Tage. Sowohl die Europäer als Wilden bedienen sich desselben als eines Lieblingstranks. Ohne Beschwerde kann man davon so viel trinken als man will; er soll auch zur Stärkung der Brust und Eingeweide dienen. Sobald es im Mai warm zu werden anfängt, geräth der abgezapfte Saft in Gährung, und liefert alsdann einen guten, herben, wohlschmeckenden Essig. Wenn man hingegen den frisch aufgefangenen Saft als Zucker benutzen will, so kocht man selbigen, und schöpft dabei alle aufstofsenden Unreinigkeiten ab, fährt damit auch so lange fort, bis dieser hell und lauter wird. Es gehört einige Erfahrung dazu, aus diesem gereinigten Safte guten Zucker zu sieden, weil sonst der Zucker einen syrup- und honigartigen Geschmack behält. Der gut gekochte Zucker ist sehr fest, auf dem Bruche glasartig, und hat eine graubräunliche Farbe; der Geschmack ist so süfs und angenehm, als von dem gewöhnlichen Zucker; der Gesundheit soll er aber weit zuträglicher seyn, als dieser. Aus 20 Pfund rohem Saft erhält man ein Pfund guten Zucker; der hohe Preis des Tagelohns in Amerika verursacht, dafs dieser Zucker so hoch als der gute zu stehen kommt, und da die Bäume durch das Abzapfen getödtet oder doch verdorben werden, so ist es ein Ruin der Waldungen." Dieser Baum ist in unsern Gartenanlagen nicht selten. ***Wangenheim*** und ***Pursh*** (a. a. O.) führen keinen andern Ahornbaum als Zuckergebend an. ***Hermbstädt*** erhielt von einem Quart Saft (zu 2¼ Pfund Wasser dem Umfange nach) 2½ Loth Zucker.

2) *A. rubrum.* Rother Ahorn. *Linn. Willd. sp. pl.*

T. 4. *p.* 984. *Pursh Fl. Am. sept. T.* 1. *p.* 265. Die Blätter sind fast fünflappig, die Lappen eckig, gesägt, unterhalb hellgrün, fast grau, an den Nerven behaart. Die Dolden ungestielt; die Blütenstiele lang; Fruchtknoten glatt. Ein mittelmäfsiger Baum, welcher in niedrigen Wäldern von Canada bis Florida wächst. Die Blüten und Früchte sind roth, auch die Blütenstiele. *Kalm* (Abh. der Schwed. Akad. B. 13. S. 149.) bezeichnet zwar durch das Synonym des *Hort. upsal.* diese Art, aber der Ausdruck *flore apetalo sessili* scheint auf die folgende Art zu deuten. *Schoepf* (*Mater. med. p.* 153.) führt ebenfalls *Acer rubrum* als Zuckergebend an, mag ihn doch eben sowohl verwechselt haben.

3) *A. dasycarpum.* Rauher Ahorn. *Ehrhart. Willd. sp.* 4. *p.* 985. *Pursh Fl. Am. sept. T.* 1. *p.* 266. Die Blätter sind fast fünflappig, buchtig, gezähnt, die Zähne mit scharfen Spitzen, unterhalb, stark blaugrau; die Dolden ohne Stiele; die Blütenstiele sehr kurz; filzig rauhe Fruchtknoten. Ein grofser Baum, welcher an den Ufern der Flüsse von Neu-England bis Georgien wild wächst. Er hält unsere stärksten Winter aus und blüht sehr früh. *Kalm* sagt — vermuthlich redet er von dieser Art — er gebe mehr wäfsrige Feuchtigkeit, als der eigentliche Zuckerahorn, auch sey der Zucker dunkler und schwärzer, aber süfser und gut für die Brust, auch gesunder zu brauchen. *Hermbstädt* erhielt von einem Quart Saft (zu 2¼ Pfund Wasser dem Umfange nach) 3 Loth Zucker, wonach derselbe noch ergiebiger seyn würde, als der Zuckerahorn.

4) *A. Negundo.* Eschenblättriger Ahorn. *Linn. Willd. Sp. pl. T.* 4. *p.* 992. *Pursh. Fl. Am. sept. T.* 1. *p.* 265. Die Blätter sind gefiedert, oder dreiblättrig; die Blättchen ungleich gestumpft. Ein hoher Baum, an den Ufern der Flüsse von Pensylvanien bis Carolina wildwachsend. *Schöpf* sagt in der *Ratio med. p.* 188. dafs man auch aus ihm Zucker gewinne. *Hermbstädt* erhielt aus einem Quart Saft 2 Loth Zucker.

5) *A. platanoides.* Spitzer Ahorn. *Linn. Willd. Sp. pl. T.* 1. *p.* 906. *Berlin. Baumzucht* S. 7. Die Blätter

sind fünflappig, buchtig gezähnt mit kurzen und sehr lang auslaufenden Zähnen, an der Basis abgestumpft, unterhalb heller grün, ganz glatt, fein geadert und die Blüten in Blütentrauben; lange, aufrechte Stiele. Ein schöner, hoher, besonders im nördlichen Europa einheimischer Baum. Die Blumen sind gelb und blühen sehr früh; daher dient der Baum zur Zierde der Wege und Alleen. Die Aehnlichkeit der Blätter mit den Blättern des Zuckerahorns hat auf den Gedanken gebracht, auch ihn zum Zucker zu benutzen. *O. F. Dalmann* erhielt (Abh. d. schwed. Akad. B. 16. S. 236.) aus 8 Bäumen in 4 Tagen 20 Kannen Saft, und machte daraus 2½ Pfund braunen Zucker. Ein anderes Mal erhielt er aus denselben 8 Bäumen 15 Kannen Saft, welche ein halbes Pfund Syrup, dann ein Pfund Zucker wie vorher, endlich 8 Lth. Pulverzucker gaben. *Ståhammer* (Abh. d. schwed. Akad. B. 35. S. 335.) erhielt aus 24 Kannen Ahornsaft eine Kanne Syrup, der an Güte dem feinsten Zuckersyrup gleich kam, wo nicht übertraf, auch krystallisirte sich ein Stück Zucker auf dem Boden. *Hermbstädt* erhielt aus einem Quart Saft 2 Loth Zucker.

6) *A. Pseudo-Platanus.* Weifser Ahorn. *Linn. Willd. Sp. pl. T.* 4. *p.* 983. *Berlin. Baumzucht* S. 7. Die Blätter fast fünflappig; die Lappen lang zugespitzt, am Rande ungleich gekerbt, unten etwas blaugrau, glatt oder neben den Nerven behaart. Hängende Trauben. Durch den Blütenstand sehr ausgezeichnet. Ein hoher, schöner Baum, der in Deutschland, besonders dem südlichen, häufig wild wächst. Schon *du Hamel* hat über den Zuckergehalt seines Saftes Versuche angestellt. *Hermbstädt* erhielt aber nur aus 1 Quart Saft 1½ Loth Zucker.

7) *A. campestre.* Feldahorn. *Linn. Willd. Sp. pl. T.* 4. *p.* 985. *Berlin. Baumzucht* S. 10. Die Blätter fast fünflappig, die Lappen am Rand gerade, ungezähnt, nach vorn mit wenigen Buchten, unterhalb hellgrün, glatt oder an den Nerven fein rauh. Doldentrauben aufrecht. Wird selten ein ansehnlicher Baum. In manchen Gegenden von Deutschland häufig. Man

rühmt ihn eben nicht als Zuckerahorn; *Hermbstädt* hat jedoch aus 1 Quart Saft 1½ Loth Zucker gewonnen.

8) *A. tataricum.* Russischer Ahorn. *Linn. Willd. Sp. pl. T.* 4. *p.* 983. *Berlin. Baumzucht* S. 2. Die Blätter herzförmig, kaum gelappt, eckig, und gleich sägenartig gezähnt, unterhalb an den Nerven rauh. Doldentrauben aufrecht. Ein hoher Strauch, der durch seine weifsen Blumen eine Zierde unserer Lustgebüsche wird. Er ist im südlich-östlichen Europa und dem angrenzenden Asien wild. Als Zuckerahorn ist er nicht bekannt, nur *Hermbstädt* erhielt aus einem Quart Saft 2⅓ Loth Zucker, also mehr als aus dem eigentlichen Zuckerahorn.

Als die Continentalsperre im Jahre 1810 — 13 die Colonialprodukte, besonders den Zucker, sehr theuer machte, empfahl man die Ahornbäume zur Anpflanzung und Zukkergewinnung. Es wurde damals viel darüber geschrieben. Man kann darüber nachsehen *Laurop's* Annal. der Forst- und Jagdwissenschaft 5ter B. 3tes u. 4tes Hft. L — k.

ACERBUS. Herbe ist der Geschmack vieler Arzneimittel aus dem Pflanzenreiche, vorzüglich solcher, welche Gerbestoff enthalten. Auch ist er der Gallussäure eigen, deren Verwandtschaft mit dem Gerbestoff überhaupt sehr grofs ist. Woher aber der herbe Geschmack der unreifen Früchte komme, ist noch nicht untersucht, denn die darin gefundenen Säuren sind zwar sauer, aber nicht herbe. In einigen scheint wirklich Gallussäure vorhanden zu seyn, wie die Wirkung auf das Eisen zeigt. Bei dem Reifen verwandelt sich der herbe Stoff, indem die Frucht rein sauer oder süfs wird. S. Gerbestoff. L — k.

ACERIDISCHES PFLASTER, wird dasjenige Pflaster genannt, zu dessen Bereitung kein Wachs beigemischt wird, wie z. B. das Nürnberger-, das Diapalmen-Pflaster u. m. a.

Synon. Lat. *Accrides.* Griech. Ακηρίδες, von α priv. und κηρὸς, *cera.* Franz. *Accrides.* E. Gr — e.

ACERVULUS CEREBRI, *glandulae pinealis*, der Hirnsand, kleine heller oder dunkler gelbe Steinchen, die sich gewöhnlich in der Zirbel und um dieselbe finden und aus phosphorsaurer Kalkerde bestehen. Nach *Soemmering* sollen sie schon bei Embryonen vorkommen, wo sie Andere nie gefunden haben, falls jene Aeufserung nicht aus einem Mifsverständnifs entstanden ist, denn er beruft sich auf die Gebrüder *Wenzel*, welche den Hirnsand erst in Kindern nach dem siebenten Jahre gefunden haben. Mehrere Male habe ich bei der genauesten Untersuchung keinen Hirnsand gefunden, zuweilen einzelne Körnchen, gewöhnlich kleinere Häufchen, hin und wieder fast eine Linie im Durchmesser haltende Sandhäufchen in der Zirbel und um dieselbe.

Nie habe ich den Hirnsand bei irgend einem Thier, auch nicht bei der Ziege gesehen, so aufmerksam ich darauf gewesen bin. *Soemmering* (*Diss. de acervulo cerebri recus. in Ludwig scriptor. Neurolog. Minor. T.* 3. *p.* 325) hat sie einmal bei einer Dammhirschkuh gefunden: „*In Dama semel glandulam pinealem ingentem turgidam et cavam et in illa lapillos humanis simillimos inveni.*" *Vinc. Malacarne* (*Encefalotomia di alcuni quadrupedi. Mantova*, 1795. 4. *p.* 31) spricht hingegen so davon, dafs man glauben sollte, es wäre bei den Ziegen etwas Gewöhnliches. Er sagt nämlich, die Zirbeldrüse sey bei dem Ziegenböckchen (*capretto*) in der Gestalt dem Herzen einer Eidechse gleich, äufserlich fast gallertartig von Consistenz und mit kleinen Würfeln mit abgestumpften Ecken, von der härtesten kalkartigen Substanz, durchsäet. Andere Beispiele von Hirnsand, der bei Thieren gefunden wäre, kenne ich nicht.

Warum bei dem Menschen dieser vorzüglich, oder fast allein, vorkommt, scheint mir nicht schwer zu erklären. Bei dem Menschen nämlich ist die Menge der Hirngefäfse sehr grofs, und es liegen so viele Adern namentlich um die Zirbeldrüse, dafs hier leichter eine solche Absonderung oder Ausscheidung entstehen kann. Diese zeigt durchaus nichts regelmäfsiges, bezieht sich also gewifs nicht auf eine normale Function, die dadurch erreicht würde, sondern, wie man auch zuweilen (nur viel seltener) Concremente in den Adergeflechten des Gehirns findet, wie die Pacchionischen Drüsen als Folgen abnormer Thätigkeit häufig vorkommen, so möchte ich den Hirnsand auf ähnliche Weise erklären. Mit dem Alter werden so viele Theile unsers Körpers mit Erde belastet, weil die Ernährung (Absonderung) fehlerhaft wird, dafs auch darauf hier gerechnet werden könnte.

R — i.

ACESCENTIA. Säure, oder zur Säure neigende Beschaffenheit der Säfte oder Absonderungen. So *Acescentia ventriculi*, Versäuerung des Magens, jene fehlerhafte *Secretion* des Magensaftes, dafs er freie Säure enthält, und also eine beständige Säurenanhäufung im Magen unterhält. H — d.

ACESCENTIA (*medicamenta et nutrimenta*), Arznei- und Nahrungsmittel, welche leicht sauer werden, oder im Magen leicht Säure erzeugen. Dahin gehören alle vegetabilische Nahrungsmittel und die Milch. H — d.

ACETABULUM, die Pfanne, oder die Gelenkgrube des Beckens für den Kopf des Oberschenkelbeins. *Acetabulum* war bei den Römern ein Napf für den Essig oder andere Tischbedürfnisse, und von dessen Aehnlichkeit ist die Pfanne so benannt.

Sie ist in mehrerer Hinsicht ausgezeichnet. Erstlich ist sie die tiefste Gelenkhöle, so dafs sie auch daher vorzugsweise *cavitas cotyloidea* genannt wird, und diese Tiefe wird noch vermehrt, indem auf ihrem Rande (*supercilium*) noch ein Faserknorpel (*labrum cartilagineum*) aufsitzt.

Zweitens wird sie unter allen Gelenkhölen allein aus mehreren Knochenstücken gebildet, die erst einige Jahre nach der Geburt unter einander verschmelzen, so dafs das Hüftbein, Sitzbein und Schambein in ihr zusammenkommen.

Drittens ist sie die einzige, in der ein eignes Band (*ligamentum teres*) den darin articulirenden Knochen festhält, und zwar so allgemein, dafs wir dasselbe unter den Säugethieren bis jetzt nur bei dem Orang-Utang und bei dem Elephanten vermissen.

Die nähere Beschreibung im Artikel: Hüftgelenk.

R — i.

ACETAS. S. Essigsäure.

ACETOSA. S. Rumex.

ACETUM. S. Essigsäure.

ACHILLEA. Schafgarbe. Eine Pflanzengattung, welche *Linné* zur *Syngenesia Polygamia superflua* rechnet, *Jussieu* zu den *Compositae Corymbiferae* Sie gehört zur Familie *Anthemideae*. Die Kennzeichen dieser Familie sind: Blumen der Mitte röhrenförmig, fünfzähnig, zwitterblütig; des Randes flach, weiblich; der Fruchtknoten ohne Haarkronen, der Griffel zweitheilig in zwei Narben am Rande mit kurzen Papillen; die Kennzeichen der Gattung sind: Ein eiförmiger Kelch, mit schmalen angedrückten Schuppen; spreubedekter Fruchtboden, Strahlenblümchen breiter als lang und 2 — 3 gezähnt, wozu ich noch setzen möchte, abgestumpfte Narben. Vier Arten dieser Gattung haben Arzneikräfte, besonders aber:

1) *Achillea Millefolium.* Gemeine Schafgarbe. *Linn. Willd.* sp. pl. 4. p. 2009. Der Stamm aufrecht, ziemlich einfach; Stammblätter haarig; fast doppeltgefiedert; Umfang gleich breit, lang und schmal; Abtheilungen kurz, letzte Lappen sehr schmal, fein zugespitzt; zusammengesetzte Doldentrauben. Diese Pflanze wächst häufig an den Wegen und grasigen Plätzen durch ganz Europa, besonders im nördlichen und mittlern wild. Sie ist ein Staudengewächs. Der Stamm wird einen bis zwei Fufs hoch und breit und ist mit einem zarten Filz bedeckt. Die Wurzelblätter sind langgestielt und selbst lang; die Stammblätter ungestielt; alle bis auf den eckigen Mittelnerven gefiedert, die Abtheilungen nur 2, 4 — 6 Linien lang, die letzten Lappen 2 Linien lang, kaum eine halbe Linie breit, und in eine feine Spitze auslaufend. Die Behaarung ist nach dem Standorte sehr verschieden. Der Kelch hat fast angedrückte, eiförmige, gerundete Schuppen, behaart, weifslich, mit braunem Rande. Auch die Mündung der Zwitterblumen ist weifs; die Strahlenblumen sind breit, und daher nur wenige, dreigezahnt, weifs; Spreublättchen, lang, schmal, stumpf. Der Geruch der ganzen Pflanze, besonders der Blüten, wenn sie zerrieben werden, ist sehr balsamisch; der Geschmack ist etwas kampherartig und bitterlich. Auf Gebirgen kommt oft eine Abänderung mit rothen Strahlenblüthen vor, die im flachen Lande seltener ist.

Man gebraucht das Kraut und die Blüten *Herba et Flores Millefolii.* Der wäfsrige Aufgufs der trocknen Blätter ist gelblich, und färbt die schwefelsaure Eisenauflösung dunkelgrün. Die geistige Tinktur derselben ist dunkelgelblichgrün. Auch gebraucht man den frisch ausgeprefsten Saft der Blätter.

Das Extrakt wird aus den Blättern und Blüten zugleich nach der *Pharmacop. boruss.* bereitet, und zwar durch Wasser allein, wie *Extr. Absinth.* Es ist dunkelbraun, fast schwarz, hat einen salzig scharfen und herben Geschmack und einen schwach ätherischen Geruch. Das geistige Extrakt, welches aber nicht im Gebrauch ist, hat eine dunkelgelbe Farbe und einen angenehmen ätherischen Geruch, einen bitterlich aromatischen, etwas kampherartigen, gelind herben Geschmack (*Pfaff, System der Mater. med.* Th. 4. S. 328). Unstreitig ist dieses geistige Extrakt dem wäfsrigen vorzuziehen.

Das ätherische Oel wird aus den trocknen Blüten destillirt. Man erhält aber nur wenig, daher ist es nicht gebräuchlich. Es hat eine blaue Farbe, wie man behauptet, wenn die Pflanze auf fettem Boden gewachsen, eine gelbliche oder bräunlich gelbe Farbe, wenn sie auf magerm Boden gewachsen. Der Geruch der Pflanze rührt allerdings von diesem Oele her. Das destillirte Wasser hat den Geruch des Oels und ist jetzt nicht mehr gebräuchlich.

Am häufigsten wird ein Aufgufs der trocknen Blätter und Blüten, wie Thee, gebraucht.

2) *A. nobilis.* Edle Schafgarbe. *Linn. Willd.* sp. pl. 4. p. 2211. Der Stamm aufrecht, ziemlich einfach, dicht und kurzhaarig, Stammblätter fast doppelt gefiedert, Umfang eiförmig, erste Abtheilungen verhältnifsmäfsig lang, letzte Abtheilungen kurz, sehr kurz gespitzt; zusammengesetzte Doldentrauben. Die Pflanze wächst auf trocknen Hügeln im südlichen Frankreich, in der flachern Schweiz und im südlichen und westlichen Deutschland wild. Sie unterscheidet sich von der vorigen leicht dadurch, dafs die ersten Lappen der Blätter viel länger sind, nach vorn rasch abnehmen, und dadurch der Umfang eiförmig wird. Die Mittelribbe ist geflügelt, eine Linie breit, die letzten Lappen sind viel weniger zugespitzt, als an der vorigen; Blüten halb so grofs und weifs. Die Blüten haben einen durchdringenden Kamphergeruch. Die ältern Botaniker führen bei dieser Pflanze an, was *Dioskorides, Plinius* u. A. von *Achillea* haben, obgleich es sehr zweifelhaft ist, was jene *Achillea* für ein Gewächs

sey, neuere, z. B. *Murray*, meinen, dafs man diese Art, wegen ihres starken Geruchs, der gemeinen Schafgarbe vorziehen solle. Doch finden sich keine Erfahrungen über den wirklichen Gebrauch derselben, und es ist nicht sogleich anzunehmen, dafs sie dieselben obgleich stärkere Wirkungen habe, als die vorigen.

3) *A. atrata.* Schwarze Schafgarbe. *Linn. Willd. sp. pl.* 4. *p.* 2200. Der Stamm ist aufsteigend einfach, mit zerstreuten, kurzen, krausen Haaren; Blätter fast doppelt gefiedert, glatt, Umfang nach vorn etwas breiter, Mittelribbe kaum geflügelt, Lappen sehr schmal, wenig getheilt, mit einer kleinen Pfriemenspitze, Doldentraube einfach. Eine Abbildung s. in *Jacquin's Flora austriaca. S.* 77. Sie wächst auf den hohen Alpen der Schweiz, Tyrol und Salzburg, in der Nähe des Schnees. Sie hat drei Namen von den schwarzen Rändern der Kelchschuppen. Die Blumen sind weifs. Perennirt, und erlangt kaum eine Höhe von 6 Zoll. Wird wie die drei folgenden gebraucht.

4) *A. nova.* Zweig-Schafgarbe. *Linn. Willd. sp.* 4. *p.* 2201. Der Stamm ziemlich aufrecht, einfach, wie die Blätter, von dichten krausen Haaren wollig-filzig bedeckt; Blätter kaum doppelt gefiedert, Umfang gleich breit, Mittelribbe schmal geflügelt, Lappen schmal, wenig getheilt, mit einer kleinen Pfriemenspitze; Doldentraube einfach, fast ein Kopf. Eine Abbildung s. in *Allioni's Flora pedemontana. t.* 9. *f.* 3. Wächst ebenfalls auf den höchsten Alpen in der Nähe des Schnees, und wird etwa 4 Zoll hoch. Die Kelchschuppen haben auch einen schwarzen Rand, Blumen sind weifs. Perennirt. Wird wie die beiden folgenden gebraucht.

5) *A. moschata.* Moschus-Schafgarbe. *Linn. Willd. sp. pl. T.* 4. *p.* 2201. Stamm aufsteigend, einfach, wie die Blätter mit kurzen krausen Haaren bedeckt; Blätter kaum doppelt gefiedert, Umfang gleich breit, Mittelribbe geflügelt, Lappen schmal, meistens ungetheilt, mit einer kleinen Pfriemenspitze; Doldentraube einfach. Abbildung s. in *Jac-*

quin's. Flor. austr. T. 5. app. t. 33. Wächst ebenfalls auf den höchsten Alpen in der Nähe des ewigen Schnees, perennirt, und erlangt eine Höhe von 4 — 5 Zoll. Der Name *Genipi*, welcher eigentlich *Artemisia rupestris, Bocconi* und *glacialis* bezeichnet, wird zuweilen auch diesen drei Arten beigelegt, doch gewöhnlicher heifsen sie, besonders *A. nana, Erva d'la rotta.* Die botanischen Schriftsteller nennen bald diese, bald jene, von den angeführten drei Arten, *Genipi*. Sie haben alle drei einen angenehmen, aromatischen, etwas kampherartigen Geruch, und einen ähnlichen Geschmack. Man sammelt sie zu Schweizerkäsen, doch nimmt man dazu auch andere aromatische Kräuter. Der Gebrauch dieser Pflanze und des Thees überhaupt ist wie der der folgenden. *A. moschata* hat unter ihnen den stärksten Geruch, und vermuthlich die stärksten Heilkräfte.

6) *A. Herba rota.* Italienische Schafgarbe. *Allion. Willd. sp. pl. T.* 4. *p.* 2191. Der Stamm ist ziemlich einfach, aufrecht, mit kurzen, krausen Haaren besetzt; Blätter einfach sitzend, an der Basis verschmälert, stumpf, gesägt, glatt; Doldentraube einfach. Die Pflanze ist ein Staudengewächs und wird höchstens 6 Zoll hoch. Die Blumen sind ziemlich grofs und weifs. Sie wächst auf den Alpen, in Savoyen und Piemont, und wird von den Einwohnern sehr geschätzt als Heilmittel. Der Geschmack ist bitter, aromatisch, scharf, der Geruch stark, fast wie von Kamillen. Der Aufgufs als Thee wird als ein schweifstreibendes Mittel gebraucht, besonders den Flufs der monatlichen Reinigung zu befördern, Blähungen zu treiben, gegen die Würmer, und endlich auch gegen Wechselfieber. Sie ist die Kamille der Alpenbewohner. Auch destillirt man, besonders aus der *A. moschata,* in Graubündten einen Branntwein.

7) *A. ligustica.* Ligurische Schafgarbe. *Allion. Willd. sp. pl. T.* 4. *p.* 2210. Der Stamm ist aufrecht, ästig, mit kleinen, krausen Haaren; Blätter fast zweifach gefiedert, Umfang lanzettförmig, Mittelribbe schmal geflügelt, nicht gezähnt, Lappen sehr schmal, meistens nach unten scharf gesägt; Doldentraube zusammengesetzt. *Allione* fand sie zuerst

auf den Hügeln in Piemont. Sie wird 2 Fufs und darüber hoch, und ist perennirend. *Allione* rühmt sie wegen ihres Geruchs und Geschmacks, und empfiehlt sie vor allen andern zum Arzneigebrauch. Sie hat allerdings einen sehr starken Geruch.

8) *A. Ageratum.* Gewürzhafte Schafgarbe. *Linn. Willd. Sp. T.* 4. *p.* 2192. Der Stamm ist aufrecht, meistens einfach, mit sehr kleinen Haaren hier und da besetzt; Blätter länglich (*oblonga*) gesägt, glatt, mit vertieften Punkten besetzt; Doldentrauben zusammengesetzt, dicht blühend. Eine Abbildung s. in *Blackwell Herbar. p.* 100. Wird 2 — 3 Fufs hoch, ist perennirend und wächst im südlichen Europa, im südlichen Frankreich, Spanien, Portugal, Italien wild. Die Blumen sind gelb. Sie hat einen angenehmen, durchdringenden Geruch und einen bittern Geschmack, weswegen sie *Murray* empfiehlt. Unter dem Namen *Agerati herba* war sie sonst offizinell. Man brauchte das *oleum infusum* äufserlich auf dem Bauche eingerieben gegen Würmer.

Von ganz anderer Wirkung als die vorigen ist:

9) *A. Ptarmica.* Sumpfschafgarbe. *Linn. Willd. Sp. pl. T.* 4. *p.* 2190. Der Stamm aufrecht, oben ästig, mit kurzen, zerstreuten, feinen, nach oben häufigen Härchen; Blätter stiellos, gleichbreit, fein gekerbt gesägt. Doldentrauben zusammengesetzt. Häufig im nördlichen Europa an feuchten Orten im Gebüsch. Perennirt. Die Blumen sind weifs, und ziemlich grofs in dieser Gattung. Die ganze Pflanze ist scharf, und erregt getrocknet Niesen, auch zieht sie gekaut Speichel im Munde zusammen. Man gebrauchte sonst *Herba Ptarmicae cum Floribus*, aber jetzt sind diese gar nicht mehr gebräuchlich. Die Wurzel (eigentlich ein unterirrdischer Stamm) ist walzenrund, unbestimmt gebogen, hier und da mit Absätzen, mit vielen Fasern besetzt, von der Dicke des kleinen Fingers, zähe, äufserlich schwärzlichgrau, inwendig weifslich, von einem beifsenden, scharfen, widrigen Geschmack. Man brauchte sie als Surrogat der Bertramswurzel (*Anacyclus Pyrethrum*), auch soll man den (gestofsenen) Pfeffer damit verfälschen. Die Preufsische Pharmakopoe führt sie auf als ein Substitut der Bertram-

wurzel, aber sie ist fast gar nicht in Gebrauch gekommen. Die Bertramswurzel oder *Anacyclus officinarum Hayn.* wurde häufig genug gebauet, um vorhanden zu seyn, und überdiefs erhielt man die Wurzel von *Chrysanthemum frutescens* aus den Kanarischen Inseln häufig genug, so dafs man sich selten die Mühe gab, die Wurzel von *Achillea Ptarmica* zu sammlen. L — k.

Wirkung und Anwendung. Da das getrocknete Kraut und Extract nur wenig aetherische Theile enthält, kommt bei beiden mehr der bittere Extractivstoff in Betracht; die Wirkung beider ist gelinde stärkend tonisch, man empfiehlt beide vorzugsweise, wo nicht blofs reine Bitterkeiten indicirt sind, sondern wo auch ein reizbares Nervensystem aetherische Beimischungen fordert. Vom Extract giebt man täglich ein bis zwei Drachmen in einem aromatischen Wasser gelöfst, von den *Summit. Millefol.* läfst man täglich drei bis sechs Drachmen im Infuso oder leichten Decoct nehmen. Man hat sie in allen den Fällen, wo aetherisch bittere Mittel indicirt sind, empfohlen; aber vorzugsweise: 1) bei Blutflüssen, und namentlich bei Hämorrhoidal- und Menstrual-Profluvien atonischer Art, selbst bei Haemaptoe nach *Loeseke.* 2) Schleimflüssen, besonders der Schleimhaut der Luftwege, hartnäckigen Brustkatarrhen, anfangender Lungensucht, Schleimflüssen der Harnröhre und Blase, vorzüglich hämorrhoidalischer Art. O — n.

ACHILLESSEHNE, in anatom. Bezieh. S. Wadenmuskel.

ACHILLESSEHNE. Die Trennung der Achillessehne ist entweder die Folge einer Verwundung, oder einer Zerreifsung derselben, wobei die Haut unverletzt ist. Die Achillessehne zerreifst öfter, als man nach der Stärke und Festigkeit derselben glauben sollte. Meistentheils geschieht dies, wenn blofs die Fufsspitze das ganze Gewicht des Körpers trägt, besonders wenn der Körper zugleich eine schwere Last zu tragen hat, oder wenn man da bei einen Fehltritt oder Sprung thut; zuweilen zerreifst sie bei einer geringen Anstrengung. In dem Augenblicke der Zerreifsung hört der Kranke einen Ton, als wenn man eine Nufs zertritt oder mit einer Peitsche klatscht; dabei hat er das Gefühl, als wenn er ein Loch in den Boden getreten hätte, und

und er ist nicht im Stande, auf dem verletzten Fufse zu stehen, sondern fällt nieder. Bei der Untersuchung findet man die beiden Enden der Sehne von einander entfernt, und eine Vertiefung zwischen denselben, welche breiter wird, wenn man das Knie ausstreckt und den Fufs aufwärts beugt, schmäler dagegen wird oder wohl ganz verschwindet, wenn man das Knie beugt und den Fufs ausstreckt. Dieser Abstand, welchen man an dem Punkte der Trennung wahrnimmt, ist nicht allein die Folge der trennenden Gewalt, sondern zugleich gewisser nach der Trennung einwirkender Umstände, welche die Wundkluft vergröfsern, nämlich, die active Zurückziehung theils des Wadenmuskels, theils seines untern am Fersenbeine hängengebliebenen Sehnenstücks; die Entfernung der beiden Insertionspunkte des verletzten Muskels von einander, d. i. der Hinterfläche der Schenkelbeinköpfe und des Fersenbeins, indem durch zufällige Kniestreckung der Wadenmuskel hinaufgezogen und gespannt nach oben gehalten wird, und mit der Beugung des Fufses durch die jetzt überwiegende Kraft der Flexoren, das untere Flechsenstück tiefer herabtritt, folglich beide Enden immer weiter von einander weichen. Die Kranken empfinden selten im Augenblicke der Zerreifsung heftige Schmerzen, auch heftige Entzündung und Fieber folgen selten, und wenn dies geschicht, so liegen meist andere Ursachen zum Grunde. Wenn die Sehne zerschnitten ist, so ist die Erkenntnifs der Verlezzung sehr leicht; man sieht die Enden der zerschnittenen Sehne durch die offene Wunde. Bisweilen ist aber die Sehne nur zum Theil durchschnitten, und dann fehlen die Zeichen der völligen Trennung der Sehne.

Zuweilen zerreifst die Scheide der Achillessehne, ohne dafs diese selbst getrennt wird. Man hat diese Zerreifsung der Scheide manchmal für eine Zerreifsung der Sehne gehalten; und es ist sehr glaublich, dafs in den Fällen, wo man versichert die zerrissene Achillessehne ohne besondere Sorgfalt behandelt, und dennoch glücklich und vollkommen geheilt zu haben, nicht die Sehne, sondern nur die Scheide zerrissen gewesen ist. Die Zerreifsung der Sehnenscheide erkennt man durch eine Vertiefung an dem

Trennungspunkte, welche insbesondere dadurch entsteht, dafs die beiden Enden der zerrissenen Scheide, indem sie sich zurückziehen, anschwellen. Wenn man jedoch die Spitze eines Fingers in die Vertiefung bringt, und von dem Kranken den Fufs bewegen läfst, so fühlt man deutlich das Auf- und Abgleiten der Sehne. Aufserdem fehlen die übrigen angegebenen Zeichen einer völligen Trennung der Sehne. Die Zerreifsung und Durchschneidung der Achillessehne ist meistentheils ohne schlimme Folgen. (Die Alten hielten die Verwundung der Sehnen, wie die der Nerven, für höchst gefährlich, ja für tödtlich.) Die Heilung erfolgt bei zweckmäfsiger Behandlung so, dafs der Fufs wieder vollkommen brauchbar wird. Selten und nur durch Einwirkung anderweiter Ursachen entsteht Entzündung mit Fieber, welche eine antiphlogistische Behandlung nothwendig machen könnte. Die beiden Enden der zerrissenen Sehne vereinigen sich durch eine zellige Substanz, welche den Zwischenraum zwischen denselben ausfüllt, und nach und nach fest wird. War die Entfernung der beiden Sehnenenden von einander grofs, so wird auch die zellige Substanz von gröfserem Umfange, und die Bewegung des Fufses dadurch mehr oder weniger erschwert werden. Bei Wunden entsteht eine harte callöse Narbe, welche mit dieser zelligen Substanz verbunden ist und die Bewegung des Fufses dadurch sehr hindert.

Die Behandlung besteht darin, dafs man die beiden Enden der getrennten Achillessehne, welche mehr oder weniger von einander entfernt sind, an einander und in gegenseitige, wenn auch nicht genaue Berührung bringt, und darin bis zur völligen Heilung erhält.

Um dies zu bewirken, mufs man

a) das Knie in eine angemessene Beugung bringen,
b) den Fufs dagegen in Streckung versetzen,
c) den Wadenmuskel herabziehen,
d) diese Actionen mit gleichmäfsiger, fortdauernder Kraft ohne Unterbrechung und ohne Beeinträchtigung der benachbarten Gebilde ausüben.

Die Beugung des Knies darf nie übermäfsig seyn; je mehr sich ihr Winkel dem spitzigen nähert, desto unausbleiblicher sind Schmerz, Entzündung, Lähmung, Contractur der Gelenkbänder. Der gemäfsigte Grad wird aber derjenige seyn, wo sich der Wadenmuskel in der möglichst abgespannten Lage befindet, also in der halben Beugung. In dieser Lage mufs das Glied ununterbrochen bis zur völligen Heilung, welche gewöhnlich innerhalb vier bis sechs Wochen zu Stande kommt, und mit immer gleich bleibender Kraft erhalten werden, so dafs weder der Wille des Kranken, noch eine zufällige äufsere Gewalt sie vor der Zeit verändern können. —

Die Streckung des Fufses darf nie stärker seyn, als bis der Kranke anfängt zu empfinden, dafs der Fufs wirklich ausgestreckt werde. Bis zu diesem Grade wird man die Streckung des Fufses beim ersten Verbande betreiben dürfen, weil dieselbe ohnedies nach und nach auf den mässigen Grad zurückgeht, welchen sie während der Kur behaupten mufs. Ein solcher wird er aber seyn, wenn er dem gleich ist, welcher im gesunden Zustande beim ruhigen Hinlegen des Gliedes von selbst eintritt. Niemals nehme man, wie *Petit*, die genaue Berührung der beiden Flechsenenden zum Maafsstabe der Streckung an, denn nie wird diese oft zwangvolle Lage ohne Nachtheil, nie aber auch nöthig seyn, wenn die Herabziehung der Wade gehörig mit benutzt wird. Wenn aber auch dann die gegenseitige Berührung der beiden Flechsenenden nicht möglich wäre, so darf man demungeachtet den Fufs nicht gewaltsam ausstrecken, da es die Erfahrung bewiesen hat (*Fourcroy*, médecine eclairée. T. II., *Filleau*, sur la rupture du tendon d'Achille.), dafs dennoch eine vollkommene Heilung erfolgt ist, indem die Enden durch eine Zwischensubstanz vereinigt wurden. Noch weniger darf man, wie *Sharp* (Op. of Surg. Lond. 1739. p. 8.) und andere, vorgeschlagen haben, die Ausstreckung des Fufses so weit treiben, dafs die Flechsenenden sogar über einander zu liegen kommen. Verkürzung der Flechse und dann leichtere Wiederzerreifsung der so geheilten Stelle ist, wie *Migliavacca's* (*Kühn's* und *Weigel's* ital. Biblioth. 1. Bd. 2. St. p. 100.) Fall beweist, die Folge davon. — Die Herabspannung und Fixirung der heruntergedrückten Wade, welche Einige (*Migliavacca, Mon-*

16*

falcon.) nicht allein für entbehrlich, sondern auch für nachtheilig halten, weil schon die Beugung des Knies und die Ausstreckung des Fufses hinreiche, und der Druck auf die Wade den Fufs schwinden mache, ist gleichwohl nothwendig, und kann nicht durch die Lage des Knies und des Fufses ersetzt werden. Es treten nämlich sehr oft und sehr leicht unwillkürliche Zuckungen und krampfige Retractionen des Wadenmuskels, besonders im Schlafe, ein, welche ohne Einwickelung der Wade die Heilung sehr stören würden. Der Wadenmuskel werde daher seiner Länge nach comprimirt, und dadurch in einen temporell gelähmten Zustand versetzt. Diese Compression gehe von oben nach unten, sie sey zwar fest, jedoch nicht zu stark, damit der Fufs nicht schwinde, sie sey gleichmäfsig vertheilt, damit nicht in den weniger gedrückten Punkten Geschwulst entstehe; daher räth man hier auch vorzugsweise die elastischen Flanellbinden an (*Bell.*), sie falle vorzüglich auf den Fleischtheil der Wade, nicht auf die Wunde selbst, deren Ränder sonst durch sie eingedrückt und verschoben werden, so dafs sie sich nicht unter sich, sondern mit den nahe gelegenen Theilen zweckwidrig vereinigen, und endlich verhüte sie zugleich, dafs sich die Flechse nicht zur Seite verrückt und in dieser abnormen Lage anheilt. —

Nothwendig ist es aber auch und zum Erfolg der Heilung unerläfslich, dafs, besonders im Anfange der Kur, alle diese Einwirkungen mit gleichmäfsiger Kraft und ohne Unterbrechung geschehen; im Verlaufe derselben wird aber dieses Verhältnifs nach dem Grade des erreichten Endzwecks modificirt. So kann, der Erfahrung gemäfs, zwischen dem 13ten und 15ten Tage die Beugung des Knies gemindert und freier gelassen werden, indem jetzt die Contractilität der Muskeln hinreichend herabgestimmt ist; an dem 24sten Tage, als in welcher Zeit die Vereinigung der Flechse insgemein erfolgt ist, kann der Apparat zur Herabziehung der Wade entfernt werden. Am längsten mufs die Ausstreckung des Fufses andauern, indessen dürfte man vom 28sten Tage an dieselbe stufenweise nachlassen; jedoch mufs hier der einzelne Fall entscheiden. Eben diesen

Zeitpunkt kann man auch zu jenen vorsichtigen Bewegungen der Gelenke, um ihre Steifheit zu verhüten, bestimmen; so bewege man vom 13ten an das Knie, vom 24sten oder auch etwas früher den Unterfufs, wenigstens seitwärts. Versuche zum Gehen dürfen, unter dem Schutze eines Streckverbandes, ebenfalls um diese Zeit gemacht werden. Die dem Zustande angemessene Lage ist zwar die Seitenlage, da jedoch Lageveränderung den Kranken erleichtert, so wechsele die Seitenlage mit der Rückenlage, und das Liegen mit Sitzen, besonders späterhin, nur ohne Störung des Verbandes, und unter zweckmäfsiger mechanischer Unterstützung. Ist eine Hautwunde vorhanden, so werde diese nach ihrem Charakter vorher entweder mit Heftpflasterstreifen, oder Charpie und Compresse verbunden.

So wahr es nun auch seyn mag, wie mehrere Beobachtungen von *Pibrac*, *Dupouy*, *Gauthier*, *Molinelli*, *van der Haar* und *de Vilde* (*Desault*, auserlesene chirurg. Wahrnehmungen. 3. Bd. p. 65., Dictionnaire des sc. méd. T. 49. p. 202., *Van der Haar*, auserles. mediz. chirurg. Abhandl. und Beobacht. A. d. Holl. Leipz. 1802. p. 35.) aussagen, dafs Trennungen der Achillessehne zuweilen ohne allen künstlichen Verband, blofs durch Ruhe und leichte Streckung des Fufses, ja selbst unter Vernachläfsigung dieser äufsersten Bedingungen, sich überlassen, heilten, so berechtigt dies doch keinesweges, hieraus eine allgemeine Verhaltungsregel zu abstrahiren.

Die Kunstveranstaltungen aber, die man zur Vereinigung der getrennten Achillessehne von frühen Zeiten her getroffen hat, lassen sich nach dem Typus der speciellen Apparate eintheilen. Es sind folgende:

1) die blutige Nath;
2) die einfache Einwickelung;
3) der Schienenverband;
4) der Pantoffelverband;
5) der zusammengesetzte Einwickelungsverband.

I. Die blutige Nath. Sie wurde von den älteren Chirurgen (*Binaise*, Oper. d. Chir. Paris, 1690. *Guy de Chauliac*, Chir. magn. Tr. III. D. 1. c. 1. *Kisner*, de laesion. tendin. L. B. 1699. *Cooper*, Philos. Transact. Nr. 252.

p. 153. *Heister*, Instit. chirurg. P. II. c. 171. *Garengeot*, Tr. d. operat. T. III. ch. VII. Par. 1748. *Veslingius*, in Observ. XV. p. 89.) angewandt, um die Enden der zerschnittenen oder zerrissenen Achillessehne zu vereinigen. Mit allem Rechte hat man die blutige Nath verworfen (*Pibrac*, sur l'abus des Sutures mem. de Chir. T. III.), weil sie nicht allein die Vereinigung der Flechsenenden in vielen Fällen nicht zu Stande bringen kann, zuweilen Schmerzen, Entzündung, Eiteransammlung, Nervenzufälle herbeiführt, sondern auch, wenn sie nicht durch andere Hülfsmittel unterstützt wird, leicht ausreifst. In neuerer Zeit wurde sie indessen mit glücklichem Erfolg wiederum von *Mr. Janson* in Lyon angewandt. (Dictionnaire des sciences médic. Tom. 49. p. 2?5.)

II. Die einfache Einwickelung. Um die oben angegebenen Indicationen bei der Vereinigung der getrennten Achillessehne zu erfüllen, bediente man sich der einfachen Einwickelung. *Gooch* und *Petit* wandten sie zuerst, jedoch auf verschiedene Weise an.

Die *Gooch*sche (*Gooch*, Cases and remarks. Vol. II. p. 209. *Aitken*, essays in Surgery. p. 144.) Einwickelung ist die einfachere. Nachdem er die Enden der Flechse durch Beugung des Knies und Ausstreckung des Fufses vereinigt hatte, gab er dem Unterschenkel durch Compressen, Baumwolle und Flachs die Form eines Cylinders, und fing die Einwickelung mit einer Rollbinde über dem Knie an, umging dieses mit achtförmigen Touren, und stieg mit kleinen Hobeltouren bis zu den Zehen herab, jedoch so, dafs um das Fufsgelenk, wie am Knie, achtförmige Touren zu liegen kamen. — Diese einfache Einwickelung ist aber bei weitem nicht hinreichend; denn durch die dicke Unterlage ist ein grofser Theil des Unterschenkels der Einwirkung der Binde mehr oder weniger entzogen, die Gelenke des Knies und des Fufses sind durch die achtförmigen Touren nicht genug vor der Willkühr des Kranken oder einer zufälligen Einwirkung auf die Bewegung derselben gesichert, auch kann die Binde die Enden der Sehne leicht verrücken, und endlich ist dieser Verband bei einer vorhandenen äufsern Wunde sehr unbequem, weil man den ganzen Verband abnehmen mufs, um die Wunde zu verbinden.

Die *Petit*sche (*J. L. Petit*, in Histoire de l'Academie des sciences. 1722. p. 51. 1728. p. 8. und 231. Maladies des os. T. II. Par. 1723. p. 298 — 300.) Einwickelung. Das Knie wird gebogen und der Fufs ausgestreckt, so dafs beide Enden der getrennten Sehne sich berühren. Um die verletzte Stelle wird eine doppelte Compresse gelegt, welche man durch einige Zirkeltouren mit einer Binde befestigt. Nun legt man eine Longuette, die dicker als die Compresse, zwei Zoll breit, und zwei und einen halben Fufs lang ist, von der Kniekehle aus über die Wade und Ferse hin bis zu den Fufszehen, befestigt diese Longuette zuerst mit einigen Zirkeltouren um den Ort der Verletzung, geht dann mit achtförmigen Touren herab zum Fufse und wieder herauf zu den Knöcheln, wiederholt dies viermal, und schlägt zugleich das untere hervorstehende Ende der Longuette um, das man mit einigen Touren der Binde und Nadeln befestigt. Ist man mit der Binde wieder bis an die Knöchel gekommen, so steigt man mit Hobeltouren bis zur Kniekehle, schlägt das obere Ende der Longuette um, und befestigt es durch einige Zirkeltouren. Unter die Kniekehle legt man ein Polster, um die Wade mehr abwärts zu halten.

So zweckmäfsig diese *Petit*sche Einwickelung auch scheinen könnte, da sie den Fufs ausstreckt, die Wade comprimirt, und die Gewalt bei diesen beiden Wirkungen nicht auf zwei einzelnen Punkten ruht, sondern auf so vielen Stellen des Beins, als einzelne Touren um die Longuette gemacht werden, so trifft sie doch noch mancher gerechte Tadel. Erstens ist bei diesem Verbande die Beugung des Knies nicht hinreichend gesichert; zweitens ist der Fufs durch die Longuette in der Ausstreckung nicht so befestigt, dafs er nicht bewegt werden könnte; drittens ist die Einwickelung von unten nach oben geradezu zweckwidrig, indem dadurch die Wade, die man vorher herunter gedrückt hatte, wieder nach oben hinaufgedrängt wird, und auf diese Weise die Enden der Flechse durch die Anlegung der Binde leicht wieder von einander getrennt werden können; viertens können durch den Druck der Einwickelung um die Stelle der Verletzung die Flechsenenden, die ohnedies etwas hervorragen, mit den unterliegenden Theilen verwachsen, oder sich verschieben (*Desault*, Journal de Chirurgie. Tom. II. p. 57.); fünftens kann man den Ort der Verletzung nicht untersuchen, und wenn eine äufsere Wunde da ist, diese verbinden, ohne den Verband ganz abzunehmen.

Diese Einwickelung wurde nun später auf verschiedene Weise geändert und verbessert. *Duchanoy* und *Gauthier* (Journal de Médecine. Vol. 42. et 43.), Aerzte zu Vauvilliers, füllten die neben der Achillessehne sich befindenden Vertiefungen mit graduirten Compressen aus. *Disdier* (Traité des Bandages. p. 116.) legte, ehe man die Einwickelung beginnt, einige Zirkeltouren über die Wade um den Unterschenkel, um dadurch jenem Hinaufdrängen des Wadenmuskels durch die aufsteigenden Gänge der Binde zu begegnen. *Uylhorn* (*Heister's* Chirurg. holl. Amsterd. 1776. T. II. p. 1123. Tab. XV. Fig. 8. 9.) und *Edmonston* (The Edinb. Med. and Surgic. Journal Nr. LXVI. 1821.) bedienen sich neben der Binden der Heftpflasterstreifen, um die Wade herabgezogen und den Fufs ausgestreckt zu erhalten. *Monballon* (Journal de Médecine. Par. 1775. T. 43. p. 154.) läfst von dem Fufstheile der Binde an der Ferse ein Streckband zu einer am Wadentheile derselben angenähten Schnalle gehen. *Migliavacca* (a. a. O.) befestigt erst die beiden Enden der Longuette, dann geht er mit der Binde um den Ort der Verletzung, führt das obere Ende der Binde bis zu dem untern Theile des Schenkels, und wickelt den Unterschenkel von oben nach unten ein. *Boyer* (Traité des maladies chirurg. et des opérat. qui leur conv. T. XI. p. 106. 1826.) macht folgenden Verband: er nimmt zwei drei Querfinger breite Longuetten, wovon die eine am Ende in zwei Köpfe gespalten ist, die andere in der Mitte zwei Oeffnungen hat; die eine wird an der Wade bis zum untern Theil des Oberschenkels hinauf, die andere an der Fufssohle über die Ferse und den untern Theil des Unterschenkels, so dafs ihre Oeffnungen auf den Ort der Verletzung kommen, befestigt, die beiden Köpfe durchgestofsen, die Enden der beiden Longuetten gegenseitig angezogen, und durch eine mehrmals auf- und absteigende Binde befestigt. Um das Verschieben der Binde zu verhindern, legt *Boyer* eine hölzerne Schiene über den Fufsrücken und das Schienbein auf graduirten mit Haferstroh gefüllten Compressen.

III. Der Schienenverband. Schon *Cooper* (Philos. Transact. Nr. 252. u. Act. Erudit. an. 1700.) wandte zur Unterstützung der blutigen Nath eine starke Pappenschiene an, welche von dem Fufsrücken über das Gelenk zum Unterschenkel lief, und mit einer Binde befestigt den Fufs ausgestreckt erhielt. Auch *Monro's* (*Monro,* Edinb. essay. Vol. I. Nr. 25.) erster Verband an sich selbst war eine solche rinnenartig gebogene Schiene mit untergelegten Compressen. *Schneider* (*Richter's* chirurg. Bibl. Bd. 8. p. 729.) legte eine starke hölzerne Schiene, die von den Fufszehen bis zum Knie reichte, zugleich mit der Einwickelung, diese jedoch ohne Longuette, an. Obgleich der Erfolg, mit dem diese Schiene in einem Falle von *Schneider* angewendet wurde, sehr glücklich war, indem die Vereinigung am funfzehnten Tage geschehen und die Kranke am zwanzigsten Tage bereits gehen konnte, so ist dieser Verband dennoch unvollkommen; denn das Kniegelenk ist in seinen Bewegungen ungehindert; auch mufs wohl der Druck einer starken, hölzernen, folglich unbiegsamen Schiene dem Kranken sehr beschwerlich fallen, selbst wenn sie gut passen sollte.

Acrel's (*Acrel,* Chirurg. Vorf. Th. II. p. 375.) Verband kann auch hier angeführt werden. Er zog den Fufs durch achtförmige Touren, welche das Gelenk umgaben, zurück, legte ein gefüttertes Brett auf die Fufssohle, und band es mit zwei Bändern am Fufsrücken fest. Diese liefen dann über die Ferse längs dem Beine hinauf, und wurden an der Hüfte angebunden. Am zweiten Tage mufste das Brett, des Fufsschmerzes wegen, schon weggenommen werden, nur die Binde blieb, und nach zehn Tagen wurden ihr lange Heftpflaster beigesellt, welche von der Fufssohle an sich über die Ferse hinauf nach der Lendengegend erstreckten.

IV. Der Pantoffelverband. Unter den Bandagen, welche man zur Vereinigung der getrennten Achillessehne erfunden und angewandt hat, ist der Pantoffelverband der berühmteste. *Petit* (Discours historiques et critique sur le traité des maladies des os de feu. Mr. *Petit,* par Mr. *Louis.*

p. 22. planche. I.) vertauschte seinen einfachen Verband mit dem Pantoffelapparate, und dieser diente nachher verschiedenen Copien zum Muster. Man kann drei wesentlich verschiedene Gattungen von den Pantoffelverbänden annehmen, nämlich: a) diejenigen, welche mit Ausstreckung des Fufses Biegung des Knies verbinden, ohne Herabziehung der Wade zu bewirken, wie *Petit's*, *Ravaton's*; b) diejenigen, welche mit Ausstreckung des Fufses Herabziehung der Wade vereinigen, ohne auf Biegung des Knies Einflufs zu haben, wie *Monro's* etc.; c) deren Mechanismus allen drei Actionen entspricht, wie *Graefe's* Pantoffel und *Caspari's* Entwurf.

Der *Petit*sche Pantoffel besteht aus einem gewöhnlichen Pantoffel mit einem etwas erhabenen Fersenleder; aus zwei Knieriemen, wovon der eine, etwa drei Finger breite, gleich über dem Knie, der andere schmälere aber unter demselben um's Bein geschnallt wird. Beide Riemen sind aus festem, starkem Leder verfertigt, und auf der innern Seite mit weichem Leder gefüttert. An dem einen Ende jedes Riemens sind zwei Schnallen so befestigt, dafs sie den Kranken beim Zuschnallen nicht drücken können. Das andere Ende eines jeden Riemens ist in zwei kleinere Riemen gespalten, die zur Aufnahme der Schnallen dienen. Beide Knieriemen sind zwei Finger breit an derjenigen Stelle mit einander verbunden, welche, wenn man die Riemen an der äufsern Seite des Beines zuschnallt, in die Mitte der Kniekehle zu liegen kommt. Das dritte Stück des Apparats ist ein langer Riemen von festem Leder, welcher hinten in dem Fersenstück des Pantoffels befestigt ist, an der hintern Seite des Unterschenkels bis in die Kniebeugung heraufgeht, und daselbst durch eine Walze mit dem Knieriemen verbunden wird. Indem man die Walze umdreht, wird der Fersenriemen verkürzt oder verlängert, und auf diese Weise der Fufs ausgestreckt und das Knie gebogen, oder umgekehrt. Die Walze dreht man vermittelst eines kleinen Schlüssels um, und entzieht dadurch dem Kranken die Willkühr über die Stellung der Gelenke. — Dieser Pantoffel erhält den Fufs in Ausstreckung und das Knie in Beugung, er leistet dies auf den bestimmten Grad und anhaltend, und bedeckt den Ort der Verletzung nicht. — Allein der Kranke kann das Knie noch immer stärker beugen, als es durch den Pantoffel gebeugt wird, dadurch wird der Riemen erschlafft und der Fufs erhält Freiheit sich zu beugen, die zusammengehaltenen Flechsenenden können also durch die Willkühr des Kranken von einander entfernt, und die Heilung kann gestört werden. Sodann wirkt der gespannte Streckriemen nur auf zwei Punkte, oben auf den Gürtel über dem Knie, und unten auf die Spitzen der Fufszehen, welche so eingeklemmt und gedrückt werden, dafs gar bald die heftigsten Schmerzen entstehen, die den fortgesetzten Gebrauch des Pantoffels unerträglich machen. Ferner hindert der untere Knieriemen blofs, dafs sich der Wadenmuskel bis in die Kniekehle heraufzieht, wie zuweilen geschieht (*Fielitz* in *Richter's* chir. Bibl. Bd. 8. p. 520.), die Herabziehung der Wade aber bewirkt er nicht; das obere Ende der Sehne, das vom Wadenmuskel abhängig ist, wird daher nicht nur dem unteren nicht genähert, sondern es hat auch Freiheit, sich in die Höhe zu ziehen.

Der *Ravaton*sche (Pratique moderne de la chirurgie, p. Mr. *Ravaton*, ed. de Mr. *Sue le jeune* à Paris, 1776. T. IV. p. 382. pl. XXXII.) Pantoffel kommt dem vorigen in der Hauptsache sehr nahe. Er besteht ebenfalls aus einem Pantoffel, einem langen Streckriemen und einem Knieriemen; doch finden sich an diesen Stücken folgende Abweichungen. Der Pantoffel ist vorn ausgeschnitten, so dafs die Fufszehen ganz frei liegen, das Oberleder desselben ist der Länge nach gespalten und zum Zusammenschnüren eingerichtet; dadurch wird nicht allein die Anlegung des Pantoffels erleichtert, sondern derselbe wird auch für jeden Fufs passend. Statt des Fersenstückes laufen zwei kleine Riemen von dem Hintertheile der Sohle zu dem langen Streckriemen, die das Seitwärtsgleiten des Fufses verhindern. Der Knieriemen, an welchem der lange Streckriemen vermittelst einer blofsen Schnalle hinten befestigt ist, ist nur einfach und umgiebt das Bein blofs oberhalb des Knies. — Der untere Stützpunkt ist bei diesem Pantoffel auf der gröfseren Fläche des Fufsrückens vertheilt, und die freiliegenden Fufszehen haben hier nicht den geringsten Druck auszuhalten; der Pantoffel pafst auf jeden Fufs, weil er zugeschnürt wird, auch ist seine Construction mit der Schnalle einfacher als mit der Walze. Demungeachtet hat auch dieser noch andere bereits erwähnte Mängel des *Petit*schen, und da der obere Stützpunkt, wegen des einfachen Knieriemens, allein oberhalb des Knies liegt, so wirkt dieser Pantoffel nur durch Biegung des Knies, also noch weniger als der *Petit*sche auf die Wade.

Hierher gehört auch *Thillaye's* (*Thillaye*, Traité des bandages et appareils. Paris, l'an 6. Aus dem Franz. mit Anm. u. Zus. Leipz. 1798.) Verband, welcher aus einem Sacke von Leder oder Leinwand, und einem seidenen oder linnenen Streckbande, das an einem über dem Knie umgelegten Gürtel angeschnallt wird, besteht.

Der *Monro*'sche (*Alexander Monro's* works published by his son *Ar. Monro*, Edinb. 1781. 4. p. 662. plate VII. A. d. Engl. Leipz. 1782. p. 384. tab. p. s. 1—9.) Pantoffel besteht an seinem unteren Theile ebenfalls aus einem Pantoffel, der, dem *Ravaton*'schen gleich, auf dem Fufsrücken zum Schnüren eingerichtet und vorn nur einen Zoll weit offen ist. Der obere Theil hingegen liegt nicht am Knie, sondern an der Wade. Ein mit fester Leinwand gefüttertes weiches Leder, welches an den Seitentheilen mit Schnürlöchern versehen ist, wird um die Wade geschnürt; hinten und unten an diesem Wadengurte ist eine Schnalle zur Befestigung des Fersenriemens, der von dem Pantoffel nur bis zur Wade reicht. — Nachdem *Monro* diese Bandage sechs Wochen getragen hatte und zu gehen anfing, wählte er folgenden Verband: er zog einen Schuh mit einem 2 Zoll hohen Absatze an, und legte, statt der ersten Bandage, eine mit weichem Leder überzogene und gut ausgepolsterte, durch einen eisernen, sanft gebogenen Stab verbundene doppelte Stahlplatte an. Ein Ende der Maschine wurde auf den Rücken des Fufses, das andere an die vordere Seite des Unterschenkels angelegt, und durch drei unter Klammern hinlaufende Riemen an Fufs und Bein befestiget. Dieser Pantoffel ist zu mangelhaft, als dafs er angewendet werden dürfte. Zuerst ist die Bewegung des Kniegelenkes völlig ungehindert; alsdann entsteht durch das Zusammenschnüren der Wade leicht eine Anschwellung unterhalb der Wade, in dem unbedeckten Zwischenraume des Unterschenkels, die Wade selbst aber schwindet durch die Compressen. Will man, um diese Beschwerden zu vermeiden, den Wadengurt lockerer anlegen, so wird er von dem Fersenriemen herabgezogen, und die Wirkung der Wadenmuskeln ist nicht gehindert, die Flechsenenden können sich von einander entfernen. Auch die Oeffnung im untern Theile des Pantoffels für die Fufszehen ist noch zu klein.

Duchanoy (Journal de médecine. Paris, 1775. T. 43. p. 446.) schlägt vor eine Socke, von welcher hinten ein seidenes Band zu einem über der Wade liegenden drei Finger breiten Gürtel geht. — Dieser Verband, obgleich sehr einfach, hat aber aufser den bei *Monro's* Pantoffel-Verband erwähnten Mängeln, noch den Fehler, dafs die Compression vermittelst des Wadengürtels um so feindlicher einwirken mufs, je schmäler der Gürtel ist.

Aitken (*Aitken* on fractures etc., Aitken über Beinbrüche und Verrenkungen, übersetzt mit Anm. v. *Reich*. 1793. 1. Bd. p. 339. tab. VII.) erfand nun seine Schenkelstreckmaschine. Unter dem Knie wird ein stählerner Gürtel umgelegt, von welchem zu beiden Seiten, aufsen und innen am Unterschenkel herab, zwei Stahlstäbe zum Absatz des Schuhes laufen und daselbst befestiget werden: ein dritter Stab, der am Schienbein zur Spitze des Schuhes, mit welcher er verbunden ist, herabsteigt, wirkt zur Ausdehnung des Fufses, und kann oben am Gürtel mittelst einer Schraube gestellt werden. — Bei dieser Vorrichtung, die in ihrer Wirkung dem *Petit*'schen Pantoffel dadurch ähnlich wird, dafs sie ihren unteren Stützpunkt auf die Fufszehen hat, ist besonders die vordere Schiene zu fürchten; denn entweder vereinen dort sie die Streckung des Fufses, indem sie gegen den stählernen Wadengürtel drückt, und diesen in die Höhe schiebt, oder sie schnürt die Wade zu sehr zusammen, wenn der Gürtel ihr widersteht.

Acrel (S. oben beim Schienenverbande) hat noch einen zweiten Verband, der jenen ersten bei demselben Kranken ersetzte, angegeben. Von einer ledernen Fufssocke stieg ein Riemen über die Ferse an einem Leibgürtel hinauf. Der Riemen wurde mit drei kleineren, dem einen über der

Wunde, dem zweiten unter der Wunde und dem dritten über dem Knie an das Bein befestiget. Zwischen diesen Riemen waren breite Bänder angemacht, womit der gröfste Theil des Unterschenkels umwickelt wurde. — An den beiden Verbandarten von *Acrel* ist mit Recht zu tadeln, dafs der Streckriemen sich bis zum Becken fortsetzt, also noch über ein drittes Gelenk, das Hüftgelenk, hinweggehen mufs; dadurch wird der Verband von einem dritten beweglichen Stützpunkte abhängig, und der Zustand des Kranken beschwerlicher, weil ihm nun auch noch unverrückte Lage des Hüftgelenkes auferlegt ist.

Auch *Migliavacca* (s. oben) bedient sich eines zweiten Verbandes; er befestigt nämlich einen Ring von weichem Leder um den Fufsrücken und die Fufssohle, einen zweiten am untern Theile des Schenkels; von jenem geht eine starke Longuette zu diesem, welche an der verletzten Stelle mit achtförmigen Touren angedrückt wird.

Um alle Anzeigen zu erfüllen, vereinigt *Caspari* (System des chirurg. Verbandes. Leipz. 1822.) mit *Ravaton's* Pantoffel und dessen einfachen Kniegürtel den Wadengurt *Monro's* in der Art, dafs von ersterem nebst dem Fersenriemen für den Gürtel noch einer zu dem Wadenstück ablaufe. Um *Monro's* Schiene für das Gehen brauchbarer und bequemer zu machen, soll der Verbindungsstab der beiden Platten aus einer mäfsig starken Stahlfeder bestehen. — Dieser Verband zeigt nach dem, was über den *Ravaton*schen und *Monro*'schen gesagt worden ist, die Mängel derselben vereint.

Nach so vielen vergeblichen Versuchen einen zweckmäfsigen Apparat zu erfinden, machte *Graefe* (Journal d. Chirurgie u. Augenheilkunde *v. Graefe* u. *v. Walther* Bd. V. Hft. 2. p. 309. 1823.) seinen Pantoffel-Apparat bekannt, der sich bereits in vielen Fällen als vollkommen brauchbar und zweckmäfsig erwiesen hat.

Graefe's Pantoffel besteht aus einem Kniestück, einem Pantoffel und einer eisernen, stellbaren Stange. Das Kniestück ist aus zwei Stücken, dem Schenkelstück und dem Wadenstück, zusammengesetzt; beide Stücke gleichen halbcylindrischen weichgepolsterten Schienen von Eisenblech, mit abgerundeten Rändern und Ecken und einem Ausschnitte gegen die Kniekehle hin, und sind beide auf jeder Seite durch ein starkes Charnier vereinigt. An dem äufsern obern Rande jeder Schiene sind zwei Zwirngurte, und an dem gegenüberstehenden inneren Rande zwei Schnallen befestiget, wodurch diese Stücke an den Schenkel und um die Wade geschnallt werden. Der Pantoffel von Leder mit einem hohen Fersenstücke, wird vorn auf dem Fufsrücken zusammengeschnürt und läfst die Zehen frei. An dem hinteren, stärkeren Theile der Sohle ist ungefähr in der Mitte des Fersenstückes auf jeder Seite ein Steg zum Durchgange für den eisernen Bügel der stellbaren Stange, und an der Mitte der hintern Extremität der Sohle sind zwei kleine Charniere zur Aufnahme der stellbaren Stange selbst. Die stellbare Stange, welche eine Verbindung zwischen dem Pantoffel und dem Schenkelstück bestellt, ist aus ziemlich starkem Eisen verfertigt, und besteht aus zwei schmalen eisernen Stangen, welche über einander gelegt und verschiebbar vermittelst einer Schraube länger oder kürzer gemacht werden kann. Unten ist sie an die Charniere des Fersenstückes befestiget, und oben ebenfalls mittelst eines Charnieres an das Schenkelstück. Von dem untern Drittheile dieser stellbaren Stange, geht auf jeder Seite ein eiserner halbzirkelförmiger Bügel zum Seiten-Charnier des Fersenstückes ab, um die seitlichen Bewegungen des Fufses zu verhindern.

V. Die zusammengesetzte Einwickelung. Durch die ungünstigen Erfahrungen, welche die Chirurgen durch die Behandlung der getrennten Achillessehne mittelst der Pantoffel gemacht hatten, mifstrauisch geworden, kehrten sie zu der *Petit*'schen Einwickelung zurück. Doch hatte diese der Fehler noch manche, so dafs sie gleichsam nur zur Basis angewendet werden konnte.

Desault (*Desault*, Journal de Chirurg. Vol. III. p. 57.) der Wiederhersteller des *Petit*'schen Verbandes, verbesserte ihn dadurch, dafs er den Druck der Einwickelung von der beschädigten Stelle mehr entfernte und gleichmäfsiger vertheilte, indem er die Vertiefungen zu beiden Seiten der Sehne mit Charpie und graduirten Compressen ausfüllte; ferner, dafs er die Longuette und die Einwickelung bis zum untern Drittheil des Oberschenkels hinaufgehen, und dadurch, so wie durch ein pyramidenförmiges Unterlegkissen das Knie in seiner gebogenen Lage etwas mehr sicherte, und dafs er endlich bei unruhigen Kranken die Streckung des Fufses durch eine am Rücken des Fufsgelenkes angebrachte Schiene fixirte. Uebrigens macht er auf das Dazwischentreten einer Hautfalte zwischen die beiden Enden der Sehne aufmerksam, und räth deshalb bei der Anlegung der Binde die Hautdecken gehörig anspannen zu lassen. — Obwohl manche Verbesserung hat dieser Verband doch noch immer einige Unvollkommenheiten, nämlich, das zweckwidrige Einwickeln des Unterschenkels von unten nach oben, wodurch die Wade wiederum in die Höhe gedrängt wird, und die Unzugänglichkeit der beschädigten Stelle, ohne den ganzen Verband abzunehmen. Auch sind Fufs und Knie in ihrer Lage nicht vollkommen gesichert.

Mit vorzüglichem Bezug auf diese Momente entwarf daher *Wardenburg* (*Wardenburg*, von den versch. Verbandarten zur Wiedervereinigung getrennter Achillessehnen und den Mitteln sie zu vervollkommnen. Göttingen, 1793. 8.) seinen Verband. Man fülle, wie *Desault*, die Seitenlücken an der Sehne mit Charpie aus, und mache die ganze Gegend der verletzten Stelle so eben, dafs die Einwickelung daselbst einen völlig gleichmäfsigen Druck bewirkt. Nun lege man eine Longuette an, die so lang seyn mufs, dafs sie unten etwas über die Fufszehen und oben bis hoch in die Kniekehle hinaufgeht, damit sie alsdann an beiden Orten hinlänglich umgeschlagen werden kann. Mit einer drei Finger breiten Binde mache man nun zuerst einige gelinde Cirkeltouren über der Wade um das Bein. Sollte der Wadenmuskel stark seyn und sehr aufwärts streben, so könnte man unter diese Touren ein paar dicke, handgrofse Compressen legen zur bessern Herabdrückung der Wade. Alsdann fahre man mit der Binde fort die Einwickelung von oben nach unten zu machen, gehe aber damit nicht weiter, als bis zur verletzten Stelle. Eine zweite Binde führe man, etwas fester, von den Zehen am Fufse herauf

zu

zu den Knöcheln und mit ein paar Touren über die letzten Gänge der obern Binde. Die beiden Enden der Longuette werden, wie bei dem *Desault*'schen Verbande, umgeschlagen. Zur Sicherung der Lage des Knies und Fufses füge man diesem Verbande noch für jedes dieser Gelenke eine starke, aber doch biegsame, mit doppelter Leinwand oder Flanell gefütterte, halbcylindrische Blechschiene und einen Schuh mit hohem Absatz hinzu. Die untere Schiene soll vom Grunde der Zehen bis etwa zwei Finger breit über den Ort der Verletzung gehen, die obere kann willkürlich lang seyn, wenn sie nur weit genug ober- und unterhalb des Knies sich erstreckt, damit sie gehörig befestigt werden kann. An jedem Seitenrande müssen diese Schienen einen Ausschnitt haben, damit sie die zur Seite liegenden Knöchel des Fufses und Knies nicht beschweren. Auf dem Rücken der Schiene müssen drei Klammern befindlich seyn, wodurch die Binde läuft, mit welcher man die Schiene befestiget. Während der Kur mufs man die Schiene zuweilen abnehmen, und die Gelenke gelind und vorsichtig bewegen. Der Schuh wird am besten von weichem wollenen Zeuge gemacht, die Sohle mufs dünn seyn, damit sie vorn an der Spitze, wenn der Kranke auftritt, sich gehörig biegen kann, der Absatz soll so hoch seyn, dafs er mit der Ausstreckung des Fufses in genauem Verhältnifs steht. Nach und nach entferne man die Schienen, die Einwickelung, und mache den Absatz niedriger. — Die ganze Vorrichtung ist sehr umsichtig, die Entwickelungsform ganz regelmäfsig, allein das Ganze allzu zusammengesetzt. Ueberdies verhindert zwar die Einwickelung mit der Longuette die Ausstreckung des Knies, aber nicht, dafs das Knie noch mehr gebogen werden kann, und den Druck der Knieschiene gegen die hier so nahe unter der Haut liegende Kniescheibe und gegen das Schienbein, wird ein Kranker nicht lange ertragen können. Auch ist die Compression und Herabziehung der Wade mittelst der Einwickelung einer Rollbinde nicht zweckmäfsig, weil sich die einzelnen Touren derselben auf einer schiefen Fläche leicht verschieben und trennen.

Mursinna's (Neue medicinisch-chirurg. Beobachtungen

Berl. 1796. 8. p. 193.) Verfahren besteht darin, dafs man nach Vereinigung der Sehnenstücke das Bein von oben nach unten einwickelt, zu beiden Seiten der verletzten Stelle zwei kleine graduirte und über das obere Flechsenende eine etwas breitere Compresse anlegt, um das Abweichen zur Seite und nach oben zu verhindern; diese letztere umgeht man mit drei festen Zirkeltouren, und setzt sie bis zur Ferse fort, wo man sie endigt. Darüber wird der *Petit*'sche Pantoffel angelegt.

Brünninghausen (Chirurg. Op. p. 11.) wendet die Einwickelung nach *Desault* an, und legt darüber die *Monro*'sche Schiene.

Stark (Anleitung zum chirurg. Verbande. Berlin, 1802., Handbuch d. chirurg. Verbandlehre. 2ter Thl. 1ste Abth. p. 196.) bedient sich der Einwickelung und gleichzeitiger Anlegung eines Schuhes mit hohem Absatze.

Schreger's Apparat ist folgender: Zwei etwas breite Heftpflasterstreifen lege man in die Kniekehle auf beiden Seiten der Wade senkrecht am Unterschenkel herab, und befestige diese oben und unten durch zwei Querstreifen. Darüber lege man einen Schnürstrumpf und in die Kniekehle eine Schiene. Der Fufs werde stark ausgestreckt, und die senkrechten Bänder über die Ferse gekreuzt zum Fufsrücken geführt, und vor dem Tarsusgelenke wieder gekreuzt, man gehe dann mit den Heftbändern über die Ferse wieder zurück an der Rückseite des Unterschenkels bis über die getrennte Stelle, wo alles noch mit einem Kreisheftbande umgeben wird. Statt des Schuhes nehme man einen Halbstiefel von Barchent mit Ledersohle, an den Zehen offen, ohne Fersenleder, der zwei Zoll über den untern Rand des Wadenstücks reicht, und von den Zehen an bis dahinauf geschnürt wird; dieser Halbstiefel habe aber einen hohen Absatz. Ueber diesen Stiefel lege man noch eine länglich ovale, nach dem Tarsusgelenke gebogene Blechplatte quer über dasselbe an, an deren beiden Seiten Eisenstäbe befestigt sind, welche etwas schief nach unten und zurück gegen die hinteren Seitentheile des Absatzes laufen, woran sie geschraubt werden.

Während der Heilung erzeugt sich oft an der Stelle der Trennung, insbesondere wenn ein Abscefs, ein Geschwür oder Gangrän zugegen war, wobei sich zuweilen gröfsere Partieen der Sehne lofsstofsen, ein harter Vorsprung, der aus einer zelligen Mittelsubstanz gebildet ist, die nach und nach fest wird. Wenn diese Substanz von bedeutendem Umfange ist, so kann dadurch die Bewegung des Fufses gestört und beeinträchtigt werden. Die Steifigkeit der Gelenke, welche nach erfolgter Heilung zuweilen noch längere Zeit zurückbleibt, verliert sich bei dem Gebrauche öhlichter, erweichender und flüchtiger Einreibungen, von Bähungen und Bädern, so wie auch der harte Vorsprung.

Synon. Lat. *Ruptura tendinis Achillis.* Franz. *Rupture du tendon d'Achille.* Engl. *Rupture of tendon Achillis.* Ital. *Rottura del tendine d'Achille.* W — cr.

ACHLYS. S. Hornhautblatter.

ACHOR. S. Favus.

ACHROMASIA, heifst dasselbe als Cachexia. H — d.

ACHROMATOPSIA, das Unvermögen Farben zu unterscheiden (*Helling,* prakt. Handb. d. Augenkrankh. 1. Bd. S. 2.), (ἀ priv. χρῶμα, ὄψία), (auch Chromatopseudopsie, Chromatometablepsie (*Sommer* in *Graefe's* und *Walther's* Journal. 5. Bd. 1. Heft. S. 35.), Akyanoblepsie (*Göthe's* Farbenlehre. 1. B. §. 113. *Wardrop,* Handb. d. Chir. übersetzt von *Froriep.* 3te Lief. S. 209.), unrichtig Chrupsie). Wir begreifen unter diesem allgemeinen Titel eine Art Idiosyncrasie, die darin besteht, dafs bei manchen Personen die Empfindlichkeit des Gesichtssinnes für Farben mangelhaft ist. Dieser Mangel betrifft nun entweder gesammte Farben, oder nur einzelne, und das entweder für alle Grade des Lichten und Dunklen, oder nur in einer bestimmten Breite. Man könnte nach den bisherigen Erfahrungen mehrere Arten unterscheiden. Ich stelle folgende auf, und erlaube mir jede mit einem besondern Namen zu bezeichnen.

1) Achromatopsie (im engern Sinne), das gänzliche Unvermögen, die Farben des Bunten zu empfinden. Die Gegenstände erscheinen blofs in verschiedenen Nüancen des Lichten und Schattigen. Die Landschaft stellt sich wie ein Kupferstich in schwarzer Manier dar. Jedoch scheint in den meisten Fällen die Erzählung von dieser Art Farben-

blindheit unvollständigen Beobachtungen ihren Ursprung zu verdanken. (*Huddart*, Philos. Transact. 1777. Nr 14. *Scott*, Philos. Tr. Vol. 68. p. 612. *Blankard*, Collectanea phys. med. Cent. IV. p. 26.)

2) Akyanoblepsie. Das Unvermögen, die blaue Grundfarbe und die aus ihr gemischten an den Gegenständen zu unterscheiden. Diese Art stellt *Göthe* (a. a. O. §. 105 — 113.) auf. In dem Farbenkreise solcher Individuen finden sich aufser dem Hellen und Dunklen, nur noch Roth und Gelb als Grundfarben; aus diesen scheinen alle übrigen in verschiedenen Graden der Leuchtung zusammengesetzt.

3) Anerythroblepsie (*ἀ ἐϱύϑϱον βλέπω*). Das Unvermögen, die rothe Grundfarbe und die aus ihr gemischten wahrzunehmen. Unter diesem Namen möchte ich den Fall begreifen, den Dr. *Sommer* (a. a. O. S. 24.) von sich beschreibt, wo er Gelb, Schwarz, mäfsiges Blau und Weifs für die Grundfarben seines Farbensystems ausgiebt, wodurch also Roth als solches, sammt seinen Mischungen ausgeschlossen ist. Auch die von *Whitlock Nicholl* (Med. chir. Transact. of Lond. Vol. VII. part. II. an. 1816. Nr. XIV.) und die vom Recensenten in der Salzb. med. chir. Zeitung (Jahrg. 1819. IV. S. 277.) angeführten Fälle scheinen hieher zu gehören.

4) Chromatodysopsie. Unter diesem Namen begreife ich denjenigen Fall, der mir selbst vorgekommen ist, und der wohl der häufigste seyn mag, wo das Individuum alle Farben zwar erkennt, aber vollkommen deutlich nur im höchsten Grade ihrer Sättigung. Die hellen Tinten derselben, z. B. Hellblau, Hellgrün, Rosenroth etc. werden leicht verwechselt; dasselbe gilt von den dunklen.

Bei den aufgeführten Arten scheint noch diejenige zu fehlen, wo im Farbenkreise das Gelbe mangelte, worüber also noch durch fernere Erfahrung zu entscheiden wäre. In den mehrsten Fällen sind die Achromatopen Individuen männlichen Geschlechts; ihre Regenbogenhaut ist grau mit einem gelblichen Rande um die Pupille, jedoch finden sich auch solche mit braunen Augen; auch trifft man unter ihren Verwandten nicht selten Subjecte, denen der Farbensinn gleichfalls abgeht.

So sonderbar auch dieser Mangel des Farbenunterscheidungsvermögens erscheinen mag, so ist er doch in der Erfahrung jedes Einzelnen nicht so fremd, als man glaubt. Vorerst ist die Empfindlichkeit für das Licht überhaupt unter verschiedenen Graden der äufsern Leuchtung bei verschiedenen Individuen, ja nicht selten bei einem und demselben an einem und dem andern Auge eine verschiedene, und mit ihr auch eine verschiedene Farbenempfindlichkeit, was besonders auffallend wird, wenn allmählig die Beleuchtung bis zur völligen Dunkelheit abnimmt. Wir werden dann, einer früher, der andere später, in verschiedenen Graden und Arten Achromatopen, bis nur noch schwache Unterschiede des Hellen und Dunklen wahrzunehmen sind. Der Nyktalop wird unter gleichen Umständen wahrscheinlich länger die Farben unterscheiden, als der Hemeralop. Umgekehrt wird bei erhöhter Beleuchtung die Farbenempfindlichkeit gleichfalls vermindert, ja beim Geblendetseyn aufgehoben, wo dann der Hemeralop einen Vortheil vor dem Nyktalopen haben wird.

Eine andere Art von verminderter Farbenempfindlichkeit findet sich in der Breite des Gesichtsfeldes von der Peripherie zum Achsenpunkte, davon sich jeder leicht überzeugen kann, wenn er einen Gegenstand mit der Sehachse fixirend, irgend etwas farbiges von der äufsersten Peripherie des Gesichtsfeldes herein langsam bewegen läfst. (*Purkinje,* Beobachtungen u. Vers. z. Physiol. d. Sinne. 2. Bd. S. 15.) Es ist hiemit gar nicht schwer uns in den Zustand der Achromatopen mehr oder weniger zu versetzen.

Die physiologischen Bedingungen der Achromatopsie anzugeben, ist eben so schwer, als überhaupt den Grund zu bestimmen, warum dieser oder jener Sinn gerade diese und jene specifischen Stimmungen der Empfindlichkeit enthält, wodurch der generische Sinnentypus der menschlichen Gattung gegeben ist. Dafs die Färbung des Pigments damit im Zusammenhange stände, widerlegen die Fälle von braunäugigen Achromatopen, so wie das vollkommene Farbenunterscheidungsvermögen der meisten Albinos. Indessen wird es doch für die Forscher als Regulativ dienen können, dafs sie vorzugsweise die hellgrauen Augen mit gelblichem

Rande um die Pupille auf verminderte oder abgeänderte Farbenempfindlichkeit untersuchen. Da solche Individuen gewöhnlich die Farbe aus der Gestalt des Gegenstandes zu rathen pflegen, so müfste man ihnen von notorisch gefärbten Gegenständen mehrere gleiche Exemplare erst durch alle gesättigten, dann durch alle hell und dunkel abgestuften Farben vorlegen: das Treffende der Wahl würde dann entscheiden, welche Farben ihrem Empfindungskreise angehören oder nicht. (S. Farben. Sehen.)

Litteratur:

Anatomie et Physiologie du système nerveux en général et du cerveau en particulier, par *F. J. Gall.* Paris, 1819. Vol. 4. p. 98.

Autenrieth, Handb. der empir. menschl. Physiologie. 3. Theil. §. 971.

Neumann, von der Natur des Menschen. 2. Th. S. 167.

Helling, a. a. O. *Wardrop*, a. a. O.

Dictionnaire des sciences méd. Tom. XXXVII. p. 152. Art. *Rétine.*

P — e.

ACHSEL, Achselgrube, Achselhöle, *ala* s. *axilla*, Franz. *Aisselle.* Die Aushölung zwischen der Brust und der obern Extremität, welche vorne vom grofsen Brustmuskel und hinten vom breiten Rückenmuskel begränzt wird, und worin ein Theil des Geflechts der Armnerven, die Achselgefäfse und Drüsen in mehr oder weniger Fett und Zellgewebe liegen. Sie ist nach dem Arm hin verengt, nach der Brust erweitert, bei magern Personen tiefer, bei fetten mehr ausgefüllt, übrigens nach jeder verschiedenen Richtung des Arms der Gestalt nach verschieden. Der Schweifs, welcher hier abgesondert wird, ist oft sehr scharf, so dafs die seidene und wollene Bekleidung hier sehr leicht ihre Farbe verliert; besonders auffallend aber ist zuweilen die Farbe desselben; so habe ich einen Mann gekannt, dessen Hemde unter der Achsel stets eine dunkelgelbe Farbe hatte. R — i.

ACHSEL, vorliegende, des Kindes bei der Geburt; Achselgeburt, Achsellage, Schultergeburt, Schulterlage, heifst diejenige normwidrige Geburt, wo der oberste Theil der oberen Extremität zuerst zur Geburt eintritt. Man erkennt diese Lage an folgenden Zeichen: 1) die Achsel fühlt sich als eine harte Rundung an, welche kleiner ist, als der Kopf, aber gröfser als das Knie, und entweder im Eingange des Beckens steht, oder tief in dasselbe eingetreten ist; 2) die Achsel mit dem fleischigten Oberarm läfst sich vom Knie durch die benachbarten Theile leicht unterscheiden, und zugleich daraus erkennen, welche Seite vorliegt; also an den angränzenden Rippen und dem Schulterblatt mit seinem scharfen Rande in der einen Seite, wodurch sich dieser zugleich von der Hüfte unterscheidet, und an dem Seitentheil des Halses auf der entgegengesetzten Seite. *Burns* meint, eine Achsellage könne nur mit einer Steifslage verwechselt werden. (In zwei Fällen sah ich sie mit der Kopflage und in zwei andern mit der Hüftlage verwechseln; bei einem der ersten hatte der Geburtshelfer bereits mehrere Male die Zange anzulegen versucht.) Sollte dieser Irrthum wirklich leicht vorkommen können, so wird doch auch hier eine genaue Untersuchung der benachbarten Theile bald Licht geben. Namentlich wird die stärkere Rundung, die gröfsere Festigkeit des *ossis ischii,* die Nähe des Schenkels und dessen Richtung nach aufwärts; das Anliegen desselben an den weichern Theilen des Unterleibes, die Nähe der Genitalien, der Sitzknorren des Sitzbeins und die allgemeine Form der hinteren Beckenparthie, die Steifslage gewifs leicht von einer Achsellage unterscheiden.

Ursachen. Die Achselgeburt ist eine von den normwidrigen Lagen des Kindes, welche am häufigsten beobachtet werden. Die Achseln liegen dem Kopfe sehr nahe, und wenn Ursachen einwirken, welche diesen von der oberen Beckenöffnung entfernen, oder dessen Eintreten hindern, so kömmt eine oder die andere Achsel meistens auf den Eingang, und der Kopf weicht nach einer Seite des Beckens, am häufigsten nach dem linken Darmbein. Enge und zu starke Neigung des Beckens, ein Hängebauch, zu früher Abgang des Fruchtwassers, besonders im Stehen oder Gehen einer Frau, bei hoch und beweglich über dem Eingange des Beckens und dem Schaambeinrande stehendem Kopfe, wo die Wehen eingetreten sind und zum Verarbeiten nöthigen, — begünstigen meist die Achselgeburt. Bei heftigen Wehen, grofser Anstrengung oder ungeschickter Hülfe fällt leicht der Arm mit vor; die Achsel wird mit dem Seitentheil der Brust eingekeilt, und es entsteht dadurch grofse Gefahr für Mutter und Kind.

Die Arten der verschiedenen Schultergeburten hängen nun davon ab, ob der Rücken des Kindes nach vorn oder nach hinten; ob die Füſse nach der rechten oder linken Seite liegen. Bei einer jeden Schultergeburt hat daher der Geburtshelfer zuerst auf die Lage des Rückens und besonders darauf zu achten, ob die Schulter schon tief in das Becken eingetreten, oder wohl gar schon eingekeilt ist. In beiden Fällen und überhaupt bei allen Achselgeburten, ist zur Vollendung derselben mechanische Kunsthülfe nöthig. Diese kann jedoch den Umständen nach sehr verschieden seyn, und es kömmt daher auch hier, so wie bei allen zu unternehmenden künstlichen Entbindungen auf eine sehr sorgfältige und vollständige geburtshülfliche Untersuchung (*exploratio externa* und *int.*) an. Nicht selten fühlt man im letzten Monate der Schwangerschaft die Achsel vorliegen, und mit dem Eintreten der Geburt geht sie zurück, und der Kopf nimmt mittelst einer Art von Selbstwendung ihre Stelle ein, besonders wenn das Becken regelmäſsig ist, die Gebärmutter nicht zu sehr nach vorn oder zu beiden Seiten mit ihrer Längenaxe von der Directionslinie des Beckens abweicht, und auch die Schwangere die Schädlichkeiten vermieden hat, welche das Eintreten des Kopfes verhindern. Zuweilen wird das Kind gedoppelt geboren, wenn sich beide Achseln mit der Brust im Becken einkeilen; gewöhnlich ist in diesem Falle das Kind klein und unausgetragen, oder schon todt, welk oder in Fäulniſs übergegangen gewesen.

Wenn nun die Achsel mit dem Anfange der Geburt sich darbietet, so kann folgende Hülfe angezeigt seyn: 1) die Seitenlage allein; 2) die Seitenlage in Verbindung mit äusserlich anzuwendenden Handgriffen; 3) die Wendung auf den Kopf; 4) die eigentliche Wendung (Wendung auf die Füſse). Die ersten zwei Hülfsmittel finden ihre Anzeige, wenn das Becken regelmäſsig, das Kind nicht zu groſs ist; die Wässer noch nicht abgeflossen, regelmäſsige und kräftige Wehen und keine Ursachen vorhanden sind, die wegen Gefahr für Mutter und Kind die Wendung auf die Füſse zu beschleunigen auffordern.

1) Die Seitenlage allein begünstigt das Eintreten des Kopfes dann, wenn auſser den angegebenen Bedingun-

gen die Längenaxe des Kindes nur wenig von der Centralaxe der Gebärmutter und Directionslinie des Beckens abweicht; man mufs dann untersuchen, auf welchem Darmbeine der Kopf liegt: auf diese Seite mufs man die Gebärende legen, am besten auf einer Matratze, oder auf einem gemächlichen, hinreichend breiten Sopha. Diese Lage läfst man so lange beobachten, bis der Kopf mit seiner gröfsten Hälfte wenigstens in die obere Beckenöffnung herabgetreten ist.

2) Die äufserlich anzuwendenden Handgriffe (nach *Wigand*) verbindet man mit der erwähnten Seitenlage, wenn diese, besonders bei zu starker Abweichung der Längenaxe des Kindes von der Längenaxe der Gebärmutter und Directionslinie des Beckens, und dem Mangel an hinreichenden Wehen, das Herabtreten des Kopfes in die obere Beckenöffnung nicht bewirkt. Liegt nun der Kopf z. B, in der linken Seite, so drückt man, besonders während den Wehen, mit der einen Hand ziemlich stark gegen die linke, untere und vordere Hälfte des Bauches, mit der andern aber zugleich hoch oben gegen die rechte Seite des Gebärmuttergrundes, um dadurch die Längenaxe des Kindes der Längenaxe der Gebärmutter und der Directionslinie des Beckens näher zu bringen. Darauf untersucht man mit der einen Hand, während dafs die andere an der linken und untern Hälfte des Bauches liegen bleibt, ob der Kopf schon tiefer herabsinke. Wenn nun bei diesem angegebenen Handgriffe der Kopf nicht tiefer hereingedrückt worden, so giebt man der Gebärenden eine noch stärkere Seitenlage, und steckt dann ein kleines festes Kissen dergestalt zwischen ihren Bauch und das Bette, dafs die gröfste Hervorragung des Kissens, mithin der stärkste Druck desselben, äufserlich gegen diejenige Stelle des Bauchs wirkt, welcher der Kopf innerlich correspondirt. Die Gebärende kann diesen Druck des Kissens von Zeit zu Zeit mit ihren Händen, und zwar in der Richtung von unten nach oben und innen verstärken, wozu sie sich in dem hier angeführten Falle am besten der rechten Hand bedienen kann. So wie nun der Kopf bei seinem Herabtreten den tiefsten Stand erreicht hat, so sprengt man in demselben Augen-

blicke die Blase, der Kopf rückt dann sogleich weiter fort, und man hat nun eine normale Kopfgeburt, bei welcher die Seitenlage noch immer so lange beobachtet werden mufs, bis der Kopf sich mit seiner gröfsten Hälfte der oberen Beckenöffnung genähert hat.

3) Die Wendung auf den Kopf, welche bei vorliegender Achsel oder Schulter, wegen der Nähe des Kopfes an der oberen Beckenöffnung noch am ehesten gelingt, findet dann ihre Anzeige, wenn weder die Seitenlage, noch die damit in Verbindung gesetzten äufserlichen Handgriffe, den Kopf dem Beckeneingange nahe bringen, die Wässer längst abgeflossen sind, und die Wendung auf die Füfse höchst erschwert oder ohne Gefahr für die Mutter unmöglich wird. Anwesenheit von regelmäfsigen und kräftigen Wehen sind gleichfalls eine nothwendige Bedingung, ohne welche die Hereinleitung des Kopfes in das Becken unmöglich ist. Um nun die Wendung auf den Kopf zu bewirken, giebt man der Kreisenden eine Lage nach derjenigen Seite hin, gegen welche der Kopf gerichtet ist, bringt nach den Umständen die rechte oder linke Hand ein, sucht die vorliegende Schulter aufwärts und nach der dem Kopfe entgegengesetzten Seite zu schieben, und darauf den Kopf mit der ganzen Hand zu fassen und in den Eingang des Beckens zu leiten. Die Geburt vollendet sodann die Natur durch regelmäfsige und kräftige Wehen, oder, wenn diese fehlen, und der Kopf weit genug in das Becken vorgerückt ist, die Kunst mittelst der Zange. Wenn die Einleitung des Kopfes bei dem angestellten Versuche nicht gelingt, was in der That besonders bei den fehlenden angegebenen Bedingungen der Fall ist, behält die Wendung auf die Füfse immer den Vorzug.

4) Die Wendung auf die Füfse erfordert bei vorliegender Schulter allemal, dafs man sich zu überzeugen suche, nach welcher Seite hin das Schulterblatt liegt, da die Füfse immer in der demselben entgegengesetzten Seite liegen. In den meisten Fällen indicirt die Achselgeburt die Wendung auf die Füfse, und diese ist auch, wenn die Schulter noch nicht eingekeilt ist, wenn nicht ein Arm oder beide vorgefallen sind, was sehr oft durch ein unbe-

hutsames Ziehen an dem vorliegenden Theile durch die eigene Schuld des Geburtshelfers oder wol gar der Hebamme (die sich eigentlich mit Geburten dieser Art nie befassen sollte) herbeigeführt wird, so gar schwierig nicht. Man suche in diesem Falle nach der bei der Wendung (s. d. Art.) anzugebenden Regeln beide Füfse des Kindes zu fassen, ziehe sie langsam an, und verfahre überhaupt behutsam und nicht zu stürmisch. Ist die Schulter eingekeilt, ist eine oder die andere obere Extremität vorgefallen, so mufs man zunächst erforschen, durch welche Ursache jenes Hindernifs entstanden ist, und daher den Zustand der Gebärenden im Allgemeinen und der Gebärmutter und der Geburtstheile insbesondere untersuchen, ehe man sich zur mechanischen Kunsthülfe entschliefst. Je nachdem nun ein entzündlicher, ein krampfhafter oder wohl gar schon paralytischer Zustand zum Grunde liegt, ist das Verfahren verschieden, und nach den allgemeinen Grundsätzen der Pathologie und Therapie, die uns die Zeichen und die Mittel an die Hand geben, einzurichten. Sind die angegebenen dynamischen Hindernisse sodann beseitigt, so schreite man sofort zur Wendung, die unter diesen Umständen auf folgende Weise angestellt wird: Man geht mit der ganzen Hand in den Muttermund ein, sucht den Rumpf des Kindes behutsam zurückzuschieben und dann die Füfse mit der denselben correspondirenden Hand zu fassen. Ist der Arm vorgefallen, so kann man eine Schlinge über das Handgelenk anlegen, um ihn später anzuziehen, oder ihn in die Höhe zu ziehen, oder endlich, wenn er der eingehenden Hand des Geburshelfers hinderlich ist, ihn ganz herauszuziehen. Kann man, wie das sehr oft der Fall ist, nur zu einem Fufse gelangen, so schlinge man denselben über dem Fufsgelenke an, damit er beim Aufsuchen des andern Fufses sich nicht zurückziehe. Ist das Hereinleiten des zweiten Fufses, besonders nach längst abgeflossenem Fruchtwasser, erschwert oder unmöglich, so lasse man es bei dem Anziehen des gelöfsten Fufses bewenden, und mache eine unvollkommene Steifsgeburt, wobei man das Kind, wenn dasselbe mehr eine Rücken- oder Seitenlage hat, auf den Bauch zu wenden und nach den Regeln der Steifsgeburt herauszuleiten sucht. Man führt nämlich während man an dem entwickelten Schenkel mit voller Hand noch an dem Hinterbacken zieht, den Zeigefinger der andern Hand hakenförmig in die Schenkelbiegung ein, und vollendet auf diese Weise die Geburt.

Endlich hat man auch die Wendung auf den Steifs in Vorschlag gebracht. *Hunter* sagt nämlich in seinen Vorlesungen, wo er von den Armlagen spricht: Man führe die Hand in die Gebärmutter ein, schiebe den Arm sanft nach oben und verwandle des Kindes Stellung in eine Steifslage. Man verwandle jedoch die erstere wo möglich in eine vollkommene Steifslage, damit die Entbindung mehr stufenweise vor sich gehe, und zwar geschehe dies hauptsächlich in Rücksicht auf den Kopf und Nabelstrang, denn aufserdem würde man das Kind drosseln. Sollte man dies unthunlich finden, so lasse man das Kind mit den Füfsen voran zur Welt kommen; ist es aber schon bis zu den Hüften geboren, so halte man es so lange wie möglich zurück, da die Hüften nächst dem Kopf der gröfste und unnachgiebigste Theil sind.

Von allen hier angeführten Fällen ist offenbar derjenige, wo die Schultern eingekeilt sind und der Arm vorliegt, der mühsamste und, besonders für das Kind, am gefährlichsten. Aus diesem Grunde unternahm man hier in früheren Zeiten wohl die Embryotomie, oder suchte den vorliegenden Arm auszudrehen. Diese Operation ist grausam und zwecklos, und wir müssen daher auch hier allemal die Wendung auf die Füfse versuchen, die doch oft selbst in den verzweifeltsten Fällen, wenigstens mit Erhaltung der Mutter vollendet wird. E. v. S — d.

ACHSELBEULE. Eine in der Haut oder im Zellgewebe der Achselhöhle entstandene Entzündungs- und Eitergeschwulst.

Die Achselhöhle ist bei der Menge lymphatischer Drüsen und des sie umgebenden sehr lockern Zellgewebes, oft der Heerd einer Entzündung, die meistens durch mechanische oder dynamische Reizung der Lymphgefäfse des Halses, der Brust, des Rückens und besonders der obern Extremitäten sich ausbildet. Bei ein Mal statt gefundener Eiterung bleibt gern eine Neigung zu Recidiven. — Gewöhnlich sind die Achselbeulen die Folge eines Leidens der lymphatischen Drüsen; ursprüngliche Entzündungen des Zellgewebes dieser Gegend, ohne vorhergehendes Drüsenleiden, werden hier nicht häufig beobachtet, obwohl sie nach acuten Hautkrankheiten, nach Erkältungen und besonders nach plötzlichem Aufhören der Milchsecretion, hier sich eben so oft zeigen, als im Zellgewebe anderer Theile. — Die bösartigen zum Brande geneigten Entzündungsbeulen, Carbunkel, Anthrax, Pestbeule, entstehen grofsentheils in einer derben festen Fetthaut der Körperoberfläche; wir finden sie daher verhältnifsmäfsig selten in der weichen zarten Haut der Achselhöhle. — Häufiger entstehen hier Furunkeln, meist jedoch nur von geringem Umfange, da sie die eigentliche *Cutis*, und nicht das darunter liegende Zellgewebe zu ihrem Boden haben. — Den acuten Entzündungen im tiefen Zellgewebe dieser Gegend folgt oftmals, und besonders bei schlaffen, fettreichen Subjecten, eine ausgedehnte Eiterung. Der Grund hiervon liegt hauptsächlich in der ungemein lockern Textur des Zellgewebes der Achselhöhle; in ihm kann die ausgeschwitzte plastische Lymphe nicht schnell genug zu einem membranösen Sacke werden, der allein eine diffuse Eiterbildung abzuwenden vermag. — Bei rasch auftretenden, tiefliegenden Eiterbeulen ist es deshalb dringend nöthig, den Eiter durch einen grofsen Einschnitt früh zu entleeren, und durch Ausfüllen der Höhle mit Charpie, in der Umgegend eine erhöhte Thätigkeit hervorzubringen, um die fortschreitende Eiterung im Zellgewebe unter den Pectoral- und Scapularmuskeln zu verhüten.

Den langsam entstehenden Eiterbeulen in der Achselhöhle liegt ebenfalls in den meisten Fällen ein Drüsenleiden zum Grunde; dies bedingt einen chronischen Entzündungsprocefs in der Umgegend, und das Zellgewebe erhält durch plastische Lymphe einen hinlänglichen Grad von Festigkeit, um als häutige Wand eine diffuse Eiterbildung zu verhindern. — Die Heilung dieser chronischen Abscesse wird sowohl durch ein sehr häufig gleichzeitig vorhandenes constitutionelles Leiden, als auch durch die ungünstigen örtlichen Verhältnisse der Gegend gewöhnlich sehr in die

Länge gezogen, indem zwei wesentliche Bedingungen, Ruhe und Compression, hier nur unvollkommen in Anwendung gebracht werden können. Nicht selten bleiben Fisteln in der Achselhöhle zurück, zu deren Hebung eine constitutionelle Behandlung eben so nothwendig ist, als die Erregung einer vermehrten Thätigkeit und Granulationsbildung in dem mit einer mucösen Haut ausgekleideten Fistelgange.

Eine andere Art von chronischen Eiterbeulen in der Achselhöhle sind die Congestions-Abscesse, die von einem entferntliegenden Knochen- oder Bänderleiden hier bisweilen entstehen. Ich beobachtete zwei Fälle: in einem senkte sich von dem cariösen *processus coracoideus*, und in dem andern von den untern Halswirbeln und der Verbindung der obersten Rippe mit dem Brustwirbel, ohne dafs sich ein besonderes Leiden dieser Theile zu erkennen gab, eine seröse purulente Flüssigkeit bis zur Achselhöhle, und bildete hier allmählig eine fluctuirende Geschwulst von beträchtlicher Gröfse. Beide Kranke litten an allgemeiner Scrofelsucht, an *Caries* anderer Knochen, und starben phthisisch.

Synon. Lat. *Panus axillaris, Maschalopanus,* wird theils für Achseldrüsengeschwulst, theils für Achselbeule gebraucht.

Litteratur:

H. Callisen's System der Chirurgie II. p. 444. P — s.

ACHSELDRÜSEN (*glandulae axillares*), mehrere zu den einsaugenden Gefäfsen des Arms gehörige Drüsen (Gefäfsknäuel), *glandulae conglobatae.* R — i.

ACHSELDRÜSENGESCHWULST. Eine Anschwellung der unter der Schulter in der sogenannten Achselhöhle gelegenen (lymphatischen) Drüsen, welche man im Allgemeinen mit dem Namen „Achseldrüsengeschwulst" bezeichnet, stellt sich häufig unter sehr verschiedenen Erscheinungen, entweder als idiopathische Krankheitsform, oder als deuteropathische (symptomatisch) consensuelle Affection bei gewissen allgemeinen oder örtlichen Krankheiten anderer Organe der ärztlichen Beobachtung dar. — Die Chirurgie unterscheidet demnach:

I. Als idiopatische Anschwellung der Achseldrüsen: 1) die entzündliche, 2) die scrophulöse und 3) die scirrhöse Anschwellung ohne gleichzeitig bestehende oder vorhergegangene carcinomatöse oder scirrhöse Entartung der Brüste.

II. Als consensuelle Anschwellung der Achseldrüsen: 1) die Geschwulst der ebengenannten Theile bei gleichzeitig bestehenden topischen Entzündungen benachbarter Organe, als der *Mastitis*, des *Panaritiums* etc.; 2) dieselbe Geschwulst in Verlauf oder Folge irgend eines gleichzeitig, oder früher vorhanden gewesenen Allgemeinleidens, als des Scharlachfiebers, der Menschenpocken, der typhösen Nervenfieber und der orientalischen Pest; 3) die scirrhöse Verhärtung der Achseldrüsen in Verlauf des Scirrhus und Carcinoms der Brust.

Wir unterwerfen nach der eben gegebenen Eintheilung die verschiedenen Arten und Unterarten der Achseldrüsengeschwulst in Bezug auf ihre Phänomenologie, Aetiologie, Prognose und Therapie einer genaueren Betrachtung.

I. Unter den idiopathischen Anschwellungen der Achseldrüsen wird

1) die entzündliche Anschwellung, oder die Entzündung der Achseldrüsen, im Allgemeinen wenig häufig beobachtet. Unter einem Gefühle von Spannung und unter einem stechenden, die freie Bewegung des Arms der leidenden Seite hindernden Schmerze schwillt eine, oder gleichzeitig mehrere Achseldrüsen, zu einer sehr verschiedenen Gröfse und in einem gleichfalls verschiedenen, kürzern oder längern Zeitraum an. Nicht immer, aber häufig röthet sich bei wachsender Geschwulst die diese bedeckende Haut, wird äufserst empfindlich gegen jede Berührung, und die stechenden, fliegenden, oft aber auch anhaltenden Schmerzen, welche mit der fortschreitenden Ausbildung der Entzündung gleichzeitig zunehmen, pflanzen sich bei weiblichen Individuen leicht bis in die Brustdrüse derselben Seite fort, und stören die freie Bewegung des Arms noch mehr; ohne dafs jedoch diese Schmerzen für etwas Anderes als für eine rein consensuelle Affection, noch für eine gleichzeitige, beginnende Entzündung, oder für ein anderweitiges krankhaftes Ergriffenseyn der Brustdrüse zu halten wären. Oft, und besonders, wenn die örtliche Entzündung der Achseldrüse einen gewissen Grad und Umfang erreicht hat, und

die Schmerzen heftig und anhaltend sind, pflegt sich Allgemeinleiden zu der Localaffection hinzuzugesellen, welches unter der Form eines milden, bis zur Zertheilung, oder bis zur eintretenden Eiterung fortdauernden Fiebers erscheint. Wenn in diesem Zeitraume des Uebels die zweckmäfsige Hülfe versäumt wird, aber auch selbst bei der Anwendung derselben, so schreitet die Geschwulst in ihrer Ausbildung fort, ihre anfänglich glatte und harte Oberfläche wird weich, und durch den Uebergang in Eiterung bildet sich ein Abscefs, der entweder durch Natur oder Kunst geöffnet, ein zähes, mit härtlichen zusammenhängenden gröfseren oder kleineren Partikeln gemischtes, weifsgelbliches Eiter ausleert, und durch bald darauf erfolgende Granulation vernarbt, gewöhnlich aber — und selbst bei einer, durch die Kunst mittelst eines senkrecht auf die Haut fallenden Schnittes, genau getrennten Hautdecke — eine gerissene, unförmliche Narbe zurückläfst.

Die Ursachen der reinen, idiopathischen Achseldrüsenentzündung scheinen neben einer eigenthümlichen, nicht gerade häufig vorkommenden Disposition, allein in Erkältung und unterdrückter Hautausdünstung zu bestehen, welche Ursache sich um so deutlicher zu erkennen giebt, je mehr das begleitende Fieber den catarrhalischen oder rheumatischen Charakter gewöhnlich an sich trägt. Inzwischen scheint es, als ob örtliche Mifshandlung der in Rede stehenden Organe durch Tragen schwerer Lasten auf dem Rücken, mittelst eines unter die Schultern gelegten Riemens, gleichfalls eine reine Entzündung derselben, welcher das begleitende Fieber häufig oder gewöhnlich fehlt, hervorrufen könnte.

Die Prognose der reinen Achseldrüsenentzündung ist im Allgemeinen unbedingt günstig, da das Uebel häufig ohne ärztliche Hülfe verschwindet, oder sich doch gewöhnlich durch Zertheilung oder Eiterung zu entscheiden pflegt. Der Ausgang in Verhärtung wird höchst selten und wirklicher Brand nur ausnahmsweise und dann beobachtet, wenn sich die Krankheit gleich anfangs als Carbunkel gestaltete. Von einer Seite und zwar in Bezug auf die Vernarbung bei der Entscheidung der Entzündung durch Eiterung könnte die Prognose durch den Umstand getrübt werden, dafs jede und selbst

selbst die geringste Bewegung des Arms die beginnende Reunion trennt und die Vernarbung erschwert; welchem Uebelstand inzwischen ein fester, den Oberarm eng und sicher gegen die Brust eindrückender Verband, leicht begegnet.

Die Cur verlangt im Allgemeinen eine mild reizende äufsere, und eine kühlende, eröffnende, die Hautausdünstung befördernde innere Behandlung. Letztere jedoch nur allein in Bezug auf das begleitende Fieber, wo dieses fehlt, ist auch eine allgemeine, oder innere Behandlung nicht nothwendig. — So lange die Tendenz der Entzündungsgeschwulst zur Eiterung nicht deutlich ausgesprochen ist, mufs die mögliche Zertheilung durch Einreibung mit einem flüchtigen Campherliniment, oder der grauen Quecksilbersalbe, so wie durch das Auflegen warmer aromatischer Kräutersäckchen erzielt werden. Sobald sich aber die Neigung der Geschwulst zur Eiterung deutlich ausspricht, wird man die zertheilende Curmethode verlassen und die Eiterung möglichst zu befördern suchen müssen. Hiezu scheinen sich die gelind reizenden Breiumschläge aus Leinsaamen- oder Roggenmehl, mit gebratenen und gequetschten Zwiebeln, Honig, Sauerteig, und bei grofser Trägheit und Schlaffheit der Geschwulst mit Senfmehl vermischt, am besten zu eignen. Zur Entleerung des ausgebildeten Abscesses wird in den wenigsten Fällen die durch die Natur gebildete Oeffnung — wenn man diese überhaupt erwarten will — ausreichen und in den mehrsten Fällen der Nachhülfe durch die Kunst um so eher bedürfen, da der in dem Abscefs enthaltene Eiter selten so dünnflüssig und oft zu sehr mit gröfseren und consistenten Eiterklumpen gemischt ist, um völlig durch eine enge Oeffnung entleert werden zu können. — Geschieht es, wie es zuweilen der Fall ist, dafs der Uebergang in Eiterung unvollständig erfolgt, und im Umfang des durch Natur oder Kunst geöffneten Abscesses einzelne harte, entzündete Stellen zurückbleiben, so müssen diese entweder den Zertheilung — wofür sie öfter hinterher noch empfänglich bleiben — oder den Eiterung befördernden Mitteln übergeben werden.

2) Die scrophulöse Anschwellung der Achseldrüsen, welche nur dann vorzukommen pflegt, wenn di

Scrophelsucht schon einen hohen Grad von Ausbildung erlangt hatte, und in der Regel viel seltener und später als die Anschwellung der Halsdrüsen erscheint, entsteht unter denselben Symptomen, unter welchen sich scrophulöse Drüsengeschwülste an andern Theilen auszubilden pflegen. — Ihr Ausgang ist dreifach, und entweder Zertheilung, Geschwürbildung, oder Verhärtung, aus welcher letzterer endlich Scirrhus und wahrer Krebs entstehen kann. Erstere, die Zertheilung, erfolgt häufig — besonders wenn die Geschwulst noch klein und nicht schon vorher an andern Stellen des Körpers aus ähnlichen Geschwülsten scrophulöse Geschwüre entstanden waren — entweder von selbst, oder nach Anwendung der bekannten äufsern zertheilenden und innern antiscrophulösen Mittel. — Die Geschwürbildung tritt gewöhnlich erst dann ein, wenn die Geschwulst schon einen bedeutenden Umfang gewonnen hat, schmerzhaft und empfindlich geworden, und mit der darüber liegenden Haut verwachsen ist, indem sich diese an der Spitze der Geschwulst mehr als an ihrem Umfange röthet, Fluctuation bemerken läfst, aufbricht, und nun mit den bekannten Erscheinungen ein scrophulöses Geschwür, wie es gemeinhin gleichzeitig schon an andern Theilen bestand, bildet. — Die Verhärtung und der Uebergang in Scirrhus gehört zu den seltensten Ausgängen der scrophulösen Achseldrüsengeschwulst, und ist nur bei grofser Vernachlässigung, oder hervorstechender Neigung zu scirrhösen Entartungen möglich. — Die Prognose und Cur dieser Art der Achseldrüsengeschwulst, so wie die Leitung, Vorbeugung und Behandlung ihrer einzelnen Ausgänge, richtet sich nach den für die Behandlung der Scrophelsucht geltenden Heilregeln. (M. vergl. „Scrophelsucht und scrophulöse Geschwüre.")

3) Die scirrhöse (idiopathische) Anschwellung der Achseldrüsen ohne gleichzeitigen Scirrhus oder Krebs der Brüste, welche durch bedeutende Geschwulst, grofse und auffallende Härte, höckerige, ungleiche, mit der Haut verwachsene Oberfläche, feste Textur, tief eingreifende lanzinirende Schmerzen und später hinzutretende varicöse Gefäfsausdehnungen sich deutlich von andern Geschwülsten der Achseldrüsen unterscheidet, gehört zu den selten zu beob-

achtenden Krankheitsformen. — Im Allgemeinen mufs der idiopathische Scirrhus der Achseldrüsen ohne gleichzeitige Affection der Brustdrüse bestehen, aber auch neben einer scirrhösen oder carcinomatösen Brust kann er vorkommen, wenn er der Krankheit der Brüste bestimmt längere Zeit voranging. — Man hat ihn zuweilen aus entzündeten und verhärteten Achseldrüsen, welche weder durch Zertheilung noch durch Eiterung zur Heilung gebracht werden konnten, und besonders wenn diese unzeitig und ungestüm mit heftig reizenden oder ätzenden Mitteln behandelt wurden, entstehen gesehen. Oefter mag aus einer gemifshandelten scrophulösen Achseldrüsengeschwulst wirklicher Scirrhus sich ausbilden; seltener vielleicht der fortgesetzte Druck auf jene Drüsen beim Lasttragen auf dem Rücken, wie *Benedict* meint, denselben hervorrufen. Uebrigens gilt von der idiopathischen scirrhösen Achseldrüsengeschwulst in prognostischer und therapeutischer Beziehung dasselbe, was beim Scirrhus überhaupt (vergl. d. Art.) in Anwendung kommt.

II. Unter den consensuellen Anschwellungen der Achseldrüsen ist

1) die Geschwulst bei gleichzeitigen Entzündungen benachbarter Organe, als der *Mastitis* oder des *Panaritiums* — besonders wenn letzteres in den Sehnen des Fingers seinen Sitz hat, und sich als *Panaritium tendinosum* gestaltet — gewöhnlich ohne Bedeutung und weder von lebhaften Schmerzen, noch deutlicher Entzündungsröthe begleitet, noch von ansehnlichem Umfange. In der Regel wird auch diese Anschwellung, sobald nur das entzündliche Leiden des benachbarten Organs, als dessen Reflex sie erschien, gehoben ist, von selbst und ohne Hülfe der Kunst wieder verschwinden, und verschwände sie ja nicht gleich, so würde es kaum irgend einer, oder doch nie einer andern äufsern Behandlung bedürfen, als derjenigen, deren oben bei der reinen Entzündung der Achseldrüsen Erwähnung geschehen ist.

2) Die Achseldrüsengeschwulst in Verlauf oder Folge irgend eines Allgemeinleidens, beobachtet man häufig entweder als Begleiterin, oder noch öfter als Nachkrankheit der Menschenpocken und des Scharlach-

fiebers, wo sie entweder während der Blüte des Exanthems, oder auf der Rückbildungsstufe der Krankheit und gleichsam als Metastase, obgleich nicht immer und im Allgemeinen nur selten zu entstehen pflegt. Die Geschwulst bildet sich oft rasch, oft langsam aus, erlangt zuweilen einen sehr bedeutenden Umfang, und entscheidet sich entweder durch langsame Zertheilung oder durch Eiterung, obgleich letztere, besonders wo das Uebel den Verdacht einer Metastase erregt, für das Allgemeinbefinden erwünschter ist. In der Regel erheischen solche Achseldrüsengeschwülste in Verlauf oder Folge exanthematische Krankheiten, immer die Hülfe und das Eingreifen der Kunst durch Anwendung zweckmäfsiger äufserer Mittel, und dieses um so mehr, da die Geschwulst leicht und nie ohne bedeutenden Nachtheil für das Allgemeinbefinden zurücktreten kann. Inzwischen wird auch hier dieselbe mild und mäfsig reizende Behandlung genügen, welche die entzündliche, idiopathische Achseldrüsengeschwulst erforderte, und von welcher oben die Rede war; obgleich die in Rede stehende Art von Anschwellung der Achseldrüsen sich selten als wahre Entzündung gestaltet, und oft nur eine mehr oder minder empfindliche, harte, weifsglänzende Geschwulst ohne bemerkbare Entzündungsröthe oder erhöhete Wärme bildet. — Die consensuelle Achseldrüsengeschwulst, welche man zuweilen in Folge eines bösartigen Typhus beobachtet haben will, die aber bei der orientalischen Pest am häufigsten vorzukommen scheint, zeichnet sich durch ihren schnellen Uebergang in Brand, und ihre übrige Beschaffenheit als Carbunkel, vor allen andern Geschwülsten der Achseldrüsen besonders aus. Oft ist sie mit gleichzeitiger Anschwellung der Inguinaldrüsen verbunden, jedoch scheinen die Achseldrüsen ihr besonders ausgesetzt zu seyn. Ob aber wirklich von den lymphatischen Drüsen der Achselhöhle, oder nicht vielmehr von den Talgdrüsen der Haut die Carbunkelbildung im Verlauf der Pest ausgehe, läfst sich schwer mit Bestimmtheit entscheiden, da es hierüber an genügenden und sichern Beobachtungen fehlt. — Das Entstehen solcher sogenannter Pestbeulen beobachtete man häufig als critisch, und das schnelle und plötzliche Zurücktreten derselben als üblen

Ausgang und Tod verkündigend. — Die örtliche Behandlung erfordert theils zur Vorbeugung des Brandes, theils zur Verhütung des Zurücktretens, die Anwendung der kräftigsten Reizmittel, zu welchem Behuf man reizende Umschläge, deren Wirkung man durch vorhergegangene Scarificationen zu erhöhen suchte, die verschiedenen Aetzmittel, und selbst das Glüheisen auf der Höhe der Krankheit mit und ohne Erfolg angewandt hat. Wirkliche, den Pestbeulen ähnliche Carbunkelbildung in den Achselhöhlen, in Verlauf des europäischen Typhus scheint höchst selten zu seyn, und nur in einzelnen Fällen beim Lazarethfieber, nie aber mit der Heftigkeit und Bösartigkeit, wie bei der orientalischen Pest, vorzukommen.

3) Die scirrhöse (consensuelle) Achseldrüsengeschwulst im Verlauf des Scirrhus oder Carcinoms der Brust, ist ein häufiges und fast constantes Symptom jenes Leidens der Brustdrüse, sobald dieses einen gewissen Grad der Ausbildung erreicht hat. Inzwischen hat man auch zuweilen solche Achseldrüsengeschwülste ohne gleichzeitige Affection der Brüste bei Krebsgeschwüren, an einzelnen Theilen der Oberextremität bemerkt. Treten sie aber als Begleiterin des Brustkrebses auf, so erscheinen sie oft gleichzeitig mit der ersten Spur einer scirrhösen Verhärtung in der Brustdrüse, häufiger jedoch erst, nachdem diese einen bedeutenden Grad und Umfang gewonnen, seltener erst dann, wenn sich wirklich Krebs und Exulceration schon ausgebildet hat. Ihre Gröfse und Umfang so wie ihre Zahl und der Zeitraum ihrer Ausbildung, und ihre schnellere und langsamere Entwickelung, sind vielfachen Verschiedenheiten unterworfen. — Bei der Untersuchung der Achselhöhle, bei gleichzeitig bestehendem Scirrhus oder Carcinom der Brüste räth *Boyer* (Traité des maladies chirurgicales. Tom. VII. p. 228.) bei magern Individuen die Hervorragung der obern Rippen nicht fälschlich für einen Scirrhus zu halten. Dagegen bei wohlbeleibten Weibern die Aufmerksamkeit zu verdoppeln, weil die eingeschnittenen Drüsen sich leicht hinter dem Fett der Achselhöhle verstecken, und sich dadurch der Untersuchung entziehen. Aber auch bei magern Subjecten entdeckt man selten alle verhärtete

Drüsen bei der Untersuchung, und gewöhnlich wird bei der Operation eine gröfsere Menge gefunden, als man vor derselben zu finden vermuthet hatte. Oft, obgleich nicht immer, fühlt man äufserlich durch die Haut eine durch verhärtete Stränge von Lymphgefäfsen vermittelte, mehr oder minder bedeutende Communication zwischen der Verhärtung der Brust und derjenigen der Achseldrüsen; ein sichrer Beweis, dafs die primäre Krankheit der Brust sich auch auf die Achselhöhle fortgepflanzt habe, und dafs die Drüsenanschwellung in jener wahrhaft scirrhöser Natur sey.

Aber nicht immer beweiset die consensuelle Achseldrüsengeschwulst beim Brustkrebse eine wirkliche Fortpflanzung der primären Brustaffection auf die Achselhöhle, noch dafs dieselbe Krankheit, welche die Brustdrüse befallen auch die Achseldrüsen ergriffen habe. Häufig ist die Anschwellung der letztern ohne wirklich scirrhöser Natur zu seyn, obschon sie consensuell ist, so gutartig, dafs sie nach Beseitigung des primären Uebels leicht und von selbst verschwindet, welches nicht allein schon *a priori* wahrscheinlich gemacht — da doch der *Scirrhus* oder das *Carcinom* der Brustdrüse eben so leicht als die Entzündung derselben eine consensuelle gutartige Anschwellung der Achseldrüsen bedingen kann — sondern auch durch die Erfahrung unwiderlegbar bewiesen wird, da oft nach Abtragung einer carcinomatösen Brust die von dem Messer unberührt gelassenen Achseldrüsengeschwülste, sich von selbst und ohne Hülfe der Kunst zertheilt haben. — Zuweilen, obgleich selten, sind aber auch die Achseldrüsengeschwülste beim Carcinom der Brust weder bösartig noch überhaupt consensuell, sondern rein scrophulöser Natur, welche jedoch nur allein durch Anamnestik und durch ihr längeres Bestehen vor der Affection der Brustdrüse und allgemeine scrophulöse Discrasie als solche mit einiger, obwohl immer schwankender Sicherheit erkannt werden können, aber nichts destoweniger für scirrhöse und carcinomatöse Entartung empfänglich bleiben. Inzwischen ist es bis jetzt der chirurgischen Diagnostik unmöglich, bei consensuellen Achseldrüsengeschwülsten der eben genannten Art die gutartigen von den bösartigen zu unterscheiden und zu bestimmen, ob sie wirklich scirrhös sind, oder die scirrhöse Natur nur simuliren. Sind sie zu einem solchen Grade von Ausbildung gelangt, dafs sie durch ihre Härte, den brennenden, stechenden Schmerz, welchen sie verursachen, und durch die scirrhösen Gefäfsausdehnungen, mit welchen die über ihnen liegende Haut durchwebt ist, über ihre wahre Beschaffenheit keinen Zweifel mehr übrig lassen, oder zeigen sich auch nur in der Achselhöhle der gesunden, der kranken entgegengesetzten Seite, consensuelle Drüsengeschwülste ohne durch andere Zeichen eine scirrhöse oder bösartige Natur zu verrathen, so darf die Diagnose der wirklich geschehenen Fortpflanzung des primären Uebels auch die Achseldrüsen, oder dessen Assimilation mit dem Gesammtorganismus nicht mehr schwankend noch unsicher seyn. — Aber auch die weder bedeutend harten noch schmerzhaften, noch mit scirrhösen Gefäfsen umgebenen Drüsengeschwülste in der Achselhöhle der kranken, leidenden Seite, welche durchaus gutartig zu seyn scheinen und durch nichts eine scirrhöse Natur dem Beobachter verrathen, können nie mit Sicherheit von den wirklich scirrhösen unterschieden werden, und sind nach Abtragung des primären Brustübels häufig der Keim zu neuen Entwickelungen des Scirrhus oder Krebses geworden. — Deshalb müssen auch Prognose und Kur der consensuellen Achseldrüsengeschwulst bei gleichzeitig bestehendem Brustkrebse, es mögen jene gutartiger oder bösartiger Natur seyn, immer dieselben bleiben.

Ihre Prognose ist nicht allein höchst ungünstig, sondern zugleich auch höchst unsicher. Ungünstig, weil sie im Allgemeinen eine mehr oder minder bedeutende Ausbreitung und Fortpflanzung der primären Krankheit beweisen, und weil sie wegen ihrer versteckten Lage in der Tiefe der Achselhöhle und hinter der Sehne des grofsen Brustmuskels nicht allein schwer, sondern auch wegen der Nähe der Axillararterien, und wegen des verhältnifsmäfsig reinen bedeutenden Lumens ihrer meistens unmittelbar aus jenen Arterien entspringenden Gefäfsen, gefährlich zu entfernen sind; unsicher aber deshalb, weil häufig die scirrhöse Entartung sich nicht allein auf die Achseldrüsen beschränkt, sondern sich von ihr auf und hinter das Schulterblatt, das Schlüsselbein und die Rippen fortpflanzt, um und neben welchen Knochen sich oft gröfsere oder kleinere scirrhöse Drüsen finden, welche vor der Operation gar nicht zu erkennen sind, und sich während derselben, wegen ihrer ungünstigen und versteckten Lage, dem Wirkungskreise des Messers leicht entziehen, aber dennoch leicht der Keim zur neuen Entwickelung und Ausbreitung des durch die Operation kaum beseitigten Uebels werden können. — Am allerungünstigsten aber für die Prognose ist die consensuelle Achseldrüsengeschwulst der gesunden, nicht leidenden Seite, welche als Beweis einer allgemein verbreiteten carcinomatösen Dyscrasie selbst die Abtragung, sowohl der carcinomatösen Brust als auch dieser Drüsengeschwülste selbst, durch das Messer bestimmt contraindicirt. (M. vergl. *Richerand* Nosographie et Thérapeutique chirurgicales, 5me édit. p. 381. und 382.)

Die Kur verlangt zunächst die Entfernung oder Heilung des Leidens der Brustdrüse. War die Achseldrüsengeschwulst blofs durch consensuelle Irritation bedingt, ohne selbst scirrhös zu seyn, so wird sie nach der Exstirpation der Brustdrüse und nach erfolgter Vernarbung von selbst verschwinden; ein Fall, den man hin und wieder beobachtet hat, welchen aber Vorsicht und Umsicht dem Arzte herbeizuführen verbieten. Es ist auch daher ein von allen bedeutenden Wundärzten allgemein und unbedingt anerkanntes Gesetz, bei der Operation des Brustkrebses oder Brustscirrhus die consensuelle Achseldrüsengeschwulst entweder gleichzeitig, oder wie *Benedict* in gewissen Fällen lieber will, hinterher mittelst des Messers zu entfernen. Diese Operation ist aus den oben genannten Gründen immer schwierig und bei einer rohen, wenig vorsichtigen und wenig geübten Hand selbst gefährlich, wegen der Nähe grosser und bedeutender Gefäfse. — Den Hautschnitt, welcher die Geschwulst selbst blofslegen soll, wollen *Bell, le Dran, Desault* und neuerdings *Benedict* immer mit dem Hautschnitt in der Brust in Verbindung setzen, und keine Hautbrücken zwischen beiden Incisionen gestatten, ja, letzterer will sogar mit zwei parallelen, mehr oder minder von einander entfernten Hautschnitten von der Brust zur Achselhöhle hinaufsteigen, die zwischen beiden liegende Haut abtragen, um desto sicherer und leichter diejenigen Verhärtungen entfernen zu können, welche sich von der Brust zur Achselhöhle erstrecken, und sich bei der äufserlichen Untersuchung bei unverletzter Haut leicht der Beobachtung entziehen. Ein Verfahren, welches freilich die durch die Operation bedingte Wundfläche um Vieles vergröfsert, und den Schmerz, die Dauer und selbst die Gefahr der Operation erhöhet, aber dennoch zur Erreichung eines vollständigen und möglichst sicheren Erfolgs eher Nachahmung als Tadel zu verdienen scheint. — *Boyer* und Andere dagegen wollen beide Hautschnitte nur dann in einen vereinigen, wenn die zwischen ihnen liegende Hautbrücke kurz und wenig bedeutend ist, dagegen bei gröfserer Entfernung der Achseldrüsengeschwulst von dem Brustkrebse die zwischen ihnen liegende Haut unberührt lassen, in welchem Falle dann aber auch die unter dieser etwa befindlichen Verhärtungen gleichfalls unberührt zurückbleiben müssen, und vielleicht möchte sich darin zum Theil der Grund der häufigen Recidive, welche *Boyer* (vergl. *Traité des malad. chir. 3me édit. T. VII. p.* 243. und 252.) nach der sorgfältigsten Ausrottung der consensuellen Achseldrüsengeschwülste dennoch beobachtete, finden lassen. — Absolut ist das Verfahren, die geschwollenen Achseldrüsen in die Wunde der getrennten Brustdecken hinabzuziehen, oder hinabzuschieben (*Petit. Richter.*). Eben so wenig scheint *Sabatier's* Vorschlag, die unterbundene Achseldrüsengeschwulst nicht mit dem Messer abzutragen, sondern der Entfernung durch Suppuration zu überlassen, Nachahmung gefunden zu haben, noch zu verdienen. — Die Haut über der zu entfernenden Drüse darf bei der Operation selbst im Allgemeinen nicht durch einen elliptischen, sondern lieber durch einen halbmondförmigen oder halbcirkelförmigen Schnitt getrennt werden, da ersterer die ohnedies, aus oben berührten Gründen, schwierige Vernarbung nur noch mehr erschweren würde. — Von der Ausschälung der Geschwulst selbst aus dem sie umgrenzenden Zellgewebe mufs der Gebrauch des schneidenden Messers, wegen der Nachbarschaft grofser Gefäfse, verbannt bleiben und die Lösung und Blofslegung derselben nur mittelst der Fingerspitze oder des Messerheftes, auch mittelst eines elfenbeinernen Messers verrichtet werden, welches in der Regel auch leicht gelingt. Man unterbindet darauf, bei starker Zurückziehung des Arms durch einen Gehülfen, die blofsgelegte, von ihrem Zellgewebe getrennte und mittelst der Hand des Operateurs oder irgend eines passenden Instruments möglichst erhobene Geschwulst durch eine feste Ligatur so tief als möglich und trägt sie über derselben mit der Scheere, oder mit dem Messer ab. — Ebenso verfährt man mit den etwa noch zurückgebliebenen Verhärtungen, bis Alles entfernt oder weitere Abtragung wegen ungünstiger Lage nicht mehr möglich ist. — Sollte trotz der vorhergegangenen Unterbindung eine bedeutende Blutung entstehen, so mufs die — wegen der Kürze der angeschnittenen Arterien und ihrer nahen Anastomose mit der *arteria axillaris* immer schwierige — Unterbindung wenigstens immer versucht und nur da, wo sie unausführbar ist, die Compression angewandt werden.

Der Verband wird nach denselben Regeln angelegt und die Nachbehandlung nach denselben Regeln geleitet, welche die Chirurgie nach der Exstirpation der Brustdrüse und scirrhöser und carcinomatöser Entartungen überhaupt lehrt. — Eine besondere Berücksichtigung scheint hier nur die, wegen der Localität der Wunde häufig erschwerte und verzögerte Vernarbung zu erfordern, wegen welcher es nothwendig, oder doch in allen Fällen erspriefslich seyn dürfte, den Oberarm in senkrechter Richtung an den Thorax zu fixiren. Die hier gewöhnlich angewandte *Bell*'sche Tragschiene scheint dem hier obwaltenden Bedürfnifs nur unvollkommen zu genügen, da sie dem Arm zu viel freie Bewegung erlaubt; mit besserem und sicherem Erfolg würde der, nach Erfordernifs der Umstände modificirte und veränderte bekannte *Desault*'sche Verband hier in Anwendung treten können. — Wegen der durch die Abtragung der Achseldrüsen gestörter Circulation der Lymphe, und vielleicht noch mehr aus consensueller Imitation ist eine ödematöse Anschwellung der Hand, des Vorderarms und der ganzen Oberextremität, welche sich nicht selten mit empfindlichen Schmerzen und bedeutender Entzündungsröthe paart, eine gewöhnliche und fast constante Erscheinung nach dieser Operation. — Trockene Wunde, Anwendung aromatischer Kräuter, und wo keine Entzündung vorhanden ist, spirituöse Einreibungen, sind die gewöhnlichen Mittel zu denen die Chirurgie in solchen Fällen ihre Zuflucht nimmt, und deren Anwendung auch meistentheils ein günstiger Erfolg begleitet. — *Benedict* hält eine solche Anschwellung für so gutartiger Natur, dafs sie kaum einer Behandlung bedürfe; dagegen sah *Hebenstreit* (vergl. *Bell's* Lehrbegriff etc. 2ter Theil pag. 390. Anmerk.) leicht Exulceration, und in einigen Fällen wahre krebshafte Verderbnifs aus solchen odematösen Anschwellungen entstehen.

Synon. Lat. *Tumefactio*, *Tumor glandularum axillarium*, *Panus*, *Panis*. Franz. *Engorgement des glandes axillaires*. Engl. *Tumefaction*, *swelling of axillar-glands*. Ital. *Tumefuzione*, *Tumore delle glandule ascellare*. Holl. *Kliergezwel onder de Oxelen*.

Litteratur:

Benedict, Bemerkungen über die Krankheiten der Brust- und Achseldrüsen. Breslau, 1825. 4. S — rt.

ACHSELGEFÄSSE, *Vasa axillaria*, aufser den oben genannten einsaugenden Gefäfsen die Achselarterie und Vene.

Die Achselarterie (*Arteria axillaris*) entsteht als Fortsetzung der Schlüsselbeinarterie, so wie diese aus den Scalenis hervorgetreten ist, und verliert ihren Namen, oder wird zur Armarterie, sobald sie sich an den Arm legt. Die Achselarterie liegt zwischen den vordern und hintern Strängen des Armgeflechts und hinter der Achselvene; es entspringen aus ihr drei oder vier äufsere Brustarterien (*Thoracicae*), die *Subscapularis*, und gewöhnlich beide Kranzarterien des Arms (*Circumflexae humeri*).

Die Achselvene (*vena axillaris*) ist auf ähnliche Weise der Fortgang der Armvene, und endigt sich in die Schlüsselbeinvene. Sie nimmt in ihrem Verlauf die innere Hautvene des Arms (*basilica*), die äufsere Brustvenen und die Schulterblattsvenen auf. Die neueren französischen Schriftsteller, unter den Engländern *Monro* und *Green*, und unter den Deutschen *Meckel*, lassen auch die äufsere Hautvene des Arms (*cephalica*) in die Achselvene einmünden, welches mir sehr sonderbar vorkommt. Die Achselvene verliert ja ihren Namen und wird Schlüsselbeinvene, so wie sie zwischen die *Scaleni* tritt: wie kann sie nun unter dem Schlüsselbein ganz nach vorne, wo sie die *Cephalica* aufnimmt, wieder zur *Axillaris* werden? R — i.

ACHSELGESTANK. Die *Folliculi sebacei* unter den Achseln sondern eine Hautschmiere ab, welche einen starken moschusartigen Geruch verbreitet. Dieser äufsert sich noch an anderen Stellen des Körpers, besonders an den weiblichen *Genitalien*, und überhaupt an solchen Theilen des menschlichen Körpers, welche mit Haaren stark besetzt sind. Bei den Affen ist derselbe gleichfalls unter den Achseln, besonders zur Brunstzeit wahrzunehmen. Es kann diese Ausdünstung, gleich den Fufsschweifsen, welche übel riechen, bei manchen Personen zur relativen Gesundheit gehören, und Krankheits-Zustände übertragen. Nur diejenigen Schweifse werden Symptome von Krankheiten genannt, welche durch kranke Vegetations-Processe entstehen, ungewöhnlich stark sind, ohne absolut äufsere Ursachen anhalten, Krankheiten erregen, und die Gesundheit des daran leidenden Individui zerstören. Dies gilt auch von der Ausdünstung unter den Achseln. Bei der Behandlung derselben sind eigenthümliche Schwierigkeiten nicht zu verkennen, indem das ursächliche Verhältnifs oft schwer aufzufinden, und indem eine Umstimmung der ganzen Constitution des daran Leidenden erforderlich ist, zu dessen relativer Gesundheit dieser Schweifs nun einmal gehört. Hierbei ist nothwendig, dasjenige aufzusuchen, was im Körper sonst noch abnorm ist, und dasselbe zu heben. Die Assimilations-Organe, so wie die Hautthätigkeit sind dabei besonders in Anspruch zu nehmen. Daher die Wirksamkeit der Bäder. Wo der Schweifs ohne Schaden weggeschafft werden darf, da nützen: tägliches kaltes Waschen, Sublimat-Auflösung, Aufstreuen von gepulvertem Alaun, Waschen mit Alaun-Auflösung und andere zusammenziehende Mittel. Mit Vorsicht mufs indessen die Behandlung jederzeit unternommen werden, da die Unterdrückung des Schweifses, ohne gehörige Berücksichtigung des demselben zum Grunde liegenden Krankheitszustandes, sehr gefährlich ist, und da Lungensucht, Epilepsie und andere Nervenkrankheiten nicht selten die Folgen der unvorsichtig unterdrückten Schweifse sind. Nach *Magendie* soll der Achselschweifs saurer Natur seyn.

Litt. *Reil's* Fieberlehre, 3ter Band. An — e. sen.

ACHSELNERVE, *Nervus axillaris,* ein Zweig des Armgeflechts, der sich um den Hals des Oberarmbeins nach aufsen schlägt, theils in die Haut der Achselhöhle, in die runden Armmuskeln (*teretes*) und den breiten Rückenmuskel geht, vorzüglich aber den Deltamuskel mit Zweigen versorgt, und endlich mit einem Zweige in die Haut des Oberarms dringt. R — i.

ACHSELSCHLAGADER. S. Axillaraneurysma.

ACHSELZUG. S. Flaschenzug.

ACHTERBINDE. Eine in Form einer liegenden Achte (∞) um die Schultern geführte Binde, die *Petit* zu ihrem Erfinder hat, und von diesem Behufs der Retraction beider Schultern, um bei dem Bruch des Schlüsselbeins die Uebereinanderschiebung der Bruchstücke zu verhindern, gebraucht wurde. *Petit* legte nämlich quer über den Rücken eine Compresse, und umgab dann beide Schultern mit einer Binde, indem er den Anfang unter die Achselhöhle der kranken Seite legte, schief über den Rücken nach der Schulter der gesunden Seite, dann um dieselbe herum und wieder schräg am Rücken aufwärts stieg, um die liegende Achte zu vollenden, indem er zuletzt die Schulter der kranken Seite umging, und nun die Binde bedeutend anzog, so dafs vorzugsweise die Wirkung auf das hintere Ende des gebrochenen Schlüsselbeins erfolgte. Diese Bindengänge wurden mehrere Mal wiederholt, das Ende befestigt, und die beiden Enden der Compresse zusammengezogen, um die Wirkung der Binde zu erhöhen. Später gab diese einfache Binde zur Erfindung mehrerer zusammengesetzter Vorrichtungen, als des Schnürleibs von *Brasdor*, *Evers*, und des Riemens von *Brünninghausen* Veranlassung, die jedoch die Anwendung jener Binde nicht verdrängt haben, indem sie den grofsen Vortheil vor diesen Erfindungen voraus hat, dafs sie sich der Form des Körpers besser anschmiegt, nicht so leicht abgleitet und drückt. Die *Stella simplex* ist von *Heister* statt der Achterbinde in Vorschlag gebracht worden; es unterscheidet sich jedoch dieselbe nur dadurch von jener, dafs man die Kreuztouren sich nicht decken läfst, sondern damit auf- oder abwärts steigt.

Synon. Einfache Sternbinde, der Stern. Lat. *fascia stellata simplex, Stella simplex.* Franz. *Bandage étoilé, Etoile simple.*

Litteratur:

J. L. Petit, Traité des maladies des os. Tom. II. p. 116.
Heister, Institut. chirurg. Amstelaed. 1750. P. I. Lib. II. Cap. V.

A. L. R — r.

ACHTZEHNKÖPFIGE BINDE. Eine nach ihrer Form so genannte Binde, deren Erfindung dem Mittelalter und vorzüglich dem *Paré* angehört, welcher auch auf die Behandlung der Beinbrüche, für die obengenannte Binde bestimmt ist, einen wesentlichen Einflufs hatte, in sofern er die aus der Chirurgie der Mönche noch herstammende Umkleidung der Glieder mit Pflastern und ähnlichen klebrigen Mitteln verdrängte. Die erste Idee zu der achtzehnköpfigen Binde können wir vielleicht schon bei *Galen* finden, in sofern er bei complicirten Beinbrüchen nicht, wie seine Vorfahren, der Rollbinden, sondern mehrerer Compressen sich bediente, die eine halbe Spanne breit und so lang seyn sollten, dafs sie das Glied beinahe zweimal umgeben könnten. *Paré* lehrte, die Leinwandcompressen doppelt oder dreifach auf einander zu legen und zusammen zu heften. Aus dieser Verbindung gestaltete sich allmählig die achtzehnköpfige Binde, wie wir sie bei *Verduc, Bafs, Heister* und in allen spätern Handbüchern über die Bandagen abgebildet und beibehalten finden, um bei Brüchen an den Unterextremitäten und bei Complicationen das Glied während der Anlegung und der Erneuerung des Verbandes weniger zu bewegen. Man nehme Behufs der Bereitung dieser Binde drei Stück Leinwand, so lang als das Glied es erforderlich machte, und so breit, dafs dasselbe 1¼ Mal davon umgangen werden konnte, nähte sie der Länge nach auf einander fest, und schnitt die beiden längern Seiten eines jeden Stückes Leinwand zweimal ein, so dafs auf jeder Seite 3 Mal 3, also zusammen 18 Köpfe entstanden, die nun von Innen nach Aufsen, wie die Blätter eines Buches (Buchbinde), um das Glied gelegt werden konnten.

Damit man nun nicht nöthig hatte, bei complicirten Beinbrüchen, wo vielleicht wegen Blutung oder Eiterung ein Theil der Köpfe beschmutzt werden könnte, die ganze Binde wegzunehmen, und mit einer frischen zu vertauschen; so empfahl *Petit*, die einzelnen Köpfe in der Mitte nicht im Zusammenhange mit einander zu lassen, sondern die Leinwandstücke ganz durchzuschneiden, und dann zur gröfsern Befestigung zwischen die mittlere und äufsere Schicht lange Compressen zu legen. Da jedoch bei dieser Veränderung zwischen den einzelnen Köpfen immer ein Raum übrig blieb, wo das Glied nicht befestigt wurde, aller Zusammenhang und die Zusammenhaltung fehlten; so empfahl *Henckel*, die drei Lagen der Leinwand nicht an einer und derselben, sondern an verschiedenen Stellen einzuschneiden, so dafs immer die Köpfe der einen Schicht die Spalten der andern deckte. *Löfler* schnitt die drei Lagen Leinwand so ein, dafs die äufsere und innere Schicht nur vier, und die mittlere aus drei Köpfen bestand. Hierdurch ging aber wieder der Vortheil verloren, einzelne Köpfe, wenn sie schmutzig geworden waren, durch frische zu ersetzen, indem man diese an die verunreinigten anheftete und durchzog. Zu diesem Zweck nahm *Böttcher* zwei und zwanzig einzelne Köpfe, und ordnete sie so, dafs vier Köpfe die innere und äufsere, und drei die mittlere Schicht bildeten, welche die Spalten jener deckten, ohne an einander genäht zu seyn; die innern Köpfe sollten kürzer als die äufsern seyn. Mit diesem Vorschlage stimmt der *Desault's* überein, welcher eine unbestimmte Anzahl Bandeletten auf gleiche Art ordnete. Diese Vorrichtungen sind längere Zeit in Gebrauch geblieben, und werden selbst heutigen Tages noch hin und wieder benutzt. Aufserdem war aber noch eine andere Binde in Gebrauch, und erhielt vorzüglich durch *Bromfield* allgemeinen Eingang, zu der *Scultet* die erste Veranlassung gegeben hat, weshalb sie auch den Namen desselben führt, von *Bromfield* die vielköpfige Binde, *promiscue*, von Andern aber auch die achtzehnköpfige genannt wird. Diese besteht aus einer, nach Erfordernifs verschiedenen Menge, etwa zwei Zoll breiter Leinwandstreifen, die nach dem Umfange des Gliedes verschieden lang, in der Mitte so an einander oder auf eine Längenleiste geheftet werden, dafs, von oben angerechnet, der darauf folgende Kopf den darüber liegenden zur Hälfte deckt. Mit dem untersten, nach Aufsen zugekehrten Kopf wird der Anfang beim Anlegen gemacht, der entgegengesetzte während des schiefen Aufwärtsführens von jenem durch einen Gehülfen festgehalten, und dann auch dieser umgeführt, so dafs mitten auf dem Gliede eine Kreuzung und durch Umführung der darauf folgenden Köpfe eine *Spica* entsteht. Die beiden letzten Köpfe führt man zur Befestigung der übrigen nicht schief, sondern horizontal um das Glied und befestigt sie. Diese letztgenannte *Scultet*sche Binde wird bei einfachen Brüchen der Unterextremitäten jetzt allgemein angewendet, und man fühlt das Bedürfnifs der Wechselung einzelner Köpfe nicht mehr, da bei complicirten Beinbrüchen von dem Schienenverband gewöhnlich kein Gebrauch mehr gemacht wird, und andere Vorrichtungen angelegt werden, die die Bruchfläche freilassen, und dieselbe der Betrachtung und Behandlung von Seiten des Wundarztes nicht entziehen.

Synon. Deutsch. Buchbinde, Bruchbinde, Psalterbinde. Lat. *Fascia octodecim capitibus s. foliis, libriformis, libraria, decussata, ascialis, serrata, Volumen chirurgicum.* Franz. *Bandage en coignée, à dix-huit chefs.* Engl. *Many toiled bandage.*

Litteratur:

Verduc, Traité des bandages pour les fractures et les luxations. Ed. III. Paris, 1712. Pl. VI.

Bafs, Gründlicher Bericht von Bandagen. Lpz. 1732. p. 236. Tab. XV. Fig. 2.

Heister, Institutiones chirurg. Amstelaed. 1750. p. 217. 1173. Tab. IX. Fig. 4. Tab. XXXVIII. Fig. 25.

Henckel, Anweisung zum verbesserten chir. Verbande. Berlin u. Stralsund, 1790. p. 201.

Scultet, Armamentarium chir. Frcf. 1666. 4. p. 124. T. LIV.

Die Verbandlehren von *Hofer*, *Koehler*, *Bernstein* und *Starck*.

A. L. R — r.

ACHYROPHORUS, Spreuträger. Eine Pflanzengattung, zur *Syngenesia Polygamia aequalis* gehörig, und zur natürlichen Ordnung der *Compositae Semiflosculosae*. *Scopoli* hat sie zuerst von *Hypochoeris* getrennt. Ihre Kennzeichen sind: Der allgemeine Kelch besteht aus über einander liegenden Blättchen, der Blütenboboden ist mit Spreublättchen besetzt, die Samenbehälter haben eine gestrahlte, fedrige Samenkrone. Die Gattung *Hypochoeris* hat Saamenbehälter mit ungleicher Federkrone, der äufsere mit ungestielter, der innere mit gestielter.

1) *Achyrophorus maculatus.* Gefleckter Spreuträger. *Scopoli Flor. carniol. T.* 2. *n.* 986. *Hypochoeris maculata Linn. Willd. sp. pl. T.* 4. *p.* 1610. Der Stamm fast ohne Blätter, einfach, oder mit einem oder mehreren Aesten; Wurzelblätter länglich, etwas ausgeschweift, mit einzelnen hervorstehenden Zähnen, rauh. Ist perennirend, und wächst im nördlichen Deutschland auf Wiesen, in der Ebene, im südlichen und anliegenden Ländern auf Bergrücken, auch im südlichen Schweden ist sie häufig. Sie wird an 2 Fufs hoch. Die Wurzelblätter liegen in einem Kreise auf der Erde, sind an 5 Zoll lang und über anderthalb Zoll breit, und sehr kenntlich an den purpurfarbenen Flecken. Am Stamme finden sich oft 1, 2 — 3 kleine Blätter. An der Spitze des Stammes oder der Aeste, wenn sie vorhanden sind, befindet sich eine grofse, gelbe, zusammengesetzte Blüte. Das Kraut wurde vormals als Wundkraut empfohlen, und daher ist es vermuthlich gekommen, dafs man sie mit der *Arnica montana* verwechselte. Die Blätter unterscheiden sich durch ihre Flecken bald. Die Blumen gehören zu den *Semifloscuлosae.* Auch in Brustkrankheiten gebrauchten sie ältere Aerzte, doch überhaupt selten. In Småland ifst man die Blätter als Kohl, nach *Linné's* Bericht. L — k.

ACIDULAE. S. Mineralwasser.

ACIDULUS. Man nennt *sales aciduli* oder *salia acidula* solche Salze, welche einen Ueberschufs von Säure enthalten, oder worin die Säure vorwaltet. So nennt man *Kali carbonicum acidulum* die zweite Verbindung der Kohlensäure mit dem Kali, oder den *Bicarbonas Kalicus.* Man könnte eben so *Kali bicarbonicum* sagen. Unstreitig sind die letzteren Benennungen viel genauer und zweckmäfsiger, da der Begriff von Neutralität gar verschieden gefafst wird, und nach diesem sich der Begriff von vorwaltender Säure richtet.

L — k.

ACIDUM. S. Säure.

ACIDUM PRIMARUM VIARUM. Säure in dem Magen und Darmkanal, entweder Product einer fehlerhaften Absonderung des Magensaftes, wodurch es geschieht, daſs er freie Säure enthält (sie ist nach den neuesten Untersuchungen Salzsäure), oder Folge einer schwachen Verdauung, wodurch die gehörige Assimilation und Animalisation der Nahrungsmittel verhindert wird, und sie daher, wenn sie vegetabilisch sind, ihren natürlichen sauren Karakter nicht ganz verlieren. Die erste Entstehungsart kann veranlaſst werden, durch krankhafte Reizbarkeit, Nervosität des Magens, welche bei jedem Nervendruck Krampf und dadurch fehlerhafte Secretion erzeugt (daher Hypochondristen immer an Säure leiden); oder durch Metastasen von Krankheitsstoff auf den Magen, daher bei Gicht, psorischen Metastasen u. s. w.; oder durch organische Fehler des Magens. Die zweite findet hauptsächlich bei kleinen Kindern und Säuglingen statt, daher sie eine der häufigsten Ursachen von Leibschmerzen, Diarrhöen, Krämpfen und Convulsionen in diesem Lebensalter ist. H — d.

ACINESIA heiſst Unbeweglichkeit des ganzen Körpers oder einzelner Theile. H — d.

ACINOS. Ackerthymian. Eine Pflanzengattung zur *Didynamia Gymnospermia* gehörig, oder zur natürlichen Ordnung *Labiatae.* Der Kelch ist zweilippig (oben 3 unten 2 Zähne), inwendig fischreusenartig durch Haare gesperrt, walzenförmig, aber unten mit einem Hökker. Die zweilippige Blume ist in der Mitte mehr oder weniger erweitert. *Mönch* unterschied die Gattung zuerst von *Thymus* durch den unten höckerigen Kelch.

1) *A. vulgaris.* Gemeiner Ackerthymian. *Persoon Synops. plantar. T.* 2. *p.* 131. *Thymus Acinos Linn. Willd sp. pl. T.* 3. *p.* 142. Der Stamm ist unten ästig, ziemlich aufrecht; die Blätter kurz gestielt, einförmig, ziemlich spitz, mit etwas spitzen nach vorn gerichteten Kerben; Wirtel 6 blütig. Wächst im ganzen mittleren Europa, häufig an trocknen Orten; ist jährig. Die Blumen sind lilla, fast 4 Linien lang. Die Pflanze hat einen angenehmen Geruch, wie die

übrigen Thymianarten, und kann wie sie gebraucht werden, welches auch einige Aerzte vorgeschlagen haben. Doch ist die Zahl der aromatischen Pflanzen nicht gering und diese nicht vorzüglich kräftig. 2) *A. alpinus. Pers. l. c. Thymus alpinus Linn. Wild. sp. pl. l. c.* unterscheidet sich durch die fast dreimal so langen Blumen von *A. vulgaris*, und hat ähnlichen Geruch und Geschmack. Sie wächst auf den niedern Alpen, in der Schweiz und den anliegenden Ländern. L — k.

ACINUS, das einzelne Korn einer Drüse, nach der Analogie der Beeren (*acini*) einer Weintraube. Am deutlichsten sind die *Acini* der Speicheldrüsen und des Pancreas, allein auch in der Thränendrüse, der Milchdrüse (*mamma*) und anderen zusammengesetzten Drüsen (*glandulae conglomeratae*) lassen sie sich leicht erkennen. In den Nieren des menschlichen Foetus so wie vieler Thiere, die immer zusammengesetzte Nieren behalten, wie z. B. der Delphin, der Bär, die Fischotter, findet man auch die Theile so getrennt, dafs man jede kleine Niere (*renculus*) für einen Acinus nehmen kann. Man hat aber auch in der Leber die kleinen Körnchen so genannt, die sich von der übrigen Substanz unterscheiden, obgleich sie äufserlich gar nicht getrennt sind.

Das Wesentliche des Acinus ist, dafs er einen Ausführungsgang bildet, durch welchen die in ihm gebildete, oder abgesonderte Flüssigkeit ausgeführt wird. Da diese Flüssigkeiten aber in den verschiedenen Drüsen verschieden sind, so müssen auch wohl die sie bereitenden *Acini* untereinander abweichen, doch können wir nur das Aeufsere davon angeben. Wir sehen in jeden Acinus eine Menge Blutgefäfse eindringen, und können ihn als ein eigenthümliches (härtliches) Gewebe von Blutgefäfsen und aus diesen entspringenden absondernden Gefäfsen ansehen, die endlich den Ausführungsgang bilden. Bei den angehäuften Drüsen, die gemeinschaftliche Ausführungsgänge haben, wie z. B. die grofsen Afterdrüsen der Hyäne, der Rückendrüse des Bisamschweins, bilden die Körner eine Höhle, die von der abgesonderten Flüssigkeit erfüllt ist und sich gradezu in den Ausführungsgang endigt.

Die Schilddrüse (*thyreoidea*), die keinen Ausführungsgang hat, und vorzüglich, oder ganz, als ein Anhang des blutführenden Systems zu betrachten ist, hat ebenfalls Abtheilungen, die besonders im krankhaften Zustande leicht für *Acini* gehalten werden können, woher auch der Name jenes Körpers leicht erklärbar ist. — Vergl. Drüse.

R — i.

ACKERKAMILLE. S. Matricaria Chamomilla.

ACKERKNOBLAUCH. S. Allium vineale.

ACKERMÜNZE. S. Mentha arvensis.

ACKERTHYMIAN. S. Acinos.

ACME. Die Höhe, der Gipfel, die höchste Blüte einer Krankheit; eben das, was *fastigium morbi*. In Fiebern, der Mittelpunkt, das Ende des *Increments*, der Zeitpunkt, wo das Fieber den höchsten Punkt erreicht hat, und nun nicht mehr zu- aber auch nicht abnimmt, daher es auch der Zeitpunkt des Stillstandes, *Stadium Status*, genannt wird. Hier erfolgt die Entscheidung, entweder zum Tode oder zum Leben, daher heifst es auch *Stadium criticum*, oder der Wendepunkt der Krankheit. H — d.

ACMELLA. S. Spilanthus Acmella.

ACONION. S. Augenpulver.

ACONITUM. Eisenhütlein. Eine Pflanzengattung aus der natürlichen Ordnung *Ranunculaceae*, und zur *Polyandria Trigynia* im *Linné*ischen System gehörig. Sie unterscheidet sich durch folgende Kennzeichen: Eine fünfblättrige Blumenhülle (*perigonium*); das obere Blatt mehr oder weniger gewölbt (Helm, *cassis*); statt der Blume zwei gestielte umgekehrte Sporen, von dem Helme bedeckt; drei bis fünf hülsenartige Kapseln. So leicht diese Gattung von andern zu unterscheiden ist, so schwer ist es hingegen, die Arten von einander zu unterscheiden, da sie sich aufserordentlich ähnlich sind.

Bei den Alten war *Aconitum* als ein schreckliches Gift bekannt, wie viele Stellen, besonders der Dichter, zeigen; wir wollen nur *Ovid's* Erzählung (*Metamorph. L.* 7. *V.* 453. folg.) anführen. Ob aber dieses *Aconitum* mit der Pflanze, welche wir jetzt so nennen, übereinstimme, ist noch sehr die Frage. Man wandte auch in den spätern Zeiten die Arten dieser Gattung wenig zum Arzneigebrauch an, weil man sie für zu heftige Gifte hielt. Endlich versuchte es *Störk* eine Art von *Aconitum* als Heilmittel zu gebrauchen, und er schrieb darüber seinen *Libellus, quo demonstratur Stramonium, Hyoscyamum, Aconitum non solum tuto posse exhiberi verum et ea esse remedia in multis morbis maxime salutifera.* Vindebon. 1762. 8. Er fand viele Nachfolger, und besonders wurde die Anwendung des *Extr. Aconiti* in der Gicht sehr gemein. Aber es entstand die Frage, was für eine Art *Störk* gebraucht habe, und welche gewöhnlich angewendet werde. *Störk* nannte sie *Aconitum Napellus Linn.*, und fügte eine zwar nicht zierliche, doch kenntliche Abbildung der Pflanze bei. Aber schon *Haller* (Histor. stirp. n. 1298.) behauptete, dafs die Abbildung nicht zu *Ac. Napellus*, sondern zu *Ac. Cammarum* gehöre. Dennoch führte sie *Murray* (Apparat. Medicamin. T. 3. p. 6.) auf *Napellus* zurück, weil er die Blätter dieser Arten oft sehr abändernd gefunden habe; offenbar eine schwache Entschuldigung. *Aconitum Napellus* wurde nun in die Dispensatorien und Pharmakopoeen eingeführt. *Koelle* (Franc. *Lud. Christ. Koelle,* Specileg. observat. de Aconito. Erlang. 1788. 8.) sagt, gewöhnlich finde man auf den Apotheken *A. tauricum;* die *Störk*ische Abbildung rechnet er mit *Haller* zu *Ac. Cammarum* (p. 27.) Auch meint er in dieser Abhandlung, ohne allen Grund, dafs kein Unterschied in der Wirkung unter den Arten dieser Gattung, nämlich dem blaublühenden, Statt finde. *Willdenow* hingegen (Anleit. z. Selbststudium der Kräuterkunde. 3. Aufl. S. 280.) behauptet, immer habe man *Ac. neomontanum* gebraucht, und *Ac. Napellus* anzuwenden geglaubt. Es kam daher in die *Pharmacopoea borussica* von 1813 das *Ac. neomontanum* als officinelle Pflanze. In der That, obgleich nicht dem Namen nach, stimmt *Bernhardi* damit überein, wenn er die auf den Apotheken im nördlichen Deutschland gebräuchliche Art *Ac. pyramidale Mill.* oder *Ac. medium Schrad.* nennt. (*Gren's* Handb. d. Pharmakol. 3. Aufl. v. *J. J. Bernhardi* und *C. Fr. Bucholz.* Halle und Berlin, 1813. Th. 2. S. 74.) Dennoch bringt er *Störk's* Abbildung zu *Ac. Cammarum,* und erregt dadurch neuen Zweifel. *Reichenbach* hat zuerst die Verwirrungen gelöfst, welche die genaue Bestimmung dieser Pflanze verhinderten (Uebersicht der Gattung *Aconitum* aus der Flora abgedruckt. Regensb. 1819. 8.), und gezeigt, dafs *Ac. neomontanum Willd.* einerlei sey mit *Ac. Napellus Störk. Miller. Houttuyn. Moench. Schkuhr. Sturm.* mit *Ac. medium Schrad.* und *Ac. intermedium Cand.*, dafs aber *Ac. neomontanum Koell.* nicht damit übereinstimme. Er ändert daher mit Recht den Namen, und nennt dieses *Ac. Stoerkianum.* Wenn man auch die Abbildung von *Störk* mit *Acon. neomontanum Willd.* vergleicht, so findet sich die gröfste Uebereinstimmung, da hingegen der Helm von *Ac. Cammarum* in seiner Gestalt von der Abbildung gar sehr abweicht.

Aconitum Stoerkianum Reichenb. Illustr. gen. Aconiti. ist *T.* 70. also das als Arzneimittel gebrauchte und zu gebrauchende *Aconitum*, daher auch genau zu beschreiben. Der Stamm ist 4 — 5 Fufs hoch, rund, glatt, nur finde nsich an ihm zwischen den Blüten zuweilen einige wenige Haare, unten einfach, oben mit kurzen, blühenden Aesten. Die untern und mittlern Blätter sitzen auf einen Zoll und darüber langen Blattstielen, sind in fünf Abtheilungen getheilt, die mittlern bis zur Basis, die beiden äufsern auf jeder Seite beinahe bis zur Basis; die drei mittlern dieser fünf Abtheilungen sind wiederum dreifach getheilt, die beiden äufsern zweifach; jeder Theil ist mehr oder weniger in Federstücke gespalten, die letzten gröfsern Lappen sind bis zwei Linien breit; die obersten Blätter unterscheiden sich durch weniger Abtheilungen und den Mangel des Stiels; alle sind glatt, haben oben eine dunkelgrüne etwas glänzende, unten eine hellere Farbe. Die Blüten bilden lange, oft zusammengesetzte Trauben am Ende des Stammes; die untern Blütenstiele sind fast einen Zoll lang, zuweilen etwas haarig, von linienförmigen, lanzettförmigen, auch wohl zertheilten Bracteen unterstützt. Die Blume ist blau; der Helm gewölbt, gerade, 6 Linien hoch, mit kurzem, stumpflichen, wenig aufgebogenem Schnabel; die Seitenblätter sind abgerundet, etwas gefranst; die untern Blätter stumpflich zugespitzt, ebenfalls etwas gefranst. Die beiden Sporen sind stark gebogen, unten gerade abgestumpft. Fünf glatte, oben zusammengebogene Kapseln mit zurückgekrümmter Spitze. Die Pflanze wächst in der Schweiz im Kanton Bern, im Thüringer Wald, der Grafschaft Henneberg und in Ungarn. Es ist übel, dafs man die gebaute Pflanze zum Arzneigebrauch nehmen mufs, da man die wilde nicht überall, sondern an den wenigsten Orten, bequem haben kann. *Stürk* gebrauchte schon das Extract, welches er mit Zucker zu einem Pulver rieb, auf ein Gran Extract eine Drachme Zucker. Nach ihm ist auch immer das Extract die gewöhnliche Form gewesen, dieses Mittel zu geben. Man bereitet das Extract aus dem frischen Kraut, indem man es mit etwas Wasser besprengt, in einem Mörser reibt, den Saft ausprefst, und ihn im Wasserbade abdampft. Da dieses Extract aber leicht schimmelt, wegen des befindlichen Eiweifsstoffes, so pflegen die Apotheker denselben durch Aufkochen zu scheiden, wodurch aber auch kräftige Theile getrennt werden können. Daher läfst die neue preufsische Pharmakopoe das Abgesetzte sowohl als das ausgeprefste Kraut mit Weingeist übergiefsen und digeriren, den Weingeist abdestilliren, und den Rückstand mit dem gesonderten Safte zur Extractsdicke auf die gewöhnliche Weise abdampfen. Auch hat man die *Tinctura Aconiti simplex* angewandt, aus gleichen Theilen gequetschtem Kraut und *Spir. vin. rectificat.;* so wie eine *Tinct. Acon. aetherea* aus 2 Unzen zerschnittenem und gequetschtem Kraut und 3 Unzen Alkohol, denen man eine Unze *Aether aceticus* zusetzt. Das trockne Kraut scheint unwirksam, wenigstens sind für dessen Wirksamkeit keine Erfahrungen. Indessen ist in der neuen preussischen Pharmakopoe ein Extract aus dem trocknen Kraute aufgenommen worden, wie *Extr. Angelicae* bereitet.

Ueber das Gift des *Aconitum Napellus* angeblich hat *Orfila* (Allgem. Toxicologie. 3. Th. S. 68.) viele Versuche selbst angestellt und angeführt. Es erhellt daraus, dafs *Extr. Aconiti* Thieren eingegeben, auch an das Zellgewebe angebracht und in die Adern gespritzt, tödtlich ist. Die Zufälle waren im Allgemeinen: Erbrechen, Magenschmerzen, Schwindel, Ausdehnung und Steifigkeit des Körpers, erweiterte Pupille und plötzlicher Tod ohne Convulsionen. Aus der Beschreibung erhellt nicht ganz bestimmt, mit welcher Art die Versuche gemacht wurden, ob mit *Ac. tauricum* oder *Ac. Stoerkianum*; mit *Ac. Napellus*, welches angegeben wird, vermuthlich nicht. Die Erfahrungen von der Wirkung des Giftes auf den Menschen sind alt und nicht zuverlässig.

Die chemische Analyse hat keine bedeutende Resultate gegeben. Der wirksame Stoff ist ein Extractivstoff, wie in vielen andern Pflanzen. Die eigenthümliche Säure und das Alkalcid, welches Herr *Peschier* entdeckt haben wollte, sind nicht bestätigt. S. *Pfaff's* System d. Mat. med. Th. 7. S. 311.

Ac. pyramidale Mill. Miller erzählt im Gartenlexikon, es sey ein Mann durch die Blätter dieser Pflanze, als Salat genossen, getödtet worden. Der Blütenstaub in die Nase gebracht, soll nach demselben Schriftsteller schädlich seyn. S. *Richard's* Mediz. Botan. 2. Th. S. 1018.

Ac. Anthora Linn. Die Wurzel dieser Pflanze wird für ein Gegengift des *Ranunculus Thora* gehalten. *Allione* gab sie im Quartanfieber, und sah, dafs auf ihrem Gebrauch Erbrechen und Purgiren mit Kolikschmerzen entstand. (Flor. pedemont. T. 2. p. 65.) Wenn also die Angaben der Alten von dieser Pflanze gelten, so wirkt sie als austreibendes Mittel. *Villars* (Histoir. d. plant. d. Dauphine. T. 3. p. 702.) bestätigt die heftigen Wirkungen dieser Wurzel, und führt an, dafs sie gegen Würmer, intermittirende Fieber, Koliken, in kleinen Dosen gebraucht werde. L—k.

Seiner Wirkung nach gehört der Aconit zu der Klasse der scharf narkotischen Mittel. Die frischen Blätter besizzen keinen auffallenden Geruch, aber einen brennend scharfen Geschmack, und können gekaut empfindliche Schmerzen und Geschwulst der Zunge verursachen. Frisch und gequetscht auf die Haut gelegt, wird letztere gereizt, geröthet, leicht entzündet. Der Saft des frischen Krauts in eine offene Wunde gebracht, erregt heftige Entzündung, Schmerzen, welche bis zu Ohnmachten gesteigert werden können. (*Alberti* medicina legal. T. VI. obs. 23.) Noch schärfer und giftiger als das Kraut, ist die Wurzel.

Beim Trocknen des Krauts geht indefs immer ein Theil dieser Schärfe verloren. Sehr ähnlich der Cicuta und dem Tabak, aber wesentlich von beiden verschieden, wirkt der Aconit innerlich angewendet, nach *A. Schmidt*, weniger auf das Drüsen- und Lymphsystem, mehr auf die fibrösen Gebilde, namentlich auf die äufsere Haut, nach *Voigt* weniger narkotisch, dagegen weit mehr auf die abscheidenden Organe Mäfsige innere Gaben desselben bewirken:

1) Vermehrung der Thätigkeit der äufsern Haut, reichlichen Schweifs, häufig mit starkem Jucken, Gefühl von Ameisenlaufen, nicht selten kleine Bläschen,

2) Beförderung der Urinabsonderung und Resorbtion.

3) Jede reizende narkotische Wirkung, welche der Aconit auf das Nervensystem besitzt, werden bei kleinen Gaben weniger bemerkbar, treten erst in gröfseren stark hervor. Bei schmerzhaften rheumatischen und gichtischen Affectionen wirkt derselbe sehr beruhigend, schmerzstillend, — in den meisten Fällen dürfte diese schmerzstillende Wirkung als Folge der vermehrten Hautausdünstung und dadurch bereiteten stärkeren Ausscheidungen zu betrachten seyn. — Nach *Hahnemann* hält die Wirkung des Aconits 16 Stunden an.

Die nachtheiligen Wirkungen, welche grofse innere Gaben von Aconit hervorrufen, sind folgende: ein Gefühl von Erstarrung und Schwere im Magen, welche sich von dem Schlunde entlang bis in den Hals und die Zunge erstreckt, und in letzterer eine unvollkommene Lähmung zu bewirken scheint; heftiges Leibweh mit Erbrechen und Durchfall, Beklemmung, Kurzathmigkeit, Angst, schnellen und kleinen Herz- und Pulsschlag, Zittern der Glieder, Blässe des Gesichts, auffallendes Gefühl von Kälte und Nervenzufälle, welche in höherem Grade von Vergiftung in stärkeren Blutandrang nach dem Kopfe und der Brust und einem heftigen Ergriffenseyn des Cerebralsystems sich aussprechen, als: Schwindel, Trunkenheit, Wahnsinn, Sopor, lähmungsartige Erstarrung des ganzen Muskelsystems. — Die Obduction von an Vergiftung mit Aconit gestorbenen Personen, zeigen Ueberfüllung der venösen Blutgefäfse in den gröfseren Cavitäten des Körpers, und nach Verschiedenheit der Species des Aconits mehr oder weniger Mitleidenschaft des Magens und Darmkanals. Nach Vergiftungen mit *Aconitum Napellus* findet man im Magen selten Spuren von entzündlichen Leiden, dagegen greift nach *Hofmann* die Wurzel von *Aconitum Anthora* vorzüglich den Magen an, und erregt brennende Hitze, grofsen Durst und Angst; nach *Solier, Prevot* und *Löbel* Erbrechen und Laxiren.

Um die Wirksamkeit eines Gegenmittels zu erproben, wurden 1524 in Rom Versuche an mehreren Verbrechern angestellt. Einer dieser Unglücklichen, welcher eine Menge Aconit genommen hatte, fürchterlich litt, und mit einem als Antidotum empfohlenen Oehle behandelt wurde, behielt das Leben; der andere dagegen, welcher zwar weniger Aconit genommen, aber nichts dagegen gebraucht hatte, starb bald. Aehnliche Wirkungen wurden auch zu Prag an zwei Missethätern beobachtet, von welchen der eine ebenfalls gerettet wurde, aber der andere starb.

Gebrauch. 1) Die *Herba Aconiti* giebt man pro dosi zu 1 — 5 Gran täglich drei bis viermal nach Umständen mit Kampher, Resina Guajac, Calomel und Goldschwefel.

2) *Extr. Aconiti* ist der Qualität nach meist sehr verschieden. Von den frisch bereiteten ist zum Anfange nur ein halber Gran täglich drei bis viermal anzurathen, und damit zu steigen bis narkotische Wirkungen erscheinen. *Rademacher* liefs täglich achtzehn, *Ohdelius* sechszehn Gran nehmen, *Stoll* will sogar in 24 Stunden sieben Scrupel (!) gegeben haben. *Borda* liefs einen Kranken, welcher das alte Extract ohne auffallende Wirkung gebrauchte, frisch bereitetes Extract in derselben Dosis nehmen, und bemerkte darnach die heftigsten Affectionen des Sensorium. Zu empfehlen ist die Auflösung des Extracts in *Aqua Lauro Cerasi* oder *Vinum antimonii*, ein Scrupel bis eine halbe Drachme Extrakt auf eine halbe Unze Flüssigkeit gerechnet, und hiervon alle zwei oder drei Stunden 15 bis 20 Tropfen zu nehmen.

3) Von den Tincturen des Aconits ist die *Tinct. Aconiti simpl.* und *Aconiti aetherea* zu empfehlen, vorzüglich letztere, pro dosi zu 10 bis 30 Tropfen täglich 3 bis 4

mal, und zwar in Verbindung mit Tinct. Guajaci volatilis, Tinct. Rhois. Toxicodendri und ähnlichen Mitteln.

Anwendung. Vorzüglich empfehlenswerth scheint der innere Gebrauch dieses Mittels bei reizlosen atonischen Subjecten, in Krankheiten, welche auf Unterdrückung der Hautthätigkeit gegründet, sich in chronischen Affectionen der fibrösen Gebilde, Stockungen in denselben, und Neigung zu Ablagerungen oder Mifsbildungen auszeichnen.

Die Krankheiten, bei welchen sich sein Gebrauch besonders hülfreich gezeigt hat, sind folgende:

1) chronische Rheumatismen und chronische gichtische Affektionen, namentlich sehr hartnäckige, mit großem Schmerz verbundene der fibrösen Gebilde oder der Gelenke, wie Ischias, Lumbago, Coxagra.

2) Chronische Nervenkrankheiten, welche durch Unterdrückung der Hautthätigkeit, gichtische Metastasen entstanden, namentlich Tic douloureux, Lähmungen, selbst Amaurose.

3) Verhärtungen, Geschwülste und andere Afterbildungen fibröser und drüsiger Organe, selbst Ablagerungen oder bedeutende Mifsbildungen einzelner Knochen, von gichtischen, scrophulösen, venerischen oder andern Dyscrasien.

4) Lungenkrankheiten. *Borda* empfiehlt den Aconit bei Pneumonie, wenn die Entzündung nachläfst und verdächtiger Auswurf sich zeigt, *Busch* und *Beaumes* in dem ersten Stadium der *Phthisis pulmonum prulenta.* — Hier dürfte von dem Aconit gleichwohl nicht viel zu erwarten seyn.

5) Chronische Hautausschläge, und Krankheiten, welche nach unterdrückten Hautausschlägen entstanden sind. — *Hahnemann* empfahl den Aconit als homöopathisches Heilmittel gegen Seitenstich, Masern, Purpur- und Scharlachfriesel.

O — n.

ACOPUM (von *α* und *κόπος lassitudo*). So wird dasjenige äufserlich anzuwendende Heilmittel genannt, welches in die Gelenke wider die Müdigkeit eingerieben, die dabei vorkommenden Schmerzen hebt. Dergleichen Mittel bestehen meistens aus spirituösen Einreibungen, erweichenden Salben u. s. w.

Synon. Deutsch. *Salbe wider die Müdigkeit.* Franz. *Onguent ou medicament, dont on se sert pour ôter la lassitude du corp.* Engl. *Medicines against wearnefs.* Holl. *Zalve vor vermoitheid, verfriszalf.* E. Gr — e.

ACOR. S. Säure.

ACORUS. Kalmus. Eine Pflanzengattung zur *Hexandria Monogynia* gehörig. Die Kennzeichen sind: Ein Kolben, überall mit dicht gedrängten Blüten besetzt, Blumenhülle (*perigonium*) sechstheilig, Balg leinartig (*glumaceum*). Fruchtknoten dreikantig, kein Griffel, kleine Narbe. Eine dreifächerige Kapsel. *Jussieu* rechnet diese Gattung zu dem Aroidem, aber der Bau des Stammes und der Blätter weicht gar sehr davon ab. Näher steht sie den *Junceae*; sie bildet eine kleine Familie, und wenn man will, eine Unterordnung der letztgenannten Klasse. Wir haben eine officinelle Art:

1) *A. Calamus.* Gemeiner Kalmus. *Linn. sp. pl. ed. Willd. T. 2. p.* 199. *Hayne*, Darstellung der Arzneigewächse T. 4. s. 31. Schwerdtförmige Blätter. Ein zusammengedrückter Schaft, der aus einer Rinne an der Seite einen ungestielten Kolben treibt. Diese Pflanze, welche häufig an Flüssen, Seen und Teichen im nördlichen Europa, besonders auf sandigem Boden wächst, wird 3 Fufs hoch und ist sehr kenntlich durch ihren blattartigen Schaft, so wie durch ihren eigenthümlichen Geruch. Die Wurzel *Rad. Calami aromatici off.* wird als Arzneimittel gebraucht. Es ist aber keine eigentliche Wurzel, sondern es sind Ausläufer (*stolones*) wie man aus den knotigen oder ringförmigen Absätzen und aus der Menge des schwammigen Markes sieht. Sie kriecht horizontal im Schlamme fort, indem sie sich hin- und herwendet, und auf der untern Seite eine Menge von Zaserwurzeln und Warzen als Anfänge derselben treibt, erreicht eine Dicke von 1 — 2 Zoll im Durchmesser, ist auswendig weifs, trocken mit einem rothbraunen Anfluge, inwendig ganz weifs. Auf den Apotheken ist sie gewöhnlich geschält, und in Stücke geschnitten. Sie hat einen eigenthümlichen durchdringenden balsamischen Geruch, und einen gewürzhaften, fast kampferartigen, etwas scharfen, anfangs wenig, nachher mehr bittern Geschmack. Man sammlet sie am besten im

Herbst, wenn sie Blüten getragen hat, auch im Frühlinge; sie ist das ganze Jahr hindurch kräftig. Aus 12 Pfund frischen Wurzeln erhielt *Trommsdorf* nicht mehr als 40 Gran eines hellgelben, ätherischen Oels, von dem Geruche der Wurzel, von Geschmack gewürzhaft, bitterlich, brennend, etwas kampferartig. Spec. Gew. bei 20° R. = 0,899. An der Luft trocknete es zu einem schmierigen Balsam ein, mit Spuren von Säuren, ohne Kampher. Ein grofser Theil der Wirksamkeit hängt von diesem Oel ab. Ferner fand *Trommsdorf* darin ein weiches, scharfes Harz, einen scharfen und süfslichen Extractivstoff, trocken von brauner Farbe und einen Stärkmehlartigen oder vielmehr Inulinartigen Stoff, der sich mit heifsem Wasser nicht zum Kleister kochen liefs, beim Erkalten niederfiel und eine röthliche Farbe annahm, auch durch Weingeist als ein aufgequollenes Pulver niedergeschlagen wurde. (S. *Trommsdorf* Journ. d. Pharm. B. 18. Th. 2. S. 119.) Endlich noch Gummi, nach des Verf. Vermuthung, mit phosphorsaurem Kali verbunden. Man braucht die Kalmuswurzel 1) in Pulver. 2) Ueberzuckert (*Conditum s. Confectio Calami aromatici*), eine zwar weniger wirksame aber bequeme Form. 3) Aufgufs aus einer Unze getrockneter und zerschnittener Wurzeln mit 12 Unzen Wasser durch gelinde Digestion. 4) In der Tinctur, aus 2 Unzen getrockneter und zerschnittener Wurzeln mit 10 Unzen *Spirit. Vini rectificat.* durch viertägige Digestion. 5) Im Extract. Es wird nach der neuen Preussischen Pharmakopoe so bereitet, dafs zuerst die Wurzel mit *Spirit. vini rectificat.* dann der Rückstand mit Wasser ausgezogen wird. Den letzten Aufgufs schlägt man mit Weingeist nieder, um die darin nicht auflöslichen Stoffe, Schleime, Stärkmehl zu scheiden, dann mengt man diesen gereinigten und durch Wärme concentrirten Aufgufs mit der ersten Tinktur, destillirt den Weingeist ab und bringt den Rückstand im Wasserbade zur Extractdicke. Die Preufsische Pharmakopoe hat eine *Tinctura Calami composita*, bestehend aus 3 Unzen Kalmuswurzeln, einer Unze Zittwer- und Ingwerwurzeln, 2 Unzen unreifer Pomeranzen durch 4tägige Digestion mit 3 Pfund *Spirit. vini rectificat.* bereitet. Auch wendet man die Kalmuswurzeln sowohl als das Kraut von Kalmus zu stärkenden Bädern an. Diese kräftige Wurzel war bei den Alten weniger im Gebrauch, als sie jetzt bei den deutschen Aerzten ist.

L — k.

Die Wirkung desselben ist reizend, excitirend, stärkend. Zwischen den bittern, scharfen und gewürzhaften Mitteln in der Mitte stehend, wirkt er zwar weniger erhitzend als Ingwer, aber doch ungleich flüchtiger und reizender als die einfachen Tonica und Amara. Er belebt und stärkt das Nervensystem, verbessert die Verdauung, vermehrt die Thätigkeit der äufsern Haut, und scheint noch eine besonders stärkende Wirkung auf das Knochensystem zu besitzen.

In Pulverform giebt man ihn zu 10 — 30 Gran täglich 3 — 4 Mal; besser noch ist die Form des Infusum, man läfst täglich 2 — 4 Drachmen im Infuso nehmen. Von der *Extr. Rad. Calami aromatici* giebt man 10 — 15 Gran *pro dosi*, von der Tinktur 15 — 30 Tropfen täglich 3 — 4 Mal. Die *Confectio Calami aromatici* ist nur noch wenig im Gebrauche.

Angezeigt ist er innerlich in allen den Fällen, von atonischer Schwäche, wo nicht blofs stärkende, sondern auch zugleich erregend belebende Mittel indicirt sind, namentlich in folgenden Krankheiten:

1) in nervösen Fiebern, bei prostratio virium, bei beträchtlicher atonischer Schwäche des Magens und Darmkanals, wenn die gesunkenen Kräfte schnell gehoben, oder durch flüchtig reizende Mittel der Uebergang zu fixeren Mitteln gemacht werden soll;

2) Schwäche und Verschleimung des Magens überhaupt, namentlich bei Neigung zur Säure;

3) hartnäckigen Wechselfiebern, vorzüglich wenn gleichzeitig Schwäche der Verdauungswerkzeuge mit Neigung zur Verschleimung vorhanden;

4) eingewurzelten rheumatischen und gichtischen Beschwerden, in Verbindung mit eigentlichen antirheumatischen Mitteln;

5) allgemeiner Lues, wenn sie vorzugsweise das Knochensystem ergriffen; — man verbindet ihn hier sehr zweck-

mäfsig mit *Rad. Mezerei*, *Rad. Sassaparillae*, *Rad. Chinae* und ähnlichen Mitteln.

Aeufserlich ist derselbe mit Recht in Form von Bädern empfohlen worden (auf ein Bad 6 — 8 Unzen Wurzel gerechnet), bei allgemeiner Schwäche, Rhachitis, hartnäckigen Fufsgeschwüren und chronischen Hautausschlägen.

Nach Umständen verbindet man sehr passend bei Kindern diese Bäder mit Abkochungen von Malz, Kleien und ähnlichen Mitteln. O — n.

ACOSMIA. Farblosigkeit oder auch Veränderung der Farbe, ein Zustand, der bei *Cachexien* und *Dyscrasien* einzutreten pflegt, z. B. *Icterus*, *Chlorosis*, *Cyanosis*.

H — d.

ACQUI. Die Schwefelbäder zu Acqui in der Lombardei liegen nahe bei der kleinen Stadt Acqui, in dem engen Thale der Bormida, zwischen Genua und Alessandria. Schon den Alten waren die heifsen Quellen zu Acqui bekannt, wie aus mehreren Stellen des *Plinius*, *Strabo* und *Tacitus* zu erhellen scheint, und kamen später durch *Guainerius*, *B. Viotto*, *G. Agricola*, *C. Gesner*, *Baccius*, *Scassi*, *Navassoti* u. A. in Aufnahme. Chemisch untersucht wurde das Mineralwasser und der Mineralschlamm zu Acqui von *Mojon*; ausführliche Nachrichten über ihre Wirkung und Benutzung verdanken wir *Malacarne* und neuerdings *Menu von Minutoli* und *Bertini*.

Die hier befindlichen Schwefelquellen werden theils zu Wasserbädern, theils zur Bereitung und Anwendung von Mineralschlammbädern benutzt, und zeigen in ihrer Temperatur folgende Verschiedenheiten nach *Menu von Minutoli*:

1) Der erste und obere Wasserbehälter hat die Temperatur von . . . . 100° F.
2) Der zweite Wasserbehälter . . . . 116° F.
3) Der dritte Wasserbehälter . . . . 118° F.
4) Der vierte Wasserbehälter . . . . 122° F.
5) Das Soldatenbad . . . . 98° F.
6) Die Quelle zum innern Gebrauch 92° F.

Ihr specifisches Gewicht verhält sich zu destillirten Wasser = 10009 : 10000.

Nach der Analyse von *Mojon* enthält ein Miriogramm dieses Wassers folgende Bestandtheile:

Hydrothionsaurer Kalk . . .	0,000032
Salzsaures Natron	0,000583
Salzsaurer Kalk	0,000142
Kieselerde	0,000019
Wasser	0,998809

Der durch Abdampfen von einer Miriogramm Mineralwasser gewonnene Rückstand betrug 142 Decigrammen, und zwar:

Salzsaures Natron . . .	58	Decigramm.
Salzsaurer Kalk	14	-
Hydrogenirter Schwefel	01	-
Kohlensaurer Kalk . .	37	-
Schwefelsaurer Kalk . .	28	-
Kieselerde	02	-
Kohle (*Mater. carbonosa*)	02	-
	142	Decigramm.

Nach *Mojon* sind die Bestandtheile der verschiedenen heifsen Quellen nicht wesentlich von einander abweichend.

Der zu Acqui sehr häufig benutzte Schwefelmineralschlamm, besteht aus verwittertem Schieferthon und dem Niederschlag der Mineralquellen. Nach *Mojon* enthält der Schwefelmineralschlamm an festen Bestandtheilen:

Kieselerde	0,46
Alaun	0,22
Eisenoxyd	0,05
Kohlensaurer Kalk . . .	0,12
Schwefelsaurer Kalk . .	0,07
Verlust	0,08
	1,00

Der vorhandene Vorrath von Schwefelschlamm würde leicht erschöpft werden, wenn nicht ein Gesetz auf dessen Befolgung streng gehalten wird, jede Versendung des Schwefelmineralschlamms gänzlich untersagte, welchem zufolge sogar der nach der nahen Stadt Acqui zu Bädern gesendete wieder zurückgebracht werden mufs. Aller Mineralschlamm zu Acqui findet sich auf dem Grunde grofser mit Schwefelwasser gefüllter Reservoirs oder Teiche, deren Temperatur im im Winter und Sommer sich höchstens um 4° verändert. Man benutzt den Schwefelmineralschlamm örtlich als Umschlag, oder auch allgemein in Form ganzer Bäder, in besondern mit Mineralschlamm gefüllten Badewannen, oder in gemeinschaftlichen Bädern und Behältern von Mineralschlamm; in den letzten verweilt man eine Stunde, und gebraucht zuvor entweder ein Wasserbad oder die Wasserdouche. Die Hitze des Mineralschlamms beträgt (97 — 118° R.) und ist lang andauernd. Die Wirkung desselben ist höchst durchdringend, reizend, sehr profuse Schweifse erregend. Die Bereitung der Mineralschlammbäder besorgen die Mineralschlammträger (*Fangaroli*). Nur leicht bekleidet, meist ganz braun von der Sonne gebrannt, tragen sie selbst die schwachen Kranken in die Bäder und geben die Douche. Die Bereitung der Schwefelschlammbäder ist für die *Fangaroli* höchst beschwerlich, da sie sich selbst in die Behälter von heifsem Mineralwasser begeben, und mittelst Kübeln den auf dem Boden befindlichen Schwefelschlamm zu Tage fördern müssen.

Man empfiehlt diese Mineralschlammbäder vorzugsweise bei chronischen Hautausschlägen, Lähmungen, allgemeiner Schwäche des Muskel- und Nervensystems, und hartnäckigen gichtischen und rheumatischen Affectionen.

Da durch die Ausdünstung der heifsen Quellen und die Lage des Thales, die Hitze im Sommer sehr grofs ist, existirte sonst ein Gesetz, welches den Gebrauch der Bäder in den Hundstagen untersagte, dasselbe wurde aber später von den Franzosen aufgehoben.

L i t t e r a t u r:

Trattato delle Regie Terme Aquese, di *V. Malacarne*. Torino, 1778.

Mojon Analyse des eaux sulfureuses et thermales d'Acqui. 1808. Gen.

Menu von Menutoli Abhandlungen vermischten Inhalts. Berlin, 1816. S. 132. sq.

B. Bertini, Idrologia minerale ossia Storia di tutte le Sorgenti d'Acque minerali negli Stati di Sardegna. Torino, 1822. S. 110 — 125.

O — n.

ACRANIA, Schedelmangel; *cranius,* ein Foetus, dem der Schedel ganz oder zum Theil fehlt, von *κράνιον*, Schedel, und dem *α* privativum. Vergl. Acephalus und Hemicephalus.

R — i.

ACRASIA heifst so viel wie *Intemperies* bei den Alten, jede Abnormität in den materiellen oder dynamischen Verhältnissen. H — d.

ACRE. *Acria.* S. Scharfe Stoffe.

ACRIMONIA. Schärfe, Dyscrasie, ein fehlerhafter Zustand der Säfte, wodurch sie heftiger reizend werden, als sie im naturgemäfsen Zustand seyn sollten. Der Begriff ist in alten Zeiten, während der Alleinherrschaft der Humoralpathologie, zu weit ausgedehnt, nachher aber durch die Solidar- und Erregungstheoretiker wieder unrichtiger Weise ganz verworfen worden. Aber er ist ächt pathologisch, in der Natur begründet, und, gehörig verstanden, in der Pathologie und Praxis gar nicht zu entbehren. Es können nämlich alle unsere Säfte, selbst das Blut nicht ausgenommen, durch fehlerhafte Mischung, eine zu stark reizende chemische Qualität erhalten. Es giebt Krankheitsstoffe und animalische Vergiftungen, wodurch ebenfalls eine erregende Qualität der organischen Materie erzeugt wird. Das alles wird durch das Wort Schärfe bezeichnet. (S. Dyscrasie.) H — d.

ACRISIA, ein nicht zur Krisis neigender Zustand der Krankheit, so dafs entweder gar keine Krisis und also ein tödtlicher Ausgang, oder eine unvollkommene Krisis zu erwarten ist. H — d.

ACROCHORDON. S. Hängende Warze.

ACROMIUM, *summus humerus*, die Schulterblattshöhe, die Gräthenecke: von ὦμος, Schulter, und ἄκρος, das Aeusserste. Man belegt mit diesem Namen den von der Gräthe (*spina*) des Schulterblatts frei auslaufenden Theil, mit dessen vorderer Gelenkfläche sich das Schlüsselbein verbindet, so wie sich das *Ligamentum scapulae proprium anterius* zwischen die Gräthenecke und den Hakenfortsatz (*processus coracoideus*) des Schulterblatts legt, durch welches Beides das Ausweichen des Oberarmbeins nach oben verhindert wird. R — i.

ACROMIUM in chirurgischer Beziehung. Die Schulterhöhe kann von allen in dem Artikel Knochenkrankheiten aufgezählten Uebeln befallen werden; gleichwohl mufs man gestehen, dafs dies jedoch bei andern Knochen viel häufiger geschieht. Wann sehen wir *Caries*, *Necrose*, *Exostosen* u. s. w. an der Schulterhöhe, wenn solche nicht etwa die Folgen mechanischer Einwirkung sind?

Sollte in der ziemlich isolirten Lage dieses Theiles der, fast nur durch *Syssarcosis*, mit dem Skelette verbundenen *Scapula* ein Grund der genannten Erscheinung gefunden werden können? Die Analogie gewährt dieser Meinung Vorschub; wir nehmen dasselbe Verhältnifs bei dem Zungenbeine, der Kniescheibe und den Sesambeinen wahr.

Da nun die Betrachtung dieser Krankheitszustände, wenn sie an dem *Acromium* vorkommen sollten, durch die denselben besonders gewidmeten Artikel schon ihre Erledigung findet, und die Abweichung der Schulterhöhe unter *Luxatio extremitatis scapularis claviculae* nachgesehen werden mufs; so beschränken wir uns hier auf die specielle Abhandlung der *Fractura acromii*.

Obgleich der Bruch der Schulterhöhe nicht häufig ist, so kann derselbe doch durch einen auf sie unmittelbar einwirkenden Fall, Stofs und Schlag, durch das Fallen einer Last auf dieselbe, durch die Gewalt, welche der nach oben verrenkte Kopf des *Ossis brachii* gegen sie ausübt, und endlich durch Hieb und Schufs verursacht werden. Gewöhnlich ist diese Verletzung complicirt (siehe: Quetschung, Entzündung, Knochenwunden, Schufswunden, *Fractura complicata, comminuta*), wir haben es hier jedoch nur mit dem einfachen Bruch zu thun, der fast immer als ein Querbruch, zuweilen an der Spitze, zuweilen auch an der Basis derselben erscheint, und an folgenden pathognomonischen Zeichen erkannt wird:

1) Schmerz an der Bruchstelle, welcher beträchtlich ist, und durch Bewegungen mit dem Arm der kranken Seite vorgenommen, sehr vermehrt wird;

2) Geschwulst von ziemlicher Gröfse, da der Bruch gewöhnlich nur auf die Einwirkung starker Gewalt entsteht;

3) Crepitation und Beweglichkeit an einem Ort, wo sonst keine war, welche bemerkt werden, wenn man eine Hand auf das *Acromium* legt und mit der andern auf- und abwärts Bewegungen des Arms vornimmt;

4) Vertiefung an der Bruchstelle, da das äufsere Bruch-

ende durch das Gewicht des Arms und durch die Wirkung des Deltamuskels nach unten gezogen wird, welche jedoch am auffallendsten gesehen werden kann, wenn man den gemeinhin unbeweglich längs der Brust herabhängenden Arm in die Höhe hebt;

5) Neigung des Kopfs des Kranken nach der verletzten Seite hin, wobei die Schulter herabgesunken erscheint; endlich

6) die Möglichkeit, den gebrochenen Fortsatz leicht in seine natürliche Lage wieder zurückzubringen, wenn man den Arm so gegen die Schulter in die Höhe schiebt, dafs das *Caput humeri* das *Acromium* und auch das *Ligamentum triangulare* gerade von unten nach oben richtet.

Bei einer genauen Beachtung aller dieser Erscheinungen, und bei richtiger Erwägung derjenigen Zeichen, welche einer Verrenkung des Oberarms angehören, dürfte es wohl unmöglich seyn, beide Uebel mit einander zu verwechseln.

Die Vorhersagung bei einem Bruch des *Acromii* wird nur bedenklich durch die denselben gewöhnlich begleitenden Complicationen, daher Erschütterungen des Rückenmarks und der Brusteingeweide, Blutspeien, innere Entzündungen, Entzündung, Eiterung und Brand der die Schulterhöhe umgebenden Weichgebilde, Schwinden und Lähmung des Arms und Caries oder Necrose der Knochen, die Folgen seyn können; zweifelhaft ist die Prognose, den Bruch an und für sich betreffend, jedoch auch deshalb, weil die *Retentio* während der ganzen Zeit der Heilung nicht immer unverrückt durchzuführen ist, daher denn die Aufhebung des Arms leicht einige Beeinträchtigung erleiden kann.

Was die Reposition und den Verband betrifft, so folgen wir bei Angabe derselben dem berühmten *Desault* und *Boyer*, welche die Lehre von der Reposition und dem Verbande bei Beinbrüchen nicht nur auf richtige anatomische und physiologische Grundsätze hingeführt, sondern die letztern auch sehr vereinfacht haben.

Den Bruch zu reponiren, legt man des Kranken Arm an die Seite des Rumpfes, und hebt ihn dann, indem man den Ellenbogen ergreift, parallel mit seiner Achse in die

Höhe, also vertical von unten nach oben; jetzt zieht der Deltamuskel das äufsere Bruchende nicht mehr herab, und der Kopf des Oberarmbeins bringt das *Acromium* auf gleiche Höhe mit der Gräthe des Schulterblatts und mit dem Schulterblattende des Schlüsselbeins, indem er von unten nach oben drückt.

Eine glückliche Heilung zu erzielen, sind die Bruchenden in dieser Lage zu erhalten; es mufs der Arm also in der bei der Einrichtung angegebenen Position verbleiben, damit seine Schwere die Schulter nicht herabziehe, und überhaupt alle Bewegungen der Schulter und des Arms auf's äufserste verhütet werden.

Wir erreichen diesen Zweck, wenn wir zuerst den Rumpf und Arm gleichzeitig mit Hobelgängen von der Schulter bis zum Ellenbogen herab umschliefsen, ganz in derselben Art wie bei dem Schlüsselbeinbruchverbande angegeben wird. Hierauf legt man den Kopf einer 8 — 12 Ellen langen und 4 Finger breiten Binde unter die gesunde Achsel, führt sie schräg auf die Brust und über die kranke Schulter, doch dem Halse näher als dem Bruche, steigt hinter der Schulter der ganzen hintern Länge des Armes nach herab, geht unter dem Ellenbogen durch, schief über die Brust unter die gesunde Achsel, darauf nach dem Rücken, kreuzt die erste Tour auf der kranken Schulter, steigt an ihrem Vordertheile längs der vordern Seite des Arms wieder herab, geht von neuem unter dem Ellenbogen nach hinten durch, schief über den Rücken unter die gesunde Achsel, und vollzieht von hieraus die beschriebenen Gänge noch einmal. Die Binde wird, zur vollständigen Sicherung aller Touren, welche überall schon mit Nadeln befestigt worden sind, in Zirkelgängen von hinten nach vorn über den Arm und die Brust geendigt. Die Hand legt man in eine kleine Schärpe, welche an den oberhalb befindlichen Touren der Binde befestigt wird.

Desault legt unter allen Umständen zuvor ein Kissen, in seiner ganzen Länge von gleicher Dicke, zwischen den Arm und die Brust, von der Achsel bis zum Ellenbogen herabragend, und vollzieht nun den eben angegebenen Verband.

Bei Subjecten, welche eine schmale Brust und breite Schultern haben, bei denen sich also, den Arm an die Seite des Rumpfes gelegt, der mittlere Theil des Deltamuskels in Spannung befindet, und somit ein Herabziehen des abgebrochenen *Acromii* zur Folge haben würde, müfste das Kissen, je näher dem Ellenbogen, an Dicke allmählig zunehmen.

Ein Verband unmittelbar auf die Bruchstelle selber ist hiernach überflüssig.

Da es kaum möglich ist, eine von jeder Mifsgestaltung ganz freie Heilung zu erhalten, weil es nur eines Moments bedarf, in welchem der Arm, nicht im gleichen Grade gehoben und unterstützt, vermöge seiner positiven Schwere etwas herabsinkt; so ist man um so mehr verpflichtet, diesem Nachtheile mindestens so gut als möglich zu begegnen, indem man den Verband genau beobachtet, ihn zur rechten Zeit fester anzieht, über vierzig bis funfzig Tage, welche Zeit gewöhnlich zur Heilung hinreicht, liegen läfst, dem Kranken die gröfste Ruhe empfiehlt und anstrengende Bewegungen mit dem Arme, auch nach der Heilung noch auf längere Zeit vermeiden läfst.

Synon. Deutsch. *Oberste Theil des Schulterblattes.* Lat. *Acromium.* Franz. *l'Acromion, Eminence de l'épaule.* Engl. *The top of the shoulder-blade.* Holl. *Het Schouder-beens hoofd, uitsteeksel, Schouder top.*

Litteratur.

Desault's chirurgischer Nachlafs, von *Bichat* herausgegeben, übersetzt von *Wardenburg.* 1. B. 1. Th. Götting. 1799.

Practisches Handbuch für Wundärzte u. s. w. von *Jo. Gottl. Bernstein.* 1. Bd. p. 499. u. 500.

Derselbe, über Verrenkungen und Beinbrüche. Jena und Leipzig, 1802. p. 480. u. w.

Abhandlung über die chirurg. Krankheiten u. s. w. von dem Baron *Boyer,* übersetzt v. *Textor.* Würzburg. 3. Bd. p. 145 — 154.

S. Cooper's neuestes Handbuch der Chirurgie, u. s. w. Nach der 3ten Originalausgabe übersetzt. Weimar, 1826. p. 111 — 113.

Chirurg. Kupfertafeln u. s. w. Weimar, 1820. 2tes Heft. Taf. VIII. Fig. 4. 5. und 6.

Henkel's Anweisung zum verbesserten chirurg. Verband u. s. w. Taf. XVIII. Fig. 178. 179. 180. K — e.

ACROPOSTHIA. S. Beschneidung.

ACROTERIASMUS. S. Amputation.

ACTAEA. Christophskraut. Eine Pflanzengattung zur natürlichen Ordnung *Ranunculeae* gehörig, und zur *Polyandria Monogynia*, deren Kennzeichen sind: Ein vierblättriger abfallender Kelch. Eine vierblättrige Blume. Ein Fruchtknoten mit einer Narbe ohne Griffel. Eine einfächerige Beere; die Samen in einer Reihe an der Wand.

A. spicata. Aehrenförmiges Christophskraut. *Linn. sp. pl. ed. Willd. T.* 2. *p.* 1139. *Hayne* Darstell. der Arzneigew. Th. 1. t. 14. Die Blätter sind zusammengespitzt, die Blättchen sind oval oder herzförmig oval, gesägt und eingeschnitten, glatt; die Blütentrauben kurz. Beeren schwarz. Wächst in bergigten Wäldern des nördlichen und mittleren Europa, hat weiſse Blumen, und runde, eine Erbse groſse, glänzend schwarze ziemlich trockene Beeren. Die Beeren sind nach *Linné* (*Flor. lappon. p.* 175.) giftig, und er will *unum vel alterum exemplum* davon gesehen haben. Er nennt sie darum auch Actaea, mit einem von Plinius schon gebrauchten Namen, aber mit der willkührlich zugefügten Etymologie, daſs die, welche die Beeren genieſsen, in ein wildes Thier wie Actaeon verwandelt werden. Schon *Spielmann* (*d. plant. venenat. Alsat.*) hält die Erzählung für einen Irrthum. Nach *La Monnier* soll das Extract der Wurzel Hühner tödten; das Decoct hatte nach *Orfila's* Versuchen (Allgem. Toxicol. Th. 3. S. 228.) keine schädliche Wirkung. Die Wurzel wird statt *rad. Hellebor. nigri* zuweilen gesammelt, und soll zur Zertheilung der Kröpfe wie auch zur Thierarznei gedient haben.

A. racemosa. Traubenförmiges Chr. *Linn. sp. pl. T.* 3. *p.* 1139. Ist eigentlich eine *Cimicifuga,* und zwar *C. Serpentaria. Pursh Fl. Amer. sept. T.* 2. *p.* 372. (s. *Cimicifuga*). Wächst in schattigen, steinigen Wäldern von Canada bis Florida. L — k.

A. racemosa. Neuerdings ist die Wurzel dieser Pflanze in der Form der Tinktur in Nordamerika gegen Lungenschwindsucht angewendet worden. *Barton* zählt sie zu den adstringirenden Mitteln, nach *Garden* hat ihre Wirkung eine groſse Aehnlichkeit mit der *Digitalis purpurea.* Sie wirkt, nach *G.*, auf das Sensorium, und die resorbirenden Gefäſse. In groſsen Gaben soll sie Uebelkeit bewirken, Schwindel, Schmerzen in den Extremitäten, Angst, Erweiterung der Pupille, Unruhe und ein Gefühl von groſser Unbehaglichkeit.

Die gute Wirkung dieses Mittels erprobte *Garden* an sich selbst, indem er durch diese Wurzel von einer Brustkrankheit, an welcher er sehr lange gelitten, geheilt wurde. Bei der Anwendung dieses Mittels verminderte sich das hektische Fieber, der Puls fiel von 120 Schlägen fast bis zur Hälfte, die nächtlichen Schweiſse hörten auf, Husten und Auswurf besserte sich, ein fixer Schmerz in der rechten Seite der Brust verschwand, Appetit und Kräfte kehrten wieder. — Auſser dieser Beobachtung theilt *Garden* noch die Krankengeschichte eines jungen Mannes mit, welcher angeblich an *Phthisis tuberculosa* leidend, durch dieses Mittel geheilt wurde.

Litt. American Medical Recorder. Vol. VI. Philadelphia. 1823. S. 609.

O — n.

ACTES GRANA. S. Sambucus.

ACTUALE (*cauterium*). S. Glüheisen.

ACUPUNCTUR. Von *Acus* und *punctura* (Chinesisch: *Xinkien.*). Mit dieser Benennung bezeichnet man dasjenige Heilverfahren, durch welches, mittelst des Einstichs metallener Nadeln, Krankheiten geheilt werden. Die Acupunctur schreibt sich aus den uralten Zeiten der Arzneikunde der Chinesen und Japaneser her; es ist aber nicht zu ermitteln welches von beiden Völkern dieselbe zuerst aufgebracht hat, indem, den ältesten Nachrichten zufolge, die Erfindung der erwähnten Heilmethode von Einigen (*Ten - Rhyne, Kämpfer, Sarlandière*) den Japanesen und von Andern (Dict. d. sc. médic.) den Chinesen zugeschrieben wird, welche sie jenen so wie den Bewohnern von Korea mitgetheilt haben sollen. Ob die griechischen, römischen und arabischen Aerzte die Acupunctur gekannt haben, ist sehr zu bezweifeln. — Nach Europa, und zunächst nach England und Holland, ist sie indessen im 17ten Jahrhundert von Japan aus herüber gekommen.

Bei den Japanesen und Chinesen war die Acupunctur nächst der Moxa von jeher ein Volks- und Universalmittel, und wurde von ihnen nicht allein in fast allen chronischen, sondern auch in den meisten acuten Krankheiten angewandt. (Vergl. *Sarlandière, v. Graefe's* und *v. Walther's* Journ. VIII. p. 374.) Sie ward bei beiden Völkern kunstgemäfs erlernt, und wurde nur demjenigen die Ausübung derselben gestattet, der eine strenge Prüfung darin überstanden hatte. Sie bedienten sich hierzu eigener Phantome (vergl. *Sarlandière* und *v. Graefe* und *v. Walther l. c. Tab. II.*) die von Holz oder Pappe gearbeitet, einen menschlichen Körper vorstellten, und *Tsoe-Bosi* hiefsen, d. i. Priestergestalt, indem der Kopf eines solchen Phantoms wie bei ihren Priestern geschoren dargestellt war. An diesen Phantomen befanden sich nach einer gewissen Ordnung Punkte oder auch Löcher und hieroglyphische Zeichen angebracht, welche die zu punctirenden Stellen, die auch zugleich für die Moxa bestimmt waren, andeuteten, und nach Beschaffenheit der Krankheit ausgewählt wurden. An diesen Phantomen übten sich die Schüler nicht allein ein, sondern sie mufsten dabei gleichsam ihren Cursus ablegen. Ein holländischer Gelehrter hat einen solchen *Tsoe-Bosi* mit nach Europa gebracht, der sich gegenwärtig in den Händen des Dr. *Sarlandière* in Paris befindet.

Die Nadeln, deren sich beide Völker bedienten, wurden theils aus Gold, theils aus Silber verfertiget, und wie die *Tsoe-Bosis* nur von eigends dazu Berechtigten gearbeitet. Sie waren in der Regel 4 Zoll lang, sehr dünn, spitz zulaufend, mit einem schneckenartig gewundenen Handgriffe versehen, und wurden in einen aus dem Horne eines Büffelochsen bereiteten Hammer entweder eingeschoben oder eingelegt; (S. *Ten Rhyne p.* 183. *Fig.* 6. *Kämpfer Tab. XLIII. p.* 426.) der durch Blei die erforderliche Schwere erhielt. Jedoch gab es aufserdem noch zwei andere Arten von Nadeln, nämlich solche, die immer nur von Silber gearbeitet, einen kürzeren Handgriff hatten als die vorher beschriebenen, und die in einem mit Tuch ausgeschlagenen Etui aufbewahrt wurden, und solche, die der Länge nach gefurcht waren und theils aus freier Hand, theils durch eine hölzerne Canule mittelst des Nagels oder Fingers, ½ bis 1 Zoll tief bis in die schmerzhafte Stelle eingesenkt, oder mittelst eines Hammers durch schwache

Schläge eingetrieben wurden. (S. *Ten-Rhyne* u. *Kämpfer l. c.*) Nach *Kämpfer* liefs man diese Nadeln durch zwei, nach *Ten-Rhyne* bis durch 30 Respirationen stecken. Die Stelle wo die Nadel gesessen hatte, wurde darauf mit dem Finger festgedrückt. Die Acupunctur wurde übrigens von beiden Völkern mit grofser Dreistigkeit geübt; sie stachen die Nadeln ohne Bedenken in den Unterleib ein, wobei sie nur Nerven und Blutgefäfse zu vermeiden anempfahlen. Am häufigsten wurde sie bei beiden Völkern in Kolikschmerzen und in der Gicht gebraucht, sonst aber in Fiebern, Blutflüssen, Wassersuchten, Leberaffectionen u. s. w. (S. *Sarlandière, v. Graefe* u. *v. Walther l. c.*)

Als die Acupunctur den europäischen Aerzten bekannt wurde, sprach man anfänglich von ihr nur wie von einer Merkwürdigkeit, ohne sie einer nähern Untersuchung zu würdigen, und nur *Ten-Rhyne* empfahl sie gegen Gicht und Rheumatismus. Nach ihm wurde ihrer zwar gedacht, (*Bidloo, Heister*) jedoch nur um sie lächerlich zu machen. In der neuern Zeit hat sie *Berlioz* in die Praxis eingeführt, und sie vorzüglich bei Rheumatismen angewendet und empfohlen. Nach ihm bedienten sich ihrer *Finch, Churchill* in England, *Haime, Demours, Beclard, Sarlandière, J. Cloquet* u. m. A. in Frankreich und Italien mit Erfolg. Anfangs gebrauchte man dazu die gewöhnlichen stählernen Nähnadeln, und darauf die *Juke*schen Nadeln; diese bestehen aus Stahl, sind etwas stark, völlig unbiegsam und haben einen elfenbeinernen Griff. (S. *v. Graefe's* u. *v. Walther's* Journ. d. Chirurg. u. Augenheilk. Bd. V. Tab. IV. Fig. 8.) *Sarlandière* gab den Nadeln die ursprüngliche japanische Form wieder, nur dafs er sie nicht aus Gold oder Silber, sondern aus Platina und zwar noch viel feiner anfertigen liefs. Die Platina-Nadel ist 2 Zoll lang und $\frac{1}{10}$ Linie stark, läuft spitz ab, und hat einen Griff von Gold, der der Länge nach gekerbt, einen Zoll lang ist.

Um sie zu führen bedient sich *Sarlandière* einer, aus einem Stücke von einem elastischen Catheter bestehenden Canule. Er spannt mit der Linken die Haut an, setzt die Canule darauf, fixirt diese mit dem Daumen und Zeigefinger derselben Hand, fafst alsdann mit der Rechten den

Griff der Nadel wie eine Schreibfeder an, und sticht rotirend in die Haut 3 bis 4 Linien tief. Hierauf entfernt er die Canule und drückt die Nadel tiefer oder flacher, senkrecht oder seitlich ein, je nachdem es die Umstände erfordern. Hat die Nadel erst die Cutis durchdrungen, so gleitet sie sehr leicht ein, besonders wenn sie ins Zellgewebe geführt wird, und bedarf alsdann keines scharfen Aufdrückens. — *Sarlandière* bringt solcher Nadeln zu 1 — 6 und mehreren Stücken ein, und läfst sie mehrere Stunden lang stecken. Der Stichpunkt wird dann blofs mit dem Finger festgedrückt, welches aber auch unterlassen werden kann. In der Regel zeigt sich nach Herausnahme der Nadel auch nicht die mindeste Blutung, und stellt sie sich zuweilen wirklich ein, so ist sie zu unbedeutend, als dafs sie berücksichtigt zu werden brauchte, indem ein Fingerdruck hinreicht sie zu stillen. *Carraro* hat gleichfalls eigene Nadeln angegeben, die stärker als die *Sarlandière*-schen nnd mit einem abgerundeten Knöpfchen, statt des Griffs versehen sind. (S. *v. Graefe* u. *v. Walther l. c. Bd. VIII. pag.* 664. *Taf. V. Fig.* 4.)

Demours Methode der Acupunktur weicht von den eben bemerkten wesentlich ab. Um so weit als möglich Schmerzen zu meiden, setzt er auf die zu acupunctirende Stelle trockene Schröpfköpfe an: fafst alsdann die Haut in eine Falte, und kneipt diese mittelst einer ganz eigenen Zange, welche die Gestalt einer gewöhnlichen Drahtzange hat, deren Schnabel aber platt, 5 Linien breit und zweimal der Länge nach eingeschnitten ist. Hat man diese Zange nun nach eben bemerkter Weise angesetzt, so fafst man die Nadel (eine gewöhnliche 15 — 24 Linien lang) mit dem *Béclard*schen Nadelhalter, und sticht sie durch die Einschnitte der Zange bis zur entgegengesetzten Seite, oder bewirkt diese Durchstechung auch mittelst eines gewöhnlichen Fingerhuts. Hierauf entfernt er die Zange, kneipt Spitze und Oehr der Nadel ab, und legt englisches Heftpflaster darauf. Die Nadeln läfst *Demour* Stunden, Tage, ja Wochen lang stecken und wendet dabei täglich an den Stellen, wo die Nadeln sitzen, trockene Schröpfköpfe an. (S. *v. Graefe* u. *v. Walther l. c. Bd. VIII. pag.* 664. *Tab.*

V. Fig. 5.) *Jul. Cloquet* nimmt gleichfalls stählerne Nadeln, mit einem spiralförmig gewundenen elfenbeinernen Griffe. Sie sind 4 Zoll lang, polirt, und von verschiedener Stärke. Ehe diese Nadeln angewendt werden, hält er dieselben über eine Lichtflamme, um sie biegsam zu machen. Sollen die Nadeln Tage lang stecken bleiben, so versieht er sie, um ihrem förmlichen Eindringen vorzubeugen, mit bleiernen Köpfchen. Er spannt mit der linken Hand die zu punctirende Haut, faſst mit der Rechten die Nadel zwischen Daumen und Zeigefinger, und drückt sie, ohne sie zu rotiren in die Gebilde ein, damit die Friction wo möglich ganz vermieden wird, und so weniger Schmerzen entstehen. Dabei soll man aber die Nadel nicht zu rasch führen, sie immer senkrecht ansetzen, und im Fall sie seitlich eindringen soll, erst nach Durchstechung der Haut bloſs durch eine Senkung des Griffendes der Nadel die erforderliche Richtung geben. Hat die Nadelspitze die schmerzhafte Stelle erreicht, so hält man inne und überschreitet diese Grenze nicht. Erfolgt nicht augenblickliche Erleichterung, so rührt dies davon her, daſs man die richtige Stelle verfehlt hat, welche man daher aufzusuchen bemüht seyn muſs. Auſserdem bedient sich *J. Cloquet* zum Leiten der Nadel einer Canule, wie die *Sarlandiére*sche; auch legt er über die zu operirende Hautstelle eine dünne mit Salzwasser befeuchtete Bleiplatte, und sticht die Nadel durch diese ein. — Bei der Anwendung der Nadel ist es immer nothwendig sie zu desoxydiren, welches unter andern dadurch bewerkstelliget werden kann, daſs man sie mit Schmergel abputzt. Auſser den Gold-, Stahl- und Platina-Nadeln hat man auch silberne in Vorschlag gebracht, aber bis jetzt ist nur wenig von der Wirksamkeit derselben bekannt geworden.

Auswahl der Nadeln. Welche von den Nadeln in Hinsicht ihrer Bestandtheile die besten sind, darüber herrschen verschiedene Meinungen. Was die Form anbelangt, so verdienen wohl die *Sarlandiére*schen und *Cloquet*schen vor allen übrigen den Vorzug, da sie sehr fein sind und am wenigsten Schmerzen verursachen. — *Michaelis* (*v. Graefe* und *v. Walther*, l. c. Bd. VIII. p. 344.) hält, so wie *Clo-*

quet die Stahlnadeln für die besten, wiewohl ich von beiden ein und denselben Erfolg wahrzunehmen Gelegenheit gehabt habe, *Sarlandière* dagegen die Platina-Nadeln, von welchen auch ich dieselben Erfolge erfahren habe, wie von den stählernen. Weniger wirksam zeigten sich unstreitig die goldenen, und am unwirksamsten die silbernen. Die Zufälle, welche bei der Operation vorkommen können, sind folgende: 1) Einstich in Nerven. *Cloquet* hat selten und fast nie so heftige Schmerzen darnach entstehen sehen, dafs er gezwungen gewesen wäre, die Nadeln wieder auszuziehen, und zeigten sich auch geringe Schmerzen darnach, so vergingen dieselben sehr bald. Er hat die Nadeln in das Gehirn, in das Rückenmark, ja sogar in einen blofsgelegten Cruralnerven einer Katze eingesenkt, ohne dafs diese heftige Zeichen von Schmerzen, oder eine Veränderung in den Functionen geäufsert hat. Auch ich kann dieser Behauptung *Cloquet's* beitreten. 2) Einstich in Arterien und Venen. *Delaunay*, *Beclard* und *Cloquet* haben nie üble Ereignisse darnach bemerkt. Höchstens zeigten sich einige Tropfen Bluts, welches aber durch Aufdrücken des Fingers hinreichend gestillt ward. Eine leichte Ecchymose die sich zuweilen zeigte, zertheilte sich sehr schnell von selbst. Mir sind bei der häufigen Anwendung der Acupunctur, nie heftige Blutungen vorgekommen, doch halte ich es für nothwendig, Nerven- und Blutgefäfsen auszuweichen, um allen unnöthigen Schmerz zu vermeiden. 3) Einstich in sehnige Muskelscheiden und in die Knochenhaut. Von beiden sprechen weder *Cloquet* noch andere Schriftsteller über die Acupunctur. Ich habe die Erfahrung gemacht, dafs das Berühren der genannten Theile sehr schmerzhaft ist, daher es sorgfältig vermieden werden mufs; hat jedoch die Nadel eine solche Stelle getroffen, welches durch lebhafte Aeufserung des Schmerzes von Seiten des Kranken zu erkennen ist, so ziehe man sie eiligst zurück, worauf der Schmerz augenblicklich verschwindet. 4) Einstich in Eingeweide. *Haime*, *Bretonneau*, *Velpeau* und *Meyranz* veranstalteten an Hunden viele Versuche dieser Art, welche ergeben haben, dafs das Einstechen der Nadeln in's Gehirn, Herz, in die Lungen, den Magen u. s. w. dieser

Thiere, weder irgend einen Schmerz, noch ein anderes bedeutendes Ereignifs, veranlafst, wenn die Nadeln gehörig fein sind. *J. Cloquet* hat seine Nadeln so tief in die Brusthöhle eines Thieres eingesenkt, dafs es keinem Zweifel unterliegt, er sey damit in die Lungen eingedrungen, eben so in die Leber, den Magen und die Testikel, ohne dafs üble Folgen darnach eingetreten wären.

Allgemeine Regeln, die beim Acupunctiren beobachtet werden müssen. Nach *J. Cloquet* mufs die Nadel bis in die schmerzhafte Stelle eingesenkt werden; bei Augenkrankheiten dagegen darf sie nur im Umkreise der Gegend des Schmerzes gebraucht werden. Bei geringen Entzündungen in einer Entfernung von 1 — 1½ Zoll der Augen. In Cephalalgien sticht er sie auf den behaarten Theil des Kopfes, und nach der Richtung des Sitzes der Schmerzen ein, und läfst die Nadel Stunden-, ja Tagelang stecken. In Convulsionen, Epilepsien und in Delirien sticht er sie in die Nucha oder hinter den Ohren, und bei Contractionen der Muskeln, in den Muskel selbst ein. — Ehe man die Acupunctur anwendet, suche man erst die Stelle des Schmerzes auf; sind mehrere solcher Stellen vorhanden, so acupunctirt man sie sämmtlich; öfters reicht aber auch schon eine Nadel aus. Zieht sich bei Anwendung der Nadel der Schmerz von der ursprünglichen Stelle nach einer andern hin, so verfolgt man den wandernden Schmerz bis er endlich ganz aufhört. Die Nadel mufs man kürzere oder längere Zeit hindurch verweilen lassen, je nachdem die Krankheit mehr oder weniger heftig, die schmerzhafte Stelle tiefer oder flacher gelegen ist, und der Schmerz früher nachgiebt oder länger anhält. *Cloquet* giebt den Rath, die Acupunctur im nüchternen Zustande des Kranken vorzunehmen; ich habe aber die Erfahrung gemacht, dafs dies nicht unumgänglich nothwendig ist. Zuweilen empfinden die Kranken beim Einstechen sehr heftige Schmerzen, dann entferne man die Nadel entweder ganz, und versuche sie nach einiger Zeit wieder in dieselbe Stelle zu bringen, oder man ziehe sie wenigstens ein bis zwei Linien wieder heraus. — Ich habe, wie bereits erwähnt ist, die Acupunctur vielfältig angewandt, und dabei folgende Erfahrungen gemacht: es ist nicht immer nöthig, die Nadel senkrecht anzusetzen, wenn man sie seitwärts einsenken will, zumal weil es sehr schwierig ist, sie von der ein Mal angenommenen Richtung abzuleiten. Ehe die Nadel durch die *Cutis* gelangt, fand ich ihr Eindringen dadurch erleichtert, dafs ich die Nadel um ihre Achse drehend, fortbewegte. Den Schmerz, dessen *Cloquet* bei diesem Verfahren erwähnt, habe ich nur selten, und zwar nur an gewissen Stellen, oder bei stumpfen Nadeln und sehr sensiblen Individuen bemerkt. Nach Durchstechung der Haut aber bedarf es nur eines leisen Druckes, um die ganz leicht eindringende Nadel tiefer einzustechen.

Die Wirkung der Acupunctur beruht nach den bisherigen Erfahrungen, auf eine dabei statt findende Oxydation. *J. Cloquet* bemerkt, dafs die Spitze der Nadel immer weit mehr oxydirt wird, als ihre übrigen Theile; zuweilen fand er sie rund herum mit einem schwarzen Oxyd belegt; zuweilen nur theilweise, und bei längerem Steckenbleiben, auch wohl Lymphe daran, wobei sich ergab, dafs die am besten polirten Nadeln am leichtesten oxydirten, und dafs bei Leichen niemals eine Oxydation statt fand. *Cloquet* hat Versuche angestellt, aus welchen sich ergiebt, dafs die Wirkung der Acupunctur eine Folge der Entwickelung eines Fluidums um die eingebrachte Nadel ist, das er Nervenfluidum nennt, und das mit dem Galvanismus Aehnlichkeit hat, und von dessen Gegenwart sich auch *Belletan* überzeugt zu haben angiebt. *Pouillet* und *Beclard* dagegen leugneten die Bildung eines solchen Fluidums ganz. — Bei gesunden Menschen bewirkt die Acupunctur eine Empfindung, die bei der geringsten Bewegung stärker wird, einem Krampfe nicht unähnlich ist, und sich mehr der oberen Muskelschicht, vorzüglich um die Nadelspitze herum, mittheilt; bei vollkommener Ruhe aber aus einem Zuströmen zu der Nadelspitze besteht, welche Spitze zwar immer bald mehr, bald weniger, jedoch bei kranken Personen in der Regel am meisten oxydirt wird, obwohl auch hier die Oxydation in einigen Krankheiten bald stärker, bald schwächer, als in andern erscheint. Es liefse sich demnach wohl denken, dafs die Oxydation mit der Intensität des Schmerzes relativ wäre, und dafs sie einigen Einflufs auf die Genesung selbst hätte, zumal wenn man erwägt, dafs die Besserung öfter da kaum bemerkbar ist, wo sich die Oxydation am stärksten zeigt, während da, wo kaum eine Spur von Oxydation wahrzunehmen, die Herstellung vollkommen bewirkt wird. Auf jeden Fall bedarf es noch mehrerer sorgfältiger Beobachtungen über die Wirksamkeit der Acupunctur, von welcher uns die bisher gemachten Versuche und Erfahrungen nachstehende Resultate liefern, nämlich: 1) dafs die Acupunctur ein sehr energisches, therapeutisches Agens ist; 2) dafs sie viele Krankheiten heilt, die durch andere Mittel nicht gehoben werden können; 3) dafs sie schnell wirkt, ohne den Körper zu schwächen, wie etwa der Aderlafs; 4) dafs sie endlich keine schmerzhafte Operation ist.

Carraro stellt hierüber folgende Grundsätze auf, nämlich: 1) dafs die Acupunctur nur diejenigen Krankheiten heilen kann, welche zugleich von einem Uebermaafs der Electricität abhängen; 2) dafs mit ihr solche Krankheiten sehr schwer zu heilen sind, deren Sitz mit der Nadel nicht erreicht werden kann; 3) dafs sich damit eben so schwer diejenigen Uebel heben lassen, deren ursprüngliches Causalmoment ein Uebermaafs der Electricität gewesen ist, welches wiederum *ex post* solche Krankheitsprocesse herbeiführte, die zur *Causa secundaria morbi* geworden sind; 4) dafs man mittelst der Acupunctur diejenigen äufsern und innern Phlegmasien heilen kann, welche von einer Hypersthenie, nicht aber von einer wirklichen Plethora herrühren, und 5) dafs sie bei Asphyxien, bei Ertrunkenen und vom Blitz Getroffenen wirksam ist, wobei er bemerkt, dafs sie bei letztern in der Gegend des Herzens vorgenommen werden mufs. Man hat die Acupunctur in Verbindung des Galvanismus angewandt; unter andern hat *Magendie* damit eine vollkommene Amaurose geheilt. Mehr in Gebrauch aber ist ihre Verbindung mit der Electricität, von welcher der Artikel Electropunctur ausführlich handeln wird.

Aus allen mir bis jetzt bekannten Resultaten ergiebt sich, dafs die Acupunctur vorzugsweise in Neuralgien, Lähmunmungen und in rheumatischen Affectionen wirksam gewesen ist. Ich selbst habe sie mit dem besten Erfolge in Rheumatismen, so wie auch bei einer Lähmung des Bulbus und der Augenlider in Gefolge eines Sturzes angewandt, wo ich sie anfangs ohne, dann mit der Electricität verbunden, wirken liefs. — *J. Cloquet* hat von ihr glückliche Resultate in Neuralgien, Rheumatismen, musculösen Contractionen, Krämpfen, Pleurodynien, Cephalalgien, Ophthalmien, Zahnschmerzen, Epilepsien, Gicht, Gastrodynien, Contusionen, Lumbago, periodischer Amaurose, Dyplopie, bei syphilitischen Flechten, Augenzittern, Mercurialkrankheiten und Lähmungen der Extremitäten erhalten. Eben so hat sie *Recamier* in Lumbago, *Bally* in fieberlosen Rheumatismen, *Bretonneau* in Magenkrämpfen, *Pelletan* in Rheumatismen, Neuralgien und bei Contusionen, *Demours*, *Huison* und *Macquart* in Augenentzündungen, *Finch* im Trismus, Anasarca, *Michaelis* im Rheumatismus, *Peyron* im Rheumatismus des Herzens, *Bellini* in Paraplegie, *Morand*, *Churchill*, *Pelletan* u. m. a. in rheumatischen und vielen andern Affectionen angewandt.

Litteratur:

W. ten Rhyne, Mantissa schematica de acupunctura ad dissert. de arthritide. London, 1683.

A. Blancard, eigenthümliche Behandlung von dem Podagra und der laufenden Gicht etc. Leipzig, 1697.

E. Kämpfer, Amoenitatum exoticarum politico - physico - medicarum. Lemgov. 1712. Dasselbe deutsch. Lemgo. 1779.

Bontius, de medicina indica. Lugd. Batav. 1718.

Dujardin, Histoire de chirurgie.

Bidloo, de puncto. Lugd. Batav. 1709.

Berlioz, Mémoires sur les maladies chroniques, les évacuations sanguines et l'Acupuncture. Paris, 1826.

Churchill, A Description of surgical operations originally peculiar to the Japanese and Chinese and by them denominated zin king etc. London, 1821. Dasselbe deutsch von *J. B. Friedrich*. Bamberg, 1824.

Sarlandière, Mémoires sur l'Electropuncture etc. suivis d'un traité de l'Acupuncture etc. Paris, 1825.

Pelletan, Notice sur l'Acupuncture. Paris, 1825.

Morand, Mémoires sur l'Acupuncture. Paris, 1825.

J. Cloquet, Traité de l'Acupuncture. Paris, 1826. E. Gr — e

ACUS. S. Nadel.

ACUSTICUS *meatus*, *nervus*, vergl. Gehörgang, Gehörnerve.

ACUSTIK (ἀκουστικη), nach der einfachen Wortbedeutung die Lehre von den Bedingungen des Hörens. Diese Bedingungen theilen sich in subjective und objective, daraus zwei Haupttheile der Acustik erwachsen.

Der subjective Theil, der psychologische (heautognostische), betrachtet den Schall als Empfindung, nach seiner Einfachheit oder Zusammensetzung, nach seiner Stärke, Höhe, Qualität, nach seinen specifischen Eigenschaften, seinen Beziehungen zu andern Empfindungen (als Gemüthserregend etc.) zu andern Seelenvermögen, sammt den daraus hervorgehenden Produkten als Tonkunst und Sprache.

Der objective Theil umfafst 2) die physicalischen Bedingungen der Schallerregung; er handelt von der Erzeugung und Fortpflanzung des Schalls, von den Schwingungen elastischer Körper, als Saiten, feste, gerade oder krumme Stäbe, als ebene oder krumme Flächen; von den diese Bewegungen sichtbar machenden Klangfiguren; von der Mittheilung der Schwingungsbewegung an flüssige und feste Körper; von der Erzeugung des Schalls in elastischen Flüssigkeiten, sammt der Theorie der Blasinstrumente, Flöten- und Rohrwerke.

3) An diesen schliefst sich der physiologische Theil, welcher die Organe des Gehörs und der Stimme in dem Thierreiche in Betrachtung zieht, und die Gesetze der beiden andern Theile (des psychologischen und physicalischen) zur Erklärung dieser Apparate anwendet. In diesem Theile mufs sich noch insbesondere ein pathologischer hervorbilden, der die Gebrechen des Gehörsinnes und seines Organs erkennen, und die Mittel aufsuchen lehrt, sie zu verhüten, oder zu heilen.

S. Schall, Töne, Hören, Gehörorgan, Stimme, Sprache, Gehörkrankheiten. P — c.

ACUTENACULUM. S. Nadelhalter.

ACUTUS MORBUS. Hitzige Krankheit, weil sie immer mit vermehrter Hitze verbunden ist; hitziges Fieber, weil immer Fieber dabei ist. — Nach der gewöhnlichen Zeitbestimmung versteht man darunter eine Krankheit, welche binnen wenig Tagen oder Wochen, genug nicht über den Zeitraum von 3, höchstens 4 Wochen, sich zum Leben oder Tode entscheidet, und deren Dauer sich also hierauf beschränkt. Daher heifst sie auch bei den Alten *Morbus praeceps, celer. Acutissimus* heifst sie, wenn sie noch vor dem 7ten Tage, *Peracutus*, wenn sie mit dem 7ten Tage endigt, *Acutus*, wenn sie bis zum 14ten oder 21sten Tage dauert, *Acutus ex accidentia*, wenn sie länger und bis zum 40sten Tage dauert.

Aber nicht blofs das Aeufsere, die Zeitbestimmung, constituirt diese Krankheitsklasse, sondern sie hat eine tiefere innere Bedeutung. Ihr Wesen nämlich besteht darin, dafs hier jederzeit eine eigenthümlich erhöhte Lebensthätigkeit im Blute und Blutsystem mit vermehrter Wärmeerzeugung, damit aber unzertrennlich verbunden ein erhöhter und beschleunigter Lebens- und Combustionsprocefs, Statt findet, wovon denn die unmittelbare Folge ist, einmal, dafs dieser Procefs gewisse Gränzen haben mufs, über welche hinaus er sich nicht erstrecken kann, ohne das Leben zu gefährden, und dafs daher binnen 3 — 4 Wochen, entweder Selbstaufreibung (Tod), oder Wiederherstellung der Normalität (Gesundheit), oder Uebergang in eine andere chronische Krankheit, die Folge seyn müsse.

Aus eben diesem Grunde der erhöhten Lebensthätigkeit ist aber auch zweitens die Heilkraft der Natur in diesen Krankheiten mehr als in irgend einer andern Krankheitsklasse erhöht, und dadurch der Procefs der Krisis (der innere Heilungsprocefs) entscheidender und sichtbarer, auch seine Stadien und Tage deutlicher ausgezeichnet, wodurch sich ebenfalls acute Krankheiten wesentlich von chronischen unterscheiden.

Eben deshalb wurde auch das Fieber von jeher, und mit Recht, als ein heilsames Bestreben der Natur, das Gleichgewicht wiederherzustellen und Krankheitsstoffe auszustofsen, betrachtet. H — d.

ACYANOBLEPSIA, vergl. Achromatopsia.

ADAMSAPFEL pflegt im gemeinen Leben der Kehlkopf des Mannes genannt zu werden, weil er gewöhnlich viel gröfser ist und mehr hervorsteht, als der des Weibes.

R — i.

ADANSONIA. Affenbrotbaum. Eine Pflanzengattung, welche zur natürlichen Ordnung *Malvaceae* und zur *Linne*ischen Klasse *Monadelphia Polyandria* gehört. Ihre Kennzeichen sind: Der Kelch ist einfach, einblättrig, fünftheilig; die Blume fünftheilig; sehr viele Staubfäden; ein einfacher, sehr langer, röhriger Staubweg, mit zehn strahlweise auslaufenden Narben; die Kapsel holzig, vielfächerig, mit vielem Samen; die Samen in einem mehlartigen Marke. Es ist nur eine Art.

A. digitata. Linn. sp. pl. ed. Willd. T. 3. *p.* 730. Der Baobab. *Houyttuyn* (*Linn.* Pflanzensystem. Th. 2. S. 254. Tab. 13. Fig. 1. 2.) ist durch seine siebenlappigen Blätter kenntlich. Dieser zwar nicht sehr hohe, aber aufserordentlich dicke Baum wächst an der Westküste von Afrika, am Senegal und am Gambia in Ebenen wild. *Golberry* sah einen Baum von 130 Fufs im Umfange. Die Verbreitung seiner Zweige, oder die Ausdehnung der Krone ist ebenfalls aufserordentlich. Die Blume ist weifs und hat sechs Zoll im Durchmesser. Die Frucht bildet ein Ovoid von etwa einem Fufs Länge und 6 — 7 Zoll Dicke, wo sie am dicksten ist, ja man findet Früchte anderthalb Fufs lang. Inwendig findet man viele Samen, die an einem Fädchen festhangen, und mit unzähligen Fadenbündeln in 10 — 14 Fächern eingeschlossen sind. Diese Körner überzieht eine weifse, körnige und wie Stärkmehl schimmernde Substanz, welche einen sauren, etwas zuckrigen Geschmack hat. Nach Wegnahme derselben erblickt man den nierenförmigen Samen von der Gröfse einer kleinen Bohne. Auch dieser Samenkörper ist noch mit einer röthlichen, leicht abzulösenden Substanz überzogen, worauf erst die eigentliche Samenhülle folgt, welche schwärzlich und hart ist, und einen weifsen, süfsen, mandelartigen Kern einschliefst. So beschreibt *Vauquelin* (Mémoir. d. Museum. T. 8. p. 1.) das Mark dieser Frucht abweichend von andern Schriftstellern. Nach demselben Verfasser ist die Substanz, welche die

Samenkörner der Baobabfrucht umgiebt, vorzüglich zusammengesetzt aus einem dem arabischen ähnlichen Gummi, aus einem gährungsfähigen, aber nicht krystallisirbaren Zucker, aus einem Satzmehl, einer Säure, welche der Apfelsäure gleicht, und endlich aus einer holzigen Materie. Von diesem Marke sagt *Prosper Alpin:* „Zu Kairo, wo man die Frucht nicht frisch haben kann, gebraucht man das Mark derselben in der Form eines Pulvers. Es gleicht einer rothen Erde, und hat einen sauern und zusammenziehenden Geschmack, wie die *terra lemnia.* Man wendet sie an in bösartigen Fiebern, in Blutspeien, der Lienterie, Dysenterie und *fluxus hepaticus* u. s. w." Daher kommt es vermuthlich, dafs man dieses Pulver geradezu *terra lemnia* genannt hat. In neuern Zeiten hat *Ludw. Frank* (Sammlung vermischter Abhandlungen. Th. 1. S. 24.) das Mark dieser Frucht in Durchfällen und den gefährlichen Ruhren der heifsen Gegenden sehr gerühmt. L — k.

ADARTICULATIO, ungewöhnlicher Ausdruck für die flache Gelenkverbindung. Vergl. Arthrodia. R — i.

ADDITION. S. Organische Wiederersetzung.

ADDUCTIO, das Anziehen, in anatomischer Beziehung. Vergl. Adductores. R — i.

ADDUCTORES (*Musculi*), die anziehenden Muskeln. Im Allgemeinen versteht man solche Muskeln darunter, welche einen Theil nach der Mittellinie des Körpers hinbewegen: bei der Hand und dem Fufse wird die Mittellinie dieser Theile verstanden, der Mittelfinger oder die Mittelzehe. Vergl. Abductores S. 28.

Der innere gerade Augenmuskel ist ein Anzieher, und ward auch sonst *adductor oculi* genannt. Der grofse Brustmuskel (*pectoralis major*) zieht den Arm nach der Brust, hat überdies aber so viele andere Wirkungen, dafs man ihm mit Recht einen allgemeineren Namen gegeben hat.

An den Oberschenkeln liegen mehrere Muskeln, welche diese Knochen einander nähern, oder nach der Mittellinie ziehen, wie hauptsächlich bei Männern unwillkührlich geschieht, wenn ihnen etwas nach dem Schoofs hinfällt, während die Weiber hingegen, wegen ihrer verschiedenen Kleidung, in einem solchen Falle die Schenkel auseinander ziehen.

Man ist indessen in der Benennung wenig consequent gewesen, da man den Kammmuskel (*pectineus*) von ihnen getrennt hat, obgleich er ebenfalls ein Anzieher ist.

Die drei anziehenden Schenkelmuskeln (*adductor longus, brevis* und *magnus*) werden auch wohl als ein Muskel (*Musculus triceps femoris*) betrachtet, weil sie am Schenkel zusammenhängen, doch ist dies lange nicht so sehr der Fall, als bei dem dreiköpfigen Armmuskel, und sie werden daher von den mehrsten Anatomen einzeln beschrieben.

Adductor longus femoris, der lange Anzieher des Schenkels (*caput longum tricipitis*), entspringt mit einer kurzen festen Flechse vom obern Theil der vordern Fläche des absteigenden Astes des Schambeins, geht am innern Rande des Kammmuskels, vor dem kurzen Anzieher schräge nach aufsen, breiter und dünner werdend, und indem er sich gewöhnlich durch eine starke Sehne mit dem grofsen Anzieher verbindet, befestigt er sich unten an der rauhen Linie des Oberschenkels, wo er mit dem *Vastus internus* zusammentrifft.

Adductor brevis femoris, der kurze Anzieher des Schenkels (*caput breve tricipitis*), entspringt hinter und unter dem vorigen kurzflechsigt von der vordern Fläche des absteigenden Schambeinastes, wird breiter und dicker, und setzt sich an die rauhe Linie des Schenkelbeins unter dem *pectineus*, bis zu dem vorigen und dem folgenden Muskel, und verbindet sich mit ihnen.

Adductor magnus femoris, der grofse Anzieher des Schenkels (*caput magnum tricipitis*) ist in jeder Hinsicht gröfser als die vorigen, entspringt von beiden Aesten des Sitzbeins und (zuweilen hier getrennt) vom absteigenden Ast des Schambeins, steigt am Schenkel hinab, vereinigt sich mit den beiden andern Anziehern, vorzüglich aber mit dem langen, und von beiden geht bis zum innern Condylus des Schenkelbeins eine lange Sehne, zwischen welcher und dem Muskel selbst die grofsen Schenkelgefäfse liegen, die hinabsteigende Schenkelarterie und die hinaufsteigende Schenkelvene.

Von ihrer gewöhnlichen Wirkung ist schon gesprochen, und wie stark sie sind, sieht man hauptsächlich bei dem kräftigen Schlufs des Reuters. Mit dem Iliaco-Psoas gemeinschaftlich können sie den einen Schenkel vor den andern bringen, oder auf ihn legen.

Da die grofsen durchbohrenden Gefäfse durch diese Muskeln gehen, so kann ihre Verletzung sehr gefährlich werden. *Heinrich Meyer* hat einen Fall erlebt, wo ein junger Mensch beim Uebersteigen über ein Geländer diese Muskeln durchrifs, und nach wenigen Schritten sich verblutete und starb. *Wilh. Gottlieb Kelch* (Beiträge zur pathologischen Anatomie. Berlin, 1813. 8. S. 45.) spricht von einer Zerreifsung des *Pectineus* und *adductor magnus*, die offenbar erst nach dem Tode geschehen war, da sie frisch aussah, und von keinem Bluterguſs begleitet war. Wunderbar aber ist es, wie *Kelch* von dieser angeblichen Zerreissung eine alte Verdrehung des Schenkels nach innen herleiten konnte: das hätte ja geradezu denselben nach aufsen drehen müssen.

Adductor hallucis s. pollicis pedis, der Anzieher der grofsen Zehe besteht aus zwei Köpfen. Der lange Kopf (*caput longum s. adductor longus*) entspringt hinten an den Mittelfufsknochen der vierten, dritten, selbst auch der zweiten Zehe und der Sehnenscheide des *Peroneus tertius* und *longus*, geht gegen das vordere Ende des Mittelfufsknochens der grofsen Zehe, und verbindet sich mit dem querliegenden, kurzen Kopf (*caput breve s. adductor brevis, s. musculus transversus plantae pedis*). Dieser in jeder Art kleinere entspringt vom vierten, auch wohl vom fünften Mittelfufsknochen hinter ihren vordern Köpfen, geht hinter denselben Theilen des dritten und zweiten, zum Mittelfufsknochen der grofsen Zehe, wo er sich mit dem langen Kopfe zu einer kurzen, starken Sehne vereinigt, welche sich an das äufsere Sesambein und das hintere Ende des ersten Gliedes der grofsen Zehe setzt, und sich zugleich mit der Sehne des kurzen Beugers verbindet.

Adductor pollicis, der Anzieher des Daums, kommt von der innern Fläche des Mittelhandknochens des Mittelfingers, zuweilen von der ganzen Länge desselben, geht immer schmaler werdend an die innere Seite des hintern Endes

des ersten Daumgliedes, und verbindet sich mit der Sehne des kurzen Daumenbeugers.

Ich habe seinen vordern Theil ein Paar Mal so getrennt gesehen, dafs er dem *Transversus plantae pedis* völlig ähnlich sah. *Meckel* (Anatomie 1. S. 539.) hat dasselbe gefunden.

Adductor digiti minimi, der Anzieher des kleinen Fingers, kommt vom Handwurzelbande und vom Haken des Hakenbeins, und setzt sich an die ganze äufsere Seite des Mittelhandknochens des kleinen Fingers. Ist dem *Opponens pollicis* analoger, als dem *adductor pollicis*, theils wegen seiner Anheftungsart, theils weil er den kleinen Finger dem Daum entgegenstellt. R — i.

ADELHOLZERBAD. Der Ort Adelholzen liegt in Oberbaiern, Landgerichts Traunstein, unfern Traunstein und dem Chiemsee, dicht an der Traun. Von den vielen in dieser Gegend entspringenden Mineralquellen sind vorzüglich drei bemerkenswerth. *Graf* zählt sie zu der Klasse der kalten schwefelwasserstoffhaltigen Seifenwasser, und fand als wesentliche Bestandtheile kohlensaure Kalk- und Talkerde, salzsaures und kohlensaures Natron, wenig schwefelsaure Kalk- und Talkerde, Eisen, kohlensaures Gas und Schwefelwasserstoffgas. Als auflösendes und zugleich gelind stärkendes Mittel empfiehlt *Graf* dieses Wasser, als Getränk und Bad in allen den Krankheitsklassen, wo kalte schwefelhaltige Seifenwasser indicirt sind, namentlich bei Gicht, Rheumatismen, Lähmungen, Stockungen im Uterinsystem, chronischen Hautausschlägen, Nervenschwäche und Steinbeschwerden.

Litteratur:

Graf, Versuch einer pragm. Gesch. der baier. und oberpfälz. Mineralwasser. Bd. II. S. 205. O — n.

ADENALGIE. S. Drüsenschmerz.

ADENITIS. Die Drüsen erscheinen als Bündel von lymphatischen und secernirenden Gefäfsen, welche durch ein dichtes und compactes Zellgewebe an einander gehalten werden; sie zeichnen sich durch einen eigenthümlichen, gewundenen Bau aus, der durch die zahlreichen Windungen und Verschlingungen der in dieselben eingehenden Gefäfse veranlafst wird. Der Blutreichthum der sogenannten conglomerirten Drüsen ist noch immer sehr bedeutend, und kann durch die grofsen in dieselben eingehenden Blutgefäfsstämme schnell bis zu einem hohen Grade gesteigert werden; dagegen nimmt der Blutreichthum in diesen Organen um so mehr ab, je mehr dieselben die Natur der lymphatischen Drüsen annehmen. In allen diesen Organen, sowohl in den gröfsern, drüsenartigen Apparaten, als in den lymphatischen Drüsen, beruhet jeder heftigere, acute Entzündungszustand auf der Entzündung der gröfsern Gefäfsbündel, welche in dem, die ersteren durchdringenden, Schleimgewebe sich befinden. Die Entzündung kann dann einen solchen Grad erreichen, dafs dieselbe in Eiterung, ja in Brand überzugehen vermag. — Beschränkt sich die Entzündung auf das eigentliche drüsige Gewebe, so nimmt dieselbe einen chronischen Charakter an, indem sich dann die Reizung gröfstentheils auf die lymphatischen Gefäfse beschränkt. Die chronische Entzündung der lymphatischen Drüsen verdrängt, wegen des in ihnen stattfindenden Ueberflusses an lymphatischen Gefäfsen, die Blutgefäfse zuletzt gänzlich, und legt den Grund zu der Ausbildung der ihnen eigenthümlichen, höchst merkwürdigen Degeneration, nämlich zur Knoten- oder Tuberkelbildung. Die Erscheinungen, welche diese Umwandlung begleiten, deuten insgesammt offenbar auf Ausdehnung der lymphatischen und auf gleichzeitiges Schwinden, auf Verkümmern der in diese Gebilde eingehenden Blutgefäfse hin. Daher wird die Drüse härter, schwillt an, und erhält eine mehr weifsliche in's Graue schillernde Farbe; dabei wird das Gewebe derselben sehr fest, und bietet eine dem Ansehen und der Consistenz nach käseartige Masse dar. In den meisten Fällen geht diese Umwandlung von dem Mittelpunkte des erkrankten Drüsenkörpers aus, von wo sich dieselbe in peripherischer Richtung weiter fortsetzt, indem die letzten Endigungen der Blutgefäfse, ihre Capillarendigungen zuerst zu fungiren aufhören müssen. Daher erfolgt nur höchst selten die Rückbildung dieser Degeneration; denn die in den Uranfängen der Venen herrschende, einsaugende Thätigkeit ist als aufgehoben, als nicht mehr vorhanden zu betrachten. Vermag die Thätigkeit der letzten Endigungen des Blutgefäfssystems an einzelnen Stellen sich zu erhalten, so beginnt die Degeneration gleichzeitig von verschiedenen Heerden innerhalb der Drüse, bis diese letzteren von allen Seiten in einander überfliefsen und die Blutgefäfse verdrängen. Bei sehr grofser Ausdehnung der Lymphgefäfse und Verdickung der in ihnen enthaltenen Säfte, kann die Degeneration selbst eine knorpel- oder knochenartige Consistenz annehmen. — Sobald diese Umwandlung vollendet worden ist und über die ganze Drüse sich ausgebreitet hat, beginnt die weitere Zersetzung, und der Tuberkel geht aus dem Zustande der Rohheit in den der Kochung über. Es wandelt sich nämlich die käseartig gewordene Masse, in der Regel ebenfalls vom Mittelpunkte aus (weil hier die belebenden Einflüsse zuerst verlöschen müssen), in eine rahmartige Materie um, welche endlich nach aufsen sich ergiefst. Hier kann dieselbe wie es scheint, bisweilen resorbirt werden, und dann bleibt nur eine leere Höhle übrig, welche meistens zu einem hartnäckigen Geschwüre wird. — Während dieser langsame Degenerationsprozefs vor sich geht, dehnt sich derselbe oftmals, vermittelst des umgebenden Schleimgewebes, von einer Drüse auf die andere aus, so dafs sich in demselben allenthalben neue Tuberkeln bilden; auf diese Weise werden oftmals die übrigen Gewebe ganzer Theile mehr und mehr zurückgedrängt und in ihrer Ausbildung verhindert, so dafs dann nicht selten das Parenchym grofser Organe in eine tuberculöse (dann gleichzeitig wohl auch immer scirrhöse) Masse umgewandelt werden kann. — Wie daher das puriforme Erzeugnifs, welches auf aushauchenden, entzündet gewesenen Flächen abgesondert wird, Ansteckungskraft für den eigenen Körper gewinnt, in Folge deren die gleichnamige Affection zunächst in Theilen von gleicher Organisation, nach der Berührung mit diesen abgesonderten Stoffen, wiederholt und fortgepflanzt werden kann, so auch nehmen wir dasselbe in einem weit höheren Grade bei der tuberculösen Degeneration wahr, wenn dieselbe der Periode der Kochung sich annähert; denn schon vorher wird der Grund dazu gelegt. Gehen nämlich wichtige oder zahlreiche Drüsen in die beschriebene Metamorphose ein, so müssen andere, zunächst die benachbarten, gröfseren, der Organisation nach ihnen verwandte, drüsige Organe im höchsten Grade fungiren und thätig seyn; mithin werden die lymphatischen Gefäfse in denselben zu gesteigerter Thätigkeit angeregt, und zwar um so mehr, je höher der ursprüngliche Verbildungsprozefs emporwuchert. Durch diese vermehrte Thätigkeit der lymphatischen Gefäfse werden aber chronische Entzündungen nicht nur bedingt, sondern auch, wenn die Thätigkeit derselben allzu sehr exaltirt wird, wirklich hervorgerufen. Daher die oft plötzliche Ausbildung ähnlicher Zustände in vorher anscheinend gesunden Drüsen, nach der Exstirpation von tuberculös oder scirrhös gewordenen Theilen, indem durch diesen gewaltsamen Eingriff die Reaction der Centralorgane in hohem Grade gesteigert, mithin in allen Theilen, welche die Anlage dazu besitzen, die Ausbildung entzündlicher Zustände begünstigt wird; daher die Zeichen von Degeneration auf der Wundfläche, wenn die umgebenden Gewebe an der Verbildung Theil zu nehmen angefangen hatten (vergl. Tuberkel). — Die absondernden drüsigen Organe werden in der Regel nur von dem, dieselben umgebenden und sie durchdringenden Zellgewebe aus zu entzündlichen Prozessen angeregt, welche einen um so mehr acuten Charakter anzunehmen geneigt sind, je reichlicher dieses Gewebe in ihre Organisation eingeht. Daher kann die Entzündung der Nieren, wenn dieselbe von ihren zelligen Umhüllungen ausgeht, einen sehr heftigen Charakter annehmen; beginnt dagegen die Entzündung von dem dichteren Gewebe der Nierenbecken, so ist fast immer chronische Entzündung die Folge. Dasselbe nehmen wir in den Testikeln wahr, je nachdem die Entzündung derselben von dem Zellgewebe des Scrotums, oder nur von der Albuginea ausgeht. Das Pancreas, welches durch dichteres Gewebe sich auszeichnet, und verhältnifsmäfsig nur von wenigem Zellgewebe umgeben ist, wird seltener als fast alle übrige Drüsen von acuten Entzündungszuständen befallen. Die acutesten Drüsenentzündungen kommen in der blutreichen, von Schleimgewebe vielfach durchdrungenen Parotis, im Kindesalter in der Thymusdrüse vor. — In allen diesen Entzündungen ist der Schmerz verhältnifsmäfsig weniger bedeutend, die Hitze geringer, die Anschwellung gewöhnlich hart und umschrieben. — Bei krankhaft prädominirender Venosität nehmen, selbst in blutreichen drüsigen Organen, entzündliche Reizungen leicht einen chronischen Charakter an. Dieses geschieht am häufigsten in der Schilddrüse, deren weite Venen leicht sich ausdehnen, und entweder, wegen Hindernisse, welche die einsaugende Thätigkeit erfährt, zu Massenablagerungen Gelegenheit geben, oder zu Varicositäten sich erweitern. N — n.

ADENOGRAPHIA *seu Adenologia*. S. Drüsenlehre.

ADENOPHTHALMIE. S. Augendrüsenentzündung.

ADENOSEN. S. Drüsenkrankheit.

ADENOSISCHER ABSCESS. S. Drüsenabscefs.

ADEPS. S. Fett.

ADEPT. Derjenige, der den Stein der Weisen gefunden hat, ein Mittel, aus der rohen Materie Gold zu machen, und eben so den menschlichen Körper zu verfeinern, dafs er unverändert fortdauern kann, heifst ein Adept. *Adeptus est veram scientiam.* Jetzt halten sich nur die Philosophen in Deutschland für Adepten, denn sie meinen, sie hätten allein die wahre Weisheit. L — k.

ADER. Dies Wort bezeichnet wohl ursprünglich nur eine Vene, da man diese Art Blutgefäfse zuerst kennen lernte, daher Aderlafs, die Ader öffnen u. s. w., wo immer nur von Venen die Rede ist. Eben so wurden einzelne Venen in Zusammensetzungen dadurch bezeichnet, z. B. Tollader (*vena frontalis*); Rosenader (*v. saphena*); güldene Ader (*v. haemorrhoidalis externa*); Pfortader (*v. portae*). Späterhin ward das Wort in allgemeiner Beziehung für Gefäfs (*vas*), doch auch nur in Zusammensetzungen gebraucht: Blutader (*vena*); Pulsader (*arteria*); Saugader (*vas absorbens seu lymphaticum*). Vergl. Gefäfs, Arterie u. s. w.
R — i.

ADER, goldene. S. Hämorrhoiden.

ADERBINDE. Eine, wenigstens eine Elle lange und zwei Zoll breite, leinene Binde, auch Rollbinde genannt, welche dazu dient, die durch ein Aderlafs geöffnete Blutader zu verschliefsen, und welche aus einem, nach dem Faden gerade geschnittenen Stücke Leinwand, oder weichem Zwirnband, und nicht aus mehreren zusammengenähten Stücken bestehen mufs, weil die Quernäthe leicht drücken. Diese müssen durch sogenannte Hinterstiche bewerkstelligt werden, wenn die Binde nicht aus einem Stücke Leinwand bereitet werden kann. Die Ränder dürfen nicht gesäumt seyn, und müssen, damit sie nicht ausfasern, mit einem feinen Faden locker umstochen werden, was indessen viele nicht thun. Man unterscheidet an der nicht aufgerollten Binde, die Mitte oder den Grund, und die beiden Enden, die durch Aufrollen gebildete Walze, nennt man Kopf. Das Aufrollen mufs nach den Regeln der Kunst geschehen, damit die Binde dicht und gleichmäfsig gewickelt werde. Zu diesem Zwecke schlage man zuerst das Ende der Binde einige Mal mehrere Linien breit in sich um, und bilde so gleichsam die Achse, um welche nun zwischen dem Daumen, Zeige- und Mittelfinger beider Hände, das Band so oft im Kreise umgedreht wird, bis eine steife Walze entstanden ist. Dann fasse man sie mit dem Zeige- und Mittelfinger der rechten Hand, an dem inwendigen Theile ihres Kopfes, und mit dem Daumen an dem auswendigen, und lege sie mit ihrem abgerollten Ende so auf die Compresse, dafs ihr die Finger der linken Hand ausweichen, indem die beiden Finger der rechten Hand, an ihrer Stelle den Druck fortsetzen, gleich nachher aber wiederum, der linke Zeige- und Mittelfinger, mit diesen abwechseln, und nun auf der ersten Lage der Binde und auf der Compresse ruhend, beide zugleich andrücken. Hierauf wird die Binde um's Glied geführt, und nach den Vorschriften der Verbandlehre angelegt.

Litteratur:

Sabatier's operat. Chirurgie. 1. Th.
Schreger's Handb. d. chirurg. Verbandlehre. 1. Th. An — e sen.

ADERBRUCH. Wenn Blutaderknoten zu stark mit Blut angefüllt, die Venen gleichsam damit verstopft sind, so platzen sie auf, und dies um so leichter, als die Wände der Vene an dieser Stelle sehr ausgedehnt und dadurch dünner werden. Diesen Zustand nennt man Aderbruch, welche Benennung von einigen auch für *Varix* gebraucht wird. S. Aderkropf.

Synon. *Phleborrhagie*, von φλὲψ *vena*, und αἱμοῤῥαγία, *Sanguinis eruptio*. Franz. *Rupture de veine*. Engl. *The Breaking of a Vein*. Holl. *Een Ader-berst*. E. Gr — e.

ADERENTZÜNDUNG, Blutgefäfsentzündung, (Lymphgefäfsentzündung, s. u. d. A.) zerfällt in

A. Pulsaderentzündung, Schlagaderentzündung, *Arteritis* (von *Arteria* die Pulsader und *itis*, welches den entzündeten Zustand eines Theils bezeichnet), und

B. Blutaderentzündung, Venenentzündung, (*Phlebitis* von *Phlebs*, die Blutader und *itis*).

Wenn wir erwägen, dafs die organische Structur der Blutgefäfse übereinstimmt mit der Structur der meisten andern Theile des menschlichen Körpers, so folgt daraus, dafs sie auch von denselben Krankheitszuständen, denen die andern Theile ausgesetzt sind, ergriffen werden können.

Hiernach bleibt es nur zu verwundern, dafs die allergewöhnlichste Krankheit der Weichgebilde des menschlichen Körpers, die Entzündung, welche gewifs auch nicht selten in den Blutgefäfsen vorkömmt, in Deutschland bisjetzt eine noch nicht befriedigende nosologisch-therapeutische Würdigung gefunden hat.

Mit Uebergehung der aus allgemeinen innern Ursachen entstandenen Herzentzündung, Entzündung der grofsen Arterienstämme und der Entzündung aller Arterien (s. diese Artikel), als auch mit Uebergehung der, die Heilung der Arterienwunden und der Aneurysmen durch die Ligatur bedingenden Adhäsiv-Entzündung (s. d. Art.), handeln wir speziell von der Aderentzündung, in sofern sie an einzelnen äufserlichen Theilen des menschlichen Körpers vorkömmt, und hauptsächlich durch mechanische Einwirkungen bedingt wird, und beginnen mit der Diagnose, Aetiologie, Prognose, Therapie und den Ausgängen der Pulsaderentzündung, wodurch wir uns vielen Wiederholungen bei Betrachtung der Venenentzündung überheben.

A. Pulsader-, Schlagader-, Arterienentzündung, *Arteritis*.

Diagnose. Gewifs hat die Entzündung der Gefäfse einerlei wesentliche Symptome mit der Entzündung überhaupt; da sich aber mehrere Zeichen derselben, z. B. Röthe und Geschwulst, unsern Blicken entziehen, sobald die Gefäfse tiefer liegen, oder die innere Haut der Arterien — bei ihrer Aehnlichkeit mit serösen Häuten ohnehin zu adhäsiver Entzündung sehr geneigt — der Sitz der Krankheit ist, und der Schmerz eben sowohl dem entzündeten Nerven als der entzündeten Vene angehören kann, so erwächst daraus der Diagnose eine gewisse Unsicherheit; wir sind daher genöthigt, hier eine Gruppe von Erscheinungen aufzustellen, wie sie von den besten Praktikern bei der Arterienentzündung wahrgenommen worden sind, um darnach, unter Berücksichtigung der Gelegenheitsursachen, die oft den wesentlichsten Aufschlufs geben werden, diese Krankheit richtig zu erkennen.

Wir stellen in dieser Gruppe die allgemeinen Zeichen der Entzündung: Röthe, Hitze, Geschwulst und Schmerz oben an; die ersteren werden freilich um so eher bemerklich seyn, wenn die Arterie nicht tief liegt, und die Entzündung sich in das umliegende Zellgewebe ausgebreitet hat; die Arterie fühlt sich härtlich an; der Schmerz wird nach dem Lauf des Gefäfses wie ein brennender Strang empfunden, und ist eigenthümlich beängstigend (*Spangenberg* in *Horn's* Archiv für med. Erfahrungen. 1804. Bd. 5. S. 269. u. w.): der Puls in der entzündeten Arterie ist voll, hart und klopfend; der Schmerz nimmt bei starkem Dehnen des Gliedes bedeutend zu. Je nachdem eine kleinere oder gröfsere Strecke einer Arterie krank ist, wird weniger oder mehr Allgemeinleiden sich hinzugesellen, ja bei ihrer weitesten Verbreitung mit den Erscheinungen der Herzentzündung und der Entzündung grofser Gefäfsstämme zusammenfallen.

Mit der reinen Schlagaderentzündung werden nach *Sprengel* nicht leicht Drüsenaffectionen vorkommen, wie dies bei einer Entzündung der lymphatischen Gefäfse bald eintreten möchte. Diese Bemerkung verdient als eine negative Erscheinung ihre Beachtung.

Dafs der Puls, wie *Kreysig* in seinen Bemerkungen zu *Hodgson* p. 30. aufstellt, unterhalb der entzündeten Stelle schwindet, oberhalb derselben aber heftiges Pulsiren eintritt und fortbesteht, möchte ich weniger für ein Zeichen der Entzündung, als der schon geschehenen Ausschwitzung und theilweisen Obliteration des entzündeten Gefäfses halten; eben so wenig kann ich verringerte oder erlöschende Empfindung blofs für ein Produkt der entzündeten Arterie ansehen, mufs vielmehr glauben, dafs der miterkrankte Nerve den Grund dazu abgiebt.

Aetiologie. Es kann hier nur von den Gelegenheitsursachen die Rede seyn. Aufser den allgemein wirkenden schädlichen Potenzen, wohin man Erkältung, Erfrierung, Erhitzung, Verbrennung, übermäfsige Anstrengungen, übermäfsigen Genufs spirituöser Getränke, heftige Gemüthsaffecte, übermäfsigen Mercurgebrauch rechnen kann, verdienen hier vorzüglich diejenigen entfernten Ursachen genannt zu werden, welche primitiv topische Entzündungen der Arterien hervorzubringen pflegen; es gehören dahin hauptsächlich: Verletzung der Arterien bei Gelegenheit der Knochenbrüche, Quetschung, Verwundung, Durchschneidung und Unterbindung derselben bei Amputationen, bei der Arteriotomie, der Blutstillung und dem Aneurysma, und endlich schon bestehende Entzündung in den Nachbartheilen.

Prognose. Die Vorhersagung geht hervor aus der Masse und Bedeutenheit der Ursachen, aus dem Charakter des Uebels, aus dem Grade und der Ausdehnung den dasselbe gewonnen hat, so wie aus dem Grade der Mitleidenschaft des ganzen arteriellen Systems und der Dauer des Uebels. Ist die Entzündung über eine ganze Strecke eines Gefäfses verbreitet, oder ragt sie wohl gar bis zu den grofsen Stämmen hinauf, so ist dieser Zustand gewöhnlich lebensgefährlich. Uebrigens können wir aus den nach der Therapie berührten Ausgängen dieser Krankheit, eine richtige Würdigung ihrer Prognose entnehmen.

Therapie. Die nächste Rücksicht verdienen die entfernten Ursachen: ein Knochensplitter oder ein anderer die Arterie reizender Körper mufs beseitigt, die Ligatur gelöset, der Druck aufgehoben und die Entzündung der Umgegend zertheilt werden; hiernächst tritt die Behandlung nach dem Charakter der Krankheit ein, welches der der Synocha und des Typhus seyn kann. (S. d. Art. sthenische und asthenische Entzündung.) In den allermeisten Fällen dürften wir es bei topischen, sogenannten äufserlichen Arte-

te-

terienentzündungen wohl mit einer synochischen Krankheit zu thun haben, und demnach der antiphlogistische Heilapparat (s. d. Art.) dem Grade des Uebels angepafst, geboten seyn; allgemein daher Aderlässe, kühlende Abführungen, *Nitrum*, *Calomel*, strenge, wäfsrige Diät, und örtlich Blutegel, kalte Umschläge, Bleiwasser, schwefelsaure Zinkauflösung, Mercurialeinreibungen und erweichende, öligte Einreibungen verordnet werden müssen. Bei entschieden typhösem Charakter wird mit Vorsicht und Auswahl die inzitirende Methode (s. d. Art.) innerlich, z. B. die versüfsten Säuren, von denen *Frank* und nach ihm *Spangenberg* so viel Gutes gesehen haben, *Digitalis*, jedoch mit Vermeidung aller erhitzenden, den Kreislauf beschleunigenden Mittel, eine blande, gelind nährende Diät, und äufserlich aromatische Fomentationen, Weinumschläge, Alaunauflösung, China-Abkochung, *Unguentum camphoratum*, *nervinum* mit Opium u. s. w. Anwendung finden. Ueberhaupt wird diejenige Behandlung, welche einer tief eindringenden Localentzündung — unter gehöriger Berücksichtigung ihres Charakters — entsprechend ist, auch auf die Entzündung einer Arterie angewandt werden müssen; nur sind die Beziehungen dieser Krankheit auf den Gesammtorganismus deshalb schnell und genau zu würdigen, weil ihre Ausgänge höchst bedenklich, ja augenblicklich tödtlich werden können.

Durch Compression der Arterie, oberhalb der Entzündung, hat man geglaubt, das Aufwärtssteigen der Entzündung im Gefäfscanal, wozu besonders die innere Arterienhaut veranlafst, verhüten zu können; es bleibt jedoch immer bedenklich da zu drücken, wo Entzündung vorhanden ist.

Unter obiger Behandlung zertheilt sich nun die Entzündung, und es tritt völlige Gesundheit ein, oder sie nimmt einen andern Ausgang. Es sollen diese Ausgänge hier der Reihe nach, nebst ihren Folgekrankheiten, blofs genannt werden, da ihnen noch besondere Capitel gewidmet sind: schleichende, chronische Entzündung, Verdickung der Arterienwände, Verengerung des Gefäfscanals und gänzliche Verschliefsung desselben (s. Obliteration) — wie dies nicht nur bei kleinen, sondern auch bei grofsen Arterien der Fall ist — Verknorpelung, Verknöcherung, Eiterung, Verschwärung (s. d. Art.) (*Bichat*, Anatomie génér. Tom. 2. p. 292. Uebersetzung Th. 1. Abth. 2. p. 50. *Baillie*, a. a. O.) mit Ablagerung kalkerdiger Massen, theilweise Zerstörung der Gefäfswände und Aneurism, oder gänzliche Zerstörung und Blutungen.

Indem die Leichensectionen alle diese Erscheinungen klar nachweisen, wird die frühere Gefäfsentzündung freilich bis zur Evidenz dargethan.

Litteratur:

Aretaeus, Lib. 2. Cap. 7. in *Haller* art. medic. princ. Tom. 5.
de Haen, rat. med. Tom. 4. p. 19. 40.
Morgagni, de sedib. et causis morbor. ep. 26. art. 36.
Portal, Cours d'anat. médic. Tom. 3. p. 127.
J. Hunter, medic. Commentar. 3. Th. 465.
Sasse, Diss. de vasor. sanguiferor. inflamm. Hal. 1797.
Richter's chir. Bibliothek. 5. Bd. S. 72.
Frank, Epitome de cur. hom. morbis. Lib. 1. §. 118.
Reil, Fieberl. Bd. 2. S. 278.
Schmuck, Diss. de vasor. sanguiferor. inflamm. Heidelbg. 1793.
Cline, Abhandl. d. Londner Gesells. u. s. w. Braunschw. 1797. p. 168.
Hodgson, on the Diseases of Arteries and Veins. London, 1815.
Jos. Hodgson, v. d. Krankheiten der Arterien und Venen u. s. w. A. d. Engl. mit eignen und Dr. *Kreysig's* Anmerkungen von *Koberwein*. Hannover, 1817. p. 1. u. f. w. p. 525.
Longnet, Diss. sur l'inflammation des veines, im Journal de Médecine, par *Leroux* etc. Paris, 1815.
Bemerkungen über einige wichtige Gegenstände aus der Feldwundarznei. u. s. w. von *J. Hennen*. A. d. Engl. von *W. Sprengel*. 1820. p. 293.
Kreysig, Krankheiten des Herzens. Th. 3. p. 269 — 276.

B. Blutader-, Venenentzündung, *Phlebitis*.

Was eben über die Natur, Diagnose, Aetiologie, Prognose, Therapie und Ausgänge der Arterienentzündung, so wie über Leichenbefunde bei dieser Gelegenheit gesagt worden ist, pafst so ganz auf die Venenentzündung, dafs wir nur nöthig haben werden, hier das durchaus Eigenthümliche derselben in allen Artikeln nachzuholen.

Das häufigere Vorkommen der Venenentzündung und deren gröfsere Neigung sich über den weitern Lauf des Gefäfses, bis zu den Stämmen und Hauptgefäfsen, ja bis in die Hohlvenen und das Herz hin zu verbreiten, scheint auf einer gröfsern Reizempfänglichkeit der innern Haut der Venen zu beruhen.

Eine nicht weit verbreitete Venenentzündung giebt sich durch die Kennzeichen einer localen Entzündung und einer Arterienentzündung zu erkennen; verbreitet sich die Venenentzündung jedoch bis zu den grofsen Stämmen hinauf, so stellen sich, bei sehr schnellem und kleinem Pulse, grofse Angst, Unruhe, Delirium, Betäubung, ja Krämpfe ein. Diese Erscheinungen sind es wohl, welche Viele, selbst *Hodgson*, zu der gewifs irrigen Ansicht von dem typhösen Charakter jeder Venenentzündung von grofsem Umfange verleitet haben; seine eigenen Zweifel bekunden sich durch das dennoch dagegen empfohlene rein antiphlogistische Verfahren.

Die nervösen Erscheinungen bei Venenentzündungen, werden dem im Blute circulirenden Eiter zugeschrieben. *Kreysig* sucht den Grund dieser Zufälle tiefer, und meint ihn in dem eigenthümlichen Verhältnisse des Gefäfssystems zu den Nerven zu finden; er erinnert bei dieser Gelegenheit an den bis zur Betäubung gehenden Kopfschmerz bei grofser Hemmung des Bluts in der Pfortader, und an die Zufälle von Nervenschwäche bei dem Scorbut und der fieberlosen Fleckenkrankheit.

Die häufigsten Veranlassungen zur Venenentzündung, sind die *Venae sectio* selber, rüde Unterbindung der Venen, z. B. des Nabels, zu nahe an dem Unterleibe, jede andere Verletzung derselben, das Verhältnifs der Krampfader- und Hämorrhoidalknoten, so wie der ausgedehnten Venen des *Uterus*, besonders in der Periode des Kindbetts.

Eine engbegränzte Venenentzündung erfordert die Behandlung localer Entzündung (s. d. Art.), überhaupt: Blutegel, kalte, zertheilende Umschläge, erweichende Bähungen, kühlende Abführungen, magere Diät und Ruhe.

Die Symptome gröfserer Schwäche, bei weitverbreiteter Venenentzündung, als bei acuter Entzündung überhaupt, dürfen uns nicht verleiten, die inzitirende Methode von vorn herein anzuwenden; es mufs vielmehr in der ersten Periode der Krankheit die rein antiphlogistische Methode: (s. d. Art.) Aderlässe, Abführungen u. s. w., Anwendung finden; und darf auch späterhin die inzitirende Methode — wie überhaupt bei typhösen Fiebern, welche mit entzündlichen Erscheinungen beginnen (s. d. Art.) nicht ohne Vorsicht und Auswahl der Mittel instituirt werden, darin stimmen die besten Beobachter dieser Krankheitsform überein.

Die Ausgänge der Venenentzündung und deren Nachkrankheiten, fast ganz übereinstimmend mit denen der Arterienentzündung, als: Eiterung, Verschliefsung des Canals, Erweiterung desselben (s. Hämorrhoiden, Hämorrhoidalknoten, Krampfadern), ja Ablagerung kalkerdiger Massen an die innern Wandungen und Brand, erfordern, sofern sie noch zu beseitigen sind, ihre eigenthümliche Behandlung.

L i t t e r a t u r:

Hodgson, l. c. p. 525. u. w.

Kreysig, l. c. u. d. Anmerkungen in *Hodgson's* Werke.

S. Cooper's neustes Handbuch der Chirurgie, a. d. Engl. von *Froriep*. Weimar, 1821. 3. Bd. S. 425. 426.

Clarke, Pract. Essays on the management of pregnancy etc. p. 63. 72.

Wilson, Transact. of a soc. f. the improv. of med. Knowl. Vol. 3. p. 65. und p. 80.

Baillie, Transact. of a soc. f. improvement of med. Knowledge. Vol. 1. p. 134.

M. Baillie, Anatomie des krankhaften Baues von einigen der wichtigsten Theile im menschlichen Körper, a. d. Engl. mit Anmerk. von *Soemmering*. Berlin, 1820.

Ploucquet, in der Literatura medica unter Calculus venarum u. Vena — Calculus et Ossificatio.

K — e.

ADERERÖFFNUNG. S. Arteriotomie.

ADERGEFLECHT oder Adergewebe, *plexus choroidei*, *πλέγματα χοροειδῆ, δικτοειδῆ*. Auch wohl durch eine Verwechselung mit einem ganz verschiedenen Theile, fälschlich ehemals *rete mirabile* genannt. Es ist eine Fortsetzung der weichen Hirnhaut (*pia mater*), und wird bei dieser beschrieben werden. R — i.

ADERGESCHWULST. S. Aneurysma.

ADERHAUT. S. Chorium.

ADERHAUTENTZÜNDUNG. *Chorioideitis*, Entzündung der Gefäfshaut des Auges. (S. d. Art. *Ophthalmia interna idiopathica* und *Iritis idiopathica*.) Wie die *Retina*, das *Corpus vitreum*, die *Iris*, das *Corpus ciliare*, die *Capsula lentis* und der *Lens*, so kann auch die *Chorioidea* den *focus* der innern Augenentzündung abgeben, wenn die schädlichen Potenzen zunächst und unmittelbar auf die Aderhaut, wie das z. B. bei der *Depressio Cataractae* durch die

Sclerotica und bei der *Sclerotitis* selber geschieht, einwirken. Nur diese, von der Aderhaut ausgehende, Entzündung verdient den Namen *Chorioideitis idiopathica*, und hat als solche kein besonderes nosologisch-therapeutisches Interesse, weil kaum eine *Ophthalmia interna* (*Phlegmone oculi*) verlaufen möchte, an welcher die Aderhaut nicht gleichzeitig oder consecutiv Theil nähme. Was daher ihre Symptomatologie und Therapie anlangt, so verweisen wir auf die Artikel: *Ophthalmia interna idiopathica* und *Iritis idiopathica*.

L i t t e r a t u r:

Richter's Anfangsgründe der Wundarzneikunst. 3. B. p. 1 — 84. u. w.

Beer's Lehre von den Augenkrankheiten. 1. B. §. 290. u. §. 406—421.

K — e.

ADERHAUTSTAAR. S. Cataracta chorioidealis.

ADERKNOTEN. S. Hämorrhoidalknoten.

ADERKNOTEN oder *Varix* nennt man jede widernatürliche chronische Erweiterung einer Blutader an einer bestimmten Stelle. Die mit einer oder mehreren solchen partiellen Erweiterungen behaftete Vene nennt man varicös; man pflegt aber dieses Prädicat auch Blutadern zu geben, die in ihrem ganzen Verlauf gleichmäfsig (also nicht an bestimmten Stellen) erweitert sind, weil sie auch in diesem Falle an den Stellen, wo die Klappen liegen, knotig erscheinen, ohne dafs diese Stellen darum vorzugsweise litten.

Mit Vergröfserung des Lumens der Vene ist bei dieser Krankheit auch stets eine Verlängerung derselben verbunden, denn sonst müfste der Lauf der varicösen Ader gerader, gespannter werden, wovon aber das Gegentheil der Fall ist. Es findet also nicht allein Ektasie nach der Breite, sondern auch nach der Länge Statt. Zugleich waltet immer eine abnorme Blutanhäufung an der leidenden Stelle ob. Die pathologische Anatomie weiset Verletzung der normalen Structur der Venenwandungen bei jedem Varix nach. Man fand sie sehr verdünnt, durchsichtig, leicht zerreifsbar, mürbe; in anderen Fällen verdickt und verhärtet durch Ablagerungen aller Art zwischen ihren Häuten u. s. w. Solche Abnormität der Structur, als chronisches Leiden gedacht, läfst nothwendig auch Abnormität der dynamisch-chemischen Verhältnisse der leidenden Theile voraussetzen. Es würde sich demnach die *Essentia morbi* beim Varix unter folgendem Ausdruck begreifen lassen: chronische Abnormität der materiellen und dynamischen Verhältnisse in den Wandungen einer Blutader, die eine chronische Ausdehnung derselben an einer bestimmten Stelle zur unmittelbaren Folge hat.

Die Art und Weise, wie das Beginnen einer Varixbildung vor sich gehe, läfst sich nicht in allen Fällen genügend nachweisen. Sie ist klar, wenn man ein primäres Localleiden, eine Relaxation u. s. w. der Ader anzunehmen berechtigt ist; dunkel hingegen, wo man nur Hindernisse des Blutlaufs und überhaupt Einflüsse, die die ganze Vene oder gar mehrere Blutadern zugleich in Anspruch nehmen können, als primäre Ursachen des Uebels betrachten mufs. Am wenigsten läfst es sich hier angeben, warum gerade diese Stelle der Vene und keine andere afficirt wurde, und dies mag wohl in vielen Fällen an der Geringfügigkeit der Ursache, welche die Localität des Uebels determinirt, aber weder vom Kranken, noch vom Arzte bemerkt wird, liegen.

So viel ist gewifs, dafs, wenn einmal der erste Anfang zur Varixbildung gemacht ist, wenn somit eine abnorme Blutanhäufung an einer bestimmten Stelle der Vene erfolgte, ihr Fortbestehen und ihre Zunahme durch die Klappen der Vene sehr begünstigt wird. Die Anhäufung wird ihre Basis jedes Mal in dem nächsten Klappenpaar finden; die nachdringende Blutwelle kann dann keine völlige Eröffnung des Lumens der Vene, keine völlige Entleerung der Klappensäcke bewirken; hierdurch wird das, die Wandungen der ausgedehnten Stelle zunächst berührende Blut nicht fortgeschafft, stagnirt, gerinnt, verhindert dadurch noch mehr das Andrücken der Klappen an die Venenwandungen, diese werden immer mehr ausgedehnt, geschwächt, relaxirt, — so dafs die Hindernisse des Blutlaufs, die Bedingungen zur Fortbildung der Krankheit immer vermehrt werden. Nichts desto weniger kann der einfache Varix, so wie er hier beschrieben wurde, selbst bei beträchtlicher Gröfse, lange bestehen, ohne weitere Uebelstände zu veranlassen. Oefter aber vergröfsert er sich immer mehr, erreicht, und übersteigt wohl gar die Gröfse einer Mannsfaust, das Blutgerinsel in ihm wird bedeutender, verschliefst das Lumen der

Ader fast gänzlich. Die dadurch gesetzte Erschwerung des Blutlaufs erzeugt Aderknoten in dem vom Herzen entfernter liegenden Theile der Vene, die dem erstern mehr oder weniger nahe liegen; sie bewirkt Ektasie anderer venöser Nebenäste, so dafs die varicösen Gefäfse oft wie ein Bündel Regenwürmer neben einander liegen; sie führt aber auch Varices in dem dem Herzen näher liegenden Theilen der Vene herbei, indem aus diesen das Blut, wegen des zu schwachen Nachströmens, nicht gehörig entleert wird. Wird aber der Knoten durch das Coagulum ganz ausgefüllt, so erfolgt Naturheilung. (s. unten.) Doch ist dieser Fall selten. — Sind nun auf diese Weise, oder durch fortgesetzte Einwirkung der Ursachen, die den ersten Varix hervorbrachten, mehrere und grofse Aderknoten an einem Theile entstanden, so erregen sie in demselben ein Gefühl von Schwere, Taubheit, öfters auch ein sehr lästiges, ziehendes, spannendes Gefühl — Das geronnene Blut im Knoten wirkt aber auch oft reizend auf dessen Wandungen, und verursacht in denselben einen subinflammatorischen Zustand; zugleich sind diese relaxirt; daher erfolgen dann Ablagerungen in ihrem Gewebe, sie werden verdickt, verhärtet und jucken unerträglich. — Aufserdem kann aber der Knoten auch reizend auf seine nächsten Umgebungen einwirken, und in diesen subinflammatorische Zustände und deren Folge zu Wege bringen. Daher findet man oberflächlich liegende Varices sehr häufig mit den Hautdecken verklebt. — Durch diese Reizung oder andere Ursachen (z. B. heftiges Kratzen, mechanische Insulte u. s. w.) kann aber auch eine vollkommene Entzündung in dem Varix und dessen Umgebungen hervorgerufen werden, die sowohl in Eiterung, als auch in Brand übergehen kann. Im ersten Falle bilden sich auf dem Knoten ein oder mehrere Abscesse, die nach ihrer Eröffnung sehr hartnäckige Geschwüre (s. varicöses Geschwür) darstellen; von einer Blutung ist dieselbe aber nicht begleitet, weil durch die Entzündung die Gefäfsmündungen im Knoten schon obliterirt sind. Im zweiten Falle können selbst gröfsere Organstellen ergriffen werden und absterben. — Ist aber die Ausdehnung der Knotenwandungen beträchtlich, ohne dafs zugleich Verdickung in ihnen obwaltete, oder wird der Knoten verletzt, oder plötzlich sehr stark angefüllt, so kann er bersten und eine Hämorrhagie veranlassen. Liegt in diesem Falle der Varix oberflächlich, und berstet die (mit ihm conglutinirte, verdünnte oder verletzte) Haut zugleich mit, so erfolgt der Bluterguſs nach auſsen, und kann, wenn er vernachlässigt wird, tödtlich werden. Mit Unrecht läugnet *Delpech*, daſs diese Blutung je gefährlich werden könne; die nicht geringe Anzahl der durch gesprengte Varices herbeigeführten Todesfälle widerlegen ihn hinlänglich. Freilich kommt es hiebei sehr auf die Gröſse der Oeffnung, des Varix und des varicösen Gefäſses, wie auf die mehr oder weniger zugängliche Lage desselben an. Oberflächliche Varices öffnen sich z. B. oft periodisch (wie die Hämorrhoidalknoten und die die Menstruation besorgenden Venen), wo dann das angehäufte, überflüssige Blut ausgeleert wird, die Blutung von selbst steht, und Nachlaſs der Beschwerden erfolgt. Ist aber das gesprengte Gefäſs bedeutend (z. B. eine Iugularvene, wie in *Cline's* Fall), berstet ein Varix, zu dem man nicht gelangen kann (z. B. an der *Vena agygos* und an einer Intercostalvene, wie *Portal* es sah), erfolgt die Berstung plötzlich und mit groſser Oeffnung, z. B. durch äuſsere Gewalt, so ist die Hämorrhagie allerdings lebensgefährlich, oder auch wohl absolut tödtlich. Auch aus Varicen des Beins sah *Lombard* tödtliche Blutung erfolgen. Man beobachte nur die Blutung bei der Cirsotomie, und es wird klar werden, daſs hier eine Vernachlässigung leicht üble Folgen haben kann; und es kann diese Wahrheit nicht durch den Einwurf entkräftet werden, daſs ein Theil des in dem Varix stagnirenden Blutes gleichsam auſserhalb der Circulation ist, sein Verlust also nicht schwächend auf den Gesammtorganismus wirken kann. Eben so wenig darf man die geringe Gefahr bei diesen Blutungen dadurch beweisen wollen, daſs die durch sie erregte Ohnmacht ihre Stillung stets mit sich führe; denn die unglücklichen Fälle von Aderlässen bis zur Ohnmacht documentiren die Gefahr, welche die durch schnelle und bedeutende Blutverluste erregte Ohnmachten mit sich führen, hinlänglich.

Auf andere Weise kann auch die Blutung aus einem

Varix gefährlich werden, wenn dieser tief unter der Haut liegt, letztere nicht zugleich berstet, und ein Ekchymom entsteht. Dieses kann sich so weit in die Zellräume verbreiten, dafs Amputation des Gliedes zur Verhütung des Brandes nöthig wird; oder es kann die oft sehr schwierige Aufsuchung der Vene nothwendig machen, wenn die Blutung fortdauert u. s. w. (s. Ekchymom). Kleinere Sugillationen, durch Ruptur kleiner Hautvenen entstanden, finden sich sehr häufig in der Umgegend gröfserer Aderknoten vor, wenn jene zarten Gebilde der heftig andringenden Blutströmung nicht widerstehen konnten. — Endlich können Varices auch durch ihren Druck auf Resorptionsorgane ödematöse Anschwellungen veranlassen, die jedoch wohl häufiger von derselben Ursache herrühren, welche die Varices erzeugte; auch sah *Hodgson*, dafs sie sich Gruben in unterliegenden Knochen gebildet hatten, was doch auch nur durch ihren, die Stoffabsetzung verhindernden Druck erklärbar ist. — Varices, die in inneren Organen ihren Sitz haben, erregen nach der Eigenthümlichkeit der letztern verschiedene Zufälle. So entsteht Kopfschmerz, Schwindel, Melancholie, Blödsinn, Manie und Apoplexie durch Druck und Berstung von Varicen des Gehirns (s. *Lieutaud*, Hist. anat. med. Amstel. u. Goth. 1796); Dysurie, Ischurie, Haematurie durch Ektasien der Venen des uropoëtischen Systems; Epistaxis, Haemoptisis, Haematemesis u. s. w. durch Varicositäten in den betreffenden Organen; Dysphagie durch den Druck von Varicen des Schlundes (s. *Pohl's* unten angeführte Abhandlung) und der obern Hohlader (s. *Bleuland*, in Samml. auserl. Abhandl. für prakt. Aerzte. B. IX. p. 731.) auf den Schlund; erschwertes Athemholen durch Varices des Kehlkopfes (s. *Pohl* l. c.); Ischias durch den Druck von Varicen auf den ischiadischen Nerven. Varices des Uterus und der Scheide machen dem Geburtshelfer viele Unbequemlichkeiten während der Geburt, vorzüglich wenn sie grofs sind; Varices der Vesicalvenen erregen bei der Lithotomie oft gefährliche Blutungen.

Unendlich verschieden sind die Localitätsverhältnisse des Uebels, wie dies schon zum Theil aus den eben angeführten Beispielen hervorgeht. Fast alle Blutadern des menschlichen Körpers hat man varicös gesehen. In einigen Fällen fand man beinahe alle Venen zu gleicher Zeit afficirt; so *Alibert* und *Boerhave* (s. Samml. auserles. Abhandl. f. prakt. Aerzte. Bd. XIX. S. 512.) bei einem melancholischen Manne. Auch *Pohl* (l. c.) fand bei einem Knaben, der viel Blut durch Mund, Nase und After verloren hatte, die Hirnhäute, die Lungen, das Zwerchfell, den Magen und alle übrigen Eingeweide mit Varicen besetzt. Die gröfsten Venen werden von dieser Krankheit eben so wohl, wie die kleinsten befallen. Bei Erweiterung des rechten Herzens sind häufig auch die Hohlvenen, die Iugularvenen erweitert. Varices der Pulmonalvenen und ungeheure Ausdehnung des Sinus derselben wurden von *Morgagni* (de caus. et sed. morb. ep. 64. a. 7.) und andern Aerzten beobachtet. Dagegen sah *v. Graefe* Varices der Chorioïdea, welche kleine, bald runde, bald längliche, durch die Sclerotica bläulich durchschimmernde Hügel, von der Gröfse einer kleinen Linse bildeten (s. Angiect. p. 33.); varicöse, auf der Hornhaut verlaufende Gefäfse sieht man häufig als Begleiter der Pterygien, Nephelien und Hornhautgeschwüre. Die Telangiektasien liefern die besten Belege dafür, wie kleine Venenstämmchen erweitert werden können. Kleine Venen werden oft enorm ausgedehnt. *Winckler* (Diss. de vasor. lithiasi. I. §. 6. not. 1.) beschreibt einen Varix der Saamenvene, welcher an Stärke der Hohlader gleich kam. *Bonnet* (anat. pract. Lib. IV. 3.) sah zwei Venen von den Iliacis entstehen, die am Unterleibe geschlängelt bis zum Nabel verliefen und daumenstark angeschwollen waren. *Mascagni* erzählt einen Fall, wo ein Mann durch den Ergufs von sieben Unzen Blut, welche aus einer auf der linken Lunge verlaufenden, und bis zur Dicke eines kleinen Fingers ausgedehnten, zerrissenen Vene in die Brusthöhle getreten war, plötzlich starb. (s. Mem. della soc. ital. Vol. XII. p. 4.) *Baillie* fand die Verschliefsung eines beträchtlichen Theils der *Vena cava inferior* ausgeglichen, durch eine sehr bedeutende Ausdehnung der unpaarigen und einer andern unbenannten Vene der linken Seite. *Cline* erwähnt eines ähnlichen Falls, wo bei Verschliefsung der unteren Hohlvene oberhalb ihrer Theilung das Blut aus den untern Extremitäten, theils durch die stark erweiterten Lumbalvenen in den oberhalb der Verschliefsung befindlichen Theil der untern Hohlvene, theils durch die bis zur Dicke eines kleinen Fingers ausgedehnten epigastrischen Venen, mittelst der innern Brustvene in die obere Hohlvene gelangt war. — Man hat die Krankheit sowohl an den obern, wie an den untern Theilen beobachtet. *Lieutaud* (l. c.) sah *Varices plexus choroideï, cerebri, piae matris* u. s. w. Unendlich öfter, und überhaupt am häufigsten werden jedoch die untern Extremitäten davon befallen. — Es können sowohl tiefliegende, als oberflächliche Venen ergriffen werden; viel häufiger erkranken jedoch die letztern, weil sie nicht so wie jene durch die umliegenden Muskeln u. s. w. unterstützt werden, nicht jede Stagnation des Blutes durch die Bewegung derselben so erschwert wird, und weil sie mehr äufsern Schädlichkeiten ausgesetzt sind. — Nächst den oberflächlichen Venen der Beine werden am häufigsten varicös die Hämorrhoidalvenen (s. goldne Ader), die Venen des Saamenstranges und Hodens (s. Cirsocele und Varicocele), die Venen der Blase (s. Blasenhämorrhoiden) und die Venen der Chorioïdea (s. Cirsophthalmie). Doch sind diese Krankheitsformen nicht immer reine Varicositäten.

Was nun die Diagnose der Varicen anbelangt, so ist dieselbe nach dem Sitze, dem Grade und den Complicationen des Uebels leicht, schwer, oder auch wohl ganz unmöglich. Ein oberflächlicher, einfacher Varix wird aus folgenden Zeichen leicht erkannt. Man bemerkt eine durch die Haut blau oder violett durchschimmernde, vorzüglich an dem vom Herzen entfernten Ende umgränzte, ungleiche, schmerzlose, elastische Geschwulst, die sich bei horizontaler Lage des leidenden Theils verkleinert, und dem Fingerdruck weicht, nach Aufhebung desselben aber sogleich wieder erscheint. Applicirt man den Druck an der dem Herzen zugekehrten Gränze des Tumors, so vergröfsert sich derselbe; applicirt man ihn an dem entgegengesetzten Ende, so verkleinert sich die Geschwulst, vorzüglich wenn man sie gleichzeitig mit den Fingern gegen das Herz hin streicht, und füllt sich nur langsam oder auch gar nicht wieder, bis zur Aufhebung des Druckes. Je oberflächlicher der

Varix liegt, desto intensiver ist seine Färbung; je tiefer unter der Haut, desto weniger wird deren Farbe verändert. Enthält der Knoten viel coagulirtes Blut, so läfst er sich nicht mehr durch das Streichen und Drücken mit den Fingern entleeren, und fühlt sich hart an. Alte Knoten verlieren oft ihre bestimmte Begränzung, vorzüglich an dem dem Herzen zugewandten Ende, indem sich der Knoten, vermöge der Anordnung der Klappen, leichter nach dem Herzen hin, als nach der entgegengesetzten Richtung vergröfsern kann. Entzündet sich der Varix, so wird die Geschwulst schmerzhaft, fühlt sich wärmer an, als die umliegenden Theile, wird röther und auch voluminöser. Die Uebergänge in Eiterung und Brand werden aus den diese Krankheitszustände charakterisirenden Symptomen anerkannt. Eine Ruptur des Varix hat man zu erwarten, wenn derselbe sich in kurzer Zeit bedeutend vergröfsert, sich sehr gespannt anfühlt und stark juckt. Ist die Berstung schon erfolgt, so hebt die Natur der Blutung (s. Blutflufs) den Zweifel, der etwa darüber entstehen könnte, ob das blutende Gefäfs eine Vene oder Arterie ist. Liegt der Varix unmittelbar über einer Arterie, so kann ihm dieselbe eine Pulsation mittheilen (wie dies ja auch bei so vielen andern Geschwülsten, vorzüglich der Drüsen am Halse, der Fall ist), und dadurch zu Verwechselungen, namentlich mit dem aneurysmatischen Varix (s. beim Aneurysma), Anlafs geben; doch gewährt hier die Aetiologie und die Entstehungsart des Uebels Aufschlufs über die Natur desselben, so wie auch das abweichende Verhalten beim Druck an der obern und untern Gränze der Geschwulst. Diese letztern Zeichen und die gegenwärtige oder fehlende Pulsation, werden auch in den meisten Fällen das Aneurysma vom Varix unterscheiden; doch verschwinden diese Criterien bei sehr alten Puls- und Blutadergeschwülsten, bei denen weder Volumenveränderung, noch Pulsation bemerkbar ist, wo dann die Anamnese, Aetiologie, die Lage der Geschwulst, das Verhalten der etwa afficirten Arterien unterhalb derselben, den Aufschlufs geben mufs. — Sehr häufig wird die Diagnose solcher Varices erleichtert und vergewissert durch gleichzeitiges Bestehen von deutlicher charakterisirten Aderknoten in der afficirten Vene, oder den umliegenden Blutadern. Man sieht nicht selten das in den Knoten eintretende und von ihm abgehende Venenstück in seinem ganzen Verlaufe ausgedehnt und mit Varicen besetzt; dann kann kein Zweifel mehr über die Natur des Uebels obwalten. Liegen aber mehrere varicöse Stämme dicht neben einander (*Phlebeurysma aggregatum*), so glaubt man ein Bündel Regenwürmer unter der Haut zu fühlen. Auf die angegebene Weise wird man auch den Varix von andern Tumoren, Balg- und Speckgeschwülsten, Abscessen u. s. w. unterscheiden können. Nicht leicht ist die Verwechselung eines Varix der Schenkelvene mit einem Schenkelbruch, und eines *Varicomphalon* (wie *Gorter* einen durch den Nabel hervorgedrungenen Varix nennt) mit einem Nabelbruch. (s. Bruch). — Zur Erkenntnifs innerer Varicositäten gelangt man hingegen in der Regel erst bei der Obduction. Nur vermuthen lassen sie sich, wenn sie Blutungen erregen, der Kranke in dem blutenden Organ früher ein Gefühl von Spannung und Druck hatte, die Functionen des Theiles verletzt waren, eine Disposition zur Varixbildung obzuwalten scheint, weil an andern Theilen Aderkröpfe bestehen oder bestanden, und Ursachen eingewirkt haben, die wohl in dem afficirten Organ Varices hervorbringen konnten.

Mannichfach verschieden sind die aetiologischen Momente, welchen man das Entstehen und die Fortbildung der Varicen zuschreibt. Schon einige ganz normale Verhältnisse des menschlichen Organismus prädisponiren die Venen zu dieser Krankheit. Die geringe Selbstständigkeit dieser Gefäfse, ihr mehr leidendes Verhalten gegen äufsere Eindrücke, die träge Circulation des Bluts in ihnen, die dadurch nothwendig gemachte Anordnung der Klappen (s. oben), die oberflächliche Lage vieler Venen begünstigen offenbar die Ausbildung von Ektasien in ihnen; die aufrechte Stellung des Körpers aber das häufige Erscheinen der Krankheit an den Füfsen, weil das Blut dadurch gezwungen wird, gegen sein Gewicht aufzusteigen, und die Blutsäule, welche auf die Venen dieser Theile drückt, sehr beträchtlich ist. Die Anordnung der Gefäfse an den runden Oeffnungen des Körpers begünstigt (nach *Reil*) ihre

Ausdehnung, weil in den Anastomosen die Blutströmungen in entgegengesetzter Richtung auf einander treffen, und sich gegenseitig aufhalten. Aufserdem scheinen noch folgende Umstände disponirend zu wirken, welche eine Schwächung des Gefäfssystems im Allgemeinen herbeiführen, als: Plethora, wo die Kraft der Gefäfse im Widerstande gegen die allzugrofse Blutmasse am Ende unterliegt: der übermäfsige Gebrauch der warmen Bäder, welche Expansion der flüssigen und Relaxation der festen Theile überhaupt herbeiführt; der zu häufige Genufs der Spirituosa; die sehr lange fortgesetzte Anwendung des Quecksilbers; der beständige Aufenthalt in feuchter und mit schädlichen Dämpfen geschwängerter Luft; ferner einige Dyscrasien, namentlich die scorbutische; zu dicke und zähe Beschaffenheit des Bluts, welche zu langsame Fortbewegung desselben bedingt, u. s. w. Auch im vorgerückteren Alter erscheint die Krankheit sehr häufig. — Dafs übrigens die Disposition des gesammten Venensystems zur Varixbildung sich auch zur Krankheit des ganzen Systems steigern könne, beweisen die oben erwähnten, von *Alibert*, *Boerhave* und *Pohl* beobachteten Fälle, die jedoch zu den seltneren gehören. Häufiger beobachtet man eine locale, erbliche Diathesis, und zwar vorzugsweise bei den Hämorrhoiden. (s. d. Art.) — Zu den Gelegenheitsursachen gehört: 1) Alles, was eine locale Schwächung einer Blutader zur directen Folge hat, Quetschung, Druck, Zerrung und Dehnung des Gefäfses (weshalb auch nach mehreren Schwangerschaften die Hautvenen des Unterleibes oft varicös werden), der beständige Aufenthalt (der Füfse) in kalter Nässe u. s. w. 2) Alles, was rein mechanisch den Blutlauf in der Vene andauernd erschwert. Der Druck der schwangern Gebärmutter auf die Hüftvenen erzeugt unendlich oft Varicositäten der untern Extremitäten, die sich nach der Entbindung wieder verlieren. Eben dies bewirken Verstopfungen der Unterleibseingeweide und der anhaltende Gebrauch festangelegter Strumpfbänder. Anhaltendes Krummsitzen bedingt Zusammenpressung der genannten Eingeweide, und der Druck derselben auf den Mastdarm führt die Ausbildung der Hämorrhoidalknoten herbei. In der Umgegend von Scirrhen und andern grofsen

Geschwülsten, findet man fast immer Ektasien der Venen (doch mögen sie hier auch oft auf andere Weise entstehen, s. unten). Ein Varix erzeugt mehrere in den vom Herzen entfernter liegenden Theilen der Vene und in den benachbarten Blutadern. (s. oben). Fortgesetzte dem Blutlauf ungünstige Lage eines Theils, vorzüglich wenn derselbe zugleich wenig bewegt wird, bewirkt dasselbe; so erzeugt immerwährendes, ruhiges Stehen Aderkröpfe an den Beinen u. s. w. Ferner gehören hieher Anschwellungen, Verknorpelungen der Valveln, und die seltneren Fälle von Auswüchsen der Gefäfswandungen und von fremden Körpern in den Gefäfsen. So sah *Walther* (Observat. anat. p. 44.) kleine Steine in den Venen der Harnblase und Mutterscheide, und *Treutler* entdeckte einen Wurm (*Hexathyridium venarum*) in der vordern Tibialvene. — Gänzliche Hemmung des Blutlaufs in einer Vene, bewirkt aber in dem Stücke des vom Herzen entfernter liegenden Theils dieser Vene, welches durch den Verschliefsungspunkt und die nächste Einmündungsstelle einer andern Vene begränzt wird, keine Varicositäten, — denn stets obliterirt dieses Gefäfsstück gänzlich (wozu bei den Venen wohl die hier aufgehobene Saugkraft der Vorkammern des Herzens beiträgt). Dagegen werden durch gänzliche Verschliefsung einer Vene Ektasien in den benachbarten Blutadern erzeugt, und diese Erweiterungen werden zuweilen nothwendige Bedingung für die Fortdauer des Lebens. *Baillie* und *Cline* haben solche Fälle beobachtet (s. oben), und auch *Morgagni* gedenkt eines ähnlichen Falles. 3) Heftige, plötzlich und schnell erfolgende Körperanstrengung, die sowohl durch Dehnung der Gefäfse, Zerreifsung einer Valvel, als auch vornehmlich durch das meist gleichzeitig statt findende Anhalten des Athems, die Bildung eines Varix, wie auch die Ruptur eines stark angefüllten Knotens verursachen kann. (Die Ausdehnung der Bronchien beim Anhalten des Athems verhindert nämlich die Entleerung der Pulmonalarterien und der Hohlvenen, und so erfolgt eine plötzliche Anstauung des Bluts.) Es gehört in diese Rubrik das heftige Schreien, Laufen, Springen, Reiten, das Tragen schwerer Lasten, Verrenkungen oder sonstige starke Dehnungen der Glieder, anstrengende Geburtsarbeit (wodurch *Wedel* [Diss. d. varic. p. 10.] Aderknoten an den Augenlidern entstehen sah) u. s. w. — 4) Congestion des Bluts, sowohl active, als passive. Die erstere geht, wenn sie längere Zeit andauerte, häufig in die letztere über, indem die Gefäfse durch Ueberreizung und übermäfsige Ausdehnung zuletzt gelähmt werden, und kann sowohl als reine Krankheit des Gefäfssystems, als auch als nothwendige begleitende Abnormität bei übermäfsiger Erhöhung des Vegetationsprocesses auftreten. Auf diese Weise hat man sich das Erscheinen der Varices in der Umgegend grofser Lipome und bedeutender Sack- und Balggeschwülste zu erklären, wiewohl hier der Druck, den diese auf die Venenstämme ausüben, auch zur Bildung der Aderknoten mit beiträgt. So wird es auch begreiflich, wie anstrengende Kopfarbeit Varices des Gehirns (*Lieutaud* erwähnt [l. c.] eines solchen Falls, der zuletzt tödtlich wurde), wie übermäfsige Ausübung des Beischlafs Cirsocele erzeugen kann; denn mit jeder Thätigkeitserhöhung eines Organs ist erhöhte Vegetation und Congestion verbunden. Wie passive Congestionen zur Varixbildung beitragen können, ist schon an und für sich klar.

Endlich können Varices auch als Fehler der ersten Bildung auftreten. *Cartier* sah den Arm eines neugebornen Kindes ganz mit varicösen Adergeflechten bedeckt. (Doch kommt diese Art von Gefäfsausdehnung nicht so häufig, wie die Telangiektasie als Fehler der Urbildung vor).

Zuweilen bleiben bei dieser Krankheit, wie in so vielen andern Fällen, die ursächlichen Verhältnisse unentdeckt, oder erscheinen nicht bedeutend genug, um sie motiviren zu können; — doch braucht man darum nicht mit *Delpech* das Einwirken einer unbekannten allgemeinen Ursache überall bei der Bildung der Aderknoten anzunehmen.

Die Heilung eines Varix kann durch die Natur allein bewirkt werden. Es kann nämlich die entfernte Ursache, die den Varix herbeiführte, und seine Existenz bedingte, gehoben werden; so verschwinden Varices der Füfse, die während der Schwangerschaft entstanden, bald nach der Entbindung. Oder es kann auch eine solche Metamorphose des örtlichen Uebels selbst erfolgen, und so die Heilung

lung desselben bewirkt. So beobachtete *Hodgson* vier Fälle, wo die Coagula sich so sehr in dem Knoten anhäuften, dafs das Lumen der Vene dadurch gänzlich verschlossen wurde. Der Zuflufs des Bluts zum Knoten hörte nun auf (s. oben), und sein Contentum wurde allmählig resorbirt.

Viel häufiger wird jedoch das Eingreifen von Seiten des Arztes nöthig. Zunächst mufs hier entschieden werden, ob in dem gegebenen Falle eine palliative oder eine radicale Kur einzuleiten sey.

Die Palliativkur ist angezeigt: 1) wenn die etwa noch einwirkende entfernte Ursache des Uebels nicht weggeschafft werden kann; denn wenn es hier auch gelänge, eine radicale Heilung des örtlichen Leidens zu bewirken, so würde dasselbe doch bald an einem andern Orte wieder erscheinen. Jene Unmöglichkeit tritt ein, wenn eine der oben angeführten allgemeinen Affectionen, die sehr bedeutend und eingewurzelt ist, wenn eine Geschwulst, z. B. im Unterleibe, deren Exstirpation höchst lebensgefährlich wäre, namentlich auch wenn erbliche Diathesis als ursächliches Moment erscheint. — 2) Wenn die Beseitigung der entfernten Ursache sehr schwierig ist. Dies ist der Fall, wenn Verstopfungen der Unterleibseingeweide, Plethora, Congestionen u. s. w. ursächlich sind. So auch 3) wenn überhaupt ein heroisches Heilverfahren zur Bewirkung der Radicalkur nothwendig werden würde, z. B. wenn die Krankheit bedeutende, tiefliegende Venen ergriff, wenn bedeutende Geschwülste auszuschälen sind u. s. w. In diesen, wie in den sub No. 2. erwähnten Fällen hat man recht genau zu erwägen, ob die Kur den Kranken nicht mehr belästigen und gefährden dürfte, als die Krankheit selbst. 4) Wenn der Kranke einen heroischen Heileingriff, z. B. eine Operation, wodurch allein die radicale Heilung zu bewirken wäre, nicht gestattet. 5) Wenn die Krankheit nützlich, ihre Heilung aber schädlich für den Kranken zu seyn scheint, wie dies bei den Aderknoten der Fall ist, welche periodische Blutungen erregen, an die sich der Organismus gewöhnt hat, und die ihn vor den Nachtheilen einer in's Stocken gerathenen Menstruation, der Hämorrhoidalkrankheit, der Congestionen nach edlen Organen u. s. w. bewahren, und bei den, durch Synizesen benachbarter Venen entstandenen Ektasien. 6) Wenn zugleich andere wichtigere, unheilbare Krankheiten bestehen. 7) Wenn der Lage des Varix wegen, die Application der Localmittel, ohne welche, nach Hebung der Ursachen, die Radicalkur nicht gelingen würde, unmöglich ist.

In allen andern Fällen ist die Radicalkur angezeigt. Auch kann dieselbe, in Bezug auf das Localleiden allein gedacht, nöthig werden, obwohl in Bezug auf die Krankheit im Allgemeinen die Palliativkur indicirt ist; so vollzieht man die einen Varix radical heilende Cirsotomie, wenn derselbe zu bersten droht, die Heilung eines Geschwürs (s. varicöses Geschwür) verhindert, die Function eines Organs beeinträchtigt u. s. w., obwohl man weifs, dafs, wegen nicht gehobener Ursache, die Krankheit später an einem andern Orte wieder entstehen wird.

Die Palliativkur bezweckt, der Verschlimmerung des Uebels vorzubeugen, oder sie doch aufzuhalten, und den durch dasselbe herbeigeführten üblen Zufällen möglichst abzuhelfen. Zu dem Ende sehe man darauf, dafs die Lage des afficirten Gebildes der Stockung des Bluts im Knoten vorbeuge, also dessen Abflufs möglichst befördere. Dem Fufse giebt man demnach die horizontale Lage u. s. w., oder läfst, bei geringeren Graden des Uebels, wo der Patient nicht das Zimmer zu hüten braucht, diese wenigstens so viel als möglich beobachten. — Ferner ist Meidung alles dessen nöthig, was das Blut erhitzt, ausdehnt u. s. w., und ist hiernach die Diät in jeder Hinsicht zu ordnen. — Man sucht der ferneren Erweiterung des leidenden Gefäfsstückes dadurch vorzubeugen, dafs man auf die erschlafften, gelähmten Wandungen desselben durch Application einer ausgedehnten, mäfsigen und fortdauernden Compression einwirkt, wenn die Localität des Uebels nicht ihre Anwendung unmöglich macht. Hat der Varix aber, wie es doch am häufigsten Statt findet, seinen Sitz an den untern Extremitäten, so umwickelt man das ganze Glied von den Zehen bis über die afficirte Stelle hinaus mit einer Binde nach *Theden's* Angabe, oder applicirt besser einen Schnürstrumpf (der nach Bedarf auch den Oberschenkel mit einschliefsen kann) von Hunds- oder Rehleder, dessen Anlegung der Kranke selbst mit leichter Mühe besorgen, und wobei man den Grad der Compression sehr genau bestimmen kann. Der Druck, der in centripedaler (also der Contractionskraft analoger) Richtung, und somit der Expansionskraft entgegengesetzt wirkt, unterstützt hier die Wandungen des Knotens in ihrem Widerstande gegen das Blut, welches sie immer mehr auszudehnen strebt. Würde er blofs auf den Knoten allein angewandt, so würde er Ausdehnung des zuführenden Theils der Blutader und der mit ihr anastomosirenden Venen, oder, da immer auch viele Lymphgefäfse zugleich comprimirt werden, auch wohl Oedem herbeiführen; deshalb wendet man die Compression auf alle vom Herzen aus jenseits des Knotens liegende Theile des kranken Gliedes an. Zugleich wird hierdurch das Blut gezwungen, durch die tiefer liegenden, weniger stark comprimirten Venen seinen Weg zu nehmen, und so einer Stockung vorgebeugt, wenn nicht gar der sich ziemlich gleich bleibende Andrang des Bluts ein schnelleres Durchströmen desselben durch die verengerte Vene bedingt. — Fängt der Varix an, heftig zu jucken, spannt er sich stark, so beugt man der Entzündung und Berstung des Knotens durch schickliche Lagerung des Theils, Aderlässe, antiphlogistische Abführungen, durch örtliche Application der Blutegel und kalter Fomentationen vor. Scheint sich die Ruptur auf diese Weise nicht verhüten zu lassen, so vollzieht man, ehe sie zu Stande kommt, lieber selbst die Eröffnung des Knotens (s. Aderkropfoperation). Bei den periodisch sich öffnenden Knoten überläfst man aber die Berstung der Natur allein, weil die Blutung hier immer von selbst, oder doch nach der Anwendung der Kälte und des Drucks bestimmt steht, oder, wenn jene nicht schnell genug zu Stande kommt und dem Kranken dadurch Beschwerden verursacht werden, punctirt man den Knoten (s. Aderkropfoperation). — Viele berühmte Aerzte zollen der Palliativbehandlung der Varices das meiste Lob, und rathen, sie überall in Anwendung zu setzen, wo ernsteres Eingreifen der Kunsthülfe nicht ganz unbedingt nothwendig wird; es ist auch in der That nicht zu läugnen, dafs man sehr oft der Verschlimmerung des

Uebels und bedeutenderen Beschwerden dadurch glücklich vorbeugt; doch bleibt der Kranke immer, wenn auch nur unbedeutend, krank, und die Radicalkur führt, selbst wenn eine Operation nöthig werden sollte, in der Regel die Nachtheile nicht mit sich, die man von ihr besorgt, vorzüglich wenn man damit die Unbequemlichkeiten vergleicht, welche die Palliativkur vielleicht für die ganze Lebenszeit bedingt.

Was nun die Radicalkur selbst anbetrifft, so ist nächste Bedingung ihres Gelingens die Hebung der entfernten Ursache, in sofern diese noch fortwährend einwirkt. Kann diese nicht gehoben werden, oder gelangt man nicht zur Erkenntnifs derselben, so gelingt entweder die Heilung gar nicht, oder es wird blofs das locale Product der Krankheit, nicht diese selbst getilgt. Dem zufolge wird man alle auf die Gefäfse drückenden Potenzen entfernen, wenn es irgend thunlich ist; man wird die Geschwülste ausschälen, die Anlegung der einschnürenden Strumpfbänder, das anhaltende Sitzen und Stehen, den Genufs der Spirituosa, den Aufenthalt in schlechter Luft widerrathen u. s. w. Sind andere bedeutende Krankheiten ursächlich, so wird man, wenn diese nicht an sich kräftige Heileingriffe erfordern, bedeutende allgemeine Kuren um des Varix willen nicht anfangen (s. oben); sonst aber das gehörigen Orts angegebene Verfahren in Anwendung setzen. Scheint eine allgemeine, in einem Mifsverhältnifs der Blutmasse zu den Kräften der Gefäfse begründete Diathese obzuwalten, so hebt man die Plethora und den Orgasmus des Bluts durch Anfangs starke, im Verlauf der Kur aber öfters angewandte kleine Aderlässe, und durch Verabreichung mittelsalziger und vegetabilisch-saurer Arzneien; man sucht die Gefäfse zu stärken, durch Mittel, die weder das Blut erhitzen, noch dessen Masse vermehren, und es hat sich in diesem Bezuge die Schwefelsäure oft recht heilkräftig bewiesen; scheint zugleich eine besonders erhöhte Reizbarkeit im Blutsystem obzuwalten, so werden die *Narcotica frigida*, der *Hyoscyamus*, und namentlich ein *Infusum herbae digitalis purpureae* (von 1 — 2 Dr. auf 6 Unzen Colatur) sehr zweckmäfsig mit den stärkenden Mitteln abwechselnd, oder auch wohl gleichzeitig mit ihnen angewandt.

Ergab die Prüfung der ätiologischen Verhältnisse, dafs von dieser Seite das Gelingen der Radicalkur nicht unmöglich gemacht wird, so leitet man nun die unmittelbare Kur der Ektasie, verschieden nach den verschiedenen Graden und Zuständen derselben ein.

Ist die Ausdehnung mäfsig, nicht sehr veraltet, oberflächlich gelegen, läfst sich der Knoten noch ganz, oder gröfstentheils durch Streichen und Drücken mit der Hand entleeren, so gelang nicht selten die Heilung durch eine fortgesetzte Compression, nebst gleichzeitiger Anwendung adstringirender und stärkender Mittel, und passender Diät und Lagerung des kranken Gliedes. Der Druck, die Diät und die Lagerung werden hier ganz nach den bei der Palliativkur gegebenen Regeln angewendet, und wirken hier, wie dort; nur mufs hier die dem Abflufs des Bluts günstige Lage sorgsamer und unausgesetzt beobachtet werden, und wird der Druck wegen der gleichzeitigen Anwendung nasser Fomente besser durch eine Binde bewirkt. — Unter den adstringirenden und stärkenden Mitteln, hat man vorzüglich die Kälte und die gerbestoffhaltigen Vegetabilien und Säuren angewandt. Was die Kälte anbetrifft, so hat man nur von der andauernden Anwendung höherer Kältegrade hier etwas zu erwarten. Unter diesen Bedingungen kann die Kälte nur indirect und relativ stärkend wirken, indem sie durch Entziehung des expandirenden Wärmestoffs der Contractilität der Gefäfshäute ein Uebergewicht giebt. Lange fortgesetzte Anwendung der Kälte ist aber nöthig, weil sonst ein dem beabsichtigten gerade entgegengesetzter Effect erfolgt, in keinem Fall aber auf eine Nachwirkung des Mittels zu rechnen ist. Man wendet die Kälte an, indem man entweder Schnee oder Eis in eine Schweinsblase gefüllt, oder mit eiskaltem Wasser getränkte Compressen auflegt, und die Umschläge häufig wechselt. — Die Wirkungen des Drucks, der Kälte und der günstigen Lagerung des Theils entbehren in diesem Falle der Stätigkeit; diese Mittel müssen darum lange und anhaltend fortgebraucht werden, und wirken nur indirect heilend, indem sie die Umstände hinwegräumen, welche die Heilkraft der Natur in ihren Bestrebungen, die geminderte Spannkraft der Knotenwandungen, durch die ihr gewährte Ruhe, wieder auf den normalen Grad zu erheben, hindern könnten. — Directer und permanenter stärkend und zusammenziehend wirken die Decocte gerbestoffhaltiger Mittel, als der Galläpfel, Eichenrinde, Tormentille, Bistorta, und die Auflösung des Alauns, als Umschlag angewandt; doch läfst sich wegen des sehr beschränkten Wirkungskreises dieser Mittel nur bei ganz oberflächlich belegenen Knoten etwas von ihnen erwarten.

Gelingt es nicht das leidende Gebilde auf diese Art zur Normalität zurückzuführen, oder weiset die Diagnose gleich anfänglich einen höhern Grad des Uebels nach, so mufs man das kranke Gefäfsstück zur fernern Verrichtung seiner Functionen, die doch nur unvollkommen erfolgt, und Verschlimmerung der Krankheit bedingt, gänzlich unfähig machen, und auf eine niedrigere Stufe der Organisation versetzen, wo es sich in seiner Depravation noch als belebter Theil des Organism erhalten kann, — oder, wo auch dies nicht möglich ist, es gänzlich aus dem Bereich des letztern entfernen. Man kann hier noch versuchen, was eine kräftiger angewandte Compression vermag, und bedeckt den durch Streichen möglichst entleerten Knoten, und noch ein Stück des zuführenden Theils der Ader mit einer graduirten Compresse, die man allmählig stärker und stärker mittelst der, die Einwickelung bewirkenden Binde (oder des Schnürstrumpfs) andrückt. Es mufs hiebei das Einströmen des Bluts in den Knoten gänzlich verhindert werden. Wird dies längere Zeit fortgesetzt, so geht die Blutströmung dann nicht mehr nach dem Theil hin, der ihr so lange widerstand (s. oben), und das Blut hat sich schon Nebenwege gebahnt. Zugleich aber werden die Wandungen des entleerten Gefäfstheils in gegenseitige innige Berührung gesetzt, reizen einander, so dafs exsudative Entzündung, und in Folge dieser Verklebung, Verschliefsung des Lumen erfolgt. Ja auch halb coagulirtes Blut, welches durch Manipulationen nicht mehr aus dem Knoten entleert werden konnte, kann durch solchen Druck entfernt werden. Man mufs nämlich diesen entarteten Contentis einen geringen Lebensgrad noch zugestehen. In sofern aber der Druck die Expansion in ihnen erschwert oder vernichtet, können sie sich nicht auf dieser geringen Lebensstufe behaupten; ihre Restauration (als durch eine expansive Thätigkeit bedingt) findet nicht Statt, während die resorbirende Thätigkeit in der nicht so stark comprimirten Umgegend ungetrübt fortwährt, und noch dadurch vermehrt wird, dafs auf rein mechanische Weise die gedrückten Theile gleichsam in die aufsaugenden Mündungen hineingedrängt werden; so erfolgt ihre Resorption. Hieraus wird aber auch zugleich klar, dafs man, bei bedeutender Degeneration der Knotenwandungen, und wenn harte Coagula in Menge vorhanden sind, nicht mehr eine solche Compression versuchen müsse. Denn es ist alsdann die Aufsaugung des Entarteten nicht mehr möglich; ein Fortbestehen der geringen Vegetation in diesen Theilen ist auch negirt; zugleich wirkt dieses Unbelebte durch den Druck auf die gesunden Umgebungen reizend, starke Reaction hervorrufend; der Organismus stöfst daher das Unbelebte, Unaufsaugbare, Reizende aus durch eine peripherische Entzündung, die in Eiterung übergeht, während das Unbelebte brandig wird. (Unbelebte, ja selbst ganz heterogene Stoffe, können sich wohl lange innerhalb des belebten Organismus erhalten, vorzüglich wenn die Incitabilität ihrer nächsten Umgebungen nicht sehr bedeutend ist; nur müssen sie diese nicht heftig reizen, und nicht ihrer Natur nach zur Zersetzung streben, denn sonst erfolgt ihre Ausstofsung gewifs allemal).

Hat das Uebel also diesen Grad erreicht, so mufs man auf operativem Wege die fremden Stoffe entfernen, und zugleich durch eine örtlich erregte Eiterung dem Organismus Gelegenheit geben, das Entartete zu entfernen, wo dann die Heilung bald erfolgt, oder man entfernt auch gleich den ganzen leidenden Gefäfstheil selbst (s. Aderkropfoperation).

Droht der Varix zu bersten, so öffnet man ihn, weil man so den Gang der Krankheit mehr in seiner Gewalt hat (s. Aderkropfoperation). Findet man aber den Varix schon geborsten, und wurde die Haut auch durchbrochen, so wird man die Blutung durch Anwendung der Kälte und des Drucks mittelst einer graduirten Compresse bei gleichzeitiger Einwickelung des Gliedes hemmen (wobei denn zuweilen radicale Heilung des örtlichen Uebels erfolgt); findet man aber viel Coagulum in dem Knoten, welches durch die Wunde nicht entleert werden kann, so dilatirt man auch wohl die letztere, und verfährt ganz wie bei der Cirsotomie. Dasselbe Verfahren gilt, wenn, bei unverletzter Haut, der Bluterguſs in's Zellgewebe erfolgte und bedeutend ist, oder mittelst der Kälte und passender Interna nicht gestillt werden kann; denn auf die Gebilde, in welchen das Extravasat seinen Sitz hat, kann man die Compression nicht anwenden. Einige Stunden lang darf man auch die Hauptarterie des kranken Gliedes comprimiren. Ist aber das Ekchymom nur unbedeutend, hörte der Blutfluſs von selbst, oder nach Anwendung der Kälte ganz auf, so kann man ersteres noch zertheilen, und die übrigens angezeigte Palliativkur einleiten (s. oben).

Ist der Varix in eitrige oder brandige Entzündung übergegangen, so leitet man die Behandlung nach den bei diesen Zuständen allgemein giltigen Normen ein (s. Brand, Eiterung und varicöses Geschwür).

Die für die einzelnen Varices angegebene Behandlung gilt auch, wenn, wie es so oft der Fall ist, mehrere Knoten zugleich bestehen; zu bemerken ist, daſs, so wie ein Varix häufig den andern erzeugt, die Heilung eines Knoten oft die der andern bedingt.

Was die Therapeutik der in innern Organen gelegenen Varices anlangt, welche man gewöhnlich nur aus den durch sie erregten Hämorrhagien argwöhnt, so kann hier nur die Behandlung dieser Symptome, welche bei der Erörterung der einzelnen Blutflüsse abgehandelt wird, eingeleitet werden.

Die nach den Umständen sehr verschieden zu stellende Prognose, ergiebt sich aus dem Gesagten von selbst.

Synon. Aderkropf, Aderbruch, Krampfader, Wehader, Kindesader, Blutadergeschwulst. Lat. *Varix*. Griech. *κιρσός Attice*, *κρισσός*, *ἰξία*, *φλεβευρυσμα*. Franz. *Varice*, *Phlebectasie*, *Veine dilatée*. Ital. *Varice*. Engl. *Varix*, *A crooked swelling Vein*. Holl. *Geborsten Ader*, *uitgerekte Ader*, *Aderspat*.

Litteratur:

Pohl, über die innern Blutaderknoten in der neusten Sammlung auserlesener Abhandl. für Chir. Leipzig, 1763.

Desault chir. Nachlaſs. Gött. 1800. 2. Bd. 4. Th.

Volpi, Saggio di Osservaz. etc. Mil. 1814. Vol. II.
Brodie, on the Tr. of varic. Veins in med. chir. Transact. T. VII.
Carmichael, Observ. sur les varices im Journ. univ. d. sciences méd. T. XXII. Paris, 1821.

Wichtige Notizen über diesen Gegenstand finden sich noch in folgenden Werken:

v. Graefe, Angiectasie. *Hodgson*, Treat. on the Diseas. of Art. and Veins. *Delpech*, Précis d. malad. chirurg. Tom. III. *Home*, über die Behandlung der Fufsgeschwüre. *Richter*, Anfangsgründe der Wundarzneikunst. *Lieutaud*, Hist. anat. med. *Morgagni*, d. sed. et caus. morb. *Baillie*, Anat. d. krankh. Baues etc. *Portal*, Cours d'anatomie médic. *Walther*, Observat. anatom. A. S — s.

ADERKNOTEN, der Schwangern, Blutaderknoten, Kindsadern, Krampfadern, Venengeschwülste, *varix, thyrsus.* Man versteht darunter die in Folge abnormer Ausdehnung ihrer Häute entstandene Anschwellung venöser Gefäfse, deren Form und Gröfse sehr verschieden seyn kann, und von der Gröfse einer Erbse bis zu der eines Hühnereis variirt. In den ersten Monaten der Schwangerschaft bilden sie in der Regel nur wenig erhabene, dunkelblaue Flecken; später aber werden sie gröfser. Sie bilden eine umschriebene, weiche, meistentheils unschmerzhafte Geschwulst, die sich durch die hervorstehende Erhabenheit bei der Berührung, und durch das dunkelblaue, oft in's Röthliche schimmernde Ansehen charakterisirt, dem äufsern Druck in der Regel nachgiebt, aber bei dem Nachlafs desselben sogleich wieder hervortritt. Alte Venengeschwülste sind nicht mehr umgränzt, das in ihnen enthaltene Blut gerinnt, und sie lassen sich dann nicht mehr ganz, oft gar nicht wegdrücken und fühlen sich knotig an. Sie werden dann zuweilen sehr schmerzhaft, oder die Schwangern empfinden doch ein lästiges Gefühl von Jucken, Kriebeln, Brennen und Spannen, besonders beim Gehen und Stehen, das sich jedoch verliert oder vermindert, wenn die Schwangere eine horizontale Lage annimmt. Diese Aderknoten erscheinen nun entweder einzeln und getrennt an verschiedenen Stellen, oder sie hängen gruppweise zusammen, und nehmen beinahe die Form der Weintrauben an. Das Blut kann dann nur schwierig oder gar nicht durchfliefsen; die Venen im Umkreise erweitern sich; die Knoten werden zahlreich, und es bildet sich ein varicöses Adergeflechte. Am häufigsten entstehen sie an solchen Venen, die viele Valveln haben, besonders an der *vena saphena magna,* wo ihr Sitz in der Regel zwischen zwei Valveln sich befindet. Gewöhnlich erscheinen sie in den letzten Monaten der Schwangerschaft, zumal bei *multiparis,* aber auch oft schon zu Anfange derselben. In der Regel entstehen sie blofs an den Schenkeln und Füfsen, zuweilen aber auch an den Geburtstheilen, an den Schaamlefzen, und ziehen sich bis in die Mutterscheide, ja selbst bis an den Gebärmutterhals hinauf; zuweilen sind sie mit einer ödematösen Geschwulst verbunden. Die meisten verlieren sich nach der Entbindung, kommen aber in einer folgenden Schwangerschaft leicht wieder; einige brechen wohl auf und veranlassen Blutungen, oder gehen in Geschwüre über.

Alles, was die Wände der Venen schwächen und deren Ausdehnung herbeiführen kann, ist als ursächliches Moment dieser Aderknoten anzusehen. Schwangere mit besonders schlaffem Bau sind daher dieser Erweiterung der Venen besonders ausgesetzt, ferner solche, die schon viele Kinder geboren haben, oder die in der Schwangerschaft viel stehen und gehen müssen. Frauen, die schon an Blutflüssen aus andern Theilen, *mensibus nimiis, haemorrh. fluent.,* leiden, die eine vorhergegangene Quetschung der Theile, besonders der Schaamlefzen, erlitten haben; die schon in vorgerückteren Jahren sind, scheinen eine besondere Disposition zur Entstehung dieses Uebels zu haben, so wie auch noch diejenigen, die an Obstructionen und Stockungen des Pfortadersystems auch aufser der Schwangerschaft leiden, Druck der schwangern Gebärmutter auf die grofsen Venenstämme und verhinderter Rückflufs des Bluts in denselben, ist die gewöhnlichste und natürlichste Veranlassung zur Entstehung der *varices* bei Schwangern. Nächst dem sind aber auch noch folgende Momente, aufser den schon genannten, als Gelegenheitsursachen zu betrachten; zu festes Einschnüren des Unterleibes durch enge Kleidungsstücke und lange Schnürleiber; anhaltend sitzende Lebensweise; angesammelter und verhärteter Darmkoth; vieles Arbeiten im Stehen während der Schwangerschaft; der Gebrauch reizender Abortivmittel und der Mifsbrauch der Purganzen. In den ersten Monaten der Schwangerschaft entstehen sie zuweilen von einem krampfhaften Zustande in den Gefäfsen, besonders bei sensibeln, zu krampfhaften Affectionen geneigten Personen. — Je nach der Stelle, welche die Blutaderknoten einnehmen, ihrer Gröfse, ihren Veranlassungen u. s. w., ist die Gefahr derselben verschieden. Am gefährlichsten sind die gröfsern *varices* an den Schaamlefzen, da sie bei eintretender Geburt sehr leicht bersten und eine tödtliche Blutung veranlassen können. An den Schenkeln und Füfsen kann zwar auch leicht, besonders durch grofse Körperanstrengung, durch unbehutsames Kratzen mit den Fingern ein Aufplatzen derselben entstehen, aber die Blutung ist doch verhältnifsmäfsig leichter zu stillen. Zuweilen verlieren sich dieselben durch eine Hämorrhagie aus der Gebärmutter. Erst im verflossenen Jahre machte ich diese Beobachtung bei einer Schwangern, welche im neunten Monate einen bedeutenden Gebärmutterblutflufs bekam; sie hatte eine Menge Kindsadern an den Schenkeln und Schaamlippen, und mit dem Aufhören der Hämorrhagie verloren sich in wenigen Tagen alle *varices*, woraus ich schlofs, dafs ohne Zweifel auch varicöse Ausdehnungen der Venen in der Gebärmutter selbst vorhanden waren. Die Geburt erfolgte zur gesetzten Zeit regelmäfsig und glücklich. — Die Behandlung der Blutaderknoten ist nun nach Verschiedenheit der Ursachen, der Constitution der Schwangern u. dgl. sehr verschieden. Entstehen sie in Folge einer krampfhaften Affection im Gefäfssystem, so lasse man flüchtige, antispasmodische Mittel in die Gelenke und Fufssohlen einreiben: den Fufs zuweilen mit einem feinen, mit Bernstein- oder Mastixdämpfen durchräucherten Flanell von unten nach oben reiben. Ist das noch nicht hinlänglich, so gebe man auch innerlich *antispasmodica*, und gehe von den einfacheren und gelinderen zu den stärkeren über; untersage eine Zeitlang den *coitus*, empfehle mäfsige Bewegung zu Fufse und eine thätige Lebensweise. — Zeigen sie sich bei irritabeln, vollsaftigen Constitutionen, so dafs die Gefäfse bei ihrem normalen *lumen* nicht die Kraft haben, der Quantität des andringenden Blutes zu widerstehen, so rathe man der Schwangern eine kühlende, verdünnende, vegetabilische Diät an, tägliche mäfsige Bewegung, tägliche Sorge für bequeme Leibesöffnung, die nöthigenfalls durch reizlose Klystiere und gelinde *purgantia antiphlogistica* zu befördern ist. Bei einem höheren Grade von Vollblütigkeit (*plethora universalis*), mufs man zur Ader lassen, den Umständen nach, am Arm oder am Fufse, und nebenher eine passende Diät und Lebensweise, und horizontale Lage anempfehlen. Entstehen dagegen die Venengeschwülste bei schwachen Frauen, mit schlaffem, schwammigten Körperbaue, Neigung zu Oedem; sind sie Folge von Erkältung, anhaltend sitzender oder stehender Lebensart, so empfehle man eine etwas nahrhaftere, aber leicht verdauliche Diät; warmes Verhalten, besonders des Unterleibes; Einwickeln und Räuchern der Füfse u. dgl. Auf diese Weise verfahre man also ganz den Umständen gemäfs, und man wird oft durch ein passendes, frühzeitig genug angeordnetes Verhalten das Uebel verhüten, oder es doch in Schranken halten. Ganz beseitigen lassen sich die Aderknoten in der Schwangerschaft selten, um so weniger, je mehr ihnen solche Ursachen zum Grunde liegen, die von der Schwangerschaft ausgehen und mit ihr innig zusammenhängen.

Die zum äufserlichen Gebrauch angewandten Mittel haben allesammt den Zweck, den Andrang des Blutes zu verhindern, und die Gefäfshäute zusammenzuziehen und zu stärken. Man empfiehlt dazu: kaltes Wasser, Eis, die *Schmucker*schen Umschläge, *Theden's* Wasser, den *Spiritus Vini Saponatus*, *Goulard's* Wasser und alle Arten *adstringentia*; der Verfasser fand am wirksamsten das *Götz*ische Mittel, bestehend aus einer Auflösung des Salmiak in Essig oder das *Goulard*ische Wasser mit Salmiak. Andere rühmen die Einwickelung der Beine, z. B. die *Theden*sche Einwickelung, die *Bainton*schen Heftpflaster, die durch gelind anhaltenden Druck wirksam sind, aber grofse Vorsicht bei der Anwendung erfordern, wenn sie von der Schwangern gut vertragen werden sollen. Der Verfasser schlug in seinem Handbuche der Krankheiten der Frauen (2. Bd. Kapit. von den Kindsadern der Schwangern) eine tourniquetartige Vorrichtung vor, wodurch man einen Druck unmittelbar auf die *art. cruralis* anwendet, damit nicht zu viel Blut durch die Arterien zu den Venen hinströmt. Aber auch hier bedarf es einer grofsen Vorsicht, dafs der Druck genau abgemessen und nicht zu stark wird, damit nicht etwa die Venen mit comprimirt werden, oder Blutanhäufungen in andern Organen entstehen. Gegen das lästige Jucken und Brennen, und um das so höchst schädliche Kratzen zu verhüten, empfiehlt sich am besten nächst der horizontalen Lage, ein Umschlag von *Goulard's* Bleiwasser oder eine Solution von Borax. Das Skarifiziren der Venen ist bei Schwangern allemal gefährlich, und hinterläfst leicht böse Geschwüre. Gegen die etwa entstandenen Excoriationen empfiehlt sich am meisten eine Auflösung von *Vitriol alb.*, mit irgend einem schleimigten Vehikel oder Zinksalbe.

Das Aufplatzen dieser Venengeschwülste ist allemal gefährlich, und die dadurch entstandene Blutung oft sehr profus und bedenklich. Berstet ein *varix* an den Schaamlefzen, so kann man freilich *styptica* versuchen, aber sie helfen selten, und man mufs in diesem Falle, wenn die Ursache nicht zu entfernen ist, die Entbindung beschleunigen. Das Aufplatzen der *varices* an den Füfsen ist zwar nicht so gefährlich, aber doch auch oft in seinen Folgen schwer zu beseitigen. Man setze sogleich den Fufs in kaltes Wasser, und wende kalte Fomentationen von Weingeist, Essig u. dgl. an, empfehle Ruhe und horizontale Lage, und wende nöthigenfalls einen Druck auf die Schenkelarterie an. Zu den manchmal zurückbleibenden Folgen der *varices* gehören: 1) Sugillationen unter der Haut, oft mit starker Entzündung verbunden, wogegen man die *methodus antiphlogistica* allgemein und örtlich durch Skarificationen, Fomentationen von Salmiak in *aq. Goulard* anzuwenden hat. 2) Geschwüre. Dagegen Blei- und Zinksalben, *Decoct. Chinae* in *aq. Calcar.*, Alaunauflösung u. dgl. Verwerflich sind hier alle Eiterbefördernde Salben und Pflaster. Uebrigens gelten hier die allgemeinen helcologischen Grundsätze.

Litteratur:

Haase, J. Chr., Diss. de gravidar. varicibus. Lips. 1781. *Weiz* n. Ausz. XIV. p. 172.

Birkholz, Diss. de quibusdam gravidarum varicibus. Lips. 1782. Journ. de Médecine. T. LXXIII. p. 319.

Stammel, de tumorib. varicosis. Mogunt. 1789.

Crusius, S. G., de quibusdam gravidarum varicibus. Lips. 1787. rev. in *Weiz* med. chir. Aufsätze. Bd. 1. Nr. 3.

Lützelberger, Diss. de quibusdam gravidar. symptomatib. praecipue de varicibus et oedemate pedum. Jen. 1791.

Thom's Erfahrungen und Bemerkungen aus der Arznei- Wundarznei- u. Entbindungswissenschaft. Frankf. a. M. 1799. S. 51.

Siebold's, C. C., drei Beobachtungen über die Blutadergeschwülste in *Loder's* J. Bd. 2. St. 2.

Osiander's, B., Beobachtung einer für Mutter und Kind tödtlichen Verblutung aus einer vor der Entbindung geborstenen Schlagadergeschwulst, in dessen Denkwürdigkeiten. Bd. 1. St. 2. S. 283.

Brasse, B. H., de varicib. praesertim gravidarum Diss. inaug. med-chirurg. c. Tab. aen. Berol. 1819.

Vergl. des Verfassers und die verschiedenen Handbücher der Frauenzimmerkrankheiten. El. v. S — d.

ADERKROPF. S. Aderknoten.

ADERKROPFERÖFFNUNG. S. Aderkropfoperation.

ADERKROPFOPERATION (*Cirsotomie*) ist dasjenige operative Heilverfahren, durch welches man entweder das in einem Varix angehäufte Blut zu entleeren, oder das varicöse Gefäfsstück für immer aufser Function zu setzen, oder auch ganz aus dem Bereich des Organismus zu entfernen bezweckt.

Schon *Hippocrates* übte die Punction der Aderknoten; später ward die Operation vielfach modificirt und vervollkommnet durch *Celsus, Aëtius, Paul von Aegina,* in neuern Zeiten durch *Richter, Brodie* u. A. m. Mit Bezug auf das, was über die Natur der Krankheit, gegen welche man die Operation anwendet, und über die Bedingungen, unter welchen sie nöthig wird, unter der Rubrik „Aderknoten" gesagt wurde, wird die Cirsotomie in folgenden Fällen indicirt seyn: A. bei Aderknoten, die als rein örtliche Uebel bestehen, und deren Ursachen gehoben sind: 1) wenn die unblutigen Kurversuche ohne Erfolg angewendet wurden, und das Uebel in der Zunahme begriffen ist. B. Bei Aderknoten unter den vorgenannten Bedingungen, aber auch wenn sie als Aeufserung anderer Krankheiten erscheinen, und ihre Ursachen nicht gehoben sind: 1) wenn sie bedeutende Störungen der Functionen anderer Theile durch ihren Druck und ihre Schmerzhaftigkeit veranlassen, und die Form entstellen, nach fruchtloser Anwendung des unblutigen Heilverfahrens, vorzüglich bei Zunahme des Uebels; 2) wenn der Knoten zu bersten droht; 3) wenn er sammt seinen Bedeckungen schon geborsten ist, die in ihm enthaltenen Coagula aber dabei nicht entleert werden können, und seine Wandungen bedeutend degenerirt sind; 4) wenn die Berstung ein bedeutendes Ekchymom verursachte, oder die Blutung (bei unverletzter Haut) nach Anwendung anderer Mittel nicht steht. — Die Contraindicationen sind hier theils dieselben, wie bei jeder nicht ganz unbedeutenden Operation, theils ergeben sie sich noch näher aus den bei der Behandlung der Aderknoten aufgestellten Grundsätzen. Der Operationsmethoden hat man sechs aufgestellt: I. die Punction, II. die Incision, III. die Durchschneidung, IV. die Exstirpation, V. die Unterbindung, VI. die Cauterisation.

I. Die Punction, schon von *Hippocrates* geübt, ist die älteste und zugleich die einfachste Methode. Man braucht dazu eine Lanzette, kleine, mit Rosensalbe bestrichene Plümaceaux, graduirte Compressen von verschiedener Gröfse, Waschschwämme und Wasser, Heftpflaster und Binden zur Einwickelung, und einen Gehülfen. Nach gehöriger Lagerung des Kranken auf einem festen Operationstische (s. d. Art.) oder Stuhle, und Anstellung des Assistenten, läfst man durch letztern den abführenden Theil der Vene nahe am Knoten comprimiren, damit dieser recht stark angefüllt werde, und sticht die Lanzette durch die Haut bis in den Knoten (ganz wie beim Einstich in einen Abscefs). Nachdem das stagnirende Blut entleert ist, was man auch noch durch Streichen der Vene von unten nach oben fördern kann, läfst man den zuführenden Theil derselben nahe am Knoten comprimiren, reinigt den Theil, deckt und vereinigt die kleine Wunde durch ein Plümaceau und Heftpflaster, applicirt darauf die graduirte Compresse, die nicht allein den Knoten in seiner ganzen Flächenausdehnung, sondern auch noch ein Stück der Vene ober- und unterhalb desselben bedecken mufs, befestigt sie mittelst einiger Cirkelpflaster, und wickelt nun das ganze Glied (wenn der Varix an den Extremitäten sitzt) von unten nach oben ein. Hierauf bringt man den Kranken zu Bette, ordnet ein antiphlogistisches Regimen an, und macht kalte

Umschläge auf den leidenden Theil. Nach drei Tagen löfst man den Verband, und findet in der Regel die Haut- und Venenwunde schon geschlossen. Doch mufs die Einwickelung noch fortgesetzt werden. Zuweilen erfolgte auch Verklebung der Knotenwandungen und radicale Heilung des Localübels, aber bei weitem nicht immer, sondern der Varix füllte sich wieder mit Blut. — Sind mehrere Knoten vorhanden, so punctirt man den obersten, und entleert durch diesen die andern, mittelst Streichens mit der Hand. Die Varices, welche sich hiebei nicht entleeren, werden eigends punctirt. — *Senebier* empfahl kleine Einstiche in die mit Aderknoten besetzte Vene, längs ihres ganzen Verlaufs zu machen, und dies zu verschiedenen Zeiten zu wiederholen, weniger um Blut zu entleeren, als um Verwachsung im ganzen Laufe des Gefäfses herbeizuführen (s. Salzb. med. Z. 1790. I.); und auch *Ghidella* übte dieses Verfahren mit Erfolg (s. *Brera* nuovi Comment. Pad. 1819). *Hey* vollzog die Punction mehrmals mit einer Staarnadel (?!) (s. Pract. Observ. C. 14.). — Bei der therapeutischen Würdigung dieser Methode ergiebt sich, dafs sie allerdings die schmerzloseste und am wenigsten verwundende Art, die Cirsotomie zu verrichten, darstellt. Doch wirkt sie, wenn sie auch nur in Bezug auf das örtliche Leiden gedacht wird, in der Regel nur als Palliativ, und auch kaum als solches, wenn, wie es bei gröfsern Knoten immer der Fall ist, der Varix Blutcoagulum enthält und seine Wandungen verdickt sind; denn nicht das geronnene, sondern nur flüssiges Blut wird durch die kleine Wunde entleert; letzteres strömt aber wieder in den Knoten hinein, so dafs dann nicht einmal temporaire Verkleinerung desselben erfolgt. Selten aber sind die Fälle, wo hier, nach Entleerung des Varix, Obliteration des ausgedehnten Gefäfsstücks durch die blofse Compression erfolgte (s. oben), denn die Operation an sich ist eben zu wenig verwundend, als dafs sie hinlänglich und bestimmt eine exsudative Entzündung in den Knotenwandungen motiviren sollte. — Diese Methode würde demnach vorzüglich nur als Theil der Palliativkur bei Aderknoten anzuwenden seyn, die durch ihre bedeutende Anfüllung Schmerzen, Entzündung erregen und zu bersten drohen, wenn

wenn sie sich nicht hart anfühlen, man daher nicht die Gegenwart bedeutender Coagula vermuthen kann, und eine Compression anwendbar ist.

II. Die Incision. *Petit* (Tr. d. mal. chir. Tom. II.) empfiehlt sie zuerst. Man braucht dazu ein convexes Bistourie, Waschschwämme, Wasser, verworrene Charpie, Plümasseaux mit Rosensalbe bestrichen, graduirte Compressen, Heftpflaster, Einwickelungsbinden, und zwei bis drei gewandte Assistenten. Nach gehöriger Lagerung des leidenden Theils stellt sich der Operateur an die leidende Seite, und ihm gegenüber ein Gehülfe mit einem, mit Wasser getränkten und wieder ausgepreſsten Waschschwamm, welcher ungefähr den Knoten ausfüllen kann. Der Assistent comprimirt nun den abführenden Theil der Vene nahe am Knoten; der Operateur spannt mit der einen Hand die denselben bedeckende Haut, und bewirkt mit der andern einen Einschnitt durch die letztere und die äuſsere Knotenwandung nach der ganzen Länge des Knotens. (Bei sehr groſsen Knoten genügt ein dritthalb Zoll langer Schnitt). Jetzt stürzt das Blut hervor, und der Gehülfe drückt schnell seinen Schwamm fest in den eröffneten Sack hinein, ehe derselbe zusammenfallen kann. Nun faſst der Operateur ein Häufchen verworrene Charpie, läſst den Assistenten das eine Ende des Schwammes aufheben, und drückt an dessen Stelle die Charpie in den Sack hinein. Auf diese Weise wird, nachdem der Schwamm mit den anklebenden Blutcoagulis allmählig entfernt ist, der ganze Sack mit Charpie ausgefüllt, wobei der Assistent die einzelnen Häufchen immer sorgfältig angedrückt erhält; dann reinigt man den Kranken, deckt die ganze Wunde mit einem groſsen Plümasseau, applicirt die graduirte Compresse, die man mit Circularpflastern wohl befestigt, und verfährt übrigens, wie bei der Punction (s. oben). Am vierten, fünften Tage findet man die Wunde eiternd, und kann die Charpie (statt deren man sich auch des Brennschwamms, wie des in Scheiben geschnittenen Waschschwammes zur Ausstopfung bedienen kann) entfernen. Blutung ist dann nicht mehr zu besorgen, weil die Venenmündungen schon conglutinirt sind. Die weitere Behandlung ist ganz, wie bei jeder andern eiternden

Wundfläche, und die Vernarbung erfolgt rasch. — Sind noch einige kleine Ektasien in dem zuführenden Theil der kranken Vene vorhanden, die noch nicht alt und weich sind, so entleert man sie vor dem Einschnitt in den obersten und gröfsten Knoten durch Streichen mit der Hand, und darf hoffen, sie nachher durch blofse Compression zu heilen. Ist ein Glied ganz mit Varicositäten bedeckt, so operirt man drei bis vier der gröfsten Knoten, worauf sich die andern insgesammt bei fortgesetztem gelindem Druck verlieren. — Viele berühmte Chirurgen, namentlich auch *v. Graefe*, halten diese Methode für die zweckmäfsigste, und sie ist es auch, nach den bisherigen Erfahrungen, in der That. Keine andere giebt, bei verhältnifsmäfsig so geringer Schmerzhaftigkeit und Verwundung, so sichere Hoffnung zur radicalen Heilung des Localübels; denn diese erfolgt immer, wofern die *Causa remota* gehoben ist, und zwar ohne alle üble Zufälle, wie sie bei andern Methoden oft genug eintreten. Von der Punction, mit welcher sie oft zusammengeworfen wird, unterscheidet sie sich sehr wesentlich, dadurch, dafs hier, mehr durch die Ausstopfung (die *v. Graefe* wohl zuerst beschrieb in seiner Vorrede zu *C. Bell's* Syst. d. oper. Chir.) als durch den grofsen Schnitt eine Entzündung erregt wird, die erst in Exsudation übergeht, wodurch die Venenmündungen des Knotens bestimmt verklebt werden, später aber eine copiöse Eiterung setzt, wobei nicht allein Alles, was noch etwa von Contentis in dem Sack zurückblieb, ausgestofsen wird, sondern auch die Knotenwandungen selbst theils zerstört, theils zur Absetzung einer gesunden Granulation fähig gemacht werden. Es dürfte demnach diese Methode überall da anzuwenden seyn, wo man radicale Heilung des Localübels bezweckt, eine Compression anwendbar, und die Exstirpation nicht indicirt ist.

III. Die Durchschneidung. Schon *Paré* und *Dionis* (Cours d'Oper. ed. *la Faye*) rathen, den Knoten, nachdem er ober- und unterhalb unterbunden ist, zwischen beiden Ligaturen zu durchschneiden; aber auch ohne Ligatur hat man die Perscission öfters geübt, und die erstere ist auch in der That ganz unnöthig, wo die Compression angewandt werden kann. Die Vorbereitungen werden wie bei der

Incision gemacht; man durchschneidet alsdann den Varix quer, und legt den Compressivverband an. *Solera*, *Volpi* (Sagg. d. Osserv.) und *Hodgson* (Tr. o. t. Dis. o. Art. etc.) durchschneiden, wenn der Varix an den Füfsen sitzt, die *Vena saphena interna* oberhalb des Knies und tief am Unterschenkel, und verhindern die Wiedervereinigung der getrennten Gefäfsstücke durch Zwischenlagerung kleiner Charpiekugeln. — *Brodie* (med. ch. Tr. VII.) empfiehlt folgende Methode, um die bedeutende Verwundung der Haut, welche bei andern Methoden der Cirsotomie Statt findet, und die Heilung verzögert, zu umgehen. Er braucht ein schmales, sehr spitzes, etwas gekrümmtes Bistourie, dessen Schneide sich an der convexen Seite befindet; im Uebrigen werden dieselben Vorbereitungen wie bei der Punction gemacht. Alsdann sticht er das Bistourie, dessen Flächen parallel der Basis des Varix gehalten werden, in die Haut an einer Seite des Knotens ein, führt es flach unter der Haut quer über den Varix hin, wendet alsdann die Schneide gegen diesen, und durchschneidet ihn gänzlich, indem er zugleich das Messer herauszieht. Der Verband wird ähnlich, wie bei der Punction, bewirkt. *Brodie* warnt, den Einschnitt tiefer zu machen, als unbedingt nöthig ist, und empfiehlt Ruhe und schonendes Verfahren bei der ersten Lösung des Verbandes. Er hält diese Methode für besonders indicirt, wenn ein einzelner Varix oder ein Varixbündel durch starke Anfüllung bedeutende Schmerzen und Entzündung verursacht, oder zu bersten droht, oder die Heilung eines nahe liegenden Geschwürs verhindert. — *Hodgson*, *Cooper* und mehrere andere, namentlich französische Chirurgen, zählen Fälle auf, wo nach der Durchschneidung, vorzüglich wenn sie an gröfsern Venenstämmen geübt ward, tödtliche Phlebitis erfolgte; doch war in diesen Fällen nicht *Brodie's* Verfahren beobachtet worden. Was nun dieses letztere selbst betrifft, so ergiebt sich, dafs hiebei so wenig, als bei der Punction, die in dem Knoten enthaltenen Coagula entfernt werden können; wo aber keine Coagula in dem Varix vorhanden sind, gewährt dasselbe mehr Hoffnung zum Entstehen einer exsudativen, Obliteration des Varix bewirkenden (also radical heilenden) Entzündung, als die Punction, wegen der zweckmäfsigeren Verwundung des Varix, und dabei hat es vor der Incision den Vorzug, dafs die Heilung viel rascher erfolgt, und es auch anwendbar ist, wenn mehrere varicöse Gefäfse neben einander liegen (*Phlebeurysma aggregatum, tumeur variqueuse*). Doch bleibt es unzureichend, wenn Coagula vorhanden sind; überhaupt aber ward es noch nicht so oft und von so vielen verschiedenen Wundärzten geübt, dafs man ein bestimmtes Urtheil über dessen Zweckmäfsigkeit fällen könnte. — Die andern Perscissionsmethoden stehen aber, der bedeutendern Schmerzhaftigkeit, Verwundung und Gefährlichkeit wegen, der Incision unbedingt nach.

IV. Die Exstirpation (Cirsektomie). Die reine Exstirpation beschreibt zuerst *Celsus* (Lib. VIII. Cap. 31.); die Exstirpation mit gleichzeitiger Ligatur zuerst *Aëtius* (Tetr. IV. S. 2.). Die Vorbereitungen zur Operation sind dieselben, wie bei der zweiten Methode; aufserdem braucht man noch *Arnaud*sche Wundhaken, ein Dechaussoir, eine Aneurysmennadel (z. B. die *Deschamps*-*Graefe*sche, bei oberflächlichen Knoten genügt schon eine gewöhnliche grofse Amputationsnadel, die mit dem stumpfen Ende vorangeführt wird), ein *Graefe*scher Unterbindungshaken und Ligaturfäden. Das Verfahren ist verschieden nach dem verschienen Sitze des Uebels.

a) Ist eine Compression auf den leidenden Theil anwendbar, so erhebt man die Haut in eine Querfalte über dem Varix oder dem *Phlebeurysma aggregatum*, wirkt durch dieselbe einen Einschnitt, der die Geschwulst ihrer ganzen Länge nach blofslegt, schält sie, wie einen *Tumor cysticus* überall los, und schneidet sie zuletzt von den gesunden Venenstücken, die man vorher durch den Assistenten hat comprimiren lassen, ab. Die Venenmündungen bedeckt man mit Charpie, und verschliefst sie durch graduirte Compressen, welche durch Circularpflaster wohl befestigt werden. Den übrigen (mittleren) Theil der Wunde vereinigt man durch Heftpflaster, deckt über die letztere ein mit Salbe bestrichenes Plümasseau, und wickelt das Glied ein. Ruhiges Verhalten im Bette und antiphlogistisches Heilverfahren ist hier noch nöthiger, als bei der

Incision; die Nachbehandlung aber sonst bei beiden Methoden gleich.

b) Wo die Compression nicht anwendbar ist, legt man den Knoten durch einen longitudinellen Hautschnitt blofs, führt an der obersten und an der untersten Gränze des Varix Ligaturen unter die angränzenden, gesunden, losgetrennten Venenstücke, schliefst jene durch chirurgische Knoten, trennt innerhalb der Ligaturen den Varix von der Vene, und schält ihn aus. Man vereinigt die Wunde durch Heftpflaster, Behufs der *prima intentio*, genau, indem man die Ligaturfäden auf dem kürzesten Wege aus der Wunde führt, und aufsen durch kleine Pflasterstreifen auf der Haut befestigt. Uebrigens verbindet und behandelt man die Wunde nach ganz allgemeinen Grundsätzen, läfst aber Ruhe und antiphlogistisches Verhalten streng beobachten. *Richter* (Wundarzneikunst. I. §. 369.) empfiehlt, nur die vordere Wand des Varix wegzuschneiden, wodurch die Operation abgekürzt, aber die Heilung verzögert wird. — Ist die Haut mit dem Varix verwachsen, so macht man einen Ovalschnitt in dieselbe, der das verwachsene Hautstück einschliefst, und schält letzteres zugleich mit dem Varix aus. Es ist dieses Verfahren dem vorzuziehen, wobei die Haut an der Gränze der Verwachsung getrennt wird.

c) Nimmt ein grofser Varix oder ein *Phlebeurysma aggregatum* einen Theil eines Gebildes, z. B. der Lippen, Schaamlefzen, Augenlider etc. ganz ein, so vollzieht man die Partialexstirpation dieser Gebilde (s. Operation der Hasenscharte, Exstirpation der Schaamlefzen, Augenlider u. s. w.), und sucht *per primam intentionem* zu heilen. —

Die Exstirpation verspricht eine gänzliche Beseitigung des Localübels sehr sicher, aber der operative Eingriff, auf die unter a. und b. angegebene Weise vollzogen, ist schmerzhaft, bedeutend, und es fehlt nicht an Beispielen, wo Phlebitis (s. d. Art.) nach einigen Tagen hinzutrat, und dem Leben ein Ende machte, ohne dafs die Ursachen dieser unglücklichen Ausgänge gehörig bekannt wären. (S. *Hodgson* und *Carmichael l. supra c.*) Auch vergesse man nie zu berücksichtigen, vorzüglich da, wo die Compression nicht anwendbar ist, dafs das Uebel nicht selten viel weiter ausgedehnt ist, als es dem äufsern Ansehen nach der Fall zu seyn scheint. Doch mufs die Operation gemacht werden beim *Phlebeurysma aggregatum* überhaupt, und bei Aderknoten, wo die Compression unanwendbar ist. — Die Partialexstirpation eines mit Aderknoten besetzten Gebildes wird dann unternommen, wenn der Theil desselben, der bei blofser Ausschälung des Varix sich allenfalls noch erhalten liefse, von keiner Bedeutung ist; ja im Gegentheil dieses schonende Verfahren die Operation und die Heilung verzögern, und eine weniger gute Vernarbung veranlassen würde. — Immer gebe man bei der Exstirpation der Compression den Vorzug vor der Ligatur, wenn jene anwendbar ist.

V. Die Unterbindung. Schon *Aëtius* (s. oben) und *Paul von Aegina* (rei med. Lib. ed. *Corn.* L. VI.) gedenken ihrer. Die Vorbereitungen sind dieselben, wie bei der Exstirpation. Man vollzieht die Unterbindung auf verschiedene Weise.

a) Die reine Unterbindung. Man legt den Knoten durch einen Hautschnitt blofs, sondert mittelst einer Sonde oder eines andern stumpfen Instruments den Knoten von der Haut und den nahe anliegenden Theilen ab, schnürt die unter die angränzenden gesunden Venenstücke durchgeführte Ligaturen zu (s. oben IV. b.), und verbindet die Wunde ganz einfach und leicht. Der zwischen beiden Ligaturen befindliche Knoten sphacelirt, und sondert sich nach einigen Tagen nebst den Ligaturen ab. Alsdann wird die Wunde nach allgemeinen Grundsätzen der Heilung entgegengeführt. So beschreibt *Richter* die Operation. (S. Wundarzneikunst. Th. I.) — Man hat auch die ungeöffnete Vene blofs unterhalb des Knotens unterbunden, und so die Anfüllung desselben verhindert und Heilung bewirkt. (S. *Richter* d. gravid. varic.) — *Everard Home* (s. d. oben ang. Schrift) unterbindet bei Varicositäten am Unterschenkel die *Vena saphena* an der innern Seite des Kniegelenks (also oberhalb der Knoten), um die Blutströmung nach andern Venen zu determiniren, und so ebenfalls die Füllung der Knoten zu verhindern. Auch wird hier, wie bei den Aneurysmen, die Methode *Scarpa's*, die Ligatur über einem dazwischen gelegten Cylinder von Leinwand, oder, nach *Delpech*, von

Agaricus zu schliefsen, geübt, indem man dadurch der gefährlichen Phlebitis vorzubeugen hofft. *Freer* (s. *Hodgson* l. c.) unterband die *Vena saphena*, schnitt aber unmittelbar nachher die Ligatur wieder ab, wickelte das Glied ein, und liefs kalte Fomentationen anwenden. Indem hier durch die Ligatur (die aber dann nothwendig mit einem runden Faden vollzogen werden mufs) die innere spröde Gefäfshaut durchrissen, und dadurch exsudative Entzündung gesetzt wurde, ward Obliteration der Vene bewirkt. *Carl Bell* (System d. oper. Chirurgie) räth, die Operation nicht zu unternehmen, wenn der Kranke einen beschwerlichen Husten hat, damit ja eine Irritation, wie sie dabei durch das plötzliche Andringen des Bluts gegen die Ligatur erfolgen könnte, sorgfältig verhütet werde; aus gleichem Grunde soll auch Hartleibigkeit und starkes Drängen jeder Art vermieden werden.

b) Die Unterbindung mit Incision des Sacks. *Paul von Aegina* (s. oben) und *Fabricius ab Aquapendente* (Opp. chir. Batav. 1647. P. II.) übten sie vorzüglich. Die Vene wird blofsgelegt, dann ober- und unterhalb des Knotens eine Ligatur eingezogen, die obere festgeknüpft, das in dem Sacke angehäufte Blut ausgeleert, und nun auch die untere Ligatur zugeschnürt. Nach *Gouey* (verit. chir. Rouen, 1716) wird die Vene blofs unterhalb des Varix unterbunden, dieser dann geöffnet und entleert.

c) Die Unterbindung mit Durchschneidung s. oben III.

d) Die Unterbindung mit Exstirpation s. oben IV.

Man findet viele Fälle aufgezählt, wo die Ligatur mit glücklichem Erfolge geübt wurde; doch ist die Anzahl von Fällen, wo sie mifsglückte, wo namentlich eine consecutive Phlebitis, ohne angebliche Ursache entstand, die unter Convulsionen etc. dem Leben ein Ende machte, verhältnifsmäfsig nicht gering; und diese unglücklichen Erfolge sollten die Wundärzte um so mehr von der Anwendung dieser Methode abhalten, als sie wirklich fast überall durch die Incision und Exstirpation mit nachheriger Compression (s. oben) mit Vortheil ersetzt wird, und nur dann unentbehrlich seyn dürfte, wenn bei der Cirsotomie die Compression nicht anwendbar ist. Die entfernte Ligatur, so zweckmäfsig und gebräuchlich bei den Ektasien der Arterien, um in ganzen Gefäſsstämmen die Circulation zu vernichten, ist in der Regel unwirksam bei den Venen wegen der vielen Anastomosen.

VI. Die Cauterisation. Diese jetzt nicht mehr übliche Methode rührt von *Celsus* her (s. Lib. VIII. C. 31.) Er legte den Varix durch einen Hautschnitt bloſs, und berührte ihn dann an mehreren Orten mit dem Glüheisen. — Eben so ungebräuchlich ist die Anwendung der pharmaceutischen Aetzmittel. *Brodie*, der sich vor Erfindung seiner oben angegebenen Methode, in einigen Fällen des caustischen Kali bediente, womit er die Haut und den darunter liegenden Varix zerstörte, überzeugte sich, daſs dieses Verfahren nicht allein sehr schmerzhaft sey, sondern auch, nach erfolgter Ablösung des Brandschorfes, ein sehr langsam heilendes Geschwür bedinge. — Es ist schon an sich klar, weshalb die Cauterisation allen andern Methoden an Zweckmäſsigkeit nachstehen müsse, und es hat dieses Verfahren darum nur noch geschichtliches Interesse.

Synonyma. Aderkropfoperation, Aderkropferöffnung. Lat. *Cirsotomia.* Griech. Κιρσοτομία. Franz. *Cirsotomie.* Ital. *Cirsotomia.* Engl. *Cirsotomy.*

Litt. S. oben sub „Aderknoten." A. S — s.

ADERLASS, *Venaesectio*, *Phlebotomia*. Geschichte desselben. Die Geschichte des Aderlasses reicht, wie die vielen andern chirurgischen Operationen bis in's Alterthum, und die ersten Spuren desselben sind theils in Dunkel gehüllt, theils herrschen darüber widersprechende Meinungen und fabelhafte Sagen. *Plinius d. ält.* und *Polydorus Virgilius* erzählen, daſs der Instinkt des Nilpferdes, sich von Zeit zu Zeit eine Ader zu öffnen und Blut zu entleeren, unsere Vorfahren auf das Mittel geführt habe. So soll schon, was von vielen andern Schriftstellern geläugnet wird, der ägyptische *Aesculap* das Aderlaſs gekannt und ausgeführt haben, vielleicht durch jene Beobachtung am Nilpferde geleitet. *Joh. Bapt. Montanus* in seiner *Medicina universa* sagt sogar von den ungarischen und tartarischen Pferden, daſs sie, wenn sie durch's Laufen erhitzt sind, sich irgend eine Ader aufbeiſsen und Blut entleeren, und *Prosper Alpin* scheint jene Erfahrung vom Nilpferde zu bestätigen, indem er erzählt, dafs die Einwohner der von diesen Thieren bewohnten Gegenden öfters am Strande des Nil frisches Blut gesehen haben.

Mit Gewifsheit ist hierüber nichts zu ergründen; die ältesten Ueberlieferungen und Schriften der Aerzte sprechen nicht von ausgeübtem Aderlafs, oder überhaupt von Blutausleerungen. Die erste sichere Kunde hiervon findet man in *Stephanus* Buche: *de urbibus*, und dieser erzählt die bekannte Geschichte von *Podalirius*, Sohn des *Aesculap* und Bruder des *Machaon*. *Podalirius*, im trojanischen Kriege 2790 der Welt, 1181 v. Chr. Geburt, selbst verwundet, wurde auf seiner Rückreise von Troja an die Insel Syrus oder Nisyrus verschlagen. Hier berief ihn *Damaethus*, König der karischen Halbinsel, zu seiner Tochter *Syrna*, welche an den Folgen eines Sturzes vom Dache litt. *Podalirius* öffnete ihr an jedem Arme eine Ader und stellte sie wieder her. Sein Lohn war die Hand der Prinzessin und die karische Halbinsel zum Lehn.

Einige Jahrhunderte hindurch nach diesem Ereignifs wird von ausgeführtem Aderlafs nichts mehr berichtet, bis *Euryphon* in seinen cnidischen Sentenzen desselben wieder erwähnt, und nach ihm, im Jahre 444 v. Chr. *Democritus* diese Operation verübt, und zwar, nach Angabe des *Caelius Aurelianus*, im Aussatze.

Ob *Hippocrates* selbst zur Ader gelassen, oder wenigstens dasselbe in mehreren Krankheiten gerathen und verordnet habe, ist der vielen unächten Schriften wegen, die wir unter seinem Namen besitzen, nicht mit vollkommener Gewifsheit auszumitteln. Nur eine Stelle in einem der als ächt anerkannten Bücher dieses Meisters der Arzneikunst beweifst, dafs er dem Aderlasse nicht so ganz abgeneigt war, wie Manche behaupten. Es war in der Pleuritis eines Kranken, Namens *Anaxion*, wo *Hippocrates* zur Ader liefs, und er empfiehlt dasselbe in seinem Buche: *de diaeta in acutis morbis. Lib. II. Cap. II.* in derselben Krankheit, und zwar soll so lange Blut gelassen werden, bis sich die Farbe desselben ändert. Viele andere Bücher des *Hippocrates*, welche vom Aderlafs handeln, werden nicht für ächt *hippocratisch* gehalten, jedoch beweisen schon jene beiden

Stellen, dafs diese Operation zu seiner Zeit allgemein bekannt war und ausgeübt wurde.

Wenn nun auch *Hippocrates* nur in wenigen Krankheiten zur Ader liefs, so übten es seine Schüler weit häufiger, und unter ihnen besonders *Diocles Caristius.* Er liefs nicht nur im Seitenstich und der Gehirnentzündung, sondern in vielen andern Affectionen über dem Zwergfell, ja sogar in der Epilepsie und Lähmung zur Ader.

Funfzig Jahre später, im Jahre 3677 d. W., wurde das Aderlafs von zwei berühmten Männern angefeindet, von *Chrysippus* und seinem Schüler *Erasistratus.* Der Stoischen Schule zugethan, verwarfen sie Blutausleerungen gänzlich, und suchten durch Ausleerungen anderer Art, Laxiren und Klystiere, dieselben zu ersetzen. Besonders eiferte *Erasistratus* gegen diese Methode, und machte dem *Hippocrates* und allen Aerzten vor und zu seiner Zeit grofse Vorwürfe der Blutausleerungen wegen, indem durch Entziehung des Bluts aus den Venen der belebende Geist aus den Arterien entweiche, und dem Körper hierdurch geschadet würde.

Um diese Zeit kam also das Aderlafs sehr in Verfall, und alle Schüler des *Erasistratus* verwarfen dasselbe entweder ganz, oder hiefsen es nur in einzelnen wenigen Fällen gut. Der hauptsächlichste Grund dieser Blutscheu damaliger Zeit, lag wohl in der mangelhaften Kenntnifs vom Kreislauf des Bluts, von der Assimilation und der Blutbereitung. *Herophilus* war damals einer der wenigen Aerzte, welche dem Aderlasse mehr das Wort redeten, indem er, allen Grübeleien und Speculationen feind, rein der Erfahrung folgte, die ihm den richtigen Weg zeigte. Er kann eigentlich als der Vater der Empiriker angesehen werden, wenn gleich erst *Serapion* Stifter dieser Secte war. *Serapion,* der um's Jahr 3750 lebte, folgte eben so, wie *Herophilus,* der Erfahrung treu, ohne aber eine vernünftige Speculation zu vernachlässigen. Er und seine Schüler, *Philinus, Glaucias, Heraclides* von Tarent beobachteten die Natur, sonderten schon sehr richtig diejenigen Krankheiten, in welchen zur Ader gelassen, von denen mit ähnlichen Symptomen, in welchen es vermieden werden sollte, und verfuhren nach den ursächlichen Momenten. *Heraclides* unterscheidet Hirnentzündung von Vollblütigkeit, und solche von Unreinigkeit der ersten Wege, und *Caelius Aurelianus* sagt (Lib. I. Cap. I.) von ihm: *jubet ventrum clystere duci, tunc phlebotomiam adhiberi, illis vero, qui cruditate phrenitici fuerint, prohibendam dicit phlebotomiam, adhibendam vero corporis purgationem.* Ja *Heraclides* liefs schon bei bedeutenden Kopfaffectionen aus der *vena frontalis* zur Ader, wovon man vor ihm kein Beispiel findet.

Jetzt ward das Aderlassen allgemeiner, aber auch nicht selten wurde bedeutender Mifsbrauch damit getrieben, was besonders in Rom der Fall war, als die griechischen Aerzte dorthin kamen. *Asclepiades* von Bithynien beschwert sich darüber, und suchte diesen Mifsbräuchen entgegen zu arbeiten, verfiel aber in den entgegengesetzten Fehler, indem er nur da zur Ader liefs, wo Schmerz war. Ihm folgte *Themison*, der Stifter der Secte der Methodiker, und das Mittel ward nur in wenigen auserlesenen Fällen in Anwendung gezogen. Ueberhaupt fürchteten die Aerzte dieser Zeit das Aderlafs mehr als ihre Vorgänger, und erst *Celsus* giebt genauere Regeln über die Anwendung desselben an, durch welche diese Operation wieder mehr in Aufnahme kam. Er empfiehlt sie sogar bei Kindern und Schwangern, doch mit grofser Vorsicht. Ihrem Lehrer folgten um's Jahr 70 n. Chr. *Aretaeus* und *Archigenes*. Der erste war ein treuer Beobachter der Natur und Gründer der pneumatischen Secte. Fast in allen acuten Krankheiten liefs *Aretaeus* zur Ader und schonte kein Blut, um den stürmischen Lebensgeist zu zügeln. Jedoch finden wir bis auf diese Zeiten wenig Theorie über die Wirkungen des Aderlasses, über die Bedeutung der verschiedenen Stellen, an welchen gelassen wurde, deren man übrigens sehr viele hatte.

Erst mit dem Erscheinen *Galen's* im 2ten Jahrhundert, schienen die Aerzte bessere Begriffe von der Wirkung dieses grofsen Mittels zu besitzen. *Galen* sondert schon bestimmt Revulsion von Derivation, und spricht vom Aderlafs an einer von dem kranken Theile so weit wie möglich entfernten Stelle, um das Blut zur Aderöffnung hinzuleiten, und die Circulation im kranken langsamer zu machen; räth aber, in gerader Linie, also dem kranken Theile so nahe wie möglich, Blut zu lassen, um direct abzuleiten und es dem kranken Theile zu entziehen. Diese Begriffe von Revulsion und Derivation haben später zweimal grofsen Streit erregt, was weiter unten angeführt werden soll.

Uebrigens liefs *Galen* zur Ader, wo er wahre Vollblütigkeit sah, in vielen Entzündungen und schmerzhaften Krankheiten. Unter seinen Nachfolgern zeichnete sich besonders *Alexander Trallianus* aus, der sogar in der Ruhr, in Augenentzündungen und der Anasarca, wenn sie aus Plethora entstanden war, Blut liefs.

Bis hieher folgten die Aerzte, nicht geblendet von dem Wust von Theorien neuerer Zeiten, treu und desto sicherer, der reinen Erfahrung, und wenn sie auch manche Wirkung ihrer Mittel, so wie des Aderlasses, nicht genügend erklären konnten, so hielten sie sich streng an die gemachten Beobachtungen, liefsen zur Ader, wo *Hippocrates* und *Galen* es sie gelehrt, und wo sie es wohlthätig wirken sahen, und unterliefsen es, wo es als schädlich erkannt war. Der Vollkommenheit fehlte viel, doch war man schon auf sehr gutem Wege, in der Heilkunst erfreuliche, grofse Fortschritte zu machen, als das leidige Mittelalter alle Wissenschaften, und somit auch die Heilkunst, in die tiefste Finsternifs zurückstürzte.

Die Völkerwanderung begann mit der Zernichtung alles dessen, was Wissenschaften Gutes gewirkt hatten, die Kreuzzüge und das Mönchswesen halfen an diesem Ruine nach, was noch etwa übrig war, und wenn sich auch in Spanien unter den Arabern noch Ueberreste der verloren gegangenen Heilkunst fanden, wenn auch *Rhazes* der einzige war, der aus seinem Zeitalter heraustrat, so war alles wissenschaftliche Streben dennoch so in's Stocken gerathen, dafs für das Wiederaufkommen desselben wenig zu hoffen war. Dafs unter so ungünstigen Auspicien das Aderlafs nicht minder, als die ganze Medicin, in Verfall gerathen mufste, ist leicht begreiflich. Man weifs von dem Mittel aus dieser Zeit nichts, als dafs *Rhazes* es ausgeübt, und sogar in den Pocken zur Ader gelassen haben soll, wenn dieselben mit *angina* vergesellschaftet waren.

Das 10te Jahrhundert ist also für die Geschichte des

Aderlasses fast ganz verloren, eben so das 11te. Im 12ten Jahrhundert hatten sich die Mönche und Priester endlich doch der Medicin wieder angenommen, die gerade ihnen die nothwendigste war. Zu Salerno wurde eine hohe Schule errichtet, man holte die alten Schriften des *Galen* wieder hervor, und die Medicin lebte allmählig wieder auf. Jedoch war jetzt so viel Aberglauben, so viel Mysticismus hineingekommen, dafs man in den Schriften der damaligen Zeit kaum die wahren, ächt *Hippocrat*ischen und *Galeni*schen Lehrsätze von denen der aber- und wundergläubigen Mönche zu unterscheiden und zu sondern vermag. Am übelsten aber erging es dem Aderlafs; denn jetzt wurde an allen Orten Blut gelassen, jede Krankheit gab hinreichende Anzeige dazu, und so kam man auf die Vorbauungs- und Gewohnheits-Aderlässe, deren besonders die schwelgerischen Mönche sich bedienten. Als nun gar endlich arabische Sterndeuterei sich in die Medicin einschlich, da hatte man gewisse Himmelszeichen zu Gunsten, oder als Gegenanzeigen des Aderlasses, ja jeder Tag im Monate hatte seine bestimmte Bedeutung, wie für alle Unternehmungen, so auch für's Blutlassen. Man weifs wahrlich nicht, soll man lachen, oder sich betrüben, wenn man die Geschichte der Medicin jener Zeit liefst; der gröbste Aberglaube hatte die Aerzte (kaum möchte man sie so nennen) gefangen, der lächerlichste Unsinn kam zum Vorschein! Und diese Zeit dauerte gegen 200 Jahre! — Noch tiefer als die Medicin, sank die Chirurgie, welche zufolge eines Edicts des Papst *Bonifacius VIII.:* dafs kein Geistlicher Blut vergiefsen sollte, in die Hände der Bader, Barbierer und Schröpfer gerieth, welche Zunft sich eben hierdurch bildete. (Eigentlich sollten nach jenem Verbote die Geistlichen überhaupt die Arzneikunst nicht mehr ausüben, allein sie bezogen den Satz: „die Kirche soll nicht nach Blut dürsten," nur auf Chirurgie, und beschäftigten sich deshalb nur mit der innern Heilkunst.) Unter solchen Händen konnte an keine rationelle Ausübung des Aderlasses gedacht werden, und ward er vorher nur gemifsbraucht, so wurde er jetzt sogar gemifshandelt. Wer sich durch Schwelgerei und Müfsiggang krank gemacht hatte, liefs zur Ader, oder liefs sich schröpfen; durch den Blutverlust geschwächt, konnte er dann sicherer sein Blut in Wallung bringen, ohne von demselben sehr belästigt zu werden.

Endlich ward es wieder Licht; die Buchdruckerkunst verbreitete ihre heilsamen Wirkungen auch über die Medicin und Chirurgie; die griechische Heilkunst kam um eben diese Zeit durch *Theodor Gaza* nach Italien; aus Alexandria wurden viele Urschriften nach Europa gebracht; *Janus Cornarius*, ein Deutscher (*Hagenbut*) übersetzte mit unendlicher Ausdauer und Fleifs die Schriften des *Hippocrates*, und sonderte von denen *Galen's* den arabischen Wust, und so begann eine neue bessere Epoche für alle Wissenschaften.

An diesem erfreulichen Aufkeimen hatte jedoch die Chirurgie, und somit die Lehre vom Aderlafs weniger Antheil, als die Medicin, wenigstens in Deutschland; denn noch immer befand sie sich in den Händen, theils der Bader, theils herumziehender Operateure. Besser stand es damit in Italien und besonders in Frankreich.

Im Jahre 1514 nahm sich *Brissot* der Lehre vom Aderlafs an, erregte aber durch seinen Eifer einen heftigen Streit unter den Aerzten über Revulsion und Derivation. Man liefs nämlich jetzt bei allen Uebeln auf der denselben entgegengesetzten Seite des Körpers zur Ader; *Brissot* zeigte aber, dafs dies falsch sey, wenn man nicht die Absicht habe, revulsivisch zu verfahren, da *Galen* ausdrücklich vorschreibe, man solle auf geradem Wege, d. h. auf derselben Seite der Krankheit, Blut lassen, u. s. w. An diesem Streite nahmen die meisten und berühmtesten Aerzte jener und der folgenden Zeit lebhaften Antheil, *Vesal*, *Scaliger*, später *Botalli* und mehrere; *Vesal* aber war der eifrigste und mächtigste Gegner *Brissot's*. Als Arzt am Hofe *Karl's V.* hätte er durch seinen Einflufs der Lehre *Brissot's* viel schaden können, wenn nicht unglücklicherweise ein gekröntes Haupt, *Karl III.* von Savoyen, an einer Pleuritis gestorben wäre, in welcher man ihm an der entgegengesetzten Seite zur Ader gelassen hatte. *Brissot* war nun gerechtfertigt, die Gegner schwiegen, und der Streit hatte für diesmal ein Ende. Abgesehen von diesen Disputationen über Revulsion und Derivation wurde damals in Frankreich und Italien viel zur Ader gelassen, und besonders zeichnete sich *Botalli* darin aus. Er meinte, es komme alles nur auf das Quantum des abzulassenden Blutes an, und war daher bis zur Ungebühr freigebig mit Blutlassen. Nicht so *Brissot* und *Vesal;* diese, obgleich in ihren Ansichten über die Stellen der Aderöffnung uneinig, folgten dennoch beide den alten guten *Hippocrati*schen und *Galeni*schen Lehren, und verfuhren schonender mit dem Blutlassen, immer den Gang der Natur im Auge behaltend.

Während dies in Frankreich geschah, und im Allgemeinen die Lehre vom Aderlafs in ungleich bessere Hände gerieth, als 100 Jahre früher, litt Deutschland noch immer am finstern Aberglauben, und das Aderlassen blieb noch in der Zunft der Bader und Barbierer. Nicht wenig trug dazu der Schwärmer *Paracelsus* mit seiner Alchymisterei und seinen astrologischen Lehrsätzen bei. Er wollte das Leben und die Krankheiten durch Chemismus und den Einflufs der Gestirne erklären, und war daher auch weit entfernt, andere, als chemisch wirkende Mittel zur Tilgung von Krankheiten anzuwenden. Ueber das Aderlassen brach er daher den Stab und überliefs es den Händen, in welchen es war. Unter solchen Umständen war an eine wissenschaftliche Bearbeitung, oder rationelle Anwendung dieses Gegenstandes nicht zu denken; Blut wurde immer noch viel gelassen, aber fast ganz ohne gegründete Anzeige; die Gewohnheits-Aderlässe blieben noch immer an der Tagesordnung, und die Zunft der Barbierer suchte sie auch keinesweges zu vermindern, da sie ihr zum gröfsten Theile ihren Unterhalt verschafften. Einen Beweis von dem entsetzlichen Mifsbrauch dieses Mittels, liefst man in *Hildan's* Beobachtungen. Dieser berühmte Arzt und Chirurg jener Zeit (1606) erzählt, dafs in Bern „täglich viele auf zwei entgegengesetzten Gliedern zumal lassen Adern öffnen." Er eifert sehr dagegen, „aber mich bedünkt," sagt er, „es sey, als wenn ich einem Tauben ein Mährlein erzählte, oder ein Liedlein singe" u. s. w.

Wenn nun auch viele Aerzte gegen das häufige grundlose Aderlassen ihre Stimmen erhoben, wenn auch der berühmte *van Helmont* und *Le Bois Sylvius* grofse Gegner desselben waren, indem sie behaupteten, die Natur werde durch Blutlassen in ihren heilsamen Operationen gestört, der Archäus verliere seine Kraft, und daher nie zur Ader liefsen; so sprachen theils augenscheinliche gute Erfolge dieses Mittels, theils die vielen nicht offenbar tödtlichen noch zu sehr zum Vortheil desselben, und die Gründe gegen den Mifsbrauch waren immer noch nicht einleuchtend genug, als dafs jetzt schon eine bessere Lehre, bessere Indicationen, dem Unwesen hätten steuern können. Die Unwissenheit und Rohheit der Ausüber dieser Kunst, die Heftigkeit der Gegner, die immer zu weit gingen, hatten gleichen Antheil am schlechten Fortgange der Sache.

So standen die Sachen, als im Jahre 1627 *Harvey* den Blutumlauf bekannt machte. Von nun an gewann die Lehre des Aderlasses eine ganz andere Gestalt, und man machte sich, wenn gleich erst noch nach mehreren Jahrzehnden, richtigere Begriffe von Derivation und Revulsion, welcher Streit noch einmal heftig geführt, dann aber beseitigt wurde. Man erhielt wichtige Aufschlüsse über die Bedeutung des arteriellen und venösen Bluts, und jetzt wurde auch gegen den Mifsbrauch des Aderlasses eifriger und mit mehr Erfolg, als bisher, gearbeitet. Infusion und Transfusion verdanken ihr Entstehen ebenfalls der Entdeckung des Kreislaufs, wurden aber, wie dies gewöhnlich geschieht, anfangs gemifsbraucht, eben deshalb angefeindet, und nachher wieder vergessen.

Aber auch jetzt, und späterhin fast noch mehr, schadete die Systemwuth der reinen Lehre vom Aderlafs; *Des Cartes* wollte die Wirkungen desselben nach rein physischen, hydraulischen Gesetzen, *Bellini* nach mathematischen erklären, kamen aber damit nicht weiter, als *Paracelsus* und *v. Helmont. Thomas Sydenham* brach endlich wieder die Bahn zur reinen Erfahrung, war allem Theoretisiren und Systembauen feind, und folgte den, durch die im Laufe der fruchtbaren Zeit gemachten Fortschritte und Entdeckungen geläuterten Lehren des *Hippocrates* und *Galen.* Vom Aderlassen hielt er viel, und dürfte wohl häufig zu freigebig damit gewesen seyn; doch hatte er in den meisten Fällen ge-

gegründete Anzeigen und erfreute sich glücklicher Erfolge. Ihm verdanken wir die erste gute Ansicht von der *crusta inflammatoria* des Bluts bei Entzündungen, und er räth, ohne Scheu, das Aderlafs zu wiederholen, wo sie sich zeige. In Fiebern liefs er nur ganz im Anfange und bei offenbar vorhandener Plethora zur Ader, weil er ebenfalls fürchtete, durch zu grofse Blutentziehung die Crisen zu stören.

Gleich guter Verbesserungen in der Lehre und Anwendung des Aderlasses erfreute sich um diese Zeit Deutschland, indem 1691 *Pechlin* auf den Mifsbrauch dieses Mittels mit Eifer aufmerksam machte, und die Indicationen zur richtigen Anwendung desselben genau angab.

Aus dem bisher Erzählten erhellt, dafs die Lehre vom Aderlafs, obgleich bei ihrem Entstehen sehr dürftig und mangelhaft, wie die medicinischen Wissenschaften überhaupt, dennoch von *Hippocrates* an bis auf die neusten Zeiten in Absicht auf praktische Anwendung sehr wenig Veränderungen erlitten hat. Es wiederholen sich in einer Reihe von 2000 Jahren sehr oft die beiden Extreme des zu vielen, oder zu wenigen Blutlassens, und je nachdem die eine oder die andere Theorie des Lebens und des Blutes für diese oder jene Ansicht vom Aderlafs sprach, wurde dasselbe angepriesen oder verpönt und für schädlich erachtet. Aber mitten in der Verwirrung, die durch die verschiedenartigsten Theorien erregt wurde, standen dennoch nicht wenig gute Aerzte fest auf dem Boden, den ihnen Erfahrung und Beobachtung ebneten, und den ihre gröfsten Vorgänger, *Hippocrates* und *Galen*, betreten hatten. Die neuere und neuste Zeit hat der Aufklärungen viele über das Leben des Blutes, über seine Bereitung und seine Wichtigkeit für die thierische Oeconomie gebracht, und wir sind allerdings einem *Harvey*, *Sydenham*, *Stahl*, *Fr. Hoffmann* und dem Forscher *Joh. Hunter* grofsen Dank schuldig, dafs sie uns eine bessere Bluttheorie verschafft haben, als sie unsere Vorfahren besafsen; denn es ist gewifs ein anderes, weit sichreres Verfahren, gestützt auf richtige Theorie zu handeln, als rein empirisch zu verfahren, was immer schwankend bleiben mufs.

In dem letzten Viertel des vorigen Jahrhunderts sehen

wir noch häufig Mifsbrauch mit dem Aderlafs treiben, und Frankreich übertraf darin andere Länder. Erst als die Chirurgie mit der Medicin mehr vereinigt zu werden begann, als die Zunft der Bader und Barbierer von der unbeschränkten Ausübung des Aderlasses und anderer Operationen ausgeschlossen ward, liefs dieser Mifsbrauch nach. Ein Gleiches geschah in England und Deutschland; Italien fühlte von jeher das Uebermaafs des stürmischen Blutes nicht so sehr, wie der Norden, und seine mehr galligen, nervösen und fauligen Krankheiten verboten weit häufiger das Aderlassen, als in andern Himmelsstrichen, daher hier der Mifsbrauch desselben auch schon früher aufhörte.

In diese Zeit fällt auch die berühmte *Brown*sche Erregungstheorie, welche dem Aderlassen viel geschadet hat, indem die Anhänger dieser Lehre, ausgehend von dem Satze, dafs das Leben nur durch Reize bestehe, allenthalben in Krankheiten Schwäche (*asthenie*) sahen, und fast nie zur Ader liefsen, höchstens die örtlichen Blutausleerungen durch Blutegel erlaubten. Wenn gleich diese Theorie der Wissenschaft keinen bleibenden grofsen Gewinn brachte, und zu gewaltigen Mifsgriffen Anlafs gab, so ist doch manches Gute daraus hervorgegangen, und man ward besonders aufmerksam auf die Lebenskräfte, schonte das Blut mehr, und der Mifsbrauch der Blutentziehungen wurde geringer. Nicht wenig trug im Jahre 1791 *Wolstein* durch seinen übermässigen Eifer gegen das Aderlafs hierzu bei. *Wolstein* wollte es in keiner Krankheit gestatten, und nannte es ein wahres Mordmittel. Dafs er hierin, irre geleitet durch die beobachteten nachtheiligen Folgen des gemifsbrauchten und falsch angewendeten Mittels, zu weit ging, leuchtet aus den besseren Erfahrungen hierüber ein. Dennoch schlossen sich viele Aerzte seiner Zeit an *Wolstein* an, verdammten das Aderlafs entweder ganz, oder gestatteten es nur in den wenigsten Fällen, und so hatten denn die heftigen Anfälle auf dies Mittel wenigstens den grofsen Nutzen, die zu häufigen, unnützen und besonders die Gewohnheits-Aderlässe zu beschränken und die Aerzte auf bessere Indicationen zu leiten. Aus dieser Zeit, und vorzüglich durch *Brown's* überall vorwaltende Schwäche bei Krankheiten, stammt aber auch die allzugrofse Scheu vor dem Aderlafs, vorzugsweise bei Layen. Man glaubte und glaubt noch jetzt häufig, dafs ein Aderlafs den, der früher noch nie zur Ader gelassen habe, in irgend einer bedeutenden Krankheit vom Tode retten könne, und der Arzt hat mit diesem Vorurtheil nicht selten zu kämpfen; denn gern möchte der Kranke das Aderlafs bis zu diesem glücklichen Augenblicke versparen.

Welchen mächtigen und gewifs segensreichen Einflufs die Naturphilosophie auf Medicin überhaupt, also auch auf die Lehre vom Aderlafs gehabt hat und noch hat, ist zu bekannt, als dafs hierüber viel anzuführen nöthig wäre. Sie lehrte uns zuerst auf den nothwendigen Zusammenhang des Universum mit dem thierischen Körper aufmerksam werden; sie zeigte, dafs die Natur zwar auf die Organismen wirke und sie verändere, dafs aber eben sowohl diese auf jene wieder zurückwirken und auch in ihr Veränderungen hervorbringen. Sie lehrt besonders climatische, atmosphärische, annuelle, endemische, epidemische Einflüsse gehörig würdigen, giebt uns über die Natur der Contagien bessere Ansichten, und hat unsere physiologischen Begriffe zu einer wirklich sehr erfreulichen Reife gesteigert, wenn gleich, was ewig bleiben wird, viele Lücken noch übrig sind.

Alle bessern Aerzte ergreifen die im Laufe der Zeit geläuterte Naturphilosophie, die mit der Erfahrung und Beobachtung in so vielen Fällen so schön übereinstimmt. Um so mehr mufs man erstaunen, wenn in dieser Zeit des regsten Strebens nach Wahrheit und Vollkommenheit in unsrer Wissenschaft, wieder die Systemwuth erwacht und sich Gebäude aufführt, die ohne alle Stütze, ohne alle Grundpfeiler, den Keim des Sturzes bei ihrem Entstehen schon in sich tragen. Auf Blutentziehung, und besonders auf Aderlafs, sind diese Systeme von wichtigem Einflufs geworden, und nur durch den glücklichen ächten Skepticismus der neusten Zeit, und namentlich der deutschen Aerzte, arbeitet sich die Medicin und Lehre vom Aderlafs aus den Irrthümern zur Wahrheit empor.

Broussais in Paris verkündigte mit Prunk und französischer Eitelkeit seine neue Lehre von der *gastro-enteritis*, die die Grundlage aller Krankheiten ausmachen soll. Ueberall sieht er daher Entzündung und verschwendet Blut in unglaublicher Menge; jedoch nicht sowohl durch Aderlaſs, als vielmehr durch Blutegel. — Wie er und seine Anhänger daher den Werth des Bluts betrachten, geht aus ihren Ansichten hervor, und viele dieser Schule Zugethanen substituiren das allgemeine Aderlaſs dem örtlichen, wenn ihnen Blutegel mangeln. Man sieht daher jetzt in Paris und an andern Orten Frankreichs wieder eine Menge Blut flieſsen, und der Miſsbrauch der Blutentziehungen ist im Einzelnen gröſser, als er früher im Allgemeinen war. Glücklicherweise haben sich auch in Frankreich Stimmen genug gegen diese ganz unhaltbare Lehre erhoben, und es steht zu erwarten, daſs sie bald wieder in das Nichts zurücktreten wird, aus dem sie hervorgegangen. Das wenige Gute kann und wird aber auch aus dieser Lehre, wie aus allen andern Systemen, benutzt und der Vergessenheit entzogen werden.

In Italien sehen wir die Lehre des Contrastimulus durch *Rasori* und *Thommasini* sich verbreiten. Sie nähert sich gewissermaſsen der *Brown*schen, und steht mit ihr beinahe im umgekehrten Verhältnisse. So wie *Brown*, betrachtet der Contrastimulist das Leben nur als aus Reizen von aussen her bestehend, und läugnet durchaus die *vis medicatrix naturae.* Wie aber die Erregungtheorie überall nur Asthenie sah, so sieht der Contrastimulus nur Diathese des Reizes (Sthenie) und behandelt sie schwächend, statt der reizenden Behandlung der Erregungstheorie. Sehr verschieden werden aber von den Contrastimulisten die Krankheiten classificirt, und viele zur Diathese des Reizes gezählt, welche *Brown* in die asthenischen Krankheiten versetzt. Weitläuftiger dieses System auseinander zu setzen, verbietet der Zweck dieses Artikels; für die Lehre des Aderlasses ist es nur in sofern von Bedeutung, als das Aderlaſs nur selten, oder nur deshalb angewendet werden soll, um die der Krankheit zum Grunde liegende Diathese zu ermitteln, also *ex juvante, vel nocente sanguinis detractione* zu schlieſsen. Das Blut ist nach jener Lehre immer Ursache zur Diathese des Reizes, und man soll mit Ausleerung desselben vorsichtig seyn, lieber sie ganz unterlassen, da man nicht *a priori* bestimmen könne, welche Diathese vorherrsche, und man durch directe *contrastimulantia*, oder Ursachen der Diathese des Gegenreizes, besonders Kirschlorbeerwasser und *tartarus emeticus*, eher zum Ziele gelangt. Höchstens wird Aderlafs gestattet, wo grofse Blutüberfüllung vorhanden ist.

Endlich hat *Hahnemann* ein neues System der Heilmittellehre in seiner Homoeopathie aufgestellt, welches das Aderlafs verwirft, und nur mit acht Million Theilchen eines Grans solcher Arzneikörper Krankheiten heilt, die im Stande sind, eine der vorhandenen ähnliche Krankheit im gesunden Zustande zu erregen, daher der Satz: *similia similibus curantur*, durch das ganze System geht.

Es gebührt im Allgemeinen den deutschen Aerzten der Ruhm, alle aufkeimenden Systeme gehörig zu würdigen, das, was darin Gutes, sich anzueignen, das Unnütze und Schädliche zu verwerfen, keinem daher ausschliefslich zu folgen, und durch das fleifsige Studium der Alten, durch treue Beobachtung der Natur überall nach Licht und Wahrheit zu streben. Mit Stolz können wir daher aussprechen, dafs die Medicin im Allgemeinen in Deutschland einen würdigern Standpunkt einnimmt, als in andern Staaten. Eben so ist die Lehre vom Aderlafs unter den deutschen Aerzten mit glücklicherem Erfolg bearbeitet worden, und seitdem die Medicin nicht mehr so schroff von der Chirurgie getrennt, ja vielmehr als ein integrirender Theil jener betrachtet, gelehrt und studirt wird, erfreuen wir uns durch die Bemühungen eines unsterblichen *Richter* und vieler jetzt noch lebender ausgezeichneter Männer, sichrer und vollständiger Indicationen dieses grofsen Heilmittels, des Aderlasses.

Was die verschiedenen Stellen der Aderöffnung anbetrifft, so galt im Allgemeinen bei den ältesten Aerzten der Grundsatz, aus den der kranken und schmerzhaften Stelle am nächsten gelegenen Gefäfsen Blut zu entleeren. Bei Krankheiten des Kopfs liefs man an der *vena frontalis* oder auch wohl *occipitalis* zur Ader; bei Krankheiten der Augen ward die *vena angularis* am innern Augenwinkel geöffnet, und zwar soll dies zuerst *Archigenes* gethan haben. Die *arteria temporalis* öffnete zuerst *Aretaeus*, die *vena ranina* ward häufig von *Galen* und seinen Schülern bei Angina und Entzündung der Zunge geöffnet. Später, als man Derivation und Revulsion unterschied, wurden zur Erfüllung dieser Zwecke sehr verschiedene Stellen angegeben. So liefs man aus der *vena jugularis externa* zur Ader, um unmittelbar vom Kopfe abzuleiten; aber auch die *vena cephalica* am Arme sollte vorzugsweise bei Krankheiten des Kopfes geöffnet werden. Bei Krankheiten der Brustorgane wurde am Armè, und, um revulsivisch zu verfahren, am Fufse zur Ader gelassen, man wählte, wie noch jetzt, die *vena mediana*, oder *basilica*, oder *mediana basilica;* am Fufse die *saphena magna*. Bei Krankheiten der Leber sollte auf der rechten Seite, bei denen der Milz, auf der linken, die *basilica* geöffnet werden. Aufserdem wurden noch an der Hand die *vena cephalica pollicis* und *salvatella* geöffnet. Nächst diesen allgemeinen gebräuchlichen Stellen der Aderöffnung gab es noch sehr viele andere, aus welchen unsre Vorfahren, je nachdem ihnen die Krankheiten Anzeige dazu gaben, Blut entleerten, z. B. an der Spitze der Nase, zwischen den Knorpeln, in der Nase selber, auf der innern Fläche der Lippen, aus dem Zahnfleische; doch scheinen dies mehr nur Scarificationen gewesen zu seyn. Wirkliches Aderlafs ward nicht selten auch aus den Venen hinter den Ohren instituirt, ferner auf dem Rücken, in der Nähe des ersten Rückenwirbels, auf dem *sternum*, unter den Brüsten bei Weibern, endlich am *penis* aus der *vena dorsalis penis*, an dem *scroto* und den *labiis majoribus* und den *venis pudendis externis*.

In unsern Zeiten verrichtet man das Aderlafs nur noch am Arme an den bekannten Stellen, am Fufse, und macht auch wohl in dringenden Fällen die Arteriotomie an der *arteria temporalis*.

Anlangend die Instrumente, mit denen von den ältesten Zeiten bis jetzt das Aderlafs verübt worden ist, so scheint im Alterthume kein eignes Werkzeug dazu bestimmt gewesen zu seyn, sondern man übte die Operation mit einem gewöhnlichen Scalpell. *Hippocrates* bediente sich schon eines gekrümmten, nicht sehr spitzigen Messers, wie er es bei der Scarification gebrauchte. Die spätern Schriftsteller sprechen zwar von einem Phlebotom, wie von einer bekannten Sache, beschreiben es aber nirgends genau, und *Paul von Aegina* sagt nur, man soll die *vena frontalis* entweder mit dem zur Venaesection üblichen, oder auch mit einem andern Messer öffnen.

Avicenna spricht von Phlebotomen mit einer Art Wurfspiefs (*pilum*, wahrscheinlich die erste Idee zur deutschen Fliete), und führt auch Phlebotome ohne *pilum* an; der Wundarzt müsse, sagt er, mehrere verschiedene besitzen. Aehnlich scheint das von *Jacob Carpus* angegebene Instrument zur Eröffnung der *vena jugularis* gewesen zu seyn.

Im 12ten Jahrhundert beschreibt *Abulcasem* mehrere Lanzetten, das Fossorium für die *vena frontalis*, Alnessil, ein messerförmiges Instrument, dann mehrere Phlebotomi, Myrtinus, Olivaris u. s. w.

Die Fliete oder das Lofseisen stammt ebenfalls aus diesem Jahrhundert, und wird die Erfindung derselben einem Deutschen, *Fliet*, zugeschrieben. Diese hat die Veranlassung zur Construction des Schnäppers gegeben, welcher, eine holländische Erfindung, sehr viele Abänderungen erlitten hat. *Solingen's* Balisterium, *Cron's*, *Wallbaum's*, *Staberow's*, *Teller's* Schnäpper gehören hieher, so wie *Weifs* Fliete, und in den neusten Zeiten auch *Dzondi's* Schnäpper.

Die jetzt üblichen Lanzetten finden wir schon im 13ten Jahrhunderte, und *Vesal* beschreibt schon ein solches Instrument. *Botalli* spricht von der Lanzette à grain d'avoine, und *Spohn* soll eine zusammengesetzte Aderlafslanzette aus Athen mitgebracht haben, die die Form einer kleinen Armbrust hatte. Auch die Lanzetten sind vielfach verändert worden. Eine vollständige Beschreibung aller dieser Instrumente, mit Abbildungen versehen, findet man, aufser in ältern Werken, sehr gut und ausführlich in *Krombholz* Abhandlungen aus dem Gebiete der gesammten Acologie u. s. w. Erster Theil. Prag, 1825.

Litteratur:

Stephanus, Lib. de urbibus.
Polydorus Virgilius, de rerum inventoribus.
Plinius, Lib. VIII. Cap. 26. XXV. Cap. 1.
Joh. Bapt. Montanus, Medicina universa. p. 918.
Cael. Aurelianus, de morbis acutis. L. II. C. 2. L. III C. 17. L. IV. etc.

Cael. Aurelianus, Chron. Lib. II. Cap. 1. 4. 5. 29. Lib. III. Cap. 4. 5.
Hippocrates, de aëre locis et aquis. Cap. II. 14. Coac. praen. Sect. IV. Cap. 21. Morb. popul. Sect. II. pp. Lib. VI. Sect. 3. Epidemicor. Lib. I. III. de victus ratione. Lib. I. II. III. aphorismi. Sect. I. II. III. IV.
Celsus, med. cl. praef. I. 1. 5. Lib. III. Cap. 6. 18. 23. 25. 27.
Aretaeus, de cur. acut. Lib. I. Cap. 1. 2. 4. 6. 7. 8. 10. Lib. II. Cap. 1. 2. pp.
Galenus, Meth. med. XIII. XIV. Comment. in *Hipp.* IV. pp.
Alex. Trallianus, Lib. I. c. 10. c. 11. 12. 13. 14. 16. pp. Lib. II. III.
Rhazes, de variolis. c. V. c. VII. XIII.
Brissot, de incisione venae in pleuritide. Basil. 1529.
Renat. Moreau, de missione sang. in pleurit. Paris, 1630.
Felix Würz, Practica der Wundarznei. p. 41.
Fabr. Hildanus, Sechstes Hundert. 92. Beobachtung. S. 829.
Bellini, de sanguinis missione opera omnia. 1675.
Sydenham, Epistolae resp. I. Observ. med. Sect. VI. Cap. IV.
Derselbe, Feb. cont. 1673 — 75. De peripn. notha. Sect. I. c. IV.
Pechlin, Obs. phys. med. Lib. II. obs. 8. 9. 10.
Junker, tab. de febr. in genere, de inflamm.
Fr. Hoffmann, Med. rat. syst. Lib. III. §. 1. c. 4. De medicina simplicissima. §. 22.
Boerhave, Instit. med. Aphorism. §. 106. 141.
Bordeu, Recherches sur le mal chron.
De Haen, rat. med. T. II. c. 3. pp.
P. Frank, Lib. I. p. 193.
Richter, Anfangsgründe der Wundarzneikunst.
Wolstein, Anmerk. über den Aderlafs an Menschen u. Thieren, 1791.
Sculteti, Armament. App. Tab. 28.
Dionis, chir. Operat. 1722.
Ludw. Cron, vom Aderlassen und Zahnausziehen. 1717.
Walbaum in *Haller's* chir. Disputat.
H. W. Bücking, v. d. Blutaderöffnung. 1752.
Joh. Jac. Bücking, Anleitung z. Aderl. 1781.
Metzler, Geschichte d. Aderl. 1793.
Schlierbach, v. Nutzen u. Schaden d. Aderl. 1747.
Behrisch, die Mifsbräuche des Aderl. A. d. Franz. 1767.
Neumann, über den Werth des Blutlassens. 1811. v. K — g.

(Chirurgisch.) Die Alten liefsen fast an allen Theilen des Körpers zur Ader; jetzt geschieht es gewöhnlich an folgenden Stellen: 1) am Arme, und zwar aus der *v. cephalica*, der *basilica*, der *mediana* und der *cubitalis;* 2) an der Hand, aus der *cephalica* und der *salvatella;* 3) am Fufse, aus der *saphena interna* und der Vene am grofsen Zehen; 4) am Halse, aus der *v. jugularis externa.*

Man läfst am öftersten, wenn man am Arme eine Venaesection verrichtet, in der Biegung des Ellenbogens zur Ader, weil da die Haut dünner ist, und die Venen, aufser dafs sie gröfser sind, auch näher an der Oberfläche liegen. Gewöhnlich wählt man die *basilica,* allein zuweilen läuft ein kleiner Nervenast darüber, und sie selbst liegt dicht auf der Arterie. Die *mediana* hat das Gute, dafs sie deutlich zu fühlen ist, und stark in die Augen fällt, allein sie liegt hohl. Ueberdies läuft hinter ihr der ganzen Länge nach, die *arteria brachii,* und unter und neben ihr, liegt der *tendo musculi bicipitis,* so wie über ihr sich oft mehrere Aeste des *nervi cutanei externi,* befinden. Anatomisch betrachtet, scheint die beste Stelle die *mediana-basilica,* oder der grofse dicke Ast zu seyn, wo die *v. mediana* und *basilica* sich trennen.

Kann der Wundarzt keine Blutader in der Biegung des Ellenbogens entdecken, so wählt er hierzu die Hand. Die Alten schrieben noch besondere Vortheile der Oeffnung einer Ader an dieser Stelle zu. Gewöhnlich öffnet man die *cephalica,* da die *salvatella,* zwischen dem kleinen Finger und Goldfinger, zu klein ist.

Um am Fufse Ader zu lassen, wählt man meistens die *saphena interna* auf dem vordern Theile des innern Knöchels, um die gehörige Menge Bluts ausleeren zu können. Da die Gefäfse an den Füfsen mehr versteckt liegen, so läfst man zuvor dieselben in lauwarmes Wasser setzen, um die Venen mehr hervortretend zu machen.

Am Halse öffnet man den hintern Ast der äufsern Drosselader (*v. jugularis externa*), welche unter dem *musculus latissimus colli* liegt. Ist sie nicht sichtbar, so wird sie dieses durch eine Compression.

Die Werkzeuge, welche zum Aderlasse und zur nachherigen Behandlung nothwendig sind, sind folgende: 1) das Aderlafs-Instrument selbst, der Schnäpper oder die Lanzette. Die Alten liefsen mit einem bistourieartigen Phlebotomen zur Ader. Das Aderlassen mit dem Schnäpper ist wohl eine holländische Erfindung, und wurde zuerst von *Pasch* beschrieben. Von dem Aderlassen mit der Lanzette trifft man die ersten Spuren im 13ten Jahrhundert; 2) eine Binde zur Hemmung des Bluts, von Scharlach oder einem sonstigen rothen Bande; 3) eine

Binde zum Verbande; 4) ein Stück Leinen zu einer Compresse, ein Schwamm, einige Stecknadeln; 5) Gefäfse, um das Blut aufzufangen; (Werkzeuge, mit deren Hülfe man die Menge des aus der Ader fliefsenden Bluts genau bestimmen kann, machte der Bergrath Dr. *Glaser* in seiner Beschreibung der von ihm erfundenen Blutwage und Blutmafsgeschirrs, bekannt. Hildb. 1758. 2te Auflage 1790.) 6) ein Becken mit Wasser, und für den Aderlafs am Fufse, einen Zuber mit warmem Wasser; 7) für die Venaesection am Halse zur Compression ein Paar zusammengerollte Compressen, oder das Compressorium von *Chabert*. (Mém. de l'acad. roy. de Chir. T. II.)

Bei dem Aderlafs am Arme legt man die Binde 2 oder 3 Querfinger über die Stelle an, wo man die Ader öffnen will, läfst den Arm hierauf etwas hängen, lehnt ihn dann an seine Brust, und reibt den Vorderarm gelind von unten nach oben, umfafst dann den Arm mit einer Hand, setzt den Daumen unter den Ort, wo man die Ader öffnen will, spannt die Haut, und indem sich der Gehülfe gehörig hinstellt, um das Blut aufzufangen, verrichtet man die Oeffnung mit dem Schnäpper oder der Lanzette, die man mit der rechten Hand für den rechten Arm, und mit der linken für den linken Arm, hält. Während dafs das Blut fliefst, unterstützt der Wundarzt den Arm des Kranken, und läfst ihn etwas in der Hand herumdrehen. Sobald die erforderliche Quantität Bluts herausgeflossen ist, nimmt er die Binde weg, zieht die Wund lefzen aneinander, reinigt den Arm, legt eine Compresse auf die Oeffnung, und befestigt sie durch die Aderlafsbinde in Form eines Kreuzes, um den Arm und Vorderarm, angelegt, worauf dem Kranken empfohlen wird, den Arm einige Tage ruhig zu halten. Mufs man das Aderlassen an demselben oder dem folgenden Tage wiederholen, so kann man etwas Oel oder Fett zum Verband auflegen, wodurch die Verunreinigung der Vene verhindert wird.

Bei dem Aderlafs am Fufse wird die rothe Binde gleich über dem Knöchel befestigt; gewöhnlich aber wird gar keine Binde angelegt, sondern der Wundarzt fafst blofs das Bein mit beiden Händen und drückt die Venen zusammen. Der Kranke setzt den Fufs auf den Rand des Zubers, wenn die Ader geöffnet werden soll, und nachher wieder in das Wasser. Die Lanzette operirt hier am sichersten. Zum Verbande bedient man sich der sogenannten Steigbügel-Binde. Da es schwer ist, die Menge des ausfliefsenden Bluts zu bestimmen, wenn der Fufs im Wasser bleibt, so verwerfen einige, z. B. *Bell*, dasselbe ganz, welches auch allerdings nicht durchaus nöthig ist.

Will man am Halse aus der Iugularvene Blut lassen, so wird erst die Compression angelegt, und sobald die Vene hinreichend ausgedehnt ist, befestigt man sie mit dem Daumen unter dem Orte der Oeffnung, und dem Zeigefinger oberhalb desselben. Man operirt an der rechten Seite mit der rechten Hand, mit der linken an der linken Seite. Man macht die Oeffnung mit dem Schnäpper, der Lanzette, oder dem Bistourie, die man bis in die Ader einstöfst; mit den zwei letztern mufs man die Oeffnung bei Zurückziehung des Instruments erweitern. Man fängt das Blut in Tassen auf, in die man es durch eine Rinne von Karte leitet, und läfst die Kinnbacken gelinde bewegen. Der Blutflufs hört gleich auf, sobald die Compression abgenommen wird. Man legt ein starkes Klebpflaster auf, und lose darüber eine Compresse und Binde. Der Kranke darf die ersten Tage den Hals nicht bewegen.

Da die Blutadern an der Stirne, den Schläfen, dem Genicke, dem Augenwinkel, an der Nase und unter der Zunge, grofse Verbindungen mit der *ven. jugular. extern.* haben, so ist es heut zu Tage nicht mehr üblich, Aderlässe an dieser Stelle vorzunehmen. Der Aderlafs am Halse ersetzt sie alle, und will man näher an dem Sitze des Uebels Blut ausleeren, so legt man Blutegel an, oder scarificirt, wie z. B. bei entzündlicher starker Anschwellung der Zunge.

Zu den Ereignissen eines unglücklichen Aderlasses gehören: 1) das Verfehlen der Ader; 2) das Austreten des Bluts in das Zellgewebe unter der Haut; 3) der Blutaderbruch; 4) die Verletzung eines Lymphgefäfses; 5) des Nerven; 6) der *tendo* ist mit getroffen; 7) Entzündung der Vene, der einsaugenden Gefüſse, der Integumente, des Zellgewebes, der unterliegenden Fascia; 8) die Arterie ist mit getroffen.

1) Das Verfehlen der Ader. Zuweilen dringt das Instrument nur durch die Haut, öffnet die Blutader nicht, und es flieſst kein Blut. Dieser Zufall entsteht entweder aus Ungeschicklichkeit, Unvorsichtigkeit, zu groſser Aengstlichkeit des Wundarztes, oder weil der Kranke den Arm zurückgezogen hat. Man sticht in diesem Falle entweder durch die Wunde in der Haut etwas tiefer bis in die Vene, oder man öffnet etwas mehr unterwärts, oder man wählt eine andere Ader an dem nämlichen oder an einem andern Gliede, und verbindet zuvor die verfehlte Oeffnung, wie beim Aderlassen.

2) Das Austreten des Bluts in das Zellgewebe, oder der Thrombus, Ecchymosis, entsteht, wenn die Oeffnung zu klein, die Lage zwischen der Oeffnung der Ader und der Haut verändert wird, wenn ein Stück Fetthaut die Oeffnung verschlieſst, der Kranke nach dem Aderlaſs den Arm zu stark bewegt, oder beide Wände der Ader durchstochen sind. Sobald der Wundarzt die anfangende Bildung der Geschwulst merkt, muſs er die gehörige Menge Bluts möglichst auszuleeren suchen, indem er den Daumen, der die Vene befestigte, nach und nach aufhebt, die Binde etwas locker macht, und, hat die Blutader sich zur Seite zurückgezogen, beide Oeffnungen parallel zu machen bemüht ist. Fast immer erhält man die Zertheilung durch Anlegung einer Compresse mit Oxycrat befeuchtet, durch eine nicht fest angezogene Binde und die Ruhe des Theils. Hat man, wegen des zu starken Austretens des Bluts keine Zertheilung zu hoffen, und drohen die Zufälle heftig zu werden, so muſs man das Blut durch den Schnitt ausleeren.

3) Der Blutaderbruch, ein Ausdruck, womit *Bilguer* den Zufall belegt, wenn die Blutader in der Ellenbogenbiegung sich ausdehnt, und eine kleine bläuliche Geschwulst bildet, welche die künftigen Aderlässe begünstigt, ohne weitere Gefahr nach sich zu ziehen.

4) Verletzung eines Lymphgefäſses, welches über der Vene läuft. Diesen Zufall entdeckt man erst spät. Der Kranke fühlt keine Schmerzen, es bleibt auch keine

Entzündung zurück, die Vene heilt zusammen, aber aus der Hautwunde quillt eine wäfsrichte Feuchtigkeit, die beständig den Verband nafs erhält. Das vorzüglichste Mittel dagegen ist eine Compression unter der Oeffnung anzulegen, um die Verschliefsung des Gefäfses zu bewirken.

5) Verletzung eines Nervenfadens. Wird ein solcher verletzt, so empfindet der Kranke gleich beim Stiche einen heftigen Schmerz, welcher sich über den ganzen Umfang der Aeste des Nervens verbreitet. Dieser Schmerz hält an, worauf auch meistens bald das Anschwellen, die Entzündung des Theils, und nicht selten Delirium und Convulsionen erfolgen. *J. Hunter* behauptete, dafs diese Zufälle blofs von einer, durch das Eindringen der äufsern Luft erregten Entzündung des Innern der Vene herrühren, den aber doch der Umstand widerspricht, dafs die Durchschneidung des Nervens in einem solchen Falle eine plötzliche Cessation der Zufälle hervorbrachte.

Bei einem solchen Ereignifs ist es am gerathensten, dafs der Wundarzt gleich auf der Stelle mehr Blut wegläfst, und das Glied alsdann einwickelt. Entsteht eine Entzündung, so läfst man mit Nutzen einige Blutegel appliciren, und Bähungen von Bleiwasser anwenden; dabei bedarf das Glied der gröfsten Ruhe. Werden diese Mittel ohne Erfolg angewandt, so räth man, (wie gesagt), den verletzten Nerven über dem Orte der Oeffnung, quer zu durchschneiden.

6) Verletzung des *tendo*, welche sehr oft ohne alle weitere Folgen geschieht. Entzündet sich die Flechse, so wird sie sehr empfindlich und schmerzhaft. Die Behandlung ist alsdann von der der Verletzung des Nerven nicht verschieden. Helfen äufsere zertheilende Mittel nicht, so mufs man sie ganz durchschneiden.

7) Entzündung der Vene, der einsaugenden Gefäfse, des Zellgewebes, der unterliegenden Fascia. In dem seltenen Falle, wo die innere Haut der Vene entzündet wird, welche Entzündung sich 3 — 4 Zoll oberhalb und unterhalb der Aderlafsstelle erstreckt, ist das sicherste Mittel, dafs man durch einen zweckmäfsigen Druck in einiger Entfernung von der verletzten Stelle, die ent-

zündete Vene zu vereinigen sucht, in Verbindung eines antiphlogistischen Verfahrens. — Entzünden sich die absorbirenden Gefäfse, so verhärten sie sich insgemein, und lassen sich wie ein harter Strang anfühlen. Die Drüsen am Arme schwellen zugleich dabei an. Man behandelt sie mit Breiumschlägen, Opium und Bleiwasser, wobei der Arm in einer Schlinge getragen werden mufs. Bei Entzündung der Integumente, des Zellgewebes, der unterliegenden Fascia, sind zertheilende Einreibungen und Umschläge von Bleiwasser, und nach Umständen, mit Opium versetzt, hinreichend. In allen diesen Fällen ist die Application der Blutegel meistens von Nutzen.

8) Die Arterie ist mit getroffen. In den gewöhnlichen Fällen dieser Art ist die Vene und die Arterie ganz durchgeschlagen. Man erkennt diesen Umstand an den hellrothen Blutstreifen; das Blut fliefst so aus der Oeffnung, dafs es bei jedem Schlage des Herzens einen grofsen Bogen macht (*per saltum*), doch kann auch die unmittelbare Lage der Blutader auf der Arterie diese Erscheinung hervorbringen, obschon die Schlagader nicht getroffen ist; wenn man die Binde etwas stärker anzieht, so steht die Blutung.

Extravasirt das Blut in das benachbarte Zellgewebe, so bekommt der Kranke ein *Aneurysma diffusum;* ist die Oeffnung schmal, und geht die Aponeurose des Biceps darüber, so sammelt sich das Blut mehr an, und formirt eine mehr circumscripte Geschwulst. Wenn die Vene sich äusserlich schliefst, aber eine Oeffnung zwischen der Vene und der Arterie bleibt, so sahe man in einem solchen Falle, dafs das arterielle Blut gerade durch die Vene circulirte (*Aneurysma varicosum*), und alle Venen am Arme wurden widernatürlich erweitert.

Ist der Fall noch neu, so mufs man suchen die Blutung zu stillen, und das Extravasat zu zertheilen, durch eine örtliche Compression, durch die Einwickelung des Gliedes und durch zertheilende Umschläge. Helfen diese Mittel nicht, und der Fall ist veraltet, so wird die Operation des Aneurysma erfordert. Sehr selten sind die Fälle, wo die Wunde in der Schlagader sich vernarbt, ohne den vorherigen freien Durchgang zu sperren, doch will *Foubert* dieses wahrgenommen haben.

Man hat zuweilen nach dem Aderlafs sehr gefährliche Zufälle, besonders metastatische Ablagerungen entstehen sehen, woran blofs die Constitution des Kranken, oder ein verborgener Krankheitsreiz im Körper Schuld war, die eine nach der Ursache derselben sich richtende Behandlung erfordern, und selbst bei der gröfsten Sorgfalt oft tödtlich ablaufen, wie *Theden* (in seinen neuen Bemerk.) ein Paar merkwürdige Fälle mittheilt, wo die Kranken bei der zweckmäfsigsten Behandlung nach dem Aderlafs starben.

Synon. Blutlassen. Lat. *Venaesectio, Phlebotomia,* von φλὲψ, *vena,* und τέμνω, *seco.* Franz. *Phlebotomie, Saignée.* Engl. *Phlebotomy, the Letting of Blood, Opening of a Vein.* Holl. *Aderlaating.*

Litteratur:

Joh. Jul. Walbaum, (Praec. A. de *Haller*) Diss. de venae sectione. Götting. 1749.

Bücking, v. d. Blutaderöffn. Wolfenb. 1752.

Derselbe, Anleitung zum Aderlassen. Stend. 1781.

J. G. Wolstein's Anmerk. über das Aderlassen der Menschen und der Thiere. Wien, 1791.

F. E. Mezler's Versuch einer Geschichte des Aderl. Ulm, 1793.

Gü — r.

(Wirkung und Anwendung.) Der Aderlafs ist das gröfste Mittel der ganzen Heilkunst, sowohl seinem Wesen, als seiner Wirkung nach. Denn es greift unmittelbar in's Leben selbst ein, indem es den edelsten Lebenssaft, die Quelle alles Lebens, entzieht, und es entscheidet den günstigen oder ungünstigen Ausgang der Krankheiten, es kann eben so gut zum Leben oder zum Tode führen. Kein Mittel hat solche Epoche in der Medizin gemacht, kein Mittel ist so oft der Wendepunkt der Heilkunst, sowohl im Einzelnen als im Ganzen gewesen, als dieses.

Seine Hauptwirkung ist Schwächung, und zwar die höchste, unmittelbare Lebensschwächung. Denn, indem man Blut wegnimmt, nimmt man eine Portion Leben weg, und schwächt zugleich, durch Entziehung seines Hauptreizes, das Herz, den Mittelpunkt des organischen Lebens. — Demnach ist es das Hauptmittel bei allen Entzündungen und entzündlichen Krankheiten. Und da es wenig Krankheiten giebt, die nicht mit einem entzündlichen Charakter verbunden seyn können, so giebt es wenig Krankheitsformen, an denen nicht ein Aderlafs zeitig anzuwenden nöthig wäre, und man kann es in sofern mit Recht das allgemeinste Heilmittel nennen. Selbst Wassersucht ist nicht ausgenommen, wenn ihr Charakter entzündlich oder plethorisch ist. Kein Mittel giebt es, was den Keim einer sich bildenden Entzündung so augenblicklich zerstreuen könnte, als das Aderlafs.

Ferner ist seine Wirkung, Entleerung, daher dient es zur Verminderung der Plethora, besonders bei schnell entstehender, durch Unterdrückung nothwendiger und gewohnter Blutflüsse, der schnell sich bildenden Blutcongestion nach edlen Theilen, z. B. Gehirn, Lunge (Apoplexia, Suffocatio, Haemoptysis). Hier ist es das einzige und schnellste Lebensrettungsmittel. Auf diese Weise wird es auch das gröfste Prophylacticum vieler Krankheiten, bei Personen, die durch Plethora zu Apoplexie, Haemoptysis, Pneumonie, disponirt sind, besonders bei Disposition zur Lungensucht. Nur merke man, dafs es nur die Plethora für den Augenblick hebt, keinesweges aber radical, im Gegentheil die Anlage zu neuer Bluterzeugung vermehrt.

Ferner, als Folge der schnellen Entleerung und des dadurch erzeugten *collapsus vasorum*, eine krampfstillende, besänftigende, erschlaffende Nervenwirkung. Die grofse Kraft des Aderlasses auf das Nervensystem zeigt sich schon durch die dadurch leicht entstehende Ohnmacht und Nervenaffectionen, und die erschlaffende durch die auffallende Wirkung bei eingesperrten Brüchen und Verrenkungen zur Erleichterung des Zurücktritts, und es kann daher in allen Arten von Krämpfen und Nervenkrankheiten, bei welchen ein plethorischer oder inflammatorischer Zustand vorhanden ist, als das schnellste und kräftigste *antispasmodicum* angewendet werden. Aber auch bei hitzigen Fiebern, von Krampf, von Ueberfüllung, die die Haut erschlafft und die Nerven hindert, zur Erleichterung des Ausbruchs der Pocken, Masern, ist es oft das wirksamste Heilmittel.

Ferner

Ferner Ableitung und Zuleitung. Es ist nicht zu läugnen, dafs durch das Aderlassen ein grofser Zuflufs des Bluts nach der Stelle der Entleerung hin, und dadurch ein Abzug desselben von andern Theilen bewirkt werden kann. Der Hauptbeweis ist, die Beförderung der Menstruation und des Abortus durch Aderlassen am Fufse. Hierauf gründet sich auch die eigene Localitätsbeziehung, die das Aderlafs hat. Bei Pleuritis hilft nur ein Aderlafs am Arm der schmerzenden Seite; bei Kopfaffectionen leitet ein Aderlafs am Fufse mehr ab, als am Arm.

Endlich ist die Wirkung des Aderlasses auf die Mischung (*crasis*) des Bluts nicht zu verkennen, obwohl gewöhnlich zu wenig beachtet. Bei der entzündlichen Gerinnbarkeit ist sie in die Augen fallend. Die *Crusta inflammatoria* verschwindet oft gleich nach dem Aderlasse. Aber auch die blofse Verdickung und Zähigkeit (*spissitudo*) des Bluts kann durch wiederholte Aderlasse gehoben, und das Blut verdünnt, das heifst, seine Cohaerenz vermindert und der Antheil des Serum vermehrt werden.

Aber so grofs und aufserordentlich seine heilsamen Wirkungen sind, so grofs und unwiederbringlich kann aus demselben Grunde auch sein Nachtheil seyn. So gewifs es durch seine Leben schwächende Wirkung den ganzen Keim einer entzündlichen Krankheit vernichten und dadurch das Leben retten kann, eben so gewifs kann, bei schon vorhandener Lebensschwäche oder Neigung zur Auflösung, ein einziges Aderlafs dieselbe bis zur zerstörenden Höhe treiben, und den Tod unwiederbringlich herbeiführen; ja es giebt Krankheiten von diesem Charakter, bei welchen ein Aderlafs im Anfange jederzeit den Tod zur Folge hat. Ferner ist nicht zu läugnen, dafs unzeitige oder zu oft wiederholte Aderlässe, grofse Schwäche, besonders der Nerven, und Neigung zu Nervenkrankheiten, desgleichen Neigung zur wäfsrigen Cachexie, Chlorosis und Hydrops, erzeugen können.

Die Quantität des wegzulassenden Bluts (die Dosis dieses Mittels) richtet sich nach der Constitution des Subjects und nach der Heftigkeit des zu hebenden Uebels, und es lassen sich darüber keine allgemeine Bestimmungen geben, sondern das sicherste ist, der Arzt bleibt gegenwärtig, und bestimmt die Quantität während des Fliefsens nach der Wirkung. Der Zweck ist nämlich bei Entzündungen und Blutcongestionen, so viel Blut zu entziehen, dafs dieselben aufgehoben werden, aber nicht so viel, dafs dadurch dem Kranken zu viel Kraft entzogen werde. Das einzige Mittel aber, dieses zu beurtheilen, bleibt der Puls; und die beste Regel ist daher diese: der Arzt fühle während des Aderlasses beständig den Puls, und lasse das Blut so lange fliefsen, bis das Symptom, weswegen man Blut läfst (z. B. Seitenstiche, Brustbeklemmung, Gehirnleiden), gehoben, und der Puls zum Normalzustand zurückgekehrt ist; also der volle harte schnelle Puls weicher und ruhiger, der kleine, unterdrückte, gehobener und voller wird. — Der Puls aber hat hier die entscheidende Stimme. Wird er früher klein, ungleich, aussetzend, ehe das Localleiden verschwunden ist, so mufs dennoch die Ader geschlossen werden. Dadurch vermeidet man am sichersten die Ohnmacht, welche bei entzündlichen Krankheiten, besonders der Lunge, immer gefährlich ist weil sie, durch den Stillstand des Blutumlaufs bei der grofsen Geneigtheit zu Gerinnung des Bluts, leicht gefährliche Coagulationen in den Lungen und Herzen erzeugen kann. — Nur bei solchen Fällen, wo keine Entzündung Statt findet, und der Zweck blofs ein schneller und gewaltsamer *collapsus vasorum* ist, z. B. bei eingesperrtem Bruch, Verrenkungen u. dgl. kann ein solches Aderlafs Statt finden.

Was den Ort des Aderlasses betrifft, so ist er in denen Fällen, wo es blofs auf Verminderung der Blutmenge ankommt, gleich; aber da, wo der Zweck Hebung einer Localentzündung ist, ist die Regel, die Blutentziehung so nahe wie möglich dem entzündeten Theile zu unternehmen. In ältern Zeiten hielt man den Aderlafs an einzelnen Adern, als mit besondern innern Theilen correspondirend, für sehr wichtig. Aber davon ist man jezt ganz zurückgekommen.

Wichtig ist auch die Art der Entleerung. Zwar in solchem Falle, wo blofs Verminderung der Blutmenge der Zweck ist, ist sie gleich. Aber in allen Fällen, wo Aufhebung der Entzündung eines edlen Eingeweides oder einer lebensgefährlichen Blutcongestion der Zweck ist, kommt alles darauf an, dafs die Ausleerung so schnell als möglich geschehe. Die Hälfte der Blutentziehung in noch einmal so schneller Zeit bewirkt, hilft mehr, als drei-, viermal so viel Blut langsam ausgeleert. Das Blut mufs nicht aussickern, sondern im Bogen ausströmen. Daher mufs die Oeffnung grofs seyn; ja in dringenden Fällen müssen zwei Adern zugleich geöffnet werden. II — d.

ADERLASSAPPARAT; er besteht aus einer Lanzette, welche weder zu breit noch zu schmal, übrigens fein und scharf, gut polirt und spitzig seyn mufs, um leicht in die Vene zu dringen, ohne vielen Schmerz zu erregen, und ohne eine zu grofse Oeffnung in der Haut zu bilden, oder einem Aderlafsschnepper; dem *Aderlafsbande* (Hemmungsbinde), einer eine Elle langen, zwei Zoll breiten Binde von feinem rothen Tuche oder von Leinwand, zur Hemmung des Rückflusses des Bluts; einer über eine Elle langen, zwei Zoll breiten leinenen Binde (Aderbinde) zum Verbande der Aderlafswunde; kleinen viereckigen, leinenen Compressen; einem weichen, reinen Waschschwamm, welchen manche Wundärzte in einer silbernen oder zinnernen Büchse zu bewahren und bei sich zu tragen pflegen, die auch zum Blutmesser eingerichtet werden kann; einigen Steck- oder Heftnadeln, falls die Binde keine schmalen Bändchen am Ende hat; zwei oder drei tiefen Tellern oder Bechern zum Auffassen des Bluts; einem Becken oder Zuber mit lauwarmen, reinem Wasser für den Aderlafs am Fufse; einigen Compressen oder dem *Chabert*schen Compressorium für den Aderlafs am Halse; bei Ermangelung des gehörigen Tageslichts einem oder zwei brennenden Lichten; einer Pinzette oder Sonde, um das vielleicht vor die Oeffnung der Vene tretende Fett zu beseitigen oder zu verschieben.

Das erste Instrument dessen man sich zum Aderlassen bediente, war ohne Zweifel ein sehr einfaches, spitziges, gerades Messer. *Hippocrates* soll ein gebogenes, nicht sehr spitziges Scalpell zur Scarification und Phlebotomie gebraucht haben. Welche Gestalt es später bis zu den Zeiten der Araber hatte, ist nirgends bestimmt ausgesprochen, wahrscheinlich war zufolge der dunkeln Worte des *Paulus von Aegina* (de re medica L. VI. C. XI.) damals ein krummes und ein gerades Messer im Gebrauche.

Avicenna (B. I. Fen. IV. Doct. V. Cap. XX.) empfiehlt mehrere Phlebotome mit und ohne ein *pilum*, unter welchem man einen Vorsprung hinter der Spitze, zur Verhinderung des Weiterdringens derselben, verstanden zu haben scheint.

Albucasis (L. II. E. XCV. edit. Basil. 1561.) zeigt Phlebotome von verschiedenen Gestalten. Sein Fossorium ist der Fliete unserer Vorfahren etwas ähnlich, und kommt auch mit derselben in der Art seiner Anwendung überein, indem die über die Vene gesetzte Spitze mittelst des Schlages eines Kamms in sie getrieben wurde. Es scheint der Fläche nach seitwärts gebogen zu seyn, um vielleicht mit seiner sehr feinen, schlanken Spitze die Ader leichter öffnen zu können. Die Klinge würde im gestreckten Zustande ein sehr langes scharfspitziges Dreieck bilden; sie hat einen winklichten Einschnitt zu unbekanntem Zwecke an dem einen Seitenrande, und ein langes cylindrisches Heft.

Ein zweites Phlebotom hat eine bis an die Spitze fast gleich breite Klinge, die aber dann im Zirkel umgebogen ist, und mit einer zum Seitenrande parallelen Schneide endigt. An dem der Schneide entgegengesetzten Rande, verbindet sich in der Mitte der Klingenlänge ein viereckiger Vorsprung, dessen Bestimmung ebenfalls unbekannt ist. Die Klinge dieses und der folgenden Phlebotome hat einen langen cylindrischen, verzierten Stab als Handhabe.

Aufserdem bestimmte *Albucasis* (Lib. II. p. 173.) ein messerförmiges oder vielmehr säbelförmiges Phlebotom (*phlebotomum cultellare* oder *Alnesil*) mit scharfer etwas breiter Spitze für Venen an gefährlichen Stellen oder unter einer festern Hautstelle; ein myrtenförmiges (*phlebotomum myrtinum*) mit einer breitern, ebenfalls säbelförmigen Klinge und schmälern Spitze zur stichweisen Eröffnung grofser Venen (Lib. II. p. 173.), und endlich das olivenförmige (*phlebotomum olivare*) mit gerader, langer Schneide, kürzeren, anfangs parallellaufenden, dann schief gegen die Schneide geneigten stumpfen Rücken und sehr dünner, schmalen Spitze für feine Venen (Lib. II. p. 174.)

Rogerius und *Andreas a Cruce* hatten ebenfalls gekrümmte Scalpelle zu dieser Operation.

Vegetius Renatus (Mulo-medicina. Lib. II.) bediente sich zur Eröffnung der Halsvenen der Pferde eines pfeilförmigen Messers, ähnlich der heutigen Lanzette, welche aus jener Zeit zu stammen scheint.

Eine besondere Art Phlebotom ist das Laſseisen oder die Fliete (*phlebotomum Germanorum*), welche lange Zeit bei verschiedenen Nationen, zum Aderlaſs sowohl, als zur Scarification im Gebrauche war, und heute noch in der Veterinärpraxis angewendet wird. Die Benennung soll das Instrument nach einem Wundarzte des 12ten Jahrhunderts führen. Im Allgemeinen besteht dasselbe aus einem Stahlstab, welcher etwa drei Zoll lang ist, an dem einen Ende unter einem rechten Winkel einen dünnen, dreieckigen, schneidigen Vorsprung von einigen Linien hat, dessen Spitze bald halbkreisrund, bald scharfspitzig ist.

Folgende Formen kommen bei den Autoren vor:

Die Fliete bei *Vesal* (oper. omn. Lugd. Bat. 1725.) besteht aus der Klinge und dem Hefte. Die Klinge ist eine 23 Linien lange, 1¼ Linie breite Stahlplatte, deren breites Vorderende einem Dreiecke gleicht, und deren Hinterende in Gestalt eines Bistourischweifes endigt, um sich an die Kante der Schaalenblätter zu stemmen. Das dreieckähnliche Vorderende ist so beschaffen, daſs die Vorderseite desselben senkrecht steht, die andere aber schief gegen sie zuläuft, und somit eine scharfe Spitze erzeugt. Das Schaalenheft ist der Länge der Klinge angemessen, oben mit ihr durch ein Niet, unten wahrscheinlich bloſs unter einander verbunden.

Bei *Dryander* (Arzneispiegel. Frankf. a. M. 1557. p. 141.) sind sechs Flieten in einem Bestecke vorgestellt. Das Vorderende besteht bei einigen in einer gleich breiten Platte mit runder Schneide, bei den übrigen ist dasselbe sehr spitzig mit unregelmäſsigen Ausschnitten.

Die Fliete bei *Vidus Vidius* (Ars medic. Francof. 1626. Lib. II. p. 24.) ist der des *Dryander* mit rundem Vorderende sehr ähnlich, mit dem Unterschiede, dafs dieses gegen die runde Schneide etwas verjüngt, d. h. vom Rückenrande schmäler gegen den Vorderrand zuläuft.

An *L. Botall's* Fliete (*scalpellum Germanorum*) (Op. omn. Lugd. Bat. 1660. p. 94.) windet sich das hintere Ende des Stabes schneckenförmig, und das vordere bildet einen Haken, dessen äufserer Rand fast gerade, der innere, schief gegen ihn laufende, etwas hohl ist, wodurch auch eine sehr feine Spitze entsteht, deren Länge fast dreimal die Breite am Stiele übersteigt.

Das Vorderende der Fliete bei *Heister* bildet ein gleichseitiges Dreieck mit etwas gebogenem vordern, geradem hintern Rande und einer nicht sehr fein zulaufenden Spitze.

Die Fliete bei *Brambilla* unter dem Namen des Phlebotoms von *Lanfrank* besteht aus einer 2½ Zoll langen, gegen 3 Linien breiten Klinge, welche mit einem Schaalenheft beweglich verbunden ist, und von deren vorderem Ende ein dreieckiges Blatt abgeht, dessen gleich convex gebogene Ränder in eine Spitze zusammenlaufen. Die Breite des schneidigen Blattes mifst an der Basis 4 Linien, die Entfernung vom Rande bis zur Spitze (die Höhe) 3 Linien. Die Klinge ist mit dem Schaalenhefte durch ein Niet verbunden, und besitzt zur Verhinderung des Ueberschlagens einen linsenartigen Bistourischweif.

Die Art, die einfache Fliete zu handhaben, bestand darin, dafs man das gewundene Ende mit dem Daumen und Zeigefinger der linken Hand fafste, die Spitze genau auf die zu öffnende Vene hielt, und mit dem Zeigefinger der rechten, den man allenfalls mit dem Mittelfinger unterstützte, einen gemäfsigten Schlag auf den Stiel der Fliete nahe dem vordern Ende verübte, wodurch ihr scharfer Vordertheil in die Vene eingetrieben wurde.

Daniel Major hat die Fliete auf eine besondere Art geändert (Diss. de catena aurea. Kiel, 1685.) Sein Instrument besteht aus zwei schmalen unter einem rechten Winkel mit einander fest vereinigten gleich langen Metallplatten, deren eine an den Körper angelegt wird, die andere aber von demselben abgewandt bleibt. Unweit vom Vereinigungsorte der zwei Platten ist an der innern Fläche der horizontalen ein dünnes, stählernes, elastisches Blatt, welches sich mit seiner ganzen Länge aber von derselben entfernen läfst, angefügt. Am Vorderende desselben ist eine zweischneidige, haferkornförmige Flietenklinge mit abgerundeter Spitze, senkrecht angelöthet, und ragt durch einen Endausschnitt der Hauptplatte vor. Beim Gebrauche wird am Ringe der Rückenfläche des elastischen Blattes ein Faden befestigt, mittelst desselben das Blatt von der Platte abgezogen, und durch das Einhängen der Schleife des andern Fadenendes an den Haken der zweiten Platte in einiger Entfernung erhalten, der Ausschnitt der Platte dann über die Vene gesetzt, der Faden zerschnitten, und die Fliete durch die Elasticität des Blattes, an dem sie sitzt, in die Vene getrieben.

Jünger als die Fliete ist die Lanzette zum Aderlafs. (S. Aderlafslanzette.) — *Spon* (Voyage d'Italie etc. T. 2.) sah ein ganz besonderes Aderlafsinstrument in Athen, wohin es von Rufsland gebracht worden seyn soll. *Werfer* (Itinerarium) will es auch in America in der Gegend von Panama gesehen haben. (*Krombholz*, Abh. a. d. Geb. d. ges. Acolog. Th. 1. Taf. IV. Fig. 33.) In dem kaiserlich brasilianischen Kabinette zu Wien zeigt man ein ähnliches, noch einfacheres, wie es bei den Botokuden heute noch im Gebrauche ist.

Der Mechanism des von *Spon* mitgetheilten ist folgender. In einer kupfernen, dünnen Röhre, deren hinteres Ende geschlossen, das vordere aber dreieckig ausgeschnitten ist, um mit diesem Auschnitte die zu eröffnende Vene zu umfassen, liegt der passend starke Körper einer Lanzette, deren Vorderende pyramidal in eine Spitze zuläuft, welche im ruhenden Zustande des Instruments eine kleine Strecke weit in der Röhre versteckt ist, und nach Belieben hervorgetrieben werden kann. Das Hinterende der Lanzette ist unter einem rechten Winkel auswärts gebogen, und läfst sich durch eine in der Röhre angebrachte Spalte auf- und niederbewegen. Seitwärts in der Röhre, ohnweit dem vordern ausgeschnittenen Ende, ist ein Ring angesetzt, in welchem ein kleiner Bogen von Fischbein an der Mitte seiner Länge befestigt ist, dessen Enden eine dünne Darmseite spannt, welche mit dem Haken der Lanzette fest verbunden ist. Setzt man die Röhre über die Vene, so daſs ihre vordere Spitzen sie umfassen, und läſst man die bis dahin zurückgehaltene Sehne des Bogens los, so schnellt sie durch die Elasticität des Bogens die Lanzette in die Vene. Es fand im Journal d. Savans (T. 6. p. 185. Amstelod. 1678.) Beifall: *„quoy qu'il paroisse assez grossier, il ne laisse pas d'avoir ses utilitez, qui ne se trouvent ni dans nostre lancette, ni dans la flammette des Allemans."*

Derselbe *Spon* theilt noch ein einfacheres Instrument mit, dessen sich zum Aderlassen die Türken in der Nähe von Aleppo bedienten, nämlich Glasscherben.

Endlich gehört hieher noch der Aderlaſsschnepper. (S. diesen Artikel.) Kr — lz.

ADERLASSBAND. S. Aderlaſsapparat.

ADERLASSINSTRUMENT. Man versteht hierunter ein, eigends zur Eröffnung der Blutgefäſse bestimmtes Werkzeug, als: die Fliete, das Laſseisen, welche jetzt auſser Gebrauch sind, ferner der Aderlaſsschnepper und die Aderlaſslanzette. Vergl. diese Artikel.

Synon. *Phlebotomum*, von φλὲψ, *vena*, und τέμνω, *seco*. Franz. *Phlebotome*. Holl. *Ulym, Laatyzer, Laatmes*. E. Gr. — e.

ADERLASSLANZETTE. Die erste Spur derselben fällt in's dreizehnte Jahrhundert, und ihre Erfindung wird bald den Italienern, bald den Franzosen zugeschrieben. Bei *Botall*, *Vidus Vidius*, *Andreas a Cruce*, *Hor. Augerius*, findet man ihre ehemaligen Formen. Gegenwärtig wählt man für die Operation des Aderlasses zwischen der gerstenförmigen, auch englischen, der haferkornförmigen, sonst deutschen, und pyramidenförmigen oder schlangenzungenähnlichen, einst italienischen Lanzette.

1) Die gerstenförmige Lanzette (abgebildet bei *Garengeot* (Trait. d. instr. chir. Par. 1725.) pl. 8. Fig. 1. — *Langenbeck*, Chirurgie. Goett. 1822.), deren Klinge bis in die Hälfte der Politur gleich breit ist, und dann durch, von beiden Seiten gleichförmig gegen einander geneigte, mehr oder weniger gewölbte Schneiden, eine kurze, breite Spitze bildet, wird für oberflächige und groſse Venen, besonders

Anfängern empfohlen, weil schon der Stich allein hinreiche, eine genug groſse Oeffnung zu bilden, die man durch das Heben der Hand nicht zu erweitern nöthig habe.

2) Die haferkornförmige Lanzette (*Garengeot*, pl. 8. Fig. 2. — *Rudtorffer*, Armam. chir. Taf. 7. Fig. b. c.), deren convex gebogenen, gegen einander laufenden Schneiden schon beim Anfange des polirten Theils beginnen, wodurch die Breite der Klinge allmählig abnimmt und eine zarte Spitze entsteht, hat den Vorzug vor den übrigen, da sie in der Vene eine Wunde von hinreichender Breite bildet, welche die Dimensionen der Hautwunde nicht überschreitet, und mit mehr Leichtigkeit eingeführt werden kann.

3) Die schlangenzungenartige Lanzette (*Garengeot*, pl. 8. Fig. 4.), deren Ränder wenig convex, schon vom Vereinigungspunkte der Klinge mit der Schaale beginnen, den matten sowohl als polirten Theil der Klinge einschlieſsen, und in einer lang gezogenen, feinen Spitze sich verlieren, ist vorzüglich zur Eröffnung sehr tief liegender Gefäſse vorgeschlagen. Sie durchdringt zwar die allgemeinen Decken und Gefäſshäute leicht, öffnet sie aber nicht in der nöthigen Breite, macht daher oft eine Erweiterung der Wunde nothwendig. Auſserdem läuft man Gefahr, mit ihr die hintere Wand des Gefäſses im Augenblicke des Erhebens der Faust und des Vorschiebens der Spitze zu verletzen. Rücksichtlich der Schaalen der Lanzetten wird hier nur erinnert, daſs es besser ist, sie von Schildpatt oder Fischbein, als von Perlmutter machen zu lassen, da diese die Feuchtigkeit anzieht und die Klinge rosten macht.

Beim Gebrauch bewegt man die Lanzette so, daſs das Klingenblatt mit dem Schaalenhefte einen etwas spitzigen Winkel bildet, und faſst sie mit dem Daumen und Zeigefinger so, daſs die Hälfte der Klinge frei bleibt. Ein zu groſser Winkel macht, daſs das Heft an die Hand anstöſst; ein zu kurzes Fassen der Klinge stört die Freiheit im Operiren, ein zu hohes oder langes kann beim Zucken des Kranken Schuld seyn, daſs jene zu tief eingeht.

Litt. *Krombholz*, Abh. a. d. Geb. der gesammt. Akologie. Prag, 1825. 1. Th. Taf. IV. Kr — lz.

ADERLASSSCHNEPPER, die gefederte Fliete, (*phlebotomus elatere instructus*), welches Instrument gegenwärtig noch in Deutschland häufig, in Frankreich und Italien wenig, in England gar nicht gebraucht wird, ist eine Zusammensetzung aus der Fliete der Alten, wohl auch der Lanzette der Neuern und einem Mechanismus, welcher jene Klinge durch Federkraft in die Vene treibt. Die Erfindung desselben fällt in das Ende des siebzehnten Jahrhunderts. *G. Pasch* hat ihn in Holland gesehen, und ihn zuerst beschrieben. (Invent. n. antiq. p. 477. Lips. 1699.) Seine jetzige Construction ist von jener, die er in frühern Zeiten gehabt, nicht sehr verschieden und besteht in folgendem: (*Walbaum* in *Halleri* collect. diss. chir. Tom. 5. Tab. 48. f. 12. 13. — *Rudtorffer*, Tab. 7. — *Leo*, instrumentar. chir. Berol. 1824. Tab. 2. Fig. 31.)

In einem länglich viereckigen, metallenen Gehäuse von 1 Zoll 7 Linien Länge, 7 Linien Breite und 2½ Linie Tiefe, welches am vordern Ende rechtwinklich abgetragen, am hintern zirkelförmig, nach oben ausgebaucht, d. h. etwas über die eine schmale Fläche erhaben gebildet ist, befindet sich eine beilähnliche Fliete, eine Metallfeder, und an der äufsern Fläche der fixen Gehäusewand ein Druckhebel oder Auslöser der Feder. Die andere entgegengesetzte breite Fläche des Gehäuses gehört dem Schieber, der mittelst eines Knopfes oder Einschnitts aus der Falz der übrigen Gehäusewände herausgeschoben werden kann, zum Wechseln der Klingen. Der Körper der Fliete bildet einen mit dem Gehäuse gleich langen, dünnen, viereckig platten Stab, der hinten in eine runde, quer durchbohrte Scheibe endigt, in deren Oeffnung ein Niet pafst, welches den Stab am Gehäuse festhält, ohne die Seitwärtsbewegung desselben zu hindern. Das vordere Ende der Fliete ragt aus der offenen Querschnittsfläche des Gehäuses, und besteht aus einer vom Stiele rechtwinklig gestellten dünnen zweischneidigen Platte mit gewölbtem vordern, gehöhltem hintern Rande, die sich beide in eine sehr schlanke Spitze vereinen.

Die Fliete, welche nahe derjenigen Seite des Gehäuses befestigt ist, an welcher sie im losgeschnellten Zustande anliegt, bewegt sich leicht um ihre Achse, und wird, um jeden ihr gegebenen Stand zu behaupten, durch eine kleine zarte Feder an das Gehäuse angedrückt. Diese Feder ist etwa ½ Zoll lang, hinten geöhrt, vorne mit zwei Seitenflügeln versehen, mit denen sie den Flietenstiel umfafst, und im Ganzen nach der Fläche gebogen. Wird sie mit dem Oehre an die Achse des Flietenendes angesteckt, dann der Schieber in seine Falz gedrückt, so berührt ihre Convexität die innere Fläche des Schiebers, und dieser Druck an die Feder wird auf den Körper der Fliete, den er an die Gehäusewand drückt, fortgepflanzt, und so das Schlottern und die leichte Beweglichkeit desselben verhindert.

Ueber der Fliete, an der entgegengesetzten Seite, ist die Feder (Schlagfeder) angebracht, welche in einem, der Dicke des Gehäuses gleich starken elastischen Stahlstab besteht, dessen hinteres Ende aufwärts gebogen, sich in der Gehäuseausbauchung befindet, und daselbst mit einer Schraube festgestellt ist. Vom Buge aus tritt der Stab der Feder in gerader Richtung und schiefer Lage gegen die Fliete zur Querschnittsöffnung des Gehäuses heraus, und bildet erst aufserhalb desselben ein seitwärts gekrümmtes Züngelchen (Schweif), das als Handgriff zum Zurückziehen der Feder dient. Vermöge ihrer Elasticität wird das Vorderende der Feder stets an den Rücken der Klinge gedrängt.

An der einen äufsern breiten Fläche des Gehäuses ist der Auslöser (Hebel) so mittelst eines Gelenks befestigt, dafs er sich wechselweise zu und von der Gehäusefläche bewegen läfst, ohne seitwärts ausweichen zu können. Sein Vorderende besitzt an der gegen die Gehäusewand gekehrten Fläche einen vorspringenden viereckigen Zahn, welcher durch eine entsprechende Oeffnung der Gehäuseplatte in das Innere des Gehäuses fällt, oder aus demselben zurücktritt, je nachdem der Hebel bewegt wird. Damit jedoch der Zahn nicht gegen die Absicht aus dem Gehäuse treten könne, wird der hintere Theil des Hebels, oder der Drücker, mittelst einer kleinen, an ihm festgenieteten, sich gegen das Gehäuse stemmenden Feder, von diesem weggetrieben, dadurch aber das Vorderende an das Gehäuse gedrückt und der Zahn in seiner Versenkung zurückgehalten.

Die Wirkung des Mechanism ist folgende:

Indem die innerhalb des Gehäuses liegende Schlagfeder an ihrem freien Ende gefafst und gespannt wird, begegnet sie dem schiefflächigen Zahne des Druckhebels, und macht ihn so lang zurückweichen, bis sie ihn überschritten hat, worauf derselbe durch die kleine Feder des Hebels bestimmt wird, seine vorige Stelle einzunehmen, und nun innerhalb des Gehäuses vorragend, das Zurückgehen der sogenannten Schlagfeder zu hindern. Diesem Zuge der Feder wird die Klinge mit den Fingern nachgeschoben. Sobald nun ein Druck auf den Hintertheil des Hebels oder den Drücker wirkt, so wird der Zahn aus dem Gehäuse gehoben und die Feder frei, welche nun durch ihre eigene Kraft flugs unter einem hörbaren Schlage an die Klinge prellt und diese mit sich fortreifst.

Die Art, sich des Schneppers zu bedienen, besteht darin, dafs man ihn im gespannten Zustande in die rechte Hand nimmt, den Daumen auf den Schieber, den Zeigefinger auf die obere schmale Fläche des Gehäuses, den Mittelfinger auf den Drücker gerade über der Feder desselben, den Goldfinger an den runden Theil der Grundplatte legt, und dafs man das Gehäuse mit der Richtung des Eisens gegen die angeschwollene Vene auf die Haut setzt, und die Klinge durch die vermittelst eines gelinden Drucks losgelassene Feder in die Vene schnellt.

Der Schnepper früherer Zeit hatte ein blofs viereckiges Gehäuse; die Schlagfeder war hinten spiralförmig um einen Stift gewunden, und die Fliete streng an ihrer Achse beweglich, daher die kleine Feder zum Andrücken derselben an das Gehäuse entbehrlich.

Zur Aufbewahrung der Lanzetten und Schnepper zugleich dient ein Besteck (Etuis) in Form eines kleinen viereckigen Kästchens, in dessen mit Sammet oder Tuch bekleideten Bodenstücke und Deckel, der Form der aufzunehmenden Schnepper und Flieten entsprechende Vertiefungen vorhanden sind. Im Bodenstücke müssen die Flieten und Schnepper zwar fest, aber nicht zu sehr eingezwängt liegen, um sie leicht herausheben zu können, ohne den übrigen Gegenständen zu schaden. Liegen sie zu locker, so können die Spitzen der Flieten leicht durch Berührung mit den Wandungen des Bestecks leiden. Im Deckel dieses Bestecks pflegt noch für die Aufbewahrung einiger Lanzetten gesorgt zu seyn.

Wundärzte und Instrumentenkünstler haben sich bemüht, die Mängel des Schneppers zu heben, und den Forderungen zu entsprechen, welche man an dieses zusammengesetzte Instrument zu machen glaubte.

1) In Ansehung des Gehäuses hat man bemerkt, dafs Silber und Gold, als weiches Metall, durch den Schlag der Fliete an die Gehäusewand bald durchschlagen wird. Stählerne Gehäuse wurden verworfen, weil sie leicht rosten. Allgemein läfst man sie aus Messing verfertigen.

Bücking d. j. hat vorgeschlagen, in der Gegend, wo die Oeffnung für das Niet, mit welchem die Fliete am Gehäuse gehalten wird, sich befindet, mehrere gleich grofse Schraubenlöcher über einander zu bohren, um Flieten mit verschieden langen Stielen benutzen zu können, die dann mittelst einer Stellschraube befestigt werden müfsten.

2) Der wichtigste Theil des Schneppers ist die Fliete. An ihr sind mehrere Eigenschaften nicht zu übersehen, unter denen folgende herausgehoben werden, bevor die verschiedenen Modificationen, welche sie erfahren hat, zur Sprache kommen sollen.

Das Oehr oder Hinterende der Schnepperklinge darf nicht gehärtet seyn, um an ihm etwa nöthig werdende Verbesserungen mittelst der Feile leicht vornehmen zu können, wenn seine Dicke im Verhältnifs zur Länge des Halses der Stellschraube zu grofs erscheinen sollte, oder die Flächen unten rostig etc. wären; allein der Stiel und das scharfe Vorderende müssen einen bestimmten Grad von Härte mit Vermeidung der Extreme haben, weil es sonst, im Falle die Härte zu grofs ist, beim Anprellen an die Gehäusewand vom Stiele abspringt, oder beim Widerstande einer etwas harten narbigen Hautstelle ausbricht, und wenn sie zu gering ist, die Schneide der zu weichen Klinge auf einer festern Haut sich umbiegt. Eben so verdient die Dicke des Vorderendes oder des Blattes sorgfältige Beachtung, weil ein allzudünnes Blatt bei gehöriger Härte zwar leicht eindringt, bei dem geringsten Widerstande aber entweder bricht oder sich biegt; ein dickes Blatt dagegen keine so gute Schneide annimmt, und durch den Widerstand beim Eindringen mehr Schmerzen erregt. Von der gehörigen Dicke überzeugt man sich durch das Umbiegen des Klingenblattes über den Nagel, wozu einige Uebung gehört.

Der Abschliff des Klingenblattes ist für den Künstler nicht minder beachtungswerth; denn schleift er das Blatt weit her vom Stiele flach, so wird dieser geschwächt, springt ab; im entgegengesetzten Falle kann man die Schneide am Schleifsteine nicht gehörig abziehen, sobald der Vorsprung viel vorragt. — Die Schärfe der Schneide prüft man auf dem trocknen Ballen des Daumens. Das gehörig scharfe Blatt dringt bei gelindem Drucke sanft ein, erhebt die Epidermis ohne kleine Zacken zu bilden, sondern mit glattem Rande. Aus ökonomischen Gründen wird es gut seyn, wenn der Wundarzt sich die Flieten selbst auf dem Schleifstein abzuziehen versteht, wozu er dann eine sogenannte Lederfeile nöthig hat, welche von Holz gebildet, und mit einem besonders zubereiteten Leder bezogen ist, ein langes Viereck darstellt, welches er mit Zinnasche bestreut, reibt, und dann die Flieten durch's Hin- und Herwetzen von etwa entstandenem Grathe befreit, oder ihnen die verlorene Politur wiedergiebt.

Die Schnepperfliete mufs eine solche Einrichtung haben, dafs sie losgelassen nicht schlottert, nicht seitwärts wankt. Ob sie das thut, ist zu ersehen, wenn man die Schlagfeder aufzieht, den Schnepper so in die linke Hand fafst, dafs der Daumen denselben an dem hintern Rande, der Zeige- und Mittelfinger aber an dem untern hält, und der Schieber in die hohle Hand sieht, worauf man ihn so vor die Augen hält, dafs man auf den Weg hinabsieht, den die losgelassene Feder nehmen würde, und mit einem hakenförmigen Instrumente die Fliete am Stiele hin- und herschiebt, wobei eine seitliche Bewegung derselben sich sogleich verräth. Wollte man durch das Losschlagen der Fliete sich überzeugen wollen, so dürfte bei diesem Versuche das Flietenblatt Gefahr laufen abzubrechen, weil ihm kein Widerstand entgegenwirkte, und die Klinge mit ihrer ganzen Kraft an das Gehäuse anschlüge.

Die Ursache des wankenden Ganges der Schnepperfliete ist entweder ein zu grofser Spielraum des Flietenrohrs an seiner Achse, oder eine zu bedeutende Dicke des Schneppers im Verhältnifs zu jener des Flietenstiels, oder endlich eine fehlerhafte Befestigungsart der Fliete am Gehäuse. Im ersten Falle kann durch die Wahl einer passenden Fliete oder einer neuen Achse, im zweiten durch das Anbringen der zarten Seitenfeder, und im dritten gar nicht geholfen werden. — Die frühere Befestigung der Fliete am Gehäuse mittelst eines Nietes, wurde bald als unzweckmäfsig verworfen. *Bücking d. j.* führt Schnepper an, die an der innern Seite der Gehäusewand, wo die Klinge befestigt zu seyn pflegt, Stifte oder Knöpfe haben, an welche man die Fliete nur anzuhängen braucht, allein diese wird dann selbst, wenn auch ein Stückchen Leder zwischen dem Knopf und der Fliete angebracht wird, nur locker gehalten, weil dieses die Fliete entweder seitwärts leitet, oder wenn es nur schwach angedrückt ist, ihren ungleichen schlotternden Gang nicht hindert.

Man wendete die in der Kunstsprache sogenannten Stellschrauben an, nämlich Schrauben, welche nur an dem äufsersten Rande des Stiels einige Schraubengänge haben, und nahe dem Kopfe glatt sind. Wenn dieser Theil (der Hals) einer solchen Stellschraube in ein Oehr gesteckt wird, so kann man mittelst der Schraubengänge dasselbe an einen Gegenstand fixiren, ohne dafs dem Oehr die seitliche Bewegung benommen wird.

Da durch die Befestigungsweise der Klinge am Gehäuse mittelst einer Stellschraube das Wechseln der Klingen erschwert und verzögert wird, so hat man statt der Schraube einen kurzen hohlen Cylinder mit einem seitlichen Zapfen in der Mitte seiner Länge angebracht (*Walbaum*), welcher sich mittelst des letztern in der Gehäusewand wie um seine Achse dreht. Dieser Zapfen ist hohl, mit Gewinden versehen, und von Aufsen durch eine Schraube mit dem Gehäuse verbunden. Der Cylinder hat eine viereckige Höhlung nach der Seite der offenen

Querschnittsfläche, in welche der untere vierkantige Theil des geraden Klingenkörpers eingeschoben wird.

Die ursprüngliche Gestalt der Schnepperfliete ist nicht bekannt. *Heister's* Abbildung scheint sie zu zeigen, wenigstens spricht die einfache Bildung der Ränder und seine Anweisung für den Gebrauch dafür. Um sich ein richtiges Bild zu machen, mufs man sich die Schnepperklinge in der Lage, in welcher sie wirkt, mit abwärts gekehrter Spitze, denken. Der Körper der Fliete ist ein gerader schwacher Metallstab, an dessen Vorderende das scharfe Flietenblatt sich befindet. Der vordere Rand des Blattes läuft eine kurze Strecke senkrecht und scharf herab, geht dann sanft am Unterende in eine schief einwärts gerichtete gerade Schneide über, die mit einer zweiten eben so gekehrten, aber entgegengesetzten, die feine kurze Spitze bildet. Die Hauptform ist ein stumpfes Dreieck mit abwärts gekehrter Spitze. — Die Flieten von *Petit's* und *Walbaum's* Schnepper bilden auch ein Dreieck, dessen beide Ränder convex und in eine breite kurze Spitze zusammenlaufen; doch ist der hintere, der Gehäusewand zugekehrte Rand, weniger gebogen, als der vordere, die Spitze folglich nicht vollkommen über der Mitte der Basis. Die Flächen der Flieten waren damals etwas convex. — Die Fliete bei *La Fay* nähert sich der bei *Heister*, bis auf den vollkommen gleichförmig convexen Vorderrand, gegen welchen sich der andere mehr schief hinneigt. Die Flächen erscheinen der Zeichnung zu Folge flach, und mögen nur gegen die Ränder etwas schief geschliffen seyn.

Die Schnepperflieten bei *Perret* (L'art du coutelier. Paris, 1772.), *Brambilla* (Instr. chir. Vindob. 1782.) und *Knauer* (Select. instr. chir. Vienn. 1798.) weichen rücksichtlich der Form und des Schliffes der Flächen sehr ab. Der obere Rand ist horizontal und stumpf, der vordere anfangs fast gerade, gegen sein Ende aber einwärts gewölbt, und bildet mit dem mehr oder weniger concaven Hinterende eine breite Spitze, die nur dann sehr schlank wird, wenn der hintere Rand, wie bei *Brambilla*, eine grofse Concavität besitzt. Nahe dem hintern Rande sind die Flächen der Fliete beiderseits durch ein Biseau in eine schmale und

und eine breite Fläche getheilt, welche durch ihren schiefen Schliff nach Aufsen schiefe Ränder bildet.

Die zweckmäfsigste Gestalt haben die Flieten bei *Rudtorffer* und *Leo*. An ihnen ist der obere Rand gerade und stumpf, der vordere oben gerade, unten sehr gewölbt und scharf, der hintere fast gerade und scharf. Die Ecke, welche der vordere Rand mit dem obern giebt, ist rund abgenommen, so auch der Winkel des Hinterendes mit dem Flietenstielrande rund. Die Spitze ist etwas vorragend, scharf und fein, und die Fläche schwach convex geschliffen. *Perret* (pl. 79. Fig. 29. 34 — 37.) glaubte den Schnepper in seiner Wirkung der Lanzette näher zu bringen, wenn er den Flieten eine oder die andere Lanzettform gab. Er verlängerte zu diesem Zwecke die zum Schnellen der Klinge dienende Feder, und versah sie mit einem senkrechten Schraubenloche, in welches modificirte Lanzettklingen mittelst ihres hintern schraubenartigen Schweifes eingedreht werden konnten. Allein es mag nun die Fliete inner- oder aufserhalb des Gehäuses befestigt werden, so ist sie selbst dennoch vorhanden, von der Feder abhängig, und leistet also immer nur die eine Wirkung der Lanzette für's erste Tempo, nämlich den Stich. Dasselbe gilt auch von der Lanzette in *Zeller's* und *Walbaum's* Aderlafsmaschinen, welche eben so wenig Eingang gefunden haben, und später noch zur Sprache kommen sollen.

Auch die Form der Schlagfeder ist nicht gleichgültig. Wahrscheinlich hat man die Erfahrung gemacht, dafs die spiralförmige Feder ihre Wirkung schwächer und langsamer äufsert, als eine gerade, dafs sie ermüdet und die Elasticität verliert, oder falls sie zu hart ist, wegen der durch die Repercussion auf dem Punkte der Berührung angenommenen, in alle Windungen verbreiteten, und nach der gröfsern Entfernung von dem Punkte des Antreffens gradweise abnehmenden zitternden Bewegung, springt, aus welcher Ursache man dieselbe durch eine andere nur einmal umgebogene Feder zu ersetzen suchte. Das eine Ende dieser Feder ist unweit der offenen Querschnittsfläche am Gehäuse fest, läuft durch die ganze Länge derselben fast gerade fort, wendet sich sehr, und bildet dann erst einen langen geraden Arm, dessen Vorderende die Klinge abprellt. Wegen der viel geringern Spannung der Feder ist sie auch dem Bruche weniger unterworfen. — Noch einfacher ist die Feder bei *Petit* (Tom. 2. pl. 30. Fig. 1 — 4.) beschaffen, welche ihrer ganzen Länge nach gegen die Fliete nur segmentarisch gebogen, und am hintern gerade abgesetzten Ende in eine Verstärkung des Gehäuses eingesetzt und verlöthet ist. — Das vordere umgebogene freie Ende, oder die Handhabe, geht bei manchen Schneppern, um beim Aufziehen der Fliete die Verletzungen an eigner Hand zu vermeiden, nicht neben der Klinge, sondern durch eine Seitenöffnung im Gehäuse heraus, welche Veränderung aber bald aus dem Grunde verworfen wurde, weil die Feder beim jedesmaligen Spannen seitlich gezogen und daher schwerer aufzuziehen war, als eine oben gerade ausgehende. Diese Vorrichtung hatte überdies noch die Unbequemlichkeit, daſs man mit einem solchen Instrumente keine über der Sehne oder dem Knochen liegende Vene öffnen konnte, weil dasselbe dabei seitlich liegen, und die ebenfalls auf die Seite herausgehende Feder, die Operation stören muſs. — *Bücking d. j.* empfiehlt zum Aufziehen der Schlagfeder ein schmales, stumpfes, messerförmiges Instrument, aus Besorgniſs, daſs durch's Aufziehen der Schlagfeder mit freier Hand, das feine Gefühl in den Fingern des Operateurs leiden könne. Es soll das vorgeschlagene Instrument an dem einen Ende zugleich den Schraubenzieher bilden, um damit auch die Stellschraube der Fliete ein- und ausschrauben zu können.

Auf eine besonders einfache und bequeme Art, wird das Aufziehen der Schlagfeder durch das Seitwärtsdrücken des Schlagfederschweifs, der an der entgegengesetzten Seite des Austritts der Fliete aus dem Gehäuse kommt, eingeleitet. Diese Modification macht eine nähere Beschreibung des Instruments nothwendig. Das Gehäuse ist vollkommen vierwinklich, an beiden Enden nach der Länge offen, und eine breite Seitenplatte ist wie gewöhnlich zum Verschieben eingerichtet. Ein Stahlarm, der die Länge des Gehäuses um einen halben Zoll übersteigt, liegt innerhalb am der nicht verschiebbaren, ihr entgegengesetzten Platte, und ist an dem Ende des Gehäuses, wo die Länge desselben vorragt, mittelst einer Stellschraube beweglich befestigt. Es wird der Stahlarm durch diese als Achse dienende Schraube in zwei gleiche Theile getheilt, deren einer das Gehäuse durchläuft, vorn eine Strecke weit viereckig hohl und zum Einsetzen verschiedener Flieten mit sehr kurzen Stielen eingerichtet ist, der aber am entgegengesetzten Ende des Gehäuses vorspringt und seitwärts gedreht werden kann. Eine gerade Feder läuft von jener offenen Querschnittsfläche des Gehäuses, wo die Fliete austritt, mit dem Vorderende bis unweit gegen die Achse des Stahlarms, wo sie sich anstemmt, und durch ihren stets gleichen Druck den Vordertheil desselben gegen die ihrer Befestigung entgegengesetzte Seitenwand drückt.

Um das besonders bei magern Personen zuweilen sich ereignende Abspringen der Fliete oder eines Stückes derselben, und die dadurch erfolgende Verletzung der benachbarten Theile zu vermeiden, hat Prof. *Dzondy* den Schnepper darin verbessert, dafs er ein kleines ½ bis 1 Linie dickes Stück elastisches Korkholz oder Federharz vorne in den Schnepper unter das Eisen klemmen liefs, wodurch der starke Schlag der Fliete an das Gehäuse gemäfsigt wird, ohne dafs sie zur bestimmten Tiefe einzudringen gehindert ist.

Durch eine zarte Feder unter der Fliete (*Walbaum*, l. c. Tab. 48. Fig. 12.) suchte man theils den Schlag der Fliete zu mäfsigen, theils aber auch dieselbe zu zwingen, der Schlagfeder, während diese gespannt wird, zu folgen, und hiemit den besondern Handgriff zum Stellen derselben entbehrlich zu machen.

Um das Zurücktreiben der Klinge zu bewirken, hat *Cron* an der Wand des Gehäuses, an welche die Fliete prellt, von Aufsen eine elastische, vorn unter einem rechten Winkel gebogene gespaltene Feder von einer Länge befestigt, dafs sie über das Gehäuse bis zur Basis des schneidenden Theils der Klinge reicht, welche die inwendig angebrachte Feder ersetzen, und die Klinge zurückschnellen soll.

Den Grad und die Sicherheit des Eindringens der Klinge in die Vene, bemühte sich *Walbaum* (l. c. Fig. 21 — 25.) durch folgende Vorrichtung zu bestimmen. Das Gehäuse seines Schneppers ist genau viereckig, gerade, die vordere Querschnittsfläche offen, die hintere gesperrt. Um die Klinge etwas zurückprellen zu machen, wurde eine elastische Stahlplatte an der äufsern Gehäusewand, an welche die Klinge auffällt, angebracht. Diese Platte ist nur am äufsersten Hinterende mit dem Gehäuse vollkommen befestigt, übrigens frei. Das Vorderende ragt über 5 Linien über den Rand der offenen Querschnittsfläche vor, ist auf diesem Wege gabelförmig gespalten und die Enden abgerundet. Ein runder das Gehäuse der Höhe nach durchlaufender Stahlstab, ist an dem schraubenförmigen untern Ende beweglich mit der elastischen Platte verbunden, an der entgegengesetzten aufserhalb des Gehäuses aber mit einem kleinen Drehknopf versehen. Das platte Ende dieses Stabes geht frei durch die Gehäuseplatte, das schraubenförmige aber bewegt sich innerhalb der Windungen der entgegengesetzten Platte des Gehäuses. Durch diese Vorrichtung wurde bewirkt, dafs mit dem Tieferschrauben des Stahlstabs auch mehr die Platte sich vom Gehäuse entfernt, oder durch das Höherschrauben sich derselben nähert, und man daher sehr genau die Tiefe des Schlages bestimmen konnte, sobald man die Entfernung der Platte vom Gehäuse gleich der Tiefe des Schlages gemacht hatte.

Die Anwendung des Instruments war der des ersten gleich, mit dem Unterschiede, dafs man nun die elastische Platte an den Körper anlegte.

Das gabelartige Ende der elastischen Platte soll die Vene einschliefsen, um die Stelle nicht zu verfehlen, allein jener Rand der Gabel, der den Einschnitt endet, drückt die Vene nieder, und macht sie dem Operateur unsichtbar, wodurch gerade der beabsichtigte Zweck verfehlt wird.

Diesen Fehler des Instruments glaubte man (*Walbaum*, l. c. Fig. 26.) zu beseitigen, wenn man der Gabel eine Biegung gäbe, welche die Vene brückenartig übersteigt, umfafst und vom Drucke diesseits befreit; da aber dann die Platte sich mit der Vene kreuzt, so durchschneidet die letztere die Klinge in querer Richtung.

Um sich dessen voraus zu versichern, wie tief die Fliete eindringen könne und dürfe, machte man auch folgende Veränderung am Schnepper (*Walbaum*, l. c. Fig. 17. 18.). Man gab zu der Einrichtung des gewöhnlichen Schneppers noch einen unabhängigen Theil an der Aufsenfläche, welcher mit der Fliete eine gleiche Länge, Gestalt und Lage hat, nur dafs das Vorderende ganz stumpf, mehr zugerundet, gegen die Fliete hin gebogen, und an der Aufsenfläche des Gehäuses wie die Schnepperklinge im Innern desselben gelegen ist. Sein hinteres Ende ist an dem Gehäuse mittelst einer Stellschraube befestigt, so dafs es sich um ihren glatten Hals frei bewegen kann. In der Mitte seiner Länge besitzt der Stahlkörper eine Ausbreitung in die Runde, durch welche quer eine Spalte geht. Eine zweite Stellschraube ist innerhalb dieser Spalte im Gehäuse fest, hält durch ihren Knopf den bemerkten Theil an die Gehäusewand, erlaubt ihm aber, sich um ihren glatten Hals, so weit es der Gang der Spalte zuläfst, auf und nieder zu bewegen. Man beabsichtigte auf diese Art, mit dem parallel stehenden stumpfen, flietenähnlichen Theile, die Vene zu fixiren, der aufgezogenen scharfen Klinge die Stelle anzuweisen, auf die sie fallen soll, und die Tiefe des Schlages vorher richtig zu bestimmen, indem die tiefer ragende schneidende Klinge nur um so viel tiefer eindringen kann, als das Ende des stumpfen flietenähnlichen Theils vom Gehäuse entfernt ist. Allein auch diese Vorkehrung war fehlerhaft; denn wird das stumpfe Ende dieses Hülfstheils auf die Vene leicht aufgesetzt, so gleitet es von dem vollen Gefäfse ab, und die Klinge verfehlt den Ort, wo sie eindringen soll, und wird dasselbe stärker angedrückt, so läuft man Gefahr, die einander genäherten Venenwände zu durchschlagen. Dadurch, dafs man das Ende dieser stumpfen Pseudofliete seitwärts bog (*Walbaum*, l. c. Fig. 20.), glaubte man jenen nachtheiligen Druck vermieden zu haben, indem dasselbe dann mit seiner Krümmung die eine Seite der Vene umfafst, und nicht unmittelbar auf der Vene sondern neben derselben zu stehen kommt, wodurch die Stelle des Eindringens der Fliete wie früher bestimmt wird, ohne sie zu drücken.

Zur Vermeidung des dem Kranken unangenehmen Geräusches beim Freilassen der Schnepperfliete erfand *Walbaum* (l. c. Fig. 1 — 11.) ein Aderlafswerkzeug von ganz besonderer Einrichtung. Eine Lanzettklinge bewegt sich in einem metallenen, rechtwinklichten, länglichen Gehäuse, dessen linke obere Ecke abgesetzt ist, in der Richtung der Diagonale von der rechten obern Ecke zur linken untern zwischen zwei Metallklammern in einer Scheide, so dafs sie im aufgezogenen Zustande aufserhalb des Gehäuses nicht bemerkt wird, im losgeschnellten aber die ganze Spitze derselben durch eine Spalte des Gehäuses vorragt. Ihre Länge erstreckt sich etwas über die Hälfte der erwähnten Diagonale.

Die Feder, welche die Klinge verschiebt, ist einem V ähnlich gebogen, und im Gehäuse so befestigt, dafs die rechtsseitige Extremität derselben an der rechten Gehäuseplatte anliegt, die andere freie durch ihre Elasticität mit dem Vorderende die Lanzettklinge schnellt. Ein Winkelhebel, welcher links am Ende der obern Gehäuseplatte im Gelenke geht, bildet von der Achse oder dem Umdrehungspunkte aus zwei Arme, deren einer gerade längs der obern Wand eine kurze Strecke fortläuft und stumpf gabelförmig endet, der andere aber in der Wand der abgesetzten Ecke in einer passenden Spalte befindlich, und am Ende mit einem vorstehenden kleinen Kopf versehen ist. Um die herausgeschnellte Lanzette zurückzuziehen, ist an ihrer innern, der Gehäusewand anliegenden Fläche, ein gestieltes Knöpfchen, dessen Hals sich in einer kurzen Spalte der Gehäusewand bewegt, zum Vorschieben der Lanzette dient, und zugleich den Grad ihres Eindringens bestimmt, indem die Lanzette durch das Anstofsen des Knopfes an das Ende der Spalte im Vorwärtsschreiten gehindert wird. Die Lanzette springt jedesmal, wenn sie freigelassen wird, gleich vor; es mufs daher das Instrument nach der mehr oder weniger tiefen Lage der Vene, auch in verschiedener Entfernung von dem Körper gehalten werden, und erfordert eine eben so ruhige und sichere Hand, als der Schnepper.

Diesem Fehler zum Theil zu begegnen, legte *Walbaum* unter die untere Gehäusewand eine dünne Platte, deren Vorderende gabelförmig, mit langen stumpfen Zinken, in einer kurzen Entfernung von der Gehäuseecke endigt, etwa in dem dritten Theile ihrer Länge, von diesem Ende an gerechnet, im Gelenke gegen und vom Boden des Gehäuses sich bewegt, am Hinterende sich um die rechtsseitige Gehäusewand umbiegt, und am aufrecht stehenden Arme gezähnt ist. Je nachdem man diesen Arm höher zieht, entfernt sich das Gabelende der Platte weiter von der Bodenplatte des Gehäuses, und so auch umgekehrt, wodurch die Klinge seichter oder tiefer eindringt. Damit aber die Gabelplatte in der ihr gegebenen Lage fest und sicher bleibt, besteht an der hintern Seite des Gehäuses die einfache Vorrichtung, daſs der gezähnte Arm sich in eine kleine Klammer zahnweise einhängen läſst, und sich mittelst Federkraft festhält. Um die Platte höher oder tiefer zu bringen, muſs der gezähnte Rand erst zurück gegen das Gehäuse gedrückt werden, worauf sich der Zahn ausheben und der Arm nach Belieben wieder stellen läſst.

Zeller (Abh. üb. vener. Kr. Wien, 1810. Fig. 8.) gab eine Art Schnepper an, welche auch den Vortheil haben soll, daſs die Lanzette ohne Schall und fast unbemerkt in die Vene eindringt und alsogleich zurückgeht, auſserdem aber auch wie die gewöhnliche Lanzette gebraucht werden kann. Sein Bau ist folgender. Der Mechanism ist in einem kleinen metallenen Kästchen befindlich, welches an dem einen Ende seiner Länge zirkelförmig, am vordern schief mit abgerundeten Ecken abgesetzt ist. Unter den vielen Oeffnungen der Gehäuseplatten, verdient die kleine unterwärts in der Ecke der Gehäusedecke bemerkt zu werden, welche die Lanzettspitze durchzulassen bestimmt ist. Der Hauptbestandtheil des Mechanism ist eine kleine Walze im Innern des Gehäuses, die an einem Ende gerade abgesetzt ist, am andern aber mittelst eines Zapfens endigt. In der gerade abgesetzten Fläche ist zunächst der Peripherie ein kurzer Stift zum

Anhängen der Lanzette befindlich, am Rand jener Fläche aber, welche die zweite Gehäuseplatte berührt, in der Peripherie zwei oder drei stählerne, zahnartige, gegen den Mittelpunkt stehende Arme, die sich beim Umdrehen der Walze an dem schief abgesetzten Ende des auslösenden Armes hängen. Aeufserlich wird über die viereckigen Zapfen der Walze ein Drehknopf gesteckt, und mit einem Stifte befestigt. Diese Walze befindet sich in der Nähe des zirkelrunden Endes des Gehäuses, und zwar aufser der Mitte der Breite gegen den Unterrand, und dringt mit dem Zapfen durch eine runde Oeffnung der Gehäuseplatte. Von der Peripherie der Walze bis zum freien Ende einer Feder steigt eine Gliederkette, wie sie bei ältern Standuhren vorzukommen pflegt, in die Höhe, deren Länge so berechnet seyn mufs, dafs sie, von der Feder aufgezogen, nur eine Umdrehung der Walze zuläfst. Die Feder, die sie in die Höhe zieht, liegt innerhalb an der obern Seite des Gehäuses an; ihr linkes Ende ist frei, das rechte rund umgebogen und am Gehäuse fest. Die Lanzette ist eine gerstenkorngestaltige, und reicht von der Walze bis durch die erwähnte Oeffnung des Gehäuses hinaus. Das Hinterende derselben hat eine kleine runde Oeffnung, mittelst welcher sie an die Walze angesteckt wird. Eine Unterlage, deren Höhe gleich der Länge der Walze ist, befindet sich nahe und unterhalb der Lanzette, gewährt dieser mehrere Stützpunkte, und leitet sie um so sicherer zur Oeffnung im Kästchen, da zur Verhinderung der seitlichen Wendung noch zwei Stifte an den Seiten der Ränder der Lanzette gestellt sind. Ein Auslösearm, gleich dem eines gewöhnlichen Schneppers, befindet sich an der äufsern Gehäusewand, die den Drehknopf hat, und greift mit dem zahnförmigen, schief abgesetzten Ende durch eine passende Oeffnung in das Innere des Gehäuses, wo er unter der Walze in nicht grofser Entfernung vom Rande zum Vorschein kommt. Die Wirkung des Instruments gründet sich auf die Lehre vom Krummzapfen (Kurbel), mittelst dessen auch hier die Lanzettspitze vor dem Gehäuse gebraucht und zurückgezogen wird. — Im ausgelöfsten Zustande haben die beschriebenen einzelnen Theile folgende Stellung gegen einander: die Lanzette ist ganz innerhalb des Gehäuses, ihre Spitze nahe der Oeffnung, das abgerundete Hinterende am äufsersten Punkte der Peripherie der Walze, die zahnartigen Arme der Walze aber oben, die Kette zwischen der dem Gehäuse anliegenden Feder und der Walze gespannt, und der Zahn des Auslösearmes im Gehäuse. Beim Gebrauche des Werkzeugs dreht man den Knopf der Walze nach jener Seite, welche die Spitze des darauf gezeichneten Pfeiles anzeigt, wobei der Stift der Walze eine kreisförmige Bewegung um den Mittelpunkt der letztern annimmt, bei der halben Umdrehung aber an die entgegengesetzte Seite des Durchmessers kommt, wodurch die Lanzettspitze bemerkbar, und gleich darauf ein Einschnappen gehört wird. Dieses Geräusch entsteht dadurch, dafs der erste Zahn der Welle über die schiefe Fläche des Auslösers hingleitet, und sich hinter demselben fängt. Dreht man nun weiter, so geht die Lanzette wieder einwärts, und sehr bald schnappt der zweite Zahn der Walze ein. Nun ist das Instrument aufgezogen, die Lanzette wieder am äufsersten aber entgegengesetzten Ende, ihre Spitze innerhalb des Gehäuses, die Zähne der Walze unten, der letzte gefangen hinter dem Zahne des Auslösers, und das freie Ende der Feder der Walze genähert. In diesem Zustande legt man das Instrument so an, dafs die Lanzettspitze über die Vene zu stehen kommt. Sobald man nun den Auslöser an das Gehäuse drückt, entsteigt sein zahnartiges Ende dem Gehäuse, der Zahn der Walze wird frei, und die von der Feder aufwärts gezogene Gliederkette bewirkt die Umdrehung der Walze. Die Lanzette tritt wie beim Aufziehen des Instruments aus dem Gehäuse, öffnet die Vene, und wird, so wie sich der Stift, an dem sie angehängt ist, zurückzieht, sogleich wieder einwärts gebracht.

Dieses Instrument *Zeller's* ist eine Nachahmung des von *Staberow* erfundenen Schneppers. (*Weiz*, Ausz. a. Chir. Disp. Bautzen, 1769.) Auch dieser enthält eine Lanzette, welche ohne einen Schlag hören zu lassen, zurückspringt, mittelst einer Spiralfeder gestellt wird und sich abdrücken läfst. Eine Scheibe mit einem kleinen Einschnitte an der Seite bildet den Aufzug.

Um den Schnepper aufzuziehen, wird einmal rechts gedreht, so daſs der bemerkte Einschnitt wieder dahin zu stehen kommt, wo er vor der Drehung war. Das Freilassen der Lanzette geschieht durch's Niederdrücken des Schwengels. Man setzt diesen Schnepper nicht senkrecht, sondern schräge auf, und läſst die Hand auf dem kleinen Goldfinger ruhen. Nach der seichten oder tiefen Lage und nach der verschiedenen Gröſse der Vene, wird das Instrument verschieden gehalten. *Staberow* räumt ihm den Vorzug ein, daſs das Laſseisen nicht so wie die Fliete des Schneppers durch's mehrmalige Schleifen, oder bei tiefer Lage der Gefäſse zu kurz greift, daſs es keinen Schlag hören läſst, schnell aus der Wunde zurückspringt, daſs die Klinge nicht abspringt, und die Vene weit besser als mit dem gewöhnlichen Schnepper getroffen werden kann. — Später änderte *Staberow* den Schnepper dahin ab, daſs die Lanzette auch nach Belieben tiefer oder seichter einsteche, indem er eine Platte an der Unterfläche, wie bei *Walbaum*'s Schnepper, anbrachte.

Die Meinungen über die Brauchbarkeit des Schneppers sind noch getheilt. Zur Last legt man ihm:

1) seine groſse Zusammengesetztheit, wodurch der Operateur abhängig wird vom Mechanism des Instruments, so daſs derselbe im Augenblicke der Operation in Beziehung auf seine Wirkung nichts mehr ändern kann, daſs folglich bei vielem Fett und tieferer Lage, oder bei geringem Umfange der Vene diese gar nicht erreicht oder zu wenig geöffnet, so wie in andern Fällen die Vene durch und durchgeschlagen, die darunter liegende Arterie getroffen und Anlaſs zu falschen Aneurysmen gegeben wird.

Diese Unsicherheit des Instruments wird noch dadurch vermehrt, daſs sein Mechanism leicht brechen, oder die Fliete beim Losschnellen abspringen, und durch die von der Feder erhaltene Kraft weit tiefer getrieben werden kann, als beabsichtigt war.

2) Der Schnepper macht bei einmal gewählter Richtung immer eine gleich groſse Oeffnung, während man beim Gebrauch der Lanzette es in seiner Gewalt hat, sie mit dieser durch Fortführung derselben nach Umständen zu vergröſsern.

Dagegen erheben die Verehrer des Schneppers:

1) die Schnelligkeit, mit welcher er wirkt, wodurch dem Patienten der Schmerz verringert und das Abgleiten der Vene vom Instrumente verhindert wird;

2) die leichtere Handhabung des Schneppers, während die Lanzette nur in geübten Händen die gepriesene Sicherheit gewährt;

3) die Ausführbarkeit, einen zweckmäfsig gebauten Schnepper auch so zu stellen, dafs er nicht tiefer eindringt, als nöthig ist, um die höher oder tiefer liegende Vene zu treffen;

4) die Beweise aus der täglichen Erfahrung, dafs bei dem sehr häufigen Gebrauche desselben, oft von ungeschickten Menschen, unglückliche Folgen doch nur selten vorkommen.

Obschon diese scheinbaren Vorzüge beim einzigen Hinblick auf die Sicherheit des Erfolges beim verständigen Gebrauche der Lanzette verschwinden, so dürfte sich doch der Schnepper noch lange Zeit in den Händen der an ihn gewöhnten Chirurgen erhalten, wodurch es verzeihlich wird, wenn über das Instrument und seine Schicksale zu viel gesprochen wurde. Kr — lz.

ADERLASSVERBAND. Er ist verschieden, je nachdem der Aderlafs am Arm, am Daumen, am Fufse, an der Stirnader, der *vena angularis* am innern Augenwinkel, an der Zunge oder am Halse gemacht wurde.

Zum Aderlafsverband am Arme ist eine aufgerollte Binde und eine kleine Compresse erforderlich. Der Wundarzt läfst den Arm durch einen Gehülfen festhalten, oder nimmt ihn auch in Ermangelung dieses zwischen seinen linken Arm und Oberkörper, und nachdem er den Arm des Kranken vom Blute gereinigt und die Hemmungsbinde gelöfst hat, fafst er mit der linken Hand die Binde und die Compresse zwischen dem Zeige- und Mittelfinger, und in der rechten nimmt er einen in lauem Wasser befeuchteten Waschschwamm und drückt denselben auf die Ader, indem er dabei das in der Oeffnung noch zurückgebliebene Blut herauszudrücken bemüht seyn mufs. Gleichzeitig bringt er die Wundlefzen mit dem Daumen der linken Hand zusammen. Hierauf nimmt er aus der linken Hand mit der rechten die Compresse, legt sie auf die Wunde, indem er sie von der innern Seite des Armes auf der Haut nach der Wunde zu streift, und drückt sie mit dem Zeigefinger der rechten Hand fest an, verwechselt diese aber sogleich mit dem Daumen der linken Hand. Nun bringt er den Arm in einen stumpfen Winkel, nimmt die Binde aus der linken, legt ihr Ende auf die Compresse, läfst dabei aber den Fingerdruck des linken Daumens noch immer andauern, und führt nun die Binde um das Ellenbogengelenk mit Achtgängen, so dafs dabei die vordern Finger beider Hände immer abwechseln. Hierauf wird die Binde mit einer Stecknadel, oder bei unruhigen Kranken durch Nadel und Zwirn befestigt. Dem Kranken empfiehlt man übrigens den Arm die ersten 12 — 16 Stunden nicht anzustrengen.

Glaubt man, dafs der Aderlafs in kurzer Zeit, nach 4 — 8 Stunden, wiederholt werden könnte, so legt man unmittelbar auf die Wunde ein kleines, mit Oel oder Bleicerat bestrichenes Plumaceau, damit die Verheilung nicht so schnell zu Stande kömmt.

Beim Verbande der geöffneten Ader am Daumen nimmt man mit der linken Hand eine schmale Compresse zwischen Zeige- und Mittelfinger, hält sie damit auf die Wunde fest an, legt mit der rechten eine schmale (1 Zoll breite) Binde von der Seite des kleinen Fingers und an die Handwurzel an, und führt sie über den Daumen, zwischen diesen und dem Zeigefinger, über die Handfläche weg, um den kleinen Finger herum, von hier über den Rücken der Hand, zwischen dem Zeigefinger und Daumen, um denselben herum, und wiederholt diese Tour 3 — 4 Mal, worauf die Binde befestigt wird. Bei der Eröffnung der Salvatellader, legt man Behufs des Verbindens derselben eine schmale Binde auf die Compresse an, führt sie mit einigen bräzelförmigen Touren um die Hand, und befestigt sie an der Handwurzel.

Zum Aderlafsverband des Fufses bedient man sich des Steigbügels (s. d. Art.). Nachdem der Fufs abgetrocknet, die Hemmungsbinde abgenommen worden ist, legt man zuerst eine kleine, hierauf eine grofse Compresse auf die Wunde, und hält das Ganze durch den Steigbügel fest.

Zum Verbande der Stirnaderöffnung reicht in der Regel etwas Klebepflaster umhin, womit man die Wunde schliefst, darauf eine Compresse legt, und diese mit der Unterschiedbinde, dem Kahne, oder auch durch *Schreger's T* Binde mit beweglichen Schenkeln (s. d. Art.) festhält.

Zur Stillung des Blutes bei Eröffnung der *ranina* bedient man sich der *Aqua sclopetar. Theden.*, des *Spirit. rectificatiss.*, Schwammes, oder kann auch das Compressorium von *Lampe* (s. d. Art.) anwenden.

Beim Aderlafsverbande am Halse wird auf die Wunde eine Compresse gelegt, und diese mittelst der haltenden Halsbinde festgehalten, oder man bedient sich hierzu auch des *Chabert*schen Compressoriums (s. d. Art.), des Verbandes von *Thillaye*. (S. *Fascia ad venaesect. venae jugularis.*)

Behufs des Verbandes bei Eröffnung der *vena angularis* am innern Augenwinkel, nimmt man eine kleine Compresse und befestigt diese mit dem Monoculus.

Litteratur:

Bernstein, Handbuch für Wundärzte. Bd. 4. p. 421. u. folg. Leipzig, 1820.

Zang, Darstellung blutiger heilkünstlerischer Operationen etc. Bd. 1. p. 144. u. folg. Wien, 1817. E. Gr — e.

ADERPRESSE. S. Turniket.

ADHAESIO, Verwachsung weicher Theile durch ausgeschwitzte Lymphe, als Folge einer Entzündung; auch wohl zuweilen, doch minder gut, für die Wiedervereinigung getrennter Theile (durch einen ähnlichen Procefs) gebraucht. Vergl. Ausschwitzung und Wiedererzeugung. R — i.

ADHAESION in chirurg. Beziehung. S. Zusammenwachsung.

ADHAESION. Anhängen (physisch). Ist Anziehung in der Berührung. Sie findet zwischen festen, festen und flüssigen, und endlich zwischen flüssigen Körpern Statt. Das Anhängen zwei polirter Platten an einander, selbst im luftleeren Raume, ist ein Beispiel des erstern Falles; das Aufsteigen der Flüssigkeiten an und in festen Körpern (s.

Haarröhrchen), ein Beispiel des zweiten, und das Verbreiten der Flüssigkeiten auf der Oberfläche anderer, wie des Oels auf dem Wasser, kann als ein Beispiel des dritten Falles angesehen werden. *Newton* hat schon gezeigt, dafs die Anziehung der Adhäsion sowohl, als der Cohäsion, weit stärker sey, als aus den Gesetzen der allgemeinen Anziehung folgen würde, aus dem Gesetze besonders, dafs die Anziehung sich umgekehrt verhalte, wie das Quadrat der Entfernung. Alle spätere Versuche, die Stärke der Adhäsion nach diesem Gesetze zu bestimmen, sind vergeblich gewesen. Man darf also die Adhäsion nicht sogleich für einerlei mit der allgemeinen Anziehung halten. L — k.

ADHAESIV-ENTZÜNDUNG ist derjenige Heilungsprocefs, wodurch frische Wunden sich ohne irgend eine Eiterung vereinigen. S. erste Vereinigung. E. Gr — e.

ADHATODA. S. Justicia.

ADHERHOLZ. S. Aquilaria.

ADIANTUM. Frauenhaar. Eine Pflanzengattung, aus der Ordnung der Farrnkräuter, und zwar der Familie *Epiphyllospermi*, weil die Früchte auf der Rückseite der Blätter sitzen, mit folgenden Kennzeichen: Die länglichen oder fast runden Fruchthaufen liegen am Rande des Blattes, und werden von Häutchen (*indusia*) bedeckt, welche vom Rande entstehen und nach innen sich öffnen. Eine Art ist ärztlich.

A. Capillus veneris. Linn. sp. ed. Willd. T. 5. *P.* 1. *p.* 449. *Jacq. Miscell.* 2. *p.* 77. *t.* 7. Gemeines Frauenhaar. Die Kennzeichen sind: Das Blatt ist doppeltgefiedert; die Blättchen umgekehrt eiförmig, fast keilförmig, eingeschnitten und fast gelappt; die Lappen endigen sich entweder mit einem länglichen Fruchthaufen, oder sind gesägt. Dieses Frauenhaar wächst häufig im südlichen Europa, an feuchten Felsen und Mauern, besonders in den Brunnen. Wenn die Blättchen verwelken, bleiben die schwarzen dünnen Stiele in Haufen stehen, daher vermuthlich der Name. Alle Farrnkräuter wurden vormals von der Aehnlichkeit mit diesem, *Herbae capillares* genannt. Man schrieb vormals dem Frauenhaar grofse Heilkräfte zu, besonders in allen krankhaften

Zufällen der Brust, und der *Syrupus capillorum veneris* war in solchen Fällen ein sehr beliebtes Heilmittel. Es bestand aus dem Aufgusse dieses Farrnkrauts (des trocknen) mit Zucker zu einem Syrup gekocht und Pommeranzenblütwasser. (S. Dispensat. boruss. Brandenb. 1781. p. 88.) Schon *Haller* sagt, der Syrup habe seine Wirkungen, wenn er solche habe, von jenem Wasser. Im südlichen Europa, wo *Sirop capillaire* noch häufig zur Erfrischung zu kaufen ist, nimmt man blofs den einfachen Syrup mit Pommeranzenblütwasser. L — k.

ADIPOCIRE, Fettwachs, war der allgemeine Name, unter welchem *Fourcroy* sowohl den Walrath, sonst *sperma ceti*, jetzt nach *Chevreul cetine;* als das Gallenfett, *Cholesterine* nach *Chevreul;* endlich die in dem Leichenfett, *gras des cadavres*, enthaltene Seife begriff, deren Unterschiede aber *Chevreul* dargethan hat, welcher den Ausdruck Adipocire für das in jener Seife befindliche Fett gebraucht.

Das Leichenfett war den Todtengräbern lange bekannt; als aber 1786 und 1787 eine Commission von Aerzten den Kirchhof der unschuldigen Märtyrer (*des Innocens*) in Paris untersuchen mufste, ward dasselbe in grofser Menge gefunden, erregte allgemeine Aufmerksamkeit, und ward zuerst wissenschaftlich erörtert. Man findet dasselbe an Orten, wo viele Menschen in feuchter Erde längere Zeit begraben lagen, theils als eine weifse oder grauliche seifenartige Masse die Knochen bedeckend, und die Stelle der Muskeln einnehmend, theils auch im Innern des Körpers in gröfsern und kleinern Klumpen; wenn aber in der feuchten Erde sich das Leichenfett erst in einem oder in zwei Jahren zeigt, so kann es, wenn Menschen- oder Thierleichen im Wasser liegen, im Sommer schon in ein Paar Monaten entstehen.

M. E. Chevreul (Recherches chimiques sur les corps gras d'origine animale. Paris, 1823. 8. p. 303 — 319.) macht darauf aufmerksam, dafs das gereinigte Leichenfett keinesweges eine blofse Zusammensetzung aus Fettwachs (*adipocire*) und Ammonium sey, da ein löfslicher Theil des Fetts mit Kalkerde und Pottasche verbunden ist. Das Fettwachs kann auch nicht als ein eigner Körper betrachtet werden, da es sich nicht gleich ist, sondern aus den verschiedenen Niederschlägen des Leichenfetts erhalten, weder bei derselben Temperatur denselben Grad der Schmelzbarkeit, noch dieselbe Farbe zeigt, überdies auch aus mehreren Stoffen zusammengesetzt ist. Es besteht nämlich erstlich aus der Perlsäure (*acide margarique*); zweitens aus der Oelsäure (*acide oléique*); drittens aus einem gelben färbenden Stoff; viertens endlich aus einem riechenden Princip. Die beiden ersten Stoffe bilden wesentlich das Fettwachs. Die Perlsäure ist in einem viel gröfsern Verhältnifs vorhanden, als die Oelsäure, denn von hundert Theilen eines bei 45° schmelzbaren Fettwachses, erhält man wenigstens neunzig Theile einer perlmutterfarbnen Materie (*matière nacrée*), wovon die Säure bei 45° schmelzbar ist, und nur sechs bis sieben Theile Oelsäure; von hundert Theilen Fettwachs aber, das bei 54° schmelzbar ist, bekommt man hundert Theile perlmutterfarbner Materie, und nur 0,7 Oelsäure. Die Vereinigung der letztern mit dem gelben färbenden Stoff ist sehr stark, und es ist gewifs dieser Stoff, welcher der Oelsäure die Geneigtheit mittheilt, sich in Wasser und in Weinsteinsäure aufzulösen. Die Verschiedenheit der Schmelzbarkeit des Fettwachses, hängt aber von dem darin verschieden vorkommenden Verhältnifs der Perlsäure zu der Oelsäure ab.

Als *Fourcroy* die grofsen Massen Leichenfett erblickte, als man alle Theile, vorzüglich Muskeln und Gehirn darin umgewandelt sah, so bezweifelte man nicht, dafs sich jenes Fett, zum Theil wenigstens, durch Umwandlungen der Substanzen in den Leichen erzeugt habe, besonders da auch die Leichen von Personen, die durch Krankheit abgezehrt und im höchsten Zustande der Magerkeit waren, eben so gut jenes Fett zeigten, als andere. *Gay Lussac* und *Chevreul* hingegen glaubten, es komme nur das im Körper vor dem Tode schon befindliche Fett, in den Leichen zum Vorschein, und die Muskeln verwandelten sich nicht in Fett. *Chevreul*, der, wie *Gay Lussac*, im Journal de Chimie, früher diese Meinung äufserte, spricht in dem oben genannten Buche gar nicht darüber, so dafs er vielleicht dieselbe geändert hat; *Thénard* (Traité de Chimie. Ed. 5. Paris, 1827.

T.

T. IV. p. 633.) drückt sich jetzt auch zweifelhaft darüber aus. *Ge. v. Hartkol* (Angabe einer sichern, sehr leichten und wohlfeilen Weise, das Fleisch, die Häute, Bänder, Knorpel und Eingeweide der Thiere in ein Fettwachs umzuwandeln. Brünn, 1824. 8.), bei dem man alles Frühere sehr gut zusammengestellt findet, führt nicht blofs *Thomson's*, sondern auch eigene Beobachtungen an, wodurch die Umwandlung unter Wasser, wie mir scheint, unwidersprechlich hervorgeht, da ganze Fleischmassen u. s. w. zu einer Seife geworden waren.

Durch *G. R. Treviranus* Güte habe ich Stücke von solchen in Leichenfett übergegangenen Muskeln erhalten, die von Leichen entnommen sind, welche lange in einer nassen Gegend bei Bremen eingescharrt gelegen hatten. Es sind weifse, etwas seifenhaft anzufühlende Massen, worin man die Faserung der Muskeln völlig erkennen kann, und wo man im Querdurchschnitt deutlich sieht, dafs die ganze Muskelsubstanz so umgewandelt ist. Wer könnte glauben, dafs so viel Fett im natürlichen Zustande in einem Muskel vorhanden sey? Da wäre die Muskelsubstanz etwas sehr gering Organisirtes.

Im kranken Zustande, z. B. bei Gichtkranken, die Jahre lang das Bett hüten mufsten, können die Muskeln ebenfalls in Fett übergehen, so dafs nur einzelne Muskelfasern, und auch diese kaum dazwischen zu sehen sind; das sind aber seltnere Fälle. In Leichen fetter Personen findet man oft viel Fett zwischen den Muskeln, z. B. am Kinn, im *Glutaeus major* u. s. w. Dabei sind aber die Muskelfasern zwischen dem Fett deutlich zu erkennen. Man findet auch Zwischenstufen zwischen diesem Fett und dem Adipocire, so dafs ganze Muskelparthien zuweilen in Leichen weifsgelblich, oder nufsfarben sind, und wie eine trockene Seife, oder fast wie eine Holzmaser aussehen. Die chemische Untersuchung solcher ausgearteten Muskeln müfste sehr interessant seyn, besonders hinsichtlich der Frage, ob hier eine Annäherung an das Leichenfett Statt finde? Vergl. Gallenfett und Wallrath. R — i.

ADIPOSIS. Eine übermäfsige Neigung des Körpers zur Fettbildung. Sie kann eine allgemeine seyn, und an allen Theilen des Körpers, oder nur an einzelnen Stellen unter der Gestalt des Lipoms, und in den einzelnen Organen als *Physconia adiposa* bemerkbar werden. Die Gränzen anzugeben, wenn die Absonderung des Fettes abnorm, und der sogenannte Embonpoint, die Wohlbeleibtheit, krankhaft zu werden anfangen, läfst sich schwer bestimmen. *Quesnay* nimmt zwar an, dafs ein 160 Pfund schwerer Mensch 8 Pfd. Fett haben müsse, allein weder ein *plus* noch *minus* in diesem Verhältnisse dürfte wohl zur Annahme eines krankhaften Zustandes berechtigen. Diese Unmöglichkeit, die Gränzen zwischen Gesundheit und Krankheit auch in dieser Hinsicht festzusetzen, ist daher auch die Ursache, dafs man bei der Zunahme des Fettes noch nicht Hülfe beim Arzte sucht, so lange noch keine bemerkbare Störung der Verrichtungen eingetreten ist, an die sich der Mensch, in sofern sie nur allmählig sich entwickelt, gewöhnt. Dafs diese secundären Erscheinungen jedoch oft erst sehr spät eintreten, beweisen die fast unglaublichen Gewichtszunahmen bei mehreren Personen, wie die hierüber bekannt gewordenen Angaben beweisen. Der Engländer *Bright* wog in seinem 10ten Jahre schon 140 Pfd., später 609 Pfd., *Friederike Ahrens* in ihrem 20sten Jahre 450 Pfd., *Sporner* 649 engl. Pfd., *van Leeuwarden*, den *de Held* in Rotterdam zeigte, im 31sten Jahre 503 Pfd. Die Gröfse des letztern betrug 6′ 1″, der Umfang des Körpers 9′ 9″. *Marie Clay* und ein anderes Mädchen, deren *Günz* erwähnt, machten gleichfalls durch ihren Umfang und ihre Schwere Aufsehn. Das Maximum von allen bisher bekannt gewordenen Beispielen, stellt der p. 370. im 3ten Bande der Sammlung auserlesener Wahrnehmungen beschriebene *Louis Coute* dar. Der Unterleib dieses im 45sten Jahre gestorbenen Menschen, hatte einen Umfang von 8′, das Gewicht 8 Centner, die Höhe des Fettes auf dem Bauche 13 — 14 Zoll. Am belehrendsten ist der in neuern Zeiten von *v. Graefe* beschriebene Fall, in sofern der Patient, welcher sich schon in Lebensgefahr befand, hergestellt wurde, die Verhältnisse, unter denen hier die abnorme Fettbildung zu Stande kam, so wie ihre Folgen und die allmählige Veränderung und Abnahme des Volumens und Gewichtes während der vorschreitenden Heilung angegeben sind. Dieser Patient war ein 37 Jahr alter Schlächtermeister, *Kröcher*, der 14 Tage vor der Zeit, zu welcher er wegen übermäfsiger Zunahme und lebensgefährlicher Erscheinungen genöthigt war, das Bett zu hüten, 363 Pfd. wog, 5′ 4″ lang war, eine Peripherie des Unterleibes von 5′ 5″, des Oberschenkels von 2′ 4″, der Waden von 1′ 7″ zeigte, und 8 Zoll lange, 1′ 8″ Umfang zeigende Fettbrüste an sich herabhangen hatte. Eben so fehlt es nicht an Kindern und unerwachsenen Personen, die eine bedeutende Fettbildung wahrnehmen liefsen. *Tulpius* sah einen 5 Jahr alten Knaben von 150 Pfd., *Eschenmayer* ein 10jähriges Mädchen von 219 Pfd., *Bartholin* ein 11jähriges Mädchen von 200 Pfd. Ein der Pariser Facultät vorgestelltes Kind von 4 Jahren wog 104 Pfd., und ein in den Philos. Transactions No. 185. beschriebenes Mädchen desselben Alters, zeigte 256 Pfd. Schwere, die verhältnifsmäfsig die bedeutendste zu seyn scheint. Eine grofse Anzahl solcher Abnormitäten von Kindern findet sich noch aufgezeichnet bei *Haller*, *Meckel* und *Jäger*.

Diagnose der allgemeinen Fettsucht. Nicht allein die Erscheinungen der Ansammlung des Fettes, sondern auch der Folgen und der Störungen der Functionen mufs hier Erwähnung geschehen. Erstere sind so in die Augen springend, dafs eine Angabe der Hauptzüge wohl schon genügend ist. Die Form des Körpers wird ganz verunstaltet, die Wellenlinie und das Vorspringende einzelner Muskeln verschwinden; das Gesicht verliert seinen Ausdruck, der Kopf mit der starken Unterkehle, die den Hals ganz verschwinden läfst, steckt zwischen den Schultern. Die Gegenden, wo Bewegungen vorkommen, sind durch Fettwülste bezeichnet, die Brüste und der Unterleib hängen herab, letzterer verbirgt die Geschlechtstheile, die, wie die Gegend der Knöchel, frei von jeder Fettanhäufung bleiben. Die Fettmasse zeigt beim Fingerdruck keinen, oder nur eine sehr unbedeutende Grube. Kurz, die ganze Gestalt des Körpers macht einen widrigen, unangenehmen Eindruck. Recht bezeichnend ist die Gesammtgruppe dieser Erscheinungen, in einer von *v. Graefe* mitgetheilten Zeichnung seines Patienten dargestellt.

Die secundären Erscheinungen dieser abnormen Fettanhäufung, machen sich vorzugsweise in den der irritabeln und vegetativen Seite angehörigen Organen bemerkbar. In erster Hinsicht sehen wir alle Bewegungen mehr oder weniger beschränkt; solche Menschen lieben im Allgemeinen die Ruhe, Bequemlichkeit und Unthätigkeit; jede Unternehmung und Muskelaction, die mit Kraftaufwand oder Anstrengung verbunden ist, wird gescheut. Die Ursache dieses passiven Verhältnisses ist der Umstand, dafs viele solcher fetten Personen phlegmatischen und böotischen Temperaments sind, und dafs die Muskulatur in ihrer Ausbildung zurückbleibt, sich schlaff und bleich darstellt. Jedoch finden wir auch Beispiele von fetten Personen aufgeführt, die in dieser Hinsicht gerade das Gegentheil beweisen, und sehr behend, thätig und beweglich waren. In der Beschreibung, welche *Diez* dem *Rehmann* von einem 14 Jahr alten, fetten Knaben machte, wird als Merkwürdigkeit herausgehoben, dafs dieses Kind 2 Centner ohne grofse Mühe in die Höhe hob; *Fr. Ahrens* hob als Kind ihre Mutter schon in die Höhe, und viele andere fette Personen konnten mehrere Meilen ohne Ermüdung zurücklegen. — Vorzüglich sind Herz- und Pulsschlag betheiligt; theils in Folge der abnormen Fettanhäufung in der Brust (*Obesitas pectoralis*), theils, weil das Blut wegen seiner Störung in vitaler und chemischer Hinsicht auf diese Organe nicht mehr den gehörigen Reiz ausübt, treten Unregelmäfsigkeit, Zittern, Härte u. s. w. ein. Das Blut ist daher auch unregelmäfsig vertheilt, und im Unterleibe und Gehirn angehäuft, daher Hämorrhoiden, Schwindel, Schlafsucht, sogar Schlagflufs, den *Hippocrates* schon als Todesursache fetter Personen angiebt. — Nicht minder führen die Störungen im vegetativen System häufig den Tod herbei. Die Verdauung ist im Allgemeinen sehr thätig, erfolgt in weit kürzerer Zeit, daher häufig Hunger, ja sogar Heifshunger, besonders Verlangen nach animalischen Speisen. *Kröcher* verzehrte z. B. zu einer Mahlzeit, ohne alle Mühe und Beschwerden, eine Kalbs- oder Schöpsenkeule von 8 — 10 Pfd., oder eben so viel Wurst nebst einem Rindsbraten von 6 — 7 Pfd. Später verzehrte er täglich 16 Pfd. Rindfleisch, um sich zu sättigen, und nach einer Wette sogar in einem Tage das Fleisch eines ganzen Kalbes, ganz einfach gekocht, und erbot sich selbst, sich noch an ein zweites zu machen. Zum Frühstück dienten ihm 30 — 36 Stück Eisbeine (der mittlere Theil des Vorderfufses von einem Schweine, der viele Muskeln und Gallerte enthält). Verstopfung, nach dem Essen sich einstellendes Brechen, welches letztere *Bonet* und *Boerhaave* durch Zerrung des Magens in Folge der Schwere des Netzes, das zuweilen 30 Pfd. gewogen haben soll, erklären, sind gleichfalls nicht seltene Erscheinungen. Die Function der Haut ist gewöhnlich vermehrt, die Patienten schwitzen stark, und finden eine mäfsige Sommerhitze äusserst lästig. Der Schweifs hat einen eigenthümlichen Fettgeruch; *v. Graefe* vergleicht den Geruch der Ausdünstung mit dem, welchen wir im Sommer in Fleischscharren oder an den Händen derer antreffen, die bei Sectionen, namentlich mit dem Netz oder den fetten Därmen, viel in Berührung gekommen sind. Besonders ist im Sommer die Atmosphäre um solche Menschen sehr unangenehm für die Nase; der Schweifs wirkt dann wohl caustisch an den Falten und Vertiefungen ein, excoriirt und entzündet dieselben. Auch sind oft wiederkehrende Furunkeln, Mitesser und chronische Exantheme nicht seltene Erscheinungen. Auf der Haut des Unterleibes bemerkte *v. Graefe* bei seinem Patienten eine Menge runder, rother, gegen den Druck sehr empfindlicher Flecke, von ¼ bis ½ Zoll Durchmesser, die auf einem derben, festen, körnigen, unnachgiebigen Fettgrunde safsen, und viele Aehnlichkeit mit den Stellen hatten, die an veralteten Lipomen entstehen, wenn Verderbnifs ihrer Substanz bevorsteht. Dafs eine Verderbnifs des Fettes diesen Flecken zum Grunde lag, ist sehr wahrscheinlich, und *Jansen* nebst *Lorry* haben dies schon zu beweisen gesucht. — Vorzüglich leidet die Respiration bei den Fettsüchtigen. Bald wird der Athem kurz, besonders beim Treppensteigen oder angestrengten Gehen; es bildet sich ein vollkommneres Asthma aus, und allmählig steigern sich diese Zufälle bis zur Angst mit Zufällen von Erstickung (*Dyspnoea, Orthopnoea saginosa*), welcher der Patient auch dann gewöhnlich unterliegt, wenn nicht schnelle Hülfe geleistet wird. Diese Kurzathmigkeit wird durch eine erhöhte Lage nicht vermindert, sondern im Gegentheil vermehrt, weil der gewöhnlich herabhängende Bauch die Oberschenkel berührt, hinaufgedrückt wird, und die in die Höhe gedrängten Eingeweide durch ihren Druck auf's Zwerchfell den Brustkasten noch mehr beengen. Die Geschlechtsfunctionen sind in ihrer Thätigkeit beschränkt, Männer und Frauen verlieren die Zeugungskraft; die Menstruation wird sparsam, oder hört wohl ganz auf. Im sensiblen Systeme äufsern sich die Folgen der Fettsucht als erhöhte Reizbarkeit und Hyperaphie, und rheumatische Affectionen gehören daher zu den belästigenden Erscheinungen.

Ursachen. Das Aetiologische der Fettsucht ist noch in ein tiefes Dunkel verhüllt, indem noch zu wenig getreue Beschreibungen dieser Krankheit als solcher, so wie der Verhältnisse, unter welchen sie zu Stande kam, bestehen, und die mit derselben behafteten Patienten gröfstentheils nur als naturhistorische Merkwürdigkeiten, mit Angabe des Gewichts und des Umfanges der einzelnen Theile, aufgeführt sind. Erst *Jäger* hat in neuern Zeiten einen Versuch gemacht, aus den bisher bekannt gewordenen Fällen durch Fettheit ausgezeichneter Kinder ein Urtheil im Allgemeinen zu fällen, wodurch jedoch die Entstehung dieser abnormen Bildung nicht näher enthüllt worden ist. Man führt an, dafs grofse Ruhe, Sorgenlosigkeit, ein torpides, phlegmatisches, leidenschaftloses Temperament, starker Appetit und der Genufs von stark nährenden Speisen, vorzüglich von Fleisch, starken Getränken, der Aufenthalt in einer animalisirten Luft, als in Fleischscharren u. dergl., die Veranlassung zur abnormen Fetterzeugung werden. Häufig sehen wir diese Verhältnisse mit einander vereinigt, und können sie als ursächliche betrachten; jedoch eben so häufig finden wir von allem diesen das Gegentheil, und mehrere der angegebenen Erscheinungen als Folge der Fettsucht auftreten. Besonders kann man sich das übermäfsige Fettwerden der Kinder durch diese Annahmen nicht erklären, indem viele derselben in einer dürftigen Lage, bei magerer Kost, ja sogar während der Ernährung durch der Mutter Brust fett wurden. Auch fand eben nicht immer eine erbliche Anlage

Statt; denn die Eltern der meisten waren hager oder mittlerer Statur. Auch durch die Annahme einer Disposition zu dieser Krankheit wird hier eben so wenig als bei vielen andern Krankheiten gewonnen, indem sie sich in der Organisation nicht ausprägt, und schlaffe Constitutionen nicht immer fett werden. Weit näher ist *v. Graefe* durch seine Erklärung der nächsten Ursache der Fettsucht oder der Adiposis, wie er sie zuerst genannt hat, gekommen, indem er sie für das Produkt des Uebergewichts des hydrogenisirenden Prozesses hält, welches bei seinem Patienten durch den übermäfsigen Genufs des Fleisches, und durch den Aufenthalt in der mit animalischen Dünsten geschwängerten Luft herbeigeführt wurde. Fast alle Schlächter, Wursthändler, und auch die Anatomen werden stark und corpulent. Als ferneren Beweis für diese Theorie, führt *v. Graefe* die vorwaltende Ausbildung der Unterleibshöhle in Bezug auf die Organe der Brusthöhle an, und erklärt hieraus den übermäfsigen Appetit, die schnelle und leichte Verdauung, die Kleinheit und Trägheit des Pulses, das Herzklopfen, die Beklommenheit, Kurzathmigkeit, und die Zunahme aller dieser Beschwerden nach geringen Bewegungen bei seinem Patienten.

Einigen Aufschlufs können uns auch einige Blicke in die vergleichende Anatomie und die Leichenöffnungen geben, die man zuweilen Gelegenheit hatte zu machen, und uns dann nachwiesen, was *v. Graefe* schon als Beweise für seine Meinung aufgestellt hat, nämlich: dafs die Leber dann häufig sehr grofs und krankhaft beschaffen, die Lungen dagegen sehr klein, zusammengefallen waren. Sollte daher nach Ref. Ansicht vielleicht nicht Trägheit oder verminderte Thätigkeit eines zur Ausbildung des Blutes bestimmten Organs, die nächste Ursache dieser abnormen Bildung des Fettes seyn, und dieses Produkt gleichsam die, Behufs einer höhern Belebung und Ausbildung des Blutes, aus dem Körper auf andern Wegen auszuscheidenden Stoffe darstellen? Vorzüglich scheint, wie aus den in der Diagnose angegebenen, auf die Brustorgane Bezug habenden Organe hervorgeht, die abnorme Beziehung der Function der Lunge, der Leber und Milz zur Blutbereitung gestört, und die Verrichtung der beiden letztern Organe bei verminderter Thätigkeit der erstern, gesteigert zu seyn. Wir finden daher den Brustkasten bei fetten Personen gewöhnlich wenig ausgebildet und eng, Herz und Lungen klein, den Puls schwach, die Respiration träge, gestört und beklommen, die Leber dagegen an Volumen vergröfsert, den *Tractus intestinalis* sehr erweitert, den Unterleib ausgedehnt. Als fernere Beweise für diese Meinung können ferner dienen, dafs bei Winterschläfern, wo die Respiration sehr unbedeutend ist, ferner bei Tauchern, die der Respiration lange entbehren müssen, bei Hausvögeln, deren thätige Respiration wegen ihres unthätigen Verhaltens, besonders während des Mästens, die Leber an Umfang zunimmt. Diese vicariirende Thätigkeit der Leber kann jedoch die Verrichtung der Lungen nur zum Theil ersetzen, das Blut bleibt daher mit Kohlenstoff überladen, es wird die Venosität vorherrschend, und durch die vermehrte Gallenabsonderung ein gröfserer Reiz auf den Darmkanal ausgeübt, welcher einen gesteigerten Appetit, und somit gröfsere Zufuhr von Nahrungsmitteln und auch eine schnellere Verdauung zur Folge hat, die die Fettbildung noch mehr begünstigt. Hieraus lassen sich auch die Hämorrhoiden und die Wassersucht, die der Fettsucht im vorgerückten Alter gewöhnlich folgen, und die Entstehung der abnormen Fettanhäufung im Kindesalter erklären, indem die Leber dann wieder vorwaltend thätig wird, wie sie sich während des Lebens im Uterus bei schweigender Respiration zeigt. —

Jedoch nicht allein dieses Mifsverhältnifs zwischen der Function dieser beiden Organe, scheint die Ursache der Fettbildung allein zu seyn, sondern auch verminderte oder beschränkte Thätigkeit anderer Organe, als der Haut, der Nieren, des Uterus, theils bei diesem Organe durch Wegbleiben oder Unterdrückung der Menstruation, theils auch durch Unfruchtbarkeit und Ehestandslosigkeit, welche Momente einen wesentlichen Einflufs auf die Blutbereitung haben, und als ursächliche Bedingungen betrachtet werden können. Häufig wurden Krankheiten dieser Organe bei fetten Personen während des Lebens, und Desorganisationen bei der Leichenöffnung gefunden. Auch ohne diese Ursachen läfst sich das Zustandekommen der Fettsucht erklären und annehmen, dafs wenn der Körper so weit im Alter vorgerückt ist, dafs die Entwickelung vollendet erscheint, und der Verbrauch des Nahrungsstoffes geringer als die Zufuhr von Aufsen ist, der nicht zu verbrauchende Bildungsstoff in der Gestalt des Fettes, und somit gleichsam als Parasit erscheint. Ueber die Richtigkeit dieser Angaben, die indessen jetzt noch als Vermuthungen dastehen, wird jedoch die Zukunft erst entscheiden müssen, wenn sich häufigere Gelegenheit wird dargeboten haben, übermäfsig fette Personen als Patienten behandeln zu können, die Verhältnisse näher kennen zu lernen, unter denen sich die Fettsucht entwickelte, und wenn die Obductionen mehr Thatsachen werden nachgewiesen haben.

Prognose. In sofern die Fettsucht die Folge eines in der Vegetation tief begründeten Leidens ist, kann die Vorhersage im Allgemeinen nur ungünstig und zweifelhaft gestellt werden; denn mit vielen Schwierigkeiten ist es verbunden, die abnorme Tendenz der bei dieser Krankheit interessirten Organe zu verändern, und das Mifsverhältnifs, welches zwischen ihnen in Bezug auf die Blutbereitung obzuwalten scheint, zu heben. Häufig werden wir daher nur zum Theil, durch Entfernung des schon gebildeten Fettes, welches Gefahr bringende Symptome durch seine Masse setzt, selten aber vollkommene Hülfe, durch Beseitigung der abnormen Richtung des vegetativen Lebens schaffen. Aufserdem erschwert uns häufig die Kur die Unbekanntschaft mit den ätiologischen Verhältnissen, und der Umstand, dafs nur eingreifende, dem Organismus feindselige Mittel, die häufig nachtheiligen Nebenwirkungen auf andere Organe haben, und die Organisation angreifen, hier Hülfe leisten können. Wenn es uns nicht gelingt, die Bildung dieses Schmarotzers zu beschränken, und derselbe auf Kosten des übrigen Organismus fernerhin fortwuchert, oder wenn nicht zeitig genug die nöthige Hülfe geleistet wird, so macht gewöhnlich der Tod durch Erstickung dem lästigen und beschwerlichen Leben plötzlich ein Ende, oder es tritt ein lähmungsartiger Zustand des Gefäfssystems ein, und die Folge davon ist eine Wassersucht. Dafs jedoch bei schon bedeutend hohem Grade, und bei bevorstehender Lebensgefahr noch Hülfe und eine Beschränkung der Fettbildung bis zu einem Grade, wobei der Patient noch lange des Lebens sich erfreuen kann, möglich sind, wenn ein zweckmäfsiges, energisches Verfahren eingeleitet wird, beweifst der Fall, welchen *v. Graefe* in neuesten Zeiten mitgetheilt hat.

Kur. Sie zerfällt in die Lebens- und Radicalkur. Erstere hat die Beseitigung der das Leben bedrohenden Zufälle zum Gegenstande, wenn die Krankheit schon einen hohen Grad erreicht hat; letztere bezweckt, die Bedingungen zur Fettbildung zu beseitigen, und das schon gebildete Fett zurückzubilden oder zu beseitigen.

Das vorzüglichste und alleinige Mittel, die Lebensgefahr, d. h. die Erstickungszufälle zu beseitigen, stellt das Aderlafs dar. Durch die Entziehung des Blutes wird nicht nur die Ueberfüllung des kleinen, unthätigen, mit Fett umlagerten Herzens, als auch der kleinen Lungen mit Blut, gehoben, die Circulation und Respiration wieder freier, sondern auch die Radicalkur zum Theil hierdurch eingeleitet, in sofern eine vermehrte Resorbtion immer die Folge der Blutentziehung ist. Dafs dieses grofse Heilmittel die Ursache der Fettsucht werden könne, wie *Boerhaave* von einem in seiner Behandlung befindlichen, fettsüchtigen Arzte glaubte, steht sehr zu bezweifeln, und ist durch spätere Erfahrungen nicht bestätigt worden. Am allerwenigsten ist dies zu erwarten, wenn grofse Aderlässe in kurzen Zwischenräumen angestellt werden, wie es bei *Kröcher* geschah, wo Anfangs zwei bis dreimal täglich die Vene geöffnet wurde, um die Erstickungszufälle abzuwenden.

Die Radicalkur wurde auf mehrfachem Wege ausgeführt. Im Allgemeinen waren es Arzneistoffe, die das vegetative Leben herabsetzen, die Assimilation beschränken, die Bereitung des Bluts hindern, die Resorbtion durch Erregung der Exorationsorgane befördern, und als Nahrungsmittel diejenigen Stoffe, welche eine Uebernährung nicht zulassen. Vergebens sieht man sich in den Werken der Therapie nach einer auf Erfahrung begründeten Heilmethode um, und die in wenigen einzelnen Fällen von Fettsucht gebrauchten Mittel, sind der Natur dieser Krankheit so wenig angemessen, dafs sie kaum einer Erwähnung verdienen. Ich erinnere nur an die Diaphoretica, die man mit *Galen* empfahl, an die Diuretica, die *Fernelius* anwandte, an die Blutegel und Scarificationen des *Zacutus Lusitanus*, an die Speichelkur des *Bartholinus* u. dergl. Mit Vortheil wurden dagegen bei *Marie Klay* und *Kröcher* die Purgiermittel gebraucht, die früher *Duchemin*, *Lang* und *Forest* auch vorschlugen. Bei der erstern bewirkte diese Klasse von Mitteln nur palliative Hülfe, vermochte aber nicht den Tod abzuhalten. Glücklicher war *v. Graefe* damit bei seinem Patienten, wozu gewifs die Art und Weise, wie dieselben angewendet wurden, sehr viel beitrugen. Da man sich vergebens nach Erfahrungen über die Heilung der Fettsucht umsieht, die von *v. Graefe* mitgetheilten zugleich einen erwünschten Ausgang bemerken lassen, so mufs sich der Verfasser dieses Artikels in dieser Hinsicht allein hierauf beziehen. *v. Graefe* reichte daher täglich 12 — 20 Gr. Calomel, so dafs der Patient 16 — 30 Stuhlgänge hatte. Als das Quecksilber seine ausleerende Kraft verloren hatte, und Kolikschmerzen statt des serösen Stuhlganges erfolgten, wurden Gummi Guttae, Jalappenwurzel und Aloe gereicht, die gleich wie die Laxirsalze in reiner Form, eine zu geringe Ausleerung bewirkten. Die Verbindung beider Arten von Mitteln, und zwar die Verbindung des Glaubersalzes mit Aloe (*Rp. Natri sulphurici* ℥ *jj. Aloes succotr. gr. xjj. Extr. Hyoscyami gr. jj. Aquae Foenic.* ʒ *xjj. Solv. M. S.* Laxirtrank) veranlafste täglich 20 — 30, und einigemal sogar 60 copiöse, wäfsrige, einen süfslichen Fettgeruch darbietende Stuhlgänge. Nur eine solche eingreifende Behandlung vermochte den Patienten vom Tode zu erretten. Gleichzeitig wurde eine gänzliche Umstimmung im Digestionsapparate hierdurch bewirkt, die ungemein heftige Efsbegierde gehoben, sogar Appetitlosigkeit und Widerwillen gegen Fleischspeisen, die der Patient gröfstentheils nur zu sich zu nehmen pflegte, herbeigeführt. Am Ende der dritten Woche verliefs der Kranke schon das Bett, und brachte einen Theil des Tages im Grofsstuhle zu. Von dieser Zeit an wurden statt des angegebenen Laxirtrankes, der Widerwillen erregte, täglich 3 Mal 8 Stück 2 Gr. schwerer Pillen aus: *Sapo.*

Jalapp. ℥ß und *G. Guttae gr. xjj.* gereicht, und jedesmal eine Tasse Püllnaer Bitterwasser nachgetrunken, wobei denn täglich noch 12 — 15 wäſsrige Ausleerungen erfolgten, die *Kröcher* nach Verlauf von vier Wochen in dem Grade befreiten, daſs er nunmehr schon ein wenig im Zimmer umhergehen konnte, und daſs nach einer ungefähren Abschätzung vielleicht 50 Pfd. Fettes verloren gegangen seyn konnten. Demzufolge möchten wir daher wünschen, für solche Fälle ein stärkeres Laxirsalz, als das *Natrum sulphuricum* darstellt, zu besitzen, denn kein anderes als dieses, dessen Wirkung durch die Aloe erhöht wurde, vermochte so kräftig eine Rückbildung zu bewirken und die seröse Absonderung im Darmkanal zu befördern, ohne den Verdauungsorganen nachtheilig zu werden, als gerade dieser Trank.

Als jedoch bei *Kröcher* die Laxirmittel während des fortgesetzten Gebrauchs Uebelkeiten und sehr heftige Kolikschmerzen erregten, und die ursprünglich wohlthätige Wirkung sich nicht mehr in dem Grade als früher äuſserte, die Fettanhäufung aber noch nicht bis zu dem erwünschten Grade beschränkt war, kam *v. Graefe* auf den Gedanken, die Jodine anzuwenden, die bekanntlich, unter andern Verhältnissen genommen, gerade Nachtheile erregt, die hier als Vortheile erscheinen muſsten, d. h. Herunterstellung der Digestion, Erhöhung der Thätigkeit der absorbirenden und übrigen Gefäſse, so wie des Herzens und der Lungen, welche letzteren in ihrer freien Wirksamkeit hier sehr beschränkt waren, und bekanntlich durch dieses Mittel bis zum Blutspucken gereizt werden können. Es wurden daher dem Patienten täglich viermal 20 Tropfen der Jodinetinctur (*R. Jodinae gr. j. Spirit. vini rectificatissimi* ℨ*j. S.*) mit einer Tasse Zuckerwasser gegeben, und alle 5 — 6 Tage, nachdem die erhöhte Empfindlichkeit der Verdauungsorgane sich gemindert hatte, ein gelindes Abführungsmittel gereicht, das etwa 6 — 8 wäſsrige Stuhlgänge bewirkte. Hierdurch verminderte sich die Fettanhäufung und der specifische Fettgeruch immer mehr, so daſs nach Verlauf von vier Monaten beinahe 100 Pfd. der Masse verloren gingen, und der Patient sich jetzt schon traute, einem Theile seiner Geschäfte sich zu unterziehen. Zwei Monate wurde die Jodine mit intercurrenten Laxanzen noch fortgebraucht, und hierdurch abermals ein Verlust von 40 Pfd. bewirkt. Nach Verlauf dieser Zeit blieb jede Anwendung von Arzneimitteln weg, und es erfolgte nochmals eine Verminderung von 18 Pfd., so dafs der Patient nunmehr nur noch 209 Pfd. wog, auf welchem Punkte er stehen blieb und seinen Berufsgeschäften vollkommen nachging. Die alicantinische Seife, die *Flemgny* zu 1 und später zu 4 Quentchen in Form eines Bissen oder von Pillen nehmen liefs, machte einen Patienten um zwei Stein leichter.

Einen sehr vortheilhaften Einflufs auf diesen glücklichen Ausgang, hatte aber aufserdem wohl die Anordnung einer zweckmäfsigen Diät. Ganz entzogen wurden die Fleischspeisen, die der Patient früher nur genofs, und dagegen eine vegetabilische, nicht viel Zuckerstoff, Amylum, Kleber und Eiweifsstoff, sondern Säure enthaltende vegetabilische Diät verordnet, wie sie *Boerhaave* bei seinem Patienten auch zur Bedingung machte. Zum Frühstück Thee, zum Mittag- und Abendessen Frucht- und Semmelsuppen, abgekochtes Obst, Compots und Limonade zum Getränk, wurden dem Patienten nur zugelassen. Erst nachdem alle Arznei ausgesetzt war, wurde etwas Fleischspeise zugelegt, allein das Verlangen nach selbiger war verschwunden, und der Appetit bei weitem geringer. — Die Beobachtung dieses diätetischen Verhaltens in Verbindung mit vieler Bewegung, möchten auch wohl die geeignetsten Vorbauungsmittel seyn. Vorzüglich ist der Essig von *Lanzoni* auch zu diesem Zweck empfohlen worden, allein *Heller* will hierdurch Verhärtung und Verdickung des Magens bis zu zwei Zoll entstehen gesehen haben.

Zur Beschränkung der Zersetzung des Fettes auf den Bauchmuskeln, wurden, nach *v. Graefe's* Anordnungen, Compressen mit einer Mischung von 2 Pfd. *Goulard*schen Wassers und zwei Quentchen Belladonna-Extracts aufgelegt. Die Farbe der Flecken wurde bald blässer, und dem Uebergange der Entzündung in Brand vorgebeugt, so dafs nach Verlauf der zweiten Woche, als die innerliche Kur sich wirksam gezeigt hatte, keine Spur der ebengenannten Flecken übrig war.

Synon. Lat. *Obesitas, Plethora obesa, Polysarcia* (v. πολύς u. σάρξ)

s. *Polysomatia* (σῶμα) *adiposa*, *Corpulentia saginosa Hyperpimele* (ὑπὲρ u. πιμελή, das Fett) *Steatites* (?) (von στέαρ, das Talg), *Polypionia* (πῖον, das Fett u. s. w.), *Polypiotes* (von πιότης, das Fett), *Pachismus* (von παχος, die Dicke u. s. w.), *Physconia adiposa*. Griech. Πολυσαρκία, πολυσωματία, ὑπερβάλλουσαν ευσαρκίαν (*Galen*). Deutsch. Fettheit, Fettsucht, Fettigkeit (?), Vollleibigkeit (?). Holl. *Vetlyvigheid*, *Zwaarlyvigheid*. Dän. *Fyldighed*. Schwed. *Oefverfett*. Engl. *Incumbrance of flesh*, *Fatneſs*, *greassineſs*. Franz. *Corpulence*, *Embonpoint excessif*, *Obesité*. Ital. *Corpulenza*, *Grassezza estrema*, *Obesità*. Span. *Obesidad*, *Corpulencia*. Port. *Obesidade*, *nimia gordura*.

L i t t e r a t u r:

Collier, ergo graciles ut obesis fervidiores, ita phlebotomiae opportuniores. Paris, 1604.

Becault, ergo praestat, gracilem esse, quam obesum. Paris, 1620.

Du Chemin, ergo obesa corpora catharticis tenuanda. Paris, 1645.

Sebiz, de marasmo et gracilescentia sanorum et aegrotantium, crassitie et obesitate naturali et morbosa. Argent. 1653.

Bonjonnier, ergo speciosa sanitas suspecta. Paris, 1625.

Friderici, Diss. de corpulentia nimia. Jen. 1670.

Ettmüller, Diss. de corpulentia nimia. Lips. 1681. Opera. T. II. P. 2. p. 878.

Wolf, Diss. de obesitate exsuperante. Jen. 1683.

Schaper, Diss. de obesitate nimia. Rostoch. 1701.

Verdries, Diss. de pinguedinis usibus et nocumentis in corpore humano. Gissae, 1702.

Wucherer, Diss. de corpulentia nimia. Jen. 1716.

Hoffmann, Diss. de pinguedine cum succo nutritie superfluo. Hal. 1718.

De Santeul, an obesis rarior soboles? Paris, 1725.

Gasnier, an obesis somnus brevis salubrior? Paris, 1733.

Le Monnier, an in macilentis liberior, quam in obesis circulatio. Paris, 1740.

Person, an parcior obesis, quam macilentis sanguinis missio. Par. 1748.

Walther, Diss. de obesis et voracibus, eorumque vitae incommodis ac morbis. Lips. 1734.

De Pré, de eo, quod citius moriantur obesi, quam graciles, secundum *Hippocratis* Aphorism. Sect. II. No. 14. Erf. 1724.

Schulze, Diss. de pinguedine. Halae, 1739.

Adolphi, Diss. de solvendo bono corporis habitu. Lips. 1741.

Baſs, Diss. de obesitate nimia. Erf. 1740.

Ehrlich, Diss. de obesorum ad morbos mortemque proclivitate. Halae, 1730.

Ludwig, Progr. de celeri obesitate causa debilitatis in morbis. Lips. 1759.

Quellmalz, de pinguedine ejusque sede etiam secundum quam praeter naturam constituta. Lips. 1748.

Macolm, Discourse on the nature, causes and cure of corpulency. Lond. 1760. (*Flemyng*).
Schulz, Diss. de obesitate. Lugd. Bat. 1752.
Büchner, Diss. de insolito corporis augmento, frequenti morborum signo. Halae, 1752.
Short, on the causes and effects, prevention and cure of corpulency. Lond. 1753.
Sigwart, Diss. polysarciae nosologia. Tub. 1756.
Derselbe, Diss. obesitatis corporis humani therapia. Tub. 1775.
Riemer, Diss. de obesitatis causis praecipuis. Halae, 1778.
Ebert, Diss. de obesitate nimia et morbis inde oriundis. Gött. 1780.
Reussing, Diss. de pinguedine sana et morbosa. Jen. 1791.
Jansen, Abh. v. d. thierischen Fette. Hal. 1786.
Tilesius in *Voigt's* Magazin. Bd. V. S. 289.
Küstner im Hamburger Magazin. Bd. II. S. 356.
Eschenmayer in den Tübinger Blättern. Jahrg. 1805. B. 1. S. 261. 285.
Salzburger medizinische Zeitung. 1795. I. p. 232. 1814. III. p. 31. 1815. II. p. 187. III. p. 389. IV. p. 220. 304. 1816. I. p. 184.
Lorry, Abh. über das Fett in dem menschlichen Körper, übersetzt von *Lindemann*. 1797.
London Magazin. 1790. S. 249.
Bremer Magazin, Bd. VI. S. 315.
Jäger, G. F., Vergleichung einiger durch Fettigkeit oder colossale Bildung ausgezeichneter Kinder u. s. w. Stuttgart, 1821.
Sammlung für Naturwissenschaften und Heilkunst v. Dr. *A. Crichton*, *J. Rehmann* und *K. F. Burdach*. Bd. II. H. 2. XIII.
Dictionnaire des sciences médicales. T. VII. p. 104. T. XIX. p. 295 T. XXXVII. p. 2.
Reichel, O. Fr., de malis ex adipe nimio oriundis. Diss. Berol. 1824.
Marcuse, H., de obesitate nimia. Berol. 1819.
v. Graefe in dessen und *v. Walther's* Journal der Chirurgie u. Augenheilkunde. Bd. IX. H. 3. p. 367. A. L. R — r.

ADIPOSUS *contextus, panniculus*. S. Fettgewebe.

ADIPSIA. Zusammengesetzt aus dem α privativum und δίψα, Durst, daher Durstlosigkeit, ein in den meisten, besonders in nervösen Fieberkrankheiten, ungünstiges Symptom. Dieses gilt besonders zu Anfang nervöser Fieber. Wenn aber auf der Höhe derselben die brennende Hitze, die Häufigkeit des Pulses und die Delirien sich zu vermindern anfangen, so ist es ein sehr gutes Zeichen, wenn der quälende Durst aufhört, oder wenigstens bedeutend abnimmt. Die Adipsie ist im Nervenfieber oft nur scheinbar, indem der willenlose Kranke sein Verlangen nach Getränken nicht zu erkennen geben kann, oder indem lähmungsartige Schwäche ihn daran verhindert; wenigstens deuten die trockene, gleichsam ausgebrannte Mund- und Rachenhöhle, und das häufige Saugen an den zitternden Lippen darauf hin, daſs der halb bewuſstlos darnieder liegende Kranke von Durst gepeinigt werde. — Nicht selten ist Durstlosigkeit ein Symptom von chronischen Blutanhäufungen in den groſsen Unterleibsorganen; bisweilen geht dieselbe, gleichzeitig mit verminderter Urinabsonderung, der Ausbildung von Wassersuchten voran. In allen wahrhaft entzündlichen Krankheiten ist es von übler Vorbedeutung, wenn der vorher lechzende Kranke plötzlich Mangel an Durst wahrnehmen läſst; man hat dann den Uebergang in eine nervöse Krankheitsform zu befürchten. In Nervenkrankheiten chronischer Art wird oft eine anhaltende Adipsie beobachtet. N — n.

ADIWAËN. S. Ammi copticum.

ADJUVANTIA. Solche Mittel, welche man anderen hinzusetzt, um die Kraft zu verstärken, z. B. wenn man zu einem fixen Stärkungsmittel, was nicht wirken will, noch ein flüchtiges Reizmittel beifügt. H — d.

ADNATA, die angewachsene oder Bindehaut des Auges. S. Conjunctiva. R — i.

ADOLPHSBERG. Die Mineralquelle, welche diesen Namen führt, entspringt in der Provinz Nerike, eine halbe Meile südlich von Oerebro, in einer sehr anmuthigen Gegend Schwedens. Schon bekannt im Jahre 1707 zur Zeit des Landhöfdings *From. Fagerschöld*, erhielt sie 1730 den Namen Erichsbrunnen, nach dem Reichsrath, Baron *Eric Wrangel;* nachdem er lange wenig benutzt worden, fing *Geringius* an, ihn wieder in Stand zu setzen, und der damalige Landhöfding Graf *Adolph Mörner* ertheilte die Erlaubniſs, Wohngebäude für Brunnengäste aufzuführen. (*Kort Berätelse, med Förteckning uppä de wid närwarande tid i Swerige uptagne, och mäst bekante Mineral-Brunner, Landskaps wis anförde, Sammanfattad af A. A. Hülphers. Wästeras,* 1770. *S.* 11.)

Nach seinem chemischen Gehalt gehört das Adolphsberger Mineralwasser zu der Klasse der alkalisch-salinischen Eisenwasser. Es ist vollkommen hell und farblos; seine Temperatur beträgt + 7° R. bei + 15° R. der Atmosphäre.

phäre. Nach *Berzelius* Analyse enthält eine Kanne dieses Wassers:

Schwefelsaures Kali . . .	0,169 Gr.
Salzsaures Kali	0,169 -
Kohlensaures Kali	0,480 -
Kohlensaure Kalkerde .	2,730 -
Eisenoxyd	0,427 -
Manganoxyd	0,077 -
Kieselerde	1,304 -
Extractivstoff	0,963 -
	6,54 Gr.
Kohlensaures Gas . . .	1,25 Kub. Z.
Stickstoffgas	2,25 -
	3,5 Kub. Z.

Als Heilquelle wird diese Quelle wenig benutzt, nur von den nächsten Bewohnern der Gegend.

Litt. *A. F. Gehlen,* Journal für die Chemie und Physik. Erster Bd. 1806. S. 12. 13. O — n.

ADONIS. *Adonis.* Eine Pflanzengattung zur natürlichen Ordnung *Ranunculaceae* gehörig, *Polyandria Polygynia Linn.* Kennzeichen sind: Kelch fünfblättrig; fünf und mehr Blumenblätter; an der Basis ohne Gruben; spitze Samenbehälter, also meistens negative Kennzeichen.

A. vernalis. Linn. sp. ed. Willd. T. 2. *P.* 2. *p.* 1304. *Hayne,* Arzneigewächse. T. 1. t. 10. Zwölf und mehr längliche, an der Spitze gezähnelte Blumenblätter, viel länger als der Kelch; rauhe Samenbehälter mit einer krummen Spitze. Die Blätter sind wie bei allen Arten sehr zusammengesetzt, und die letzten Lappen sehr schmal. Durch die grofsen gelben Blumen, welche sehr früh blühen, fällt die Pflanze auf. Sie perennirt, und wächst auf trocknen, sonnigen Hügeln im mittlern Europa, auch in Deutschland, wild. *Tragus* hielt diese Pflanze für die wahre schwarze Niesewurz der Alten. So kam die Wurzel statt der Wurzel von *Helleborus niger* in die Apotheken, wo sie sich noch häufig satt der letztgenannten findet. Viele ärztliche Beobachtungen, welche über *Helleborus niger* erzählt sind, beziehen sich ohne Zweifel auf diese *Adonis vernalis.* Die Wurzel treibt, wie die Wurzel von *Helleborus niger*, aus einem Wurzelkopfe lange, schwarze Fasern, aber jene hat ein eckiges Holz in der Mitte, diese hingegen ein aus mehreren parallel liegenden Bündeln bestehendes Holz: auch besitzt jene einen scharfen Geschmack, wenn er sich auch spät äufsert, diese hingegen einen sehr milden. Die Wirkungen, Brechenerregen und Abführen, sind viel stärker, als die der Wurzel von *Helleborus niger*.

L — k.

ADSTRINGENS. S. Gerbestoff.

ADSTRINGENTIA, zusammenziehende Mittel. Solche, welche die Cohäsion der Fasern (dasselbe, was man auch den Tonus, die Festigkeit der Faser, nennt) vermehren. Dadurch vermögen sie mehrere wichtige Wirkungen im Organismus hervorzubringen; zu stärken, in sofern ein gehöriger Grad von Tonus (Cohäsion) eine Hauptbedingung und Grundlage jeglicher Kraftäufserung ist; örtliche Erschlaffung zu heben; die durch Schwäche krankhaft erhöhte Reizbarkeit und Empfindlichkeit zu mindern; besonders aber die durch Schwäche und Erschlaffung krankhaft vermehrten Se- und Excretionen (*Profluvia*) zu hemmen und zu heilen. Sie gehören daher zu den wichtigsten Heilmitteln. Die vorzüglichsten sind: aus dem Pflanzenreiche alle diejenigen, welche Gerbestoff enthalten, *Cort. Quercus*, *Rad. Tormentillae*, *Bistortae*, *Gummi Catechu*, *Kino;* aus dem Mineralreiche, vor allen der Alaun (*Alumen*), unstreitig das stärkste und wirksamste aller Adstringentien, die Mineralsäuren, besonders das *Acidum sulphuricum*, und dessen Compositionen, das *Vitriolum Martis*, *Cupri*, *Zinci*, das Eisen, das Blei; endlich die Kälte, vermöge des allgemeinen Naturgesetzes, nach welcher sie das Volumen aller Körper vermindert, und ihre Bestandtheile näher zusammendrängt.

H — d.

ADSTRINGENTIA (chirurgisch) nennt man in der Wundarzneikunst diejenigen Mittel, welche äufserlich angewandt, die erschlafften Fasern der festen Theile zusammenziehen, sie stärken, und dadurch zugleich abnorme Absonderungen und Ausflüsse hemmen. Die zusammenziehenden Arzneien aus dem Pflanzenreiche unterscheiden sich nach der Reinheit, in welchem sie den Gerbestoff enthalten, und nach dem Verhältnisse, in welchem ihnen ätherisches Oel, Harz und Eiweifsstoff beigemischt sind. Die gebräuchlichsten sind folgende: 1) die Granatäpfelblüte (*flores Balaustiorum*); 2) die Quittenblätter (*folia Cydoniae*); 3) die Rosenblätter (*folia Rosarum*); 4) die Wegebreitblätter (*folia Plantaginis*); 5) das Kraut von Odermennig (*Herba agrimoniae*); 6) Salbeikraut (*Herba Salviae*); 7) die Chinarinde (*Cortex chinae*); 8) Lorbeerweidenrinde (*Cortex salicis*); 9) die Rofskastanienrinde (*Cortex Hippocastani*); 10) die Eichenrinde (*Cortex Quercus*); 11) die Natterwurzel (*Radix Bistortae*); 12) die Tormentillenwurzel (*Radix Tormentillae*); 13) die Galläpfel (*Gallae Quercinae*); 14) der Catechusaft (*Terra Japonica, Terra Catechu*); 15) Kinogummi; 16) das Drachenblut (*Sanguis draconis*); 17) der Rosenschwamm (*Fungus Cynosbati*); 18) der rothe Wein (*Vinum rubrum*). — Aus dem Mineralreiche gebrauchen wir zu diesem Zweck: 19) das Kalkwasser (*Aqua Calcis vivae, Aq. Calcariae ustae*); 20) den Alaun (*Alumen*); 21) den Eisenvitriol (*Vitriolum martis, s. viride, ferrum sulphuricum*). — Vom Blei folgende Präparate: 22) das Bleiweifs (*Cerussa*); 23) die Silberglätte (*Lithargyrum*); 24) Mennige (*Minium*); 25) Bleiextract (*Extractum saturni, Acetum saturninum*); 26) den Bleizucker (*Saccharum Saturni, Plumbum aceticum*). Auch die Kälte ist ein starkes Adstringens, wir gebrauchen daher 27) das kalte Wasser (*Aqua frigida*).

Die Form, in welcher man diese zusammenziehenden Mittel anwendet, ist verschieden, man bedient sich ihrer als Waschwasser, als Umschlag, als Gurgelwasser, als Einspritzungen und als Einpinselungen.

Die gerbestoffhaltigen Mittel stärken die Contractionskraft der Muskelfaser, und beschränken die abnormen Schleimflüsse und die zu starken Eiterungen. Man wendet sie daher in folgenden Fällen an: 1) beim Vorfall (*Prolapsus*); 2) beim Bruch (*Hernia*); 3) gegen zurückbleibende Atonie der Gelenkbänder nach Verrenkungen; 4) gegen chronische, asthenische Ophthalmien; 5) als prophylactisches Mittel gegen exanthematische Augenentzündungen während des Ausbruchs der Auschlagskrankheiten; 6) bei stark eiternden Wunden und Geschwüren; 7) bei anomalen Blutungen und 8) gegen chronische Blennorrhoen, die aus Atonie der Gefäfse fortdauern.

Nachtheilig wird ihre Anwendung bei heftiger Entzündung und bei kritischen Ausscheidungen; indem dadurch leicht Metastasen auf inneren edleren Theilen entstehen. (S. Tonica.) M — lis.

ADUSTION. Die Verbrennung, das Brennen. Die Alten bedienen sich des Wortes in mehrfacher Bedeutung. *Avicenna,* Theatr. chym. IV. p. 869. nimmt es in dem Sinne von Calcination, wenn er von „*adurere os*" spricht. *Galen,* Class. VII. de med. fac. pac. Lib. III. nennt Adustion das Schrinnen und Rothwerden der Hände durch den Wind, im Froste; an andern Stellen auch das Verbrennen der Haut. — *Oribasius,* Synops. ad Eustach. L. V. Cap. 13. nimmt Adustion gleichbedeutend mit Syriasis, dem Sonnenstich. Die jetzt gebräuchliche Bedeutung des Wortes ist: das chirurgische Verfahren, das Glüh-Eisen anzuwenden. Schon beim *Galen,* Class. VII. de arte curation. ad Glauc. L. II. Cap. 9. „*de gangraena*" finden wir die Adustion, das glühende Eisen, bei faulen Geschwüren, beim feuchten Brande anempfohlen; ein Verfahren, das *Delpech* in neuern Zeiten wiederum beim Hospitalbrande vom gröfsten Nutzen gesehen hat. S. Glüheisen. P — s.

ADYNAMIA (aus dem griechischen, *α* privativum und *δύναμις* Kraft,) heifst im Allgemeinen jede Schwäche oder verminderte Thätigkeit, irgend eines Organs (nicht blofs der reagierenden und bewegenden, sondern auch der empfindenden), oder auch des ganzen Organismus. Also das, was *Brown* mit dem Namen Asthenia bezeichnen wollte.

Schwäche aber ist ein höchst relativer, und daher in der Medizin, so wie im gemeinen Leben, sehr häufig gemifsbrauchter Begriff, und verlangt daher eine genauere Bestimmung. Vor allem wichtig ist der Unterschied in wahre und scheinbare, oder falsche Schwäche (*Adynamia s. Debilitas vera et spuria*). — Unter ersterer wird verstanden, ein wahrer Mangel an lebendiger Kraft, unter letzterer ein nur scheinbarer. Sie kann zweifach seyn: entweder von Hemmung, Unterdrückung der Kraftäufserungen (*Vis oppressa, Debilitas ab oppressione virium*), oder von einer Affection der Nervensensibilität, die das Gefühl der Schwäche hervorbringt, eine blofse *Sensatio perversa*, so gut wie man Hitze und Kälte als blofse *Sensatio nervosa* empfinden kann, ohne wirklichen Mangel oder Uebermaafs des Wärmestoffs (*Debilitas ad sensum*). Die erste, die falsche Schwäche, *ab oppressione*, kann erzeugt werden: durch Ueberfüllung der Gefäfse mit Blut (*Debilitas plethorica*); durch Ueberladung des Magens und gastrische Anhäufungen (*Debilitas gastrica*); durch mechanischen Druck, Unterbindung, z. B. Lähmungen einzelner Theile, des Gehirns, von Geschwülsten, Exsudationen, Extravasationen; durch Metastasen und Krankheitsstoffe, wodurch das entstehen kann, was wir gebundene Kraft nennen (*Debilitas metastatica*), wohin die Lähmungen von Ablagerungen psorischer, arthritischer, rheumatischer, syphilitischer und anderer Schärfen gehören. Die zweite, die falsche Schwäche *ad sensum*, tritt bei jedem Fieber ein, da die Fieberaffection an sich das Eigenthümliche hat, in den Nerven ein Schwachheitsgefühl zu erzeugen, auch bei Fiebern von erhöhter Kraft, daher auch *Lassitudo* zu den pathognomonischen Symptomen des Fiebers gehört.

Die wahre Schwäche (eigentliche Adynamie) kann auf doppelte Art entstehen: entweder durch Erschöpfung der Kraft (Ueberreizung), oder durch mangelnde Nahrung und Erregung der Kraft. *Brown* nannte die erste indirekte, die zweite direkte Schwäche, aber es ist ein grofser Irrthum, zu glauben, wie viele gethan haben und noch thun, dafs er zuerst diesen Unterschied gemacht habe, denn schon lange vor ihm sah man vollkommen ein, dafs man auf zweifache Art schwach werden könne, durch übermäfsigen Gebrauch und durch Nichtgebrauch eines Organs. Und überdies beging er den grofsen Fehler, anzunehmen, dafs die direkte Schwäche immer mit einem Uebermaafs von Erregbarkeit, die indirekte hingegen mit Mangel derselben verbunden sey, wovon doch die Erfahrung häufig das Gegentheil zeigt. — Besser ist es daher, die Schwäche einzutheilen, in Schwäche mit erhöhter Reizfähigkeit (irritable oder eretische Schwäche), und Schwäche mit verminderter Reizfähigkeit (torpide Schwäche).

Auch kann man unterscheiden Schwäche der Cohäsion der Faser (einfache physische Schwäche, Mangel an Ton, *Atonia*, Erschlaffung), von der Schwäche der lebenden Kraft (Lebensschwäche).

Aber Unrecht ist es, das von *Brown* eingeführte Wort Asthenie für Schwäche zu gebrauchen. Denn die *Brown*sche Schwäche ist etwas ganz anderes, und bezeichnet blofs die unter den Normalgrad gesunkene Erregung, das Mifsverhältnifs der Reize, was überdiefs, genau nach seiner Scala berechnet, wegen der es immer wieder compensirenden Erregbarkeit, gar keine Differenz giebt. Und dennoch hatte sich eine Zeitlang durch diese einseitige Darstellung eine Menge Aerzte so verblenden lassen, dafs sie in fast allen Krankheiten nichts als Asthenie sahen. H — d.

ADYNAMICUS, kraftlos, schwach. So nennt man alle Zustände, alle Krankheiten, die mit Schwäche verbunden sind, oder deren Charakter Schwäche ist, adynamische Krankheiten, z. B. Lähmungen, auch dergleichen Fieber, z. B. Faulfieber, adynamische Fieber. — Jedes Fieber, jede Entzündung kann, durch Ueberreizung und dadurch entstehende Krafterschöpfung, noch mehr durch zu weit getriebene schwächende Behandlung, aus dem entgegengesetzten Zustand in einen adynamischen übergehen, der eine ganz entgegengesetzte Methode verlangt, ein Umstand, worauf der Arzt sorgfältig Acht zu haben hat.

Statt des Wortes adynamisch bedient man sich auch der Benennung, passiv, z. B. passive Entzündung, im Gegensatz der activen. H — d.

AEDOPSOPHIA (vom Griechischen, *αιδοῖα*, die Schamtheile und *ψοφέω*, flatum edo.) Luftentwickelung und Ausstofsung aus dem Uterus und der Harnblase durch die Vagena oder Urethra. Sie existirt allerdings, wiewohl selten, theils als Folge einer Perforation und Verwachsung der Gedärme mit diesen Organen, theils durch Localkrankheiten dieser Organe, wodurch eine Gasentwickelung in ihnen möglich wird. Es scheint selbst bei Hysterischen ein ähnlicher krankhafter Prozefs der Gasentwickelung, wie in den Gedärmen, auch im Uterus möglich zu seyn, wie einige Beispiele bezeugen. (S. Flatus.) H — d.

AEGAGROPILA. S. Haarball.

AEGILOPS. Das Nasenwinkelgeschwür, welches seinen Sitz zunächst im Zellgewebe auf dem Thränensack hat, ward ehemals mit Anchilops, der Nasenwinkelentzündung, häufig verwechselt, und beide Krankheitsformen wurden für identisch gehalten; auch begriff man darunter die Thränenfistel, den Thränenkarunkelschwund oder Rhyas, überhaupt jede in der Nähe des gröfsern Augenwinkels befindliche entzündliche oder nicht entzündliche Anschwellung, auf und aufserhalb des Thränensackes. *Pott* (on fistula lacrymalis) glaubte irrig, dafs der im Thränensacke krankhaft angesammelte Schleim, diesen durchbreche. *Demours* (Traité des maladies des yeux) sagt: wenn die im Thränensacke eingeschlossene Materie, die weder durch die Nase, noch durch die Thränenpunkte entleert werden kann, gährt, so entstehen heftige Schmerzen an der Stelle, an welcher die Materie durchzubrechen strebt, endlich berstet die Haut und der Thränensack, und es bildet sich ein fistulöses Geschwür, welches man Aegilops nennt. Er nahm daher mit Unrecht den Anchilops und den aus ihm entstehenden Aegilops, als von dem Thränensack ausgehend, an. *Z. Platner* (opp. chir. I.) begreift darunter eine jede hier gelegene Geschwulst, als Balggeschwülste, Lipome, scrophulöse und scirrhöse Anschwellungen, Ansammlungen von serösen Feuchtigkeiten, Furunkeln u. dergl. *Beer* (Lehre von den Augenkrankheiten. I. 331.) gebührt zuerst das Verdienst, den Anchilops von der Thränensackentzündung — Dacryocystitis — und den Aegilops von der unächten Thränensackfistel, richtig unterschieden zu haben, indem er zeigt, dafs bei Aegilops der Eiter sich nicht in dem Thränensack selbst erzeugt, und von hier aus sich einen Weg nach aufsen gebahnt hat, sondern dafs umgekehrt der Eiter sich von aussen — aus einer in Aegilops übergegangenen Anchilops — erst nach innen in den Thränensack ergossen hat. — Abscesse, welche demnach nicht in den Thränensack dringen, sondern nur in der Karunkel, der halbmondförmigen Falte, oder überhaupt dem innern Augenwinkel nahe, ihren Sitz haben, nennt er nosologisch richtig Nasenwinkelgeschwür, *Aegilops simplex*, und unterscheidet die unächte

Thränenfistel davon, theils durch die Sonde, die hier bei der Untersuchung wirklich in den geöffneten Thränensack dringt, theils durch den beim geringsten Drucke auf das Geschwür herausfliefsenden Schleim und Eiter, mit unvermischt beigemengten Thränen, theils endlich durch die unverhältnifsmäfsige Menge der herausfliefsenden Feuchtigkeiten, welche beim *Aegilops simplex* weit geringer ist.

Aegilops ist demnach ein Abscefs, welcher aus einem vorausgegangenen Anchilops entstanden ist, und seinen Sitz auf und aufserhalb des Thränensackes hat, und der entweder noch geschlossen oder schon offen seyn kann.

Ein solches Geschwür unterscheidet sich von einer ächten Thränensackfistel dadurch, dafs die thränenabführende Parthie primair nicht krankhaft ergriffen ist; dafs der Abscefs hier unmittelbar unter der Haut liegt, und dafs, wenn hier ein Thränenflufs erfolgt, dieser vom Drucke der entzündlichen Geschwulst auf den Thränensack herrührt, und nicht von krankhafter Affection des Thränensackes selbst, oder von Verstopfung des Nasenkanals. War indessen beim vorausgegangenen Anchilops die Entzündung sehr heftig und tiefer eingreifend, so dafs sie sich über die vordere Wand des Thränensackes mit verbreitet, so stellt sich im zweiten Zeitraume mindestens eine sehr vermehrte Schleimansammlung in demselben ein, welcher Schleim sich bei einem äusserlich angebrachten Druck, weder durch die Thränenpunkte noch durch den Nasenkanal ausleeren läfst, oder im noch schlimmeren Falle dringt die äufsere Eiterung vom Aegilops, statt sich nach aufsen zu öffnen, immer tiefer, und durchbohrt die vordere Wand des Thränensackes, und bildet dann die von *Beer* s. g. unächte Thränensackfistel.

Das einfache oberflächliche Nasenwinkelgeschwür heilt und vernarbt leicht, bei fortgesetzten warmen Bähungen, hingegen bei Vernachlässigungen, oder beim täglichen Einlegen eines Bourdonnets oder einer Wieke, widersteht es oft hartnäckig der Heilung; das Geschwür wird danach callös, bedeckt sich mit wildem Fleische, bildet Fisteln, die wohl bis in die Augenhöhle dringen, den Knochen entblöfsen und zerstören, und dann, wie alle Geschwüre mit Caries oder Necrose, sich sehr in die Länge ziehen, wenn sie auch nicht immer gerade zu den gefährlichen zu rechnen sind. (Das Weitere davon kommt unter Anchilops vor.)

Etymologie. Aegilops, αἰγίλωψ, αἰγιλωπία, von αἴξ, Genitiv. αἰγος, die Ziege, und ὤψ, das Auge oder das Gesicht; weil die Ziegen angeblich dieser Art Krankheit häufig unterworfen seyn sollen. Nach andern wird es wohl mit Unrecht von αἰγὶς, einer dicklichen, unreinen Feuchtigkeit auf der Cornea abgeleitet, und paſst dann die Benennung αἰγίλωψ mehr auf die Augenliderdrüsenentzündung und auf Blennorrhöe der Augenlider, als auf Augen- oder Nasenwinkelgeschwüre.
Synon. Nasenwinkelgeschwür, Absceſs auf dem Thränensack, erysipelatöses Nasenwinkelgeschwür (*Beer*), Thränengeschwür — unrichtig. Lat. *Aegilops, Aegylops.* Franz. *Oeil de chèvre, Égilops.* Engl. *A swelling in the corner of the eye* — unrichtig. Holl. *Een geitenoog, Traanfistel* — unrichtig. Ull — n.

AEGYPTISCHE AUGENENTZÜNDUNG, die epidemisch-contagiöse Augenblennorrhöe Aegyptens, contagiöse Augenentzündung, die Augenpest Aegyptens.

Geschichte der ägyptischen Ophthalmie. Epidemische Augenblennorrhöen herrschten schon im grauen Alterthume. Das beweisen Stellen beim *Hippocrates* sehr deutlich, wo von einer *Ὀφθαλμία ῥούδης* die Rede ist, deren Ausgänge, glückliche durch Crisen, unglückliche durch Bersten des Augapfels, durch Geschwüre, Trübungen, Augenliderumstülpungen u. s. w., dort trefflich geschildert werden. Einmal heiſst es sogar, daſs die Opthalmie als *νόσημα παγκοίνον*, d. h. als eine alle befallende Krankheit, vorkomme, und an eine andere Stelle empfiehlt *Hippocrates* die antiphlogistische Behandlng, in ihrer ganzen Ausdehnung, gegen dieses Uebel. Bei *Plato* (*Phädrus Steph.* 256.) wird von einem Menschen, der von einer Empfindung ergriffen worden ist, die er als von auſsen in ihn verpflanzt betrachten muſs, weil er keine innere Quelle derselben kennt, die Behauptung aufgestellt: „er sey wie einer, der durch einen andern eine Augenkrankheit bekommen hat" (*οἷον ἀπ' ἄλλον ὀφθαλμίας ἀπολελαυκὼς*), woraus wohl hervorgeht, daſs zu *Plato's* Zeit die Entstehung von Augenübeln durch Uebertragung von Menschen auf Menschen, als keinem Zweifel unterworfen, betrachtet worden ist. *Xenophon* erzählt von einem heftigen Augenübel, welches unter dem griechischen

Heere während seines Rückzuges über den Euphrat und Tigris ausbrach, und viele Individuen ergriff. *Celsus* unterscheidet mehrere Grade und Absonderungsperioden der Ophthalmie, und *Galen* achtet das Contagium der Ophthalmie dem der bösartigen Fieberseuche gleich. *Aetius* hat ein Fragment des *Theodotius Severus*, eines wahrscheinlich dem dritten oder vierten Jahrhundert angehörigen Ophthalmologen, aufbewahrt, in welchem derselbe erzählt, dafs Auflockerungen (τραχώματα) und Verdickungen (δασύματα) auf der innern Augenlidfläche aus verschiedenen Ursachen, aber auch aus langwierigen Schleimflüssen entstehen; man sieht nach ihm kleine Hervorragungen wie Hirsen- oder Koskörner, und das Uebel ist schwer zu behandeln; δασυτης und τραχύτης sind dem Grade nach verschieden, diese schmerzhaft und mit grofsen Hervorstechungen, beide sind mit Ausflufs verbunden; συκώσις ist der höchste Grad dieses Leidens, und hat die hervorstechendsten Pupillen; die *Ovidi*schen Verse (de remed. univer. 63.)

Dum spectant oculi laesos, laeduntur et ipsi
Multaque corporibus transitione nocent

sind wenigstens deutlich und beredt genug, um aus ihnen zu ersehen, dafs man schon damals Uebertragungen eines kranken inficirenden Stoffes auf das Auge kannte und fürchtete.

Alexander von Tralles wirft schon die Frage auf, warum ein Augenkranker (ὀφθαλμιῶν) sein Uebel leicht den Augen eines Gesunden mittheilt, und derselbe Schriftsteller sagt, dafs die Ansteckungskraft der Opthalmie der der Schwindsucht und der Krätze gleich sey. Was *Avicenna* zu Ende des zehnten Jahrhunderts mittheilt, spricht ebenfalls für das Vorkommen contagiöser Ophthalmien in jener Zeit, und wenn die spätern ärztlichen Schriftsteller Europens zum Theil gar keine, zum Theil nur sehr fragmentarische Nachrichten über die in Rede stehende Krankheit geben, so währte eine contagiöse-epidemische, oder vielmehr endemische Augenkrankheit im Oriente fort, welche nach den Berichten eines *Prosper Alpinus* (Medic. Aegypt. L. B. 1718. p. 22.) und aus *Volney* (Voyage en Syrie et en Egypte. T. 1. p. 215.) mit der später in Europa herrschenden contagiösen Ophthalmie die auffallendste Uebereinstimmung zeigt. Allein an Beschreibungen von furchtbar schnell verlaufenden Ophthalmien, die meistens das Auge ganz zerstörten, oder von solchen, die epidemisch auftraten, fehlt es keineswegcs. Der Aberglaube des Mittelalters nannte dieselbe die hitzige Zauberei der Augen (*fascinatio calida*) (*Bartisch's* Augendienst. Sulzbach, 1686. 4.), und dafs in einzelnen Ländern durch die Lage derselben u. s. w. contagiöse Augenblennorrhöen hervorgerufen wurden, darüber fehlt es nicht an sichern Nachrichten. (*Bagliv*, opera omnia. Antwerp. 1719. p. 523. u. 568. Historia morborum, qui annis 1690 — 1701. Uratislaviae grassati sunt a Coll. Arnd. Cerp. Urat. in lucem edit. p. 15. 67. 271.) Allein aus dem allen geht doch keinesweges hervor, dafs man schon vor dem ägyptischen Feldzuge (1798) die Augenentzündung, welche zu jener Zeit die ägyptische, oder auch die contagiöse genannt ward, gekannt habe, dafs die von den frühsten und spätern Schriftstellern beschriebenen Ophthalmien mit der in Rede stehenden identisch seyen. Die Geschichte spricht zwar dafür, dafs sich zu verschiedenen Zeiten in verschiedenen Ländern epidemisch-contagiöse Augenentzündungen ausbildeten; sie thut aber keinesweges bestimmt dar, dafs dieselben immer einer und derselben Natur gewesen sind. Zu Ende des vergangenen Jahrhunderts (1798 — 1804) hatten englische, französische und italische Aerzte, *Larrey*, *Assalini*, *Frank*, *Vetsch* u. a. m. Gelegenheit, bei dem Feldzuge *Napoleon's* in Aegypten, eine contagiöse Augenentzündung daselbst zu beobachten. Im Wesentlichen stimmen die Schilderungen, welche diese Aerzte von der genannten Krankheit geliefert haben, überein.

Kaum war das ungefähr 30,000 Mann starke Heer *Napoleon's* im Jahre 1798 in Aegypten gelandet, als die dort endemisch-contagiöse Ophthalmie mehrere Regimenter befiel, und mit zunehmender, beinahe allgemeiner Ausbreitung, während des ganzen Aufenthalts der Armee in Aegypten bis zum August 1801 ununterbrochen fortdauerte. Man sah sich genöthigt, zu Kairo, Gizeh und Rosetta mehrere besondere Hospitäler für Augenkranke zu errichten; binnen drittehalb Monaten erkrankten an 3000 Soldaten an der Ophthalmie. Je enger die Truppenabtheilungen zusammengezogen wurden, je mehr sie den Einflüssen des ausgetretenen Nils ausgesetzt, je mehr sie durch rasche Märsche ermüdet worden waren, desto schneller und heftiger verbreitete sich die Ophthalmie. Während der Rückkehr der Truppen sank das Uebel beträchtlich; schon während der Ueberfahrt nach Frankreich wurden viele von der lästigen Krankheit und ihren Folgen befreit, und durch diese Krankheit invalid gewordene Krieger, konnten, nachdem sie einige Zeit in Frankreich gelebt hatten, als dienstfähige Soldaten wieder in die Armee treten; *Larrey* bemerkt ausdrücklich, dafs die von den Ufern des Nils nach Frankreich gebrachte Augenkrankheit, nach erfolgter Rückkunft der Mannschaft, als Seuche sich zwar verlor, dafs jedoch das einmal aufgenommene Leiden bei manchen Individuen von jener Zeit her in unterer Entwickelung fortglimmte; eine Bemerkung, die auch *v. Graefe* und *Adams* später in Deutschland, Frankreich und England zu machen Gelegenheit fanden.

Wie es dem französischen Heere in Aegypten ging, so wurde auch das englische, von *Abercrombie* befehligte, im Jahre 1800 zu Abukir ausgeschiffte Heer, bald von den Augenschleimflüssen befallen. Als später, nach der Räumung Aegyptens (1803), das englische Heer getrennt ward, und sehr verschiedenen Bestimmungen entgegenging, ward diese Ophthalmie an viele Orte verpflanzt; wohin die verschiedenen Truppen gingen, mittelbar als unmittelbar, nach Malta, Sicilien, Gibraltar, Portugal, Spanien, dahin folgte das Augenübel, und beträchtlicher als irgend wo, brach die Krankheit in England aus; zuerst bemerkte man sie unter den irrländischen Truppen, von diesen ging sie im Jahre 1804 nach England über, und von hier aus ward sie fast allen Heeresabtheilungen mitgetheilt; die Zahl der erblindeten Soldaten wuchs schnell bis auf 5000, und die Regierung setzte jährlich an hunderttausend Pfund Sterling zur Unterstützung jener Unglücklichen aus. Von der Armee ging die Ophthalmie auf's Volk über, und gar bald wüthete dieselbe im ganzen Lande. Bis zum Jahre 1818 erhielt sich das aus Aegypten durch die Soldaten nach England mitgebrachte Augenübel unverändert heftig, denn noch in dem genannten Jahre ergriff diese Ophthalmie in einem öffentlichen Arbeitshause 150 Erwachsene auf Einmal.

Aber auch in Italien ward vom Jahre 1801 — 1813 dieselbe ansteckende Ophthalmie mit all' ihren eigenthümlichen Erscheinungen, Ausgängen und Folgen nach *Omodei's* Erzählung beobachtet; zuerst unter den Truppenabtheilungen, die längs den Küsten aufgestellt, und die grofsen Strapazen ausgesetzt waren; gar bald ging das Uebel auch auf die Bewohner über, und verbreitete sich hauptsächlich unter den Einwohnern der Seestädte. *Scarpa* hielt die Beschränkung der Seuche nur durch solche Mittel für möglich, welche gegen die Pest selbst angezeigt sind. Die italienische Epidemie nahm ihren Gang von zwei Punkten, von Livorno und von der Insel Elba aus; kurze Zeit nachdem 1801 französische Truppen, aus Aegypten zurückkehrend, auf den genannten Punkten gelandet waren. Das Uebel ging zuerst nach Chiavari und Genua, und später nach Parma, Mantua, Padua, Vicenza, Cremona, Lodi und Mailand, und erst als ein in Elba angestecktes italienisches Regiment, bei welchem blennorrhöische Augenaffecte sieben Jahre hindurch nicht aufgehört hatten, vom spanischen Feldzuge zurückkam, brachte es die Augenseuche auf das entgegengesetzte Ufer, zu den Küsten des adriatischen Meeres mit, das sich mehr und mehr verbreitend, im Jahre 1812 bis zur höchsten Bösartigkeit entwickelte, und von Ancona aus nach Sinigaglia, Rimini, und landeinwärts über Loretto und Mecerata nach Ascoli vordrang. Mit dem Jahre 1813 endete diese Epidemie.

Aber auch im Befreiungsheere der Verbündeten, durch Deutschland, Frankreich, Holland, Belgien, Schweden und Norwegen verbreitete sich in den denkwürdigen Jahren 1813 — 1815 eine furchtbare Augenseuche, die durch ihre Erscheinungen beim Anfang und während der Acme, wie durch ihre Ausgänge eine völlige Identität mit den eben genannten Epidemien aufser allen Zweifel setzt. Nicht auf allen Punkten brach diese Epidemie in gleichem Grade aus, allein sie nahm doch hier oder dort so überhand, dafs während der Dauer der beiden Feldzüge von 1813 — 1815 gegen dreifsigtausend Krieger an dieser epidemischen Ophthalmie litten. Der Verlauf dieser Epidemie verhielt sich übrigens ganz jenen Gesetzen gemäfs, nach welchen Seuchen im Allgemeinen erscheinen; anfangs sah man nur wenige und leichte Krankheitsfälle, späterhin traten grofse Anomalien auf, und das Uebel ward hartnäckiger; endlich zeigte sich das Leiden am heftigsten und am meisten ausgedehnt, und nach erlangter Höhe nahm die Krankheit mehr und mehr ab, und erlosch endlich ganz.

Das vom General *York* befehligte, und zu Anfang des Jahres 1813 aus Rufsland nach Berlin zurückkehrende preussische Armeecorps, brachte die ersten Triefäugigen mit. Die Anzahl derselben war nicht gering; das Uebel selbst aber war leicht zu beseitigen. Später, als *Napoleon* (1813) die Saale und Elbe mit neuen Truppenmassen überschritt, und die Kranken der preufsischen und russischen Armee über die Oder zurückgebracht wurden, befanden sich bei den Transporten der Kranken auch viele Triefäugige, deren Leiden sich auf den Schiffen, in welchen jene Kranke gebracht wurden, sehr verschlimmerte; aber später, als die Ausschiffung beendet war, sich wieder sehr zur Besserung anschickte; nur bei denen, welche der Seeluft ausgesetzt waren, zu Wollin und Cammin, widerstrebte das Uebel hartnäckiger, und ergriff Individuen, die früher nicht an den Augen gelitten hatten. Später, im Juni desselben Jahres, fanden sich von den *Yorki*schen und *Barclai*schen Colonnen, die im Mai in der Gegend der Elbe gegen Franzosen und Italiener gefochten hatten, Triefäugige ein; während des Waffenstillstandes im Juli verminderte sich die Zahl der Augenkranken; mit der Wiedereröffnung des Feldzuges, nach den Schlachten bei Grofsbeeren, Dresden und Leipzig; mit eintretendem Herbste vermehrte sich die Zahl der Triefäugigen, vorzüglich unter den Truppenabtheilungen, die auf sumpfigen Wiesen, an den Ufern grofser Flüsse lange zu bivouaquiren genöthigt waren, und Augenblennorrhöen dauerten in allen Elb- und Oderstädten am hartnäckigsten fort.

Das Kriegsglück führte die Verbündeten über den Rhein und nach Paris, nachdem ihre Armeen vom August 1813 bis zum März 1814 die Länder von der Elbe bis zur Seine in beständigen gröfsern und kleinern Schlachten erobert hatten. Auf einem kalten Winter folgte ein heifser

Sommer, und der gröfste Theil der siegreichen Armee, mufste nach eingetretenem Frieden in schnellen Rückmärschen das eroberte Frankreich verlassen. Jetzt erreichte die Augenseuche einen hohen Grad, und gar bald waren alle Hospitäler in Belgien, Frankreich, im Elsafs und am Rhein mit Augenkranken überfüllt, ja die nach Norden heimkehrenden Schweden brachten das Uebel selbst dorthin zurück.

Die zurückgekehrte, dem Soldaten nun gegönnte Ruhe, trug jetzt nicht wenig dazu bei, die Seuche zu verringern, allein ganz hörte sie nicht auf, und nachdem *Napoleon's* Rückkehr aus Elba ein neues Signal zum Kriege gegeben hatte, und die Heere der Verbündeten in grofsen Massen rasch gegen Frankreich rückten, stieg die Krankheit bedeutend, so dafs eine nicht geringe Anzahl Soldaten von diesem Augenübel ergriffen, längs des Rheins hinter der Armee zurückbleiben mufsten, und als zur Schlacht bei Belle-Alliance Preufsen und Engländer näher zusammenrückten, verbreitete und verschlimmerte sich das Augenübel noch mehr; im Sommer und Herbst 1815 erreichte die Epidemie ihre Acme. Von der vereinigten Armee aus verbreitete sich das Uebel unter Städtern und Landleuten an vielen Orten; hauptsächlich aber am Rheine, in den Niederlanden und in Westphalen. Im Jahre 1816 war das Uebel beinahe gänzlich verschwunden, und erhielt sich nur noch an solchen Orten, wo sich viele kranke Soldaten befanden; allein später trat dasselbe hier und dort, hauptsächlich in der Rheingegend und in einem Theile von Oestreich, selbst in Berlin, furchtbar auflodernd wieder empor, befiel ganze Familien, und steckte von hier aus ganze Dörfer und Flecken an; ja es entwickelte sich hauptsächlich in Arbeitsanstalten, Casernen u. s. w., wo eine gröfsere Menschenmasse zusammenwohnte, mit furchtbarer Schnelligkeit. Seit jener Zeit scheint die Wuth dieser furchtbaren Augenkrankheit gebrochen.

Was die Erscheinungen betrifft, unter welchen diese Krankheit beginnt, wächst und schwindet, so sind sie folgende: sehr oft befällt das Uebel das rechte Auge zuerst, manchmal auch ganz allein, und geht dann erst später auf das linke über. Bei einer leichten, blassen Röthung des untern und später auch des obern Augenlides, fangen die

Kranken an ein lästiges zum Reiben nöthigendes Jucken in denselben zu empfinden, und bei der Empfindung von Rauhigkeit und Trocknifs im Auge, glauben dieselben, es sey ihnen Staub oder Sand zwischen die Augenlider gekommen; das Licht verursacht ihnen Schmerzen, daher sie das Auge nicht weit öffnen, im Gegentheil die Augenlider stark zusammenziehen; sie suchen dunkle Orte auf, indem ihnen der Anblick heller oder glänzender Gegenstände einen stärkeren Serumergufs und grofsen Schmerz verursacht; manche Kranke haben das Gefühl vermehrter Wärme in den Augenlidern. Ist das Uebel im Zunehmen, so sondert sich bald ein Schleim ab, mit welchem das Gefühl von Trockenheit und Rauhigkeit nach und nach aufhört, und nur bei schnellem Oeffnen des Augenlides bemerkt wird; allein dafür steigern sich die Schmerzen in den Augenlidern, an die Stelle des Juckens tritt ein lästiges, stechendes Brennen, und die Lichtscheu erreicht einen hohen Grad; gegen Abend tritt eine Exacerbation ein, welche mit heftigen Schmerzen verbunden ist. Mit steigender Krankheit steigen die Empfindungen des Kranken. Die Zufälle der Photophobie nehmen ungemein zu; das heftige, früher nur in den Augenlidern empfundene Brennen, geht auf die Oberfläche des Bulbus über, und dauert ununterbrochen fort, flüchtige, heftig schmerzende Stiche durchzucken den Augapfel, die Augenhöhle und die Stirn, und machen gegen Morgen eine Remission, und exacerbiren bis gegen Mitternacht, von den Abendstunden an, auf das fürchterlichste. Erreichen die Schmerzen ihren höchsten Grad, so haben die Kranken selbst in den dunkelsten Zimmern deutliche Lichterscheinungen, und das Gefühl der Augenhitze nimmt dergestalt überhand, dafs die Empfindung entsteht, als lägen feurige Kohlen mitten in der *orbita*, als würden die Augenhöhlwände in ihrer Tiefe mit einem glühenden Eisen durchbohrt. Damit ist ein furchtbares Angstgefühl, nicht selten bis zu Delirien sich steigernd, verbunden. Dabei das Gefühl, als habe der Bulbus keinen Platz mehr in der *orbita*, als dehne er sich fortwährend mehr und mehr aus, und alle diese furchtbaren Schmerzen lassen gewöhnlich erst dann nach, wenn der Bulbus geplatzt ist. Während der Kranke

von

von diesen furchtbaren Schmerzen geplagt wird, nimmt man am Auge bedeutende Veränderungen wahr, die sich in gewisse Abstufungen bringen lassen; daher hat man verschiedene Grade der contagiösen Augenentzündung angenommen; die verschiedenen Schriftsteller auf verschiedene Weise. Wir folgen hier *v. Graefe*, welcher drei Grade und Formen der Krankheit unterschied, zwischen denen es aber zahlreich verschiedene Mittelstufen giebt. Bei dem ersten Grade ist der Entzündungsprozefs auf die Conjunctiva palpebralis eingeschränkt, und es äufsert sich nur eine geringe Mitleidenschaft der übrigen Palpebralgebilde, so wie des Augapfels selbst. Bei dem zweiten und dritten Grade ist diese Mitleidenschaft sehr grofs, die Bindehaut des Auges schwillt heftig an, und die Augenentzündung gewinnt die chemotische Form. Das ist der chemotische Grad der Krankheit.

In diesen drei Stadien erleidet aber die Conjunctiva des Augenlides und des Bulbus sehr verschiedene Metamorphosen, deren Ursachen oder Produkte höchst verschiedene Secrete sind. *v. Graefe* unterscheidet deren drei.

1) Die Hydrorrhöe, d. h. Serumflufs. (*ὑδρόῤῥοια*, von *ὕδωρ* und *ῥέω*, *serum*, *aqua* und *fluere*).

Auf der Oberfläche der Bindehaut scheidet sich ohne Theilnahme der Thränenorgane eine wasserhelle Flüssigkeit aus, welche innerhalb gewisser Gränzen, sowohl der Quantität als der Qualität nach, variirt; der Augapfel wie die Augenwimpern sind ungewöhnlich nafs, oder das Serum entströmt stofsweise den Augen, bald ist dasselbe mild, bald scharf und excoriirend. Dabei heben sich aus allen Theilen der Palpebralconjunctiva, sowohl der obern wie der untern, kleine Spitzchen, durch welche diese Membran für unbewaffnete Augen ein mattes, völlig glanzloses Ansehen bekömmt. Die natürliche gelblich-blafsrothe Färbung, geht in ein scheinbar gleichmäfsig verbreitetes, stärker saturirtes Roth über, welches aus kleinen, leichtern und dunklern Punkten zusammengesetzt ist; dabei ist die Augapfelbindehaut auffallend schmutzig, und von einzeln ausgedehnten Blutgefäfsen durchzogen. Die Dauer dieser Erscheinung ist sehr verschieden; mit ihr beginnt das Augenübel, mit ihr endigt es bisweilen. Gewöhnlich geht die Hydrorrhöe über in die

2) Phlegmatorrhöe, die Schleimabsonderung. (φλεγματοῤῥοία, von φλέγμα, *pituita*, und ῥέω, *fluere*).

Diese besteht in Erzeugung eines zähen, etwas dicken, weifsgrauen, halbdurchsichtigen Schleimes, der in Berührung mit der Luft, an den Tarsalrändern zu gelblichen, schmutzigen Krusten eintrocknet, und Augenwimpern und Augenlider sehr leicht unter einander verklebt. Die innere Augenlidseite nimmt jetzt einen bläulichen Schimmer an, ist um vieles dunkler gefärbt, und wird sammetartig; die Papillen auf derselben werden hervorragender, sind eng an einander gedrängt, zugerundet, und ähneln kleinen Fleischhügelchen; die ganze Palpebralconjunctiva wird wulstig; die Opthalmoconjunctiva wird undurchsichtig, matt, glanzlos, schmutzig blafsroth, und schlägt während der Bewegung des Bulbi lauter dickliche Falten. Die Augenlidränder werden bläulich geröthet, und bekommen eine wulstige Gestalt.

Die Dauer der Phlegmatorrhöe ist sehr verschieden. Uebrigens steht sie zwischen dem untersten und höchsten Krankheitsgrad, sie folgt bei steigender Krankheit der Hydrorrhöe, und bei nachlassender der Pyorrhöe; sie ist daher ein Uebergangsmoment zur Verschlimmerung, und ein Vorläufer der Genesung.

3) Die Pyorrhöe, Eiterflufs. (πυοῤῥοία, von πύον *pus*, und ῥέω, *fluere*).

Ist die höchste Evolutionsstufe des durch die Entzündung angefachten kranken Prozesses in der Bindehaut des Auges und des Augenlides, die einmal entstanden, rasch sich steigernd, von der Palpebralconjunctiva zur Augapfelbindehaut, und selbst zu den innern Theilen des Bulbus übergeht; die Conjunctiva geht dabei ganz in Papillenbildung unter; nach ihren verschiedenen Localitäten kann man die Pyorrhöe in Blepharopyorrhöe und in Ophthalmopyorrhöe eintheilen. Findet die erstere statt, so ist die ganze Oberfläche der Palpebralconjunctiva mit vorragenden, zugerundeten, gröfsern und kleinern Fleischpapillen bedeckt, und vollkommen blutroth gefärbt; der Eiter schwitzt aus den Papillen wie aus den Mündungen eines Schwammes hervor. Findet eine Ophthalmopyorrhöe statt, d. h. tritt die Papillarkörperbildung von der innern Augenlidseite zum Auge über, so finden sich folgende Anblicke. Während der geringern Ausdehnung der Pyorrhöe auf den Bulbus, erscheint die Conjunctiva bis zur *cornea* mittelst runder kleiner Granulationen, warzenähnlich gestaltet, blutroth gefärbt, stellenweis mit hellgelben Punkten durchstreut, und so geschwollen, dafs sie einen sehr wulstigen die Hornhaut meist ganz verbergenden Kreiswall bildet; jetzt dehnt sich die Pyorrhöe auch auf die *cornea* aus, diese wird undurchsichtig, träge, welk, schmutziggrau, ja kreideweifs; endlich erhebt sie sich aus der Tiefe des beschriebenen Kreiswalles, bekommt eine Spaltung, aus der anfangs nur Serum, gar bald aber auch die Linse hervortritt. Geht die Ausbildung der Hydrorrhöe im Innern des Auges rasch vor sich, entsteht gleichsam ein *hydrops acutus bulbi*, so berstet die *cornea* oft plötzlich mit einem den Kranken erschütternden Geräusche und einem Verfall der Linse. Bleibt die Pyorrhöe nicht auf der Hornhaut stehen, sondern pflanzt sich dieselbe durch die Ruptur des Auges bis in die Tiefe des Bulbus fort, so werden *cornea, scelerotica, choriodea, Iris, retina* zu einem unförmlichen, schwammigen, blutrothen Fleischklumpen, der sich nach und nach als ein blafsrother, von fester Epidermis gedeckter Knopf, tief in den Hintergrund der *orbita* zurückzieht (*Ophthalmoblennorrhoea consumata*). Bleibt die Entzündung auf den Gränzen der Hornhaut stehen, so entsteht eine Atrophie des Auges mit gänzlichem Schwinden der Hornhaut. Neigt die Krankheit, von der eben beschriebenen furchtbaren Zerstörung des Augapfels sich zum Rückgange, bleibt sie an den Gränzen der *cornea* stehen, so kehrt sie aber keinesweges direct zum Normalzustande zurück, sondern bevor gänzliche Genesung erfolgt, geht die Pyorrhöe in die Phlegmatorrhöe, und diese in die Hydrorrhöe zurück.

In Folge dieses Verlaufs der contagiösen Ophthalmie bleiben aber auch hauptsächlich, wenn das pyorrhöische Stadium längere Zeit gedauert hatte, viele und schlimme Secundairkrankheiten zurück. Da die Krankheit in der Palpebralconjunctiva wuchert, hier beginnt, und gewöhnlich

30*

auch hier aufhört, so sind Nachkrankheiten in diesem Gebilde wohl auch die vorzüglichsten. Das sind hauptsächlich consecutive Auflockerungen der Palpebralconjunctiva, sarcomatöse Ectropien (die nach dieser Krankheit in den scheufslichsten Formen zurückbleiben), Entropien und Ptosen; allein auch auf der Ophthalmoconjunctiva fehlt es nicht als Folgekrankheiten an sogenannten Augenfellen (*Pterygium* und *Pannus*), an Ulcerationen auf der Sclerotical- und Hornhautconjunctiva, an Verdunklungen der Hornhaut, Hornhauttrübungen mancher Art, an verschiedenen Staphylomarten, an Irisentzündungen, Irisanwachsungen und Irisstaphylomen; ferner bleiben nicht selten Cataracte, Glaucome, Photophobien, amaurotische Affecte, hydropische und atrophische Zustände des Bulbus als Folgeleiden der contagiösen Ophthalmie zurück.

Der Verlauf der ägyptischen Augenentzündung, welcher bald durch alle drei angegebenen Stadien geht, bald in dem einen oder andern stehen bleibt, was jedoch selten geschieht, ist sehr verschieden. *v. Graefe* bezeichnet diese verschiedenen Arten mit folgenden Ausdrücken. Der peracute Verlauf, der acute Cyclus, der subacute Decurs und die chronische Abwickelung. Der peracute Verlauf des Uebels ist derjenige, wo die Krankheit von ihrem Entstehen ab schon gegen den dritten Tag durch Bersten des Auges die Acme erreicht, und gegen den siebenten Tag hin mit allen wesentlichen Phaenomenen aufhört. Dieser Fall pflegt nur dann einzutreten, wenn sehr verderbliche Einflüsse, ungemein nachtheilige Complicationen, und eine hohe Bösartigkeit obwalteten. Der acute Cyclus ist derjenige, wo die Augenblennorrhöe, mit günstigem und ungünstigem Ausgange innerhalb vierzehn Tagen ihren Verlauf macht; derselbe kommt jedoch nur dann vor, wenn das erwähnte Leiden auf besondere Weise beschleunigt wird. Der gewöhnliche Verlauf des Uebels ist der subacute, und dauert, wenn alle drei Stadien durchlaufen werden, vier, sechs oder acht Wochen. Was endlich die chronische Abwickelung betrifft, so wird hiermit der unglückliche Fall bezeichnet, wo der bis zur Pyorrhöe gediehene Augenschleimflufs sehr lange Zeit, drei, vier Monate, ja selbst

Jahre anhält. Man sieht diesen chronischen Verlauf nur da, wo regressiv gewordene Blennorrhöen hartnäckig auf einer niedern Stufe beharren, wo sie durch unbesiegbare Schädlichkeiten, oder durch erweckte Secundairleiden fortwährend zu intercurrenten Exacerbationen angeregt werden. Durch dieselben Ursachen treten auch oft Recidive der Augenblennorrhöe auf, denn es dauert sehr lange Zeit bis nach dieser Entzündung die krankhafte Schleimabsonderung im Auge ganz erlischt, und die Palpebralconjunctiva ihre ganz natürliche Beschaffenheit wieder annimmt, im Gegentheil bleibt in so vielen Fällen an der innern Palpebralfläche eine körnige, sammetartige Auflockerung zurück, die bei der geringsten Veranlassung, und nicht ohne bekannte Ursache, zu Recidiven Veranlassung giebt.

Den Typus der ägyptischen Augenentzündung betreffend, so ist derselbe keinesweges ein rein intermittirender; anhaltend ist er nur auf der Höhe der Entwickelung, und dauert nie länger als vier und zwanzig bis acht und vierzig Stunden; nachlassend kommt der Typus bei dem fraglichen Uebel am häufigsten vor. Während das Leiden acut ist, sieht man die Exacerbation Abends beginnen, um Mitternacht den höchsten Punkt erreichen, und gegen die Morgenzeit wieder abnehmen. Hierbei vermehren sich zuerst die Schmerzen, bald darauf werden die Pulsationen der Schläfenarterien bemerkbarer, späterhin treten Hitze, Durst, Beschleunigung des Kreislaufes und quälende Unruhe ein; die Höhe dieser Erscheinungen dauert wohl drei bis sechs Stunden; das Ende derselben ist immer mit reichlicher Blennorrhöe verbunden. Am wohlsten fühlt sich der Kranke um die Mittagszeit. Wo das Uebel chronisch verläuft, da exacerbirt dasselbe täglich nach der Mittagsmahlzeit durch vermehrte Augenröthe, lästiges Jucken der Augenlider, durch zunehmende Photophobie und stärkern Ausflufs.

Die Stadien kann man in das Stadium *principii, incrementi, fastigii, decrementi, reconvalescentiae* eintheilen. Das Stadium *principii* ist von den oben geschilderten Symptomen begleitet, und dauert, je nachdem das Uebel chronisch oder acut bevorsteht, länger oder kürzer. Das Stadium *incrementi* steht zwischen dem Anfang und der Höhe der Krankheit, es fehlt kein wesentliches Symptom des Uebels mehr, Hydrorrhöe, Phlegmatorrhöe, oft auch Pyorrhöe sind vorhanden, das Uebel strebt zur höchsten Acme. Auch dieses Stadium ist bald chronisch, bald acut. Das Stadium *fastigii* ist an kein bestimmtes Zeitmaafs gebunden; oft fürchterlich rasch den Bulbus zerstörend, oft durch Krisen mancher Art sich schnell lösend. Das Stadium *decrementi* beginnt am Ende der Acme, und hört mit dem Verschwinden aller wesentlichen Krankheitssymptome auf; ist nur zu oft chronisch. Das Stadium *reconvalescentiae* endlich führt erst nach Wochen zur gänzlichen Genesung.

Der Sitz und das Wesen der ägyptischen Augenentzündung.

Die Blepharoconjunctiva ist das Organ, in welchem die in Frage stehende Krankheit ihren Anfang nimmt; auf derselben entspinnt sie sich, und verbreitet sich von hier aus im ferneren Verlaufe auf das ganze Gewebe des Augenlides als die Ophthalmoconjunctiva, die dann der Heerd des Uebels bleibt; allein im schlimmeren Falle der Krankheit als Uebergangspunkt zu den Häuten und Feuchtigkeiten des Auges dient, wie das Sectionen deutlichst dargethan haben. Das Wesen des Uebels besteht in einer eigenthümlichen Entzündung, mit vorwaltender Neigung zur Papillarbildung und zur Ausscheidung eines eigenthümlichen, verschiedene Stadien durchlaufenden Secrets. Dieses Secret hat hauptsächlich in seiner pyorrhöischen Form ansteckende Eigenschaften, das beweisen so viele Versuche an Thieren, so viele Beispiele von Ansteckungen durch unvorsichtige Uebertragung des Schleimflusses afficirter Augen auf gesunde u. s. w., auf das bestimmteste. Allein man will auch beobachtet haben, dafs das pyorrhöische Secret *in distans* Ansteckung bewirke; das erzählen nicht blofs deutsche, nein, auch englische und italienische Aerzte, und da auch Beobachter aus früheren Jahrhunderten Ophthalmien erwähnen, welche *per distans* ansteckten, so glaubte man zwischen jenen Ophthalmien und der in Rede stehenden Analogien gefunden zu haben. *v. Graefe's* Untersuchungen über die Ansteckungsfähigkeit des bei der ägyptischen Ophthalmie ausgeschiedenen Secrets, geben folgendes

Resultat. Nur durch Pyorrhöen, welche vermöge asthenischer Gefäfsfieber den gesammten Organismus in Mitleidenschaft setzen, wird ein wahrhaft verflüchtigtes, ein deutlich *in distans* wirkendes Contagium hervorgebracht. Vollkommen fieberlose Pyorrhöen erzeugen kein *in distans* wirkendes, wohl aber, so lange ihnen die Fülle der Entwickelung nicht abgeht, ein *per contact* die Krankheit fortpflanzendes Miasm. Vollkommen regressive Pyorrhöen, deren Secret nicht mehr überschüssiges, specifisch-anomales Leben enthält, besitzen gar kein Ansteckungsvermögen. Uebrigens hat die Erfahrung dargethan, dafs äufsere Einflüsse, z. B. die der Atmosphäre, des Klimas u. s. w. das blennorrhöische Contagium sehr modificiren. Dasselbe steht übrigens als ein Contagium *sui generis* da, und hat mit dem Typhus und dem Miasm durchaus keine Identität. Es wirkt bald schnell, bald langsam auf das inficirte Auge ein; man sah inficirte Augen oft schon nach 12 Stunden erröthen und heftig erkranken, eben so oft aber auch erst nach vielen Tagen das Contagium die eigenthümliche Krankheit erzeugen.

Eine eigenthümliche Wechselwirkung zwischen der ägyptischen Ophthalmie und grofsen Wunden, hat man noch wahrgenommen. Mit gröfseren Geschwüren überhaupt, vornehmlich aber mit ausgedehnten veralteten Fufsgeschwüren behaftete Subjecte, wurden von der in Frage stehenden Ophthalmie fast nie ergriffen; ferner beschränkten Wunden, welche von einem gelinden Grade der Augenblennorrhöe befallene Subjecte trafen, dasselbe so sehr, dafs es fast ganz verschwand. Minderten sich die Suppurationen, so kehrte das Augenübel gewöhnlich zurück. Auch erzählen italienische Aerzte, dafs wenn blennorrhöische Augenkranke von der Ruhr oder von Diarrhöen in der Cholera u. s. w. ergriffen wurden, das Augenleiden auf einige Zeit still zu stehen begann; dagegen sah *v. Walther* bei der contagiösen Ophthalmie hiervon nichts; keine intercurrente Krankheit, sie mochte Namen haben, welchen sie wollte, schützte nach seiner Erfahrung gegen das contagiöse Augenleiden, oder verminderte die Intensität dieses Uebels, wenn sie den Augenkranken befiel. Selbst Augenentzündungsformen scheinen nach demselben berühmten Arzt durch die hinzutretende contagiöse Augenentzündung eine Complication zu erleiden, und in ihrer ursprünglichen Gestalt getrübt und mehr oder weniger unkenntlich gemacht zu werden; die contagiöse Ophthalmie bleibt die vorherrschende, und kann sich bei Arthritischen, Scrophulösen u. s. w. entwickeln; auch mit der *lippitudo senilis* verbindet sich die contagiöse Ophthalmie, und wird hierdurch besonders heftig und hartnäckig. Nur zu deutlich thut dieses dar, dafs die contagiöse Augenentzündung nicht das Produkt gewöhnlicher krankmachender Schädlichkeiten, sondern eines unsichtbaren Princips ist, welches, so lange es nicht zerstört wird, nach Gesetzen einer unabänderlichen Nothwendigkeit, die in ihm selbst begründet ist, seine Wirkungen und stets dieselben hervorbringt.

Nicht ohne Grund fafste *v. Graefe* in seinem Werke über die contagiöse Augenblennorrhöe die Charaktere, welche diese Krankheit, je nachdem sie diese oder jene Constitution befällt, annehmen kann, näher in das Auge. Er unterscheidet den synochösen, erethischen und torpiden Charakter.

Der synochöse beurkundet sich durch harten, vollen, mäfsig beschleunigten Puls, trockne und brennende Haut, unauslöschlichen Durst, hochrothen Harn, verhaltenen Stuhlgang; das aus der Ader gelassene Blut zeigt eine starke *crusta pleuritica*; die Unruhe des Kranken ist fruchtbar. Es gesellen sich leicht Delirien zu diesen Erscheinungen. Dabei zeigt sich die Röthe der Palpebralconjunctiva und des Tarsalrandes rein und hell, bisweilen geht dieselbe bis weit über die Augenlidränder, um sich nach der Gesichtshaut hin stufenweise zu verlieren; der Schmerz ist spannend, stechend, brennend; es entstehen Lichterscheinungen; die Augenlidgeschwulst ist gespannt und hart; alle Bewegungen der Augenlider und des Augapfels sind schmerzhaft oder unmöglich; der Schleimflufs ist sehr gering. Gewöhnlich zeigt sich dieser Charakter der Krankheit bei jungen, rüstigen, lebhaften Subjecten.

Beim erethischen Charakter der Ophthalmoblennorrhöe finden wir folgende Erscheinungen.

Ohne dafs gastrische Symptome vorhanden wären, klagt der Kranke über Ekel und Appetitlosigkeit; die Haut ist trocken und brennend, der Puls klein, schnell, zusammengezogen; eine furchtbare Unruhe gestattet dem Kranken auch nicht einen Augenblick der Erholung, und nicht selten zeigen sich heftige, anhaltende Delirien. Die Ophthalmo- und Palpebralconjunctiva ist dabei mehr oder weniger schmutzigroth, die äufsere Augenlidhaut hat eine bleifarbene, meistens auf den Tarsus beschränkte Tünchung, die sich in unmerklichen Abstufungen nach der Gesichtshaut hin verbreitet; die erkrankten Theile sind gegen die Entzündung sehr empfindlich; der Schmerz nimmt hauptsächlich die Stirngegend ein, von wo aus er tiefgreifend die erkrankte Region mit Blitzesschnelle durchzuckt. Diese furchtbaren Erscheinungen exacerbiren periodisch, und erreichen oft eine solche Höhe, dafs Ohnmachten eintreten, und manche Kranke der Verzweiflung nahe sind. Die Photophobie nimmt sehr zu, und die Geschwulst der Augenlider steigt von Stunde zu Stunde u. s. w. Der Augenschleimflufs ist reichlich.

Beim torpiden Charakter ist der Puls klein, matt, leicht zusammenzudrücken, meistens sehr schnell, bisweilen sehr langsam; der Urin ist untermischt und übelriechend; das Gesicht wird bleich und fällt zusammen; mit dem Gefühle der Abspannung treten nächtliche copiöse Schweifse ein, und häufige flüssige Stuhlgänge. Dabei ist die Röthe der Conjunctiva sehr stark dunkelblau saturirt; die äufsere Augenlidhaut ist schmutzig, bleichviolett; die Schmerzen sind gering; die Lichtscheu ebenfalls, das Secret beschränkt.

Diagnose der contagiösen Ophthalmie, von andern Augenentzündungen.

Den charakteristischen Kennzeichen zufolge, welche die contagiöse Ophthalmie in allen ihren Stadien begleiten und auszeichnen, scheint es beinahe nicht möglich, sie mit irgend einer andern entzündlichen Affection des Auges zu verwechseln. Nichts desto weniger hat man oft behauptet, die contagiöse Augenentzündung habe in ihrem ersten Stadium viele Aehnlichkeit mit der *Ophthalmia catarrhalis*, und in der That ist sie schon oft mit dieser verwechselt worden, ja es ist hierdurch sogar die schädliche Behauptung veranlafst worden, die contagiöse Ophthalmie sey nichts, als eine epidemisch herrschende, eigenthümlich modificirte catarrhalische Augenentzündung. Kaum giebt es, wie *v. Walther* dagegen sagt, zwei andere Ophthalmien, zwischen denen eine so auffallende Differenz der Form besteht, als zwischen der catarrhalischen und contagiösen; will man einmal eine Vergleichung anstellen, so muſs man nach dem eben genannten berühmten Schriftsteller die Aehnlichkeit mit der morbillösen Augenentzündung anerkennen; denn im ersten Stadium der contagiösen Ophthalmie findet dasselbe blaſsröthliche, lichtscheue, mattglänzende, in Thränen schwimmende (hydrorrhöische) Auge, wie vor und bei dem Ausbruche der Masern statt.

Die in dem ersten hydrorrhöischen Stadio befindliche contagiöse Ophthalmie, unterscheidet sich aber von der *Ophthalmia catarrhalis* durch folgende Merkmale.

Während die contagiöse Augenentzündung in ihrem hydrorrhöischen Stadio schon jene eigenthümliche sammetartige, körnige, dunkel- und schmutzig gefärbte Umänderung der Palpebralconjunctiva hervorruft, apyretisch zu verlaufen pflegt, keine dem Wechsel der Tageszeiten entsprechende Exacerbationen und Remissionen erleidet, sondern eine gewisse Stetigkeit in der Heftigkeit der Krankheitserscheinungen hat, während sie ferner fast immer eine panusartige Verdunkelung des Bindehautblättchen der *cornea* zurückläſst, und ansteckend ist, einen sehr hartnäckigen, Monate, selbst Jahre, anhaltenden Verlauf hat, und allen Heilmitteln trotzt, die bei catarrhalischen Augenentzündungen Nutzen schaffen, hauptsächlich den warmen, und nur bei kalter und feuchter Witterung sich bessert, und bei trockner, warmer Luft und während der Sonnenhitze sich verschlimmert, finden wir bei der catarrhalischen Augenentzündung in allem das Gegentheil; denn diese zeigt deutliche Gefäſsanfüllungen auf der Conjunctiva, erzeugt auf der Bindehaut der *sclerotica* und der *cornea* eigenthümliche Phlyctaenen, erleidet von dem Wechsel der Tag- und Nachtzeit regelmässige Exacerbationen und Remissionen, hat nur selten einen schlimmen Ausgang, und nur dann, wenn sie dyscrasische Subjecte befällt, oder solche, die in einem sehr verdorbenen Luftkreise sich befinden, aber auch dann nie in dem Grade, wie die contagiöse Augenentzündung; sie steckt nicht an, hat sehr oft einen febrilischen Verlauf, und zwar den eines Catarrhalfiebers, heilt endlich bei warmer Witterung, und verträgt sehr gut warme topische Arzneimittel.

Das oben geschilderte pyorrhöische Stadium der contagiösen Ophthalmie hat gewisse Aehnlichkeit mit der *chemosis inflammatoria,* und dann mit dem sogenannten Augentripper, und ist oft mit diesen Krankheiten verwechselt worden. Das genannte Stadium der contagiösen Augenentzündung, ist nach *v. Walther* gleichsam eine Zwischenform zwischen den genannten Kopfaffectionen.

Während beim Augentripper eine grofse Menge von Schleim abgesondert wird, der consistent, dick, gelblich grün, und mit Blut oder untermischter Blutmasse vermengt ist, während beim Augentripper die *conjunctiva bulbi* um die *cornea* herum wallähnlich, dieselbe fast verbergend, aufgelockert, hingegen die *conjunctiva palpebrarum* nicht in so hohem Grade angeschwollen ist, und die Auflockerung der ganzen Conjunctiva durchaus nicht jenes sammetartige Ansehen hat, während der Augentripper nur sporadisch und bei solchen vorkommt, die an einer *gonorrhoea urethrae* oder *vaginae* leiden oder litten, keine miasmatische Kraft hat, und immer mit einer grofsen Heftigkeit der Krankheitserscheinungen auftritt, einen furchtbar schnellen Verlauf hat, fast nie einen Rückfall macht, gewöhnlich nur ein Auge befällt, und das andere Auge, wenn es geschieht, nur geringe in Mitleidenschaft zieht, während durch den Augentripper die Zerstörung der *cornea* oft von sphacelöser Beschaffenheit ist, und derselbe meistens eigenthümliche Nachkrankheiten des Bulbus zurückläfst, verhält sich das pyorrhöische Stadium der contagiösen Augenentzündung ganz anders.

Hier ist die eiterförmige Schleimabsonderung, wenn auch beträchtlich, doch nicht so copiös wie dort, dieselbe ist weniger consistent, dünnflüssiger, molkiger, nicht gelblich, nicht grünlich gefärbt, und fast nie mit Blut untermischt; hier ist die eigenthümliche papillaire, sammetartige, Auftreibung der *conjunctiva palpebralis* gröfser als die der Ophthalmoconjunctiva; die *Ophthalmia contagiosa* zeigt sich an demselben Orte und unter denselben gemeinschaftlichen Lebensverhältnissen immer epidemisch, und der ausfliefsende Schleim ist ansteckend; gewöhnlich ist der Verlauf langsam, die hydrorrhöischen, phlegmatorrhöischen und pyorrhöischen Stadien folgen nicht schnell auf einander, und dauern einzeln, längere Zeit; das Contagium der contagiösen Ophthalmie wirkt nicht so schnell ein, als dies dort der Fall war, sondern es nistet sich, um mit *v. Walther* zu sprechen, erst ein, schlägt aber um so tiefere Wurzeln, und erst, nachdem dies geschehen ist, beginnt plötzlich die zerstörende Gegenwirkung; hier ist der Kranke jeden Augenblick in Gefahr, ein Recidiv zu erleiden, und die Krankheit bleibt gern sehr lange auf einem niedern Grade stehen; die contagiöse Ophthalmie ergreift gewöhnlich beide Augen zugleich; die Zerstörungen der *cornea*, in Folge dieser Ophthalmie, sind meistens ulcerös, und dieses Augenleiden läfst die scheufslichsten Nachkrankheiten der Augenlider zurück.

Was nun die Zeichen betrifft, durch welche das pyorrhöische Stadium der contagiösen Ophthalmie sich von der reinen entzündlichen Chemosis unterscheidet, so ist hier folgendes nach *v. Walther* anzumerken.

Die rein entzündliche Chemosis hat einen sehr regelmäfsigen Verlauf, das ganze Auge ist von derselben ergriffen; das Auge wird nach vorhergegangener auffallender Gelegenheitsursache in kurzer Zeit sehr schmerzhaft, gleichmäfsig im Weifsen geröthet, trocken, lichtscheu, und der Rand des obern Augenlides schwillt an; diese Erscheinungen nehmen ungeheuer schnell zu, und zwar gleichmäfsig an Heftigkeit; der Schmerz ist anfangs spannend und drükkend, später brennend, endlich klopfend, zuerst im Auge selbst, dann in dessen nähern, endlich in den entferntern Umgebungen; die anfangs gleich sehr dunkle Röthe der Bindehaut und der unterliegenden Sclerotica wird immer saturirter und stärker aufgetragen, und die Bindehaut des Augapfels erhellt sich bald in einer rothen harten Geschwulst. Gleichzeitig verbreitet sich aber auch die Augenlidergeschwulst, vom Augenlidrande ausgehend, immer mehr über die ganze äufsere Oberfläche derselben, ja oft sogar bis über die

Augenbraunen hinauf sich ausdehnend, und ist dabei hart und derb anzufühlen. Dabei ist bei der rein entzündlichen Chemosis eine sparsame eiterförmige Schleimabsonderung, bei welcher die *cornea* oft schon in Eiterung übergehen und durch diese zerstört werden kann.

Dem pyorrhöischen Stadium der contagiösen Ophthalmie, von dem hier nur in diagnostischer Hinsicht mit der entzündlichen Chemosis die Rede seyn kann, geht dagegen Tage, meistens Wochen lang, das hydrorrhöische vorher; der Schmerz wüthet hier weniger im Auge, als in der Stirn-, Scheitel- und Hinterhauptgegend. Das Auge bleibt nur kurze Zeit trocken, und bald darauf tritt eine profuse Schleimabsonderung ein, die ihren Grund in der Papillarmetamorphose der Augenlid- und Augenbindehaut hat, welche ihr ganz eigenthümlich ist.

Die gröfste Aehnlichkeit hat übrigens die ägyptische Augenentzündung mit der Augenentzündung der Neugebornen (*Ophthalmia neonatorum*). Bei beiden Ophthalmien dasselbe Beginnen der Krankheit von der Palpebralconjunctiva aus, dieselbe Neigung zur Papillarbildung, dieselbe Absonderung der verschiedenen Secrete aus denselben, dasselbe Verfallen der äufsern Hautbedeckungen während der verschiedenen Stadien, dieselbe schnelle Zerstörung des Bulbus in einzelnen Fällen, dieselben Nachkrankheiten des Augenlides, dieselben anatomisch-pathologischen Verhältnisse des Auges endlich nach dem Tode. (Das pathologische Verhalten des Augapfels und seiner Häute während des Verlaufs der sogenannten Augenentzündung neugeborner Kinder, von Dr. *Ammon*. *Hecker's* litterarische Annalen. 1. Bd. 2. Heft.) Wunderbar überraschend ist endlich das gleiche Verhalten der beiden Augenentzündungen, wenn sie bei einzelnen Individuen vorkommen, oder wenn sie die Augen einer gröfsern Menge Menschen, die auf einem engen Raume zusammenleben, befallen.

Aetiologie der Krankheit. Das Hauptmoment zur Erzeugung der contagiösen Ophthalmie ist ein durch eine eigenthümliche Krankheit erzeugtes specifikes Contagium, welches einem andern Individuo mitgetheilt, in ihm eine gleiche Krankheit, und als Product derselben, ein

Contagium der nämlichen Art hervorruft. Ueber die Entstehung desselben herrscht ein Dunkel; einige leiten das Contagium unmittelbar aus Aegypten her, andere glauben, dafs unter gewissen Umständen dieses specifike Contagium sich entwickeln könne, und dafs dieses auch in Aegypten der Fall gewesen sey, als die europäischen Truppen unter *Napoleon* dort Krieg führten.

Die vorbereitenden Ursachen betreffend, so sind das ohngefähr folgende: übermäfsiger Lichtreiz verschiedener Art, Congestionen nach dem Kopfe durch festanliegende Kleidung, Tragen schwerer Lasten, starker Genufs spirituöser Getränke, Einfallen von Staub in die Augen, kurzes Verschneiden des Haupthaars; jugendliche, zarte, schwächliche Individuen von bleichem Ansehen, schlaffer Faser und engem Brustbau erkranken leicht an der Ophthalmoblennorrhöe; ferner die untern Volksstände und die Gemeinen in der Armee, an Kriegsanstrengungen noch nicht Gewöhnte, und Subjecte von dyscrasischen oder cacochymischen Anlagen u. s. w. Gelegentliche Ursachen dieses Uebels sind animalische Ausdünstungen in engen Räumen, muriatische Dünste, ferner alle solche Vorgänge, welche die Verringerungen der Secretion im Darmkanale verursachen, Harnröhrensecretionen unterdrücken, die Ausdünstungen der Haut verhindern, als Biwachte, schlechte Bekleidung, Aufenthalt in wasserreichen Orten, Wetterveränderungen, die späten Jahreszeiten u. s. w.

Die Prognose bei der contagiösen Ophthalmie ist nur dadurch zu bestimmen, dafs man jedesmal die obwaltenden ursächlichen Verhältnisse, den vorhandenen Krankheitsgrad und die daraus entstehenden Nachkrankheiten in's Auge fafst. Die Menge von Nachkrankheiten, die oben erwähnt wurden, und die hauptsächlich in den Augenlidern, an der *conjunctiva oculi*, an der *cornea*, der Iris, der Krystallinse, dem Glaskörper und der Retina so leicht zurückbleiben, wenn die Krankheit einmal das pyorrhöische Stadium erreicht hat, müssen zur Vorsicht und zur Möglichkeit des traurigsten Ausgangs anleiten.

Die Behandlung des Uebels zerfällt in die prophylactische und in die therapeutische.

Da man das Uebel bis jetzt am häufigsten in den Armeen beobachtet hat, so mufs man zur Verhütung dieses Uebels hinsichtlich der Wahl der zum Kriegsdienst zu gebrauchenden Individuen, in der Bekleidung der Soldaten, in der Schonung der Kräfte u. s. w. die gröfste Umsicht anwenden. Hieher gehört ferner ein sanftes Waschen der Augenlider mit frischem Quellwasser in heifsem Wetter auf grofsen Märschen; ferner die bekannten prophylactischen Mafsregeln durch Räucherungen, Isolirung der Mannschaften, zweckmäfsiger Einrichtung der Krankenhäuser gegen die Ansteckung u. s. w. Sind welche vom Augenübel angesteckt, so entferne man sie sogleich von allen Umgebungen, und isolire dieselben auf das strengste, man wende in der Pflege derselben die gröfste Reinlichkeit und Sorgfalt an, und hindere auf das strengste die Verschleppung des blennorrhöischen Contagiums durch zu frühe Entlassung der Reconvalescenten u. s. w. Den Reconvalescenten widme der Militairarzt seine ungetheilte Aufmerksamkeit, und suche sie durch zweckmäfsige Mittel vor jeder so leicht eintretenden Recidive zu schützen.

Die therapeutische Behandlung der contagiösen Ophthalmie besteht keineswegs in der Anwendung specifiker Mittel, sondern lediglich in der Erfüllung der individuell gegebenen Anzeigen. Hätte man das bedacht, so würde nicht so viel sich Widersprechendes über die Behandlung der contagiösen Ophthalmie bekannt geworden seyn. Nach *v. Graefe* zerfällt die therapeutische Behandlung in die sogenannte ätiologische Cur, in die Cur hinsichtlich der Charaktere, in die Cur nach den Ausbildungsgraden der Ophthalmie.

Aetiologische Cur. Man sorge vor allem den mit der Augenblennorhöe Behafteten in zweckmäfsig eingerichtete Krankenstuben zu bringen, versorge den Kranken mit einem zweckmäfsigen Augenschirm (s. d. Art.), ohne den Kopf zu warm zu halten, sorge selbst, wenn der Kranke bettlägrig ist, für warme Strümpfe; ferner für eine leichte und milde Kost, und für kunstgemäfse sehr subtile Reinigung der Augen vom blennorrhöischen Secrete. Um Blutcongestionen nach dem Kopfe zu heben, empfehle man dem

Kranken eine aufrechte Stellung des Oberkörpers, vermeide warme Federkopfkissen, sorge für tägliche Leibesöffnung, lasse dem Kranken lauwarme Fufsbäder gebrauchen, veranstalte nach den Umständen Blutentziehungen, allgemeine und örtliche, wende kühlende Mittelsalze, oder stärkere Purgantien aus Calomel und Jalappenwurzel, oder Jalappenseife an; oft thun Mineralsäuren im Getränke gegeben, gute Dienste, oder öfters sind auch *Narcotica,* und unter diesen hauptsächlich das Opium, indicirt; mufs man dieses seiner obstruirenden Eigenschaft wegen aussetzen, so thun das *hyoscyamus,* die *digitalis purpur.,* oder die *aqua laurocerasi* gute Dienste. Treten mit den steigenden entzündlichen Affectionen der Augen gastrische Symptome ein, die aber mit Verminderung derselben wieder abnehmen, so sind sie als sympathische zu betrachten, und werden am besten durch Blutentziehungen beseitigt; sind dagegen die gastrischen Symptome idiopathisch, so müssen *emetica,* ferner der Salmiak, der *tartarus tartarisatus* u. s. w. ihre Anwendung finden. Treten starke Stuhlverhaltungen nach vorausgegangenen, von selbst entstandenen, oder durch die Kunst herbeigeführten Diarrhöen ein, so müssen den Umständen nach angemessene Mittel gereicht werden; sind zurückgetretene Gonorrhöen, Unterdrückungen der Hautausdünstung, zu schnelle Heilung starker eiternder Geschwüre oder Wunden veranlassende Ursachen, so müssen alle diese unterdrückten und gehemmten Secrete auf das schnellste wieder hervorgerufen werden. Auch dürfen die scrophulösen, syphilitischen, arthritischen und psorischen Complicationen nicht übersehen werden.

Die Behandlung der contagiösen Ophthalmoblennorrhöe nach den Charakteren.

Der synochöse Charakter der Ophthalmoblennorrhöe erfordert starke Blutentziehungen, oft in zwei bis drei Tagen sechs bis acht Pfund; so lange der Puls hart bleibt, oder so lange die örtlichen Erscheinungen, selbst bei kleinem Puls, exacerbiren, mufs man das Blut nicht schonen. Am besten bleibt immer die Venaesectio; die Arteriotomie leistet nicht mehr, als jene, und hat viele Nachtheile; allein in den Fällen, wo durch die Vene nicht schnell eine grofse

Menge

Menge Bluts entzogen werden kann, mufs die Temporalarterie incidirt werden. Blutegel in der Orbitalgegend zu 12 Stücke angelegt, sind bei steigenden Affecten mehrere Male zu wiederholen, jedoch nur nach allgemeinen Blutentziehungen. Zugleich ist hier der Gebrauch antiphlogistischer Salze, das *Kali nitricum* und der *cremor tartari* in hohen Gaben, das erste bis zu zwei Drachmen, der zweite bis zu zwei Unzen täglich zu gebrauchen. Sind Ableitungen durch den Darmkanal mit angezeigt, so verfehlen Tamarinden, das schwefelsaure Natrum, die schwefelsaure Magnesia u. s. w. ihre Wirkung nicht.

Bei der örtlichen Behandlung ist das wiederholte Ansetzen von 10 — 12 Blutegeln an jedes der ungeheuer aufgetriebenen Augenlider nach *v. Graefe* ein Hauptmittel; er setzt die Application derselben so lange fort, bis ein gleichförmiges und beharrliches Sinken aller Krankheitsphänomene eintritt; dagegen hält er weder von der Scarification der Augenlider und der Conjunctiva, noch von der Excision derselben etwas, und versichert, davon nur Nachtheil gesehen zu haben. *v. Walther* sah dagegen von der Excision eines möglichst grofsen Stückes aus der Bindehaut des Auges und der Augenlider, nach *Scarpa's* zuerst empfohlener Angabe, ganz entschiedenen Nutzen; er glaubt, dafs vielleicht durch nichts der Verlauf der contagiösen Augenentzündung so sehr abgekürzt, und eitrigen, partiellen und totalen Zerstörungen der *cornea* und der innern Theile des Augapfels so wirksam vorgebeugt werde, als durch die angegebene Operation. Dieselbe kann selbst in noch ziemlich hohem Stande der entzündlichen Reizung vorgenommen werden, und da auf diese Weise jedes Mal mehrere Drachmen, oft mehr als eine halbe Unze Bluts aus dem Auge entleert wird, so ist sie von den besten Folgen. Ist die Hitze der Augen sehr grofs, so thun Umschläge von reinem kalten Wasser treffliche Dienste. Alle reizenden Augenwasser und andere Mittel, schaden bei diesem Charakter der Krankheit. Die Diät sey eine kühlende und magere.

Die erethische Stimmung der Ophthalmoblennorrhöe erfordert anfangs ebenfalls örtliche und allgemeine Blutentziehungen; allein vorsichtig; eben so verfehlen die kühlenden Mittelsalze hier ihre wohlthätige Wirkung nicht. Zeigt sich der Erethismus rein, als Mittelstufe zwischen Synocha und Torpor, so ist das Opium zu ein bis zwei Gran täglich von der wohlthätigsten Einwirkung; man verbindet es am besten mit Calomel, und zwar so, dafs der Kranke stündlich ein Pulver aus einem Gran Calomel und ⅛ Gran Opium mit etwas Magnesia bekommt; die *digitalis purpurea* bringt wenig Nutzen, günstige Wirkungen dagegen leisten der *hyoscyamus*, die *aqua laurocerasi* und das *oleum laurocerasi*, auch zeigt sich die *Vauquelin*'sche Blausäure zu 6 — 8 Tropfen *in refracta dosi* heilsam. Die Diät sey mager und kühlend.

Als örtliche Mittel empfehlen sich hauptsächlich der rothe Fingerhut, die Blausäure, die Belladonna und das Opium. *v. Walther* sah Fomentationen aus 10 — 12 gtt. der *Vauquelin*'schen Blausäure in 6 Unzen destillirtem Wasser aufgelöfst, trefflich wirken. *v. Graefe* sah von folgendem Belladonnainfusum, als Fomentation, grofsen Nutzen: *R. Fol. belladonnae* ʒ *j.* — ʒ *jj. digere per horam j. in vase clauso cum suffic. q. aquae fervidae ad colat.* ℥ *vjj.*

Oder er liefs 20 — 30 Tropfen der alcoholischen Opiumtinctur mit Nutzen in die Orbitalgegend einreiben. Auch bewährte sich ein Pulver aus gleichen Theilen Opium und getrocknetem *Extractum belladonnae*, von welchem eine Messerspitze mit Speichel in die Orbitalgegend eingerieben wurde; auch graue Quecksilbersalbe mit Opiumpulver versetzt, that gute Dienste. Neigt sich der Erethismus der Ophthalmoblennorrhöe zum Torpor hin, so müssen innerlich *roborantia* gegeben werden. Aeufserlich thun Mischungen aus Sublimat, Opiumtinctur und Rosenwasser treffliche Dienste. Nur mufs auch hier der rechte Zeitpunkt abgewartet, und nach Umständen die Collyrien vor dem Gebrauche gewärmt werden. In diesen Fällen schaffen ableitende Hautreize in den Nacken und auf die Arme grofse Dienste.

Dagegen erfordert die torpide Stimmung der Ophthalmoblennorhöe ein roborirendes Verfahren; daher innerlich China, Arnica, Valeriana, Senega, Serpentaria u. s. w.

Die äufsern Mittel sind hier, Auflösungen von *lapis divinus*, römischem Vitriol, essigsaurem Blei u. s. w., jedoch dürfen sie nicht ununterbrochen auf dem Auge liegen; zwischendurch können auch Einträufelungen oder Einpinselungen leichter alcoholischer Opiumpräparate oder metallsalziger Auflösungen gewählt werden.

Die Diät sey hier kräftig nährend, und selbst durch den Genufs von Wein oder Branntwein unterstützt.

Cur der Ophthalmoblennorrhöe nach den Stadien.

Hydrorrhöe. Wenn keine catarrhalischen, arthritischen, syphilitischen, psorischen Complicationen vorhanden sind, und wenn dieses erste Stadium der Ophthalmoblennorrhöe mit erhöhter Gefäfsthätigkeit, örtlicher Hitze u. s. w. verbunden ist, haben örtliche kalte Fomentationen entschiedenen Nutzen. Auch thun schwache Solutionen von Mineralsäuren (Schwefel- und Salzsäuren zu 1 — 2 Tropfen in 4 Quentchen Wasser gelöfst), oder besser noch, schwache Auflösungen von *lapis divinus*, von Zinkvitriol und von Sublimat, grofsen Nutzen. Nur müssen Zeit, Verhältnisse, der Charakter des Uebels, die Constitution des Kranken immer im Auge behalten werden.

Je nachdem das zweite Stadium, die Phlegmatorrhöe, schnell vorübergeht, oder längere Zeit dauert, finden der rothe und weifse Quecksilberkalk (*Mercur. praecipitat. ruber et albus*) hier ihren Wirkungskreis. *v. Graefe* empfiehlt hierzu folgende Formel:

Rec. *Mercur. praecipitat. rubr. gr. v. — x.*
Misce intime c.
Cerati ophthalmic. ʒ jj.
D.

Hiervon wird täglich nur einmal oder zweimal ein linsengrofses Kügelchen, vermöge eines Malerpinsels, zwischen die Augenlider gebracht. Der Nutzen dieses Mittels zeigt sich schon binnen wenigen Tagen durch Verringerung der Schleimausscheidung; wird diese vermehrt, so ist das Mittel wegzulassen. Das weifse Praecipitat thut in folgenden Salbenformen gute Dienste:

Rec. *Hydrargyr. praecipit. albi* ʒ j.
Tutiae pptae.
Boli Armenic. ā͞ā. ʒ jj.
Axungiae porci ope Aq. rosarum lotae ℥ ß.
M. in mortario vitreo exactissime.

Oder nach *Bütter:*

Rec. *Hydrargyr. praecipit. albi* ʒ j.
Axungiae porcin. ℥ j.
Intime misce.

der von dieser Mischung täglich 1 — 2 Gran mit grofsem Erfolg in das Auge bringen liefs.

Ist das Uebel bis zur Pyorrhöe gestiegen, so empfehlen sich, je nachdem Blephoropyorrhöe oder Ophthalmopyorrhöe vorhanden sind, folgende Mittel.

Bei der Blephoropyorrhöe fand *v. Graefe* von grofsem Nutzen die Anwendung des schwarzen Augenwassers,

Rec. *Hydrargyr. mur. mitis subtiliss. pulverat.* ℈ j.
Aq. rosarum ℥ j.
Aq. calc. recent. parat. ℥ vj.
M.

welches, je nachdem der Zustand des Uebels die örtliche Anwendung narcotischer Mittel mit anzeigt, in folgender Mischung gegeben wird:

Rec. *Fol. belladonn.* ʒ j. — ʒ jj.
Digerant per horam j. *in vase clauso c. suff. q.*
Aquae fervidae ad colatur. ℥ vjj.
adde
Aquae calc. rec. parat. ℥ vjj.
Hydrargyr. mur. mit. subl. pulv. ℈ j.
D.

und zwar als Fomentation, die zwei Wochen hindurch fortgesetzt werden können. Nach Umständen können auch die bekannten *Schmidt*schen, *Warn*schen campherirten, metallsalzigen Augenwasser angewendet werden.

Die Ophthalmopyorrhöe wird nach derselben Weise behandelt, nur kommen hier Excisionen der Conjunctiva, Hornhautpuncturen, ableitende Escherotica auf den Wirbel des Kopfs u. s. w., die oben erwähnten Blutentziehungen, Derivationen durch den Darmkanal u. s. w. in Anwendung.

Die Cur der Folgekrankheiten, die hier so häufig sind, und fast alle Theile des Auges befallen können, suche man unter ihren Namen. Nur bleibt uns hier noch einiges, über die selbst in den glücklichsten Heilungen zurückbleibenden consecutiven Auflockerung der Palpebralconjunctiva, zu sagen übrig. Diese dauert selbst in den glücklichsten Fällen sehr lange Zeit; man behauptet sogar, dafs die Palpebralconjunctiva nie ihre ganz natürliche Beschaffenheit wieder erlange. Für ganz geheilt, und frei von der Gefahr der Recidive sind nur diejenigen zu erklären, bei welchen nach verschwundener Entzündung auch die innere Palpebralfläche ganz glatt geworden ist, ihr körniges Ansehn verloren hat, und nicht mehr an Gefäfsvereiterungen leidet. In diesen Fällen scheint die *tinctura opii vinosa* oder das *Laudanum liquidum Sydenhami* doch das beste Heilmittel zu seyn welches täglich einige Male auf die kranke Palpebralfläche zu bringen ist. Ueber den stärkern Grad dieses Uebels, siehe den Artikel Augenliderauswärtskehrung (*Ectropium sarcomatosum*).

Synon. Lat. *Ophthalmia* u. *Ophthalmitis contagiosa, Ophthalmia bellica, militaris Ophthalmia aegyptiaca, Ophthalmoblennorrhoea aegyptiaca, Blepharoblennorrhoea aegyptiaca, Ophthalmoblennorrhoea epidemico-contagiosa aegyptiaca, Ophthalmia catarrhalis bellica, Logadoblennorrhoea, Blepharophthalmitis, Blepharotis glandulosa, Blepharodenitis.* Franz. *Ophthalmie contagieuse, Ophthalmie d'Egypte.* Ital. *Ottalmia contagiosa d'Egitto.* Engl. *the Egyptian ophthalmia.* Holl. *Ägyptische Oogoutstecking.*

L i t t e r a t u r:

Desgenettes, Histoir. médical. de l'armée de l'Orient. Paris, 1802. 8.

Larrey, Mémoires de chirurgie militaire. Vol. III. Paris, 1812. 8.

Assalini, Observations sur la maladie appelée Peste, le flux dyssentérique, l'ophthalmie d'Egypte etc. 2. Edit. Paris, 1805. 8.

Kluysken, Diss. sur l'ophthalmie contagieuse etc. Gand. 1819. 8.

S. Bruant, Notice sur l'ophthalmie regnante en Egypte. Mémoir. sur l'Egypte. T. 1. p. 95. La Decade Egyptienne. Vol. I. p. 58.

A. Savaresi, Description et traitement de l'ophthalmie d'Egypte. Mém. sur l'Egypte. T. 2. p. 344. La Decade Egyptienne. Vol. 2. p. 159.

Vetch, J., An account of the opthalmia which has appeared in England since the return of the British army from Egypt. London, 1807. 8. Deutsch übersetzt von *Michaelis.* Berlin, 1817. 8.

James Ware, Remarks on the Ophthalmy etc. Fifth Edit. to which is now added an appendix on the purulent Ophthalmy; which has lately been epidemical in this country. London, 1814.

Reid, An essay on ophthalmia, containing a history of that disseases as it appeared in the battalion of the 89 regiment with some observations on its causes and symptomes. Portsea. 1806. 8.

Mr. Adams, Official papers etc. and the Egyptian Ophthalmia. Lond. 1814. 8.

Power, an Attempt to investigate the cause of the Egyptian Ophthalm. London, 1803.

C. Farrel, Observations on Ophthalmia and its consequences. London. 1811. 8.

Edmonston, Observatious on the varieties and consequences of Ophthalmia, with a preliminary inquiry into its contagious nature. Edinb. 1816. 8.

William Adams, a letter to the Directors of Greenwich Hospital etc For the Extermination of the Egyptian Ophthalmia. London, 1817.

Vasani, Storia dell' ottalmia contagiosa dello spedale militare d'Ancona origine e natura di quel contagio etc. Verona, 1816.

Omodei, Cenni sull' ottalmia contagiosa d'Egitto e sulla sua propagazione in Italia. Milano, 1816. A. d. Ital. übersetzt von *E. Wolff*. Frankfurt a. M. 1820. 8.

Die drei deutschen Hauptschriften sind die von *Rust*, *v. Walther* und *v. Graefe* unter folgenden Titeln:

Die ägyptische Augenentzündung unter der Königl. Preufs. Besatzung in Mainz etc. von Dr. *J. N. Rust*. Berlin, 1820. 8.

Die contagiöse Augenentzündung am Niederrhein etc. von *Philipp v. Walther*. (In dessen und *v. Graefe's* Journal der Chirurgie und Augenheilkunde. II. Bd. 1. Heft. S. 36 — 165.)

Die epidemisch-contagiöse Augenblennorrhöe Aegyptens in den europäischen Befreiungsheeren; ihre Entstehung, Erkenntnifs, Vorbeugung und Heilart etc. von Dr. *Carl Ferd. Graefe*. Mit 5 Kupfertafeln. Berlin, 1823. Fol.

Uebrigens ist eine zahllose Menge Schriften über die contagiöse Augenentzündung in Deutschland erschienen, denen das Verdienst gebührt, die gründlichsten Forschungen angestellt zu haben, als die von *Baltz*, *J. B. Müller*, *F. Lehmann*, *J. H. Leuw*, und endlich die

Aktenstücke über die contagiöse Augenentzündung; auf Veranlassung des Ministeriums der geistlichen, Unterrichts- und Medicinal-Angelegenheiten herausgegeben. Berlin, 1822. 8. v. A — n.

AEGYPTISCHE SALBE. *Unguentum aegyptiacum. Ung. Aeruginis. Ung. Acetitis cupri cum melle. Linimentum Aeruginis. Oxymel Aeruginis.* Ist eine alte Zusammensetzung aus der Zeit der Araber (s. Repertor. für Pharmac. von *Buchner*. Repertor. f. Pharmac. Th. 2. S. 12.), wo auch die *Hygra* von *Scribonius Lorqus* angeführt wird; aber diese Zusammensetzung ist von ganz anderer Art, und Grünspan wurde von den Alten gar vielfältig gebraucht. Man kochte nach der ältesten Vorschrift Grünspan mit Essig und Honig, wobei aber das entstandene essigsaure Kupfer sehr durch den Honig zersetzt wurde. Die preufsische Pharmakopoe von 1813 läfst einen Theil Grünspan mit 8 Theilen gewöhnlichem Essig kochen, filtriren, bis ein Drittel abdampfen und dann mit Honig vermischen. Aber auf diese Weise bleibt wenig vom Kupfer aufgelöfst, und diese Salbe ist schwächer als die ältere. Die Vorschrift in der neuern preufsichen Pharmakopoe ist aus *Niemann's* Pharmacop. batava ed. 2. T. 1. p. 644. genommen. Ein Theil essigsaures Kupfer und 3 Theile *Tartarus depuratus* werden in Wasser aufgelöfst, zur Trocknifs abgedampft und zum zerflossenen Salze 12 Theile Honig gesetzt. Die Salbe wird auf diese Weise stark kupferhaltig, und der zugesetzte Weinstein verhindert oder verzögert die Zersetzung des Kupfersalzes. Man hat diese Salbe immer als ein Aetzmittel bei alten, phagedänischen und fistulösen Geschwüren angewendet, um das wilde Fleisch wegzuätzen, oder vielmehr das Anwachsen desselben zu verhindern und die callösen Ränder zu erweichen; auch ist sie in vielen Gegenden ein Hausmittel geworden. L — k.

AELTERLE. S. Atrophia.

AEPFELSÄURE. *Acidum malicum. Scheele* entdeckte in dem Safte der unreifen Stachelbeeren (*Ribes grossularia*) eine eigene Säure, welcher er nachher den Namen Aepfelsäure gab, weil er sie aus sauren Aepfeln leichter und reiner erhalten hatte. Um sie zu erhalten schüttet man in den ausgeprefsten sauren Aepfelsaft kohlensaures Kali, so lange noch ein Aufbrausen erfolgt, erhitzt dann die Flüssigkeit bis zum Kochen, und seihet sie durch. Hierauf tröpfelt man eine gesättigte Auflösung des Bleies in Salpetersäure hinzu, so lange noch ein Niederschlag erfolgt. Diesen Niederschlag scheidet man durch Seihen, wäscht ihn aus, giefst die Hälfte concentrirte, mit 12 Theilen Wasser verdünnte, Schwefelsäure hinzu, digerirt eine Zeitlang, seihet die Flüssigkeit durch, und dampft sie bis zur Syrupdicke ab, denn in Krystalle läfst sich diese Säure nicht bringen. Sie schlägt das Kalkwasser nicht nieder, sie macht mit den drei Alkalien, mit der Bittererde und dem Eisen zerfliessende Salze, mit der Kalkerde und Baryterde unförmliche kleine Krystalle, welche zur Auflösung viel siedendes Wasser erfordern, aber in einem Ueberschusse von Säure sich leicht auflösen. Mit der Alaunerde liefert sie ebenfalls ein schwerauflösliches Salz, mit dem Zinkoxyd schöne Krystalle. Die Säure, welche man erhält, wenn man gleiche Theile Zucker und verdünnte Salpetersäure erhitzt, oder die letztere über andere vegetabilische Körper in geringer Menge abzieht, hielt *Scheele* ebenfalls für Aepfelsäure; doch ist die Verschiedenheit nachher von *Vogel* in München gezeigt worden. Früher als die Aepfelsäure hatte *Scheele* die Milchsäure untersucht; er fand nun eine grofse Uebereinstimmung zwischen beiden Säuren, und den einzigen Unterschied, dafs milchsaurer Kalk in Weingeist auflöfslich, äpfelsaurer hingegen unauflöslich ist; ein jedoch bedeutender Unterschied. Seitdem pflegte man etwas rasch alle Säuren, welche man in den Vegetabilien fand, auf keine andern zurückführen und nicht krystallisiren konnte, zur Aepfelsäure zu rechnen. In neuern Zeiten hat *Donovan* Untersuchungen über die Säure in den Vogelbeeren (*Sorbus aucuparia*) angestellt, und sie als eine eigene Säure, Sorbische Säure (*sorbic acid*), beschrieben, deren Uebereinstimmung mit *Scheele's* Aepfelsäure nachher *Braconmot* zeigte. Man prefst den Saft der gefrorenen Vogelbeeren aus, klärt ihn ab, und digerirt ihn mit kohlensaurem Blei, wodurch äpfelsaures Blei entsteht, welches sich im siedenden Wasser, aber nicht im kalten auflöfst. Dadurch erhält man ein Mittel, es rein in weifsen silberglänzenden Schuppen zu bekommen. Um die Säure daraus zu bereiten, vermengt man es mit Wasser, und läfst Schwefelwasserstoffgas durchgehen, welches Blei niederschlägt und die Säure im Wasser zurückläfst. Auch diese Säure läfst sich nicht in Krystallen darstellen. Ihr Verhalten zum Kalk ist besonders charakteristisch. Sie giebt damit ein im Wasser schwerauflöfsliches Salz, welches in einem kleinen Ueberschusse von Säure sich leicht auflöfst und von Alkohol niedergeschlagen wird. Nach *Vauquelin* (Annal. d. Chim. T. 35. p. 153.) enthält der Saft von *Mesembrianthemum crystallinum* äpfelsauren Kalk und die Wirkungen, welche man von dem Gebrauche des Safts dieser Pflanze verspürt haben will, möchten wohl diesem Salze zuzuschreiben seyn. Mit dem Kali bildet diese Säure ein neutrales zerfliefsendes Salz; schlägt aber die Säure vor, so entstehen luftbeständige in Weingeist unauflösliche Krystalle. Auf eine ähnliche Weise verhält sich das Natrum- und Ammoniaksalz. L — k.

AEPFELSALBE. *Unguentum pomatum s. pomadinum.* Eine angenehme Salbe, oder vielmehr Cerat, welche man vormals gegen Milchknoten in den Brüsten, gegen aufgesprungene Lippen u. dergl. gebrauchte. Gleiche Theile gelbes Wachs und Hammeltalg werden mit dem ausgeprefsten Safte von Borstorfer Aepfeln erhitzt, und zu einem Cerat unter beständigem Rühren gelinde gekocht. *Cartheuser* hat diese Salbe zu verbessern gesucht (*Richteri*, Diss de mulierum morbis praes. *Cartheusero*. Francof. 1751.), und zu dem Mark von Aepfeln, Hammeltalg und Schweineschmalz noch Nelken, Zimmt, Muskatblüte, Lavendelblume, Benzoë, Storax, Aloeholz, Rosenholz (*lignum rhodium*), Sassafras- und Veilchenwurzel gesetzt, welches er dann mit Rosenwasser und einigen Tropfen Rosenholzöl (*ol. lign. Rhod.*) zu einer Salbe kochen läfst. Es ist klar, dafs diese Zusammensetzung viel Ueberflüssiges enthält, und dafs daraus eine erhitzende und keinesweges kühlende Salbe geworden ist. Uebrigens rührt der Name Pomade von jenem vormals sehr häufig gebrauchtem Cerat her. L — k.

AEPFELSAURES EISEN. S. Eisen.

AEPFELWEIN. S. Cider.

AËR. S. Luft.

AËROPHOBIA (vom Griechischen ἀήρ, Luft, und φοβέω, ich fürchte). L u f t s c h e u e. Eine krankhaft erhöhte Empfindlichkeit gegen den Eindruck der Luft, so dafs der Kranke eben so heftig durch Luftbewegung afficirt wird, wie der Hydrophobe durch den Eindruck des Wassers. Sie gehört also zu der Klasse der Idiosyncrasien, und kann sich als Symptom zur Hydrophobie, wie auch zu phrenetischen und andern hitzigen Fiebern, gesellen. — Im allgemeinen Sinne kann dieses Wort auch von der zu grofsen Entziehung und Entwöhnung von der freien Luft gebraucht werden, der sich manche Menschen schuldig machen, und wodurch sie sich eben eine zu grofse Empfindlichkeit dagegen und Kränklichkeit zuziehen. H — d.

AËROPHORUS (vom Griechischen ἀήρ, Luft, und φέρω, ich trage). Lufttragend, Luftenthaltend. Wird hauptsächlich gebraucht von dem *Pulvis aerophorus*, worunter eine Mischung von *Magnesia carbonica* oder *Natron carbon.* mit dem *Acidum Tartari* verstanden wird, bei dessen Auflösung im Wasser sich kohlensaures Gas entbindet, und ein Aufbrausen erzeugt; daher es auch Brausepulver genannt wird. Will man das Aufbrausen verstärken, so wird *Natron carbon. acidulum* (mit Kohlensäure übersättigtes Natron) genommen. Das Mittel ist eins der vortrefflichsten, um nervöse Magenaffektionen, Uebligkeit, Erbrechen, zu besänftigen, auch als Digestiv, und, öfter wiederholt, als Abführungsmittel, bei nervösen schwächlichen Personen. Nur ist zu bemerken, dafs eine zu schnelle und zu starke Gasentwickelung im Magen auch zuweilen, bei sehr reizbarem oder schwachem Magen, einen zu starken Reiz und beschwerliche Flatulenz erregen, und das Gegentheil bewirken kann. Daher in solchem Falle die zu starken Brausepulver (von übersättigtem Natron) weniger passend sind, als die von *Magnesia carbonica*. H — d.

AERUGINOSA BILIS, grünspanfarbige Galle; wenn sie ausgebrochen wird, eins der gefährlichsten Zeichen in Krankheiten, beweist innere Entzündung. S. Galle. H — d.

AERUGO. S. Grünspan.

AESCHE. S. Salmo Thymallus.

AESCULAPIUS, Ἀσκλήπιος. Jede Nation, die den Keim der Humanität in sich trägt, zählt unter ihren Heroen nicht blofs Repräsentanten der rohen Kraft und Tüchtigkeit, sondern auch Vorsteher der Künste des Friedens und sanftere Wohlthäter ihrer Mitmenschen. Ein solcher war bei den Griechen *Asklepios*, der von dem Glauben der folgenden Generationen zum Gott der Heilkunst geheiligt, und unter dem Namen *Ophiuchos* unter die Gestirne versetzt wurde. Wie in der ganzen Heroenwelt ist es auch bei ihm schwer, das Fabelhafte von dem Historischen zu unterscheiden. *Cicero* führt drei verschiedene Heroen auf, die unter dem Namen *Aesculap* göttlich verehrt wurden (de Natura deorum.

L. III. c. 22.); scharfsichtige Mythologen könnten vielleicht ihre Zahl noch bedeutend vermehren, wenn daraus für die Wissenschaft irgend ein wahrer Gewinn abzusehen wäre. Derjenige *Aesculap*, der als Vater des *Machaon* und *Podalirius* bei *Homer* vorkommt (Iliad. II. 729.), war, wie es scheint, ein König, oder wenn man lieber will, ein Häuptling in Thessalien, in der Gegend, wo Trikka, Ithome und Oechalia lagen, wenigstens werden seine Söhne als Anführer der Krieger aus jener Gegend genannt. Er lebte also ein Menschenalter vor dem trojanischen Kriege, und da sein Dienst nach demselben durch seine Nachkommen sich überall hin verbreitete, so kann man annehmen, dafs durch ihn die übrigen Helden von gleicher Bedeutung verdunkelt worden sind, und ihr Dienst nach und nach in den seinigen überging.

Bleibt man bei den einfachen menschlichen Verhältnissen stehen, wie sie sich auch noch in unsern Tagen bei Völkern von ähnlichem Culturgrade, wie der der damaligen Griechen war, darbieten, so ergiebt es sich leicht, dafs *Aesculap* ein Naturarzt von hohen Geistesanlagen, und vielleicht von grofser Menschenliebe war, der über sein Zeitalter gewissermafsen erhaben, oder was eben so viel sagen will, als der Geeignetste seines Zeitalters die Idee einer Heilkunst zu fassen vermochte, ohne dafs man vernünftiger Weise in ihm tiefere Kenntnisse suchen darf, die ihm eben sein Zeitalter versagte. Seine Heilmethode war daher äusserst einfach, und mag vielleicht, worin uns wiederum die Analogie ähnlicher Umstände die trefflichsten Fingerzeige giebt, nicht über die Anwendung der gewöhnlichsten Pflanzenmittel hinausgegangen sein, die ihm hellere Einsichten zur rechten Zeit zu gebrauchen lehrten. Dadurch wurde er der Wohlthäter seiner Mitmenschen, und wurde als Erretter von grofsen Gefahren gepriesen, ja er schien selbst seinem Volke Wunder zu thun, weil vielleicht auch seine Vorgänger die Umstände nicht so scharf zu beurtheilen gewufst, und sich der Heilung der Kranken nicht so ausschliefslich geweiht hatten. — Die Behandlung äufserer Verletzungen, besonders der Wunden, ist ohne Zweifel sein Hauptgeschäft gewesen. Dazu bediente er sich nicht nur schmerz- und blutstillender Mittel, sondern auch des Messers und innerer Arzneien (*Pindar.* Pyth. III. ch. 7.). Aufserdem hatte er auch noch Gebete und Beschwörungsformeln (*Carmina, ἐπαοιδαὶ*), deren Anwendung er neben jenen natürlichen Mitteln auf die meisten Krankheiten ausdehnte. Sie sind den Völkern in ihrer Kindheit Bedürfnifs, und ihnen selbst bei höherer Cultur unter andern Formen nicht ganz entbehrlich, indem der Mensch gern an einen unbekannten, überirdischen Einflufs auf seine Krankheiten glaubt, den er in Ermangelung einer tieferen Erkenntnifs zu seinem Heile zu kehren unternimmt, so wie es ihm eine dunkle Ahnung eingiebt. Das spätere, unkritische Alterthum machte ihn zum Erfinder der klinischen Medizin (*Hygin.* Fab. Cap. 274. p. 201. *Ed. Muncker.* Hamb. 1674.), so wie auch der gymnastischen, und *Galen* läfst ihn sogar zur Heilung seiner Kranken durch Musik und Dichtkunst, besonders durch mimische Darstellungen, heilsame Gemüthsbewegungen erregen, (de sanit. tuend. L. I. c. 5.) — Angaben, die in den natürlichen Verhältnissen ihre Widerlegung und Einschränkung finden, indem die Heilkunde *Aesculap's* keine andere, als eine natürliche sein konnte, gewifs reichlich mit Aberglauben vermischt war, und sich nur in so weit über die ganz einfache und rohe erhob, als ein geistvoller und ausgezeichneter Mann die geringen Kenntnisse seines fähigen, zu dem höchsten geistigen Leben berufenen Volkes zu vereinigen, und ihnen, noch weit entfernt von wissenschaftlicher Bearbeitung, durch eigene Kenntnifs und eigenes Wirken eine höhere Bedeutung zu geben wufste. Dasselbe wird durch den Zustand der Heilkunst während des trojanischen Krieges bestätigt. *Machaon* und *Podalirius,* beide von dem Centauren *Chiron* unterrichtet (*Xenophont.* Cynegetic. Cap. 1.), *Podalirius* aber in der Medicin von dem ältern *Machaon,* waren im griechischen Heere als Helden und Aerzte gleich ausgezeichnet. Doch behandelten sie keine inneren Krankheiten, am wenigsten die Pest, die man allein dem Zorn der Götter zuschrieb, ohne eine andere Hülfe zu suchen, als durch Opfer und Gebet. Wunden heilten sie durch Entfernung des Geschosses, das sie entweder auszogen oder ausschnitten, oder durchstiefsen, dann aber auch mit Salben, Kräutern und Tränken, von deren Zweckmäfsigkeit ein aufbehaltenes Beispiel im *Homer* kein vortheilhaftes Zeugnifs ablegt. Dem verwundeten *Machaon* wird nämlich der *κυκεὼν*, ein Gemisch aus Gerstenmehl, Wein, Käse und Zwiebeln gereicht (Iliad. XI. 618.).

Das Mythologische darf hier nicht ganz übergangen werden. Die Fabel macht den *Aesculap* zum Sohne des *Apollo* und der Nymphe *Koronis*, einer Tochter des *Phlegyas*, Königs der Lapithen, oder der *Arsinoë*, Tochter des Messeniers *Leucippus*, und läfst ihn vom Centauren *Chiron* in allen Künsten, besonders aber in der Heilkunst unterrichten, worin er es durch die Gaben seines Vaters zur gröfsten Vollkommenheit brachte. Nach vollendeter Ausbildung durchzog er nach der Sitte der Heroen alle Länder, um den Menschen seine Wohlthaten angedeihen zu lassen, und wird auch unter den Theilnehmern des Argonautenzuges aufgeführt. Seinen Tod soll er durch den Blitzstrahl des *Jupiter* gefunden haben, worüber wir die zum Theil abentheuerlichen Auslegungen der Dichter auf sich wollen beruhen lassen. Seine Gemahlin war *Epione*, seine Töchter: *Jaso*, *Aegle*, *Aceso*, *Hygea*, *Panacea* und *Rome*, wahrscheinlich idealische Wesen der spätern Dichter.

Die Abbildungen des *Aesculap* in den Tempeln waren mit symbolischen Andeutungen umgeben, die gröfstentheils später hinzugesetzt, durch ihre dunkle mystische Bedeutung den Glauben an die Heiligkeit des Gottes erhöhten. Die Statue zu Epidaurus war sitzend, mit einem goldnen Barte; zu den Füfsen des Gottes lag ein Hund, mit der einen Hand hielt er den Schlangenstab, mit der andern drückte er den Kopf der Schlange. Sonst war keine bestimmte Vorschrift, und dem Schönheitssinne der Künstler viel Spielraum übrig gelassen. In der Regel stellte man den *Aesculap* als einen rüstigen Greis mit einem Barte dar, und mit einem Pallium einfach in bestimmtem Faltenwurf bekleidet, so dafs die rechte Schulter und der gröfste Theil des Oberleibs unbedeckt blieb. Dann fehlt der Schlangenstab fast niemals, dessen Stelle nur zuweilen ein Skeptron einnimmt. Selten ist er als ein Kind abgebildet, die Schlange um den Arm gewunden, und mit einer Pinie in der Hand. Oft trug er auch einen Lorbeerkranz. Unter seinen übrigen Attributen bemerkt man am häufigsten einen Hahn, dann aber auch einen Widderkopf, eine Eule, einen Adler oder Habicht. Selten sieht man die Statuen des *Aesculap* allein, sondern gewöhnlich ist ihm eine oder mehrere von seinen Töchtern zugesellt. *Hygea* ist unter diesen die bekannteste. Man bildet sie mit einem langen, faltigen Gewande ab, in der Linken eine Schlange, in der Rechten eine Schaale mit Maza haltend; zuweilen schwebt über ihrem Haupte ein Fünfeck, dessen mystische Bedeutung nicht füglich zu erklären ist. Auch *Panakea* hatte ihre Altäre, und ihr Name wurde sogar neben dem der *Hygea* in die Eidesformeln der Aerzte mit aufgenommen (*Hippocr.* Jusjurand.). Häufiger sieht man aber zwischen *Aesculap* und *Hygea* einen kleinen freundlichen Knaben abgebildet, vom Kopf bis auf die Kniee in einen faltenlosen Mantel gehüllt, über dessen Abkunft und Bedeutung sich keine sicheren Angaben auffinden lassen. Sein Name ist *Telesphorus*, in Epidaurus hiefs er *Acesios*, in Titane, dem ältesten Tempel *Aesculaps*, *Euamerion.* Man glaubte, er sei der Sohn des *Aesculap*, wahrscheinlich ist er aber der veränderte ägyptische *Harpocrates.*

Der Dienst in den Tempeln des *Aesculap* war von dem gröfsten Einflufs auf die spätere Begründung und Ausbildung der griechischen Heilkunde. Er wurde ausschliefslich von den Asklepiaden verrichtet, einer Priesterinnung, die anfänglich aus den Nachkommen des *Aesculap* bestand, aber bald Fremde aufzunehmen genöthigt war, indem jene kurze Zeit nach *Hippocrates* völlig ausstarben. Hierüber das Nähere unter den Artikeln Asklepiaden und Incubation. H — er.

AESCULUS. Eine Pflanzengattung, welche *Linné* zur *Heptandria Monogynia* rechnet, und *Jussieu* mit *Acer* zusammenstellt. Sie verdient aber wohl eine besondere kleine natürliche Familie zu bilden, welche sich durch zusammengesetzte Blätter, eine vielblättrige Blume unter dem Fruchtknoten, und eine Frucht ohne Albumen, einem Embryo mit zwei äufserst dicken später zusammenwachsenden Cotyledonen auszeichnet. Zu ihr gehört die Gattung Aesculus, welche man in zwei, *Aesculus* (oder *Hippocastanum*) und

Pavin theilen kann. Jene hat fünf ziemlich gleiche Blumenblätter und 7 Staubfäden, diese vier sehr ungleiche und 8 Staubfäden. Eine Art verdient nur in medizinischer Hinsicht angeführt zu werden.

A. Hippocastanum. Linn. Willd. sp. 1. *p.* 285. Rofskastanie, ein sehr bekannter Baum mit siebenfachen Blättern, einer Blütentraube mit Blumen, deren Staubfäden nicht länger sind als die Blumen. Er wächst auf den Gebirgen in Klein-Asien und Persien wild, und wird bei uns häufig gezogen, wo er die stärksten Winter aushält. Die Rinde ist von *Zannichelli*, einem Apotheker zu Venedig (Lettera intorno alle facolta dell' Ippocastano in Raccolta d'opuscoli scientifici. T. 10. p. 200.), zum Arzneigebrauch empfohlen worden. Wir haben viele chemische Untersuchungen der Rofskastanienrinde; die neuesten sind von *Pelletier* und *Caventou* (Journ. d. Pharmac. 1821. Nr. 3. p. 123.) *Trommsdorf*, N. Journ. d. Pharmac. B. 6. S. 113. Repertor. für Pharmac. B. 12. S. 213.) und von *Du Menil* (Taschenb. f. Scheidekünstl. und Apotheker. 1824. S. 1.), welche darin übereinstimmen, dafs aufser Harz, Gerbestoff darin enthalten sey, nur behaupten jene, dafs dieser Gerbestoff das Spiefsglanzoxyd aus Brechweinstein nicht niederschlage, *Du Menil* hingegen sah einen Niederschlag. Nach diesem letztern würde sich also derselbe von dem gewöhnlichen Gerbestoffe wenig unterscheiden. Das Dekokt der Rofskastanienrinde opalisirt sehr stark, und schlägt das Eisenoxyd aus den Auflösungen dunkelgrün nieder; es gehört also der Gerbestoff zum eisengrünenden. Ein Alkaloid konnten beide Untersucher nicht finden. Die Samen enthalten viel Stärkmehl, und können zur Fütterung des Viehs gebraucht werden, nur gewöhnen sie sich schwer daran, wegen eines sehr bittern Stoffes. *Parmentier* hat gezeigt, dafs sie davon durch Einweichen in eine alkalische Lauge befreit werden. Auch hat man sie zur Arznei angewandt. *Canzoneri* (S. Saggio sul Castagne d'India. Palermo, 1823. Berliner Jahrb. für Pharmac. B. 26. A. 2. S. 213.) erhielt durch Kochen mit Wasser und etwas Schwefelsäure, dann durch Niederschlag mit Kalk, also durch ein Verfahren wie bei den Alkaloiden, eine gelblichrothe Substanz von anfangs süfsem, dann stechendem Geschmack, welche sich nicht in Wasser, wohl aber in Weingeist und Aether auflöfst, folglich darin sich sehr von den Alkaloiden unterscheidet, aber doch mit Schwefelsäure zu zarten Krystallen anschiefst. Sie bedarf noch einer genauern Untersuchung. L — k.

Wirkung und Anwendung. Die Wirkung der *Cortex Hippocastani* ist stärkend, zusammenziehend, sehr ähnlich der der Weidenrinde, nur etwas weniger adstringirend.

In Pulver giebt man sie zu 15 — 30 Gran, vom Extrakt 10 — 20 Gran, täglich 3 — 4 Mal. Beim Dekokt rechnet man auf sechs bis acht Unzen Colatur 6 — 8 Drachmen Rinde.

Innerlich hat man sie bei Wechselfiebern als Surrogat der China empfohlen, und bei Blennorrhöen als Adstringens innerlich und äufserlich angewendet.

Als Surrogat der gerösteten Eicheln, und besonders bei passiven Blutflüssen, serösen und schleimigen Profluvien und andern atonischen Beschwerden, haben einige die *Fructus Hippocastani tosti*, täglich zu 1½ Unze in der Abkochung empfohlen. O — n.

AESLECTUM. S. Kupfer.

AESTHESIS. S. Gefühl.

AESTHETERIUM, *πρώτον αἰσθητήριον*. S. Seelenorgan.

AESTUARIUM. S. Dampfbad.

AETAS. S. Alter.

AETHER oder Naphtha, in allen Sprachen, ist eine aus dem Weingeist vermittelst einer Säure bereitete Flüssigkeit, welche entzündet mit einer weifsen Flamme und etwas Rauch brennt, sehr flüchtig ist, einen starken Geruch hat, und sich nicht in allen Verhältnissen mit dem Wasser mischen läfst. Wir rechnen hieher nur den Schwefeläther, und nennen mit *L. Gmelin* die übrigen wirklichen Verbindungen der Säuren mit Weingeist Naphthen, z. B. die Salpeter-, Salz- und Essignaphtha. Der Schwefeläther stellt eine wasserhelle, dünne Flüssigkeit dar, von einem den Meisten angenehmen, durchdringenden Geruch, und einem süfslichen und kühlenden Geschmack. Sein specifisches Gewicht geht von 0,700 bis 0,755, nachdem er mehr oder weniger rein ist. Er verdampft an der Luft in der gewöhnlichen

lichen Temperatur der Atmosphäre unter starker Kälteerzeugung, daher man ihn auch angewendet hat, um eine solche topische Kälte auf dem menschlichen Körper hervorzubringen. Er kocht bei 35 — 36° R., und erzeugt einen Dampf, der eine geringere Spannung hat als Wasserdampf. Läfst man ihn lange an der Luft und im Lichte stehen, so wird er sauer, da er sonst im ursprünglichen Zustande keine Spur von Säure zeigt. Er läfst sich nicht, wie der Weingeist, in allen Verhältnissen mit dem Wasser vermischen, sondern 10 Theile Wasser nehmen nur einen Theil Aether auf. Mit dem Weingeist läfst er sich in allen Verhältnissen mischen, und ist daher gewöhnlich damit verunreinigt. In der Kälte, wobei das Quecksilber gefriert, gesteht er ebenfalls zu einer dicken, undurchsichtigen, weifsen, fettigen, in grofser Kälte wallrathähnlichen Masse. Man bereitet den Schwefeläther nach der neuen preufsischen Pharmakopoe auf folgende Weise. Drei Pfund rohe concentrirte Schwefelsäure werden mit eben so viel alkoholosirtem Weingeist (von 0,810 — 0,820) in einer Retorte nach und nach und behutsam gemengt. Man bringt eine geräumige Vorlage an, vermacht die Fugen wohl, und destillirt nun im Sandbade, so dafs die Flüssigkeit kocht, anderthalb bis zwei Pfund ab. Auf den Rückstand, wovon man 4 — 6 Unzen wegnimmt, giefst man alkoholosirten Weingeist, anderthalb Pfund, den man vorher mit 4 — 6 Unzen Schwefelsäure wie vorher gemengt hat. Man destillirt von Neuem, bis das Uebergetriebene dem zugegossenen Weingeist an Volumen gleicht; auch kann man dieses Verfahren mit einer ähnlichen Menge Weingeist und Schwefelsäure zwei bis drei Mal wiederholen. Zu 12 Theilen dieser durch alle Destillationen erhaltenen ätherischen Flüssigkeiten, setzt man einen Theil *Liquor. Kali caust.* mit 3 Theilen gemeinem Wasser vermischt, und schüttelt Alles in einem verschlossenen Gefäfse, damit der Aether sich auf der Oberfläche sammle, welchen man von der übrigen Flüssigkeit sondert. Man rectificirt ihn über Kohlenpulver und gebrannter Magnesia so, dafs der dritte oder vierte Theil zurückbleibt. Er wird in wohl verschlossenen Gefäfsen aufbewahrt. Sein specifisches Gewicht ist nach dieser Bereitungsart = 0,730 — 0,740. Er mufs von Schwefelsäure oder schwefliger Säure rein seyn, welches man daran erkennt, dafs er mit salpetersaurem Baryt keinen Niederschlag giebt, auch von Weinöl, welches beim Verdampfen des Aethers zurückbleibt. Aus seiner zu grofsen Auflöfslichkeit in Wasser, so wie aus seinem specifischen Gewicht erkennt man, ob er zu viel Wasser oder Weingeist enthält. Man kann ihn ganz davon befreien, wenn man ihn mit Wasser anhaltend schüttelt, abgiefst, und über trocknem salzsauren Kalk (*Chlorcalcium*) destillirt. Was bei der Bereitung des Aethers vorgehe, ist von den Chemikern auf eine sehr verschiedene Weise erklärt worden. Früher nahm man an, dafs die Schwefelsäure in den Aether eingehe. Aber das Abbrennen desselben über eine Auflösung von salzsaurem Baryt machte keine Trübung. *Fourcroy* und *Vauquelin* glaubten (S. d. gesammelt. Abhandl. in *Scherer's* Journ. d. Chemie. Th. 6. S. 436.), es geschähe dabei eine Verminderung des Kohlenstoffs im Weingeist. Aber nach *Th. de Saussure* (Journ. d. Phys. T. 64. p. 306. Annal. d. Chim. T. 89. p. 273.) ist das Verhältnifs des Kohlenstoffs, Wasserstoffs und Sauerstoffs dem Volumen nach im Aether = 5 : 6 : 1, im Weingeist = 2 : 3 : 1; also hält der Aether mehr Kohlenstoff als der Weingeist, und es sind in 100 Theilen Aether enthalten dem Gewicht nach: 67,98 Kohlenstoff, 14,40 Wasserstoff und 17,62 Sauerstoff; im Weingeist dagegen in 100 Theilen: 52,18 Kohlenstoff, 13,04 Wasserstoff und 34,78 Sauerstoff. Mit Recht hat daher *Gay Lussac* vorzüglich auf die Wassererzeugung Rücksicht genommen. (Ann. d. Chim. T. 95. p. 311. s. auch *Gmelin's* Handb. d. theoret. Chemie. S. 1092.). Folgende Erklärung möchte genügen. Duplirt man das Verhältnifs der Bestandtheile im Weingeist, so hat man 4 : 6 : 2. Ein Theil Sauerstoff der Schwefelsäure und ein Theil Sauerstoff des Weingeists machen mit einem Theil Wasserstoff desselben Weingeists, Wasser, also wird das Verhältnifs = 4 : 5 : 1. Aber 4 : 5 = 5 : 6¼, und es mufs aus dem Verhältnisse 4 : 5 : 1 das Verhältnifs der Bestandtheile im Aether werden, wenn sich Kohlenstoff niederschlägt, welches auch wirklich geschieht, indem sich der Rückstand nach und nach schwarz färbt. Im Anfange bildet sich nur Aether, später gehen andere Veränderungen des Weingeists und der Säure vor; es entstehen ölgebendes Gas, Unterschwefelsäure und Weinschwefelsäure, endlich auch schweflige Säure.

Der Aether wurde von einem Deutschen *S. A. Frobenius* zuerst bereitet, und die Art der Bereitung von *Mortimer* in den Phil. Transact. 1741 angezeigt. Viel früher war der *Spiritus sulphurico-aethereus* gefunden worden; seine Bereitung wurde aber durch *Fr. Hoffmann* bekannter, und er selbst von diesem grofsen Arzt zum Arzneigebrauch angewandt. Er hiefs nun *Liquor anodynus mineralis Hoffmanni*, oder *Spiritus Vitrioli dulcis.* Man bereitete ihn durch die Destillation aus einem Theile concentrirter Schwefelsäure und 4 Theilen *Spiritus vini rectificatissimus.* Kürzer läfst ihn die preufsische Pharmakopoe durch Vermischung aus einem Theile *Aether sulphuricus* und 3 Theilen *Spirit. vin. rectificatiss.* bereiten. Man mufs aber bedenken, dafs der Fuselgeruch des Branntweins hiebei leicht sehr hervortritt; es ist also besser Franzbranntwein, sogenannten Spriet, hiezu anzuwenden.

Die Phosphorsäure und Arseniksäure geben mit Weingeist einen Aether, welcher vom Schwefeläther nicht verschieden ist. L — k.

Wirkung des Aethers. In ihren Wirkungen schliessen sich die verschiedenen Arten von Aether den weinigten und ätherisch-öligen Mitteln an, übertreffen aber beide an Flüchtigkeit. Innerlich gegeben wirken sie höchst flüchtig, durchdringend, belebend; ihre Wirkung ist indefs schnell vorübergehend. Nach Verschiedenheit der einzelnen Systeme wirken sie

1) auf das Nervensystem in kleinen Gaben beruhigend, krampf- und schmerzstillend, — in gröfseren flüchtig excitirend;

2) auf das Gefäfssystem reizend, erhitzend;

3) auf die Verdauungswerkzeuge belebend, carminativ;

4) die Thätigkeit des Hautsystems und die Absonderung der Nieren befördernd.

Zu grofse Gaben wirken überreizend, das Gefäfssystem zu sehr aufregend. Contraindicirt bei Entzündungen, sind sie vorzugsweise indicirt in allen den Krankheiten, welche den Charakter der atonischen oder erethischen Schwäche tragen, in dem ersten Falle, bei atonischer Schwäche, in grofsen, in dem zweiten Falle, bei erethischer Schwäche, in kleinen Gaben.

Aeufserlich angewendet wirken sie nach Verschiedenheit ihrer gröfsern oder geringern Flüchtigkeit belebend, reizend oder abkühlend, kältend.

Hinsichtlich der Wirkung sind die reinen Aetherarten von denen durch Zusatz von Alkohol verdünnten wesentlich verschieden, — erstere wirken ungleich reizender und flüchtiger.

Gaben. Die kleinste Gabe ist 8 — 12 Tropfen, die gewöhnliche 15 — 30 Tropfen, täglich drei bis sechs Mal. auch noch öfter; die Gabe und Wiederholung derselben wird durch die Art und Heftigkeit der Krankheit bedingt, In Fällen, wo schnelle Hülfe nöthig ist, läfst man die höchsten Gaben viertelstündlich wiederholen, und steigt in ausserordentlichen Fällen mit der Gabe wohl auch noch höher als die bereits angegebene. Man läfst den Aether auf Zucker oder in Flüssigkeiten getröpfelt nehmen. Wenn derselbe zu Mixturen hinzugesetzt wird, so rechnet man auf eine Mixtur von 6 — 8 Unzen, welche man Efslöffelweise nehmen läfst, eine halbe bis zwei Drachmen.

Anwendung. Innerlich benutzt man die verschiedenen Aetherarten 1) als flüchtig belebendes Mittel:

a) bei nervösen Fiebern, — in Verbindung mit *Infus. rad. Serpentariae, Valerianae,* — oder mit Campher und ätherischen Oelen;

b) Asphyxien, Nervenschlag, drohenden Lähmungen, Ohnmachten;

c) als flüchtigen Zusatz zu fixern Arzneimitteln, um diese in ihrer Wirkung flüchtiger und dem Magen dadurch verdaulicher zu machen, — in chronischen Krankheiten, welche sich auf locale oder allgemeine Schwäche gründen, — namentlich rheumatischen oder gichtischen Beschwerden, so wie bei bedeutenden Störungen der Haut und der Nieren, vortrefflich bei zurückgetretener Gicht;

d) Vergiftungen durch betäubende Gifte, Opium, Fliegenschwamm u. dergl.;

e) endlich verbindet man gern auch Brechmittel mit

einigen Tropfen Aether, um bei grofser Atonie des Magens leichter Erbrechen zu bewirken.

2) Zur schnellen Beruhigung krampf- oder sehr schmerzhafter Affectionen. Zu diesem Zweck am besten tropfenweise gegeben in Verbindung mit *Tinct. Opii, Essent. Castorei, Valerianae*, den verschiedenen Formen der Ammoniumpräparate, *Oleum Chamomillae aether.* und ähnlichen flüchtig krampfstillenden Mitteln, — bei Magenkrämpfen, Koliken, vorzüglich Windkoliken, hysterischen Krämpfen, *Asthma spasmodicum*, periodischen Neuralgien, sehr schmerzhaften Wehen.

Aeuferlich benutzt man sie

a) als belebende Riechmittel, bei Schwindel, Krämpfen, Ohnmachten, Scheintod;

b) reizende Einreibung mit ätherischen Oelen, bei Neuralgien, namentlich heftigen Kopf- oder Gesichtsschmerzen, gichtischen und rheumatischen Beschwerden, nervösen Fiebern, Lähmungen. Epileptische Anfälle werden oft dadurch abgekürzt, dafs man Aether in die Herzgrube und Schläfe einreiben läfst;

c) in Dunstgestalt bei Krankheiten der Augen, — oder zum Einathmen bei Krankheiten der Brust und des Halses, Hals- und Brustentzündungen, asthmatischen Beschwerden, Brustkrämpfen. Man giefst entweder in eine erwärmte Tasse einen bis zwei Theelöffel Aether, und läfst den Dunst desselben einziehen, oder vermischt ihn mit dem heifsen Infusum passender Mittel, um den verflüchtigten Aether mit Wasserdunst verbunden einathmen zu lassen;

d) endlich benutzt man die flüchtigsten Aetherarten, namentlich den *Aether sulphuricus*, als kältendes Mittel auf die leidenden Theile aufgetröpfelt, bei entzündeten eingeklemmten Brüchen, so wie bei Gehirnentzündungen.

Aether sulphuricus, unter allen Aetherarten der flüchtigste. Von seiner Wirkung und Anwendung gilt, was bereits schon von der Wirkung und Anwendung der Aetherarten erinnert worden. Um sich von seiner Wirkung zu überzeugen, liefs *Orfila* einem Hunde eine halbe Unze Schwefeläther nehmen, und gleich nachher den Schlund unterbinden. Es entstand Schwindel, Lähmung der Muskeln, doch ohne Verlust der Sinne, beschleunigter und beklommener Athem, Neigung zum Erbrechen, Gefühllosigkeit, Tod. Bei der Section fand man die Schleimhaut des Magens stark entzündet, Röthung der übrigen Häute, und in dem Herzen viel geronnenes, schwarzes Blut.

Innerlich bedient man sich des Schwefeläthers vorzugsweise in allen den Fällen, wo recht schnell und belebend eingewirkt werden soll. In Verbindung mit *Oleum Terebinthinae* empfiehlt ihn *Durand* als auflösendes Mittel gegen Gallenstein, und zwar in dem Verhältnifs 2 Theile *Oleum Terebinthinae* und 3 Theile Schwefeläther. *Bourdier* wendete ihn gegen den Bandwurm an. Er liefs zwei bis drei Tage nach einander, beim Erwachen des Morgens eine Drachme Aether mit einem concentrirten Dekokt der *Rad. filic. maris*, und eine Stunde nachher eine Unze *Ol. Ricini* nehmen.

Man rechnet auf die Drachme Schwefeläther 200 — 220 Tropfen, und giebt als mittlere Gabe 8 — 15 Tropfen, 3 — 6 Mal, — nach Umständen noch öfter, — in aufserordentlichen Fällen 25 — 35 Tropfen.

Aeufserlich hat man ihn gleich den übrigen Aetherarten empfohlen zu Einreibungen bei Neuralgien, Kopfweh, Schwindel, sehr heftigem Zahnschmerz, — als Riechmittel bei Ohnmachten, Krämpfen, — und vorzugsweise bei eingeklemmten, entzündeten Brüchen, oder Gehirnentzündungen, auf die leidende Stelle getröpfelt, um vermöge seiner grofsen Flüchtigkeit schnelle Verdunstung und dadurch Kälte zu erregen.

Liquor anodynus mineralis Hoffmanni. (Spiritus sulphurico-aethereus.) Vermöge seiner Verdünnung durch Alkohol wirkt derselbe weniger flüchtig, weniger reizend, weniger erhitzend. Angewendet wird derselbe in allen den Krankheiten, wo der Schwefeläther gegeben wird, mit Ausnahme der Fälle, welche eine sehr flüchtige, schnelle und reizende Einwirkung erfordern.

Man rechnet auf eine Drachme 130 — 180 Tropfen.

Die mittlere Gabe dieses Mittels ist 15 — 25 Tropfen, in aufserordentlichen Fällen giebt man 30 — 50 Tropfen. Die Wiederholung der Gabe richtet sich nach der Qualität und Gefahr der Krankheit. O — n.

AETHEREA. Aetherische Mittel. Unter diesem Namen versteht man im Allgemeinen alle flüchtige Mittel, welche Aether enthalten (besonders Wein), oder deren flüchtiger Stoff besonders durch den Geruch bemerkbar ist; speziell aber werden darunter alle vegetabilischen Mittel verstanden, welche reich im ätherischem Oele sind. Sie gehören insgesammt zu den stärksten Nerven- und Blutsystem reizenden und aufregenden Mitteln. H — d.

AETHERISCHES OEL. S. Oel.

AETHIOPS bezeichnet bald den Stamm der Aethiopier, bald alle schwarzgefärbte Menschen, selbst daher häufig die Mauren, gewöhnlich jetzt nur die Neger, die man auch mit dem Namen Mohren belegt. S. Mauren und Neger.

R — i.

AETHIOPS. S. Quecksilber.

AETHOMMA (von *αἴϑω*, ich brenne, und *ὄμμα*, das Auge). In *Ambr. Paré* und *Banister* kömmt dies Wort, welches von ihnen *Aithomoma* geschrieben wird, für die Bezeichnung desjenigen Zustandes des Auges vor, wobei die Feuchtigkeiten desselben ganz und gar schwarzgefärbt sind, so dafs das ganze Auge schwarz erscheint. Was sie eigentlich darunter verstanden haben mögen, ist schwer zu ermitteln, zumal sie sich nicht weiter darüber aussprechen. (Vergleiche: Les Oeuvres *d'Ambr. Paré.* pag. 381. Fol. Lyon, 1664.)

Synon. *Ravi oculi* nach *Paré*. *Oculus Leoninus* nach *Fernel*. Franz. *Oeuil de loup, oeuil de mauvais garçon* nach *Paré* und *Banister*.

Ed. Gr — c.

AETHUSA. Eine Pflanzengattung zur natürlichen Ordnung der Doldengewächse gehörig, und zur *Pentandria Digynia* nach *Linné*. Kennzeichen sind: keine allgemeine Doldenhülle; die besondere nur halb, aus drei abwärts gekehrten Blättchen. Die Frucht fast kugelrund, jeder Samenbehälter hat fünf sehr erhabene, scharfkantige Rippen.

A. Cynapium. Linn. sp. pl. ed. Willd. T. I. *P.* 2. *p.* 1416. *Roem. et Schult.* Syst. veg. T. 6. p. 455. *Hayne,* Darstell. d. Arzneigew. t. 35. Garten-Gleifse. Schierling. Der Stamm ist 1 — 3 Fufs hoch, gestreift, grün, ohne Flecken und ganz glatt. Die Blätter sind doppelt und dreifach gefiedert;

die Blättchen eiförmig, federförmig getheilt, die Lappen schmal, mit einem kleinen Stachel an der Spitze; die Oberfläche ist ganz glatt, oben dunkelgrün und glänzend, unten hellgrün und sehr glänzend. Die äufsern Blütenstiele bei der Frucht sind doppelt so lang als diese, die besondern Hüllen länger als die besondern Dolden. Die Blume weifs, die äufsern Blumenblätter der äufsern Blüte und der Dolde noch einmal so grofs. Die Früchte sind anderthalb Linien lang. Eine jährige Pflanze, welche im nördlichen und mittlern Europa sich häufig als Unkraut in den Gärten und auf Schutt um die Häuser und Zäune befindet. Die Pflanze ist giftig, wächst unter der Petersilie, und kann leicht damit verwechselt werden; sie unterscheidet sich vorzüglich durch die Farbe, den Glanz und den Geruch der Blätter wenn sie nicht blüht; sehr leicht durch die oben angegebenen Kennzeichen, wenn sie blüht. Aeltere Beispiele, dafs der Genufs der Blätter sowohl als der Wurzeln tödtlich oder doch sehr schädlich gewesen ist, führt *Gmelin* in seiner Geschichte der Pflanzengifte, 2. Aufl. S. 571. an, doch ist zu bemerken, dafs derselbe Fall dort zweimal erzählt wird, nämlich die erste Erzählung im Commerc. litter. noric. 1721. p. 178., und die Wiederholung desselben bei *Vicat* (Hist. d. plant. vénénus. de la Suisse. p. 255.), wozu noch ein neuer Fall kommt (s. *Rust's* Magazin d. Heilkunde. B. 21. S. 248.), welcher aber nicht tödtlich ablief. Ein zwölfjähriges Mädchen afs eine kleine Handvoll Blätter, klagte nachher über Uebelkeit und am andern Tag über Kopfschmerzen, Hitze und Betäubung, auch erfolgte grünes Erbrechen. Der Puls war voll und schnell, das Gesicht aufgedunsen und gefleckt. Waschen des Kopfes mit kaltem Wasser, Essigklystiere, Limonade und *Aqua oxymuriatica* halfen. *Orfila* (Allgem. Toxicol. Th. 3. §. 926.) brachte einem starken Hunde 7 Unzen des ausgeprefsten Saftes in den Magen und verband den Schlund. Das Thier starb, und bei der Oeffnung fand man keine Spuren von Entzündung in dem Magen und den Eingeweiden. Die Pflanze wirkt also wie ein narcotisches Gift. Da jedoch alles Vieh die Pflanze ohne Schaden frifst, da sie äufserst häufig sich als Unkraut findet, und Vergiftungsfälle von ihr so sehr selten vorkommen, so scheint das Gift nur geringe Wirkungen zu haben, und es ist wohl möglich, dafs in den angeführten Fällen Nebenumstände mitgewirkt haben. L — k.

AETIOLOGIE (v. *Αἰτία*, die Ursache, und *λόγος*, Lehre), in der Medizin die Lehre von den Ursachen der Krankheiten. — Da jede Erkenntnifs der Dinge dem menschlichen Geiste ungenügend erscheint, so lange sie nicht auch das ursächliche Verhältnifs derselben, in so weit es nur immer möglich ist, erklärt; so würde schon rein wissenschaftliches Interesse hingereicht haben, die Aetiologie zu einem Haupttheile der Krankheitslehre zu erheben. Was aber schon in den frühesten Zeiten die Aufmerksamkeit derer, die sich dem Heilgeschäfte widmeten, mehr und mehr auf die Krankheitsursachen richten mufste, war die in so vielen Fällen unverkennbare Abhängigkeit des Erfolges heilkünstlerischer Bemühungen von der erkannten oder nicht erkannten Ursache der Krankheit, ein Verhältnifs, von dem weiterhin insbesondere die Rede seyn soll. Nachdem nun bereits *Hippocrates* eine Menge mit seltenem Beobachtungsgeiste angestellter, und mit eben so seltener Treue in seinen Schriften wiedergegebener, Beobachtungen über Krankheitsursachen gesammelt hatte — Beobachtungen, die namentlich in Betreff einiger Klassen von Krankheitsursachen ewig musterhaft bleiben — erhielt durch *Galenus* die Aetiologie, wie die Medizin überhaupt, ein wissenschaftliches Ansehn, indem er zuerst die nähere oder entferntere Beziehung der Krankheitsursachen zu ihrer Wirkung, der Krankheit, mit Genauigkeit unterscheidend bestimmte. Der so spät erfolgte Fall seines Systems, hat diesem zweiten Gründer der Medizin auch das Verdienst nicht rauben können, die Grundlinien der Aetiologie entworfen zu haben, und was seit jenem Falle für die Vervollkommnung dieser Doctrin von den Aerzten geschehen ist, kann keinesweges uneingeschränkt als wahre Bereicherung der Wissenschaften angesehen werden. Nur zu oft gefielen sie sich darin, für Wissenschaft und Kunst gleich unfruchtbare Distinctionen der Krankheitsursachen (s. d. Art. Ursachen) aufzustellen, oder glaubten, die Erklärung des letzten Actes der Krankheitsentstehung durch Hypothesen gegeben zu haben, die vorschnell als glücklich erforschte

Wahrheiten geltend gemacht wurden, und deshalb auf die grofse Menge der Aerzte nicht ohne nachtheiligen Einflufs bleiben konnten. Trotz dieser Verirrungen einzelner Pathologen, hat indefs doch das mächtige Fortschreiten aller Naturwissenschaften der Aetiologie eben in diesen späteren Jahrhunderten, und vorzüglich dem letzten, allmählig ihre gegenwärtige Gestalt gegeben, die sich von der früheren nicht blofs dadurch vortheilhaft unterscheidet, dafs jene abergläubischen Meinungen, von denen die Aetiologie der Alten nicht frei seyn konnte, bis auf wenige Spuren aus der unsrigen verschwunden sind, sondern hauptsächlich auch dadurch, dafs uns fester gegründete Prämissen für den speculativen Theil dieser Doctrin gegeben sind, und wir eben deshalb auch reifere Ergebnisse desselben, als früher geschehen konnte, erwarten dürfen.

Noch immer folgt die Mehrzahl der Pathologen bei der Bearbeitung des ätiologischen Theiles der Krankheitslehre darin dem Beispiele *Galen's*, dafs sie ihren Erörterungen die Eintheilung der Ursachen in entfernte und nächste zum Grunde legt, die sich auch unter allen zu diesem Zwecke am meisten eignet, da sie den allmählig fortschreitenden Entwickelungsprocefs der Krankheit am deutlichsten bezeichnet, ohne die Rücksicht auf andere Verhältnisse und Beziehungen desselben auszuschliefsen. Zu jenen entfernten Ursachen rechnet die Aetiologie einerseits die Anlage, jene im Organismus vorhandene Geneigtheit, oder wenigstens durch ihn gegebene Möglichkeit, zu erkranken, andererseits die Gelegenheitsursache, welche die Anlage vermittelst Erweckung der nächsten Ursache zur Krankheit entwickelt. Dazu ist aber in allen Fällen nicht blofs das Vorhandenseyn beider entfernten Ursachen, sondern auch ein gewisses Verwandtschaftsverhältnifs derselben, von dem schon *Gaubius* gesprochen, erforderlich, und es entsteht daher keine Krankheit, wenn die Wirkung eines schädlichen Einflusses, der sonst zur Gelegenheitsursache dienen könnte, entweder den Punkt des Organismus nicht erreicht, in welchem eine Krankheitsanlage schlummert, oder ihn doch nicht auf eine der Anlage angemessene Weise ergreift. Wie es möglich war, die praktische Wichtigkeit dieses Satzes durch die Bemerkung anzufechten, dafs es uns versagt sey, vorhandene Krankheitsanlagen vor dem Ausbruche der Krankheit zu erkennen, (*S. d. Art. Cause* i. Dict. d. scien. méd.) ist kaum zu begreifen, da eine solche Erkenntnifs oft nur eine sehr oberflächliche Beobachtung fordert, und einer sorgfältigen und scharfsinnigen nicht selten auch die Schwierigkeiten weichen, die sich dieser Erkenntnifs allerdings in andern Fällen entgegenstellen. Wir dürfen daher vielmehr glauben, dafs die Aetiologie in dem Maafse der Vollkommenheit näher kommen wird, in welchem es ihr gelingt, bei Erörterung der einzelnen Anlagen und Gelegenheitsursachen auch die gegenseitigen Beziehungen genau anzugeben, in welchen diese Ursachen mehr oder weniger leicht Krankheiten, und in welcher nach den Umständen modificirten Gestalt, entstehen lassen. Dafs die Anlage immer ein Eigenthum des Organismus ist, ergiebt sich aus der Definition derselben; im Gegensatze gehört zwar meistens die Gelegenheitsursache der Aufsenwelt an, aber nicht immer. Eine nähere Erörterung der Krankheitsanlagen und der Gelegenheitsursachen, doch dieser letzteren nur in sofern, als sie von aufsen her auf den Menschen einwirken, werden wir in den Artikeln: Anlage und Aufsendinge liefern. Hier bemerken wir noch, dafs — die Aufsendinge abgerechnet — alle Thätigkeiten und Verrichtungen des Organismus Gelegenheitsursache werden können, zumal wenn sie quantitativ oder qualitativ von demjenigen Gange abweichen, welcher den Zwecken des Lebens am meisten entspricht. Ist eine sehr bedeutende Krankheitsanlage vorhanden, so bedarf es nicht einmal jener Excesse der organischen Thätigkeiten, um sie zu Gelegenheitsursachen zu machen; jene reichen dazu oft an und für sich selbst hin. Die Anlage zum Aneurisma bildet sich z. B. sehr häufig allein unter dem Einflusse des Blutumlaufs, ohne anderweitige schädliche Einflüsse, zur Krankheit aus.

Die Aetiologie mufs, dem Obigen zu Folge, der Erörterung der entfernten Ursachen die Bestimmung der nächsten Folgen lassen; hier aber stofsen wir auf einen noch nicht geschlichteten Streit der Meinungen, der leider nur dem kleinsten Theile nach ein Wortstreit genannt werden kann. Während nehmlich manche Aerzte — überzeugt, dafs bei der Krankheitsentstehung die nächste Ursache den Ausschlag giebt — ihr allein den Namen der Krankheitsursache vorbehalten wissen wollen (*Gaub*); erklären andere den ganzen Begriff der nächsten Ursache für leere Sophisterei (*Reil*), und eine dritte in neueren Zeiten oft geltend gemachte Meinung verweist alle Untersuchungen über die nächste Ursache aus der Aetiologie in das, wie man glaubt, eigenthümliche Gebiet der Pathogenie. Der ersten und der letzten dieser Ansichten begnügen wir uns, da beide die Gestalt der Wissenschaft im Wesentlichen nicht ändern, nur wenige Bemerkungen entgegen zu stellen. Denn die entfernten Ursachen nur als ursächliche Momente, die nächste allein als Ursache gelten zu lassen, bleibt so lange untadelhaft, als es nicht verleitet zu vergessen, dafs das Daseyn dieser nächsten Ursache ganz und allein durch jene ursächlichen Momente bedingt ist; und jene Trennung der Pathogenie von der Aetiologie läfst nur die Frage übrig, weshalb nicht einer Wissenschaft der ganze Gang der Krankheitsentwickelung als Gegenstand der Forschung und Darstellung angehören soll. Die Behauptung dagegen, dafs die nächste Krankheitsursache mit der Krankheit selbst in Eins zusammenfalle, würde, wenn sie als richtig erwiesen wäre, einen ganzen wichtigen Abschnitt der Aetiologie als grundlos und zwecklos aufheben, und forderte daher wohl einen andern Beweis als jene *petitio principii*, es gehe der Krankheit nichts weiter als Anlage und Gelegenheitsursache voran. Freilich ist die nächste Ursache nicht förmlich vernehmbar, wie es jene beiden entfernten Ursachen oft sind. Da aber von den Pathologen einstimmig anerkannt ist, dafs die Krankheit das Werk der eigenen, durch Anlage und Gelegenheitsursache hervorgerufenen, Thätigkeit des Organismus, das Ergebnifs der Rückwirkung desselben auf die krankmachenden Einflüsse ist; so hindert uns wohl nichts, diese Thätigkeit, diese Rückwirkung, selbst nächste Krankheitsursache zu nennen. Sie ist nicht mit der Krankheit eins und dasselbe, denn obgleich auch diese nichts Beharrendes, sondern ein beständig Werdendes, sich Veränderndes ist, so dürfen wir sie doch in dem Augenblicke, wo sie sich mit ihren pathognomonischen Merkmalen vollständig entwickelt hat, als einen Zustand betrachten, welcher der nächsten Ursache, als einer Thätigkeit, sein Daseyn verdankt, und eben deshalb oft erst längere Zeit nach dem Zusammentreffen von Anlage und Gelegenheitsursache hervortritt. Die nächste Ursache einer Krankheit bestimmen, heifst daher bestimmen, wie beim Zusammentreffen verwandter, entfernter Ursachen, das Verhältnifs der Systeme und Kräfte des Organismus dargestellt, von der Norm des gesunden Lebens abgewichen, dafs daraus diese oder jene bestimmte Krankheit mit ihren pathognomonischen und zufälligen Merkmalen hervorgehen mufste, und es ist leicht einzusehen, dafs die Erforschung der nächsten Ursache (in diesem Sinne des Wortes) die wichtigste Aufgabe der Aetiologie ist. Dafs sie zugleich die schwierigste ist, kann weder als Beweis ihrer Unauflösbarkeit gelten, noch hätte es jemals die Aerzte verleiten sollen, gewisse einfache Krankheitszustände, die öfter als Anlagen in Betracht kommen, für nächste Ursachen zu erklären. Erhöhte Irritabilität, vermindertes Reproductionsvermögen u. dgl. sind Anlagen, die aber beim Eintritte verwandter, schädlicher Einflüsse, vermittelst der Verhältnisse des Consensus und des Antagonismus, Krankheit eintreten lassen. Der Act, durch welchen dies geschieht, ist die nächste Ursache.

Wenn die Wichtigkeit aller dieser Gegenstände der Aetiologie eine Stelle im Systeme der Arzneiwissenschaft sichert, so steht auch die Kunst des Arztes mit dieser Doctrin in der allernächsten Verbindung. Die Aetiologie leitet den Arzt bei jedem Momente der Ausübung seiner Kunst; bei der Feststellung der Diagnose, bei der prognostischen Beurtheilung, am meisten bei der Wahl des Heilverfahrens selbst. Die Symptome der Krankheit können uns über die Natur der letztern in Zweifel lassen, die Symptome der Ursache heben nicht blofs oft diese Zweifel, sondern werden auch, wo sie dies nicht thun, oft noch glücklich als Leiter des Heilverfahrens benutzt. Die heftigsten und gefürchtetsten Krankheitszufälle verlieren nicht selten ihr fürchterliches Ansehn in den Augen dessen, der ihr ursächliches Verhältnifs genau kennt, so wie ihm dagegen in andern Fällen eine wenig auffallende Erscheinung, ihrer Ursache wegen, bedeutend ist, und ihm die nahe Gefahr verkündet. Kein Heilverfahren endlich ist gründlich, als jenes, welches sich auf richtig erkannte Ursachen stützt, und nichts hat zu allen Zeiten die grofsen Aerzte so eigenthümlich charakterisirt, als der Scharfsinn, den sie in Erforschung der Krankheitsursachen, in der richtigen Würdigung des idiopathischen und sympathischen Verhältnisses der Erscheinungen beweisen. Wo eine solche scharfsinnige Erkenntnifs der Ursachen vorausgegangen ist, da ergeben sich die Heilanzeigen gleichsam von selbst, und die Kunst, sie immer auf die schicklichste Weise zu erfüllen, ist jener, das ursächliche Verhältnifs richtig zu würdigen, auch in schwierigen Fällen meistens untergeordnet. Bei unserer sehr oberflächlichen Kenntnifs der nächsten Ursachen mufs es übrigens ein Glück genannt werden, dafs die Entfernung der nach der Krankheitsentstehung noch fortwirkenden Gelegenheitsursachen so oft zur Heilung vollkommen hinreicht. Ein grofser Zuwachs an praktischer Brauchbarkeit aber würde der Aetiologie dann noch zu Theil, wenn man den Aerzten häufiger, als es geschieht, Gelegenheit gäbe, drohenden Krankheiten durch ein zweckmäfsiges, prophylactisches Verfahren zu begegnen.

Da fast Alles, wodurch die Kenntnifs des Menschen und der Natur der Dinge, unter deren Einflusse er lebt, an Umfang und Sicherheit gewinnt, auch einzelne Abschnitte der Lehre von den Krankheitsursachen erweitert und vervollständigt, so läfst sich bei dem immer wachsenden Reichthume jener Quellen wohl erwarten, dafs die Zukunft noch manches bisher dunkel gebliebene Gebiet unsers ätiologischen Wissens erhellen, und somit leeren Hypothesen, vorgefafsten, blofs durch ihr Alter verbürgten, Meinungen, und unfruchtbaren Spitzfindigkeiten immer weniger Raum in der Wissenschaft übrig lassen werde.

Litteratur:

C. W. Hufeland, Ideen über Pathogenie und Einflufs der Lebenskraft auf Entstehung und Form der Krankheiten. Jena. 2. Aufl. 1799. 8.

J. Malfatti, Entwurf einer Pathogenie aus der Evolution und Revolution des Lebens. Wien, 1809. 8.

C. L. Klose, Allgemeine Aetiologie der Krankheiten des menschlichen Geschlechts. Leipzig, 1822. 8.

K — e.

AËTIUS, ein griechischer Arzt des sechsten Jahrhunderts, wurde, unbestimmt ob zu Anfang dieses oder zu Ende des fünften Jahrhunderts, zu Amida, einer Stadt in Mesopotamien, geboren, und in Alexandrien, das noch fortwährend der Mittelpunkt der wissenschaftlichen Bildung blieb, von unbekannten Lehrern unterrichtet. Er war der christlichen Religion, jedoch mit ägyptisch-neuplatonischem Aberglauben zugethan, so wie es die Versunkenheit des damaligen Zeitalters mit sich brachte, und lebte in der Blüte seiner Jahre am byzantinischen Hofe, mit der Würde eines *Comes obsequii* bekleidet, vielleicht als Leibarzt Kaiser *Justinian's I.*, der 527 zur Regierung kam. Sein Aufenthalt in Aegypten gab ihm Gelegenheit, den Glauben an Wunderheilungen aller Art einzusaugen. So empfiehlt er Amulete, zeichnet Beschwörungsformeln im Namen der Märtyrer und des Heilandes auf, und hüllt nicht selten die Wirkung von Mitteln mit Vermeidung jeder physiologischen Ansicht in mystisches Dunkel. Doch, selten sind die Männer, die sich über ihr Zeitalter erheben!

Das Lehrbuch des *Aëtius* verbreitet sich über die gesammte praktische Heilkunde, und ist für das medizinische Alterthum eine unschätzbare Fundgrube, indem es nur wenig Eigenes, dagegen Bearbeitungen wichtiger Gegenstände aus untergegangenen Werken in kaum übersehbarer Menge darbietet. Sammlungen von Bruchstücken aus der Vorzeit waren jetzt an der Tagesordnung, das Zeitalter hatte die Kraft längst verloren, Eigenthümliches hervorzubringen, und derjenige war der beste Schriftsteller, der mit der gröfsten Umsicht und mit der geringsten Leichtgläubigkeit das Aufgefundene zu benutzen wufste. An Lebendigkeit des Vortrages steht *Aëtius* seinem gröfsern Vorgänger *Oribasius* bei weitem nach, er vermeidet aber doch die tödtende Weitschweifigkeit *Galen's*, und giebt im übrigen die Ueberzeugung, dafs er das Ueberlieferte mit vieler Sachkenntnifs und zum Theil selbstständiger Erfahrung in sich aufgenommen. In sechzehn verschiedenen Büchern, von denen je vier und vier von späteren Abschreibern unter der Benennung *Tetrabiblia* zwecklos vereinigt worden, sind die Heilmittellehre und Diätetik, die Zeichenlehre, die Pathologie und Therapie der hitzigen und langwierigen Krankheiten, und in besondern Abschnitten kunstlos zusammengestellt, die Krankheiten des Magens, der Leber, des Unterleibes, der Milz, der Nieren und der Blase, des Fruchthalters und der übrigen Geschlechtstheile, die giftigen Bisse, die Gicht, die Hautkrankheiten, die Wunden und Geschwüre, die Gegengifte, Pflaster und Salben u. s. w. abgehandelt.

Die Grundansichten, die *Aëtius* hier und da zu erkennen giebt, sind gröfstentheils beifallswürdig. Er mufs durch den Ausspruch für sich einnehmen: „es sey der Zweck der Heilkunst, der Natur beizuspringen, die im Kampfe gegen die Krankheit begriffen sey." (Tetrabl. II. Serm. I. c. 1. Fol. 78. a. 16. Die Citate sind nach der griechischen *Aldini*schen Ausgabe.) Schliefst er sich in dieser Achtung der allwaltenden Natur, der Seele einer vernunftgemäfsen Therapie, einem *Sydenham* und einem *Hippocrates* an, so tritt sein Verdienst bei dem damaligen Zustande der Heilkunde noch um so glänzender hervor. Denn ist schon das blühende medizinische Alterthum einer mangelhaften Ausbildung der höhern theoretischen Fächer, namentlich der allgemeinen Pathologie und Therapie anzuklagen, so war jetzt das Bedürfnifs vereinender Grundbegriffe fast ganz zurückgetreten, alles ärztliche Wissen löse sich in die Kenntnifs des Einzelnen auf, und eine überladene, rohe Heilmittellehre, die sich überall vordrängte, hatte eine völlige Nichtachtung der natürlichen Vorgänge im kranken Körper, somit also den verderblichen Glauben an bestimmte Gegensätze zwischen Krankheit und Arznei herbeigeführt. Allgemeine Begriffe, die ein reifes Nachdenken und eine treue Beobachtung der Natur verrathen, finden sich bei *Aëtius* hier und da in der Darstellung der einzelnen Gegenstände, nur darf man von ihm keine vielseitige Durchführung derselben erwarten.

Seine Fieberlehre unterscheidet sich von der althergebrachten nur wenig. „Fieber ist eine widernatürliche, aus der Tiefe hervordringende Hitze des Herzens und der Schlagadern, die die Lebenskraft (τόνος ζωειχὸς) mit Aenderung des Pulses verletzt." (Ebend. c. 7. Fol. 78. b. 28.) Es

Es zerfällt in das eintägige (*ἐφήμερος*), das faulige (*ἐπὶ σηπεδόνῃ*) und das hektische (*ἑκτικὸς*), je nachdem es entweder vom Luftgeist, oder den krankhaft veränderten Säften, oder von einem Leiden des Herzens selbst ausgeht, — durchweg nach der *Galen*ischen Haupteintheilung. Die entfernten Ursachen, die eine bestimmte Behandlung erfordern, selbst die gastrische nicht ausgenommen, werden gebührend gewürdigt, wie sich denn dadurch der in der antiken Medizin so fühlbare Mangel einer Festsetzung des Charakters der Fieber am besten ausgleichen liefs. Im Uebrigen waltet auch hier die Unterscheidung nach dem Typus und den Zufällen vor, so dafs die wichtigern Rücksichten nur untergeordnet bleiben, wiewohl sich, wie bereits bei den Früheren, anderweitige Begriffe mit Namen, die vom Typus hergenommen waren, zu verbinden anfingen. So ist z. B. das anhaltende Fieber (*πυρετός σύνοχος*) kein anderes, als das entzündliche der Neueren; es entsteht nach *Aëtius* in jugendlichen kräftigen Körpern von Ueberflufs an unverdorbenem, hitzigem, oder auch nur zu dickem Blute, und dauert entweder gleichmäfsig fort bis zum Ende (*F. homotonos*), oder es steigt (*F. epacmastica*), oder es nimmt von Anfang an ab (*F. paracmastica*), je nachdem eine geringe oder eine starke Ausdünstung eintritt. Das Aderlafs ist das Hauptmittel, und soll, gegen die bessere Ueberzeugung der Neueren, selbst bis zur Ohnmacht fortgesetzt werden, doch aber mit gebührender Rücksicht auf die Umstände, und vorzüglich auf die Kräfte, deren Fortdauer nicht unbedingt an die Zahl der Tage gebunden ist, so dafs zuweilen selbst noch am siebenten Tage und später die Blutentziehung wiederholt werden mufs.

Die eigentliche Fäulnifs im Sinne der Neueren ist in dieser Fieberlehre von der hypothetischen, die bereits nach *Archigenes* in jeder krankhaften Veränderung der Säfte angenommen wurde, bestimmt unterschieden. Sie soll nach jeder Zurückhaltung von Aussonderungen entstehen, wodurch die natürliche Wärme in eine widernatürliche (chemische) umgewandelt, und nicht nur die Säfte, sondern endlich auch die festen Theile ergriffen werden. (Tetrabl. V. Serm. I. c. 74. F. 85. a. 44.) Allerdings ist damit eine Hauptursache der fauligen Verderbnifs bezeichnet, die aber weder die einzige ist, noch ausschliefslich Fäulnifs, sondern auch alle möglichen andern Krankheitszustände hervorbringt. Dies aber hat *Aëtius* in seiner Darstellung übersehen, und so mufste sich der annäherungsweise richtig bestimmte Begriff der Fäulnifs in der Ausführung wieder verwischen, wie denn auch einer grofsen Zahl von Fiebern der faulige Charakter beigelegt wird, denen er nicht wesentlich und immer, sondern nur höchst selten zukommt. Offenbar ist unter dem fauligen Synochus (*σύνοχος ἐπὶ σηπεδόνι*) ein heftiges Faulfieber mit entzündlicher Aufwallung zu verstehen, wiewohl die Unterscheidungsmerkmale zwischen diesem, den gallig-fauligen und andern Fiebern mit stürmischen Erscheinungen, von denen gewifs mehrere unter diesem Namen verborgen sind, weder von *Aëtius* noch von seinen Vorgängern gehörig angegeben werden. Das Aderlafs wird auch hier empfohlen, soll aber nur mit grofser Vorsicht angewandt werden, damit die Kräfte zur Heilung ausreichen.

Wir müssen hier auch eines colliquativen, wie es scheint, faulig-gastrischen Fiebers, Erwähnung thun (*συντῆξις*), das zuerst *Philagrius* beschrieben hat. (Ebend. c. 90. F. 89. b. 31.) Wie die Neueren bei der *Febris gastrica venosa*, und einer in der Arzneimittellehre schon längst gültigen Ansicht gemäfs, leitete dieser verdienstvolle Arzt die erschöpfenden, übelriechenden Darmausleerungen, den Hauptzufall der gefürchteten Krankheit, nicht von der genossenen Nahrung, sondern von den aus dem ganzen Körper den Därmen zuströmenden Säften, und den verflüssigten, festen Theilen her.

Die Beschreibung der anhaltend nachlassenden Fieber (*πυρετοὶ συνεχεῖς*) ist so mangelhaft ausgefallen (Ebend. c. 77. F. 86. u. f.), wie sie es im ganzen Alterthume war, und es zeigt sich hier nur wieder die hergebrachte Humoralpathologie mit den bekannten nutzlosen symptomatischen Unterschieden. Das Brennfieber (*καῦσος*), ein entzündliches Gallenfieber, wird der verdorbenen gelben Galle zugeschrieben, und seine Behandlung aus *Philumenos* und *Galen* zusammengetragen. Den Wechselfiebern ist durchaus keine neue Ansicht abgewonnen, sondern es kommt überall nur das längst Bekannte vor. Der von *Aëtius* beschriebene *Hemitritaeus* ist der *Galeni*sche, aus einem dreitägigen Wechselfieber und einem tägigen nachlassenden zusammengesetzte, der demgemäfs aus verdorbenem Schleim und gelber Galle entstehen soll. Die Bezeichnung eines (catarrhalisch-rheumatischen) Fiebers, in dem Frost und Hitze zugleich empfunden werden, mit dem Namen *Epiala (quercera)*, rührt ursprünglich von *Archigenes* her; saurer, durchsichtiger Schleim, der in geringe Verderbnifs übergegangen ist, soll es erregen.

Die übrigen symptomatischen Unterschiede sind wichtiger; sie gründen sich auf die früher schon vorbereitete, von *Aëtius* aber weiter durchgeführte Lehre von der rosenartigen Entzündung der Eingeweide (Ebend. c. 89. F. 89. a. 43.) (*ἐρυσίπελας σπλάγχνων*), die einem sehr einsichtsvollen Nachfolger, *Alexander von Tralles*, aller Aufmerksamkeit werth schien, und ist sie auch keinesweges auf pathologisch-anatomische Beobachtungen gegründet, doch wesentlich dieselbe Idee enthält, die in der neuesten Zeit ein vielbesprochenes Lehrgebäude hervorgebracht hat. Es soll nämlich jene Entzündung Fieber erregen, vorzüglich das Brennfieber und das hektische, wobei die humoralpathologische Ansicht völlig beseitigt, und die Anzeige der kühlenden Behandlung, besonders des reichlichen Trinkens von kaltem Wasser, von der Natur der Entzündung hergenommen ist. Befällt die Entzündung den Magen, so entsteht die *Lipyria*, ein Fieber, das die innern Theile mit brennender Hitze verzehrt, während die äufsern frieren, wie es schon von den Früheren oft genug beschrieben ist; wird die Leber entzündet, so erfolgt das Typhusfieber (*τυφώδης*), dessen wesentliche Zufälle Irrereden und Betäubung sind; entzündet sich die Lunge, so wird ein nicht näher beschriebenes Fieber mit Eiskälte (*κρυμώδης, algida*) erregt.

Auch bei den epidemischen und pestartigen Fiebern verweilt *Aëtius*, weifs aber dem, was bereits *Rufus* darüber gelehrt hatte, nichts erhebliches zuzufügen. Die Pest entsteht nach *Rufus* entweder durch schädliche Ausdünstungen der Erde, oder durch Luftverderbnifs, und läfst sich in beiden Fällen aus den früher eintretenden Seuchen der vierfüfsigen Thiere und der Vögel voraussagen. Wiewohl nun auch die Einflüsse, die Volkskrankheiten hervorbringen, mit vieler Umsicht erörtert sind, so ist doch noch von keiner wirklichen Ansteckung oder einem Ansteckungsstoffe die Rede. Es lassen sich indessen noch in diesem Jahrhundert sichere und unumwundene Angaben hierüber ausmitteln.

Ueber die Hirnwuth (*Phrenitis*) hat *Aëtius* ein sehr werthvolles Bruchstück aus den Werken des Pneumatikers *Posidonius* erhalten (Tetrabl. II. Serm. II. c. 2. Fol. 100. a. 4.), der dieses Uebel als eine Entzündung der Hirnhäute mit hitzigem Fieber und Irresein betrachtete. Die Bemerkung, dafs die Geistesabwesenheit selten das Fieber von Anfang an begleiten, sondern sich gewöhnlich erst am vierten, ja selbst bis zum neunten Tage hin einstellen soll, zeigt deutlich, dafs *Posidonius* auf dem Wege war, die Raserei in dieser Krankheit für das zu halten, was sie ist, d. h. für einen wichtigen, doch aber nicht in allen Zeiträumen beständigen Zufall eines Fiebers, das sich im Einzelnen sehr verschieden gestaltet. Eben diese Auffassung der Verschiedenheit der *Phrenitis* nach der sich mannichfaltig äussernden Geistesverwirrung, erlaubt einen tiefen Blick in die Psychologie der Pneumatiker, und zeigt unwiderlegbar, dafs *Posidonius* der eigentliche Urheber jener Lehre von den Organen der Geisteskräfte ist, die der Bischoff *Nemesius* von Emesa fast um zwei Jahrhunderte später, ohne seine Quelle anzudeuten, an das Licht zog. Ist nämlich der vordere Theil des Gehirns, der Sitz der Einbildungskraft (τὸ φανταςικὸν), ergriffen, so faselt der Kranke nur in verkehrten Bildern und Vorstellungen, während der Verstand (τὸ λογιςικὸν) und das Gedächtnifs unverletzt bleiben; leidet die mittlere Hirnhöhle (μέση κοιλία), der Sitz des Verstandes, so wird eben dieser verwirrt, und mit ihm gewöhnlich auch die Einbildungskraft, wie *Posidonius* sehr richtig hinzufügt, indem er in diesem Falle einen ungestörten Zustand derselben zugleich mit dem des Gedächtnisses, wohl nur um seiner Eintheilung zu genügen, für möglich hält; ist aber der hintere Theil des Gehirns, der Sitz des Gedächtnisses befallen, so geht das Gedächtnifs verloren, und mit ihm jederzeit der Verstand und die Einbildungskraft.

Dem *Aëtius* eigenthümlich ist, wie es scheint, die Beschreibung einer oberflächlichen, für rosenartig gehaltenen Hirnentzündung (*Erysipelas cerebri*), so wie einer heftigern, wobei das Gehirn so anschwellen soll, dafs es die Näthe auseinander drängt (Tetrabl. II. Serm. IV. c. 7.), und einer Hirnentzündung der Kinder unter dem Namen *Siriasis.* (Tetrabl. I. Serm. IV. c. 13.) Auffallend mechanisch erklärt *Archigenes* die Lähmung durch eine Verschliefsung der Nerven mit klebrigen Säften (Tetrabl. II. Serm. II. c. 28.), giebt aber in den meisten Krankheitsschilderungen, und es rühren viele der besten in *Aëtius* Sammlung von ihm her, einen seltenen Reichthum an Erfahrung zu erkennen. So beschreibt er namentlich eine krampfhafte Verschliefsung des Afters, die das Eindringen der Sonde verhindern, und im Kothbrechen während der höchsten Gefahr eintreten soll. Er bezeichnet ein solches, das aus Entzündung, die nach ihm in Eiterung oder in Brand übergeht, ein anderes, das durch Einklemmung eines Bruches, ein anderes, das durch verhärteten Koth oder Vergiftung erfolgt (Tetrabl. III. Serm. I. c. 28.); alles Beobachtungen, denen in Betracht der bis dahin noch mangelhaften Kenntnifs der Unterleibskrankheiten ein hoher Werth beigelegt werden mufs. Bei seiner Darstellung des Aussatzes (Tetrabl. IV. Serm. I. c. 122.), die *Aëtius* mit den Ergebnissen seiner eigenen, in Aegypten erworbenen Erfahrung vervollständigt, findet sich die denkwürdige Angabe, dafs mehrere furchtlose Aerzte gegen dies entsetzliche Uebel die Verschneidung, als das einzige Rettungsmittel versucht hätten, indem es bekannt war, dafs weder Verschnittene noch Weiber davon befallen wurden. Dies Verfahren fand, bei der sehr verbreiteten Ueberzeugung von seiner Nützlichkeit, doch nie allgemeinen Eingang, wiewohl die Verzweiflung der Aussätzigen nicht selten zu dem Aeufsersten griff, und *Archigenes* mehrere gekannt zu haben versichert, die sich in tollkühner Verwegenheit selbst entmannt hatten.

Wie weit der Aussatz des Alterthums mit den zahlreichen unreinen Uebeln der Geschlechtstheile, oder ob er überhaupt mit ihnen in Verbindung gestanden habe, ist nicht füglich zu entscheiden, weil die Aerzte gar nicht den

Standpunkt einnehmen, um diese Frage an die Natur zu thun. Vorhanden waren aber diese Uebel in mannichfaltigen, den syphilitischen der neuern Zeit höchst ähnlichen Formen, von denen mehrere schon zu Anfang des ersten Jahrhunderts wissenschaftlich beschrieben worden sind (*Cels.* de Med. L. VI. c. 18. 2.) Auch *Aëtius* giebt darüber aus *Leonides* Werken eine lehrreiche Auskunft, und namentlich erregt eine Art wuchernder Geschwüre der Vorhaut unsere ganze Aufmerksamkeit. (Tetrabl. IV. Serm. II. c. 12.) Die Eichel, das ganze übrige Glied und der After wurden demnächst davon befallen, und sie wurden zuweilen so bösartig, dafs man die Kranken nur durch das Glüheisen, oder durch Entfernung ganzer Theile, besonders der Vorhaut, davon zu befreien vermochte. Auch kannte man ein fressendes Geschwür der Geschlechtsstheile, Geschwüre der innern Fläche der Harnröhre, unter denen gröfstentheils der Tripper zu verstehen ist, Geschwüre des Hodensacks, Hodenentzündung, Feigwarzen, Risse des Afters, (*Rhagades*), Leistenbeulen u. s. w.; alles Uebel, die gegründeten Verdacht einer Ansteckung erregen, die aber von den Alten weder berücksichtigt, noch überhaupt geahnt worden ist. Um so weniger konnten sie die Frage aufwerfen, ob dergleichen Uebeln irgend ein Allgemeinleiden folge, und kamen ihnen Krankheiten vor, die den neuern Aerzten eines unreinen Ursprungs verdächtig sind, so mufste ihnen ihre Entstehungsart verborgen bleiben, weil ihr Sinn unempfänglich war, sie aufzufassen. Namentlich verfielen sie bei chronischen Ausschlägen, z. B. bei einem herpetischen, dem *Mentagra* ähnlichen Uebel des Kinnes, das sie für eine catarrhalische Krankheit im weiteren Sinne des Wortes hielten (Tetrabl. II. Serm. IV. c. 9.), leichter auf alle andere, als auf diejenigen Ursachen, die die neuere Pathologie als die häufigsten und wichtigsten hervorhebt. Nun hat aber die neuere Zeit gelehrt, dafs sich unreine Uebel der Geschlechtstheile, die den syphilitischen ganz ähnlich sind, selbstständig ohne Ansteckung entwickeln können, und es ist mehr als wahrscheinlich, dafs sie unter günstigen Umständen, so wie jedes andere bösartige Geschwür, vermittelst der Einsaugung schädlicher Stoffe Allgemeinleiden hervorzurufen vermögen; — da ferner die Natur der Krankheiten sich nie so beträchtlich umändert, um Vorgänge, die im Leben des Körpers selbst begründet sind, in einem Zeitalter hervortreten zu lassen, und sich deren in einem andern zu überheben, so ergiebt sich daraus der pathologische, wenn auch durch keine geschichtlichen Zeugnisse unterstützte Schlufs, dafs Allgemeinleiden, vielleicht von unbestimmter Form, nach unreinen Uebeln der Geschlechtstheile allerdings vorgekommen sein mögen.

Das Mitgetheilte mag hinreichen, um den Geist zu bezeichnen, der in dem compilatorischen Werke des *Aëtius* weht; es möge auch der Nichtachtung steuern, mit der man dasselbe mit den übrigen schriftlichen Denkmälern aus der spätern griechischen Litteratur, als unwerth eines aufmerksamen Studiums, zu betrachten pflegt. Gar manche treffliche, in glücklichern Jahrhunderten entstandene Idee, tritt hier und da aus dem Ballaste, den man der Zeit zurückgeben mufs, hervor, und überdies bietet *Aëtius* einen Reichthum an materiellen Kenntnissen dar, der der neuern Heilkunde vortrefflich zu Statten kommen könnte. Dies gilt namentlich von seiner Arzneimittellehre, die sich freilich nur in den *Galeni*schen Formen bewegt, und von medizinischem Aberglauben verschiedener Art verunstaltet, eine unabsehbare Menge von Mitteln enthält, deren Empfehlung unverkennbar aus der empirischen Schule herrührt, in der aber auch Erfahrungen über Heilmittel vom ersten Range enthalten sind, die von der Unwissenheit verworfen und der Vergessenheit übergeben, in den neuesten Zeiten wieder entdeckt werden mufsten. Ein solches ist z. B. die Wurzelrinde des Granatbaums gegen den Bandwurm, die bereits im ersten Jahrhunderte der Pneumatiker *Herodotus* empfahl, nachdem sie erweislich schon früher (s. *Cels.* de med. L. IV. c. 17.) in Gebrauch gewesen war. (Tetrabl. III. Serm. I. c. 39. 40.)

In der zu seiner Zeit schon unmännlich gewordenen Chirurgie wurde *Aëtius* von *Paul von Aegina* bei weitem übertroffen; wir versparen uns mithin die hierher gehörigen Angaben bis dahin, wo von diesem Schriftsteller die Rede sein wird. Die Augenheilkunde aber, die aus den zahlreichen ophthalmologischen Werken des Alterthums vom Alexandriner *Demosthenes Philalethes* bis auf *Theodotius Severus* geschöpft ist, giebt bei ihrer Reichhaltigkeit und den scharfen diagnostischen Bestimmungen der Krankheitsformen leicht die Ueberzeugung, dafs die neuere Opthalmologie auf die antike mehr als irgend ein anderer Theil der Heilkunde gegründet ist.

L i t t e r a t u r:

Aëtii Amideni, Librorum medicinalium Tomus I. primi scilicet Libri octo nunc primum in lucem editi. Graece. Venetiis, apud Aldum et Aculanum. 1534. Fol. (Die übrigen acht Bücher sind nicht griechisch herausgekommen.)

Aëtii Amideni, Contractae ex veteribus medicinae Tetrabiblos. Latine ex interpr. *Jani Cornarii.* Basil. 1542, 49. Fol. Diese Uebersetzung ist in die Sammlung von *Henricus Stephanus* (Artis medicae principes) aufgenommen worden.

Aëtii Amideni, Libri partim a *Jo. Bapt. Montano,* partim a *Jano Cornario* translati. Venet. 1534. Fol.

Joann. Ernest. Hebenstreit, Tentamen philologicum medicum super *Aëtii Amideni* synopsis medicorum veterum libris octo post illos octo, quos *Aldus Menutius* Venetiis, 1534. evulgavit. Lipsiae, 1757. 4.

Ejusd. Aëtii Amideni Ανεκδότων. Lib. IX. c. XXVIII. Ibid. eod. (Propempt. inaug.)

Συλλογη ἑλληνικων Ανεκδότων, ποιητων καὶ λογογραφων διαφορων ἐπο-χων Ἑλλαδος. Σπουδῃ Ανδρεου Μουστοξυδου και Δημητριου Σχινα. Τετραδιον Α΄. Απριλιος. Εν Βενετια, 1816. 8. Einige Bruchstücke aus dem neunten Buche.

F. Weigel, Aëtianarum Exercitationum Specimen. Lipsiae, 1791. (Diss. inaug.)

H — er.

AETZEND, caustisch werden die Alkalien, nämlich Kali, Natrum und Ammonium genannt, wenn sie rein und ohne alle Kohlensäure sind. Die starke, auflösende Eigenschaft, welche die beiden erstern auf alle thierische Theile äufsern, ist die Veranlassung zu diesem Ausdrucke, welchen man nachher auch auf das Ammonium übertragen hat.

L — k.

AETZENDE MITTEL. } S. Caustica.
AETZMITTEL. }

AETZQUECKSILBER. S. Quecksilber.

AETZSALBE. S. Unguentum corrosivum.

AETZSTEIN. S. Lapis caustic. chirurg. u. infernalis.

AETZSTEIN. S. Kali.

AETZWASSER. Das gewöhnlich mit diesem Namen belegte äufsere Heilmittel, ist nichts anders als eine Auflösung des Sublimats. Eine halbe Drachme des ätzenden Sublimats wird in etwas destillirtem Wasser aufgelöfst, und dann mit einem Pfunde Kalkwasser vermischt. — *Hebenstreit* empfiehlt als Aetzwasser die Auflösung des Sublimats in blofsem destillirten Wasser, indem der gröfste Theil des ätzenden Quecksilbers durch das Kalkwasser zersetzt wird. Allein die erstere Mischungsform ist als ein mildes Aetzmittel äufserst schätzbar; es wirkt reinigend und austrocknend; wird daher vorzüglich wider venerische, veraltete Geschwüre und fressende, eiternde Ausschläge angewandt, indem man Compressen damit befeuchtet, die auf den kranken Theil gelegt werden; eben so als Gurgelwasser gegen Halsgeschwüre u. s. w.

Stärker wirkt die Auflösung des Sublimats in blofsem destillirten Wasser. Das Verhältnifs der Quantität des ätzenden Quecksilbers ist sehr verschieden. *Hebenstreit* nahm zu einem Pfunde destillirten Wassers eine Drachme Sublimat; gewöhnlich rechnet man aber zu einer Unze Wasser 2 Gran Sublimat. Da der Salmiak den Sublimat vor Zersetzungen sichert, so pflegt man denselben auch wohl der letztern Auflösung beizumischen.

Synon. Dupfwasser. Lat. *Aqua phagedaenica.* Franz. *Eau phagedenique.* Ed. Gr — e.

AFFECT (*affectus*, *affectio animi*, *animi perturbatio*, *pathema*, Graec. πάθος, Gemüthsbewegung) ist, im gebräuchlichen Sinne des Wortes, eine den gewöhnlichen Grad und Rhythmus überschreitende Erregung des Gemüths, wodurch die Besinnung und Freiheit der Person aus ihrer normalen Fassung gebracht, und die Thatkraft zu unwillkührlichen Aeufserungen hingerissen wird.

Das Wort Gemüthsbewegung drückt das Wesen des Affects am allgemeinsten aus, und begreift unter sich sowohl den Affect in engerer Bedeutung, als eine vorübergehende Gemüthserregung, wie auch die Leidenschaft als eine fixirte. Unsere Betrachtung des Affects geht zunächst auf seine Allgemeinheit, wovon dann seine speziellen Formen abgeleitet werden.

Das Subject des Affects ist das Gemüth, der noch gebundene, nach normaler Aeufserung und Entwickelung strebende Theil der Seelenkraft, welcher bei ungewöhnlichen Veranlassungen als eine neue Macht in den regelmäfsigen Kreis der Seelenthätigkeiten eingreift, und die angebornen oder erworbenen Kräfte unterstützt, hindert oder vernichtet. Die Affecte gehören, physiologisch betrachtet, in ihren allgemeinsten Formen zu den gelegenheitlichen oder Verhältnifsfunctionen, und so wie die Natur den physischen Schmerz als einen Wächter des Organismus aufgestellt hat, so sind auch die rüstigen sowohl als die scheuen Affecte Hüter des individuellen Lebens in allen seinen Stufen und Formen. Man kann das Gemüth in allen solchen Functionen als einen höheren Naturinstinct betrachten, der, wie im Thiere, der niedere Instinct das vollführen und erhalten hilft, was der Typus seines generischen und individuellen Lebens fordert. Daher ist im weitern Sinne der Egoismus die Grundlage des Affects.

Eine nähere psychologische Analyse läfst uns zwei Grundelemente des Affects unterscheiden, den Trieb und das Gefühl; er umfafst beide in untrennbarer Einheit; das Gefühl erregt den Trieb, dieser fordert jenes, sie sind in der innigsten Wechselwirkung begriffen, und es wäre einseitig, den Affect als einen blofs höheren Gefühlsgrad zu bestimmen. Der Trieb wird zunächst durch die Norm der individuellen Lebensentwickelung bestimmt. Die den Entwickelungstrieb begleitenden Affecte kann man daher die ursprünglichen nennen; sie beherrschen das Individuum und führen dieses in die Erscheinung, oder streben aus der Erscheinung in die Verborgenheit des Wesens zurück. Man kann sie im Allgemeinen Ereiferung und Entmuthigung nennen; ihnen entsprechend sind die Temperamente, die Lebens- und Gemüthsstimmungen mit ihrer zwiefachen Tendenz nach Innen in's Wesen, und nach Aufsen in die Erscheinung. Nachdem der Bildungstrieb in allen seinen Stufen und Formen im Individuum zum Producte gediehen ist, und sich in bestimmten Kräften nach dem angebornen Typus entwickelt hat, wendet er sich gegen diese selbst als Erhaltungs- und Erweiterungstrieb, und hat an ihnen Organe seines Wechselkampfs mit der Aufsenwelt. Er bezieht sich zunächst auf's Subject in seiner Realität, sein Streben geht auf's Festhalten des Vorhandenen, auf Wiederersatz des Verlornen, auf Ausscheidung des Fremdartigen; er sucht, wählt, zieht das ihm angemessene in seine Sphäre, oder schliefst das Gegentheil aus. Die Förderung dieser Actionen erregt den Lustaffect, ihre Hinderung den Unlustaffect, weckt die Kraft zum Widerstande oder zur Flucht, als Muth und Scheu. Die Relation des Triebes wird ferner bestimmt durch die verschiedenen Weisen der Anschauung, indem die Gegenstände entweder als selbstlose, oder als persönliche vorgestellt werden; also unterscheidet sich die physische und moralische oder psychische Anschauung. Der Trieb in der Sphäre der physischen Anschauung geht nach Erwerb, Besitz und Genufs, Liebhaberei, Gewohnheit etc., und die sie begleitenden Gemüthsbewegungen sind sein Reiz und Befriedigung. In der Sphäre der moralischen Anschauung eignet sich der Trieb theils die Personen an (Liebe, Herrschsucht), theils unterwirft er ihnen das Individuum (Ehrfurcht, Ergebenheit), theils stöfst er sie ab (Hafs, Antipathie), theils läfst er sie neben sich gelten (Rechtssinn, Achtung, Anerkennung), so bilden sich die mannichfachen Verhältnisse des gesellschaftlichen Lebens. Die Individuen leben in wechselseitiger Anschauung, es bildet sich öffentliche Meinung, Ruf, Ehre und alle die daraus hervorgehenden Neigungen, Begierden und Affecte. Somit gewährt der Lebensprozefs in seinen niedern und höhern Formen und Relationen, dem Affecte den Stoff, und die Zwecke desselben dienen ihm zum Motiv.

Nach seiner Qualität ist der Affect entweder positiv oder negativ, oder er steht in der Wechselbegränzung beider Momente. Das Gemüth bejaht entweder oder verneint die Zustände seines Lebendigen und die damit in Beziehung stehenden Gegenstände unter der Form des Triebes, oder es findet an sich die eigene oder fremde Bejahung unter der Form des Gefühls. Der active Zustand erscheint dann in der Anschauung als Begierde oder Verabscheuung, der passive als Gefühl der Lust oder Unlust. Wenn wir den Affect in dieser Hinsicht Gemüthsbewegung nennen, so kann die ganze Lehre von der Bewegung, wie sie als Grundlage der mechanischen Physik dient, zur metaphoristischen Aussprechung des Affectwesens angewendet werden, so wie sich auch in der That in den vorhandenen Sprachen eine solche Metaphoristik zur Bezeichnung der Gemüthsverhältnisse vorfindet.

Die Gefühle erhalten nur in ihrer innigen Beziehung auf den Trieb den Charakter des Affects, und zwar in verschiedenen Graden; bei der gröfsten Intension der Beziehung bilden sie die eigentlichen Affecte, ist sie geringer, geben sie blofse Rührungen, Anwandlungen, Emotionen, bei noch geringerer blofses Interesse, nie jedoch ganz reine Gefühle, die, wenn sie aus aller Beziehung mit dem Triebe kämen, als solche völlig verschwinden müfsten. Diese Betrachtung des Affects nach seiner Steigerung ist am meisten geeignet, sein Wesen, welches bei allen Graden dasselbe bleibt, zu fassen und festzuhalten. Indem man von dem Quantitativen abstrahirt, bleibt das, was dem Affecte an sich gehört, in der Reflexion zurück. Dieses Affectwesen mufs dann als ein eigenes Gemüthsvermögen aufgestellt werden. Man könnte es etwa das Affectuelle nennen, und von dem Gemüthe selbst, als der subjectiven Grundlage noch anderer Seelenvermögen unterscheiden, und dann, wo andere Thätigkeiten und Thatsachen des psychischen Lebens von den Eigenschaften des Affectwesens participiren, diese als affectuell aussprechen, z. B. affectuelle Reden, Handlungen, Bewegungen, Gebehrden, Gedanken etc. Das Allgemeine des Affectuellen könnte dann in seinen Besonderheiten den Affecten auf empirischem und rationellem Wege näher betrachtet und bestimmt werden. Näher betrachtet ist das Affectuelle, als Gemüthsanlage, das Temperament. Das Temperament ist der Organismus des Affectuellen in psychischer und organischer Sphäre; die speziellen Affecte sind im Temperamente auf individuelle Weise gegen einander abgewogen, und erst durch diese Einheit übt es Einflufs auf die übrigen Seelenkräfte. Das Affectwesen mufs ferner in seinem Kampfe mit der freien Willkühr und Besinnung aufgefafst werden. Wo dieser Gegensatz nicht Statt findet, wie beim blinden Instinct, im Treiben der Gewohnheit und der Leidenschaft, da tritt das Affectwesen immer mehr zurück. Wenn wir den Thieren und Blödsinnigen Affecte beilegen, so geschieht das nie ohne Voraussetzung von Willkühr und Besinnung. In diesem Kampfe ist entweder der Affect Sieger über die Freiheit, oder er wird durch moralische Kraft gebändigt. In beiden Fällen bleibt das Affectwesen dasselbe. Die Herrschaft des Affectuellen über Geist und Gemüth ist entweder in der Anlage gering, oder es wird durch die Kraft eines klaren Verstandes und geordneten Gemüths in Schranken gehalten. Die Gröfse seines Vermögens kann dann bedeutend seyn, und es wird in schwachen Augenblicken desto heftiger hervorbrechen.

Merkwürdig ist die Beziehung des Affectuellen auf die äufsern Sinne. Jeder Sinn hat im Gemüthe seinen eigenen Egoismus, der in verschiedenen Gefühlen sich regt, so wie der Sinn seiner speziellen Natur gemäfs in seinen Lebensactionen gefördert oder gehindert wird. Am erregbarsten in dieser Hinsicht scheint der Geruchssinn, jedoch nach unserer gegenwärtigen Ausbildung nur in der Sphäre niederer Sinnlichkeit. Ihm zunächst, doch viel klarer und mannichfaltiger, wenn auch weniger intensiv, steht das Gehör. Schon der einfache Ton der menschlichen Stimme, und mancher musikalischer, namentlich Blasinstrumente, haben eine directe Beziehung zur Gefühlserregung, noch mehr aber vermag die musikalische Kunst, durch Melodie, Harmonie und Rhythmus, das Gemüth mannichfach zu bewegen und zu beschwichtigen, so dafs es keine Modification des Affects giebt, der nicht in ihr seinen Ausdruck fände. Eine andere gemüthliche Tonwirkung ist die der Declamation eigene Beugung der Stimme.

Grofs ist der Einflufs, den die Empfindungen und Anschauungen des Gesichtssinnes auf Gemüthsrührungen haben. Die ästhetische Wirkung der Farben bei Decorationen, Beleuchtungen, im Wechsel der Tages- und Jahreszeiten, bei veränderten climatischen Umgebungen etc., auf Stimmung des Gemüths, ist bekannt, und dem Zauber der Schönheit, wie sie in der menschlichen Gestalt erscheint, kann sich kein fühlendes Herz entziehen. Aber auch da, wo die niedrigste Sinnlichkeit, der Geschmack- und Gefühlsinn in höheren Graden afficirt werden, kann das gesammte Gemüth bis zum höchsten Affecte erregt und erschüttert werden, so beim Gelüste, bei der Gier, dem Ekel, dem Schmerz und der Wollust.

So wie der materielle Organismus durch Vermittelung der Sinne mit dem Gemüthe auf's innigste verbunden ist, so ist es in einem viel höheren Grade der psychische. Den psychischen Organismus aber kann man das System des individuellen Eigenthums nennen, mit einem Worte, die Persönlichkeit. Alle angebornen Kräfte und Talente, deren sich der Mensch bewufst worden, die er geübt, erweitert hat, und zur Anwendung bereit hält, seine Meinungen, Vorurtheile, Auffassungs-, Vorstellungs- und Denkweise, sein Erlerntes, Erlebtes, Erinnerbares, die Associationen seiner Phantasie, seine Gefühle und Ahnungen, endlich das System seiner Entschliefsungen und Vorsätze, seiner Maximen, Gewohnheiten und Handlungsweisen, seine Verhältnisse in Hinsicht auf Personen und Sachen; alles dieses in der Einheit des menschlichen Individuums aufgefafst, bildet ein organisches Ganzes, welches vom Bewufstseyn und Gemüth durchdrungen, sich gegen alles Störende selbstständig zu behaupten strebt. Die Bewegungen des Gemüths in diesem psychischen Organismus sind die zahlreichsten und mannichfaltigsten, so dafs alle Sprachen der Erde nicht hinreichen würden, alle Eigenthümlichkeiten derselben auszudrücken.

Die Wirkungsart des Affects auf den materiellen und psychischen Organismus ist entweder qualitativ oder quantitativ. Qualitativ oder alienirend wirkt der Affect auf mehrere Se- und Excretionsorgane; er kann plötzlich die Milchsecretion so verändern, dafs sie auf den Säugling vergiftend wirkt, der Speichel erzürnter oder brünstiger Thiere in Wunden eingeflöfst, soll in mehreren Fällen gefährliche, selbst hydrophobische Wirkungen hervorgebracht haben; Furcht unterdrückt die Hautausdünstung, vermehrt die Urinabsonderung und Schleimsecretion des Darmcanals. Man hat Beispiele, dafs durch Kummer und Angst die Haare in einer Nacht ergraut sind; die Wirkungen der Schaam, des Schreckens auf die Menstruation sind bekannt; die schleichenden Affecte des Grams, des Neides, des Grolls wirken jedes wie ein specifisches Gift auf alle Systeme des Organismus, bringen eine Art Tabes und Cachexie hervor. Noch auffallender ist die Umstimmung im sensiblen Leben, wie jeder aus eigenem Gefühle erfahren kann; man darf wohl sagen, dafs jeder Affect von einem specifischen Gefühle begleitet sey. Auffallend ist ferner die Wirkung der Affecte auf's Temperament, welches entweder auf eine vorübergehende Weise ihnen gemäfs gestimmt wird, oder bei heftigen Einwirkungen eine bleibende Umwandlung im Charakter und in der Gemüthsart zurückläfst.

In Hinsicht auf Quantität unterscheidet man eine potenzirende und deprimirende Wirkungsweise des Affects. Beide haben wieder mehrfache Grade, von der ersten mäfsigen Bewegung bis zum Hingerissenseyn und zur Tödtung. Im ersten Grade ist der Affect noch in der Gewalt der vernunftmäfsigen Freiheit, er kämpft nur gegen sie an, mufs aber selbst ihren Zwecken dienen, indem er die Thatkraft durch seinen Reiz fördert. Im zweiten Grade reifst er die Kräfte der Seele und des Leibes mit sich fort zur schnellen That, Rede oder Gebehrde, wie sie der Affect ohne Rücksicht auf Umstände fordert. Man kann ihn dann einen momentanen Wahnsinn nennen, er zeigt auch dann alle möglichen Wahnsinnsformen an sich, Verrücktheit, Wahnwitz, Blödsinn, Wuth etc. In diesem Affectgrade kann der Mensch oft grofse Verbrechen begehen, und es ist noch über die Zurechnungsfähigkeit in diesem Zustande mancher Zweifel zu lösen.

Der höchste Grad des Affects endlich zerstört entweder das Individuum durch einen plötzlichen Tod, oder die Person durch bleibende Manie, Melancholie, Blödsinn.

Die Wirkungen des Affects begreifen auch im Allgemeinen die Aeufserungen desselben. Die Aeufserungssphäre des Affects ist entweder objectiv am menschlichen Leibe, oder subjectiv für die innere Anschauung. Die körperliche Aeufserung des Affects findet Statt entweder im Vegetativen oder im Thierischen; das letztere aber besteht entweder in automatischen Bewegungen, oder ist Darsteller psychischer Actionen.

Die Aeufserungen des Affects im vegetativen Leben beschränken sich gröfstentheils auf die äufsere Hautfarbe, den Stand des Lebensturgors und die Wärmeerzeugung, indem die rüstigen Affecte die Röthe der Haut und die Temperatur erhöhen, die Schwellung der Theile vermehren, die deprimirenden das Gegentheil zur Folge haben; weniger in die Augen fallend sind die innern materiellen Veränderungen der flüssigen und der festen Theile, so sind gewifs auch die eigenthümlichen Gefühle und Stimmungen von den zartesten materiellen Modificationen der Nervensubstanz abhängig. Das automatische Bewegungsleben dient theils durch krampfhafte, theils durch lähmungsartige Zustände den Affecten zur Aeufserung. Bei den activen Affecten ist der Herzschlag und mit ihm der Blutumlauf beschleunigt, die Muskelkraft allgemein erhöht und zu kräftigen Aeufserungen erregt, die Schliefser der Excretionsorgane sind in vorwaltender Contraction, und so mag auch der Tonus der Gedärme erhöht seyn; die Respiration ist kräftig, tief und häufig. Das Gegentheil von diesem findet sich bei den schwächenden Affecten. Das Bewegungsleben endlich, als Ausdruck psychischer Actionen, nimmt bei den rüstigen Affecten einen schnellen, kräftigen Rhythmus an, das Mienenspiel, die Gebehrden sind lebhaft, die Rede laut und geläufig, der Blick behend, bestimmt und heftend, die Haltung mehr oder weniger übertrieben. Das Lachen und Weinen mit ihren Modificationen finden hier ihren Platz. Rede, Miene, Gebehrde und That sind endlich auch die objectiven Aeufserungsformen der subjectiven psychischen Vorgänge während des Affects. An ihnen erkennen wir den Wechsel der Gefühle, den Lauf der Vorstellungen und Einbildungen, die Schnelligkeit und Treue der Erinnerung und des Gedächtnisses, die Art und Consequenz der Urtheile und Schlüsse, die Stärke der Willensentschliefsungen, Maximen und Vorsätze, die Heftigkeit der Begierden und Neigungen, endlich den Flufs und die Sprünge der Association mitten in diesen Actionen. Dasselbe offenbart sich der innern Anschauung, so weit diese während des Affects, wenigstens in geringeren Graden und bei ausgebildeter Besinnung möglich ist. — Die Aeufserung des Affects hat nach Aufsen

Aufsen die Wirkung, dafs sie bei gleichgestimmten Individuen einen gleichen Affect anregt oder vollends erregt. Auf diesem psychologischen Gesetze beruht die Kunst des Redners und des Schauspielers. Auch die bildende Kunst fixirt die physiognomischen und mimischen Momente des Affects, und erregt dadurch auf bestimmte Weise das Gemüth. Am wunderbarsten aber ist die Wirkung der Musik und der lebendigen sowohl als der todten Natur, welche durch schöne und erhabene Bildungen die Affecte der Freude, der Liebe, der Bewunderung in Bewegung setzt, wodurch eine prästabilirte Sympathie des menschlichen Gemüths und der physischen Welt sich zu erkennen giebt.

Wenn wir den Affect bisher in seiner gröfsten Allgemeinheit betrachtet haben, so wird sein Begriff noch mehr zur Klarheit erhoben, wenn wir ihn mit der Leidenschaft vergleichen. Beide haben den Charakter der Nothwendigkeit an sich, sind leidende Zustände (*affectus, passiones*).

Beide nehmen das Gefühl und den Trieb, die innere Nöthigung in Anspruch. Doch hat der Affect den Charakter der Subjectivität, ist eine ursprüngliche Naturanlage; dagegen erhält die Leidenschaft durch spezielle Objecte ihre Bestimmung, und nimmt als Concretes die Allgemeinheit des Affects in sich auf. Die Leidenschaft ist von ihrem ersten Keime an ein Besonderes, sich selbstständig Entwikkelndes und Behauptendes, welches Gefühle, Triebe, Phantasien, Maximen, alle Formen des psychischen und thierischen Lebens sich aneignet und ihrem bestimmten Zwecke unterordnet, und obgleich sie selbst nicht ein eigenes Individuum bildet, so haftet sie doch gleich einem Afterorganismus an den lebendigen Individuen, beschränkt ihre Selbstständigkeit und Freiheit, und zieht ihre Kräfte in ihren Kreis. Diese Substanzialität der Leidenschaft ist auch der Grund ihrer Beharrlichkeit, sie behauptet sich gegen innere und äufsere Beschränkung, und scheinbar vernichtet sprofst sie aus unbemerkbaren Keimen wieder hervor. Dagegen ist der Affect eine bedingte Function des Seelenlebens, die, wenn die Veranlassung aufhört, wieder zurücktritt. Der Affect wird durch Dauer geschwächt, durch Wiederholung abgestumpft. Die Leidenschaft steigert sich durch Wiederholung, wird durch Gewohnheit zur andern Natur. Weil die Erregung des Affects äufserlich bedingt ist, so tritt er plötzlich ein, sobald seine Bedingung eintritt, und verschwindet mit dieser wieder; er ist überraschend, vorübergehend, unbesonnen. Die Leidenschaft aber mit ihrem unbedingtem, innerem, selbstständigem Wesen ist in einem immerwährendem Streben begriffen, und sucht ihre äufseren Bedingungen selbst auf; wenn durch sie auch die Freiheit der Vernunft beeinträchtigt wird, so ist sie doch frei in sich, besonnen, schlau und selbstständig; sie ist daher auch activ, sie nimmt den freien Willen in Anspruch; dagegen der Affect, auch der rüstige, passiv ist, ein unfreies Hingerissenseyn des Willens. Im Affect ist daher auch der passive Moment des Gemüths, das Gefühl, der herrschende, in der Leidenschaft der active, der Trieb. Die Leidenschaft drängt nach That, der Affect begnügt sich in den meisten Fällen mit Demonstrationen. Was am meisten zu Verwechselungen der Affecte und Leidenschaften führt, sind ihre inneren Beziehungen und wechselseitigen Uebergänge, die in der Untrennbarkeit des Gefühls und des Triebes ihren Grund haben. Jeder Affect, wenn er noch so rein erscheint, hat einen Keim des Leidenschaftlichen in sich, der erst bei weiterer Entwickelung und Bestimmung sich in entschiedene Leidenschaft verwandelt. Der erste überraschende Eindruck der Anmuth und Schönheit regt das Gefühl der Liebe an, und kann sich bis zum Affect steigern, ob aber der Trieb, an dem das augenblickliche Gefühl und der Affect hängt, sich in Leidenschaft verselbstständige, fordert wieder weitere Bedingungen; dasselbe gilt von der Verwandlung des Zorns in Hafs, der Trauer in Melancholie etc. Von der andern Seite schliefst die Leidenschaft den Affect in sich. Sie kann zwar, wenn sie ungestört ihre Herrschaft ausübt, ganz friedlich und affectlos erscheinen, indem sie sich mit einem Kreise ruhiger Gefühle und Genüsse begnügt; wird sie jedoch beeinträchtigt, so werden von ihr nach der individuellen Gemüthsart verschiedene Affecte aufgeboten, um sich zu behaupten; der Affect wird dann in der Erscheinung der Leidenschaft das Vorwaltende seyn, obgleich er nur ihr Accidens ist. Es kann aber auch ein Affect durch oftmalige Wiederkehr eine erhöhte bleibende Dispostion zurücklassen, die auch bei geringen Veranlassungen ihn zum Ausbruche treibt. So entsteht Zornmüthigkeit, Trübsinn etc. In solchen Fällen bildet sich der Affect zu einer bleibenden Stimmung aus, zu der sich ein leidenschaftlicher Trieb hinzugesellt, der die leisesten Veranlassungen aufsucht, um den Affect zu nähren. Man könnte sagen, die Leidenschaft hat den Affect liebgewonnen, und ihm ihre Selbstständigkeit geliehen, er wird ihr Zweck, ihr Genufs, oft selbst bei der gröfsten Quaal des Gemüths. Solche mit dem Charakter der Leidenschaft behaftete Affecte sind es nun, die zu Gränzstreitigkeiten in diesem Gebiete Veranlassung geben können. Dahin gehören der Gram, das Verdrossenseyn, Faulheit, Wollüstigkeit, Sehnsüchtigkeit, Neidhaftigkeit, Menschenscheue, Rachsucht, Eifersüchtigkeit, Aengstlichkeit etc.

Der Affect hat in Beziehung auf den psychischen Organismus, ursprünglich im Gemüthe seinen Sitz, denn der Geist in seiner Reinheit ist affectlos. Das Wesen des endlichen Geistes ist einerseits im lebendigen Wechselverhältnisse mit dem Naturprinzip begriffen; das Produkt dieses Verhältnisses ist der lebendige Leib; andererseits geht das Wesen des Geistes aus der äufseren Begränzung auf sich selbst zurück, und entwickelt sich in den Erscheinungen des Seelenlebens. Zwischen diesen beiden Extremen, mit beiden in gleich inniger Beziehung, bildet das Gemüth eine mittlere Stufe geistiger Existenz. Es vernimmt auf dunkle Weise die Ideen der Vernunft, verwandelt sie in Körpergefühle, und regt die psychischen Triebe an zu ihrer sinnlichen Darstellung; es vernimmt aber auch die Einflüsse der thierischen Natur, und bestimmt die geistige Freiheit des Willens ihnen Folge zu leisten. Da Gefühle und Triebe als Factoren des Affects, so wie Empfindungen und Bewegungen an eine organisch-materielle Existenz gebunden sind, so entsteht ferner die Frage über den Sitz der Affecte im leiblichen Organismus. Die Selbstbeobachtung weiset uns auf zwei bestimmte Stellen hin, das Herz und die Magengegend, als spezielle Sitze affectueller Gefühle, von wo aus ihre Ausbreitung und ihr Einfluſs auf das übrige Nervensystem zu erfolgen scheint. Bei anatomischer Einsicht des organischen Inhalts dieser Gegenden, finden wir hier das Ganglien- und das Cerebralsystem in einander übergehend und Geflechte bildend. Wenn ferner das Cerebralsystem vorzugsweise als Organ der Intelligenz anzunehmen ist, das Gangliensystem als Organ der bewuſstlosen, vitalen Functionen des psychischen Naturprinzips, so kann man diese zwischen beiden in der Mitte liegenden Gebilde als Organ des jene beiden vermittelnden Gemüthes annehmen; ihre Kleinheit und geringe äuſsere Bestimmtheit und Abgeschlossenheit darf uns hiebei nicht irreführen, da gerade dynamische Intensität ein verhältniſsmäſsig kleineres Volum ihres Trägers erfordert. Wenn wir jedoch von der idealen Erfahrung geleitet, diese Geflechte vorzugsweise für die Sitze der Selbstgefühle ansehen dürfen, so schlieſsen wir damit die übrige Ausbreitung der Nervensubstanz nicht aus, vielmehr durchdringt auf unbestimmbare Weise jedes Gefühl das ganze Nervensystem, und derselbe organische Stoff dient zum Träger verschiedener Gefühlsqualitäten, wie dasselbe Sinnorgan die verschiedenartigsten Empfindungen in sich erzeugt. Das Gefühl des Hasses, wie der Liebe, der Freude, wie der Trauer, wird in der Herzgegend vernommen, und bei erhöhtem Grade wirkt es aufregend oder lähmend auf die Muskelnerven, erweckend oder betäubend, ja übt seinen Einfluſs bis auf die vegetativen Functionen, und so steht auch der Affect mitten in allen Formen des Lebens, äuſsert in allen seine Wirkung.

Wenn wir die Affecte nach ihren Eintheilungsgründen im Allgemeinen betrachten, so ergeben sich folgende nähere Bestimmungen.

1) Lassen sich die Affecte unter die Grundbegriffe des G e f ü h l s, der K r a f t und der B e g i e r d e unterordnen. Das Gefühl begreift alle Modificationen des Vergnügens und des Schmerzes, die Kraft die thätigen und leidenden Affecte, die Begierde umfaſst alle affectuellen Reizungen und Verabscheuungen.

2) Gefühl, Kraft und Begierde nach ihrer p o s i t i v e n oder negativen Seite betrachtet, geben die Grundlage zur

Eintheilung der Affecte in sthenische, rüstige, erregende, und in asthenische, schmelzende, deprimirende.

3) Der Gegenstand des Affects sind entweder Sachen oder Personen, und zwar entweder die eigene Person oder andere Individuen derselben oder fremder Gattung.

4) Nach ihrer äufseren Sphäre sind die Affecte entweder solche, die wir mit den Thieren gemein haben, oder solche, die ausschliefslich dem Menschen eigen sind.

5) Die Affecte sind ferner entweder ideell, sie gehen aus der Entwickelung des Wissenstriebes hervor, oder reell aus den wirklichen Relationen des individuellen und persönlichen Daseyns hervorgehend.

6) Ferner sind die Affecte entweder immanent (subjectiv), sie gehen auf blofse innere Zustände des Individuums, oder transscendent, über die Gränze des Subjectiven hinausgehend.

7) Die Affecte, als Zustände eines lebendig sich Entwickelnden, haben nothwendig auch ihre Beziehung zur Zeit. Sie sind entweder in der Gegenwart begriffen, oder nach der Zukunft oder Vergangenheit hingewendet. In Hinsicht auf die Dauer giebt es ferner schnellverlaufende und schleichende (chronische) Affecte.

8) Man kann die Affecte auch nach ihrer Gutartigkeit und Bösartigkeit betrachten, in wiefern sie die Zwecke des physischen oder moralischen Lebens zerstören oder fördern.

9) Um endlich eine deutliche Uebersicht aller in der Erfahrung vorkommenden Formen der Affecte zu gewinnen, ist es nöthig, sie in ihre einfachsten und allgemeinsten Elemente aufzulösen, wo sich dann die einfachen oder Grundaffecte im Gegensatze der zusammengesetzten und concreten ergeben.

Die Psychologen haben vielfach, mehr oder weniger glücklich, versucht, in dem zahlreichen Haufen concreter Affecte die einfachsten aufzugreifen; also wurden Liebe, Hafs, Begierde, Verabscheuung, Freude und Traurigkeit, Zorn, Furcht, Muth, Verwunderung etc. als Grundaffecte aufgestellt, und ihnen die übrigen theils untergeordnet, theils aus ihnen zusammengesetzt. Da jedoch die aufgezählten, wirkliche *in concreto* vorkommende Affecte sind, so fehlt ihnen bei aller ihrer Einfachheit dennoch der Charakter einer strengen Allgemeinheit. Sicherer als die Empirie leitet uns die allgemeine Betrachtung, indem sie uns die Grundbestandtheile des Affects, Gefühl und Trieb, und dessen Factoren, Kraft und Begehrung, als Criterien einer allgemeinen Eintheilung darbietet. Die noch allgemeinere Rücksicht auf Gemüth und Geist, wonach das Affectuelle theils in seinen realen, theils in seinen idealen Formen erscheint, bestimmt hiebei die Klassen, und es ergeben sich unter diesen Begriffen folgende Grundaffecte:

A. Reale.
- a) Gefühl.
  - 1) Der Lustaffect. 2) Der Schmerzaffect.
- b) Kraft.
  - 3) Der Muthaffect. 4) Der Scheuaffect.
- c) Begierde.
  - 5) Der Begehraffect. 6) Der Abscheuaffect.

B. Ideelle.
- 7) Der Wissensaffect.

1) Der Lustaffect beruht auf einem angenehmen Gefühle, welches entweder in sich verweilt, oder den Trieb zu seiner Aeufserung antreibt. Unter vorherrschendem Gefühle hat dieser Affect den Charakter der Subjectivität, er ruht entweder in sich selbst, als Behagen, Wonne, Genufs, oder er bewegt sich in unzähligen Graden der Innigkeit bis zum Entzücken. Als Trieb geht der Lustaffect entweder nach äufserer Darstellung, als Fröhlichkeit, Lustigkeit, oder er wird innerlich unter der Form des Begehrens, als süfses Sehnen, Erwarten, Befriedigung etc. empfunden. Der Lustaffect ist ferner mehr thierisch-sinnlich, als Wollust, Wohlseyn, oder rein menschlich, als Freude, Wonne, Seligkeit etc. Der sympathetische Lustaffect ist die Mitfreude. Es giebt eine Menge Seelenzustände, in die der Lustaffect als Element eingeht, ohne dafs diese gerade ihm untergeordnet wären, als Zufriedenheit, Beifall, Billigung, Liebe, Stolz, Bewunderung etc. In Hinsicht der Zeit unterscheidet man das Frohseyn, als Beziehung des Lustaffects auf Vergangenheit, als Ergötzen, Behagen, in der Gegenwart, in Beziehung auf Zukunft, als Hoffnung und freudige Erwartung.

Ein gemäfsigtes Gefühl der Lust, welches rein und ohne Nebengefühle innerlich über alle Seelenthätigkeiten sich verbreitet, und am Körper sich durch Rhythmus in den Bewegungen und geordnete Haltung sich ausdrückt, ist die Heiterkeit, sie ist Begleiterin körperlicher und geistiger Gesundheit und eines glücklichen Temperaments. Der Einflufs des Lustaffects auf die Gesundheit ist in allen Lebensaltern von grofser Wichtigkeit, er befördert das Wachsthum und stärkt den Körper der Jugend, und erhält auch das höhere Alter munter und jugendlich; er regelt alle Functionen des organischen und thierischen Lebens. Jedoch kann auch der Excefs einer plötzlichen Freude tödten, so wie eine habituell gewordene Lustigkeit und Lustsucht den Geist abstumpft und den Körper erschlafft.

2) Der Schmerzaffect hat zu seinem Motiv den Schmerz, ein unangenehmes Gefühl, welches in verschiedener Verbreitung das Nervensystem einnimmt, und mit einer allgemeinen contractiven Tendenz der Lebensverrichtungen in allen ihren Formen verbunden ist. Schon der blofse körperliche Schmerz durch organische Verletzung oder krankhafte Affection, ist nie ganz ohne die sympathischen Regungen des Affects; doch auch dem ausschliefslich so genannten Seelenschmerz liegt ein organisches Gefühl zum Grunde. Wenn der Schmerz in der subjectiven Sphäre verharrt, so ist er Gram, Wehmuth etc., in objectiver Darstellung ist er Trauer, Niedergeschlagenheit, Klage. Der Schmerz mit Anregung des Triebes nach Negation giebt Betrübnifs, Verdrufs, Reue, Mifsfallen etc. Der Schmerz hat ferner entweder eine Beziehung auf die Vergangenheit (Verdrufs, Reue), oder auf die Zukunft (Angst, Verzweiflung, Sehnsucht), oder er beharrt in dem gegenwärtigen Moment. Auch hier lassen sich Schmerzaffecte unterscheiden, die wir mit den Thieren gemein haben, von den ausschliefslich menschlichen, die wieder theils guter, theils böser Art sind, als Mitleid, Neid etc. Die Stärke des Schmerzaffects hängt theils von der Constitution der Seele und des Körpers ab, theils vom Temperament. Das melancholische Temperament ist zum Trübsinn geneigt, der Schmerz findet leicht Veranlassung, und nimmt mehr den subjectiven Charakter an,

dagegen dringt er beim Choleriker und Sanguiniker nach äufserer Darstellung, verliert aber an Innigkeit. Gegen geringere Grade des Schmerzes härtet sich das Gemüth ab, und er ist dann nicht mehr fähig solches aus dem Gleichgewichte zu bringen. Der Schmerzaffect tritt in eine grofse Menge anderer Seelenzustände als Element ein, dahin gehören alle auf der negativen Seite liegenden Affecte, als Hafs, Zorn, Abscheu, und alle in ihrer Befriedigung gehinderte Leidenschaften.

3) Der Muthaffect beruht auf dem Kraftgefühl und auf seiner Tendenz in Aeufserung und That zu übergehen. Er ist entweder mehr physischer Art, und geht aus der Fülle der Gesundheit, aus dem Gefühl überlegener Muskelkraft hervor, oder er ist mehr geistiger Art, als Gemüthseigenschaft, angeboren, als Kühnheit, Keckheit, Festigkeit etc., oder durch Einwirkung des Gegenstandes aufgeregt, als Enthusiasmus, Gefafstheit etc. Der Muthaffect ist immanent, als Stolz, Zuversicht, oder er geht nach äufserem Scheine, als Prahlerei. Die Beziehung des Muthaffects auf den Gegenstand ist entweder eine positive, die seine Realisirung, oder eine negative, die seine Vernichtung fordert. In der ausschliefslich humanen Form erscheint der Muthaffect, wo er theils durch eigene Reflexion, oder durch fremde Meinung geweckt und unterhalten wird, als Ehr- und Ruhmsucht, Anmafsung, Rechthaberei etc.

In Beziehung auf Zeit hat er gleichfalls die drei Richtungen auf Vergangenheit, Gegenwart und Zukunft, als Ermannung, Hoffnung etc. Der Muthaffect ist der charakteristisch-männliche, was besonders bei jenen Thiergeschlechtern auffallend ist, wo die Vertheidigung der Familie dem Männchen obliegt; so bildet er auch beim Menschen einen Bestandtheil des männlichen Temperaments, indefs dem Weibe mehr Scheuaffect gegeben ist. Merkwürdig ist es, dafs bei Entzündungen des Gehirns, namentlich der Gefäfshaut, der Muthaffect am häufigsten krankhaft auftritt, durch alle Grade des Stolzes, der Ruhmredigkeit, der Streitsucht bis zur Tollkeit, Vernichtungswuth und Raserei; er scheint in diesem Falle vom aufgeregten Gehirne als ein

Uebermaaſs der Kraft auszugehen, und von da aufs Herz und Bewegungssystem zu überströmen.

4) Der Scheuaffect hat zu seinem Motiv das Gefühl der Schwäche, welches entweder den Trieb zur Flucht erregt, oder alle Kraft unterdrückt. Das Gefühl der Schwäche im Verhältniſs zu einer äuſsern Uebermacht, verbindet sich mit dem Gefühl der Angst, und dieses erzeugt den Affect der Furcht in verschiedenen Formen und Graden. So lange sie in den Gränzen der Subjectivität bleibt, ist sie Beängstigung, Bangigkeit, Besorgniſs; der Schrecken, das Entsetzen haben Beziehung auf ein bestimmtes gegenwärtiges Object. Die Erinnerung an das Schreckliche ist zwar noch Schauder erregend, doch hat der Scheuaffect in den meisten Fällen seine Beziehung auf die unmittelbare Gegenwart. Der Schwächeaffect macht schüchtern, niedrig, kriechend, demüthig, sclavisch, schmeichlerisch, behutsam, abergläubisch, miſstrauisch, grollend, grimmig, rachsüchtig, hinterlistig, sich härmend und grämend. Der Schwache, obgleich er immer fürchtet, ist doch am wenigsten gefaſst, wird von der Gefahr leicht überrascht, bestürzt, erschreckt, fassungslos, verzweifelnd. Der Scheuaffect mit seinen Modificationen ist mehr dem weiblichen Geschlechte eigen, als dem männlichen. Den Thieren scheint er als Instinkt gegeben zu seyn, um auf negative Weise die Jungen zu sichern, indem die Furcht des Mutterthieres alle Gefahr vermeiden läſst. Unter den Temperamenten ist der Scheuaffect vorzüglich dem melancholischen eigen. Der Scheuaffect ist im Vergleiche mit den andern der leiblichen Gesundheit am häufigsten nachtheilig, und stört auch vielfach die Gesundheit der Person. Doch ist er in einzelnen Fällen auch diätetisch heilsam, wo active Affecte die Ueberhand gewinnen und das Gleichgewicht der Kräfte aufzuheben drohen.

5) Der Begehraffect gründet sich auf dem Gefühl des Sehnens und seiner erregenden Beziehung zur Thatkraft. Das Sehnen ist ein Gefühl des Mangels und fordert die Ergänzung. In der Sphäre des thierischen Lebens erscheint der Begehraffect zunächst als Hunger, Durst, Geschlechtstrieb etc., in der menschlichen Sphäre nimmt er die mannichfachen Gestalten der Liebe und der Sucht an, zu

realem und idealem Besitz von Genüssen, Sachen, Personen. Er ist entweder activ, ein Hinausgehen nach dem begehrten Gegenstande, oder passiv, ein Sichhingeben dem fremden Begehren, oder reciprok, ein Zurückgehen auf sich selbst, oder immanent, ein Verweilen in sich. Der Zeit nach ist der Begehraffect entweder ein Zurücksehnen (Reue, Heimweh), oder eine Beziehung auf die Zukunft (Erwarten, Hoffen), oder eine gegenwärtige Forderung. Der Gegenstand des Begehrens ist nahe und erreichbar, oder ferne und unerreichbar; dies unterscheidet die ruhige und sichere Neigung und die unruhige auch wohl verzweifelnde Sehnsucht. Endlich nimmt der Begehraffect als Theilnahme alle Formen auf sich, die er an einem Wesen gleicher Gattung durch Vermittelung der psychischen Anschauung wahrnimmt. Der Begehraffect ist den Temperamenten in verschiedenen Weisen eigen; der Sanguiniker begehrt lebhaft, der Choleriker heftig, der Melancholische innig, der Phlegmatische sanft und ruhig. Vorzüglich begehrsam ist das jugendliche Alter, wo der bewegte Trieb mit noch wenigen Gegenständen sich verbunden hat. Bei dem weiblichen Geschlechte hat der Begehraffect mehr den passiven Charakter, als Wunsch, als hingebende Erwartung, beim männlichen den activen, als Begierde und Forderung. Für die psychische Diätetik ist das unbefriedigte Begehren, der Aufschub oder äufsere Verhinderung der Befriedigung ein wesentlicher Reiz zur Erhöhung des Genusses.

6) Der Abscheuaffect hat zur Grundlage das Gefühl des Abscheus und die Aufregung des Triebes zu seiner Entledigung. Diese Aufregung ist entweder rüstig oder ohnmächtig. Die Qualität des Abscheuaffects ist die abstossende, so wie die des Begehraffects die anziehende war. In der thierischen Sphäre erscheint er als Ekel, Schauder, Grauen, Antipathie, und ist theils gegen die Genüsse der Ernährung gerichtet, theils gegen die des Geschlechts, so wie auch gegen die manche lebensgefährlichen Verhältnisse in der äufsern Natur. In der moralischen Sphäre ist er gleichfalls in mannichfachen Beziehungen regsam, als persönliche Abneigung, Hafs, Eifersucht, Verachtung etc. Die Zustände des Abscheuaffects sind theils der active, als Hafs,

Feindschaft, Rache, theils der passive, als Schaam und Schande, theils der reciproke, als Selbstverachtung, theils der immanente, als Verdrufs, Groll und Ingrimm. In Hinsicht der Zeit richtet sich der Abscheuaffect auf einen vergangenen Moment, als Verdrufs und Reue, auf einen gegenwärtigen, als Verabscheuung, Hafs, Entsetzen, auf einen künftigen, als Grauen, Besorgnifs. Der Abscheuaffect ist am reichsten an gräfslichen, man könnte sagen, höllischen Gefühlen und Quaalen, er gehört der Nachtseite des Gemüths an, in seinem Reiche finden wir den Hafs, den Neid, die Rache, die Reue, die Schande etc.; kein Wunder, dafs er auf die Gesundheit des Leibes und der Seele vergiftend wirkt.

Die bisher betrachteten allgemeinen Affectformen wollen wir in den reellen Lebensverhältnissen und praktischen Beziehungen der Person aufgefafst haben. Die andere Klasse der ideellen Affecte umfafst zwar dieselben Formen des Gefühls und Triebes; wird aber hier in der abstracten Beziehung auf Gegenstände des Wissens genommen, welche freilich *in concreto* auch die übrigen Relationen des Gemüths vermittelt. Wir begreifen sie hier als:

7) Wissensaffect. So wie das Gemüth überhaupt die bodenlose Anlage aller übrigen in die Erscheinungssphäre des Bewufstseyns ausgehenden Seelenvermögen ist, so ist es auch der Grund des Wissens, und hat in dieser Beziehung seine Triebe, Rührungen und Bewegungen, seine Wissensaffecte. Das Motiv des Wissensaffects ist ein Gefühl der Befriedigung oder Nichtbefriedigung des Wissenstriebes, und die dadurch erfolgen demannichfache Aufregung desselben.

Der Wissensaffect ist entweder positiv, bejahend, Beifall gebend, als Gefallen, Bewundern, Ueberzeugung, Glauben, Entschlufs etc., oder er enthält eine Negation, als Unglauben, Mifstrauen, Lüge, Verbot etc., oder er schwankt zwischen Gegensätzen, als Zweifel, Wahrscheinlichkeit, Frage, Forschung, Ueberlegung. Nach den Zuständen ist der Wissensaffect entweder activ, im Forschen, Fragen, Untersuchen, Erfinden etc., oder er ist passiv, als Erfahren, Entdeckung, Ueberraschung. Der Wissensaffect in Beziehung auf die Zeit begleitet entweder die Erinnerung, als frohes und trauriges Andenken, als Reue, Vorwurf etc., oder er ist bei der gegenwärtigen Anschauung, oder er geht nach der Zukunft, als Ahnen, Vorsicht, Vermuthung, Erwartung etc. Ferner schränkt er sich entweder ein im Einzelnen, als Einsicht, Bemerken, Vertiefung, oder verbreitet sich im Vielen, als Zerstreuung, Lauschen etc. In den mannichfaltigsten Formen zeigt sich der Wissensaffect in der Sphäre der psychischen Anschauung, er ist mittheilsam als Lehrtrieb, und empfänglich als Lernbegierde, er versteckt das Innere der Persönlichkeit vor der Anschauung anderer, als Menschenscheue, Verschämtheit, Heimtücke, er hat Lust daran, in andern falsche Anschauungen zu bilden, als Lüge, Trug, Heuchelei, er liebt seine Ideen darzustellen, als künstlerischer Enthusiasmus, als Ehrgeiz, Ruhmsucht, Eitelkeit will er die eigene Person in fremder Anschauung glänzend erscheinen sehen, er achtet und fordert Achtung, er vertraut oder mifstraut, liebt oder hafst, schwärmerisch, fanatisch', in fremder Liebe beglückt oder unselig in fremdem Hasse. Der Wissensaffect nimmt alle die früher erörterten reellen Affecte auf sich, sie werden seine Eigenschaften, er hat Lust und Schmerz im Wissen, er wagt oder fürchtet zu wissen, begehrt oder verabscheut das Wissen; umgekehrt nehmen die reellen Affecte alle Formen der ideellen auf sich, und man kann von jedem derselben nach Umständen alle Modificationen des Wissensaffects prädiciren, so ist die Liebe, der Hafs, der Neid aufmerksam, wird überrascht, bestürzt, fragt, sucht, zweifelt. Die Wissensaffecte sind an sich gutartig und dem physischen Leben am wenigsten direct nachtheilig, fördern es vielmehr und geben ihm neuen Reiz; nur mittelbar und durch Mifsbrauch können sie die Seele und den Körper verkrüppeln oder das Leben äufserlich in Gefahren bringen. Den Temperamenten ist der Wissensaffect verschieden ausgetheilt, dem melancholischen mit intensiver, dem cholerischen mit extensiver Stärke, dem phlegmatischen mit extensiver, dem sanguinischen mit intensiver Schwäche. Von den Lebensaltern hat die Kindheit, das Knaben- und Jünglingsalter den regsten Wissensaffect, erst mehr für die sinnliche Welt, dann mehr für die gemüthliche, endlich für die geistige; im Mannesalter wendet er sich mehr auf die Person und ihre Entwickelung in gesellschaftlichen Verhältnissen.

Wir haben hier die Affecte in ihrer gröfsten Abstraction und Allgemeinheit aufgeführt, und ihnen darum eigene Namen gegeben, um sie nicht mit den im Concreten vorkommenden zu verwechseln; denn es ist unrichtig, concrete Affecte, als: Liebe, Hafs, Muth, Zorn, Furcht etc. als Grundaffecte aufzustellen, da vielmehr jeder von diesen alle die angeführten einfachen Affecte in verschiedenen gesetzmäfsigen Combinationen zu seinen Bestandtheilen haben kann. (Vergl. die einzelnen, als Freude, Furcht, Zorn etc.)

Die hier aufgestellten Grundaffecte sind in dem Innern der einzelnen menschlichen Individuen auf die mannichfachste und eigenthümlichste Weise combinirt, und zur innern Einheit und Anlage als Temperament gebildet, wo bald das Gefühl in seiner bejahenden und verneinenden Form, als heiteres und düsteres, bald der Trieb nach seiner activen und passiven Seite, als rüstiges und begehrliches in der realen praktischen und idealen contemplativen Sphäre auftreten. — Die Grundaffecte sind unter einander in einem innern Antagonismus begriffen. Die Gründe desselben liegen in dem wesentlichen Gegensatze der zwischen Gemüth und Geist, Gefühl und Trieb, zwischen dem positiven und negativen Factor des Lebens Statt findet. In der wechselseitigen Beschränkung dieser Gegensätze bilden sich Zustände der Indifferenz, des Schwankens, des Ueberganges, wo der Affect mehr oder weniger unbestimmt wird, jedoch nie als völlig ruhend gedacht werden darf. Nur wo der Geist als reale Macht sich entwickelt, und die Kräfte des Gemüths in seiner Gewalt hat, und sie nach den Ideen der Vernunft regelt, ist vollkommene Ruhe, oder wenigstens Harmonie der Affecte zu erwarten. Wo hingegen die Vernunft schwach ist, und die Affecte die Oberherrschaft gewinnen, da führt der Weg zu Gemüths- und Geistesstörungen, die bald organisch sich fixiren und offenbare Krankheiten werden, obgleich auch viele Seelenkrankheiten einen primär organischen Ursprung haben; in den meisten Fällen können sie jedoch mit *Heinroth* als Krankheiten der Person betrachtet werden, auf welcher Ansicht auch vorzüglich die Möglichkeit einer psychischen Behandlung beruht. Vor allem aber ist eine vernunftmäfsige Gemüthspflege von der ersten Kindheit zu empfehlen, damit das Gute durch Gewohnheit zur Sitte werde, die Sitte aber eine unüberwindliche Macht des Geistes gegen leidenschaftliche Bewegungen. Mifslich ist es, Affecte mit Affecten bekämpfen zu wollen, und kann höchstens einen palliativen, vorübergehenden Nutzen haben. Jedoch giebt es Affecte der höhern menschlichen Sphäre, welche, wenn auch nicht vom höchsten geistigen Werthe, doch edlerer Art sind, und dienlich zur Beherrschung der niedern thierischen, z. B. der Ehrgeiz, die persönliche Liebe, das Mitleid etc. Das Höchste jedoch ist der Geist, welcher Besonnenheit und Freiheit schafft, welcher das Niedere erhebt und heiligt. Die Hauptmaxime hiebei ist die Weckung des Glaubens und der Zuversicht auf die geistige Kraft in der eigenen Person, bis sie allmählig erstarkt und das Gemüth ganz in Besitz nimmt. (S. Gemüthsbewegung, Leidenschaft, Temperament).

Litteratur:

Cartesius, Dissertatio de affectibus animi. 4. Amsteled. 1677.

Stahl, G. E, Dissertatio de passionibus animi corpus hum. varie alterantibus. 4. Halae. 1695.

Spinoza, B., Opera posthuma.

Clark, William, Dissertation concerning the effects of the passions on human bodies. 8. London. 1752.

Tissot, Cl. Jos., de l'influence des passions de l'ame dans les maladies et des moyens d'en corriger les mauvais effets. 8. Paris. 1798.

Mendelssohn, Mos., über die Empfindungen. 8. Berlin. 1755.

Flörcken, F. Jac., die Leidenschaften der Menschen u. Thiere. (A. d. 75. Theil der Krünitz. Encyclopädie.) 8. Berlin. 1806.

Maafs, J. Gebh. E., Versuch über die Leidenschaften theor. u. prakt. 2 Bde. Halle. 1805 — 1807.

Derselbe, Versuch über die Gefühle, besonders über die Affecte. 2. Thle. Halle. 1811.

Lenhossek, Mich. v., Darstellung des menschlichen Gemüths in seinen Beziehungen zum geistigen u. leiblichen Leben. 2 Bde. Wien. 1824.

Alibert, J. L., Physiologie des passions. 8. Paris. 1826.

(Uebrigens vergl. die Litteratur der Psychologie und Anthropologie.)

P — e.

In pathogenischer Hinsicht werden die Affecten eingetheilt in 1) Aufregende (*excitantes*), welche die Thätigkeit des Nerven- und Blutsystems erhöhen. Dahin gehört Freude, Liebe, Hoffnung. Sie sind, wenn sie nicht zu heftig werden, heilsam, und die besten Mittel zur Erhaltung der Gesundheit. 2) Schwächende (*deprimentes*), welche das Gegentheil bewirken. Dahin gehören Kummer, Traurigkeit, Neid, Furcht, Angst, alle gehässige Gemüthsbewegungen. Sie haben, die letzten besonders, einen sehr nachtheiligen Einfluſs auf die Leber- und Gallensecretion, stören und verderben dieselbe, und werden dadurch Hauptursachen langwieriger gallichter Krankheiten und Abdoniallciden; daher sie auch den Namen *Affectus biliosi* erhalten. 3) Erschütternde (*commoventes*), welche das Nervensystem plötzlich und heftig im Innersten ergreifen. Dahin gehören plötzlicher heftiger Schrecken und eben so auch Freude, der höchste Grad von Zorn. Sie können eine lebensgefährliche Wirkung, theils durch Erregung einer heftigen Congestion nach Gehirn und Herz, theils durch augenblickliche Lähmung des Gehirns, hervorbringen, und hier gleicht ihre Wirkung ganz der des Blitzstrahls. — Alle Affecte können durch übermäſsige Herrschaft und Andauer Ursache von Gemüthskrankheiten werden; ja ein solcher ausschlieſslich die Seele und Vernunft beherrschender Affect ist schon Gemüthskrankheit. — Eben so aber, wie die Affecte Krankheit erregend wirken, können sie auch, wie alles pathogenische, Heilmittel werden, und als solche benutzt man sie, sowohl in physischen als in psychischen Krankheiten. H — d.

AFFECTION. Jeder krankhafte Zustand des Lebens, sowohl im Einzelnen als im Ganzen. Es kann sehr passend zur Bezeichnung der nächsten Ursache der Krankheiten gebraucht werden, wenigstens passender als das Wort Irritation, was jetzt häufig dafür gebraucht wird, und was schon eine bestimmte Art von Affection bezeichnet. H — d.

AFFENBROTBAUM. S. Adansonia digitata.

AFFERENTIA VASA, zuleitende Gefäſse, nennt man die Gefäſse, welche den absondernden Organen des Körpers das Blut zuführen, aus dem abgesondert wird. Mit Ausnahme der Pfortader kannten wir sonst bloſs die Arterien als zuführend; jetzt kennen wir auch durch *Jacobson* bei den Amphibien und Fischen zuführende Nierenvenen.

R — i.

AFFINITÄT. S. Verwandschaft, chemische.

AFFODIT. S. Asphodelus.

AFTER (*anus*), der letzte Theil, das Ende des Mastdarms, das durch eigene Muskeln (die Aftermuskeln) geschlossen und geöffnet wird, welche wie die Muskeln am obersten Theile des Nahrungskanals, oder am Schlundkopf, der Willkühr unterworfen sind.

Die Schliefsmuskeln des Afters (*sphincteres ani*) sind der innere und der äufsere.

Der innere Schliefser (*sphincter ani internus*) könnte als ein Theil der Queerfasern des Mastdarms angesehen werden, wenn er nicht von ihnen etwas abgesondert läge und viel stärker wäre; denn sonst stellt er einen blofsen fleischigen Ring dar, der in sich geschlossen ist.

Der äufsere Schliefser (*sphincter ani externus*) umfafst den vorigen, und ist viel gröfser und stärker, auch von anderer Form, nämlich von elliptischem Umfang. Er ist hinten an dem Steifsbein durch eine kurze Sehne befestigt, und geht vorne bei dem Mann in den Harnschneller und in die Queermuskeln des Damms, bei dem Weibe in den Scheidenschnürer über, und breitet sich hier mehr aus.

Die Schliefser können den After fest zusammenziehen, so dafs er, wenn z. B. ein Klystier eingebracht wird, kräftigen Widerstand leistet, und aufser dem Falle, wo eine Lähmung eintritt, nur im Tode offen steht, so dafs man auch dieses Offenstehen unter den Kennzeichen des Todes aufführt.

Durch seine Verbindung mit dem Harnschneller und mit den Dammmuskeln, unterstützt der äufsere Schliefser diese sehr und giebt ihnen gröfsere Festigkeit.

Den vorigen sind die folgenden entgegengesetzt.

Der Hebemuskel des Afters (*levator ani*) kommt auf jeder Seite inwendig von dem Schaambeine, von der Synchondrose an, und von dem Sitzbeine bis zu dem Stachel desselben, und geht mit seinen Fasern zum untern Theile des Steifsbeins und in den äufsern Schliefser des Afters, auch bei dem Weibe an die Scheide, und umgiebt jene Theile, wie eine Binde, und unterstützt sie, so wie den Anfang der Harnröhre, die Vorsteherdrüse und die Samenbläsbläschen. Indem er sich zusammenzieht, hebt und öffnet er den After, und bewirkt die Ausleerung des Koths, trägt aber auch zu der Ausleerung des Harns und des Samens bei.

Der Steifsbeinmuskel (*coccygeus*) wird gewöhnlich als ein eigener Muskel angesehen, könnte aber immer als ein Theil des vorigen angesehen werden, mit dem er grossentheils zusammenhängt, so wie er auch dieselbe Faserung zeigt. Er kommt von der *spina ischiadica* und dem *ligamentum spinoso-sacrum*, und geht an den Seitenrand des Steifsbeins und an den untersten Theil des Kreuzbeins, und so wie er jenes etwas nach oben ziehen kann, hilft er auch den Mastdarm heben und öffnen. Vergl. Dammmuskeln.

R — i.

AFTER, KÜNSTLICHER (*Anus artificialis*). Wenn der Darmkanal sich an irgend einer zufälligen Oeffnung des Unterleibes mündet, und so, statt durch den natürlichen After, durch jene entweder allen Koth, oder auch blofs einen Theil desselben entleert, so nennt man diesen Zustand einen künstlichen After. Er entsteht 1) und dies am häufigsten, in Gefolge eines eingeklemmten Bruches, der, entweder sich selbst überlassen, verkannt, oder zu dessen Beseitigung die Operation zu spät unternommen war, brandig geworden ist. Der ausserhalb der Bauchhöhle befindliche eingeklemmte Darmtheil nämlich, in welchem sich der Koth angesammelt hat, wird brandig, das Brandige sondert sich ab, es bildet sich in Gefolge dessen eine Oeffnung, durch welche der Koth austritt, und sich im Bruchsacke ansammelt; diese Kothansammlung veranlasst nun eine Gangraen im Bruchsacke selbst, welche darin eine Oeffnung von innen nach aufsen erzeugt, und durch welche nun die Excremente frei abgehen können. Zuweilen ist die Oeffnung des Darms nur klein, daher geht der Koth theilweise noch durch den natürlichen After ab, dringt jedoch auch durch jene durch; diesen Zustand nennt man Kothfistel. (S. d. Artikel.)

Es giebt Fälle, wo sich mehrere Oeffnungen des Darmes gebildet haben; je gröfser nun der Substanzverlust ist, um so leichter werden die Excremente entleert. Ist schon der Darm brandig geworden, so braucht nicht erst die Lösung des Brandigen abgewartet zu werden, sondern man kann auch den künstlichen After selbst bilden, wovon weiter unten ein mehreres gesagt werden soll.

2) Kömmt der künstliche After auch an andern Stellen der Wandungen des Unterleibes vor, veranlafst durch Verwundungen an denselben, welche bis in die Gedärme eingedrungen, diese mehr oder weniger verletzt haben. Es erfolgt hier eine Entzündung, durch welche eine Adhäsion zwischen den Rändern des Darms und den Rändern der Wunde der Unterleibswandungen veranlafst wird. Geschah diese Verletzung an den grofsen Gedärmen, so ist dies für die Bildung des künstlichen Afters günstiger, als wäre sie an den dünnen Därmen erfolgt, denn durch die feste Lage der erstern liegen die etwanigen Wunden dem Peritonaeum näher vor. Fälle der Art, wo auch nach Verwundungen der kleinen Därme ein künstlicher After zu Stande gebracht wurde, finden wir von *Sabatier* (Traité sur l'anus contre nature in den Mémoires de l'Academie de Chirurgie. T. V.), und Beispiele von künstlichem After in Gefolge der Verwundungen überhaupt erwähnen *Schenkius*, *Dionis*, *Moscati*, *Hennen* (Grundsätze der Militairchirurgie) u. m. a.

3) Können fremde, in die Eingeweide eingedrungene Körper, welche hier aufgehalten, eine Entzündung, und in Gefolge dieser eine Oeffnung durch die Bauchwandungen erzeugen, ebenfalls Anlafs zur Bildung des künstlichen Afters geben, doch sind Fälle der Art höchst selten.

Ist es einmal bei einem brandig gewordenen Bruche so weit gekommen, dafs sich ein künstlicher After bilden will, so ist es immer besser, diese Bildung zu begünstigen, als etwa die Wunde des Darmes, wenn diese auch gelingen möchte, heilen zu wollen. Da nämlich der Darm an der Stelle der Vernarbung stark zusammengezogen ist, so würde dies dem Kranken für die Folge beständige Kolikschmerzen verursachen, derselbe liefe zugleich in Gefahr, dafs eine Verstopfung oder eine Berstung des Darmes (s. weiter unten) entstehen könnte, die sein Leben der gröfsten Gefahr aussetzen würde. Nicht zu läugnen ist es zwar, dafs die Bildung eines künstlichen Afters für den Patienten so manche Unannehmlichkeiten hat, dafs er sich zur Abwendung der dabei möglichen vorkommenden Zufälle für immer sorgfältigst in Acht zu nehmen hat; allein die Excremente sind hier nicht so übel riechend, als wenn sie durch den natürlichen Weg abgehen, weil sie sich hier länger in den Gedärmen aufhalten; noch weit unangenehmer ist ferner der Umstand, dafs der Koth beim künstlichen After immer unwillkührlich abgeht, weil hier der Darm, nicht die Organisation des *Recti* und keinen *Sphincter* hat. Wichtiger noch als das bisher Gesagte ist aber noch dies, dafs der künstliche After Folgen haben kann, welche für das Leben des Kranken höchst gefährlich sind. Wenn nämlich 1) die Nahrungsmittel in den Fällen, wo sich eine Oeffnung hoch im Darmkanale bildete, eher austreten, als die Chylus-Bildung vor sich gegangen, und ehe noch der Chylus durch die Milchgefäfse aufgenommen wurde, so werden solche Personen plötzlich sehr schwach, nehmen an Kräften zusehends ab, und sterben bald darauf. Diese Gefahr ist nicht so grofs, sobald der künstliche After sich an dem untern Theil des *Ilei* oder an den grofsen Därmen gebildet hat.

2) Wird die Gefahr des künstlichen Afters durch den Vorfall des Darmes bedingt, der dem ähnlich ist, was öfters in Bezugnahme auf das *Rectum*, durch den *Anus* erfolgt. Dieser betrifft entweder blofs den an der äufsern Oeffnung liegenden obern oder untern Darmtheil, oder auch beide zugleich. Es bildet sich dann eine gröfsere oder kleinere Geschwulst, worin sich der Koth entleert, und zwar, wenn es ein Vorfall des obern Darmtheils ist, am Ende der Geschwulst, und am *fundus* derselben, sobald der Vorfall den untern Darmtheil betrifft. Zuweilen ist die Geschwulst auch doppelt; durch die Ausleerung läfst es sich sehr leicht erkennen, welchem Ende des Darmkanals jede dieser Geschwülste angehört. Ist die Geschwulst sehr bedeutend, so entsteht nicht selten 3) eine Einklemmung des Darmes, in welchem Falle nur die schleunigste Hülfe von Seiten des Arztes, den Kranken von der ihm drohenden Lebensgefahr retten kann.

4) Eine Berstung des mit Koth verstopften Darmes.

5) Eine Umstülpung des Darmes, und

6) eine Infiltration des Kothes zwischen die Sehnen der Bauchmuskeln.

Welche Hülfsleistung diese Zufälle erfordern, wird weiter unten gezeigt werden.

Aus dem bisher Gesagten folgt nun, daſs man so viel als möglich die Bildung eines künstlichen Afters verhüten muſs, daſs aber auch, wenn er sich ein Mal ausgebildet hat, wenn sich der gröſste Theil der Excremente hierdurch ausleert, man das Leben des Kranken leicht in Gefahr bringen würde, versuchte man die Oeffnung zu verstopfen, und im Fall auch ein groſser Theil des Koths durch den natürlichen After abginge, so müſste man doch Bedenken tragen, eine Schlieſsung des künstlichen Afters zu unternehmen, weil hier der Darm, an der mit der Wunde communicirenden Stelle, stark zusammengezogen ist, und sich bei Anhäufung des Koths, sobald man den Abgang desselben durch den natürlichen Weg erzwingen wollte, stark entzünden, und hierauf die gefährlichsten Folgen erzeugen würde.

Vorbeugen läſst sich die Bildung des künstlichen Afters bei eingeklemmten Brüchen nur durch schleunige Wiedereinbringung derselben, oder wo dies nicht möglich ist, durch die Bruchoperation, womit man aber auch nicht so lange zögern muſs, bis sich bereits eine Gangraen des Darmes ausgebildet hat, in welchem Falle die Bildung eines künstlichen Afters zu dem glücklichern Verlaufe gerechnet werden, und dieser durchaus nicht mehr abgewendet werden kann. (Vergl. Brüche.)

Die Behandlung des widernatürlichen Afters, ist entweder palliativ oder radical. Bei der erstern hat der Arzt nichts weiter zu thun, als die Unreinlichkeit, welche durch den Kothabgang entsteht, abzuwenden, und die dabei entstehenden Folgen zu beseitigen; von beiden werde ich weiter unten sprechen.

Die radicale Behandlung des künstlichen Afters hat erst im 19ten Jahrhunderte eine Vollkommenheit, und namentlich durch *Dupuytrens* Verfahren, erhalten.

Von *Desault* an bis auf *Scarpa* ist wenig für die Behandlung des künstlichen Afters geschehen; man sah sich genöthigt Alles der Natur zu überlassen, welche in vielen Fällen eine Heilung desselben bewirkte, wie wir Beispiele der Art von *de la Peyronie*, *Louis*, *J. L. Petit*, *Sabatier*,

Wedemeyer, wo ein künstlicher After durch die Schwangerschaft geheilt wurde (*v. Graefe's* und *v. Walther's* Journal. Bd. IX. p. 109.), u. m. a. aufgeführt finden. — Man glaubte früherhin, dafs in dieser von der Natur bewerkstelligten Heilung, nach der Trennung der brandigen Theile, die Enden des Darms neben einander liegen blieben, und mit den Rändern der äufsern Wunde verwüchsen, dafs mit der Verengerung derselben, sie nach und nach näher zusammenkämen, und endlich die Mündungen an einander so nahe gebracht würden, dafs der Koth aus dem obern nach dem untern Darmkanaltheile übergehen könnte. Dafs dieses eine blofse, durch die Phantasie geschaffene Hypothese ist, welche mit der Erfahrung durchaus nicht übereinstimmt, dies zu erörtern, gehört um so weniger hieher, als das Irrige desselben wohl jedem, der die Lage der Darmenden eines in Brand übergegangenen Bruches kennt, einleuchtend genug ist.

Nach *Scarpa*, der das Falsche dieser Theorie mit Gründen erwies, wird diese freiwillige Heilung des künstlichen Afters durch den membranösen Trichter bewerkstelligt. Das Mesenterium zieht nämlich die an den Abdominalmuskeln sich befindende Intestinalportion nach hinten, und die Mündung des Darms wird demzufolge von der Fistelöffnung entfernt; die Ränder der Intestinalwunde, welche am innern Rande des Bruchsacks adhäriren, ziehen diesen mit sich und in die Unterleibshöhle hinein, und entfernen sich von der Oeffnung der Abdominalwunde. Statt dafs sich nun die Ränder der Intestinalwunde an den Muskeln anschliefsen, sind sie von diesen durch einen membranösen Kanal getrennt, der immer an Länge zunimmt, so dafs er sich von der Mündung des Darmes bis nach der des künstlichen Afters hinzieht. Dieser membranöse Trichter, wie ihn *Scarpa* nennt, bildet nun das Vereinigungsmittel beider Darmenden. Er besteht aus zwei Membranen, wovon die äufsere das Peritonaeum der Unterleibswandung ist, welche dem Darme folgt, und sich in dem Grade, in welchem sich der Darm entfernt, nach innen umfaltet; die zweite Membran ist die Fortsetzung des Bruchsackes, welcher von dem Hals desselben angezogen, nach innen um so mehr gleitet, als der Darm denselben nach sich zieht. Beide Membranen sind durch ein filamentöses Zellgewebe mit einander verbunden; die äufsere gehört zu den serösen Gebilden, und man erkennt genau den Zusammenhang zwischen demselben und dem Peritonaeum der Bauchwandung, welches sich nach der Gegend der Oeffnung hinziehend, und nach innen umgestülpt, an den Darm anschliefst. Die andere Membran wird beständig an ihrer Oberfläche durch Stoffe, die sie berühren, gereizt, und dadurch in den Zustand einer chronischen Phlogosis versetzt, durch welche sie mit der Zeit das Ansehen einer schleimigen Membran erhält. Sie sieht an der Oberfläche roth, angeschwollen aus, wie mit Blut überzogen, und scheint die Fortsetzung der mucösen Membran des Darmkanals zu seyn.

Dieser membranöse Kanal empfängt die Excremente von der obern Darmmündung, und führt sie zu der untern hin, indem er einen Halbzirkel bildet, und an seinem Grunde weiter ist. Nicht immer aber und nicht unter allen Bedingungen ist dem so, denn man hat Fälle, wo die Darmenden mit dem Rande der Wunde adhäriren, wodurch der Koth sich nach aufsen entleert, und der künstliche After nicht gehoben wurde.

Desault stellt bei der Behandlung des künstlichen Afters drei Indicationen auf; man soll nämlich: 1) den Darm, falls derselbe durch Umstülpung herausgeschlüpft ist, wieder in die Bauchhöhle bringen; 2) soll man beim Mangel der Continuität der Bauchdecken, diese auf irgend eine Weise zu ersetzen suchen, wodurch beabsichtigt wird, dafs der Durchgang des Kothes durch die Fistel verhindert, derselbe vielmehr gezwungen werde, durch den After abzugehen, wodurch denn der äufsern Oeffnung die Bedingung der Schliessung gegeben werden, und demnach die Narbe den zerstörten Darmtheil ersetzen soll. Die 3te Indication begreift die Hebung aller der Hindernisse, welche sich dem Durchgange des Kothes widersetzen könnten. — So natürlich dieses Verfahren auch ist, so sehr ist es mit Schwierigkeiten verbunden und so unzureichend ist es.

De la Peyronie schlug vor, damit die Vernarbung des künstlichen Afters beschleunigt würde, solle man die Kranken einer strengen Diät unterwerfen; allein schon *Louis* setzte auseinander, dafs eine strenge Diät durch die schnelle Verschliefsung der äufsern und der Darmwunde, nicht zu einer vollkommnen Heilung führen könne, sondern Koliken herbeiführe, welche während der Behandlung und vorzüglich nach der Vernarbung sich einfänden; die Wunde schliefse sich zwar schnell; allein die Darmportion bleibt eng. — Durch die Erfahrung ist das Unzweckmäfsige der Behandlungsweise *de la Peyronie's* genugsam erwiesen; der Kranke beobachte vielmehr eine hinlängliche, aber leicht verdauliche Diät, man verordne ihm oft zu wiederholentliche Lavements, sanfte Abführungen, wodurch die Digestivbewegungen des Darmes schneller vor sich gehen, derselbe sich an die Berührung mit fremden Stoffen gewöhnt, und er selbst erweitert wird. (S. weiter unten.)

Richter sagt, dafs man in den meisten Fällen wenig bei dem künstlichen After thun kann. Damit das obere Ende nicht in die Bauchhöhle zurücktreten kann, soll man es an einem Faden befestigen, das untere soll man durch Klystiere reinigen, und es sich selbst überlassen; am Ende der Heilung aber eine Wiecke oder einen Schwamm in die Oeffnung des obern Darmendes bringen, damit diese sich nicht verengere. Sobald das Brandige abgesondert, der faule Unrath aus den Därmen geleert ist, dann habe der Arzt alles gethan, was er thun kann, und das Uebrige mufs der Natur überlassen werden. — Zum Auffangen des Kothes empfiehlt *Richter* eine Flasche von Horn oder Leder, vorzüglich das Instrument von *Juville*. (S. *Richter's* Anfangsgr. d. W. Bd. 5. T. 6. 7.) Dergleichen Vorrichtungen haben aufserdem auch *Funn, le Blanc, Chopart* und *Böttcher* angegeben. — *Richter* bediente sich indefs zu diesem Zwecke eines elastischen Bruchbandes, unter welchem ein Schwamm gelegt wird; so oft nun der Kranke Winde oder Koth entleeren will, dann hebt er die Pelotte auf, mufs jedoch für die Reinhaltung des Schwammes sowohl als der Pelotte sorgen.

Nach *Scarpa* verhält sich die Heilbarkeit des widernatürlichen Afters verschieden, je nachdem er nach einer Bauchwunde oder nach einem Bruche entstanden ist. Im erstern Falle kann der vorerwähnte membranöse Trichter (vergl. p. 549.) nicht gebildet werden, da der zerstörte Darm nicht mit einem Fortsatze des Bauchfells versehen ist. Der künstliche After dauert daher fort, und der Koth geht beständig durch die Fistelöffnung ab. — Im zweiten Falle wird die Möglichkeit oder Unmöglichkeit der Heilung des künstlichen Afters, durch die gröfsere oder geringere Leichtigkeit der Zurückziehung der Darmenden, und durch die Bildung des membranösen Trichters bedingt. *Scarpa* empfiehlt dem Wundarzte bei Behandlung des künstlichen Afters die gröfste Aufmerksamkeit. Man soll nicht zu schnell die äufsere Wunde schliefsen, weil sonst die heftigsten Koliken entstehen, die öfters gefährliche, ja tödtliche Ausgänge haben könnten; erst nach einigen Wochen, bei reichlicher, jedoch leichter Diät, bei Anwendung abführender Mittel, etwas reizender Klystiere, wenn man bemerkt, dafs die Excremente mehr durch den natürlichen After abgehen, wenn dabei keine Kolikschmerzen statt finden, und wenn man vermuthet, dafs sich die Grundfläche des membranösen Trichters genug erweitert hat, um eine freie Communication zwischen den beiden Darmmündungen zuzulassen, dann erst darf der Arzt an das Schliefsen der Wunde denken.

Niemals soll man aber einen Druck, er möge so gering seyn als er wolle, auf die Fistelöffnung anbringen, um dadurch die Heilung zu beschleunigen, denn die Kranken vertragen denselben nicht, weil, indem man von vorne nach hinten auf die äufsere Fistelöffnung drückt, so verengert man dadurch den Grund des häutigen Trichters. Ferner bleibt fast immer, Jahre lang, eine Fistelöffnung, auch bei der glücklichsten Heilung zurück, durch welche von Zeit zu Zeit etwas Koth abgeht. Diese Fistel soll man vielmehr durch ein elastisches Bougie offen erhalten, wodurch eine Einklemmung da verhindert wird, wo vielleicht Darmunrath oder unverdaute Speisen die Höhle zwischen den Darmmündungen verstopfen. Man soll sogar die Fistelöffnung durch Prefsschwamm, durch eine Wiecke, durch ein elastisches Katheter erweitern, wenn die Kolikschmerzen zunehmen u. s. w.; der Kranke gewöhnt sich nach und nach an diese fremden Körper. — Die Einführung einer Wiecke ist hinreichend, um nicht allein gehörig die Oeffnung zu erweitern, sondern um auch die Nahrungssäfte lange genug aufzuhalten, bis sie eingesaugt werden, und sie verhütet dadurch gleichzeitig eine Umstülpung des Darmes.

Lawrence giebt den Rath, man solle beim künstlichen After alle die Folgen, welche aus der willkührlichen Entleerung der Luft und des Kothes durch die Oeffnung entstehen könnten, vermeiden, welches dadurch bewerkstelligt wird, dafs man den Kranken mit einem Apparat versieht, der den Koth und die Luft aufnimmt. (S. oben.) Er erzählt einen Fall, wo ein Kranker der Art auf diese Weise 15 Jahre sein Leben fristete, und sich dabei einer erträglichen Gesundheit erfreute. — Durch *Dupuytren's* Vorschlag, dessen Zweckmäfsigkeit durch die Erfahrung erwiesen ist, hat die Behandlung des künstlichen Afters eine andere Gestalt erhalten.

Dupuytren's Plan geht darauf hin, eine Vereinigung der Ränder des Darmes herbeizuführen; zu diesem Zwecke bedient er sich seiner Darmscheere (*Enterotome*), womit er eine Entzündung an den Rändern des Darmes hervorbringt; es erfolgt hierauf die beabsichtigte Adhäsion der gegen einander gedrückten Darmenden, die Scheidewand wird zerstört, und eine Communication der obern und untern Höhlung des Darmes herbeigeführt. Ehe ich zum Speciellen dieses Verfahrens übergehe, mufs ich die bereits genannte Darmscheere näher beschreiben. Dieses Instrument ist aus Stahl gearbeitet, hat die Länge von 6 Zollen und 3 Linien; der männliche und weibliche Arm sind durch ein Schlofs vereinigt, das 9 Linien lang und 5 Linien breit ist, ähnlich dem Schlosse einer *Levret*schen Geburtszange. Die platten Arme dieser Scheere sind 3 Zoll lang; der männliche Arm bildet eine 2 Linien tiefe und eine Linie breite Rinne, in welche der weibliche, 2 Linien breite Arm, aufgenommen wird. Der äufsere abgerundete Rand ist beim männlichen 2½, beim weiblichen Arme ½ Linie stark. Beim männlichen bilden die innern Ränder eine doppelte, beim weiblichen Arme eine einfache Schneide, die wellenförmig mit abgerundeten Zähnen versehen ist, so dafs die Zähne der Schneide eines Armes in die Vertiefungen des andern einpassen. Die Schneiden sind stumpf, ½ Linie dick. Am Ende des weiblichen Armes befindet sich ein rundes Knöpfchen, am männlichen ist ein ähnliches, doch kleineres Knöpfchen vorhanden; diese beiden Knöpfchen dienen zur Verhütung jeglicher Reizung und Verletzung, und zum genauen Aufpassen beider Arme beim Schliefsen des Instruments.

Der Griff des weiblichen Armes ist 2½ Zoll lang, der des männlichen nur 2¼ Zoll. Am Griffende des ersteren ist ein länglicher Einschnitt, durch welchen eine Schraube gesteckt wird, welche in eine Schraubenmutter des Griffendes des männlichen Armes eingreift. Durch diese Schraube kann man willkührlich die Scheere mehr oder weniger festschliefsen. (S. *v. Graefe's* und *v. Walther's* Journal. Bd. 2. Tab. III. Fig. 1. 2. 3. u. 8. *Zang*, Darstellung blutiger Operat. Th. III. Abth. 1. Tab. I. Fig. 3. 4. 5. 6.)

Einige Tage vor der Operation kömmt der Kranke auf eine leichte Diät, die Harnblase und der gerade Darm werden entleert. Die zur Operation nothwendigen Instrumente sind: eine weite, tiefe Hohlsonde, die Darmscheere; die hierzu nöthigen Verbandstücke bestehen aus trockener Charpie, einer dicken gespaltenen Compresse und aus einer T Binde. Die Lage des Kranken ist eine horizontale Rückenlage, so dafs die Bauchdecken erschlafft werden.

Kann man mit dem Finger in die Darmöffnung dringen, so führe man den linken Ohrfinger und auf diesem den Arm der Scheere, einen jeden in eine Darmöffnung. Ist dies aber nicht möglich, so geschieht dieser Act auf der Hohlsonde. Beide Arme müssen 2½ Zoll tief eingebracht werden, und man überzeugt sich von dem Gelingen dieses Actes durch vorsichtige Drehung der Scheere um ihre Achse. Ist dies geschehen, hat man sich von der Richtung der Darmenden, von der Lage der Scheidewand unterrichtet, so schliefse man die Scheere vermöge der Schraube, und bewirke so die Einklemmung, wobei man auf die Schmerzen des Kranken und die Gröfse des durch die Darmenden gebildeten Winkels Acht haben, und allmählich von aufsen nach innen die Darmwände zusammendrücken mufs. Ob dieses vollkommen gelungen ist, überzeugt man sich dadurch, dafs man die Scheere leise anzieht, worauf die gefafste Scheidewand nachfolgt.

Um die Griffe der Darmscheere wird Charpie, darüber eine gespaltene Compresse gelegt, und über diese eine T Binde, an welcher die Griffe so mittelst eines Bändchens befestigt werden, dafs weder Zerrung, Druck auf irgend einer Stelle und das Tiefereindringen oder Heraustreten der Zange statt finden können. Unmittelbar nach Anwendung der Scheere treten entzündliche Symptome, Bauchgrimmen, Kolikschmerzen ein, jedoch kein Erbrechen; aber nach einer halben bis ganzen Stunde hören jene Symptome auf. Man wende hiergegen ja keine kräftigen *Antiphlogistica* an, da jene Entzündung für das glückliche Gelingen nothwendig ist.

Man bringt hierauf den Kranken behutsam in's Bett, so dafs derselbe die obige Rückenlage behält, behandle ihn wie nach jeder gröfsern Operation, und verordne vorzüglich eine passende Diät. Täglich, wenn es die Schmerzen erlauben, werde die Scheere enger geschlossen; vermehren sich aber jene in hohem Grade, so lüfte man sie etwas. Dabei sind tägliche Lavements zu empfehlen. In der ganzen Zeit, wo die Scheere anliegt, gehen die kothartigen Stoffe aus der Wunde aus; man sorge also für die Reinhaltung des Verbandes.

Man fährt so fort, bis die Scheidewand durchschnitten ist, was zwischen dem 8ten — 12ten Tag geschieht. Die Darmscheere läfst sich dann ohne alle Hindernisse sehr leicht herausnehmen; ist dies geschehen, so wird ein zweckmäfsiger Druckverband, z. B. ein Bruchband mit untergelegten Compressen angelegt. Man gebe aber darauf Acht, dafs der Koth durch den After hinlänglich abgeht, und verordne daher Klystiere. Die äufsere Wunde wird nach allgemeinen Regeln geheilt; man beschleunige die Vernarbung durch Betupfung der Ränder mit Höllenstein. Der Kranke erhält immer mehr festere Speisen. Sollte der Kothabgang sparsam seyn, Klystiere nicht hinreichende Wirkung thun, der Kranke Unterleibsbeschwerden empfinden, so verzögere man die Heilung der äufsern Wunde so lange, bis dieses gehoben sind und bis der Koth ohne Klystiere regelmäfsig abgeht.

Sollte das als Druckverband, Behufs der Heilung der äufsern Fistel dienende Bruchband nicht hinreichend seyn, so bedient sich zu diesem Zwecke *Dupuytren* seiner doppelten Pelotte (s. *v. Graefe's* und *v. Walther's* Journal Bd. II. Taf. III. Fig. 9.), womit die vom Wundarzte gebildete 1½ — 3 Zoll lange Falte, in deren Mitte die Fistelöffnung liegt, eingeklemmt wird.

Sollte der Kranke heftige Bauchschmerzen empfinden, so beseitige man diese durch besänftigende Klystiere, Bähungen und Oelmixturen. Treten heftige Entzündungen ein, dann entferne man die Scheere ganz, und wiederhole erst nach Beseitigung derselben, die Operation. Verengern sich die Gedärme, oder verstopfen sich dieselben, so müfste die vielleicht noch bestehende Kothfistel erweitert, und ist sie bereits vernarbt, geöffnet werden. Dem Kranken empfehle man bei glücklich vollendeter Heilung auf immer ein passendes Regim, und vorzüglich eine dem Zustande gemäfse Diät.

Der Wundarzt *Collier* in London hat einen künstlichen After dadurch geheilt, dafs er die Ränder desselben wund machte, über ihm ein eben so grofses Hautstück abschnitt, als die Oeffnung grofs war, den Hautlappen, wie bei der Rhinoplastik, nach indischer Methode umdrehte, und ihn mittelst blutiger Hefte vereinigte, worauf die Heilung des künstlichen Afters vollkommen zu Stande kam. (Medic. physical. Journal. Juni 1820.)

Behandlung der beim künstlichen After vorkommenden Zufälle.

1) Vorfall der Darmenden. Der Vorfall kann öfters durch die Hand zurückgebracht werden, und nicht selten tritt er auch ganz allein wieder ein, wenn der Kranke sich auf den Rücken legt, diese Lage anhaltend beibehält; dabei kann man, jedoch nur sehr behutsam und vorsichtig einen gelinden und andauernden Druck auf den Vorfall anbringen. Auf diese Weise sah schon *Desault* (Journ. de Chir. Vol. I.) einen grofsen Vorfall geheilt; ja der Koth ging hierauf und beim anhaltenden Druck, obwohl ersterer schon Jahre lang durch den künstlichen After entleert wurde, durch den natürlichen After ab. Reicht dieses nicht hin,

so mufs man wie bei einem angewachsenen Bruche verfahren. (S. d. Art.)

Bei bedeutenden Hervorragungen des Darmes, wobei eine grofse Geschwulst statt findet, und wenn sie schon lange gewährt hat, ist eine Hülfe nur sehr schwer möglich; man suche sie zu reponiren, durch einen passenden Verband zurückzuhalten, empfehle dem Kranken eine Lage auf der entgegengesetzten Seite, vollkommene Ruhe, unterhalte einen leichten Kothabgang durch gelinde Abführungen, Lavements, verordne dann Umschläge von adstringirenden Mitteln auf die benachbarten Theile, unterstütze den Rand der Fistelöffnung durch eine Compresse von Elfenbein oder *Resina elastica,* damit, wenn der Koth consistent wäre, der Kranke diesen vor der Ausleerung fühlen sollte, wie er sich durch einen Druck ankündigt.

Le Cat unternahm bei einem hervorragenden Vorfall des Darmes eine Operation Behufs der Vereinigung beider Enden, welche ihm jedoch mifslang. Es ist auch diese Operation deshalb nicht auszuführen, weil die Adhäsion der Därme unter einander und mit den benachbarten Theilen in der Tiefe, die Vereinigung nicht zulassen.

2) Einklemmungen. Es kann sich ereignen, dafs der hervorgedrängte Darm eingeklemmt wird. Verhüten läfst sich diese Einklemmung dadurch, dafs man dem Kranken ein Bruchband anlegt; ist sie aber einmal da, so kann sie nur durch die Operation gehoben werden. Wir finden Fälle der Art erwähnt von *Schmucker* (verm. chirurgische Schriften. T. II.), *Sabatier* (Mém. de l'Acad. de Chir. T. V.), *Le Blanc* (Précis de l'Oper. de Chir. T. II.). Man incidirt in diesem Falle in den künstlichen After, Behufs der Erweiterung desselben, bringt den Darm zurück, und legt das *Richter*sche Bruchband an.

3) Es ereignen sich Fälle, dafs oftmals der obere Theil des Darms durch Koth ausgedehnt, unter der Stelle, wo das Darmstück mit der Basis des membranösen Trichters verwachsen ist, zerreifst, und zwar am meisten dann, wenn der künstliche After zu schnell geheilt ist, wenn unverdaute Speisen oder Würmer, die halbzirkelförmige Höhle zwischen den beiden Darmmündungen verstopfen. Es treten dann

Zufälle, wie bei eingeklemmten Brüchen ein. Das einzige Mittel, den Kranken von der ihm drohenden Gefahr zu befreien, ist, die Excremente so schnell als möglich auszuschaffen. Man bringt in die Darmfistel eine elastische Röhre ein, wodurch die Flüssigkeiten abgehen, dann erweitere man die Fistel durch immer stärkere Röhren, bis die Excremente und Würmer ausgeleert sind. Gestattet dies die Kleinheit der Fistel nicht, so führe man eine Sonde in dieselbe ein, und erweitere sie mit dem Messer. Diese Erweiterung ist nicht gefährlich, und braucht nicht zu tief einzugehen. *Renaud* (Journ. de Méd. Juin 1787.) führt einen Fall der Art an, welcher glücklich abgelaufen war.

4) Die Darmumstülpung. Sie kann entstehen, wenn der Darmunrath entweder ganz oder theilweise durch den künstlichen After abgeht. Man bringt diese Umstülpung wieder zurück; in den Fistelgang schiebe man eine fingerstarke Wiecke, hält diese mit einer Compresse und T Binde fest, und setzt diese Behandlung Wochenlang fort.

5) Endlich ereignet sich zuweilen der Fall, wo nach zu schneller Verengerung des künstlichen Afters eine Infiltration des Kothes zwischen die Sehnen der Bauchmuskeln statt findet. Es bilden sich Abscesse, Kothfisteln, in Gefolge derer eine starke Eiterung entsteht, welche den Kranken bald sehr entkräftet und ihn in's Grab führt. Auch hier mufs der Arzt darauf bedacht seyn, den künstlichen After schleunigst zu öffnen und zu erweitern.

Die Bildung eines künstlichen Afters von Seiten des Wundarztes wird in gewissen Fällen erfordert, nämlich bei derjenigen angebornen Verwachsung des Afters, wo diese tief ist, und von aufsen her nicht erreicht werden kann. (S. Afterverwachsung.) Ferner, wenn sich ein künstlicher After bilden will, die Verengerung des untern Darmendes noch nicht statt findet, wenn das Gangränöse am mittlern oder untern Theile des Ileum, am Anfange des Colon sich befindet.

Bei der Bildung eines künstlichen Afters soll man sich zuvor überzeugen, welches von den beiden Darmenden das obere ist; man erkennt dies durch den Kothabgang, auch wohl dadurch, dafs man dem Kranken einige Löffel Oel trinken läfst, wodurch sich der ölige Abgang als der des obern Darmendes zu erkennen giebt. Durch dieses wird nun, und zwar am Rande desselben, ein Faden gezogen. derselbe äufserlich befestigt, und auf diese Weise verhütet man, dafs das Darmende sich nicht in die Bauchhöhle zurückzieht. — Das untere Darmende reinige man durch Klystiere und purgirende Mittel, und läfst es in der Wunde liegen, damit durch das Zurückbringen desselben allen etwanigen Beschwerden vorgebeugt werde. In der letzten Zeit der Heilung legt man in die obere Darmöffnung eine Wiecke oder einen Schwamm, damit sie sich nicht verengere. Den etwanigen Zufällen begegne man auf die bereits erwähnte Weise.

Synon. Widernatürlicher After. Lat. *Anus artificialis, Anus praeternaturalis.* Franz. *Anus artificiel, Anus contre nature.*

Litteratur:

J. R. Tieffenbach, Vulnerum in intestinis lethalitas, occasione casus rarissimi, quo Colon vulneratum, inversum per annos 15. ex abdomine propendens exhibetur. (Halleri Disp. chir. V. 61.)

Desault, Oeuvres Chir. T. II.

Scarpa, Sull Ernie. Memorie Anatomico-Chirurgiche. Milano, 1809. In's deutsche mit Zusätzen übertragen durch Dr. *B. W. Seiler.* 1. Ausgabe. Halle, 1813. 2. Ausgabe. Leipzig, 1822.

Travers, Inquiry into the procefs of Nature in repairing Injuries of the Intestines. London, 1812.

Dupuytren, Anzeige einer neu erfundenen Operationsweise zur Heilung des *Anus artificialis,* von *Franz Reisinger.* Augsburg, 1817.

Liordat, Diss. sur le traitement des Anus contre-nature. Paris, 1819.

Dupuytren, anat. chir. Betrachtung und Beobachtung über die Entstehung, Beschaffenheit des widernatürlichen Afters. Nach dem Original-Manuscripte aus dem Franz. von *Ludw. Ficker;* in *v. Graefe's* und *v. Walther's* Journal etc. Bd. II. p. 272. u. 479.

Jalade-Lafond, Considération sur les hernies abdominales, sur les bandages renixigrades, et les Anus contre-nature. Paris, 1822.

Zang, Darstellung blutiger etc. Operationen. III. Th. 1. Abth. p. 490. Wien, 1818.

Vergleiche aufserdem *Schreger's* und *Harlefs's* Annalen der neuesten Engl. u. Franz. Chir. Nürnberg. I. p. 33. — *v. Graefe's* u. *v. Walther's* Journal. Bd. II. p. 654. IV. p. 417. IX. p. 109. u. s. w.

E. Gr — e.

AFTERBILDUNG (*Pseudomorphosis*). Man kann diesen Ausdruck in einem weitern und engern Sinne nehmen. Im Allgemeinen versteht man hierunter jede ungewöhnliche

Bildung im Umfange des menschlichen Körpers, als Produkt einer krankhaften Stimmung des Bildungstriebes; im Besondern bezeichnet man mit diesem Begriff jede örtliche Wucherbildung, d. h. jedes örtliche Uebermaafs des Bildungstriebes, wodurch eine zu üppige Entwickelung eines einzelnen Theiles bedingt wird. Der Bildungstrieb erscheint in zweifacher Hinsicht krankhaft; entweder ist er zu sehr herabgesetzt, oder zu sehr erhöht. Im ersten Falle findet Mangel oder Schwinden und Vernichtung, im andern Falle Bildung über die normale Form und Anzahl hinaus Statt. Beide Abweichungen können in verschiedenen Theilen zugleich bestehen, wodurch die Entstehung einer grofsen Mannichfaltigkeit gesetzwidriger Formen bedingt wird.

Der zu sehr gesteigerte Bildungstrieb kann sich allgemein, wie in der Wassersucht, Fettsucht, Gicht u. s. w., oder auch örtlich durch ungewöhnliche Bildungen ausprägen. Letztere sind Afterbildungen im engern eigentlichen Sinne des Wortes.

Alle Afterbildungen unterscheiden sich in solche, denen eine einfache Wucherung, und in solche, denen Wucherung mit einem besondern Nebencharakter zum Grunde liegt. Die einfachen Afterbildungen zeigen blofs die allgemeine Neigung nach Wiederholung des Vorhandenen, welches sich durch gleichmäfsig stärkere Ernährung von innen her nach allen Richtungen, schwellende Verdickung, oder gegen die Oberfläche des Vorhandenen, durch Bildung einer neuen Schicht auf dessen Oberfläche, überziehende Verdickung, ausspricht. Gewinnt der neue Ueberzug eigene Selbstständigkeit, so entsteht eine besondere Afterhülle, Afterhaut u. s. w.

Bei dem Prozesse der Verdickung können die freien Zwischenräume des organischen Gefüges relativ in vergrössertem Maafsstabe bestehen bleiben, oder auch überfüllt werden, Verdichtung und Stopfung des Gewebes eines Theils. Geschieht diese durch schwellende Verdickung, so ist sie Schwellverdichtung, Schwellstopfung zu nennen; geschieht sie durch überziehende Verdickung, so kann man sich des Ausdrucks: Füllverdichtung, Füllverstopfung bedienen. Durch letztere können zwei gesetzsetzlich getrennte, einander gegenüberstehende Flächen mit einander vereinigt werden, welches die Verwachsung durch Zwischenkitt oder Afterkitt darstellt. Der Kitt ist entweder häutig (Kitthaut), oder er füllt in einem gewissen Umfange alle Zwischenräume aus (Füllkitt). Die Formen der Verwachsung sind die faserige, blätterige, fleischige u. s. w. Manchmal wird der Afterabsatz so selbstständig, dafs er sich von seinem Mutterboden mehr oder weniger und selbst gänzlich absondert, wie z. B. in den sogenannten beweglichen Körpern in den Gelenken.

Die Wucherung mit besonderem Nebencharakter zeigt sich entweder mit der Neigung zur Zusammenziehung oder Ausdehnung, oder mit beiden zugleich. Erstere sehen wir, wenn verdickte Theile oder der Afterabsatz von Theilen härter und stärker werden, wodurch Faser-, Sehnen-, Knorpel- und Knochengewächse entstehen. Substanzwucherung mit der Neigung zur Ausdehnung äussert sich bald durch Verflüssigung, bald durch Verflüchtigung, bald durch Auflockerung, im Allgemeinen durch Congestion bedingt, indem eine reichlichere Zufuhr von Stoff nach dem Theile die nothwendige Bedingung ist.

Den Verflüssigungshergang sieht man in der Wassersucht, im Scorbut u. s. w., und kann sich bis zur Eiterung, Colliquation, Verjauchung, und selbst bis zum Brande steigern. Der Verflüchtigungsprozefs kann allgemein und gegen die gesammte Oberfläche gerichtet seyn, wo denn Verdunstungssucht mit Abmagerung entsteht. Oertlich kommt die Auflockerung des Gewebes von einem Verflüssigungs- oder Verflüchtigungsprozesse begleitet vor, wodurch Erweiterung der Interstitien, Auftreibung, Strotzung, entsteht, welche entweder eine Aufnässung oder Aufblähung ist, je nachdem die Höhlen des Parenchyms mit Flüssigkeit oder Dunst gefüllt werden. Durch die Vereinigung des Expansions- und des Contractionsstrebens neben einander, tritt die gröfste Mannichfaltigkeit in den Ergebnissen ein, und die heterogensten Formverbindungen charakterisiren die neuen Afterbildungen. Das Flüssige steht in der Natur als Indifferenzpunkt zwischen dem Starren und Flüchtigen da; die Neigung zur Verflüssigung deutet ein Sinken des Mannichfaltigkeitstriebes, die Neigung zur Erstarrung oder zur Verflüchtigung ein Streben zu einem Extreme differenter Bildung an; in der Zusammenstellung beider Extreme erscheint die vollkommenste Aeufserung des Mannichfaltigkeitstriebes.

Jedes Afterprodukt setzt voraus oder besteht vielmehr seinem Wesen nach in einem angefachten Entzündungszustande, oder in einem hoch gesteigerten Streben nach vielseitiger Lebensentfaltung. Dieses Streben darf aber nicht ungestüm sich äufsern, und somit zur Zerstörung durch Eiterung und Brand führen, sondern ein gemäfsigtes seyn, und als ein fortschreitendes, das gesetzliche Maafs überschreitendes Entwickelungsstreben, ein mehr oder weniger entwickeltes Erzeugnifs, das Aftergewächs, liefern. Das Wesen dieser Afterbildung hat daher mit der Zeugung Aehnlichkeit, allein das Produkt jener bleibt immer ein höchst mangelhaftes an den Mutterboden gefesseltes, und wird nie ein völlig selbstständiges, obgleich es dieses Streben zeigt, und dasselbe die Natur der Afterbildung, als Erzeugung eines Gewächses, d. h. eines gesondert bestehenden, für sich lebenden, auf Kosten der andern Theile, und insbesondere seines mütterlichen Bodens sich nährenden, neuen Theils, eines Schmarotzers (*Parasiten*), ausmacht. Daher nennt man nur diejenigen Wucherbildungen eigentlich Afterbildungen, welche die Natur der Selbstständigkeit und besonderer sich isolirender und fortwachsender Theile an sich tragen. Wenn gleich jede Wucherung eine Afterbildung darstellt, wie z. B. die allgemeine Fettsucht; so kann doch diese, derselben zum Grunde liegende, eigenmächtige Isolirung des Zellgewebesystems, wegen ihrer grofsen Ausbreitung nur weniger auffallend werden, und den Vergleich nicht mit der örtlichen, dem Lipom, bestehen. Hieraus leuchtet zugleich ein, wie schwer eine scharfe Gränze unter den einzelnen krankhaften Erzeugnissen mit Zunahme von Umfang zu ziehen ist, und wie nothwendig es ist, bei der Begriffsbestimmung einer Afterbildung obige Momente festzuhalten.

Afterbildung im engsten Sinne des Wortes, und die Wucherung mit einem Nebencharakter eines Strebens nach

Ausdehnung und Zusammenziehung, sind eins und dasselbe. Es hat der Mannichfaltigkeitstrieb diese beiden Seiten, welche den beiden grofsen Gegensätzen in der Natur, nämlich der Ausdehnung und der Zusammenziehung entsprechen; werden nun in einem Theile beide Thätigkeitsrichtungen neben einander rege, so heifst dies nichts anders, als: der Mannichfaltigkeitstrieb ist in seinem ganzen Umfange aufgeregt, es besteht somit ein entzündlicher Zustand. Von der einfachen Wucherung bis zur Afterbildung, im engsten Sinne, ist daher ein allmähliger stufenweiser Uebergang, welcher durch die steigende Intensität des entzündlichen Zustandes bestimmt wird, ohne jedoch je zur Entzündung im engsten Sinne zu werden, welche in einem zu ungestümen sich alsbald selbst aufhebenden Grade der Exaltation beider Pole des Mannichfaltigkeitstriebes besteht. Dieser letzte Unterschied zwischen Afterbildung und acuter Entzündung ist so bestimmt, dafs, wenn in einem in Afterbildung begriffenen Theile hitzige Entzündung entschieden eintritt, diese das Aftergebilde, statt es dauernd zum stärkeren Wachsen zu bringen, vielmehr bald zerstört, weshalb die künstliche Erregung einer heftigen Entzündung oft als therapeutisches Mittel benutzt wird, um der Afterbildung ein Ziel zu setzen. Wo dieser Grad nicht erreicht, und nur eine gelindere Entzündung hervorgerufen wird, erfolgt immer Beschleunigung des Wachsthums.

Es ist daher nothwendig, bei jeder Wucherung darauf zu sehen, ob sie blofs eine übermäfsige Ernährung eines einzelnen Theils ist, oder ob dabei ein Absatz neuen Stoffs, von Seiten des leidenden Theils, an dessen Oberfläche geschieht; wie sich der wuchernde Theil, oder dessen abgesetzter Stoff, oder beide, weiter entwickeln, und zwar entweder nach der Richtung der Zusammenziehung, oder nach der der Ausdehnung, oder in beiden Richtungen zugleich; wie eine zufällig hinzugekommene Reizung das Wachsthum des Aftergebildes beschleunigt; wie eine heftige darin angefachte Entzündung dasselbe zerstört. Auch ist die Beziehung des Aftergewächses zu den nächsten, zu den entfernten und zu allen übrigen Theilen überhaupt zu berücksichtigen, welche hierdurch auf vielfache Weise beeinträchtigt werden. In Ansehung des Nebencharakters, welcher sich zur Wucherung hinzugesellen kann, ist aufser dem Gesagten noch zu bemerken, dafs dieser auch noch durch eine bestehende allgemeine oder örtliche Krankheitsanlage oder wirkliche Krankheit bestimmt wird.

I. Eintheilungen der Afterbildungen.

A. Afterbildungen, welche in allen Theilen vorkommen können.

1) Afterbildungen in und aus dem Blute. Durch zu grofse Plastizität des Blutes können sich auch krankhafte Concremente in demselben bilden. Ungewifs ist es, ob die Steine, welche man in den Venen, besonders des Uterus antrifft, ferner Blutgerinnsel und geronnene plastische Lymphe bei einer entzündlichen Stimmung des Bluts, auf diese Weise entstehen können. Die feinen Gefäfse können z. B. bei Verhärtungsprozessen auf diese Art verstopft werden; in solchen verstopften Theilen müssen sich aber wieder neue Gefäfsnetze bilden, da auch in solchen steter Stoffwechsel Statt findet. Auf solche Art erfolgt die Unwegsamwerdung unterbundener Arterien, bis zum Abgange des nächsten Seitengefäfses, des *Botalli*schen Ganges, des *Ductus venosus Arantii*, der Nabelschnuradern und der Anhäufung des Gerinnsels in den Pulsadergeschwülsten und verletzten Arterien. Selbst aufserhalb der Gefäfse verwandelt sich das Blut in ein festes Gebilde, wie wir bei Ergiefsung des Blutes in das Zellgewebe gebrochener Knochen sehen.

II. Afterbildungen der Gefäfse.

a) Verschliefsung der Gefäfse. Auch der Ausgang wahrer Entzündung der Gefäfswände in Lymphausschwitzung kann Obliteration der Gefäfskanäle veranlassen, besonders, wenn die Gefäfshäute von einander getrennt werden und mehr Wundflächen hierdurch entstehen, wo dann noch reine Blutergiefsung hinzukommt, z. B. bei Unterbindung einer Arterie, wo die innerste und mittlere Haut kreisförmig zerreifst, und sich unter Lostrennung von der äussern Haut zusammenzieht. — Ein anderer wichtiger, pathologischer Zustand der Gefäfse ist die Stopfung durch die Säfte, welche entweder blofs stocken oder völlig erstarren. Die durch träge Fortbewegung der Säfte bewirkte Stopfung, kann nach der Menge des Angesammelten und nach dem Grade der Fortbewegung desselben verschiedene Gräde haben. Die Menge wird bestimmt durch den passiven Ausdehnungszustand des leidenden Gefäfses; für die Trägheit der Blutbewegung können drei Grade angenommen werden. Den schwächsten Grad ertragen nur die Schlagadern, sonst erfolgt gleich Gerinnung des Blutes oder Zersetzung desselben in Eiter oder Jauche u. s. w. Den zweiten Grad erdulden die Venen, aber auch nur bis zu einem gewissen Grade, sonst zersetzt sich das venöse Blut eher als dafs es gerinnt, besonders wo dessen viel zusammenliegt, wie in den grofsen Gefäfszweigen, oder bei starker Auftreibung der feinsten Gefäfse und bei scorbutischem Zustande. Bei entzündlichem Charakter findet Gerinnung und wirkliche Verhärtung statt. Bis zum dritten Grade können nur die Lymphgefäfse kommen, und die Gerinnung ist hier der häufigere Ausgang als die Zersetzung. Stockungen in den Gefäfsen gehen leicht in Desorganisation der Gefäfswandungen und der benachbarten Theile über. Wegen des Zusammenhanges des Lymphgefäfses mit dem Zellgewebe und mit den Lymphdrüsen ist Gemeinschaft des Leidens möglich, wodurch der Zustand entsteht, der gewöhnlich Infarct genannt wird. Von der übermäfsigen Auflockerung unten.

b) Gefäfsausdehnung, d. h. die nicht vorübergehende, dauernde, zum Unterschiede von der vorübergehenden, welche während der Schwangerschaft in der Gebärmutter und bei Congestionen allmählig oder plötzlich Statt hat.

1) Schlagaderausdehnung, Pulsadergeschwulst, *Aneurysma.*

2) Blutadergeschwulst, *Varix, non contortus,* Blutaderstrang, *contortus,* Venenknauel.

3) Lymphgeschwulst, *Cirsus Graefii.*

4) Haargefäfsgeschwulst, *Telangiectasia.* Hierher gehört die Trichangiectasie, oder Haargefäfsgeschwulst, oder kürzer *Angiomyces,* der Gefäfsschwamm, eine wahre Wucherung der feinen Röhren, wo Arterie, Vene und Lymphgefäfs nicht genau zu unterscheiden sind. Der Gefäfsschwamm kann ein unaufhaltsam fortwuchernder, *Angiomyces*

crescens, und ein stillstehender oder nicht wuchernder, *Angiomyces quiescens* seyn. Jener kann ein *Angiomyces retrocrescens*, der zu den Zweigen des Gefäfses rückwärts schreitet, und *antrorsum crescens*, der sich von dem Verbindungs- und Ueberführungsnetz zu den Endgefäfsen und Anfangsgefäfsen in die Tiefe der organischen Substanz fortpflanzt, seyn. Dieser kann *Angiomyces carcinomatosa* heifsen, denn er endigt mit Auflockerung des leidenden Theils bis zu einem Zellschwamm, der in Blutschwamm übergeht, und mit Zerstörung und tödtlicher Verblutung verbunden ist. Zu dem *Angiomyces quiescens* gehören die Muttermähler, *Naevi materni*, welche still stehen.

III. Afterbildungen des festen Gewebes der verschiedensten Theile.

a) Solche, die keinen Nebencharakter haben, und in einer einfachen, zu reichen Ernährung ihren Grund finden. Entweder werden in einem zusammengesetzten Theile alle einzelnen constituirenden Partizellen in gleichem Verhältnifs zu einander, wie im gesunden Zustande, jedoch zu reichlich gebildet, oder es werden nur einzelne Partizellen mehr als gewöhnlich ernährt, während andere nicht in gleichem Maafse oder gar nicht wachsen, oder selbst an Wachsthum abnehmen. Ein Beispiel von ersterem Verhältnifs giebt z. B. eine monströs grofse Hand bei einem Fötus, und von letzterem manches Hygrom, dessen flüssiger Inhalt immerwährend wächst, während das Wachsthum nach der Dicke nicht gleichen Schritt hält.

b) Afterbildungen mit dem Nebencharakter abnehmender Mannichfaltigkeit. Im vorgerückten Alter erfolgt stets eine Verminderung der Entwickelung, oder ein Stehenbleiben der Aftergebilde auf einer bestimmten Stufe, in sofern dieselben an dem allgemeinen Stoffwechsel Antheil nehmen, und ihr Wachsthum mit den Veränderungen des Körpers gleichen Schritt halten mufs. Auch mufs die Mannichfaltigkeit des wuchernden Gebildes abnehmen, wenn dessen Massenreichthum sich übermäfsig mehrt, in sofern Intension und Extension des Bildungstriebes oft in Gegensatz treten. Auch die Wucherungsweise nach einer einseitigen Bildungsrichtung, hat Minderung der im ergriffenen Theile gesundheitsmäfsig bestehenden Mannichfaltigkeit der Entwickelung zur Folge.

c) Afterbildungen mit dem Nebencharakter vorzugsweisen Strebens nach Ausdehnung. Hierher gehört für die Gefäfsröhren die Gefäfsausdehnung, für das feste Gewebe aber der Zellschwamm, *Coilomyces*. Die Formen des letztern sind sehr zahlreich, da der Winddorn der Knochen eben so gut hierher gehört, als der Knorpelbrei, in den sich alle Gelenktheile bei der weifsen Kniegeschwulst verwandeln. Die vorzüglichsten Formen sind: 1) der Blutschwamm, *Haematomyces;* 2) der Eiweifsschwamm, *Galactomyces (Fungus medullaris s. cerebriformis s. haematodes,* weicher Krebs); 3) der Wasserschwamm, *Hygromyces;* 4) der Gallertschwamm, *Galactinomyces;* 5) der Fleischschwamm, *Sarcomyces;* 6) der Schwarzschwamm, Pigmentschwamm, *Melanomyces;* 7) der Fettschwamm, *Lipomyces;* 8) der Speckschwamm, *Steatomyces;* 9) der Wachsschwamm, *Ceromyces* und 10) der Knorpelschwamm, *Chondromyces.*

d) Afterbildungen, wobei die Wucherung den Nebencharakter vorzugsweisen Strebens nach Zusammenziehung hat. Hierher gehört die einfache, daher gutartige Verhärtung, die, alle Theile befallend, das Produkt einer ursprünglich schleichenden, oder anfangs hitzigen, aber später schleichend gewordenen Entzündung ist, welche aber bei zunehmender Tendenz nach Erstarrung in dieses Streben ganz übergeht, sich darin erschöpft, und selbst völlig darin erlischt.

e) Afterbildungen, welche unter dem Charakter eines sich kundgebenden Triebes nach Mannichfaltigkeit der Entwickelung erscheinen. Sie zeigen nicht allein die Tendenz nach Auflockerung oder das einseitige Streben nach Erstarrung, sondern beide Bildungsrichtungen zugleich und in verschiedener Combination, weshalb sie sehr zahlreich sind. Als allgemeines Gesetz gilt hier: nur niedere Gebilde können vollständig neu gebildet werden, dahin gehören: Füllselbildung, Hautbildung, Gefäfsbildung, Zellbildung. Noch ziemlich vollkommen gelingt die Knorpel- und Knochenbildung, sodann die Nägel-, Haar- und Zahnbildung. Dagegen gelingt Drüsen- und Nervenbildung höchst unvollkommen, Muskelfaserbildung gar nicht, wohl aber Flechsenfaserbildung einigermafsen. Ein anderes allgemeines Gesetz ist, dafs das Höhere, Differentere nur aus dem ganz niedern, Indifferenterem gebildet werden kann. Die plastische Lymphe kann jede der gedachten erreichbaren Formen annehmen. Bereits bestehende Bildungen können nie in höhere übergehen, und müssen erst zu einem Zustande zurückkehren, welcher dem der plastischen Lymphe mehr oder weniger nahe kommt. Immer mufs daher eine Erweichung des bestehenden Gebildes vorangehen, wenn es sich weiter aufwärts bilden soll. Bei jeder neuen Afterbildung verschmelzen der erweichte Bestand des früher festen Theils mit dem in Folge der Entzündung zugeführten Blute, welches, wie alles Blut der Haargefäfse, weifses, d. h. aus aufgelösten Kügelchen mit dem wäfsrigen Theile zu Blutschleim verschmolzenes ist, das jetzt in gröfserer Menge zuströmt, und in welchem dabei ein rascheres und völligeres Verschmelzen der Blutkügelchen mit dem Blutwasser vor sich geht. Die durch die Mischung des so beschaffenen Blutes mit dem erweichten Bestande des entzündeten festen Theils, gewonnene Flüssigkeit, ist die sogenannte plastische Lymphe, welche diesen Namen trägt, weil sie mit dem Drange erfüllt ist, zu mannichfaltiger Gestalt sich auszubilden, und im Deutschen durch Entzündungsschleim oder Bildschleim bezeichnet werden könnte. Die wichtigsten neuen Erzeugnisse aus demselben sind:

aa) Füllselbildung, d. h. Absetzen von Bildschleim in Folge der Erweichung durch Entzündung. Er setzt sich in die Interstitien, und verweilt in denselben, in sofern die noch unerweichten Stellen seine weitere Gestaltung verhindern.

bb) After-Hautbildung, d. h. Bildung von Hautschichten mit Zwischenzellgewebe aus der plastischen Lymphe, welche an der Oberfläche einer entzündeten Haut entsteht.

cc) After-Gefäfsbildung. Sie besteht bei der Entzündung nicht in einer Neubildung, sondern in einer Vergröfserung und weitern Entwickelung der Gefäfse, Nur da, wo plastische Lymphe entsteht, und sich zu Füllsel, Bindsel, oder zu förmlichen festen Neugebilden angesetzt hat, mufs Scheidung des Starren vom Flüssigen vor sich gehen, wenn nicht, wie bei der Verhärtung, alles zur dichten gleichartigen Masse wird. Das sich ansammelnde Flüssige gestaltet sich zu Tröpfchen, diese nach dem Gesetze der Anziehung und aus Neigung, sich mit der allgemeinen Blutmasse zu einigen, zu kleinen Strömen, die die Gefäfse erreichen und die nächsten festen Umgebungen zu Gefäfswandungen, wenn auch von den angränzenden Theilen nicht besonders gesondert, umschaffen.

dd) Afterzellbildung, *Pseudocysteogenesis.* Hierher gehören: 1) der Wasserbalg, *Hygroma, Hydatis spuria;* 2) der Windbalg, *Physa;* 3) der Blutbalg, *Haematocyste;* 4) die Wassertraube, *Polyhygroma, Staphylohygroma* oder *Staphyloma;* 5) die Fächerung oder Interstitienbildung; 6) die nach ihrem Inhalt verschiedenen Balggeschwülste; 7) der Fettwucher *(Lipoma).*

ee) Afterdrüsenbildung, *Pseudoadenogenesis.* Unvollkommen ein Fleischgewächs. Einigermafsen nähern sich derselben die drei von *Abernethy* unterschiedenen Arten: 1) das gemeine Fleischgewächs, *Sarcoma commune,* nach *Abernethy* das gefäfsreiche Sarkom; 2) das dichte Fleischgewächs, *Sarcoma densum,* nach *Abernethy* das brustdrüsenartige Sarkom; 3) das geballte Fleischgewächs, *Sarcoma conglomeratum,* nach *Abernethy* das pankreasartige Sarkom.

ff) Afterfaserbildung, *Pseudoinogenesis.* Hierher gehören: 1) das Speckgewächs, *Steatoma;* 2) das Fasergewächs, harter Krebs, Faserkrebs, *Cancer verus, Scirrhus malignus, Inoma.* Nach der Länge der Fasern unterscheidet man: 1) das Filzgewächs, *Piloma* und 2) das Wurzelfasergewächs, *Rhizoma,* welches, ein *polycardion,* vielkerniges und *monocardion,* einkerniges seyn kann.

gg) Afternervenbildung, *Pseudoneurogenesis* (*Fungus cerebriformis s. medullaris,* als mifsglückende Afternervenbildung). Eiweifsgewächs, *Galactoma.*

hh) Afterknorpelbildung, *Pseudochondrosis.*

ii) Afterknochenbildung. kk) Afterhaarbildung. ll) Afterhornbildung. mm) Afterzahnbildung.

Dies von der örtlichen Afterbildung, ohne Complication mit allgemeinem Reproductionsleiden. Jetzt wird es nothwendig seyn, noch diese Complication und überhaupt den nothwendigen und zufälligen Zusammenhang mit allgemeinen Leiden des gesammten Bildungstriebes kurz anzudeuten. Diese Afterbildungen können im Gegensatze der bisher betrachteten örtlichen Wucherungen des menschlichen Bildungstriebes, passive oder leidende, aufgedrungene Afterbildungen genannt werden. Hinsichtlich der allgemeinen Verstimmungen des menschlichen Bildungstriebes, besteht ein zweifacher Unterschied. Entweder eine gesetzliche besondere Bildungsbeziehung ist übermäfsig hervorgehoben, oder übermäfsig herabgesetzt. Im ersten Falle wird allgemein nach diesem besonderen Typus gebildet, z. B. nach der Function der Serositäts- oder Fett-, der Blut-, der Knochenbildung, und es entsteht Wassersucht, Fettsucht u. s. w. Im andern Falle, wo eine besondere Bildungsbeziehung, mithin auch in Function des entsprechenden Apparates ausfällt, müssen die übrigen Theile die fehlende Bildungsfunction übernehmen. Auf diese Weise entsteht die Gelbsucht durch unterdrückte Gallenbildung, der *Status urinosus* durch unterdrückte Harnbildung u. s. w. Man kann die allgemeinen Bildungstriebs-Verstimmungen daher theilen, in wuchernd nachahmende und stellvertretend nachahmende.

I. Aufgedrungene oder fremde Afterbildung. Treten die Gesetze einer fremden Form aus der lebenden Natur im Kreise des fortbestehenden menschlichen Leibes örtlich ein; so entsteht entweder die Eingeweidethiererzeugung, Wurmerzeugung, *Entozoogenesis, Helminthiasis*, oder die Eingeweidepflanzenerzeugung, *Entophytogenesis*. Gelingen Bildungsweisen im fortlebenden menschlichen Leibe nach Gesetzen der todten Natur, so sind die Hauptverschiedenheiten folgende. So viele einzelne Bildungsweisen, also Stoffe, es in der unorganischen Natur giebt, eben so viele analoge krankhafte Bildungszustände können im menschlichen Organismus entstehen, die durch den menschlichen Leib im gesunden und kranken Zustande sehr modificirt werden. Als eine der vorzüglichsten Modificationen der siegenden Einwirkung der todten Natur überhaupt erscheint die Fäulnifs, der wasserstoffige, sauerstoffige, kohlenstoffige und stickstoffige Zustand.

Die dreifache Form der todten Natur, des flüchtigen, flüssigen und festen Zustandes, ist auch schon gesetzlich dem menschlichen Organismus gemeinschaftlich, um so eher kann es zu einem übermäfsig einseitigen Streben nach Verflüchtigung, Verflüssigung oder Erstarrung mit unorganischem Nebencharakter kommen. Windsuchten mit unorganischer Gasentwickelung, flüssige Entmischung in colliquativen Schweifsen, in der Harnruhr u. s. w. und die Steinsucht, *Lithiasis*, gehören hierher.

II. Beziehung der allgemeinen Bildungstriebsverstimmungen zu den örtlichen Wucherungen. Jede solcher Verstimmungen entspricht einer besondern Bildungsrichtung, daher auch besondern Säften, Ein- und Aussonderungen, Gebilden und Organen, und prägt sich daher als Wucherung in den entsprechenden Theilen nur aus. Die am häufigsten mit örtlichen Wucherungen im Zusammenhange stehenden allgemeinen Verstimmungen des Bildungstriebes, sind die Gicht, die Scrofelkrankheit, die Rhachitis, der Rheumatismus, die Hautausschläge, die Lustseuche, die venösen Leiden, namentlich venöse Plethora, Scorbut und die Hämorrhoiden.

1) Gichtische Afterbildungen. Ihnen liegt ein allgemeines Streben nach höchster Erstarrung durch Knochenbildung zum Grunde. *(Tophi arthritici, Ancyloses arthrit., Lithiasis ex arthritide).*

2) Scrofulöse Afterbildungen. Zu sehr beschleunigte Vegetation, und deshalb Herabsinken von ihrer Höhe, und eine zerstörende Richtung, machen hier die Grundbedingungen aus.

3) Rhachitische Afterbildungen. Hier geht die Richtung der allgemeinen Wuchersucht nur auf reiche Massenbildung, ohne allen Unterschied der Form. Je mehr diese Tendenz erreicht wird, desto mehr geht die Mannichfaltigkeit in den Erzeugnissen derselben verloren.

4) Rheumatische Afterbildungen. Entzündlicher

Congestionszustand des gesammten Kreises des Zellgewebes ist ihr Wesen.

5) Mit Hautschleimsucht zusammenhängende Afterbildungen, d. h. mit allgemeiner Stimmung zu Ablagerungen von Serum und Lymphe auf die Hautoberfläche als eigenthümlichem Krankseyn der Haut, oder als kritisch günstiger Metastase.

6) Mit Lustseuche zusammenhängende Afterbildungen.

7) Mit Leiden des venösen Systems, insbesondere mit venöser Plethora, Hämorrhois und Scorbut zusammenhängende Afterbildungen.

B. Afterbildungen, welche in einzelnen Gebildarten vorkommen.

Die verschiedenen Gebildarten stellen Reihenfolgen nach bestimmten Bildungsrichtungen dar. So geht von dem Zellgewebe zu den Dunsthäuten, von diesen zu den Schleimhäuten, dann zu den Drüsen, und endlich zur äufsern Haut, eine fortlaufende Steigerung der Entwickelung in der Breite vor sich. Während vom Zellgewebe durch die Faserhäute, Knochen und Flechsen zu den Muskeln eine steigende Reihe von Entwickelungen nach der Länge nicht zu verkennen ist. Als Entwickelungen nach Dimension der Tiefe erheben sich vom Zellgewebe aus die Knorpel, Knochen, Drüsen und Nerven. Alle diese drei Hauptrichtungen werden durch die Richtung, nach stärkerem Zusammengezogenseyn, und die ihr entgegengesetzte Richtung, nach stärkerem Ausgedehntseyn, in zwei grofse Abtheilungen gesondert. Auch bilden alle Gebildarten zusammen eine Reihe an Vollkommenheit stets zunehmender Formationen. Aus diesen verschiedenen Reihenfolgen entspringen verschiedene polare Gegensätze. Vergleicht man diese Beziehungen mit den verschiedenen Produkten der Pseudometamorphose, so ergeben sich folgende zwei Gesetze:

1) Das Bestehende widerstrebt seiner Natur nach dem Neuen, daher um so erfolgreicher, je mehr des Bestehenden vorhanden ist; daher influirt der Boden, hier die Gebildart, um so mehr auf die Natur des Aftergewächses, je gröfser sein Umfang, d. h. je mehr die Wucheruug auf dem ganzen Kreis der Gebildart verbreitet ist.

2) Umgekehrt gelingt die Neubildung, und daher die Entfernung vom Muttergebilde um so vollkommener, je enger sie anfangs beschränkt ist, nie aber verlischt der Einflufs des Muttergebildes ganz.

Diese beiden Gesetze können auf die einzelnen Gebildarten näher angewandt werden.

1) Afterbildungen des Zellgewebes. Allgemeine sind die Windsucht, Wassersucht und Fettsucht. Die einfachste Form der örtlichen Wucherung ist die einer Zelle, — Balggeschwulst. — Die weitere Ausbildung einer Balggeschwulst hängt von ihrem Umfange und besonders von ihrem Inhalte ab. *Hygroma, Meliceris,* Staubbalg, Knochensandbalg und Fächerbalg. — Bei vereinter Wucherung mehrerer zusammenliegender Zellen des Zellgewebes, ohne dafs die Nachbarschaft daran Theil nimmt, gerathen die Zellen des nächsten Zellgewebes in einen sehr in die Breite gezogenen Zustand und umgeben die Geschwulst als eine Art von Haut. Zufällige Deckbälge oder Aufsenbälge erhalten manche Balg- und Ballgeschwülste durch die äufseren Haut, Schleim-, oder serösen Häute, welche angränzen. Den Uebergang von der örtlichen zur allgemeinen Wucherung, bilden die nicht umschriebenen Parasiten oder die unbegränzten Ballgeschwülste, wie das *Scinbound* oder die Zellgewebeverhärtung der Engländer, die Zellgewebeverhärtung der Kinder, die Lymphgeschwulst, die Elephantiasis und das Heer der Lipome.

2) Afterbildungen der Dunsthäute. Sie haben den Charakter als absetzende Verrichtungen, und bestehen daher meistens mehr in Secretionsvermehrungen als in Wucherung der Membran selbst. Sie werden häufig in der Reihe der Wind- und Wassersuchten aufgeführt, während die Wassersuchten der Scheidenflechsenhäute und Schleimbeutel als Schmarotzergewächse angesehen und mit dem Namen der *Lupia,* Beutelgeschwulst, im Gegensatze der Balggeschwülste des Zellgewebes, bezeichnet werden. Das Ueberbein, die Bohnengeschwulst, sind hierher gehörige Formen. Wenn diese Absonderungen gewöhnliche genannt werden, so können ihnen die ungewöhnlichen gegenübergestellt, und zu ihnen der Absatz von

plastischer Lymphe gerechnet werden, welcher entweder mit Absatz von Serosität gleichzeitig (Schleimwassersucht) verbunden seyn, oder als reine dickflüssige Lymphe erscheinen kann. (Afterhäute, Verbindungskitte u. dergl.). Die eigentlichsten Parasiten der Dunsthäute sind die Freiknollen oder beweglichen Körper der Gelenke, in sofern Abtrennung der Parasiten von dem Mutterboden der wahre Charakter der ächten Afterbildung der Dunsthäute ist, welche stets absetzend wirken. Die Schwämme, weifsen Knötchen u. s. w. gehören auch hierher.

3) Afterbildungen der Schleimhäute. Windsucht, Wassersucht, Schleimsucht der Gänge und Höhlen, welche die Schleimhäute bilden, sind entweder allgemeine oder doch sehr ausgebreitete Leiden dieser Membranen. Bei Verschliefsung der Ein-, Aus- und Durchgänge jener hohlen Räume, z. B. der Gebärmutter, der Urinblase, der Highmorshöhle u. s. w. entstehen Geschwülste, welche mit Parasiten Aehnlichkeit haben. Im entzündeten Zustande setzen sie auch plastische Lymphe ab, welche sich zu zusammenhängenden Afterhäuten von der Form der Mutterhäute bilden, wie im Darmkanale und in den Luftwegen. Pfröpfe und Ballen, oft bis zur Steinhärte, bilden sich zuweilen aus dem Schleime, und freie Eingeweidewürmer kommen in demselben vor. Die Rückseite der Schleimhäute kann an den Afterbildungen leiden, welche das Zellgewebe liefert. Hierher gehören Wassergeschwülste des Zellgewebes hinter denselben, Schleimhautwasserbeutel oder wäfsrige Schleimhautvorfälle, Talggeschwülste, besonders am Mastdarm und in der Gebärmutter, und Steatome. Als Umwandelungen der Schleimhaut selbst sind zu bemerken: Verdickung und Verdichtung, wozu Verhärtung kommt, welche besonders in der Urinblase und im Darmschlauche vorkommen. Der krebsartigen Verhärtung und dem weichen Krebs scheint eine gutartige Verhärtung voranzugehen. Erweiterungen der Gefäfse der Schleimhäute, als Gefäfsschwämme, sind nicht selten im Mastdarm, in der Harnblase, in der Scheide und Gebärmutter, wo sie die Hämorrhoidalknoten bilden. Blutschwämme der Schleimhäute

zeigen sich in Folge des Scorbuts, besonders am Zahnfleische, auch beim weichen und harten Krebs, bei Geschwüren der Schleimhäute. Wassersucht des Gewebes der Schleimhaut findet man in gröfserer Ausdehnung in der Highmorshöhle, auf eine enge Stelle beschränkt in der Harnblase, am meisten beschränkt im Wasserzellschwamm in der Harnröhre und in der Schleimhaut der Nase, wodurch eine Art von sogenanntem Polyp entsteht. Der eigentlichste Parasit der Schleimhaut ist der Zapfen oder Polyp. Er entsteht durch Wucherung einer kleinern oder gröfsern, anfangs aber nie weit ausgebreiteten Stelle der Schleimhaut, wobei die nahgelegenen Gebilde mit in den Kreis der Wucherung gezogen werden. Ist ihr Fufs breit, dick, so können sie Schleimhautknollen, Schleimhauthöcker genannt werden.

4) Afterbildungen der äufsern Haut. Die Fettlage der Haut ist allen Afterbildungen unterworfen, woran das Zellgewebe überhaupt leidet. *Lipome*, Wind-, Wasser-, Schleimsuchten, Verhärtungen, Erweiterungen, wie in dem *Scinbound*, in der Zellgewebeverhärtung, *Leucophlegmatia*, *Phlegmatia alba dolens puerperarum*, *Anasarca*, *Elephantiasis*, Herzgeschwulst u. s. w. Die Lederhaut neigt zu Verdichtungen, die Schleimschichte zeigt als Afterbildung veränderte Färbung in den Sommersprossen, *Ephelis*, im Honigfleck, *Pannus*, im Laubfleck, *Chloasma*, Leberfleck, *Vitiligo hepatica*, in den syphilitischen, leprosen Flecken, *Spilosis syphilitica*, *leprosa* u. s. w. Die Afterbildung der Gefäfse im Schleimnetze zeigt sich in der Gestalt des Gefäfsschwammes, des Muttermahles und der Lymphgeschwulst. Die Oberhaut. Zu den Afterbildungen derselben gehören der Kleiengrind, *Pityriasis*, *Furfuratio*, *Furfurisca* und die verschiedenen Formen der Schuppen und Krusten, die Schwammbildung, die Schwammpustelbildung, die Schwielbildung, das Sprödewerden (Risse, *Rhagades* und Schrunden), die Warze, *Verruca*, die Feigwarze, *Condyloma* und auch einigermafsen das Hühnerauge, *Clavus pedis*. Einen parasitischen Zustand der Haarbildung stellt der Weichselkopf dar; die Nagelgeschwulst, der Knollnagel,

Onychophyma, Styponchon und die Krallsucht, *Gryphosis*, gehören unter die Afterbildungen der Nägel. — Bei manchen Exanthemen leiden Epidermis und Schleimhaut nicht immer allein, sondern es ergreift das Uebel zuweilen auch die übrigen Theile der Haut, die Leder- und Zellschichten. Als acute Formen sind hierher die Rose der Neugebornen, einige Arten von Zellgewebeverhärtung, und als chronische Formen der Aussatz und besonders die Elephantiasis, woselbst die Lymphgefäfse anschwellen, sich verdicken und verhärten, zu rechnen. Den Talgdrüsen gehören die Mitesser, *Comedones, Crinones* an. Als thierischer Parasit oder Epizoon erscheint zuweilen die Menschenlaus bei der Läusesucht, *Phthiriasis*. Die Krätzmilbe erzeugt sich mit der Krätzpustel gleichzeitig. Ungewifs ist es, ob der Guineawurm, *Vena medinensis, Malis dracunculus*, die *Colebrilla* der Amerikaner, der *Pejunk* und *Ivaru* der Perser, das *Dracontium* der Griechen in der Haut entstehe oder sich darin einfresse. Von den zum Theil fabelhaften Thieren ist der Abschnitt Hautwurm, *Malis*, nachzusehen. — Als Schmarotzerpflanze der Haut kommt der Schimmel an unreinen und faulenden Hautstellen vor. Der weiche und harte Krebs der Haut und der Schornsteinfegerkrebs, oder Hodensackkrebs, gehören endlich auch hierher.

5) Afterbildungen der Drüsen. Da die Drüsen die eigentlichsten Centralpunkte der animalischen Vegetation sind, so mufs auch eine übermäfsige Vegetation, die Pseudometamorphose in ihren intensivsten, also bösartigsten Formen, in ihnen rege werden. Der weiche, harte und körnige Krebs haben ihren Sitz vorzüglich in diesen Organen. Der erste kommt in den zentralen Drüsen des Selbstbildungsapparats, in den lymphatischen Drüsen des Unterleibes, in der Leber und in den zentralen Drüsen des Fortpflanzungsgeräthes, den Hoden und Eierstöcken vor; der harte dagegen in den peripherischen Drüsen des, in seiner ganzen Wirksamkeit nach aufsen gerichteten Generationssystems, in den Brüsten. Gutartige Verhärtungen kommen in der Brustdrüse und in vielen andern zentralen Drüsen vor; Verhärtung mit Schrumpfen, *Sclerus*, *Scle-*

Sclerysma, sind in der Milz und Leber beobachtet; Verknorpelungen und Verknöcherungen in den Gekrös- und Bronchialdrüsen; Versteinerungen in den Lungen. Die Scrophelknoten kommen in allen Drüsen vor, und können mit dem harten und weichen Krebs verglichen, oder als eine meistens gutartige Krebsform betrachtet, und Körner- oder Bröckelkrebs genannt werden. Die Umwandelung in Fettsubstanz kommt in allen Drüsen, besonders aber in der Leber, den Nieren, den Brüsten, der Bauchspeicheldrüse und der Schilddrüse vor; die Umwandelung in Speckgeschwulst, welche oft schlimmer als der körnige Krebs ist, und Speckkrebs genannt werden kann, trifft man in den Brüsten und in den Lymphdrüsen, besonders der Leisten- und Achselgegend. Die Hydatidenbildung, welche in der Brust angetroffen wird, könnte Blasenkrebs genannt werden. Verleberung, *Hepatificatio*, ist eine Art krankhafter Umwandelung, welche in den Lungen sehr häufig ist, und *Sarcosis* der Drüsen genannt werden könnte. Der Auflockerung sind alle Drüsen unterworfen (*Struma*); bei der Mürbheit, welche in der Milz, Leber und Niere so häufig vorkommt, scheint oft der Absatz des animalischen Glutens gemindert zu seyn. Auch zu wahren Schleim- und Wassersuchten kann es in den Drüsen kommen; Windsuchten sind hier selten, dagegen Congestionszustand eine allen Drüsen sehr eigenthümliche Krankheit. Gefäfsschwamm arterieller Art ist besonders in der Schilddrüse häufig; Venen- und Lymphgefäfserweiterungen sind aufser dem Zustande von Versessenheit, besonders im Hoden, in der Schilddrüse, Leber, Milz und in den Nieren häufig, auch leiden die Brüste zuweilen daran, besonders während der Schwangerschaft. Pulsadergeschwulst, Blutschwamm findet man in den Drüsen nur in Gefolge des weichen oder harten Krebses. Uebergröfse der Drüsen ohne Veränderung des gesunden Gewebes, als angebornes Uebel, kommt besonders in der Milz, der Leber und den Nieren vor. Zuweilen finden sich Drüsen in einem schwangern Zustande, indem sie den Keim einer Zwillingsfrucht sogleich bei der Zeugung des betreffenden Individuums in sich zu beherbergen anfingen, oder indem sich ein unvollkommenes Zeugungsprodukt von Seiten des tragenden Individuums in ihnen entwickelte. Steinerzeugung kommt vorzüglich in der Leber und Gallenblase, so wie in den Nieren vor, auch die Speichel- und Thränendrüsen sind nicht frei davon. Von Eingeweidewürmern kommen aufser den Hydatiden vor: in den Gallenwegen *Distoma hepaticum*, im Eierstocke *Polystoma pinguicola*, in den Bronchialdrüsen *Hamularia subcompressa*. Das peripherische und interstitielle Zellgewebe der Drüsen ist aufserdem der Wind-, Fett-, Wasser- und Schleimsucht, der Verwandelung in Balggeschwülste und Melanose unterworfen.

6) Afterbildungen der Muskeln. Wegen der irritablen Stimmung der Muskeln, sind dieselben wenig den Afterbildungen unterworfen. Eine der häufigsten Degenerationen ist hier die in Fett, welche vom Schwind der Muskelsubstanz zu unterscheiden ist, wo das Zwischenzellgewebe antagonistisch wuchert, während die Muskelmasse immer mehr schwand. Eine verwandte aber seltenere Umbildung ist die in Speck; eigentliche Afterbildung der Muskelsubstanz ist die in Flechsensubstanz. In der Substanz des Herzens nimmt man ein zweifaches abnormes Verhalten in dieser Hinsicht wahr; entweder wird dieselbe ungewöhnlich fest, mit Anfangs zunehmender, später abnehmender Contractilität, oder sie wird weich und dick, nachgiebig und mürbe, wandelt sich dann in eine hautartige Ausbreitung, oder in eine fettartige, knorplige, knöcherne, oder einfach und gleichförmig harte Substanz um, wobei die Faserung mehr oder weniger, zuweilen gänzlich verschwindet. Zuweilen geht die Masse aus dem erweichten Zustande in völlige Verflüssigung zu Schleim, Eiter, blutigem Serum über. Eine unmittelbare Umwandelung in Zellschwamm, Gefäfsschwamm, Blutschwamm, Schwarzschwamm, Hydatiden ist selten. Dagegen wird der Uebergang in weichen Krebs und die Blutschwammbildung häufiger wahrgenommen. Zuweilen, besonders im Darmschlund und in der Urinblase, verschmilzt auch die Muskelsubstanz mit benachbarten Theilen in Folge erweichender Entzündung, und wird dann in diesem ver-

dickten Zustande der Boden für verschiedene Krebsarten. In dem Zwischenzellgewebe der Muskeln sind Wind-, Wasser-, Schleim- und Fettsucht, so wie Balg- und Ballgeschwülste nicht seltene Erscheinungen. Das Melanom kommt in dem Zellgewebe zwischen den Muskeln vielleicht ursprünglich vor, und ergreift nur später erst die Muskelsubstanz. Im scorbutischen, lymphatischen, rheumatischen und arthritischen Zustande, erleidet das Zellgewebe zwischen den Muskeln gleichfalls manche Umänderung.

7) Afterbildungen der Nerven. Harter und weicher Krebs, gutartige Verhärtungen, Verknorpelungen und Verknöcherungen, Erweichung, Balggeschwülste, Fettgeschwülste, obgleich nur selten und an Nerven innerhalb seröser Bälge, Gefäfserweiterungen, Blutschwamm, in Folge anderer Afterbildungen, Infiltrationsschwamm, durch Ergufs von Blut aus den zerrissenen Haargefäfsen zwischen die Gehirnsubstanz, Lymphgefäfsausdehnung und Hydatidenbildung kommen theils im Gehirn, theils in den Nerven vor.

Die im Knochensystem und in den Faser- und Knorpelfaserhäuten vorkommenden Afterbildungen müssen hier übergangen werden, da die Verfolgung derselben zu weit führen würde.

C. Afterbildungen, welche in einzelnen, aus verschiedenen Gebildarten zusammengesetzten Theilen, vorkommen.

Manche Gegenden des menschlichen Leibes, ohne Rücksicht auf die darin vorkommenden Gebildarten, sind vorzugsweise zu Afterbildungen geneigt. Besonders sind dies solche Gegenstände, in welchen die Lebensthätigkeit nach den gesundheitsgemäfsen Bildungsgesetzen des Körpers, oder durch krankhafte Ständigkeiten oder Zufälligkeiten mehr erhöht ist, als in andern Gegenden. In erster Beziehung verdient vorzüglich der Congestionszustand herausgehoben zu werden, welcher im Kindesalter zum Kopf, im Jünglingsalter zur Brust, im Mannsalter zum Bauch, und im Greisenalter zu den Füfsen geht, und die Entstehung einer Reihe von Krankheiten in diesen Theilen bedingt. In jedem einzelnen Organe wiederholt sich dieses vom ganzen Organismus geltende Gesetz. Da die höhere Lebensthätigkeit sich in den beweglichern, ungleichartigern Theilen vorzugsweise äufsert, so sind diese der Afterbildung mehr unterworfen, als in den unbeweglichern, gleichartigern. Deshalb leiden z. B. die Gelenke häufiger als die zwischen ihnen liegenden Gegenden der Extremitäten. Auch die gröfsere Mächtigkeit, womit die gesetzlich bildende Thätigkeit auftritt, disponirt zur Pseudometamorphose. So ist z. B. das Kniegelenk als dasjenige, welches den gröfsten Umfang hat, vor den übrigen Gelenken zu Wucherungen am meisten geneigt. Wie Krankheitsformen von einem bestimmten, ständigen und umfassenden Typus den allgemeinen Bildungstrieb in einzelnen Organen mehr in Thätigkeit versetzen als in andern, ist bereits früher angedeutet worden. Als krankhafte Zufälligkeiten, welche zur Afterbildung geneigt machen, sind alle Entzündungszustände, welche in einzelnen zusammengeschlossenen Theilen durch zufällige Reize bewirkt werden, die nicht mit den so eben gedachten allgemeinen Reproductionskrankheiten zusammenhängen.

Ursachen der Afterbildung.

Das Wesen der Afterbildung ist örtliche Wucherung; die nächste Ursache engbeschränkte, schleichende Entzündung. Als prädisponirende Ursache erscheint alles, was zu einer örtlichen, gebildkreisigen oder allgemeinen Steigerung des Bildungstriebes bestimmt; als Gelegenheitsursache jeder, eine engbeschränkte, schleichende Entzündung bedingende Reiz.

Welche Systeme, Gebildarten, Gegenden und Organe vorzugsweise zur Afterbildung disponirt sind, ist schon angedeutet worden.

Das weibliche Geschlecht, als das mit einem reichern Bildungstriebe versehene, ist mehr zu Pseudometamorphosen geneigt, als das männliche. In wiefern das Alter auf die Afterbildung von Einflufs ist, und wie eine Erhöhung der Lebensthätigkeit überhaupt, und der vegetativen besonders in besondern Gegenden, Systemen, Gebildarten und Organen zusammenhängt, ist schon früher berührt worden. Auch die Constitution, die Nervenstimmung überhaupt, der Congestions- und Entzündungszustand, sind Bedingungen zu Afterbildungen. Alle Entzündungsreize können daher eine Afterbildung hervorrufen. Es gehören dahin als mechanische Reize vorzüglich Druck, Stofs, Reibung, besonders wenn eine lange Dauer oder öftere Wiederholung derselben Statt hat; dann kleine Verwundungen, und daher Mangel der zur Heilung derselben erforderlichen Ruhe. Zu den dynamischen sind vorzüglich zu zählen die Nervenreize, besonders die geschlechtlichen, starke Getränke und Erkältung. — Schwächung durch Säfteverlust u. s. w. steigert die Empfindlichkeit, erregt Nervenschwäche und Wuchersucht, obgleich indifferenter, unkräftiger Art. Die Ueberkräftigkeit führt gewöhnlich nur zur Afterbildung, wenn sie einzelne Systeme, Gebildarten und Organe trifft; Vollsaftigkeit und damit zusammenhängende örtliche Congestionszustände und Unterdrückungen gesetzlicher Aussonderungen können Systeme, Gebildarten, Gegenden und Organe zu Afterbildungen disponirt machen. Lebensweise, Nahrung, Kleidung, Gewohnheiten, Sitten, Gebräuche, Spiele, Lustbarkeiten mancher Völkerschaften, Gegenden, Städte, Dörfer und Familien haben häufig Einflufs auf Afterbildungen.' Nicht minder sind das Gewerbe und Unreinlichkeit von grofsem Einflufs. — Von den klimatischen Einflüssen spielen besonders die Temperaturverhältnisse, die Trockenheit und Feuchtigkeit, und die Verschiedenheit derselben durch Wärme und Kälte, so wie das Licht, die Luft, Winde, das Wasser u. s. w., eine wichtige Rolle.

Folgen der Afterbildung.

Zu den günstigen gehört die Bildung von Knochenkitt, Wundkitt, Stopfkitt bei verletzten Gefäfsen und von Granulation bei der Eiterung u. s. w. Diese zweckmäfsig und heilend erscheinenden werden nur dann zu den Afterbildungen gerechnet, wenn sie durch Uebergröfse oder sonstige schlechte Beschaffenheit dem Heilzwecke nicht entsprechen. Zu den ungünstigen Folgen gehören die Entstellung, Beschränkung des Umfanges anderer Theile und die Alienation oder Störung seiner Function, wodurch wichtige Krankheiten oder sogar der Tod herbeigeführt werden kann.

Behandlung der Afterbildung.

Sie ist entweder eine prophylactische oder therapeutische. Die Vorbauungskur besteht aufser der möglichsten Beseitigung der Gelegenheitsursachen, auch in der Behandlung der Anlage, mag sie eine allgemeine, oder eine auf einzelne Systeme, Gebildarten oder Stellen beschränkte seyn. Anzugeben, wie diese abzuhalten und zu beseitigen sind, würde zu weit führen.

Die therapeutische Behandlung ist auf die noch fortwirkenden Gelegenheitsursachen, und vorzüglich auf die bestehende und meistens fortschreitende Wucherung gerichtet. Die Behandlung ist hier entweder eine unmittelbare, oder eine mittelbare, oder beides zugleich.

Die unmittelbare Behandlung ist immer angezeigt, wenn man sie anwenden kann, wenn einiger Erfolg von ihr zu versprechen ist, und kein Schaden zu erwarten steht. Unmöglich wird diese Behandlung, wenn das Aftergebilde so weit von der äufsern Oberfläche entfernt ist, dafs es nicht unmittelbar erreicht werden kann. Verwerflich ist die unmittelbare Behandlung: 1) wenn ihre Gefährlichkeit dem Gewinn nicht entspricht, welche durch die Gefahr, Schmerzhaftigkeit, Lästigkeit, Hinderlichkeit oder Entstellung erwächst; 2) wenn das Uebel nicht rein örtlich ist; und 3) wenn man nicht gewifs ist, ob man örtlich alles Krankhafte auf einmal oder nach und nach beseitigen, oder vielleicht statt dessen eine heftigere und zugleich gefährliche Entzündung, Eiterung, Ertödtung, oder einen gefährlichen allgemeinen Zustand von Fieber, Krämpfen, Entkräftung u. s. w. hervorrufen werde.

Die unmittelbare Behandlung ist entweder eine dynamische, chemische, oder mechanische. Die erste hat entweder Zertheilung des Gewächses, oder Zerstörung desselben durch Eiterung oder Beschränkung des Wachsthums desselben, oder Beschränkung und wo möglich Heilung der aus dem fortbestehenden oder zerfallenden Parasiten hervorgehenden Leiden zur Absicht. Die Zertheilung kann man nur dann versuchen, wenn eine unmittelbare Behandlung überhaupt erlaubt und von der Zertheilung Erfolg zu erwarten ist, und man durch die zertheilenden

Mittel keine wichtige Theile oder den gesammten Lebenshaushalt mehr gefährdet, als der Vortheil der gelingenden Zertheilung rechtfertigen kann. Hat man diese Absicht, und wird das Fortwachsen des Aftergebildes durch einen schleichend entzündlichen Zustand noch bedingt, so kann man denselben geradezu, durch Deprimirung, oder auf negative Weise, durch Entziehung der Mittel zu ihrem Fortbestehen, dämpfen.

Geradezu kann man den Wechselkampf unter Contraction und Expansion, welcher das Wesen der Entzündung ausmacht, zuweilen dadurch heben, dafs man unbedingte Expansion oder unbedingte Contraction hervorruft.

1) Um die Cohäsion aufzuheben, dient vor Allem die Wärme, und vorzüglich die feuchte Wärme, z. B. in Form von Wasserdampf, bei der hartnäckigen Zellgewebeverhärtung und bei den Milchknoten in den Brüsten; ferner schleimige und fette Dinge, in Gestalt von Bähungen, aus Milch und Einreibungen aus Oel. Zu den antiphlogistischen Salzen gehören der Salpeter und das Kochsalz. Andere, die Cohäsion zerstörende Mittel sind die Jodine, der Schwefel, die Gold- und Silbersalze, das Ammonium, die Pottasche, Natronseife, auch zertheilende Acria und bittere *Mittel*, z. B. die Ochsengalle in verschiedenen Formen und Zusammensetzungen. Bei Balggeschwülsten, grofsen Fettgeschwülsten, Speckgeschwülsten und bei bösartigen Afterbildungen bleiben diese Mittel aber erfolglos.

2) Ein Contraction setzendes Mittel ist die Kälte, von der aber nur selten Gebrauch gemacht werden kann, da die anhaltende Anwendung derselben für die vorher gesunden Theile von Nachtheil ist, das Aftergebilde verhärtet, die normale plastische Energie eines geschwächten Theils vermindert, und unangenehme Gefühle und sogar Schmerz erregt. Bei drohender oder bestehender Entzündung, hat sie dagegen prophylactisch eine allgemeine Anwendung gefunden. Von den Säuren, dem Alaun, Blei, Eisen und andern Adstringentien gilt dasselbe.

3) Ein grofses Hauptmittel, um die Wucherung direct aufzuheben, würde die Hervorrufung der Vorherrschaft der

Nervenwirksamkeit zur unmittelbaren Besiegung und Regulirung der kranken Vegetation seyn, welches jedoch nur selten erreicht werden möchte. Die Erregung eines heftigen Schmerzes durch Glühhitze ist zu diesem Zwecke empfohlen worden, und hat sich auch bei Knochenwucherung erfolgreich gezeigt. Auch der Lebensmagnetismus würde sich erfolgreich zeigen, wenn man ihn gehörig leiten und beherrschen könnte. Auch die Benutzung der Einbildungskraft wäre gewifs zum Ziele führend; allein mit dem Schwinden des Aberglaubens weicht der Glaube, und somit auch die Kraft der Phantasie.

Negativ bewirkt man die Zertheilung auf dynamischem Wege: 1) durch Entziehung der Säfte (örtlichen Aderlafs, hohe Lage des Theils, mäfsigen Verbanddruck, kühles Verhalten); 2) durch Hervorrufung kritischer Absonderungen an der, den wuchernden Theil bedeckenden Hautoberfläche (Bewirkung des Durchschwitzens an der Oberfläche, der Ausschläge, serösen Blasenbildung und eiternden Absonderung); und 3) durch Entziehung des Nerveneinflusses (durch narcotische Stoffe in der Form von Salben, Pflastern, Bähungen und Räucherungen, als Nebenmittel). Auch die negative Electricität und die kalmirende magnetische Methode, können zur Ableitung des Nerveneinflusses von einem Parasiten benutzt werden. Hat die noch dauernde Wucherung einer Afterbildung ein Streben zur Ausdehnung, so ist es nothwendig, durch Kälte, Säuren, Adstringentien und Acrien diese Richtung des Bildungstriebes zu beschränken. Leicht geht das Uebermaafs der Wucherung, besonders, wenn sie den expansiven Nebencharakter hat, in Erschlaffung über.

Darf und mufs, um die Zertheilung einer in einem Zustand von Atonie befindlichen Afterbildung zu bewirken, die Lebensthätigkeit in ihr erhöht werden, so kann man dies durch die Anwendung von Wärme, besonders der trocknen, von Electricität, Galvanismus, von geistigen, ätherischen, balsamischen, gewürzhaften, bittern, adstringirenden, kratzenden, scharfen, alkalinischen Arzneistoffen an der Hautbedeckung derselben, durch Reibung und Erschütterung des Theils, durch künstlichen Schmerz, durch Herbeilockung der Säfte auf mechanischem Wege, z. B. durch niedrige und unterstützt hängende Lage des Theils u. s. w.

Befindet sich das Aftergebilde in ruhendem Zustande, so wird es wiederum durch die angedeutete resolvirende Methode zur Zertheilung gebracht; dieser mufs aber oft die letztgedachte reizende Methode vorangeschickt oder hinzugefügt werden.

Die unmittelbare chemische Behandlung ist entweder neutralisirend oder destruirend. Wo erstere Anwendung findet, kann sie bei allen Afterbildungen in Gebrauch gezogen werden. So begegnet man der Putrescenz durch Antiseptica, den Schärfen durch chemische Gegenmittel. Die destruirend wirkende unmittelbare chemische Behandlung kann bei passiven Afterbildungen nur unbedingt dann angewandt werden, wenn sie nur das Aftererzeugnifs trifft, was sehr selten ausführbar ist. Bei activen Aftergebilden trifft die chemische Zerstörung durch Aetzmittel oder Glühhitze nur selten den Parasiten ganz allein, und noch seltener einen solchen, der ganz gefühllos ist. Kann sie aber, ohne Nachtheile herbeizuführen, angewendet werden, so ist keine Behandlungsweise sicherer und schneller zum Ziele führend, als sie. Immer müssen mit dem Aetzmittel der Kern und die Hauptzweige des Aftergewächses getödtet werden, denn sonst reizt man nur zur stärkeren Wucherung und begünstigt das Wachsthum. Dasselbe gilt vom Glüheisen, welches aber den Umfang der Nachbarschaft seiner Einwirkung wohlthätig belebt, und einen ersprieslichen Nervenreiz für die Hervorrufung einer gesetzlichen Vegetation an die Stelle der Afterbildung setzt. Die Glühhitze wird daher mit Recht nur da angewendet, wo bei Krebs oder krebshaften Polypen, Schwämmen oder Knochenleiden, oder bei stark blutenden Wucherungen, kein milderes Mittel die Gefahr mit dem Parasiten bezwingt.

Die unmittelbare mechanische Behandlung kann bestehen in Einhüllung, Unterstützung, hoher Lage des Aftergewächses und des sie tragenden Theils, Reibung, Druck, Stofs, Schlag, Haarstich, Anstich, Scarification, Haarseil, Spaltung, Ausdrehung, Abschneiden, Unterbindung des Gewächses, der ernährenden Gefäfse, Ausziehen, Ausschneiden, Zertrümmerung, Tödtung, Austreibung, Ausschälen, Ausdrücken, Ausbohren, Ausmeifseln, Aussägen activer oder passiver Parasiten, Verbindung mehrerer unmittelbarer mechanischer Behandlungsweisen, und endlich in der Gliedablösung.

Die mittelbare Behandlung wird in Anwendung gebracht 1) bei einer rein örtlichen Wucherung; 2) wenn dieselbe die Kräfte und Säfte im Allgemeinen angreift; 3) bei einer allgemeinen Wucherung; 4) bei Wucherungen, welche mit einem Allgemeinleiden zusammenhängen; 5) bei Wucherungen, welche mit einem örtlichen Leiden in Causalnexus stehen; 6) bei Wucherungen, welche ihren Anlafs in einem Leiden eines besondern Systems finden, ohne diesem anzugehören; 7) bei Wucherungen, welche mit dem Leiden einer ganzen Gebildart zusammenhängen, ohne einen Theil derselben auszumachen; 8) bei Wucherung in Theilen eines Gebildkreises, welche mit einer entsprechenden oder widersprechenden Stimmung dieses oder eines andern Gebildkreises zusammenhängt; 9) bei einer Wucherung in Theilen besonderer Geräthgänge, welche in einem Leiden dieses oder eines andern Geräthganges ihren Grund finden; 10) bei einer Wucherung in Theilen, welche einer zu Wucherungen besonders disponirten Gegend angehören.

Ist die Wucherung rein örtlich, so findet deren mittelbare Behandlung statt, entweder weil man das Aftergebilde nicht unmittelbar angreifen kann, oder weil der unmittelbare Angriff keinen Erfolg verspricht, oder weil die versuchte unmittelbare Behandlung allein nicht oder nicht rasch genug hilft, oder weil sie als gefährlich erscheint.

Die mittelbare Behandlung ist entweder eine positive, die Wucherung angreifende, oder eine negative, davon ableitende. Die letztere mufs zwar ebenfalls im Endresultat eine positive seyn, ist es aber zunächst nicht.

Der mittelbare positive Angriff einer rein örtlichen Afterbildung ist entweder ein mechanischer, chemischer oder dynamischer. Die dynamischen Mittel wirken entweder auf den Bildungstrieb, oder auf die Erregbarkeit, oder auf das Nervenleben, und auf alle diese drei Hauptlebensäufserungen entweder erhebend oder herabsetzend ein. Die den Ansatz des Festen beschränkenden, dagegen die Verflüssigung befördernden Mittel sind mit Recht verflüssigende zu nennen. Die verflüssigenden Arzneistoffe kann man theilen in die einfach auflösenden, und in die gewürzhaft auflösenden. Die auflösenden Mittel sind zur mittelbaren positiven Anwendung angezeigt, wenn man es nicht mit Lupien, Balggeschwülsten, Verknöcherungen, noch auch mit fremden Parasiten, z. B. Steinen, zu thun hat; wenn die Gefahr, worin der gesammte Organismus, oder einzelne wichtige Theile desselben, durch die leicht weiter als auf den angegriffenen Parasiten gehende Wirkung der Resolventien geräth, von der gröfsern Gefahr, die der Parasit bewirkt, überwogen wird; wenn die zu bekämpfende Wucherung den induratorischen Charakter hat, wenn der schleichend entzündliche Zustand im Gewächs noch besteht, wenn im Parasiten eine solche acute Entzündung angefacht ist, dafs sie sich von diesen Mitteln bekämpfen läfst; wenn Atonie in der wuchernden Gegend zwar eingetreten, allein noch nicht sehr weit gediehen ist, wenn keine Neigung zur Fäulnifs oder zu andern chemischen Erzeugnissen zu bekämpfen ist.

Die einfach auflösenden Mittel sind entweder mineralische, oder vegetabilische, oder animalische; die gewürzhaft auflösenden gehören allein der Pflanzenwelt an. Zu den mineralischen Resolventien sind zu zählen: das Quecksilber, der Spiefsglanz, Schwefel, die fixen Kalien, die Seifen, der Borax, die Talk-, Kalk- und Schwererde, der gebrannte Meerschwamm und die Jodine. Die auflösenden Mittel aus dem Pflanzenreiche, sind entweder scharf auflösend oder gewürzhaft auflösend. (Vergl. *Vogt's* Pharmacodynamik.) Zu den animalischen Acrien gehören sehr wenige.

Den auflösenden Mitteln stehen die Ansatz erhaltenden oder fördernden gegenüber. Zu diesen gehören die Säuren, die Gewürze und die Nahrungsmittel. An diese, auf den Bildungstrieb unmittelbar einwirkenden Mittel, reihen sich die, die Erregbarkeit bestimmenden Mittel, welche dadurch mittelbar auf den Bildungstrieb zurückwirken. Diese Agentien erheben entweder den Mannichfaltigkeitstrieb, oder setzen ihn herab.

Die erstern sind die sogenannten Reizmittel, die letztern die entzündungswidrigen oder Kühlmittel. Die Reizmittel erheben vorzugsweise entweder die contractive oder expansive Seite des organischen Bewegungsvermögens. Erstere sind die sogenannten *Tonica*, letztere die *Irritantia volatilia*. Die tonischen Mittel zerfallen in die bittern, in die gerbestoffigen oder herben Mittel, oder Adstringentien, und in die gewürzhaft tonischen. Die *Irritantia volatilia* zerfallen in die ätherisch-öligen und weingeistigen. Anzugeben, in wiefern und unter welchen Umständen die genannten Klassen, und ferner die antiphlogistischen, die nervenbelebenden, die die Nervenwirksamkeit beschränkenden oder betäubenden Mittel bei der Behandlung der Afterbildungen angezeigt sind, und wenn Bethätigung der Resorbtion, Beförderung von Excretionen aller Art, und insbesondere solcher, welche spezifisch mit der Afterbildung verwandt sind, und für diese kritisch wirken, so wie, wenn Ableitung auf andere Theile, Minderung der Blutmasse durch Aderlafs, oder Entziehung von Nahrung, Veränderung des Verhältnisses der höhern Ernährung (des Athems) zur niedern (der Verdauung), Verdünnung der Säftemasse, Veränderung derselben überhaupt, Regulirung und insbesondere Veränderung der gesammten Lebensweise überhaupt, an ihrer Stelle und von Nutzen sind, um Afterbildungen zu heben, würde die Gränzen dieses Werkes überschreiten.

Die Vorhersagung bei der Behandlung der Afterbildung mufs gleichfalls übergangen werden, da sie eine Wiederholung der hierfür aller Orten gegebenen Winke seyn würde, und da für die einzelnen Afterbildungen in den besondern Artikeln über dieselben die Prognose ohnehin noch gegeben werden mufs. Für diese besondern Artikel wird auch die Litteratur aufgespart, und hier nur allgemein auf die pathologisch-anatomischen Werke von *Morgagni, Baillie, Sömmering, Sandifort, Vatter, Voigtel, Portal, Meckel* u. A. verwiesen. A. L. R — r. nach R — gen.

Uebrigens ist zu bemerken, dafs es besser ist, sich des Wortes „Mifsbildung" zu bedienen, da das Wort „Afterbildung" immer die Zweideutigkeit mit sich führt, ob nicht von der Bildung des Afters die Rede sey.

AFTERBINDEN. Die Verbände bei den so verschiedenartigen Krankheiten des Mastdarms, der Aftermündung, oder der dieser zunächst gelegenen Parthie, werden nach Verschiedenheit ihrer Zwecke, so wie durch das vorhandene Kranksein und durch hier verrichtete Operationen, auf mannichfache Art modificirt. Die Verschiedenheit der Fälle bezwecken nun entweder blofs schützende und deckende Verbandstücke anzuhalten, oder zugleich einen Zug, oder gelinden, oder stärkeren Druck, längere oder kürzere Zeit, auszuüben.

Die s. g. T Binde, deren Namen aus ihrer Form, welche einem lateinischen T gleicht, herzuleiten ist, besteht aus einem horizontalen, hier meist breiterem Bindentheile, um das Becken geführt, welcher zugleich zur Basis der andern Theile dient, und aus einem verticalen, bald einfachen, oder auch an dessen vorderm Ende gespaltenem Theile, oder aus zwei verticalen feststehenden oder verschiebbaren Theilen, und hiernach genannten einfachen oder doppelten T Binde, oder T Binde mit beweglichen Köpfen, die unter einem rechten Winkel vom horizontalen Theile abgehen, und zwischen den Schenkeln durch nach vorne zu deren Befestigung, mit Nadeln, Bändern, Knöpfen, oder Haken und Oesen, oder Schnallen, geführt werden. Bei der doppelten T Binde werden die näher oder entfernter von einander abstehenden, hinten vom horizontalen Theile abgehenden, beweglichen oder feststehenden verticalen Stücke, bei der Anlage, über dem After, oder dem Schaden gekreuzt, und dadurch noch ein kräftigerer und sicherer Druck, als mit der einfachen, ausgeübt, und kann man dann auch, erforderlichen Falls, die Aftermündung ganz frei lassen, oder nach Verschiedenheit der Zwecke auf dies verticale Stück, eine Compresse, ein Schwammstück oder eine Pelotte befestigen.

Aus der Form dieses sehr alten Verbandstückes von Linnen gingen nun nach und nach verschiedene andere Vorrichtungen, Verbandarten und Bandagen von Leder oder Gurt, mit Schnallen u. dergl., zur Erreichung der verschiedensten Zwecke bei Krankheiten des Afters und dessen Umgegend hervor, als: die Bandagen von *Camper* und *Brünninghausen* von zartem Hirsch- oder Gemsenleder verfertigt, und die von *Juville*, vorzugsweise gegen den Vorfall des Afters bestimmt. Bei ersterer ist auf den sich kreuzenden verticalen Stücken eine gut gepolsterte runde, und bei der andern eine elastische, verchiebbare, ovale Pelotte, und zugleich noch, wegen gröfserer Elasticität, elastische Drahtstücke angebracht. Letztere von *Juville* bezweckt ebenfalls die gröfstmöglichste Elasticität durch Stahlfedern und eingreifende Haken, und hat auf ihren sich kreuzenden verticalen Stücken, der Aftermündung entsprechend, einen elfenbeinernen Ring, durch welchen man mit Medicamenten getränkte Schwammstücke appliciren und den freiwilligen Kothabgang verhindern kann. So bequem in mancher Hinsicht nun auch diese Vorrichtung ist, so kostspielig wird sie durch ihre mechanische Einrichtung, zumal gleiche Vortheile ungleich wohlfeiler zu erhalten sind.

Synon. After- oder Mastdarmbinde, T Binde, T förmige Binde. Lat. *Fascia T formis, Fascia pro fistula ani.* Franz. *Le T pour la fistule de l'anus.*

Litteratur:

Hofer's Lehrsätze des chirurgischen Verbandes. Th. 2. Abth. 2. S. 385. Taf. XVI. Fig. 111. u. 112.

B. Bell, Wundarzneikunst. A. d. Engl. B. II. S. 247. B. VI. S. 148. Taf. II. Fig. 3.

Bernstein, Lehre des chir. Verb. S. 72. Taf. II. Fig. 24. u. 25.

Stark, chir. Verband. S. 327. Taf. XI. Fig. 124.

Juville, Abhandl. v. d. Bruchbändern etc. S. 102. Taf. XII.

Bernstein, System. Darstellung des chir. Verband. S. 338. Taf. XXVIII. Fig. 160. u. 161. Ul — n.

AFTERENTZÜNDUNG, *Proctitis.* Die Entzündung des Mastdarms ist eine nicht häufig vorkommende Krankheit. Die Erscheinungen derselben sind mehr oder weniger die nämlichen einer jeden andern Entzündung, und je nach dem Grade der Heftigkeit, zumal bei sehr reizbaren Subjecten, zuweilen mit sehr heftigem Fieber verbunden. Ausserdem charakterisiren sie noch sehr schmerzhafte Tenesmen, consensuelle Schmerzen der Harnblase und der Geschlechtstheile, Dysurie u. dgl. Oft ist sie mit der Entleerung einer schleimigen, limpiden, milchweifsen, flockigen oder puriformen Materie aus dem After begleitet, und zuweilen auch mit Geschwüren des Afters complicirt.

Sie erfolgt secundär nach einem Fall, Schlag, Tritt, nach einer Quetschung oder sonstigen äufsern Gewalt, welche diese Parthie erleidet, oder nach Würmern, besonders

Ascariden, oder nach einer hier verrichteten Operation, nach einem bis in den After gehenden Dammrifs, nach einer Zerreifsung oder Verletzung von im Darme befindlichen, von aufsen eingedrungenen oder verschluckten hier steckengebliebenen fremden Körpern der verschiedensten Art, oder Kothballen u. dgl., vom *prolapsus ani;* oder sie wird bisweilen durch bedeutende Anschwellungen der Hämorrhoidalgefäfse, Hämorrhoidalknoten, oder polipöse, geschwürige, fistulöse, erysipelatöse, herpetische, syphilitische, krebsartige u. dgl., Affectionen und Degenerationen des Mastdarms, oder endlich durch Krankheiten in der Nähe des Afters hervorgebracht.

Diese durch so verschiedenartige Ursachen entstandene Entzündung, wird noch besonders durch den meist erschwerten Kothdurchgang unterhalten und vermehrt, indem hierbei dynamische, mechanische und chemische Reizungen unvermeidlich sind.

Die Voraussagung richtet sich im Allgemeinen nach Verschiedenheit der Ursachen, nach gröfserer oder geringerer Reizbarkeit, Alter und Constitution des Subjects, und läfst sich wohl überhaupt ungünstig stellen, zumal die Entzündung unter begünstigenden Umständen leicht in Brand übergehen kann.

Die Behandlung weicht im Allgemeinen nicht von der anderer Entzündungen ab, und mufs man nur rücksichtlich des meist beschwerlichen, schmerzhaften, harten und seltenen Kothabgangs, stets für leichten Stuhlgang durch ölige Abführungsmittel und öftere Klystiere Sorge tragen, und eine blande, schleimige Diät verordnen, um sowohl die mechanische als auch chemische Irritation auf die innere Darmfläche nach Möglichkeit zu vermindern. Warme Halb- und Dampfbäder und dergleichen erweichende, nöthigenfalls krampfstillende Bähungen und öftere Waschungen, sind zugleich als lindernde Beihülfsmittel von grofsem Nutzen.

Bedient man sich aber hier der Blutegel zu topischen Blutentziehungen, so darf man sie nicht zu nahe an den After setzen, sonst vermehren sie leicht durch den Stich die Entzündung.

Etymologie. *Proctitis,* von πρωκτος, der After.

Synon. Lat. *Inflammatio, s. Phlegmone intestini recti, Phlogosis ani, Proctitis.* Franz. *Proctite, Proctitis, Inflammation, Phlegmone de l'anus, du gros Boyau, du rectum.* Engl. *Inflammation on the stright Gut.* Ital. *Inflammazione di intestino retto.* Holl. *Ontsteeking de Aarsdarm, Endeldarm.* Ull — n.

AFTERFISTEL, Aftergeschwür, Mastdarmfistel. Abscesse in der Umgegend des Afters und der Nähe des Mastdarms, kommen wegen der Menge lockeren Zellstoffs in dieser Gegend häufig vor, und kann man sie nach ihrem Enstehen bald als idiopathische, bald als symptomatische, bald als metastatische oder kritische betrachten. Erstere sind meist Folge von äufsern Verletzungen, z. B. nach einer heftigen Quetschung, leichten oder schwereren Verwundung oder Zerreifsung dieser Parthie; oder sie sind durch hier, oder in den After selbst, von aufsen eingedrungene, oder von innen in denselben gerathene, hier stecken gebliebene fremde Körper, veranlafst, und werden dann wirkliche Kothabscesse, die die gröfste Beachtung verdienen; oder sie entstehen am häufigsten bei entzündeten Hämorrhoiden. Symptomatisch werden diejenigen genannt, bei denen der Ursprung des Eiters entfernt liegt, z. B. bei einer in Eiter übergegangenen Psoitis hat sich durch Senkung des Eiters, hier in der Nähe des Afters, ein Abscefs gebildet, welches auch bei jeder andern näher oder entfernter liegenden Eiterung durch Senkung in dem so lockern Zellgewebe, besonders bei stark und lange eiternden Schufswunden, der Fall seyn kann.

Als metastatisch oder kritisch sind sie zu Folge anderer krankhafter Störungen des Organismus zu betrachten, die an sich und ursprünglich den Mastdarm selbst nicht betreffen, aber nach Bildung solcher Abscesse den Kranken von den frühern, oft Gefahr drohenden, Beschwerden befreien, mindestens doch erleichtern. Z. B. der Kranke litt seit lange her mancherlei Störungen seiner Gesundheit, an Husten, Kopfschmerz, Schwindel, Verdauungsbeschwerden, Gicht, Podagra u. dgl., die alsbald verschwanden, wie sich der Abscefs in dieser Gegend bildete; oder er hat bedeutende Lungengeschwüre mit eitrigem Auswurfe, der alsbald cessirt, wie das Geschwür am After sich zeigt. Diese letztern

tern verdienen darum die gröfste Beachtung, und darf deren Heilung nur mit der gröfsten Vorsicht unternommen werden. Die Gewohnheit Vieler, eine jede Ansammlung von Eiter in der Nähe des Afters, mit dem Namen einer Fistel zu belegen, hat zu vielen Irrthümern, und somit auch zu einer falschen Behandlung derselben verleitet, obschon es nicht zu läugnen ist, dafs sehr häufig aus einfachen, verkannten, übersehenen, vernachlässigten, besonders aber mit Aetzmitteln übel behandelten Abscessen, Fisteln sich bilden können.

Solche, nach einer vorausgegangenen Entzündung hier entstandene Abscesse, gleichviel, welche Ursache ihnen zum Grunde liegt, bersten entweder nach innen oder aufsen, wenn sie nicht zur rechten Zeit durch die Kunst geöffnet werden. Ihre Oeffnung ist dann gewöhnlich enge, und selten an der zweckmäfsigsten und niedrigsten Stelle, so dafs sich der Eiter nicht hinreichend entleeren kann, und nun, statt sich zu schliefsen, eine kleinere Höhle, mit nur geringen Beschwerden bildet, deren Oeffnung hart und callös wird, und fortwährend eine jauchichte Feuchtigkeit auströpfeln läfst, woraus sich hier leicht in dem lockern Zellgewebe ein fistulöses Geschwür *bildet*, und nach Verschiedenheit des Sitzes der kleinen Oeffnung, bald für eine innere oder äufsere Mastdarmfistel gehalten wird. Die Existenz dieser s. g. innern blinden Mastdarmfisteln läugneten schon ehemals *Foubert* und *Sabatier*, und neuerdings *Larrey*, indem sie versichern, am Rande des Mastdarms nie eine Fistel gesehen zu haben, die nicht mit dem Mastdarme communicire, sondern dafs dies immer wahre Mastdarmfisteln wären. Letzterer behauptet aufserdem noch, dafs die Fisteln immer von innen nach aufsen, und nie umgekehrt sich bildeten, es wäre denn nach einer Verwundung des Rectums von aufsen, oder durch syphilitische Geschwüre am Rande der Aftermündung.

Zuweilen verkündigt sich ein solcher Abscefs unter den Symptomen einer heftigen Entzündung, die alsbald verschwinden, sobald sich der Eiter gebildet und entleert hat. Zuweilen verräth er sich nur durch eine zu Anfang schmerzlose Verhärtung mit unveränderter Hautfarbe, die nur bei anhaltendem Drucke während des Sitzens, besonders aber beim Reiten, eine schmerzhafte Empfindung verursacht und sich dann auch röthet. Eine solche Verhärtung schmilzt nach und nach durch eine schleichende Entzündung und geht in Eiterung über, die sich dann nach Eröffnung des Abscesses als eine geringe und gutartige zeigt. Bisweilen ist aber trotz der geringen Schmerzen und der scheinbar gelinden Entzündung des Eiters dennoch viel, und dieser jauchicht, fressend und bösartig, aus einer grofsen Höhle hervorkommend, woran oft die fistulöse Gestalt des Geschwürs allein Schuld seyn kann.

Die Stellen, wo solche Abscesse sich öffnen, sind öfters auch sehr verschieden und unbestimmt, zuweilen vom After in ziemlicher Entfernung, doch gewöhnlich in dessen Nähe oder am Perinaeum, oder im Mastdarme selbst, und die Entleerung des Eiters erfolgt meist nur aus einer kleinen und sehr engen, oft schwer zu entdeckenden Oeffnung, zuweilen aber auch aus mehreren zugleich. Bei der Untersuchung findet man dann nicht selten äufserlich, in der Nähe des Afters, eine Oeffnung, und eine zweite im Mastdarme. In seltenen Fällen ist nur eine innere Oeffnung, welche die Mastdarmwand durchbohrt, vorhanden.

Zuweilen befindet sich der Abscefs in einer beträchtlichen Entfernung vom Mastdarme, so dafs dessen Eiter in gar keine Berührung mit demselben kommt. In andern Fällen steht der Mastdarm zwar mit demselben in Berührung, aber er ist nicht vom Eiter durchbohrt, sondern nur durch denselben entblöfst, zuweilen ist er aber auch beides, und dies ist der bei weitem häufigste Fall.

Bei der Heilung solcher Abscesse beruht vorzugsweise alles darauf, den Symptomen zweckmäfsig zu begegnen, die Eiterung zu befördern, und nach Zeitigung des Abscesses, denselben frühzeitig zu öffnen, um der immer zu fürchtenden Entblöfsung des Mastdarms vorzubeugen. Die Entzündungsgeschwulst zu zertheilen, und somit die Eiterung zu verhüten, gelingt nur in bestimmten Fällen bei idiopathischen Entzündungsgeschwülsten.

Sind keine besonders wichtige Symptome vorhanden, so hat man nur blofs durch erweichende Bähungen oder

Breiumschläge die Zeitigung der Geschwulst zu befördern, und ist dieselbe phlegmonöser Natur, so lasse man vor der künstlichen Eröffnung die Haut so dünn wie möglich werden, bis möglichst alle Härte geschmolzen ist, wodurch die nachherige Behandlung sehr erleichtert und der ganze Heilungsprozefs abgekürzt wird.

Bei irritablen, kräftigen oder auch sehr reizbaren Subjecten kann es bei grofsen Abscessen hier nöthig werden, antiphlogistisch verfahren zu müssen und narcotische Mittel in Mitgebrauch zu ziehen, zumal bei gleichzeitig vorhandenem fieberhaften Allgemeinleiden oder consensuellen Beschwerden, als: Tenesmen, Dysurie und Ischurie u. dgl.

Cachectische oder sonst übel constituirte Subjecte machen hier wohl stärkende, reizende und antiseptische Mittel nothwendig.

Haben solche Geschwüre den Mastdarm noch nicht durchbohrt, und widerstehen sie, zumal veraltete, der Heilung hartnäckig, so ist die Methode *v. Walther's* (Journal d. Chir. u. Augenheilk. V. 1. 130.), mit Höllensteinpulver ein befeuchtetes, dem durch Prefsschwamm zuvor erweiterten Hohlgeschwüre, entsprechendes Bourdonnet einzuführen, und etwa zehn Minuten und darüber darin zu lassen, und welche Einführung erforderlichen Falls einen Tag um den andern zu wiederholen ist, die sicherste, da hier doch kein hinreichender Druck ausgeübt werden kann. *v. Walther* wandte diese Methode in mehreren Fällen, selbst bei wirklichen Mastdarmfisteln, mit Erfolg an, wobei jedoch immer grofse Vorsicht nöthig ist. Nur wenn bei diesen s. g. innern blinden Mastdarmfisteln die äufsere Wand des Mastdarms ziemlich weit hinauf entblöfst ist, erfordern sie das Messer, um die Scheidewand zwischen dem Fistelgange und dem Mastdarme zu spalten. Solche Abscesse und sinuöse Geschwüre in der Nähe des Afters, die den Mastdarm noch nicht durchbohren, und nur eine Oeffnung haben, sollte man auch nur fistulöse Geschwüre, und nicht Mastdarmfisteln nennen, denn sie sind blofs Abscesse, die ohne Hülfe der Kunst geborsten sind, die immer bei zweckmäfsiger Kunsthülfe niemals eine solche Behandlung erfordern, wie sie jederzeit bei wahren Mastdarmfisteln nothwendig wird. Haben sie aber den Mastdarm schon auf eine gröfsere oder kleinere Strecke entblöfst, und setzen sie darum der gewöhnlichen Behandlung der Hohlgeschwüre grofse Schwierigkeiten entgegen, oder haben sie denselben schon wirklich durchbohrt, so sind dies, und besonders letztere, Fisteln im engern Sinne, die den Namen von vollkommenen Mastdarmfisteln verdienen, und auch nur wie solche behandelt werden müssen.

Man bezeichnet sonach eine Fistel durch ein tiefes sinuöses Geschwür, dessen Oberfläche zu der Menge der eiterartigen Materie, welche es liefert, in keinem Verhältnisse steht, dessen Ränder meist immer mit Callosität besetzt sind, und welches nach aufsen oder innen mit einer engen callösen Mündung öffnet, durch welche sich eine fremde Flüssigkeit aus irgend einer Höhle, oder einem Ausführungsgang nach aufsen, oder in eine andere Höhle, oder am häufigsten in's nahe Zellgewebe entleert. Wird nun letzteres durch die aus der Höhle oder dem Ausführungsgang hervorfliefsende, oder durch eine ihm nur fremde Flüssigkeit fortwährend gereizt, so verändert sie sogleich die Art seiner Ernährung, und die mit der Flüssigkeit in Berührung kommende Fläche verwandelt sich in ein den Schleimmembranen sehr ähnliches Zellgewebe, welches mit der Zeit durch die fortdauernde Reizung eine unter dem Namen der Callosität bekannte eigenthümliche Veränderung erleidet, und sich nur dadurch von den wahren Schleimhäuten unterscheidet, dafs ihr das Oberhäutchen und die Schleimbälge fehlen, und besonders durch die beständige Neigung sich zu schliefsen, welche den mit wahren Schleimhäuten ausgekleideten Kanälen bekanntlich ganz fremd ist. Diese im Fistelkanale sich erzeugende Haut nennt *Brechet* zufälliges Schleimgewebe. Die Entwickelung dieses Schleimgewebes geht um so rascher vor sich, je stärker und anhaltender die Reizung des Zellgewebes in dem Fistelgang ist. *J. Hunter*, *Villermé* und *Laennec* geben ihr den Namen Fistelhaut, besser nach *v. Walther* Geschwürhaut, weil sie auch an der Oberfläche flacher, planer Geschwüre vorkommt.

Unter einer Gesäfs- oder Mastdarmfistel, *fistula*

ani, verstehen nun aber die Wundärzte gewöhnlich jeden fistulösen eiternden Kanal in der Nähe des Mastdarms, wobei entweder nur das Zellgewebe, welches den Mastdarm nach aufsen umgiebt, zerstört, und dadurch derselbe entblöfst ist; oder der fistulöse Kanal communicirt mit dem Mastdarme und hat denselben durchbohrt.

Auf diese Verschiedenheit gründet sich nun die Eintheilung der Mastdarmfisteln in vollständige oder vollkommene, *F. ani completae*, und unvollständige oder unvollkommene, *F. ani incompletae*, je nachdem sie eine äufsere und innere Oeffnung zugleich haben, welche letztere mit der Höhle des Mastdarms communicirt, oder nur eine Oeffnung entdecken lassen. Diese letztern sind nun aber wieder verschieden, je nachdem sie nur mit einer innern oder äufsern Oeffnung allein versehen sind, und dann entweder unvollständige innere, d. i. nach aufsen blinde, oder unvollständige äufsere, d. i. nach innen blinde, Mastdarmfisteln, *F. ani incompletae internae et externae*, sind.

Eine zusammengesetzte, verwickelte Mastdarmfistel, *F. ani complicata*, nennt man endlich diejenige, welche zugleich mit den Harnwerkzeugen oder der Mutterscheide communiciren, oder wenn Caries der Beckenknochen zugegen ist, oder wenn auch nur die Fistel mehrere äufsere Oeffnungen hat, oder deren Gänge sich weit unter der äussern Haut verbreiten, gleichsam das Perinäum und Gesäfs unterminiren, und viele und weit ausgebreitete Härte haben; oder wenn fremde Körper darin enthalten sind, und sie sich mit Krankheiten nahe gelegener Theile verbindet; oder endlich auch nur der Kanal sich weit in die Höhe erstreckt, und den Mastdarm auf eine grofse Strecke entblöfst. Dieser steht die einfache Mastdarmfistel, *F. ani simplex*, entgegen, die nur einen oder auch mehrere Gänge, jedoch ohne callöse Härte, hat, und wobei alle benachbarten Theile sich in einem normalen Zustand befinden.

Die Diagnose dieser verschiedenen Abscesse und Fisteln ist aber nicht immer so leicht, indem Abscesse von infiltrirtem Harn sie erschweren können. Wenn man indessen gewahrt, dafs der Patient gleichzeitig Strangurie oder

Ischurie hat, dafs er beim Urinlassen eine besondere Wärme, Schmerzen oder Kollern im Abscesse empfindet, dafs der Abscefs dem Mittelfleische näher als dem After ist, dafs er langsam zugenommen hat, und dafs der ausfliefsende Eiter nach seiner Eröffnung mit Harn gemischt ist, so wird man nicht leicht dessen Natur verkennen. Von der Gegenwart einer vollkommenen Mastdarmfistel werden wir aber besonders noch durch die Art ihrer Entstehung, und dafs der Kranke eine schmerzhafte Empfindung am After, besonders beim Stuhlgang, Sitzen und Reiten hat, so wie durch den kothigen Ausflufs aus der Fistel und dem eitrigen aus dem Mastdarme, oder dafs die Excremente mit Eiter bedeckt, oder gestreift sind, so wie von dem Durchgange von Darmgas durch die Fistel, und durch das Gesicht beim Hervordrängen des Afters, indem man alsdann die Fistelmündung sieht, oder, wenn man gefärbte Flüssigkeit durch die Fistel einspritzt, die durch den After wieder ausfliefst, endlich aber und vorzüglich durch die Untersuchung mit der Sonde, auf das Bestimmteste überzeugt.

Wichtig für die Diagnose und Heilung sind die Erfahrungen *Sabatier's*, *Larrey's*, *Riebes* und Anderer, wonach sich die innere Oeffnung der Mastdarmfisteln am öftersten unmittelbar oberhalb der Stelle, wo sich die innere Haut des Rectums mit der äufsern vereinigt, selten etwas, doch nie höher als 5 — 6 Linien befindet, und diese auch leicht sichtbar werden soll, wenn man den Kranken auffordert, stark zu drücken, um den Mastdarm hervorzudrängen, und man dann nur mit den Fingern die Falten desselben auseinanderzieht. Sind mehrere äufsere Fistelöffnungen zugegen, so mufs man sie alle untersuchen, um auszumitteln, ob sie unter einander in Verbindung stehen. Die Untersuchung mufs auch hier, in schwierigen Fällen, wie bei andern Fisteln, in allen möglichen Lagen des Kranken, und öfters, aber immer mit Vorsicht vorgenommen werden, um die entblöfste und mürbe Wand des Mastdarms nicht zu durchbohren. Zur Untersuchung bedient man sich am besten etwas starker Sonden, oder auch bei sehr engen Fisteln der Darmsaitenbougies und der Einspritzungen. — Bei der Untersuchung incompleter innerer Fisteln, die äufserlich keine Abscefsöffnung haben, beachte man vorzugsweise diejenige Stelle, an welcher der Kranke stets die meisten Beschwerden empfindet, besonders wenn er erhitzt oder verstopft ist, oder wenn die Stelle gedrückt wird; entdeckt nun hier der eingeführte Finger eine besondere Schlaffheit, weiche Aufwulstung, oder eine Rauhigkeit und callöse Härte, so zeigt dies die innere Fistelöffnung an; dem Kranken geht dabei zugleich mit dem Stuhle Eiter ab, und die Excremente sind, besonders in deren Vertiefungen, damit bedeckt. Die den After umgebende Haut zeigt auch meist eine veränderte Farbe, sie ist livide, und darunter fühlt sie sich hart oder auch wohl teigig an; bei vermehrtem Drucke auf solche Stellen fliefst Eiter aus dem After. — Bei incompleten äufseren Mastdarmfisteln, die blofs äusserlich eine Oeffnung haben, ist die Diagnose um defswillen oft schwer, weil man bei der Entblöfsung hoch oben im Mastdarme die zweite Oeffnung vergebens sucht, weil sie gewöhnlich der Aftermündung sehr nahe liegt, und dann leicht eine complete Mastdarmfistel mit dieser incompleten verwechselt wird. Aber es giebt hier auch Abscesse mit Entblöfsung des Mastdarms, die als Mastdarmfisteln aufgeführt werden, aber niemals kothige Fisteln sind. Hier darf man sich daher niemals auf die Sonde allein verlassen, sondern man mufs auch auf die Excremente Acht haben, ob sie mit Eiter gedeckt sind, denn bei einer wirklich unvollkommenen äufsern Fistel kann dies nicht Statt finden. Gemachte Injectionen lösen hier leicht den Irrthum, und darf man eine solche Fistel nicht eher für eine unvollkommene äufsere Fistel ausgeben, bis man durch wiederholte Versuche zur Gewifsheit gekommen ist, dafs keine innere Oeffnung existirt.

Die der Mastdarmfistel zunächst gelegenen Theile sind meist von Anfang weich und natürlich beschaffen, in der Folge aber, zumal bei Vernachlässigung derselben, verhärten sie sich, und sieht man dann wohl eine solche callöse Härte, bei mehreren und gekrümmten Fistelgängen, sich über das ganze Perinäum und selbst die Hinterbacken verbreitet, wozu der behinderte Abflufs des Eiters das Meiste mit beiträgt. In seltenen Fällen dringt ein solcher fistulöser Gang bis in die Blase oder in die Harnwerkzeuge, und macht dann eine Mastdarmblasenfistel, oder sie geht zu einem nahen Knochen, und verursacht Beinfrafs, oder in noch seltnern Fällen bis zur Lunge, wonach Lungengeschwüre erfolgen. Eine solche Mastdarmblasenfistel erkennt man durch die widernatürliche Färbung des Harns mit Fäcalmaterie, durch den urinösen Geruch und den Abflufs des Harns aus dem After, oder durch den mit Harn vermischten Koth; zuweilen geht auch vor oder nach dem Urinlassen Darmgas durch die Harnröhre ab. Beständen dem allen ohngeachtet noch Zweifel, so führe man in die Blase einen metallenen Katheter und eine gewöhnliche Sonde durch die Fistel, mit der man den in der Blase befindlichen Katheter blofs fühlt. — Ist hier nun die verbindende Oeffnung zwischen der Blase und dem Mastdarme klein, so fliefst blofs Harn in den Mastdarm über, aber es dringt kein Koth in die Blase und verunreinigt den Urin; aber auch bei einer gröfsern Oeffnung, wodurch wirklich Koth in die Blase dringt, fliefst dennoch der Urin durch den Mastdarm ab.

In Ansehung der Voraussagung sind nun besonders die Fälle wichtig, wo bei der Mastdarmfistel zugleich die Lungen mit afficirt sind. Ist sie nämlich Ursache der Lungenaffection, so kann man die Operation mit gutem Erfolg unternehmen; im umgekehrten Falle aber ist die Fistel als wohlthätige Crise zu betrachten, indem nach dem Erscheinen der Fistel die Lungenschwindsucht sich hob oder doch verminderte, und darum die Operation untersagt, weil alsdann das Lungengeschwür um so rascher um sich greifen würde. Veraltete Mastdarmfisteln, oder überhaupt solche, die schon lange her bei relativem Wohlbefinden des Kranken getragen wurden, und daher als vicarirende Absonderungsorgane zu betrachten sind, wodurch andere Beschwerden, z. B. Gicht, Engbrüstigkeit, anhaltendes Kopfweh, Amaurose u. dgl. gemindert oder entfernt worden sind, dürfen nicht operirt werden, wenn nicht gröfsere Gefahr für den Kranken entstehen soll. Eben so wenig darf die Operation unternommen werden, wenn der Kranke übel constituirt, schwach, kränklich und cachectisch ist, oder die etwa dringend begehrte Operation darf nicht eher unternommen werden, bis man ein künstliches Geschwür in Zug gebracht hat. Am gerathensten bleibt es hier immer, sich blofs auf die Erweiterung der äufsern Fistelöffnung zu beschränken, und grofse Reinlichkeit und zweckmäfsige Diät beobachten zu lassen. Contraindicirt ist die Operation aufserdem noch, wenn die Mastdarmfistel noch mit andern Krankheiten des Beckens, der Harnblase, der Vorsteherdrüse, der Scheide u. dgl. complicirt ist, indem diese coexistirenden Leiden durch die Operation nicht zugleich mit gehoben werden können; oder wenn auch nur die fistulösen Geschwüre gerade stark geschwollen, heftig entzündet und sehr schmerzhaft sind, oder der Kranke eben jetzt an schmerzhaften und voluminösen Hämorrhoidalknoten und Beschwerden leidet, mufs sie bis nach Beseitigung dieser Zufälle, so lange verschoben werden.

Die Heilung der vollkommenen, wie auch unvollkommenen innern Mastdarmfistel, ist in der Regel nur möglich durch Trennung der Scheidewand zwischen der Fistel und dem Mastdarme; dahingegen die unvollkommene äufsere Fistel gewöhnlich auf vorbeschriebene Art leicht zur Heilung gebracht wird, es wäre denn, dafs dessen Entstehung von einer Affection des Mastdarms herrührte, und sie dann auch wie eine complete Mastdarmfistel behandelt werden mufs.

Zur Operation eignen sich nun vorzugsweise diejenigen, die rein örtlich, ohne alle Complication und nicht zu alt sind, und den Kranken sehr belästigen. Indessen giebt es auch Fisteln, die ohne Hülfe der Kunst, bei ruhiger horizontaler Lage und bei ungehindertem Abflufs der eitrigen Feuchtigkeit, Reinlichkeit u. dgl. von selbst heilen. Dies ist indessen nur möglich, wenn die Fistel sehr kurz, gerade, weit und frisch, nach geringfügigen Ursachen entstanden, und besonders venerischen Ursprungs ist. Letztere bedürfen aufserdem noch des Mitgebrauchs von Quecksilber, Holztränke u. dgl.

Die Methoden der Operation der Mastdarmfisteln sind nur auf den Schnitt und die Unterbindung zu beschränken, indem die frühern Behandlungsweisen mittelst der Brenneisen oder Aetzmittel mit Recht der Vergessenheit übergeben worden sind, und die totale **Ausschneidung** derselben nur noch auf diejenigen Fälle anzuwenden ist, wo die Fistel mit Scirrhositäten und carcinomatöser Entartung verbunden wäre.

Zur Operation durch den **Schnitt** findet man nun eine Menge Instrumente empfohlen, als: die verschiedenen Arten von Syringotomen, von denen einige bei kurzen Fisteln sehr brauchbar sind, das einfache geknöpfte und verborgene Fistelmesser von *Pott*, die verborgenen Bistouries von *Savigny*, und dessen Verbesserung von *Arnemann*, das von *Remm*, *Blömer*, *Dzondi* und Andern. Auch kann man sich hierzu des von *Percy* verbesserten *Runge*schen **hölzernen Fistelgorgerets** und einer **gerinnten, geraden, vorn offenen Sonde** und eines **geraden Messers** mit starker Spitze, dessen Klinge im Hefte feststeht und einen langen Griff hat, bedienen. (*Richter*, Bibl. XI. 4. 522. Tab. II.) Liegt aber, wie gewöhnlich, die innere Fistelöffnung der Aftermündung sehr nahe, so kann man eine feine, biegsame, silberne Hohlsonde durch die Fistel in den Mastdarm überführen, dessen Ende mit dem Finger aus dem Mastdarm leiten, und die auf der Sonde liegenden Theile durch ein in der Sondenrinne fortgeschobenes Scalpell durchschneiden, oder sich noch bequemer *Valtolini's* Scheere (*Kühn* und *Weigel's* ital. Bibl. I. 2. 192. f. 1.) mit einem sondenartigen Blatt in die Fistel eingeführt, bedienen, wenn die zu durchschneidende Wand nicht zu dick, und die Fistel überhaupt nicht zu hoch gelegen ist.

Bei der Operation mit dem **Messer**, mufs sich der Kranke mit dem Rücken gegen das Licht über einen Tisch oder auf die Seite der Fistel legen, wobei der Schenkel der kranken Seite ausgestreckt, der andere aber gebogen seyn mufs; auch kann der Kranke in die Lage wie beim Steinschnitt gebracht werden, nachdem der Mastdarm zuvor künstlich entleert worden ist. Ein Gehülfe zieht nun beide Hinterbacken aus einander, und der Operateur bringt zuerst sein geöltes Fistelmesser mit zurückgezogener spitzer Klinge in die Fistel, dann den beölten Zeigefinger der andern Hand in den Mastdarm, um das übergeführte Messer zu empfangen und zu leiten. Darauf schiebt er mit dem

Daumen der Hand, die das Messer hält, die spitze Klinge vor, und durchstöfst damit den Mastdarm ein wenig über der innern Fistelöffnung bei einer vollkommnen Fistel, oder bei einer unvollkommnen so hoch, als der Darm entblöfst ist. Sobald dies geschehen ist, zieht er die spitze Klinge zurück, setzt den im Mastdarme befindlichen Finger auf die Spitze des Messers, leitet und drückt zugleich das Messer herunter, und durchschneidet alles der ganzen Länge nach, was zwischen dem Messer und dem Finger liegt, auf einmal, wodurch die Fistel in eine offene Wunde verwandelt wird.

Hat die Fistel mehrere Gänge, so müssen diese alle aufgeschlitzt und in eine einzige Wunde vereinigt werden.

Bei einer Mastdarmblasenfistel beobachte man nur die Regel, nach dem Schnitt einen biegsamen Katheter in die Blase zu führen, diesen zuverlässig zu befestigen und ihn niemals zu verstopfen, damit bei zweckmäfsiger, ruhiger Lage des Kranken auf der Seite der Harn von der innern Fistelöffnung abgehalten werde, und diese sich dabei schliefsen kann.

Bei der Operation mit *Percy's* Vorrichtung, die besonders auf hohe Fisteln berechnet ist, bringe man das geölte Gorgeret in den Mastdarm bis über die innere Oeffnung der Fistel, wenn eine solche zugegen ist, mit seiner Aushöhlung gegen die Fistel gerichtet; dann führe man die gerinnte Sonde durch die Fistel, gegen das Gorgeret angestemmt, übergebe die Sonde einem Gehülfen, welcher zugleich die Hinterbacken anspannt, halte das Gorgeret selbst, immer gegen die Sonde angedrückt, und führe nun ein gerades Scalpell in der Rinne der Sonde bis in das Gorgeret, und durchschneide beim Zurückziehen des Instruments alle Theile, welche zwischen der Sonde und dem Gorgeret liegen, mit fester Hand, und ziehe nach vollendetem Schnitte Sonde und Gorgeret, ohne sie aus ihrer wechselseitigen Verbindung zu bringen, aus der Wunde zurück. Erstreckt sich der fistulöse Kanal höher wie die innere Fistelöffnung, so ist es gerathen, auf dem Zeigefinger eine stumpfspitze Scheere in die Wunde zu leiten, um die zurückgebliebene Scheidewand zu trennen, indem, bei Nichtbeachtung dieser Vorsichtsmafsregel, manche Fistel durch den Schnitt nicht geheilt wurde.

Nach vollendeter Operation werde die Schnittfläche nach gehöriger Reinigung vom Grunde aus mit befeuchteten Charpiebäuschchen sanft ausgefüllt, dann eine gehörig dicke nicht zu feste Wiecke in den Mastdarm gebracht, damit erstere in ihrer Lage gesichert werde, ein Plumaceau dagegen gelegt, dasselbe mit Heftpflastern befestigt, dies alles mit einer Compresse gedeckt, und das Ganze mit einer T Binde in seiner Lage gehalten. — Man bringe nun den Kranken auf sein Bett in eine Seitenlage, gebe ihm ein Opiat, und erneuere den Verband so oft als Stuhlgang erfolgt, nach vorgängiger Reinigung mit lauem Wasser. Bei den folgenden Verbänden, nach eingetretener Eiterung, braucht man die Charpie nicht mehr zu befeuchten oder zu beölen, und nimmt auch deren immer weniger, wie sich die Wunde vom Grunde her mit Granulation ausfüllt. Verursachte indessen, bei sehr reizbaren Personen, die trockne Charpie beim Verbande beschwerlichen Durchfall mit Tenesmen, so bediene man sich einer Salbe aus Wachs und Baumöl, oder von Eigelb mit Baumöl, und bestreiche damit die Plumaceaus. Oft aber reicht auch dies nicht zu, den Kranken von den unerträglichen Schmerzen und krampfhaften Zusammenschnürungen des Mastdarms, Tenesmen u. dgl. zu befreien. Auf solchen Fall ist der Rath von *v. Walther's* (Journ. der Chir. u. Augenheilk. IX. 2. 207.) nicht genug zu befolgen, der Wiecken und Meschen sich gänzlich zu enthalten, und die ersten Tage hindurch den Kranken ganz ohne Verband mit fest geschlossenen Schenkeln im Bette auf dem Rücken liegen zu lassen, und durch öfters gewechselte mehrfach zusammengelegte untergeschobene linnene Tücher für die nöthige Reinlichkeit zu sorgen. Später könne man sich eines deckenden Verbandes bedienen, der aber auch nicht immer nothwendig wäre. Die endliche Vernarbung befördert man durch vorsichtiges Betupfen mit Höllenstein, und gut geleiteten Druckverband.

Die Zufälle, welche während und nach dieser Operation erfolgen können, sind: 1) heftige Blutungen; findet zu deren Stillung die Ligatur ihre Anwendung nicht, und läfst sich durch die gewöhnlichen Mittel, als eingespritztes kaltes Wasser oder Weingeist mit Schwamm oder Charpie applicirt, nicht stillen, so erfordert sie die Tamponade, und bei Weibern noch die gleichzeitige Ausfüllung der Scheide mit Charpie. Hätte man sich des Gorgerets bei der Operation bedient, so lasse man dies vorerst zurück, und bringe zwischen diesem und der Wunde Charpie oder Blutschwamm zur Stillung der Blutung tamponirend ein.

2) Zu heftige oder zu geringe Entzündung; erstere macht einen lockern Verband oder dessen gänzliche Entfernung nothwendig, aufserdem kalte Ueberschläge, Blutegel, erweichende Klystiere, Oelmixturen u. dgl.; letztere dagegen festern und gelinde reizenden Verband.

3) Copiöse Eiterung erfordert eine angemessene stärkende Behandlung.

4) Krampfhafte Koliken; Oelmixturen mit Opium, erweichende, krampfstillende Klystiere, dergleichen warme Umschläge, warmes Bad, ölige, narcotische Einreibungen u. dgl.

5) Heftiger Bauchflufs, schleimige Mittel mit Opium u. dgl.

6) Harnverhaltung, krampfstillende und nach Umständen antiphlogistische Mittel innerlich und äufserlich, warme Umschläge auf die Blasengegend, besänftigende, krampfstillende Klystiere, und in hartnäckigen Fällen den Gebrauch des Katheters.

7) Bei Stuhlzwang, ähnliche besänftigende und krampfstillende Mittel, besonders aber Dampfbäder, und Enthaltung alles Verbandes.

Die Heilung der Mastdarmfisteln durch die Unterbindung besteht darin, dafs man einen sehr flexiblen Draht vom feinsten Silber oder Gold, oder einen Pferdehaarstrang, besser eine Darmsaite, und am besten einen gedrehten Faden von Hanf oder Seide, durch die Fistel in den Mastdarm über- und aus demselben herausführt, beide hervorstehenden Enden zusammenbindet, und durch allmähliges festes Zuschnüren die Zwischenwand nach und nach durchschneidet, wobei in dem Mafse, wie die Trennung vor sich geht, die Heilung hinter dem Faden her erfolgt.

Die Schwierigkeiten der Ueberführung des Unterbindungsmaterials, zumal bei hochgelegenen Fisteln, durch dieselben, so wie besonders dessen sicheres Fassen in dem After und dessen Herausführung aus demselben, haben nun von jeher den Erfindungsgeist der Wundärzte beschäftigt, und eine Menge Geräthschaften hervorgebracht, die gröfsten Theils wegen Unbrauchbarkeit und Unsicherheit der Vergessenheit übergeben worden sind.

Die Vorrichtungen von *Schreger* (dessen chirurg. Versuche. Nürnberg, 1818. III. 1.) und *v. Siebold's* (Chiron III. 1. 3. T. I. f. 1 — 5.), *Reisinger* (Darstell. e. neuen Verfahr. d. Mastdarmf. z. unterb. u. s. w. Augsburg, 1816) und von *v. Walther*, sowohl kurze, als hochgelegene, complete und incomplete Mastdarmfisteln zu unterbinden, sind ohnstreitig die besten, und besonders letztere sehr einfach und brauchbar. *Desault's* Vorrichtung (dessen chirurg. Nachlafs von *H. Bichat*. II. 4. Göttingen, 1804. T. II. f. 1 — 10. und *Bouillard* im Journ. de Chir. T. III.) ist zu umständlich und complicirt.

Die Unterbindung mit flexiblen Metalldrähten wäre wohl unstreitig die einfachste, aber immer nur bei kurzen Fisteln ausführbar, indem der in dem Mastdarm übergeführte Draht ohne Schwierigkeiten und leicht mit dem in den Mastdarm gebrachten Zeigefinger umgebogen und ausgeleitet werden kann; dagegen der Draht bei höher gelegenen Fisteln während der Durchführung leicht anstöfst, sich falsche Wege macht, und durch den eingebrachten Zeigefinger nicht erreicht werden kann, zu geschweige, dafs Metalldrähte überhaupt, wären sie auch noch so flexibel, sich nicht so sanft den Theilen anschmiegen, mehr Schmerzen verursachen, und dem Kranken nach der Anlage beim Sitzen belästigen.

Will man dem After nahe gelegene complete Fisteln unterbinden, so bringe man durch die Fistel eine biegsame, bleierne, geöhrte Sonde, oder eine Darmsaite in den Mastdarm, leite diese auf bekannte Art aus dem Mastdarm, ziehe sie dann aus, und lasse den im Oehr der Sonde befindlichen, oder an die Darmsaite befestigten Faden, zurück u. s. w.

Schreger's Vorrichtung besteht aus zwei Hauptheilen: 1) dem weiblichen, einer conisch runden Röhre von Metall in den Mastdarm geführt, oben mit einer ovalen Oeffnung, in welche die durchgestofsene Troicartspitze und der Unterbindungsfaden, von der Fistel her, in die Höhle der Röhre übergeschoben, und hier von einer darin befindlichen federnden Zange gefafst und nach aufsen geleitet wird; 2) dem männlichen, einer dünnen Röhre in die Fistel gebracht, die den Troicart und den silbernen Draht aufnimmt, und sich mit dem obern offenen Ende gegen die ovale Oeffnung der Röhre hinneigt. Von beiden Röhren gehen zwei Fortsätze ab, die durch eine Flügelschraube nach der Application vereinigt werden, und in zwei Griffe enden.

Reisinger's Vorrichtung besteht: 1) aus einer silbernen Röhre mit eingeschobener, geknöpfter Sonde bei completen, und zugespitzter, bei incompleten Fisteln; 2) einer Art Kornzange, rückwärts mit einem beweglichen, hölzernen Gorgerét versehen, um die übergeführte Röhre nebst Troicart aufzufangen, festzuhalten, und die Mastdarmwand gegen alle Verletzung zu schützen; endlich nach der Durchbohrung und Zurückziehung des Troicarts 3) die übergeführte Uhrfeder zum Einziehen der Ligatur, oben mit einem Knöpfchen und unten mit einem Oehr versehen, von der Röhre abgleitend, in Empfang zu nehmen, und diese nebst dem an ihrem Ende befestigten Faden wohlgefafst aus dem Mastdarme zu leiten u. s. w.

v. Walther's sehr einfache Geräthschaft besteht: aus einem geraden, Linien dicken, 5 Zoll langen Röhrchen von Silber, einer 6½ Zoll langen Sonde, die leicht in dem Rohr hin und her bewegt werden kann, einer 5½ Zoll langen, mit einem platten Knöpfchen versehenen Troicart, um die Mastdarmwand erforderlichen Falls durch das Rohr zu durchbohren, und einer 4 Zoll haltenden stählernen Sonde mit aufgenieteter geöhrter Uhrfeder von gleicher Länge, um den Ligaturfaden einzulegen. Die Application ergiebt sich aus der Beschreibung von selbst.

Die beiden Enden der eingelegten Schnur, Darmsaite oder des Metalldrahtes, werden nun durch die beiden Oeffnungen eines kleinen, silbernen, platten Röhrchens eingeführt, und mit einem einfachen Knoten und einer Schleife nur so fest zugebunden, oder anziehend umgebogen, dafs der Kranke nur so eben einen gelinden nicht schmerzhaften

Druck empfindet. Der Operirte halte sich nun in den ersten Tagen ruhig — später kann er dann seinen Geschäften nachgehen. Alle 3 — 4 Tage ziehe der Wundarzt den Faden oder dgl. nach angegebener Vorschrift fester, und sorge er täglich für breiartige Stuhlausleerung. Entsteht heftiger Schmerz, so mufs die Ligatur nachgelassen werden, und fahre man dann, bei steter Reinigung durch laues Wasser, mit Festerziehen derselben so lange fort, bis die Scheidewand der Fistel getrennt ist. Dauert die Trennung über drei Wochen, so mufs wegen leichter Zersetzung der seidenen etc. Schnur eine neue eingelegt werden. Nach endlicher Durchschneidung der Scheidewand bleibt gewöhnlich eine kleine Wundspalte zurück, die mit trockner Charpie verbunden, und bei Zögerung der Vernarbung mit Höllenstein betupft werden mufs.

Bei einer Mastdarmscheidenfistel bringe man die dünne Röhre durch die Scheide in die Fistelöffnung, in den Mastdarm, und verfahre weiter wie eben angegeben worden.

Die Heilung der Mastdarmfisteln durch die Unterbindung hat nun trotz der Auctorität der englischen Aerzte, die sie in neuerer Zeit ganz verwerfen, doch auch manche Vortheile; denn sie ist mit wenig oder gar keinen Schmerzen verbunden, wenn man nur mit guten Unterbindungsgeräthschaften behutsam und schonend verfährt. Die Heilung dauert zwar etwas länger, der Kranke hat aber dabei den Vortheil, während der Behandlung herumgehen und leichte Geschäfte verrichten zu können, und wird er dabei nicht bei der Darmausleerung behindert; von einer Blutung ist dabei gar nichts zu fürchten, und eignet sie sich daher vorzugsweise bei erweiterten Hämorrhoidalgefäfsen, so wie bei solchen, die an habituellen Blutflüssen leiden. Sie findet darum auch vorzüglich ihre Anwendung bei hoch gelegenen Fisteln, die man immer nur mit grofser Gefahr durch den Schnitt operirt, so wie bei höchst reizbaren messerscheuen Kranken (*Hufeland's* Journ. IX. 2. 184.). Endlich entgeht man, bei zumal übel Constituirten, einer copiösen Eiterung, die nicht selten nach dem Schnitt erfolgt.

Der Schnitt verdient aber unstreitig da den Vorzug, wo viele Nebengänge, beträchtliche Callosität in den nahen Thei-

Theilen zugegen und der Mastdarm bedeutend entblöfst ist, besonders aber da, wo die innere Fistelöffnung der Aftermündung sehr nahe, oder die äufsere Fistelöffnung von der Aftermündung sehr entfernt und oberflächlich liegt, und also durch einen kleinen unbedeutenden oder oberflächlich geführten Schnitt mit dem Scalpell oder der Scheere, mit einem Male die Operation ohne alle Gefahr vollendet wäre.

Die Excision oder Exstirpation eines knorpelartig scirrhös entarteten Zwischenstücks bei mehreren neben einander verlaufenden Fisteln, findet nur dann Statt, wenn darin alle Organisation völlig aufgehoben und alle Reizfähigkeit erloschen ist, oder bei carcinomatöser Degeneration der Mastdarmfisteln. (*Vering's* Beobachtungen der K. K. med. chir. *Joseph.* Academie. I. 3.)

Litteratur:

Astruc, D., an fistulis ani chirurgica sectio. Montpel. 1718.

Bufs, D., de fistula ani feliciter curandi. Halae, 1718.

v. Halleri, Disp. chir. select. T. IV. p. 463. Lausan. 1755.

Petit, Traité des malad. chir. T. II. p. 140. Paris, 1790.

Blume, D, de ani fistulae curat. Goett. 1792.

Haschke, D., de fistula ani. Erlang. 1797. v. Salzb. med. chir. Zeitg., Ergänzungsbl. B. II. S. 117.

Kirkland, medical Surgery. Vol. II.

Pott, Abhandl. von d. Gefäfsfisteln in dess. sämmtl. chir. Werk. B. II. S. 217.

Oetzmann, D., de fistula ani, c. tab. aen. Jen. 1812.

Larrey, med. chir. Denkwürdigk. a. d. Franz. B. I. S. 589. Leipz. 1813.

Reisinger, Darstellung eines neuen Verf. die Mastdarmf. z. unterbinden. Augsb. 1816.

Schreger, über d. Unterbind. d. Mastdarmf., in dess. chirurg. Versuch. B. II. S. 1. Nürnb. 1818.

Copeland, Bemerk. üb. d. vorzügl. Krankh. d. Mastd. u. d. Afters, besonders üb. d. Vereng. d. Mastd., d. Hämorrhoidalausw. u. d. Afterf. a. d. Engl. v. *Friedreich.* Halle, 1819.

Ribes, Récherches sur la situat. de l'orifice interne d. l. fistule de l'anus, et sur les parties dans l'épaisseur des quelles ces ulcères ont leur siége. Revue médical. C. I. p. 174. Paris. 1820.

C. Bell, chir. Abhandl. üb. d. Krankh. d. Harnw. u. d. Mastd. u. deren Behandl. in d. chirurg. Handbibl. B. II. S. 311. Weimar, 1821.

Ull — n.

AFTERFLUSS, *Proctorrhaea mucosa.* Ist ein periodischer oder anhaltender chronischer Flufs, einer meist weifsen, bald dicklichen oder dünnen, bald wäfsrigen oder schleimigen, oder eiweifsartigen, dem Gummiwasser oder dem Froschleich ähnlichen, bald eiterförmigen oder jauchigten, dünnen, oft zähen, klebrigen, meist übelriechenden, selten mit Blut vermischten Feuchtigkeit, die mehr oder weniger anhaltend fliefst, die Wäsche beschmutzt, zuweilen aber nur in Flocken bei der Stuhlentleerung oder beim Abgang von Blähungen aus dem mit einer Schleimmembran ausgekleideten Mastdarme durch den After abgeht. Bei langer Dauer des Uebels magert der Kranke früher oder später ab, oder er wird aufgedunsen, cachectisch, wenn zumal diese Blennorrhoe den Charakter der Bösartigkeit angenommen hat. Meist ist die chronische Proctorrhoe ohne alles Fieber und Entzündung, bisweilen nur mit geringer, oder auch ohne alle Irritation des Mastdarms. Zuweilen entsteht unerträglicher Pruritus, seltener Tenesmen, und dann besonders nach vorausgegangener normaler Stuhlausleerung. Ein wirklich hectischer Zustand kann wohl nur dann erst eintreten, wenn der Kranke sehr von Kräften heruntergekommen, und der schon lange Zeit dauernde Afterflufs zugleich copiös war.

Ist aber der Afterflufs mit entzündlichen Symptomen verbunden, und im Ganzen mehr activ, *Proctorrhagia mucosa,* so ist der meist alsdann grüngelbliche, mehr eiterartige, und zuweilen mit Blut gemischte, krankhaft abgesonderte Schleimflufs schmerzhafter, nicht selten mit Fieber verbunden, und die innere Membran des Mastdarms entzündet. Die nahe gelegenen Theile werden excoriirt, und wird er nicht selten durch Geschwüre und Entartungen des Mastdarms, oder innere Fisteln erzeugt, und dann um so schmerzhafter und lästiger.

Die chronische Proctorrhoe wird häufig durch die s. g. schleimigen Hämorrhoiden, daher auch die fälschliche Benennung dieser Krankheit: *Haemorrhoides albae, mucosae, serosae,* durch krankhaft vermehrte Absonderung der Schleimmembran des Mastdarms, durch catarrhalische, rheumatische und arthritische Reizung derselben, oder in Folge des zurückgetretenen Podagras, hervorgebracht; oder er erscheint nach vorausgegangenen langwierigen und schwächenden Krankheiten, z. B. nach bedeutenden Hämorrhoidalflüssen,

Ruhren, Bauchflüssen u. dgl.; oder bei und durch in dieser Gegend befindliche Geschwülste, Gewächse oder anderweite Degenerationen der Schleimmembran; oder durch Geschwüre und im Mastdarme befindliche, steckengebliebene fremde Körper, Würmer, besonders Ascariden, Kothballen; oder zu Folge eines anhaltenden Drucks von Krankheiten in der Nähe des Mastdarms, als: von Polypen, Scirrhen, Krebs, Eierstocksdegenerationen, Lipomen u. dgl.; oder er erscheint nach dem Miſsbrauche drastischer Purganzen, Emmenagogen, zu reizender Klystiere, oder endlich durch das unnatürliche Laster der Paederastie.

Die Heilung beruht häufig auf Entfernung der Ursachen, und der Afterfluſs verliert sich von selbst; oft aber sind wir nicht im Stande die Ursache zu entdecken, indem sie zu verborgen liegt, oder wir entfernen eine, und der Afterfluſs dauert dennoch fort, weil es nicht die rechte war. Verborgene syphilitische Affectionen können die Diagnose daher oft sehr erschweren; doch wird es dem aufmerksamen Beobachter nicht schwer halten, irgend Spuren eines frühern syphilitischen Leidens zu entdecken. Die Behandlung ist meist immer schwierig, gewöhnlich langwierig, und nicht selten durchaus erfolglos. Das specielle der Behandlung wird seines Ortes näher vorkommen, wo von den Krankheitserscheinungen die Rede seyn wird, von denen der Afterfluſs die Folge ist.

Bleibt er nach gehobener Ursache noch fortbestehen, und beruht er noch allein auf örtlicher Schwäche der Mastdarmschleimhaut, so sind stärkende, adstringirende, lauwarme, häufig aber auch kalte Injectionen, dergleichen Fomentationen und Bäder, Einreibungen u. dgl. mit einer gleichzeitig entsprechenden innern Behandlung bei geregeltem diätetischen Verhalten und Regim von groſsem Nutzen.

Etymologie. *Proctorrhoea*, von πρωκτος und ῥεω, flieſsen.

Synon. a) *Proctorrhaea; Blennorrhoea s. Leucorrhaea intestini recti, ani; Archorrhoea mucosa; Haemorrhoides mucosae, Pyorrhoea ani.* b) *Proctorrhagia; Blennorrhagia s. Leucorrhagia intestini recti, ani; Proctorrhagia s. Archorrhagia mucosa; Architis blennodes; Proctitis blennodes; Morbus coeliacus; Passio coeliaca; Morbus mucosus peculiaris; Catarrhus recti.*

Ull — n.

AFTERFRATT, *Intertrigo*. Besteht in einem nur blofs rothen oder auch wunden Fleck, mit Abstreifen der Oberhaut, *excoriatio*, der dem After nahen Hautparthie, wonach die Stelle näfst, oder auch wenig Blutwasser durchschwitzen läfst, mehr oder wenig lebhaft schmerzt und heftig bei der leisesten Berührung brennt. Er wird meistens durch einen anhaltenden Druck beim Reiten, vorzugsweise auf einem Harttraber, oder schlechtem Sattel, oder durch angestrengtes Gehen, zumal bei grofser Hitze, oder nach heftigem Reiben und Kratzen hervorgebracht.

Aehnliches Wundseyn erfolgt auch oft bei recht gesunden, kräftigen und fetten Kindern, oder auch bei schwächlichen, cachectischen, besonders bei Mangel an Reinlichkeit, am Perinäum, zwischen den Geschlechtstheilen, in der Inguinalgegend, der Achselgrube und andern Hautfalten, wo sich die *cuticula* von der *cutis* abstreift, die Stellen sich entzünden, Jucken und Brennen verursachen, oberflächlich eitern, und dadurch die Kinder unruhig und im Schlafe gestört werden.

Zuweilen sind als entfernte Ursachen, Unreinigkeiten der ersten Wege, Flechten, Krätze, Syphilis, allermeist aber Unsauberkeit und metastatische Ablagerungen mit zu berücksichtigen.

Der eigentliche Wolf ist gewöhnlich von keinen Folgen, und heilt meist bei Entfernung der Ursachen und beobachteter Reinlichkeit von selbst.

Um den lästig brennenden Schmerz zu verhüten, ist es nothwendig ein mit Cerat dünn bestrichenes Läppchen aufzulegen, um die äufsere Luft abzuhalten. Das zu gleicher Absicht empfohlene Auflegen von englischem Pflaster, verschlimmert meist das Uebel. Wäre der Afterfratt zugleich durch starke Quetschung geschwollen und hart, dann wendet man mit Erfolg kalte Ueberschläge von frischem Wasser oder Bleiwasser an, und wenn eine lebhafte Entzündung hinzutritt, macht man mit Nutzen warme, erweichende Ueberschläge. In geringem Grade, oder bei gewöhnlichem Wundseyn, ist das öftere Waschen mit frischem Wasser, oder mit einem gelinde austrocknenden Mittel, und bei oberflächlicher Eiterung dergleichen Streupulver zum Bestauben meist hinreichend.

Synon. Wolf, Frattseyn, Wundseyn. Lat. *Intertrigo, Attritus, Darsis, Excoriatio.* Franz. *Ecorchure.* Engl. *Galling.* Holl. *Ontvelling, Smertsel.* Ull — n.

AFTERGEBURT. S. Steifsgeburt.

AFERGESCHWÜR. S. Afterfistel.

AFTERGESCHWULST. Diese Geschwülste, ihrer Natur nach entweder Sack- oder Balggeschwülste (*Tumores cystici, saccati, tunicati, Cystides, Lupiae* etc.), und unter diesen besonders Brei- oder Speckgeschwülste, und am häufigsten Fettgeschwülste (*Atheromata, Steatomata, Lipomata s. Tumores adiposi*), haben gewöhnlich ihren Sitz an der Aftermündung und in deren nächsten Umgebung, oder sie entspringen von der innern Membran des Mastdarms, und treten beim Gröfserwerden aus demselben hervor. Letztere gehören jedoch meist zu den eigentlichen Mastdarmpolypen. Die Hämorrhoidalknoten nennt man auch wohl, wiewohl mit Unrecht, Aftergeschwülste.

Ihre Form ist, gleich ähnlichen Geschwülsten an andern Körpertheilen, sehr verschieden, doch hier meist rund oder länglich, bestimmt durch die Theile, von denen sie sich entwickeln, und bei bedeutender Gröfse zugleich mit durch ihr eigenes Gewicht. Ihr Umfang ist gewöhnlich genau begränzt, und ihre Grundfläche beweglich, wegen des hier in Menge vorhandenen sehr lockern Fettzellgewebes. Ist die hier befindliche Geschwulst lipomatöser Natur, so ist sie meist länglich, birnförmig und gestielt, und reicht dann wohl bis zur Kniekehle herab. Ihre äufsere Oberfläche ist meist der natürlichen Haut gleich, und nur selten geröthet oder braunroth, und mit varicösen Gefäfsen durchwebt. Sehr roth, glatt, glänzend und mit Schleim überzogen sind nur diejenigen, welche von der Schleimmembran des Mastdarms ihren Ursprung nehmen. Ihr Inhalt und deren Beschaffenheit bestimmen darüber, wenn sie sich mehr elastisch, gespannt und fest anfühlen, ob sie zu den wahren Balggeschwülsten, oder wenn sie weich und nachgiebig sind, und sich wie ein Sack mit Baumwolle gefüllt, anfühlen, alsdann zu den wahren Lipomen gehören. Doch kann man sich hierauf nicht immer mit Sicherheit verlassen. Ihre Entwikkelung ist immer langsam, und wenigstens vom Anfange und so lange sie klein sind, ohne Beschwerden, die besonders aber dann sehr grofs werden, wenn die Geschwulst ihren Ursprung von der Schleimmembran des Mastdarms genommen hat, und dann Entzündung des Mastdarms, Tenesmen, Proctorrhoe, Blutungen, behinderten Stuhlgang, Proctosis der innern Membran, Diarrhoe, Entartungen des Mastdarms u. dgl. m. verursachen können, wodurch der Kranke nicht nur sehr gequält und wohl selbst in Gefahr gebracht werden kann. Sitzen solche Geschwülste aber an der Mastdarmmündung oder dessen nächster Umgebung, so belästigen sie den Kranken nur durch ihr Volumen, oder dadurch, dafs nach Verschiedenheit ihres Sitzes die Stuhlexcretion mehr oder weniger erschwert wird.

Ueber ihre Entstehung läfst sich nichts bestimmtes ausmitteln, und sind sie immer als eine Folge eines abnormen Bildungstriebes zu betrachten.

Die Heilung dieser Aftergeschwülste wird am vollständigsten durch die völlige oder theilweise Herausschälung, oder alsbaldige Abschneidung mit dem Messer, oder durch die Unterbindung bewerkstelligt.

In dem einen oder andern Fall verfahre man nach den vorhandenen Umständen, dem Verhalten, der Beschaffenheit, dem Sitze und der Gröfse der Geschwulst, der gröfsern oder geringern Varicosität derselben, und der gröfsern oder geringern Verwundbarkeit des Kranken, wie das Speciellere davon bei den Balg- und Fettgeschwülsten vorkommt.

Ull — n.

AFTERGEWÄCHSE. Unter diesem Namen versteht man alle krankhafte warzenartige, körnige, blumenkohlartige, gefranzte, zackige, knotige, astige, himbeeren- und maulbeerenartige, braunrothe, dunkelviolette oder kupferrothe Wucherungen und Geschwülste um den After, bei beiden Geschlechtern, die meist syphilitischen Ursprungs sind, mit denen häufig Geschwüre an den Geschlechtstheilen und deren Nachbarschaft, Schleimflüsse der Harnröhre, Scheide, oder des Mastdarms selbst, verbunden sind. Sie werden erzeugt durch eine krankhafte Wucherung, Verlängerung und Verdickung der Haut und des Zellgewebes dieser Parthie. Nach Verschiedenheit ihrer Form und Consistenz hat man ihnen verschiedene Namen gegeben; sind sie nämlich höckerig, rauh und furchig, so nennt man sie Warzen, *Verrucae;* sind sie voluminös, derb, abgerundet und gestielt, oder oberflächlich geschwürig, Feigwarzen, *Condylomata, Fici, Sycoses, Sycomata, Thymi, Mariscae;* sind sie breit, hart und eingerissen, Schrunden, Schwielen, *Rhagades;* sitzen sie mit breiter oder länglicher Basis auf, und ist der Gipfel zackig, eingekerbt oder gezahnt, Hahnenkämme, *Cristae galli* u. s. w. Diese verschiedenartigen krankhaften Entwickelungen sieht man oft sämmtlich, oder doch mehrere Arten derselben bei einem Subjecte, viel seltener nur eine Art.

Ihr Sitz ist gewöhnlich und am häufigsten der After und das Perinäum; doch kommen sie auch vor beim Manne an der Eichel und deren Vorhaut; bei den Weibern an den grofsen und kleinen Schamlefzen, den Karunkeln, dem Scheideneingange, der Clitoris und deren Vorhaut; seltener an den Mund- oder Augenwinkeln, an den Ohren, den Brustwarzen, dem Nabel, und am seltensten an den übrigen äufsern Körpertheilen oder den innern Membranen.

Ihr Vorkommen ist immer am Eingange von Schleimhöhlen am häufigsten, dagegen im Innern derselben selten, wenigstens deren Erscheinen über den Sphincteren gewifs sehr selten.

Bisweilen wird man bei einer flüchtigen Untersuchung verleitet, ähnliche Wucherungen, die aus dem Innern des Mastdarms sich hervordrängen, für dergleichen condylomatöse Entartungen der Afterperipherie, zum gröfsten Nachtheil der Kranken, zu halten. (*Heister,* ephemerid. nat. cur. Cent. 8.).

Die Entstehung derselben schrieb man ehemals (*Astruc*) dem unnatürlichen Laster der Paederastie zu, allein am häufigsten sind sie als consecutive Erscheinungen der Lues zu betrachten. So beobachtete man bei Ammen, die eine Ansteckung durch die Brustwarzen erlitten hatten, dergleichen Condylomen um den After, und bei Säuglingen ebenfalls dergleichen, denen das Gift durch den Mund war eingeimpft worden.

Sie erscheinen meist erst nach mehreren Monaten der erlittenen Ansteckung, häufiger bei dürftigen, unreinen Menschen, als bei wohlhabenden und reinlichen.

Wenn dergleichen Aftergewächse auch meist eine bestimmte Erscheinung der Syphilis sind, so entstehen sie doch nicht selten von andern Ursachen, ganz ähnlich den erstern, und erschweren dann sehr die Diagnose. Wenn daher dergleichen Auswüchse bei einer Person vorkommen, die nicht lange zuvor an Syphilis litt, und bei der noch andere verdächtige Symptome zugegen sind, oder die einen verdächtigen Beischlaf gepflogen hat, so kann man sie als syphilitischen Ursprungs ansehen. In allen andern Fällen aber mufs man sich bei Unverdächtigen vorerst damit begnügen, sie genauer zu beobachten, und abwarten, ob solche Hahnenkämme und condylomatöse Auswüchse um den After sich nach einiger Zeit nicht erweichen und verschwinden, bei dem Gebrauche örtlich reinigender, erweichender und fetter Mittel. Sie können nämlich hämorrhoidalischen Ursprungs seyn, ohne den mindesten Verdacht von Lues. Erscheinen nun solche nicht bald wieder, so liegt ihnen keine Ansteckung zum Grunde.

In diagnostischer Hinsicht ist daher die gröfste Vorsicht nöthig, solche Excrescenzen ohne Unterschied für venerische auszugeben, die es nicht sind.

Diese krankhaften Wucherungen sind gewöhnlich nicht schmerzhaft, sie wären denn sehr grofs, oder erlitten einen öftern Druck, oder würden eingeschnürt, oder durch harte Körper gezerrt. Schmerzhaft sind sie hingegen, wenn ihre Oberfläche excoriirt oder exulcerirt ist; sie bluten dann leicht, und bilden jauchigte Geschwüre, die oft schwer zur Heilung zu bringen sind.

Es giebt dergleichen Aftergewächse, welche alsbald bei einer zweckmäfsigen antisyphilitischen Behandlung verschwinden, aber gewöhnlich sind sie hartnäckiger, und weichen erst bei gleichzeitiger örtlicher Behandlung. Man darf sich aber nie auf deren örtliche Behandlung allein verlassen, sondern man mufs gleichzeitig allgemein und local verfahren.

Was nun deren innere Behandlung betrifft, so mufs

ich hier auf den Artikel Lustseuche verweisen, und be schränke mich blofs auf die örtliche.

Sie können zerstört werden: 1) durch das Brenneisen und durch scharfe und mildere Aetzmittel; 2) durch die Unterbindung, und 3) durch die blutige Ausrottung mit dem Messer.

Zu den sanfteren flüssigen Aetzmitteln gehören: eine schwache Sublimatsolution, die *Aqua phagedaenica*, eine blaue Vitriol oder Alaunsolution, schwache Höllensteinauflösung, Bleiessig, oder schwefelsaures Kupfer, oder schwefelsaurer Zink in destillirtem Wasser aufgelöfst, und das *unguentum oxygenatum*. Zu den trocknen: Ockerpulver, Sabinapulver, gebrannter Alaun- und andere Salze. Zu den schärferen Aetzmitteln: Höllenstein, Pottasche, rother Praecipitat, besonders Sublimat, z. B. den von Dr. *v. Walther* empfohlenen Sublimatspiritus: Rec. *Hydrarg. mur. corr.* ℈j. — ʒß *solv. in Spirit. vin. rectificat.* ℥j. *M. D.*, Grünspan, blauer Vitriol, *butyrum antimonii* und Arsenik, nämlich 2 Gran auf 2 Unzen destillirtem Wasser, endlich aber das nach *Swediaur*, *Plenk* und eigenen Erfahrungen bewährte Mittel: Rec. *Spir. vin. rectif.*, *Acet. concentr. à* ℥ß *Hydrarg. mur. corros.* ʒj. *Aluminis, Camphor., Ceruss. à* ʒß *M. D.* — Oder bei warzenähnlichen, unempfindlichen Auswüchsen nach *Masius:* Rec. *Hydrarg. mur. corros., Cupri sulphur. à* ℈ß *Argent. nitr. fus. gr.* vj. *M. D. S.* Von diesen Pulvern etwas auf die Auswüchse zu tragen, und mit einem Pinsel etwas Wasser darauf zu bringen. — Bedient man sich zu gleicher Absicht des Glüheisens, so mufs dies weifsglühend seyn. — Bei der Ligatur lege man einen fest zugezogenen Faden um die Basis der Excrescenzen. — Zur Exstirpation bediene man sich eines Bistouris, oder Scalpells, oder einer geraden oder krummen Scheere, und schneide sie einzeln vom Grunde aus weg.

Der erweichenden und fetten Mittel bediene man sich bei schmerzhaft entzündeten; der sanfteren Aetzmittel bei kleinen, frischen, lebhaft gerötheten und weichen Wucherungen der Art; der schärferen Aetzmittel bei solchen, die mit breiter Basis auf der Haut sitzen, und sehr gekrümmt, hartnäckig und schmerzlos sind, und deren Basis mit dem

Glüheisen nicht zu erreichen steht, oder bei Personen, die sich vor dem Glüheisen oder dem Messer fürchten; der Ligatur bei dünn gestielten, einzeln stehenden, deren Umfang eben oder kolbig ist, und die ein varicöses Ansehn haben.

Schneidende Werkzeuge verdienen immer den Vorzug, vor den schmerzhaften Aetzmitteln und der Ligatur.

Bei dem Gebrauche der Aetzmittel, besonders der flüssigen, mufs man die nahe gelegenen Theile vor deren nachtheiligen Einwirkung durch Umlegen von Charpie, und bei der Application von trocknen durch ein gefenstertes Pflaster schützen.

Zur Ausrottung tiefer im After gelegener condylomatöser Wucherungen empfehlen sich stumpfspitze Scheeren mit langen Armen, womit man sie, nachdem sie hervorgezogen und fixirt gehalten werden, dicht an deren Basis trennt.

Etymologie. *Condyloma*, von κόνδυλος, Fingerglied.

Synon. Afterauswüchse, Afterwucherungen, Schwielen, Feigwarzen, Hahnenkämme, venerische Schrunden oder Warzen. Lat. Aufser obigen: *Clavi, Calli venerei, Cretae, Crystallinae, Verucae humidae, Tubercula crystallina, Thymiosis.* (?) Franz. *Condylome, Chou-fleur.* Holl. *Knoop-zwellen.* Ull — n.

AFTERJUCKEN, *Pruritus intestini recti.* Es besteht zu Anfange in einem leichten und unangenehmen Gefühle von Jucken und beschwerlichen Kitzeln, um und in der Aftermündung und deren nächsten Umgebungen unter der Haut, das oft sehr lästig und zuletzt unerträglich, mit einem Gefühle von Hitze und Brennen, zuweilen mit dem Gefühle von Trockenheit und Sprödigkeit der Haut, oder auch mit geringer Ausschwitzung einer serösen, schleimigen und selbst wohl eiterartigen Feuchtigkeit verbunden ist. Ein sanftes Reiben macht es oft verschwinden, wonach meist ein wohlbehagliches und selbst wollüstiges Gefühl folgt, das zu unwiderstehlichem stärkern Reiben auffordert, bis ein brennendes Schmerzgefühl erfolgt, unter welchem der unerträgliche Pruritus, oft unter einem klopfenden, pochenden Gefühle im After, nachläfst.

Am häufigsten kommt es vor, bei turgescirenden Hämorrhoidalleiden, besonders Hämorrhoidalknoten, bei scharfem Afterflusse, bei Verengerungen des Mastdarms, durch

Entartung seiner Schleimhaut, bei Hauteruptionen und chronischen Hautausschlägen, besonders psorischer, herpetischer und syphilitischer Natur, wobei die Kranken alsdann dies lästige Gefühl auch wohl mit Ameisenkriechen oder Nadelstichen vergleichen. Nicht selten erscheint es um Wunden und Geschwüre dieser Gegend, und wird dann durch Unreinlichkeit überhaupt, und der Verbandstücke besonders, oder durch das Auflegen gewisser Pflaster, reizender Kataplasmen, Ansetzen von Blutegeln u. dgl. hervorgebracht, und ist dann auch meist mit kleinen Knötchen oder Pustelchen, *Erythem*, vergesellschaftet.

Aufser diesem giebt es aber noch eine andere Art von juckender Empfindung am After, deren Ursachen entfernter liegen, und welches aus Sympathie, *Cnesmus sympathicus*, zu Folge einer Leber- oder gastrischen Intestinalaffection, oder bei Eingeweidewürmern, besonders Ascariden, entsteht; oder das Jucken ist das Resultat eines Consensus, der zwischen der äufsern Haut und der Schleimhaut des Mastdarms besteht.

Greise sind aber überhaupt diesem Pruritus mehr unterworfen als Jüngere, weil bei ihnen die Hautausdünstung mehr unterdrückt ist; eben so Arme mehr als Reiche, aus Mangel der gehörigen Reinigung, wodurch die Haut gereizt wird.

Aufserdem ist noch zu bemerken, dafs der bei Hämorrhoidalleiden oder Constrictionen am häufigsten vorkommende Pruritus, durch starke, kräftige und gut gewürzte Mahlzeiten, geistige Getränke, Kaffee, starke Biere u. dgl., wie überhaupt durch Erhitzung jeder Art im Allgemeinen, besonders aber dieser Parthie, als durch zu häufig ausgeübten Beischlaf, Selbstbefleckung, anhaltendes Sitzen auf gut gutgepolsterten Stühlen, zumal bei gleichzeitiger geistiger Anstrengung, forcirtes Reiten u. dgl. sehr vermehrt wird.

Aus der Verschiedenheit der Ursachen geht nun zur Genüge hervor, dafs die Mittel zu dessen Entfernung nicht für alle Fälle die nämlichen seyn können.

Liegt daher eins der aufgeführten Allgemeinleiden, näher oder entfernter, mit zum Grunde, so müssen diese durch die geeigneten Mittel entfernt werden, oder die bemerkten

Diätfehler u. dgl., wie alle örtliche Reizungen und Schädlichkeiten, unterbleiben.

Im Allgemeinen sind Reinlichkeit, öfteres Waschen, nach Umständen, mit kaltem oder lauem Wasser, und unter gewissen Bedingungen Qualmbäder u. dgl., gleichzeitig Haupterfordernisse.

Etymologie. *Cnesmus ani,* von Κνισμὸς, κνησμὸς, κνῆσις, Ζυσμὸς, das Jucken, Reiben, Rauhmachen.

Synon. Lat. *Pruritus, Prurigo, Cnesmus intest. rect. s. ani.* Franz. *Démangeaison, Prurit de l'anus.* Engl. *Itching, or Sculding of the rectum.* Ital. *Prurito di intestino retto.* Holl. *Jeukte de Aarsdarm.*

Ull — n.

AFTERKIND. S. Mola.

AFTERKNOTEN, *haemorrhoides coecae.* Diese varicösen Geschwülste der Venen des untern Theils des Mastdarms, bilden durch Anhäufung und Stockung des Bluts in diesen s. g. Hämorrhoidalgefäfsen, knotenartige Auftreibungen, Beutel und Säcke von der Gröfse einer Erbse bis zu der einer welschen Nufs. Sie sind von dunkler, blaurother Farbe, zu Anfang weich und dem Drucke nachgebend, so dafs man sie bisweilen ohne alle Schmerzen ganz zurückdrücken kann, werden aber in der Folge härter, schwellen periodisch an und werden wieder schlaff. Zuweilen schwellen sie dergestalt strotzend an, dafs sie eine glatte, glänzende, mit einer zarten Haut bedeckte Oberfläche haben, und wie eine strotzend angefüllte Blase ganz prall anzufühlen sind. Sind diese Knoten von einer bedeutenden Gröfse, so sind sie nicht mehr als blofse varicöse Ausdehnungen der Hämorrhoidalvenen anzusehen, weil sich alsdann das Blut unter die innere Haut des Mastdarms ergossen, und diese sackartig ausgedehnt hat. Diese werden alsdann von Einigen, aber mit Unrecht, *Mariscae* genannt, welcher Name eher für Aftergewächse pafst.

Ist das Uebel schon alt, so verdicken sich durch die öftere Anschwellung die Wandungen der Gefäfse, *Stenochoria,* wodurch deren Höhlungen verengt, und dann die krankhaften Erscheinungen vermehrt werden. Zuweilen gruppiren sich mehrere Hämorrhoidalgefäfse dicht zusammen, und nehmen dann die Gestalt von Vogeldarmgewinden an.

Der Sitz dieser Geschwülste ist am häufigsten an dem äufsern Rande des Mastdarms, oder an dessen innerer Wand, zunächst des Sphincters, selten höher hinauf, und verursachen sie alsdann auch wenigere Beschwerden, weil sie hier keinen schmerzhaften Druck zu erleiden haben.

Die Zufälle, die sie verursachen, bestehen nun in bald mehr oder weniger heftigen, stechenden, brennenden, klopfenden Schmerzen, Entzündung, Eiterung, geringen oder heftigen Blutungen, oder einem Schleimflusse des Mastdarms. Erreichen sie nämlich eine bedeutende Gröfse, oder sind sie in grofser Menge vorhanden, oder werden sie nur irgend gereizt, oder die innerhalb des Mastdarms gelegenen Knoten beim Stuhlgang, besonders hartem, hervorgetrieben, und durch den Sphincter des Mastdarms eingeklemmt, so schwellen sie strotzend an, entzünden sich, und werden sehr schmerzhaft. Sie erschweren dann nicht nur den Stuhlgang, sondern reizen fortwährend dazu, veranlassen anhaltenden Stuhlzwang oder hartnäckige Verstopfung. Durch diesen beständigen Reiz entstehen consensueller Pruritus, Beschwerden beim Urinlassen, Koliken und Fehler der Digestion. Bei endlich erfolgendem sehr schmerzhaftem Abgang von wirklichem Koth, oder nur blofsem Schleime, werden die Tenesmen noch heftiger, und erstrecken sich die krampfhaften Zufälle bis zur Urinblase und selbst bis zu den Geschlechtstheilen, veranlassen schmerzhafte Erectionen beim Manne, oder einen beständig anhaltenden Trieb zum Harnen, wobei nur weniger und oft brennend heifser Harn tropfenweis, und nur dann erst, obwohl nicht ohne Schmerzen, in einem ununterbrochenen Strahle abgeht, wenn der Krampf momentan nachläfst. Meist geht jedem Triebe zum Stuhle ein schmerzhaftes schneidendes Kollern im Darmkanale mit vorangehender Auftreibung des Unterleibs voraus. Dauert die Einklemmung lange, so können sie in Brand übergehen, oder durch Vereiterung, zumal bei Syphilitischen, den Grund zu bedeutenden Zerstörungen und Mastdarmfisteln geben. Zuweilen erfolgt selbst ein Vorfall des Mastdarms, der ebenfalls eingeklemmt werden kann. Nicht selten arten veraltete Knoten in eine harte, fleischige Masse aus.

Dergleichen periodische und so höchst schmerzhafte Zufälle werden jedesmal durch einwirkende schädliche Einflüsse, besonders durch Diätfehler, Erkältung der Füfse, oder durch zugige Abtritte, oder sonstige Irritationen u. dgl. hervorgebracht.

Gefahrdrohende Zufälle erregen sie zuweilen plötzlich durch Berstung, und dadurch verursachte bedeutende Blutungen.

Die Ursachen der Hämorrhoidalknoten sind bald vorausgehende oder prädisponirende, bald bestimmende oder gelegentliche.

Zu den erstern gehören: die physische Constitution oder eine gewisse körperliche Prädisposition, die schon in dem aufrechten Gange und dem ohnedies schon beschwerlichen Rückflusse des Bluts in dem Pfortadersysteme, welches bekanntlich keine Klappen besitzt, so wie in erblicher Anlage, und dem im vorgerückten Alter vermehrten Zuflusse des Bluts nach der Unterleibshöhle, so wie in dem Klima, der Lebensart, den Gewohnheiten und dem Geschlechte gegeben sind.

Zu den andern kann man zählen: die Jahreszeit, Temperatur, Beschaffenheit der Nahrungsmittel, Stockungen und Verhärtungen des Unterleibs, das viele Sitzen, zumal auf gut gepolsterten Stühlen, Mangel an Bewegung, Druck des schwangern, scirrhösen oder krebshaft degenerirten Uterus, Wassersucht desselben oder der Eierstöcke, Polypen in der Unterleibshöhle oder im Mastdarme selbst, öftere Vorfälle desselben, grofse Hartleibigkeit, traurige Gemüthsaffecte, zu enge Kleidungsstücke, Mifsbrauch drastischer, besonders erhitzender Abführungen, zu häufige Klystiere und andere Intestinalreizungen, zu häufige Geburten, anhaltende Diarrhoen, Ruhren, venerische Dyscrasie, zu unmäfsiger oder unnatürlicher Beischlaf, forcirte Märsche und Ritte, zumal auf Harttrabern, zugige Abtritte, wiederholtes Ansetzen von Blutegeln um den After und dessen Nähe, öftere warme Fufsbäder u. s. w.

Die Prognose richtet sich besonders darnach, ob sie nur blofse varicöse Aftreibungen und Knoten der zurückführenden Hämorrhoidalgefäfse sind, oder ob sie in der Zellhaut des Mastdarms grofse sackartige, erweiterte Geschwülste, Sackhämorrhoiden, bilden.

Im Allgemeinen ist sie aber wohl ungünstig und beunruhigend, weil sie schwer zu heilen sind, sich meist beständig vermehren, und den Kranken stets aufser den oft lästigen Beschwerden der Gefahr einer bedeutenden Blutung aussetzen, oder sich leicht entzünden, in Eiterung übergehen, und Verengerungen, Fissuren, Fisteln, Brand, Vorfälle u. dgl. verursachen können. Günstig ist sie höchstens bei Knoten, zu Folge blofs örtlicher Ursachen, und wenn sie noch neu und eben entstanden sind, ohne anderweite Prädisposition, indem sie nach Entfernung der Ursachen oft von selbst verschwinden. Wären z. B. die Knoten durch den Druck der schwangern Gebärmutter veranlafst, so verschwinden sie gewöhnlich nach der Entbindung von selbst; eben so wenn sie Folge einer hartnäckigen Verstopfung oder von verhärteten Kothballen u. dgl. ohne alle Prädisposition sind.

Die Behandlung der Hämorrhoidalknoten richtet sich nun vorzugsweise nach dem Zustande, in welchem sie sich befinden.

1) Sind sie bei Gelegenheit eines Stuhlganges aus dem After hervorgedrängt, und durch den Sphincter eingeklemmt, wodurch heftige Schmerzen entstehen, sie sich entzünden und brandig werden können, so suche man sie mit den beölten Fingern zurückzubringen, wobei der Kranke mit dem Hintern hoch liegen und sich alles Drängens enthalten mufs; gelingt dies aber nicht, so entleere man sie durch einen einfachen Lanzettenstich.

2) Sind sie schon entzündet, dann gebe man kühle, gelinde Abführungsmittel, *Tartarus depurat.* mit Schwefel, setze Blutegel an's Mittelfleisch, mache kalte Fomentationen, und würden diese nicht vertragen, milde Oeleinreibungen von *Oleum hyoscyami*, und narcotische Fomentationen oder Qualmbäder von *Cicata, Hyoscyamus* mit Fliederblumen, oder auch davon bereitete Breiumschläge. In hartnäckigen Fällen öffne man sie auch hier durch einen Lanzettenstich. Hat die Entzündung nachgelassen, so wende man einen Breiumschlag von Aepfeln und rothem Weine, oder eine Auflösung von Borax in Wasser, und bei höher gelegenen Knoten adstringirende Einspritzungen an.

3) Sind sie schon in Eiterung übergegangen, so öffne man den Abscefs bald, um die Senkung des Eiters zu verhüten. Läge der Ulceration eine syphilitische Dyscrasie zum Grunde, dann wende man innerlich und äufserlich Quecksilber an.

4) Verursachten sie durch Berstung eine sehr heftige und Gefahr drohende Blutung, dann lasse man den Kranken bei horizontaler Lage auf einer Matratze sich ruhig verhalten, gebe innerlich adstringirende Mittel, besonders Schafgarbe, und wende äufserlich kalte Sitzbäder und dergleichen Fomentationen mit einem Badeschwamm an, mache Einspritzungen von kaltem Wasser, von Wasser mit Essig oder Branntwein, kalte Abkochungen von zusammenziehenden Kräutern, oder concentrirte Aufgüsse von Galläpfeln, Tormentill u. dgl., oder eine Auflösung von Alaun u. dgl. Sind diese Mittel wirkungslos, und ist die Gefahr dringend, dann versuche man die Compression, durch ein mit *Goulard's* Wasser befeuchtetes, zusammengerolltes Stück feine Leinwand, oder durch die eigentliche Tamponade, indem man einen festen Charpiezapfen, der Weite des Mastdarms angemessen, mit zwei starken Faden kreuzweis zusammengebunden, in den Mastdarm bis über die blutende Stelle führt; zwischen die zum Mastdarm heraushängenden Faden, bringe man nun so viel Charpie bei angezogen gehaltenem Faden ein, bis der Mastdarm ganz ausgestopft ist, und binde dann die Fadenenden äufserlich über derselben fest zusammen.

Wenn nun aber die Hämorrhoidalknoten wegen ihrer Zahl, Gröfse und Verhärtung anhaltende Beschwerden, besonders starke Blutungen u. dgl. verursachen, sie aufserhalb des Mastdarms liegen, oder doch leicht hervorgedrängt werden können, oder bei jedem Stuhlgange hervortreten und die Stuhlausleerung hindern, überhaupt grofse Schmerzen verursachen, und dadurch den Kranken an seinen gewohnten Geschäften hindern, und den gelindern Mitteln nicht weichen, so ist die Hinwegnahme derselben angezeigt. Hierbei ist aber zu beachten, dafs die nach der Ausrottung solcher Knoten erfolgende traumatische Entzündung so wohlthätig auf die übrigen Venen des Mastdarms wirken kann, dafs

dafs deren Vitalitätszustand so sehr erhöht wird, dafs dadurch die Hämorrhoidalkrankheit ganz gehoben werden kann. Wo daher diese eine heilsame, gewohnte Ausleerung abgiebt, sey man mit der Exstirpation dieser Knoten vorsichtig, wenigstens nehme man nicht alle auf einmal weg, welches *Ware* überhaupt für unnöthig hält, und nur auf die harten, entzündeten und wirklich schmerzhaften, die öfters gerade in der Mitte zwischen den andern liegen, beschränkt wissen will.

Man kann nun die Exstirpation dieser Knoten auf eine dreifache Art verrichten: man schneidet sie ab, spaltet oder unterbindet sie.

1) Beim Abschneiden fasse man den Knoten mit einer Pinzette oder einem Haken, ziehe ihn damit an, und schneide ihn mit einer Scheere so ab, dafs noch etwas von der Basis desselben sitzen bleibt, wodurch die Wunde zum Theil bedeckt wird. — Bei dieser Operation, der theilweisen Abtragung derselben, ist um so weniger zu fürchten, als durch die hierauf erfolgende mäfsige Entzündung und Eiterung der Rest der Geschwulst nach und nach abnimmt, und endlich ganz verschwindet. Die Blutung, die gewöhnlich nicht stark ist, stillt sich nach den bekannten Mitteln leicht, oder doch sicher durch Compression.

2) Bei der Operation nach der zweiten Art soll man die äufsere Haut des Knotens durch einen Schnitt bis zu dessen Basis spalten, diese alsdann zu beiden Seiten von der untern Haut absondern, und diese mit der Scheere hinwegschneiden. Die Erhaltung der Haut soll hier, nach *Sabatier*, den Vortheil gewähren, dafs dadurch die Stelle der Vene bedeckt, und der Nachblutung am ersten begegnet werde. Dies hat sich aber durch die Erfahrung nicht bewährt, und verdient sie daher, ersterer weit leichteren Methoden, um so mehr nachgesetzt zu werden, als sie an sich immer weit schwieriger, und wegen öfterer Verwachsung der Häute unter sich, nicht auszuführen möglich ist.

3) Bei der Ligatur lege man um die Basis des mit einer Pinzette hervorgezogenen Knotens einen Faden, ziehe diesen nur nach und nach und nicht sogleich zu stark zu, bis der abgestorbene Knoten abfällt. Hierbei ist immer

grofse Vorsicht nöthig, damit nicht ein Stück von der innern Haut des Mastdarms und Nervenfäden mitgefafst werden, und dann sehr heftige Zufälle, als: Schmerzen, Entzündung, Tenesmen, Urinverhaltung, Erbrechen, Koliken u. dgl. erfolgen können. — Sie ist daher nur auf solche Fälle zu beschränken, wo die Knoten sackartig erweitert, sehr grofs und polypenartig gestaltet sind, und sie durch fühlbare Pulsation verrathen, dafs gröfsere Schlagadern zu ihnen hingehen. Hätte eine solche Geschwulst wohl eine breite Basis, so führe man eine Nadel mit einem zusammengewächsten, am besten zweifarbigen, Faden mitten durch deren Basis, und binde dann die Fadenenden eines jeden Fadens um die eine Hälfte der Geschwulst zusammen. Binnen zwei bis drei Tagen fällt sie alsdann ohne weitere Folgen ab, und ist dann auch kein weiterer Verband nöthig.

Veraltete und harte Hämorrhoidalknoten, die den Stuhlgang sehr erschweren, nimmt man am besten mit dem Messer oder einer Scheere weg.

Synon. Hämorrhoidalknoten, Goldaderknoten, blinde Hämorrhoiden, blinde goldene Ader, Hämorrhoidalgeschwülste, trockne Hämorrhoiden, Sackhämorrhoiden, Zacken am Hintern. Lat. *Haemorrhoides coecae, Varices intestini recti, Haemorrhoides saccatae, tumentes, dolentes, Tubercula haemorrhoidalia, Kirsos ani.* Franz. *Hémorrhoides aveugles, Gonflement des vaisseaux hémorrhoidaux.* Engl. *Blind piles in the Fundament.* Ital. *Emorroide cieche.* Holl. *Speenen, Ambeyen, Daamen.*

Litteratur:

Theden, chirurg. Wahrnehm. B. I. S. 56.

Trnka de Krzowitz, Historia haemorrh. omnis aevi observata medica continens. T. I. II. III. Vindebon. 1794 et 1795.

Recamier, Essai sur les hémorrhoides, présenté et soutenu à l'Ecole de Médic. de Paris, an VIII.

Schaeffer, D., sur les tumeurs hémorrhoidales. Strasb. 1802.

Fr. Copeland, Bemerk. über die vorzüglichsten Krankh. des Mastdarms und des Afters, besonders über die Verengerung des Mastdarms, die Hämorrhoidalauswüchse u. d. Mastdarmfistel. A. d. Engl. von *Friedreich*. Halle, 1819.

W. Whyte, Observations on strictures of the Rectum and other affect. etc. *Ed. Bath.* 1820.

J. Howship, practical observations on the symptoms, discrimination and treatement of the most common diseases of the lower intestines and anus etc. Lond. 1820.

Ull — n.

AFTERKREBS. Unter den Namen Skirrhus und Krebs hat man bisher mehrere und ganz verschiedenartige Krankheiten aufgeführt, die ihrer Natur nach vom eigentlichen Krebs sehr unterschieden werden müssen.

Der wahre Skirrhus des Mastdarms ist sowohl seinem Aeufsern als seiner innern Structur nach, vollkommen dem Skirrhus in andern Organtheilen ähnlich.

Zu Anfang giebt er sich durch unempfindliche, aber ungewöhnliche Härte zu erkennen, die in der Folge lancinirend schmerzhaft wird, und dann bald in die carcinomatöse Ulceration übergeht.

Beide Geschlechter sind dieser Krankheit unterworfen, doch scheint es, das weibliche mehr als das männliche. Nur höchst selten erscheint dies Uebel vor dem 25sten Jahre, aber gewöhnlich nach dem vierzigsten. Die Epoche der Cessation der Menstruation scheint dessen Entwickelung zu begünstigen. Alles, was nun überhaupt eine anhaltende oder lebhafte Reizung des untern Endes des Rectums unterhält, zumal bei vorhandenen syphilitischen, herpetischen, scrophulösen und andern Geschwüren, oder verschiedenen Auswüchsen, Condylomen, Warzen, Polypen u. dgl., die ursprünglich nicht carcinomatös sind, können unter begünstigenden Umständen den Uebergang zur krebshaften Degeneration verursachen, und diese Gelegenheitsursachen können leicht, wenigstens zu Anfang, die Diagnose sehr erschweren, zumal bei gleichzeitigen Complicationen, mit Hämorrhoiden, hartnäckiger Verstopfung u. dgl., welche selbst eine Ursache zur Bildung von Skirrhositäten abgeben können. In allen Fällen giebt er sich jedoch durch folgende Symptome zu erkennen.

Zu Anfang hat der Kranke ein schmerzhaftes Gefühl von Schwere im Mastdarme, zuweilen aber nur einen plötzlich ziehenden, stechenden Schmerz, und dies besonders bei der Stuhlausleerung, welche immer mehr und mehr erschwert und schmerzhaft wird, und dauert er dann auch wohl noch einige Zeit nachher fort. Bisweilen erfolgt ein Stuhlzwang, nach vorhergehenden leichten Koliken, mit dem Abgang einer viscösen oder blutigen Materie. Nicht selten sind Kollern im Leibe und Aufblähungen damit verbunden.

Bei der örtlichen Untersuchung findet man das Rectum hart und so zusammengezogen, dafs man kaum einen Finger einbringen kann, und den Umfang der Aftermündung mit einer ringartigen, schmerzlosen Verhärtung umgeben. Sind aber gleichzeitig Hämorrhoiden, oder flechtenartige, syphilitische u. dgl. Affectionen zugegen, so ist die Untersuchung sehr schmerzhaft, aufserdem aber nur blofs die Einführung des Fingers, und kann man dann, ohne weitere Schmerzen zu erregen, die Indurationen nach allen Seiten drücken.

Später empfinden die Kranken lancinirende, heftig stechende oder juckende Schmerzen an der indurirten Stelle, als das erste Zeichen des nahen Uebergangs in das carcinomatöse Geschwür.

Der Umfang der skirrhösen Verhärtung nimmt nun immer mehr zu, und die Mastdarmöffnung zieht sich mehr zurück. Die Kranken essen alsdann immer weniger, um der Vermehrung der Schmerzen zu entgehen, die sie jedesmal bei der Stuhlexcretion erleiden müssen. Erfolgt nun nicht bald Hülfe, so befinden sie sich oft in der Unmöglichkeit, sich der Faecalmaterie zu entledigen; es erfolgen dann heftige Koliken und selbst wohl eine Unterleibsentzündung. Bei einigen häufen sich nun unter den peinigendsten Schmerzen die excrementitiellen Stoffe aufserordentlich an; bei andern werden sie erweicht, und gehen faden- oder bandartig ab, je nachdem die Aftermündung nur eine kleine runde Oeffnung oder schmale Spalte bildet. Die eingetretene Exulceration ist stets mit mehr oder weniger hartnäkkiger Verstopfung, und einem jauchigten, sehr übelriechenden, puriformen oder eiterartigen Ausflusse begleitet. Das carcinomatöse Geschwür verbreitet sich unter den unsäglichsten Schmerzen immer weiter, und zerstört alle nahe gelegenen Theile. Die Kräfte schwinden nach und nach, es erfolgen Oedeme der Genitalien, der untern Extremitäten, Harnbeschwerden, Blutungen aus dem After, Verdauungsbeschwerden, völlig gestörte nächtliche Ruhe, und die Symptome der cancrösen Cachexie machen reifsende Fortschritte, bis der Tod der folternden Scene ein Ende macht. Andere sterben unter den grausamsten Schmerzen und Zufällen, die durch die unüberwindliche Verstopfung hervorgebracht werden.

Die Krankheit kann Jahre lang bei zweckmäſsigem Verhalten im Zustande des Skirrhus bleiben; ist aber einmal der offene Krebs, das carcinomatöse Geschwür, entstanden, dann macht sie in der Regel rasche Fortschritte.

Bei der Section verhält sich die skirrhöse und carcinomatöse Entartung analog mit andern der Brüste, der Gebärmutter und des Oesophagus; die skirrhöse Härte ist nämlich bald knorpelartig, bald speckartig, und die ulcerirte Fläche mit harten, zackigen, wulstigen, umgeworfenen, spongiösen, gekerbten, körnigen u. s. w. Rändern umgeben. Im Innern findet man bisweilen hirnartige Massen und mit Blutjauche gefüllte Höhlen.

Die Entartung beschränkt sich nicht immer auf den untern Abschnitt des Mastdarms, sondern verbreitet sich zuweilen längst dessen Verlauf, bis gegen das *S. romanum*, und findet man dann auch meist in der Nähe des Mastdarms, die benachbarten Theile im Innern des Beckens mit in die krankhafte Sphäre gezogen.

Der Krebs des Mastdarms kann verwechselt werden: 1) mit einer Verdickung des Zellgewebes, einer Stockung von lymphatisch wäſsrigen, Blutwasser ähnlichen oder fettartigen Feuchtigkeit, der Umgegend des Mastdarms und Afters, die sich unvermerkt über das Gefäſs verbreitet (*Bayle*), ähnlich derjenigen, die den Gliedern oder andern Körpertheilen einen enormen Umfang und auffallende Formen geben, wie bei der *Elephantiasis* der Araber. Die ungleichartige, meist rauhe, knotige, immer aber seltene Verdickung, hat so viel Aehnlichkeit mit dem Skirrhus des Mastdarms, daſs beide bisher für identisch um so mehr gehalten wurden, als sie aus gleichen Ursachen, Hämorrhoiden, Flechten, Syphilis u. dgl., hervorgingen, und ähnliche Symptome mit sich führten, z. B. allmähliges Zurückziehen der Afteröffnung, zirkelförmige, harte, unschmerzhafte Geschwulst um deren Rand, und oft mehrere ungleiche Aufwulstungen, die sich selbst in den Mastdarm hinein erstrecken. Werden diese nun einer anhaltenden Reizung durch die Faecalmaterie ausgesetzt, so werden sie nach und nach schmerzhaft, verdicken sich immer mehr, bilden oberflächliche Krusten und Schuppen von der entarteten Epidermis, unter denen Exulcerationen wie beim wahren Skirrhus entstehen.

Diese Zellgewebeverdickung unterscheidet sich nun aber vom Skirrhus des Mastdarms durch folgendes: erweitert man nach und nach mit immer dickern Charpiewelgern den After, so sieht man diese kranzartige Verdickung sich allmählig vermindern und endlich ganz schlaff werden. Der Skirrhus hingegen wird wohl dadurch höchstens in etwas zurückgedrängt, aber sein Umfang und seine Härte bleiben unverändert; auch veranlafst diese Zellgewebeverhärtung niemals die carcinomatöse Cachexie, und selbst dann, wenn sie eine bedeutende Gröfse erreicht hat, behält der Kranke noch sein gutes Aeufsere, und wird auch nicht durch die Beschwerden der behinderten Kothausleerung so erschöpft. Als vorzüglich charakteristisch bemerkt man hier auch zu Anfang von Zeit zu Zeit eine besondere Aufregung, begleitet mit schmerzhafter Anschwellung, und zuweilen selbst mit Fiebererscheinungen. Diesen schmerzhaften, unregelmässigen, selbst wohl kritischen Erscheinungen, liegen entweder Hämorrhoidalleiden oder andere Krankheitsursachen zum Grunde. Bei ihrem Erscheinen erfolgt ein Druck auf den Mastdarm, der allmählig schmerzhaft und wohl unerträglich wird, beim Nachlasse desselben aber findet man die Geschwulst wieder eben so unempfindlich, wie vorher, aber immer um etwas vergröfsert; je öfter diese periodischen Anfälle nun wiederkehren, um so härter und voluminöser wird diese knotige Zellgewebeverdickung. Diese Symptome sind nun aber nicht immer so deutlich, und würden sie auch niemals hinreichen, beide Krankheiten gehörig unterscheiden zu können, wenn man nicht an andern Stellen des Körpers diese Krankheit beobachtet hätte, wo deren Symptome viel leichter zu erkennen sind. (*Alard*, Histoire de l'éléphantiasis des Arabes. Paris, 1809. — Nouvelles observations sur l'éléphantiasis des Arabes. Paris, 1811.).

2) Mit vernachlässigten oder falsch behandelten syphilitischen Geschwüren, die zuweilen ähnliche Stockungen und Verdickungen herbeiführen, wie der Mastdarmskirrhus, und dann zu einer gewissen Höhe gekommen, den After verengen,

und, wie der wahre Skirrhus, die Kothausleerung erschweren. Solche Geschwüre verbreiten sich immer weiter, durchbohren den Mastdarm, dringen bis zur Mutterscheide oder die Blase, und verursachen endlich die nämlichen Zerstörungen, wie der Krebs des Mastdarms oder der Mutterscheide. Ihr öfteres Vorkommen und ihre grofse Aehnlichkeit mit dem Skirrhus erklärt hinlänglich, warum mehrere Praktiker zu dem Glauben gebracht wurden, den Mastdarmskirrhus mit antisyphilitischen Mitteln geheilt zu haben. (*Morgagni*, epist. XXXII. art. 9.). Mercurialmittel wirken hier wundervoll, selbst in den hoffnungslosesten Fällen; allein beim wahren Skirrhus vermögen sie nichts. Sind beide Krankheiten, die Zellgewebeverdickung, *Elephantiasis* (?), des Mastdarms und vernachlässigte syphilitische Geschwüre zugleich, und wohl in einem hohen Grade vorhanden; so verbinde man mit der antisyphilitischen Behandlung zugleich die gradweise Compression des Mastdarms durch Charpiewiecken oder Bougies, und bei beharrlichem Fleifse hat man dennoch Hoffnung, diese schwierige Complication zu beseitigen.

Veraltete venerische Geschwüre des Afters nehmen nicht selten den carcinomatösen Charakter an.

Bei so grofsen Schwierigkeiten in der Diagnose ist es nicht immer möglich einen Skirrhus oder Krebs des Mastdarms, von einer Verdickung des Zellgewebes, aus syphilitischen Ursachen entstanden, zu unterscheiden. Hat man daher den geringsten Verdacht von gleichzeitiger Syphilis, so behandle man den Kranken vorsichtig mit antisyphilitischen Mitteln. Aufserdem bringe man eine mit gleichen Theilen Cerat und Mercurialsalbe bestrichene Charpiewiecke in den After, und erneuere dieselbe öfters. Ueberzeugt man sich nun nach einiger Zeit von der Unzulänglichkeit dieses allgemeinen und örtlichen Verfahrens, so setze man es aus, und beschränke sich auf die palliative Behandlung des Afterkrebses. Die Wiecken können jedoch hier als blofses Palliativmittel mit Vorsicht beibehalten werden, und zwar in der Absicht, den Beschwerden der behinderten Kothausleerung abzuhelfen. Hoffte man wohl durch die Application von allmählig dickern Wiecken die skirrhöse Induration zu vermindern, so würde man hier mehr schaden als nützen, wenn gleich in neuerer Zeit *S. Young* die allmählige Compression, bis zu einem bedeutenden Grade verstärkt, bei Brustskirrhen und andern carcinomatösen Geschwülsten, empfahl, welche sich aber nach wiederholten Versuchen nicht nur nicht bestätigt hat, sondern einen raschern und schlimmern Verlauf des Uebels herbeiführte. (*C. Bell*, Surgical observations. Vol. I. 14.). Besteht schon eine carcinomatöse Ulceration, und ist diese sehr schmerzhaft, so applicire man eine mit Cerat und Opium bestrichene Wiecke, oder Etwas ähnliches, und bediene sich noch anderer örtlicher palliativer Mittel, als: narcotische Waschmittel, Sitzbäder, Injectionen und Fomentationen. Zugleich gebrauche man aber auch die bei Skirrhus und Krebs im Allgemeinen empfohlenen innern Mittel, und lasse besonders den Kranken noch eine strenge geregelte Lebensweise beobachten. Bei vermutheter Complication mit Flechten, Scropheln und andern Dyscrasien ist es gerathen, die dagegen geeigneten Mittel in Mitgebrauch zu ziehen. Mit der Jodinesalbe müssen erst noch Versuche angestellt werden, und liefse sich hier wohl viel, wenigstens zu Anfang des Uebels, so lange es noch als Skirrhus besteht, davon erwarten.

Die vorgeschlagene Exstirpation des Afterkrebses findet hier keine Anwendung, mit Ausnahme des gewifs sehr seltenen Falles, wo sich die skirrhöse Geschwulst oder die carcinomatöse Degeneration nur auf die Schleimmembran der Aftermündung und deren nächsten Umgebung beschränkte.

Die wohl nur selten vorkommenden primitiven cancrösen Geschwüre am Rande des Afters oder dessen Eingang, von nur geringem Umfange, ähnlich denjenigen, wie sie im Gesichte vorkommen, kann man mit dem *Bernhard*schen oder andern Arsenikmitteln behandeln.

Synon. Mastdarmkrebs, carcinomatöses Geschwür des Afters. Lat. *Carcinoma, Carcinus, Cancer intestini recti.* Franz. *Ulcère cancreuse, Cancer, Chancre de l'anus.* Engl. *A Cancer, Carcinomatus ulcer of the rectum, or the fundament.* Ital. *Canchero, Cancero di intestino retto.* Holl. *Kanker-gezwel, Kreeft-gezwel de Aarsdarm.*

Litteratur:

Duchadoz, de Proctestenia, seu de morbosis intestini recti angustiis. Montp. 1771.

E. Home, Observations on Cancer. London, 1805.
Desault, Oeuvres chirurgic. par *Bichat*. T. II
Copeland, Observations on the principal Diseases of the Rectum etc. London, 1814. Ull — n.

AFTERORGANISATION. (Besser Pseudoorganisation oder Mifsbildung). Ein unschickliches Wort, da es, wegen der Zweideutigkeit des Wortes After, auch die Organisation des *Anus* bedeuten kann. H — d.

AFTERPOLYPEN. Die Polypen des Mastdarms haben meist einen geringen Umfang, und bilden gestielte, längliche oder runde Gewächse, von blafsrother Farbe, entweder nahe am Rande des Mastdarms, und befinden sie sich dann stets aufserhalb desselben, oder sie sitzen tiefer, und treten nur zuweilen bei der Stuhlausleerung hervor, oder sie sitzen höher hinauf, und bleiben immer im Mastdarme verborgen.

Man unterscheidet sie von einem Vorfalle oder einer Verlängerung der Schleimmembran des Mastdarms dadurch, dafs sie nicht mit einem Schleimüberzug bekleidet und mit keinem ungleichartigen Ring umgeben sind; von Hämorrhoidalknoten aber dadurch, dafs diese weniger solide und von dunkel violettrother Farbe sind.

Sie verursachen gewöhnlich sehr heftige Schmerzen, und besonders Tenesmen bei dem Triebe zum Stuhle und der endlichen Stuhlausleerung, zugleich auch häufig ein Hervorpressen eines Eiweifs ähnlichen, oft blutigen Schleimes. Werden sie eingeklemmt, und bleiben sie dies wohl einige Zeit, so erfolgen die heftigsten Zufälle, sie entzünden sich, gehen in Eiterung über, exulceriren, und können dann leicht, bei Vernachlässigung, oder irgend einer Anlage (besonders harte Polypen), zu Carcinomen degeneriren. Höher im Mast darme gelegene Polypen erregen ein Gefühl von Angst im Mastdarme, welches bei jeder Stuhlausleerung immer lästiger und schmerzhafter wird; zuweilen gesellen sich hierzu fruchtlose Triebe zum Harnen. Erfolgt endlich unter grofsen Schmerzen eine Ausleerung von Koth, so findet man denselben auf einer Seite abgeplattet und hohl, als Abdruck des im Innern des Mastdarms befindlichen fremden Körpers. Oft ist nur ein Polyp zugegen, zuweilen sind es deren zwei, drei oder mehrere.

Sie kommen am häufigsten bei Erwachsenen vor, und werden wohl zunächst durch eine fortdauernde Reizung des Mastdarms erzeugt, wodurch dieser krankhafte Vegetationstrieb rege wird. Als Gelegenheitsursache sind wohl Scropheln, besonders Syphilis, mechanische Reizungen der Schleimmembran u. dgl. zu betrachten, doch häufig liegt das Ursächliche, wie bei den Polypen überhaupt, im Dunkeln.

Liegt der Polyp immer aufserhalb des Mastdarms, und sitzt er besonders an dessen Rand, so eignet er sich zur Exstirpation. Man fasse ihn dem zufolge mit einer Zange, ziehe ihn sanft an, und trage ihn mit einem Zuge des Bistouris oder mit einer Scheere an seiner Basis ab. Eben so verfahre man bei höher sitzenden, die nur periodisch hervortreten. Ist der Polyp aber höher hinauf im Mastdarm gelegen, so dafs er nie hervortritt, und wird er bei sich ereignenden heftigen Zufällen und die sich hierauf gegründete Untersuchung mit dem eingebrachten Finger entdeckt, so ist das einzige Mittel die Ligatur, nach Art der andern Polypen. Nur suche man hier immer, bei dem Anlegen derselben, die Schlinge etwas höher als seine Wurzel anzusetzen, und eine kleine Portion der Schleimmembran mit zu fassen, wodurch man am sichersten dem Wiedernachwachsen desselben begegnet. Nach angelegter Ligatur kann man den Polypen vor derselben mit einem geknöpften Bistouri, oder noch sicherer, mit einer stumpfspitzen Scheere mit langen Armen abschneiden. Da die Ligatur hier aber immer besonders schmerzhaft ist, so beobachte man stets den Rath, die Schlinge mit einmal recht fest zuzuschnüren.

Nach dem Abfallen des Polypen, wenn man ihn nicht sogleich vor der Ligatur abgeschnitten hat, oder dem Abfallen der Ligatur, welches gewöhnlich binnen 4, höchstens 8 Tagen erfolgt, bringe man eine mit Cerat bestrichene oder beölte Mesche in den Mastdarm, und fahre damit so lange fort, bis die Heilung erfolgt ist. — Nach dem sofortigen Abschneiden der zunächst dem After gelegenen Polypen verbinde man mit Charpie, lege eine Compresse dagegen, und befestige dies mit einer T Binde. Ull — n.

AFTERSCHMERZ, *Proctalgie.* Die Proctalgie kommt bei vielen Gelegenheiten vor. Schon das Bedürfnifs zu

Stuhle zu gehen, verursacht häufig einen gelinden Schmerz. Ist nun der Abgang sehr copiös und erschwert, oder nur sehr hart, so wird der Afterschliefser leicht verletzt und Schmerz erregt. Ein gleiches erfolgt aber auch, wenn gegentheils die Entleerung sehr dünnflüssig ist und rasch erfolgt, oder die Faecalmaterie zugleich scharf ist und die Mastdarmmündung wund macht. Besteht nun zugleich eine entzündliche oder andere krankhafte Affection des Mastdarms, so verbreitet sich der Schmerz noch weiter im Mastdarm, und geht wohl selbst auf die benachbarten Theile, besonders die Harnwerkzeuge, über. Der am häufigsten hier vorkommende und lästigste Schmerz ist jedoch derjenige, der unter dem Namen Afterzwang, *Tenesmus*, vorkommt, der seinen Sitz im untersten Abschnitte des Mastdarms hat, und vorzugsweise bei der Ruhr und bei einigen Diarrhöen vorhanden ist. Geschwülste und Gewächse, welche am Rande des Afters sich gebildet haben, wie Hämorrhoidalknoten, Polypen, herpetische und syphilitische Affectionen und Vegetationen, Scirrhositäten, vorzüglich Aphthen bei Kindern, selten auch bei Erwachsenen, Kinderpocken u. dgl., erregen sehr heftige Schmerzen durch Druck, den sie oder der Mastdarm erleiden, zumal erstere, wenn sie hervorgeprefst oder eingeklemmt werden, die unerträglichsten Schmerzen verursachen. Alle Wunden, Geschwüre, Fissuren, Fisteln, eingerissene Schwielen, *Rayades*, besonders venerische, machen diese Parthie schmerzhaft empfindlich, vorzüglich wenn eine Stuhlausleerung erfolgt, oder sie wird durch einen Schlag oder Stofs, oder Fall auf den Hintern, besonders auf harte, hervorstehende Ecken, Steine, gefrorne Erde u. dgl., oder durch einen Fufstritt dagegen, durch einen Mastdarmvorfall, durch im Mastdarme sich angehäuften Koth, oder daselbst steckengebliebene fremde Körper, oder durch eingespritzte ätzende oder sehr heifse Flüssigkeiten, mechanisch oder chemisch gereizt, und dadurch der Afterschmerz erzeugt. Das carcinomatöse Geschwür des Rectums verursacht ohnstreitig die heftigste Proctalgie. Am häufigsten kommt indessen der Afterschmerz bei Hämorrhoidalleiden vor, und kann dabei sehr verschiedenartig seyn, welches zu unterscheiden von Wichtigkeit ist. Bald ist er hier nämlich entzündlich, bald nervös, und dann wohl intermittirend; auf welche Art von Schmerz *de Montegre* (Conseils aux personnes affectées d'hémorrhoides, dans une suite d'articles insérés dans la Gazette de santé de 1812 et 1813, und Dictionnaire des sciences médicales. T. XX. p. 474 — 477.) zuerst aufmerksam macht, und richtig bemerkt, dafs diese Art von Schmerz zu jeder langwierigen und schweren Krankheit des Mastdarms, und besonders nach öfteren Recidiven der Hämorrhoidalkrankheit kommen kann. So erfolgt er bei Fissuren und Rissen, und ist dann anfänglich vorübergehend stechend, wird aber bald anhaltend und brennend, bis er endlich erst nach einem ruhigen Schlaf verschwindet, aber sofort wieder erscheint, wenn der Kranke zu Stuhle geht, und dieser Hergang sich so immer wiederholt. Nicht selten wird er auch durch eine chronisch schleichende Entzündung der Schleimmembran des Mastdarms bedingt, und dann bei jeder Kothausleerung, und selbst wohl durch den Abgang von Blähungen hervorgebracht und in einer grössern Verbreitung empfunden.

Oft ist auch der Mastdarmschmerz mit Leucorrhoe oder dem weifsen Flusse begleitet, obwohl auch beide Krankheiten unabhängig von einander coexistiren können.

Erfolgt der Afterschmerz bei einer entzündlichen Anschwellung der Schleimmembran des Mastdarms, so wird er jedesmal vermehrt durch die Erweiterung der Sphincteren. Wird er dagegen durch einen im Rectum befindlichen fremden Körper hervorgebracht, so wird er vermindert, wenn man den Sphincter erweitert.

Die Behandlung dieses so verschiedenartig schmerzhaften Leidens, richtet sich immer nach den zum Grunde liegenden Ursachen und deren Beseitigung, und es ist nur zu bemerken, dafs der nervöse Schmerz, erfahrungsmäfsig, am ersten und sichersten nach kalten Klystieren von frischem Wasser, vorzüglich kalten Douche- und kalten Spritzbädern gegen den leidenden Ort, weicht, und dafs oft nur 6 — 8 Tage zur vollständigen Heilung hinreichen. — Gazette de santé 1. Octob. 1813. Ull — n.

AFTERSPERRE. Das *orificium* des Mastdarms ist weit häufiger als die übrigen natürlichen Oeffnungen einer krampfhaften Zusammenschnürung ausgesetzt, die zu Folge seiner Functionen um so schmerzhafter werden kann.

Die Aftersperre kommt vorzugsweise bei Erwachsenen, und zwar bei Weibern häufiger als bei Männern vor, und ist häufig mit einer Fissur oder einem Risse in den Falten des Schliefsmuskels verbunden.

Die Ursachen dieser Krankheit liegen meist im Dunkeln, doch steht sie nicht selten mit Hämorrhoidalleiden der einen oder andern Art in Verbindung. *Dupuytren* beobachtete jedoch mehrere Fälle, wo weder Fissuren noch Hämorrhoidalcongestionen oder Entzündung daran Antheil hatten, und glaubt er daher, dafs sie als eine Constitutionskrankheit betrachtet werden könne, welches öfters schon das Exterieur des Kranken, durch seine vorzugsweise hervorstechende nervöse Constitution, verrathe. Beobachtungen Anderer machen es jedoch wahrscheinlich, dafs diese krampfhafte Zusammenschnürung mit fliefsenden und blinden Hämorrhoiden, mit Catarrhen des Mastdarms und Leucorrhoen vergesellschaftet, oft aber auch mit Fissuren und Schrunden, in Folge dieser letztern krankhaften Erscheinungen complicirt ist, und dafs sie ohne solche gewöhnlich nicht vorkommt. Gegentheils kann man aber auch wieder annehmen, dafs oft diese Constrictionen schon vor den Fissuren existiren, und dafs diese letztern, in Folge einer Zerreifsung, durch die öftern und heftigen Anstrengungen, sich der Faecalmaterie zu entledigen, entstehen.

Anlangend das örtliche Leiden, so ist oft der Sphincter so stark contrahirt, dafs keine Faecalmaterie ohne die unerhörtesten Schmerzen hervorgeprefst werden kann, und kommt diese alsdann doch nur sehr dünne und verlängert, cylinderförmig gerollt hervor. Die Schmerzen sind während der Ausleerung am heftigsten und andauernd, besonders aber noch dann, wenn man, um sich über die Natur der Krankheit in Kenntnifs zu setzen, den Finger in den After führt. Zuweilen ist es unmöglich ein Klystier zu appliciren, und gelingt dies wohl mit vieler Mühe, so verursacht man heftige Schmerzen, und es spritzt dann auch augenblicklich wieder zurück.

Diese immer sehr hartnäckige Krankheit entwickelt sich

nur sehr unmerklich und langsam. Zu Anfang empfindet der Kranke bei jeder Kothausleerung nur ein Gefühl von Hitze und Brennen, welches bald nachläfst oder auch wieder ganz verschwindet, wenn sich der Kranke aller erhitzender Nahrungsmittel enthält, öftere Klystiere nimmt, und sich fleifsig mit kaltem Wasser wäscht. Bald kehren aber die frühern Beschwerden wieder zurück, und halten länger nach jeder Stuhlausleerung an. Mit Vermehrung der Schmerzen gewahrt man nun bald Blutstreifen am Kothabgange. Durch gelinde kühlende Abführungen, dergleichen Klystiere und Diät, wird wohl der Kranke jetzt noch erleichtert, aber nur auf kurze Zeit, und das Uebel schreitet unaufhaltsam vorwärts. Die Stuhlausleerung wird immer träger, so dafs sie oft nur alle 48 Stunden durch Laxiermittel, Klystiere und Stundenlang fortgesetzte Einspritzungen erzwungen werden kann, und dann unter Convulsionen und Ohnmachten so heftige Schmerzen mit oder auch ohne Ausleerung erfolgen, als ob ein glühend Eisen in den Mastdarm geschoben würde. Dieser brennend stechende, unerträgliche Schmerz, mit einem Gefühle von Pulsiren, dauert nach erfolgter Ausleerung noch geraume Zeit fort. Auf den Genufs erhitzender Speisen und Getränke, oder nach in grofser Menge genossener, besonders blähender Nahrungsmittel, so wie nach jeder heftigen Anstrengung oder sonstigen Erhitzung, verschlimmert sich jedesmal das Uebel, so dafs die Kranken sich fürchten, Nahrungsmittel zu sich zu nehmen, und sich aus Furcht nur auf wenige beschränken. Durch diese Zusammenschnürung werden nun voluminöse Kothmassen zurückgehalten, die dann einen beständigen schmerzhaften Trieb zu deren Entleerung unterhalten, die aber immer nur durch öftere Einspritzungen und durch den Mastdarmschleimüberzug möglich wird, ja der Abgang der Winde ist häufig mit grofsen Schmerzen verbunden. Durch die lange Dauer des Uebels, durch die heftigen Schmerzen und gestörte Ruhe u. dgl. erfolgen Fehler der Digestion, später Abmagerung, sehr erhöhte Empfindlichkeit, oft Hypochondrie und consensuelle Leiden der benachbarten Organe, besonders Urinverhaltungen u. dgl. m.

Vorhandene Hämorrhoidalknoten entdeckt man bei der

nähern Untersuchung leicht, Fissuren aber, als der bei weitem häufigsten Veranlassung der Strictur des Afters, oft nur bei der sorgfältigsten Nachforschung. Oft verrathen sie sich am ersten durch das Gefühl des Kranken, der bestimmt den Ort angiebt. Zieht man dann die Hinterbacken etwas zur Seite, wobei die Aftermündung sich etwas öffnet, so gewahrt man das untere Ende der Fissur, die oft zwischen Hämorrhoidalzacken oder syphilitischen Auswüchsen verborgen ist. Der in den Mastdarm noch so vorsichtig, aber immer, wegen der Constriction, mit grofsen Schmerzen eingeführte beölte Finger, entdeckt nun durch die fühlbare Anschwellung und Härte, vorzüglich aber durch die längliche Vertiefung, oder durch das eigenthümliche Schmerzgefühl des Kranken an einer bestimmten Stelle, bei angewandtem Druck auf dieselbe, deren Verlauf.

Diese krampfhafte Zusammenschnürung des Afters mit Fissuren, unterscheidet sich nun von der Verengerung desselben durch Aufwulstung und Degeneration seiner Schleimhaut, durch den Schmerz, welcher die Kothausleerung begleitet, und der noch eine Zeit lang nach derselben anhält, durch die Abwesenheit des Ausflusses einer Materie, durch die lange Dauer des Uebels, und ganz vorzüglich durch die Exploration, indem man bei der Einführung des Fingers, aufser der Constriction des Sphincters, kein Hindernifs, keine Aufwulstungen oder Tuberkeln, und keinen harten Ring, von der innern Haut des Mastdarms gebildet, findet. Aufserdem ist hier noch besonders charakteristisch der fixe Schmerz an einer Stelle des Umfanges des Afters, wenigstens bei vorhandenen Fissuren. Diese Aftersperre kommt übrigens mit Fissuren viel öfter vor, als ohne diese. Hier veranlafst nun entweder die primaire Fissur die Constriction, oder diese ging der Fissur voraus, und bedingt sonach eine die andere. Fissuren sind übrigens wohl nur höchst selten ohne Zusammenschnürungen vorhanden, dagegen diese oft ohne jene.

Zur Heilung werden, aufser kühlem Verhalten mit Verminderung aller erhitzenden Getränke und Speisen, öftere gelinde Abführungen, täglich mehrmal wiederholte Klystiere, Dampfbäder von blofsem Wasser oder mit Kräuterabsuden, vorzüglich aber kalte Spritzbäder und herabfallende Douche, ganze und halbe Bäder, nach zuvor eingebrachten hohlen, durchlöcherten, elastischen Stuhlzapfen, Blutegel, narcotische Injectionen und Fomentationen von Hyoscyamus, Cicuta, Belladonna, Strammonium oder Opium, Opiatstuhlzäpfchen, Opiumsalben, oder eine Salbe aus gleichen Theilen Schweinefett, ausgepreſstem Safte des Hauslauches, des Nachtschattens und süſsem Mandelöl u. dgl. empfohlen. Diese Mittel leisten jedoch meist nur vorübergehende Hülfe; doch läſst sich erfahrungsmäſsig von den kalten Klystieren mit frischem Wasser, des Tages öfter angewandt, besonders aber von der Douche, dann viel erwarten, wenn sie so oft wiederholt wird, als die schmerzhafte Constriction sich erneuert. (Dictionnaire de sciences médicales. T. XX. p. 581.). Der von einigen hiergegen empfohlene Gebrauch der Wiecken zur Erweiterung der Mastdarmmündung, vermehrt nur die Schmerzen und selbst die Constriction.

Das sicherste Mittel, diese Zusammenschnürung mit und ohne Fissur zu heben, bleibt indessen nach *Boyer* immer die Einschneidung des Afterrandes an der Stelle der Strictur, oder an einer andern. Drei Tage vor dieser Operation läſst er den Kranken eine Abführung nehmen, am Tage der Operation selbst ein Klystier, um den Darmkanal zu entleeren, und den Kranken auf mehrere Tage des Bedürfnisses der Stuhlausleerung zu überheben. Bei der Operation liege der Kranke auf der Seite, und führe dann der Wundarzt den beölten oder mit Cerat bestrichenen Zeigefinger seiner linken Hand behutsam in den Mastdarm, und auf diesem ein schmales, geknöpftes Bistourie, richte dessen Schneide nach der Seite, wo die Fissur besteht, und durchschneide mit einem Zuge von innen nach auſsen die Haut des Mastdarms, den Schlieſsmuskel, das Zellgewebe und die allgemeinen Bedeckungen, wodurch eine dreieckige Wunde, deren Basis nach auſsen steht, gebildet wird; zuweilen wird, bei starker Strictur, eine Verlängerung der Wunde nöthig, wozu ein zweiter Zug mit dem Messer genügt. Bei sehr starker Strictur räth er sogar, zwei Einschnitte, zu jeder Seite einen, zu machen, die Fissur aber nicht in den Einschnitt mitzufassen. Der günstige Erfolg der Operation ist

oft

oft überraschend. Von diesen gelobten Einschnitten sollte man aber immer nur dann erst Gebrauch machen, wenn die obige Anwendung des kalten Wassers ihre Dienste versagte.

Der Verband werde alsdann nach dem Schnitt, durch Einbringen einer mäfsig dicken Mesche oder eines Bourdonnets, zwischen die Wundränder bestellt, auf welche man Plumaceaus und eine Compresse legt, und das Ganze mit einer T Binde befestigt.

Nur selten entsteht darnach eine erhebliche Blutung, zu deren Stillung der Compressionsdruck meist hinreicht. Nach 3 — 4 Tagen entferne man den ersten Verband, und erneuere ihn dann täglich bis zur vollständigen Vernarbung, die gewöhnlich binnen 4 — 6 Wochen erfolgt.

Dieser bisher gewöhnliche und von *Boyer* empfohlene Verband wird nun aber neuerdings, auf Erfahrung gestützt, von *v. Walther* an der bei der Mastdarmfistel schon erwähnten Stelle, im Journ. d. Chir. u. Augenheilk. IX. 2. 211. mit Recht ganz verworfen, und weder Charpie noch Wiecken zwischen die Wundränder gebracht, und die Heilung binnen der kürzesten Zeit, ohne die geringsten Beschwerden für die Kranken, bewerkstelligt.

Synon. Zusammenschnürung oder Verengerung (?) des Mastdarms. Lat. *Strictura ani s. intestini recti, Stenosis ani, Proctostenosis.* Franz. *Resserrement ou Constriction spasmodique de l'anus.* Engl. *Strictures of the rectum, Constriction spasmodic of the Sphincter.* Ital. *Strignimento di intestino retto.*

Litteratur:

Delpech, Précis élementaire. Vol. I. p. 598.

Boyer, im Journal complémentaire du Dictionnaire des sciences médicales Nov. 1818. Im Auszuge in *Langenbeck's* N. Bibl. f. Chirurg. u. Ophthal. B. II. S. 319.

Basedow, in *v. Graefe's* u. *v. Walther's* Journ. d. Chir. u. Augenheilk. VII. 1. 125.

M. Baillie, in Medical Transact. of the College of Physicians of London. Vol. V. p. 136.

Goitskel, Powelt u. *Blackett,* in Lond. medic. Reposit. Vol. VII. p. 377.

White, further observat. on strictures of the rectum, with remarks on the spasmodic constriction of the Sphincter ani. London, 1822.

Ull — n.

AFTERVERSCHLIESSUNG. Die Verschliefsung oder Verengerung des Mastdarms wird bald durch eine krankhafte Verdickung, Aufwulstung, Anschwellung und Entartung seiner Wandungen, besonders seiner Schleimmembran, bald durch bedeutende Narben des Afters, oder in dessen Nähe, bald durch dicht gruppirte Hämorrhoidalknoten, oder nur ansehnliche Varicosität der Mastdarmgefäfse, oder durch gedrängt sitzende syphilitische und andere Vegetationen veranlafst, oder sie besteht endlich als Fehler der ersten Bildung in zu grofser Enge der Aftermündung.

Die Verengerung des Mastdarms, welche durch eine wuchernde Entartung von tuberculösen Auswüchsen seiner Schleimmembran bedingt ist, ward vor *Desault* wenig beachtet, wenn sie gleich weder zu den seltenen noch unbedeutenden Krankheiten gehört.

Sie entsteht immer auf eine langsame Weise, und beginnt mit einem lästigen Jucken in dem Mastdarme und dem Ausschwitzen einer schleimigen, eiterartigen Flüssigkeit. Nach und nach bekommt der Kranke, durch die sich bildende Wucherung in der Schleimhaut des Mastdarms, öftern Drang zum Stuhle, wobei er sich bedeutend anstrengen mufs, und nur harten Koth in dünnern Cylindern oder kleinen zugespitzten Brocken ausleert, nachdem er diese Tuberkeln mühsam und mit stechenden Schmerzen hervorgeprefst hat, die sich nach der Ausleerung eben so mühsam wieder zurückdrücken lassen. Bald stellt sich nun ein Gefühl von Vollheit, längst dem Verlaufe des Colons, vorzüglich aber in der Gegend der *flexura sigmoidea*, ein. Die Stuhlausleerung wird immer beschwerlicher, die Verdauung leidet, es entsteht häufiges Aufstofsen, und die Anhäufung von Koth wird oft so bedeutend, dafs schmerzhafte Auftreibung des Bauches und Entzündung erfolgt. Das Uebel schreitet nun bald langsam, bald rasch vorwärts, und erleidet dann, nach Verschiedenheit der Constitution, bald früher, bald später, das Allgemeinbefinden beträchtliche Störungen, oder bleibt bei manchem lange ungetrübt.

Bei der innern Untersuchung findet man den Mastdarm mit gelbröthlichen, drüsenartigen Excrescenzen und Tuberkeln besetzt, die sich verschieden verhalten, bald mit breiter Grundfläche aufsitzen, weich oder hart, rund, oval, einzeln stehend, zuweilen gestielt, doch meist flach sind, oder dicht gruppirt und üppig wuchernd sich über die ganze innere

Fläche des Mastdarms und selbst bis zum Colon verbreiten, oder sich auch nur auf den Mastdarm beschränken. Zuweilen bildet die wuchernde Masse einen ununterbrochenen ringförmigen Wulst, über welchem der Mastdarm ausgedehnt wird, wo sich dann der Koth anhäuft und einen beständigen Trieb unterhält; oft bildet die Masse eine gleichmäfsige Verhärtung der Wandungen des Mastdarms.

Diese Wucherungen sind zu Anfang ihrer Entwickelung unempfindlich, nach und nach aber werden sie empfindlich durch fortwährende Reizungen der Stuhlausleerung und durch krankhaft abgesonderte schleimige Feuchtigkeit, sie entzünden sich und gehen in Ulceration über, wobei dann die Schmerzen noch heftiger werden, häufige Blutungen erfolgen und Fisteln sich bilden. Hierdurch wird nun die Stuhlausleerung immer mehr erschwert, und es erfolgt diese nicht eher, bis der Kranke unter vielen Anstrengungen erst diese harte Massen unter den heftigsten Schmerzen hervorgedrängt hat, endlich aber auch dies nicht mehr möglich und der Durchgang von Excrementen und Darmgas völlig behindert ist. Zu solcher Höhe gekommen, entwickelt sich zuletzt, zumal bei übel Constituirten und bei Vernachlässigung des Uebels, der carcinomatöse Charakter, die benachbarten Theile werden mit davon ergriffen, und die Blase, der Uterus, die Vagina, und von der Aftermündung aus die Hinterbacken, das Perinäum, die Schenkel, das Scrotum oder die Schaamlippen in eine gemeinschaftliche Ulceration nach und nach gesetzt, es hören dann gewöhnlich die bisherigen Beschwerden bei der Ausleerung des Koths auf, und dieser wird nur unwillkührlich entleert.

Von verhärteten Hämorrhoidalknoten und Sackhämorrhoiden, mit denen diese Afterverschliefsung, wenigstens zu Anfang, viel Aehnlichkeit hat, unterscheiden sich diese Excrescenzen durch ihre gelbröthliche Farbe, ihre Unempfindlichkeit selbst beim Drucke auf dieselben, und durch grössere Härte und Derbheit ihrer glatten, gespannten Oberfläche, die nicht die geringste Spur eines Blutgefäfses darbieten, und durch den Mangel aller Fluctuation.

Die Entstehung dieses Uebels ist wohl zunächst in einer krankhaften Verstimmung des Vegetationstriebes der Schleimmembran des Mastdarms bedingt. Weiber, zumal in der Periode der Cessation der Menstruation, sind erfahrungsmäfsig dieser krankhaften Wucherung häufiger unterworfen, als Männer, und wird das Verhältnifs in dieser Beziehung wie 10 zu 1 angenommen. Aeltere Subjecte auch häufiger, als jüngere. Oft liegen der Entstehung dieses Uebels Syphilis oder Hämorrhoidalleiden, oder unterdrückte gewohnte Ausleerungen zum Grunde; nach *Desault* metastatische Ablagerungen von psorischen, herpetischen u. dgl. Hautübeln, öfter auch widernatürliche Reizungen des Mastdarms u. s. w.

Die Behandlung dieser Krankheit besteht zunächst in Entfernung des zum Grunde liegenden Allgemeinleidens, und dann in Beseitigung der Degeneration im Mastdarme.

Der ersten Indication entsprechen nun bald antisyphilitische, bald Antimonial- u. dgl. Mittel, um das protopathische Hautleiden wieder hervorzurufen, eben so Ableitungsmittel, künstliche Geschwüre, Bäder u. dgl., bald in gehöriger Behandlung der Hämorrhoidalkrankheit und Unterlassung aller Mastdarmreizungen.

Zur Erfüllung der zweiten Indication bedient man sich entweder der Exstirpation der tuberculösen Excrescenzen, die *Desault* zu unbedingt verwarf, *Schreger* aber mit Erfolg da anwandte, wo die Natur des Uebels die Anwendung des Messers oder der Scheere gestattet; oder der Compression, die *Desault* zuerst mit Erfolg ausübte, indem er durch allmählige Ausdehnung des verengten Mastdarms und dadurch ausgeübten Druck auf die Wucherungen, die Zertheilung derselben bewirkte.

Bei der Exstirpation lege sich der Kranke quer über das Bett auf den Rücken, wie zum Steinschnitt; dann lasse man den Kranken die Geschwülste hervordrängen, und helfe nöthigenfalls mit den beölten Fingern nach, fasse sie mit einer Pinzette, oder halte sie mit einem durchgezogenen Faden oder Häkchen fixirt, und schneide sie an ihrer Basis mit der Scheere oder dem Messer ab. Sitzen sie höher, so kann deren Exstirpation nur bei gestielten unternommen werden. Nur selten erfolgen hierauf Schmerzen oder Blutung, wegen ihrer Unempfindlichkeit und wegen Mangel an Gefäfsen. Nach dieser Operation zieht sich die Schnittfläche schnell in den After zurück, und wird von der innern Darmhaut bedeckt. Erstrecken sich die Excrescenzen auch höher, als man sie ohne Gefahr zu exstirpiren wagen kann, so wird doch durch die Hinwegnahme der der Aftermündung zunächst sitzenden, der Zustand der Krankheit gebessert, die Anwendung einer passenden Compression zur Tilgung der höher gelegenen erleichtert, und die ganze Kur bedeutend abgekürzt.

Die Compression findet dann ihre Anwendung, wenn die tuberculösen Aufwulstungen oberhalb der Aftermündung sich nicht hervordrängen lassen, und weder sie, noch die höher hinauf sitzenden, dem Messer blofsgestellt werden können, und bewirkt sie dann nicht nur Schmelzung dieser Wucherungen, sondern auch Erweiterung der davon herrührenden Strictur. Man bewerkstelligt sie durch Einschieben von allmählig dickern Charpiewiecken, elastischen Bougies, oder durch rundlich zugerichtete, mit arabischem Gummi bereiteten Quellschwamm, s. g. Quellmeifsel, deren Länge sich nach der Höhe des Uebels richtet. Die mechanischen Erweiterungsmittel bestreiche man zuvor mit Oel oder Ceratsalbe. Verursachten sie wohl krampfhafte Spannung, so stehe man von deren Gebrauch nicht sogleich ab, sondern wende warme Cataplasmen von Mohnköpfen und Leinsaamenmehl, Hyoscyamus, Cicuta und Chamillen u. dgl. an, gebe innerlich einige Tropfen Opiumtinctur, wodurch nach und nach die hohe Empfindlichkeit gemindert wird. Wo nicht, so setze man sie ein Paar Tage aus, und bediene sich dann von Anfang etwas dünnerer und weicherer. Auch spritze man vor jeder erneuerten Einlegung eine Unze Hyoscyamus- oder Cicutaöl ein, oder auch nur die davon bereiteten Decocte. Nach einigen Tagen erfolgt schon erleichterte Oeffnung, die man noch durch Dampfbäder unterstützen mufs. Nothwendig ist es dabei, durch gelinde eröffnende Mittel, die Anhäufung von Koth zu verhüten.

Wenn nun hierdurch auch die beschwerlichen Zufälle der Krankheit beseitigt sind, so ist es doch meistentheils nothwendig, alle Paar Tage die Einführung von Kerzen oder Wiecken zu wiederholen, um der häufig wiederkehrenden Verengerung vorzubeugen. Da nun aber bei höher hinauf sich erstreckendem Uebel nach oben die Darmhöhle weiter ist, und die gewöhnliche Wiecke nicht gleichmäfsig auf deren Wandung wirken kann, so lege man den erwähnten Prefsschwamm, dessen oberes Ende man dicker gelassen hat, mit stufenweiser Vergröfserung ein, bis alle Excrescenzen verwischt, und die Schleimhaut wieder aufgelockert erscheint.

Bei der Verengerung, welche durch einen harten Ring gebildet ist, kann man, wenn es nicht möglich ist eine Erweiterung durch Bougies zu bewirken, die entartete Stelle, an der gegen das Heiligebein hinliegenden Seite des Mastdarms, mit einem geknöpften Bistourie nach *Copeland* trennen. — *Home* applicirte hier ein mit *lapis infernalis* armirtes Bougie, und zerstörte damit die Entartung.

Haben sich wohl schon im Verlaufe des Uebels Mastdarmfisteln gebildet, so mufs immer die Behandlung zuerst gegen die Verengerung, und nachdem diese gehoben ist, die Fistel nach gewöhnlicher Art behandelt werden.

Bei der krebshaften Degeneration findet keine Heilung mehr statt, und kann man nur durch dünne Wiecken, die mit erweichenden und schmerzstillenden Salben bestrichen sind, so wie durch gleichzeitige Einspritzungen von Cicutaabkochung u. dgl. Linderung verschaffen.

Ist die Verschliefsung durch starke Narben bedingt, so bleibt nichts übrig, als diese tief und an mehreren Orten einzuschneiden, und wo es angeht, sie ganz zu exstirpiren, und dann durch Einlegen von Wiecken, Charpie oder Badeschwamm die Aftermündung bis zur völligen Heilung offen zu erhalten.

Wo endlich als Fehler der ersten Bildung der After zu enge ist, da mufs die zu kleine Oeffnung mit einem geknöpften Bistourie und wohl mit Beihülfe einer Hohlsonde erweitert, und dann durch Einlegung von Charpiewiecken die Wiederverwachsung verhütet werden. Zuweilen gelingt es hier, ohne blutige Erweiterung, mittelst blofser Quellmeifsel, die Verengerung zu heben.

Durch andere Ursachen bedingte Verengerungen kommen ihres Ortes, wo von den Krankheiten, die dieser zum Grunde liegen, die Rede seyn wird, noch besonders vor.

Synon. Aftersperre, widernatürliche Verengerung des Mastdarms. Lat. *Atresia intestini recti, Proctoencleusis, Stenochoria intestini recti.* Franz. *Rétrécissement de l'anus.* Engl. *Strictures of the rectum.* Ital. *Scorciamento, Accorciamento intestino retto.*

Litteratur:

Metzler, über die widernatürliche Verengerung des Mastdarms in *Hufeland's* u. *Himly's* Journ. B. VI. St. 1. 1811.

Th. Copeland, a. a. O.

Home, Practical observations on the treatement of Stricture in the urethra etc. Vol. II. p. 418.

J. Howship, a. a. O.

Wendesleben, D., de intestini recti strictura. Halae, 1820.

Desault, Abhandl. über die Verhärtung im Mastdarme, im chirurgischen Nachlafs. B. II. Th. 4. S. 143.

Boyer, im Diction. des scienc. médic. T. XX.

Schreger, über tuberculöse Excrescenzen des Afterdarms, in dessen chirurgischen Versuchen. B. I. S. 258.

Frank, in *v. Graefe's* u. *v. Walther's* Journ. d. Chirurg. u. Augenheilk. B. IV. St. 1. S. 104.

Ull — n.

AFTERVERWACHSUNG. Die angeborne Verschliefsung des Mastdarms besteht entweder in einer einfachen Haut, welche mehr oder weniger den allgemeinen Bedeckungen oder der Schleimmembran des Mastdarms ähnlich ist, oder die Aftermündung ist natürlich vorhanden, aber in einer bald höhern, bald geringern Entfernung von dieser befindet sich im Mastdarme eine solche widernatürliche Membran, oder es ist äufserlich gar keine Spur einer Aftermündung zugegen, und der Mastdarm endet sich mehr oder weniger hoch in einem blinden Sack, welcher das angehäufte Meconium enthält, oder der Mastdarm mündet mit der Scheide oder der Harnröhre, wie *Flajani* (Collezione d'Osservazioni e Reflessioni di Chirurgia. T. I. p. 18. Roma, anno 6.) einen hierher gehörigen merkwürdigen Fall erzählt (das Ende des Rectums war verschlossen, aber eine Art Anhängsel desselben bildete einen Fortsatz, der über die Prostata zwischen den *muscul. bulbo-* und *ischiocavernosus* längst der Harnröhre hinlief, und sich in einer kleinen Oeffnung am *Fraenulum praeputii* endete; das Kind wurde durch einen Schnitt, an der gewöhnlichen Stelle des *anus,* in's Rectum gemacht, gerettet), oder der Urinblase, oder die Wandungen des Mastdarms sind in einer gröfsern oder geringern Ausdehnung mit einander fest verwachsen, oder durch einen gruminösen, fleischigen Zellstoff ausgefüllt, und dadurch der Mastdarm vollständig obliterirt, wie dies, wenn gleich selten, aber doch öfter, bei der Scheide vorkommt, oder er fehlt endlich gänzlich, und ist dann wohl nicht einmal eine Kerbe vorhanden.

Man entdeckt diesen, das Leben der Neugebornen gefährdenden Fehler, wenn er nicht unmittelbar nach der Geburt wahrgenommen wird, leicht dadurch, dafs die Wäsche oder die Windeln des Kindes nicht bald nach der Geburt durch das abgehende Meconium beschmutzt werden, und dann eine nähere Untersuchung veranlafst wird.

Die allgemeinen Zeichen der Imperforation des Mastdarms sind folgende: die Kinder leiden an beständigem Drängen und vergeblichen Anstrengungen, sich des Meconiums zu entledigen, wobei sie öfters klägliche Töne ausstofsen, Schmerzen und Bauchgrimmen durch ihr Stöhnen verrathen, der Unterleib schwillt auf, wird hart, gespannt und schmerzhaft, die natürliche Hautfarbe wird violett, braun und bleifarbig, es stellen sich Brechen und Convulsionen ein, das Gesicht fällt zusammen, und alle Symptome von einer Intestinalstrangulation verkünden den nahen Tod durch Entzündung und Brand.

Als spezielle Zeichen dienen noch folgende: ist der Mastdarm nur blofs durch eine Membran verschlossen, so wird diese, besonders während des Schreiens und Drängens, sackförmig hervorgetrieben, und man sieht das Meconium violett oder blaugrün durchscheinen. Diese sackförmige Geschwulst weicht zugleich dem Fingerdrucke leicht und fluctuirt. Liegt die verschliefsende Membran höher, so entdeckt man sie nach der fruchtlosen Anwendung von Stuhlzäpfchen, Klystieren und Abführungen, nach vergebenem Drängen der Kinder, wobei das Gesicht sehr roth und die Augen lebhaft werden, durch die Untersuchung mit einer geknöpften Sonde, die ziemlich hoch hinaufgebracht, einen Widerstand findet; zieht man die Sonde nun zurück, so ist sie nicht von Meconium beschmutzt. Kann man hier einen beölten Finger einbringen, so fühlt man die kugelförmige Wölbung und deren Prallerwerden, und tieferes Herabtreiben beim Drängen und Schreien der Kinder noch deutlicher.

Wichtig ist es nun aber, diese verschiedenen Arten von angebornen Verschliefsungen gehörig zu unterscheiden, indem sich danach die operative Technik modificirt.

Ist sonach die äufsere Oeffnung des Mastdarms nur durch eine widernatürliche Haut verschlossen, so ist es hinreichend, ein gerades Bistourie oder eine Incisionslanzette durch dieselbe vorsichtig einzustechen, und die Wunde auf einer eingeführten Hohlsonde mit einem geknöpften Bistourie kreuzweis zu erweitern, oder zu beiden Seiten mit einer stumpfspitzen Scheere einzukerben. Auch kann man, wenn es nothwendig scheint, die vier gebildeten Lappenzipfel mit einer Scheere abtragen. Wäre aber die Haut wohl schlaff, so könnte man sie mit einem Haken oder einer gut greifenden Pinzette in der Mitte fassen, diese angezogen halten, und den so gebildeten Hügel rasch dahinter mit einer Scheere wegschneiden, um mit einem Male eine runde Oeffnung zu bilden.

Liegt aber die verschliefsende Membran im Mastdarme höher, und kann man sie nicht bei grofser Dünnheit mit dem Finger zerreifsen, oder mit dem Nagel durchkratzen, so erfordert diese Operation schon grofse Vorsicht. Man führe dem zufolge auf dem eingeleiteten beölten Zeigefinger der linken Hand, und wo dies nicht angeht, auf einer Hohlsonde, ein gerades, schmales, im Hefte feststehendes Bistourie oder Scalpell in angemessener Richtung durch die verschliefsende Haut, und erweitere nachher die gemachte Oeffnung auf dem Finger mit einem geknöpften Bistourie. Ist die Membran aber sehr hoch gelegen, so dafs man sie mit dem Finger nicht erreichen kann, so bediene man sich zur Eröffnung eines Troicarts oder des geraden Pharyngotoms.

Um die hier nun immer leicht erfolgende Wiederverwachsung der gemachten Oeffnung zu verhindern, mufs man durch eine mit Cerat bestrichene Charpiewiecke von angemessener Dicke einen Faden führen, diese in die gemachte Oeffnung in den Mastdarm bringen, den heraushängenden Faden äufserlich mit einem Heftpflaster befestigen, und bis zur Vernarbung täglich wiederholt einlegen.

Wenn keine Spur einer äufsern Oeffnung zugegen, und diese durch eine dicke, harte Haut verschlossen ist, so daſs der Ort, wo der Mastdarm liegt, gar nicht angezeigt und dieser wohl noch verbildet ist, so hängt die Schwierigkeit der Operation von dem höhern oder niedrigern Stande des blinden Endes des Mastdarms ab. In einem solchen Falle mache der Wundarzt, nach zuvor eingebrachtem Katheter in die Blase, oder einer Sonde bei Mädchen durch die Scheide, theils um den Urin auszuleeren, theils um während der Operation sich von der Lage der Blase und der Scheide zu versichern, mit einem spitzen Bistourie einen Einschnitt zwischen dem Anfange der Raphe und dem Schwanzbeine, doch so, daſs zwischen diesem und dem Schnitte ungefähr ein Zoll breiter Zwischenraum bleibt, da der Mastdarm bei Kindern nicht so nahe am Schwanzbeine liegt, wie bei Erwachsenen, und dieses knorplige Ende auch noch nicht gehörig ausgebildet ist. Muſs man hier über einen halben Zoll tief eindringen, so führe man den beölten kleinen Finger der linken Hand in die Wunde, forsche damit nach dem blinden Ende des Darms, und dringe vorsichtig tiefer mit dem Messer, aber immer in der Richtung gegen die Aushöhlung des Heiligenbeins nach der natürlichen Lage des Mastdarms, um die Verletzung der Blase oder der Scheide zu vermeiden. Ist man nun, im glücklichen Falle, in die Höhle des Mastdarms gedrungen, so erweitere man mit einem geknöpften Bistourie auf dem Finger oder der Hohlsonde vorsichtig die gemachte Oeffnung, wenn dies anders nicht mit dem bloſsen Finger zu bewerkstelligen wäre, und lege zur Verhütung der Wiedervereinigung den vorbemerkten Verband an, mit Einführung einer entsprechenden längern Wiecke. Zuweilen ist es unmöglich bestimmt zu wissen, wie der Bildungsfehler beschaffen ist, und dann ist die Operation ungewiſs und gewagt, wenn schon als das einzige Mittel der Rettung angezeigt. Ist man bis zur Tiefe von zwei Zollen eingedrungen, so soll man, nach dem Rathe einiger, einen Troicart gegen das blinde Ende des Mastdarms einstoſsen; allein in einem solchen Falle ist die Operation eben so gewagt, als gewöhnlich auch nutzlos, indem wenn auch glücklicherweise der Darm getroffen wird, doch meist Ergieſsungen des Kindspeches in die Bauchhöhle und Brand die Folge seyn würden, zu geschweigen, dafs selbst im günstigern Falle die Operation nicht immer einen glücklichen Erfolg, wenn man auch wirklich den blinden Sack getroffen hat und das Kindspech ausfliefst, indem dem allen ohngeachtet, nach momentaner Erleichterung, das Kind dennoch stirbt, oder aus Mangel eines Sphincters, ein steter unwillkührlicher Abgang des Kothes bleibt, welches viel lästiger seyn würde, als der Tod in diesem Alter. (*J. L. Petit*, Mém. de l'Acad. de Chirurgie. T. I. p. 378.).

Mündet bei fehlender natürlicher Mastdarmöffnung der Mastdarm mit der Scheide, so ist diese widernatürliche Oeffnung meist so enge oder übel gelegen, dafs unmöglich alles Kindspech durch sie ausgeleert werden kann, und die Kinder dennoch sterben.

Werden aber auch alle Excremente durch die Scheide leicht entleert, wobei das Leben fortbesteht, so darf man dennoch nicht anstehen die Operation zu machen, um die Kranke von diesem lästigen und ekelhaften Uebel zu befreien, welches auch später deren Verehelichung unmöglich machen würde.

Zur Verrichtung der Operation bringe man, wenn es möglich ist, eine Hohlsonde durch die Scheide in den After, hebe sie mit der linken Hand am Griff senkrecht, und steche, nachdem man sich mit dem Zeigefinger der rechten Hand von ihrer richtigen Lage überzeugt hat, ein gerades Scalpell oder einen Troicart durch die verwachsene Stelle der Aftermündung gegen die Furche der Hohlsonde, und erweitere dann die Stichwunde auf zuvor angegebene Weise. Ist aber die Einführung einer Hohlsonde durch die Scheide nicht möglich, so bediene man sich eines Troicarts, wie im vorigen Falle, wenn schon damit die Operation viel unsicherer ist.

Communicirt der Mastdarm mit der Harnröhre, so führe man eine Steinsonde von hier in die Blase, und schneide auf dieser, der widernatürlichen Oeffnung in der Harnröhre gegenüber, gegen das Steifsbein hin, ein, und trenne mit vorsichtigen Messerzügen die Oeffnung in der Harnröhre, und die der Afterstelle zugekehrte Darmwand. Ist es möglich, die Steinsonde durch die widernatürliche Oeffnung der Harnröhre in die Höhle des Mastdarms zu bringen, so gebe man ihr eine solche Richtung, dafs man sie vom Damme aus deutlich fühlt, und schneide in der Richtung der Raphe die die Harnröhre bedeckenden Theile und die der Afterstelle zugekehrte Wand des Mastdarms durch.

Oeffnet sich der Mastdarm in die Harnblase, welcher Fall, wie der vorhergehende, dadurch zu entdecken ist, dafs der Harn mit dem Meconium verunreinigt, und davon dunkelgrün gefärbt wird, so können Mädchen wegen der Kürze der Harnröhre fortleben; bei Knaben aber ist das Uebel meist tödtlich, weil bei diesen meist der dickere Theil des Meconiums zurückbleibt, wenn man schon Fälle der Möglichkeit bei *Morgagni*, *Bonet*, *Morand*, *Flajani*, *Desault* u. A. aufgezeichnet findet. Wird hier die verschlossene Afterstelle gegen den Mastdarm und den Blasenhals hin, auf der eingebrachten Blasensonde geöffnet (Annalen der engl. u. franz. Chirurg. I. 1.), und dem Meconium ein freier und leichter Abgang nach aufsen verschafft, so hat man Hoffnung, dafs sich die kleinere widernatürliche Oeffnung in der Blase schliefst, und so das Kind gerettet wird. Ist aber auf diese Art die Operation nicht möglich, und diese fruchtlos versucht, so bleibt noch übrig einen künstlichen After anzulegen.

Sind die Wandungen des Mastdarms auf eine gröfsere oder geringere Strecke mit einander verwachsen, wie zusammengeleimt, *Symphisis intestini recti (Swediaur)*, oder durch eine dicke zellstoffige, grumi-nöse Masse ausgefüllt, oder ist derselbe endlich ganz verdreht, so dafs gar kein Durchgang bei sonst natürlich gebildeter Aftermündung Statt hat, so ist dieser Fall, zumal ersterer, meist tödtlich, und nur noch Hülfe in der Bildung eines künstlichen Afters zu suchen. Der Versuch, den natürlichen Weg wiederherzustellen, kann nur auf den Fall gelingen, wenn der Mastdarm nur in geringer Höhe und auf eine kurze Strecke mit solchem wuchernden, spongiösen Zellstoffe ausgefüllt ist. Ist nun hier auf solchen Fall der natürliche Weg mit einem Pharyngotom oder einem Troicart gebahnt, so ist aller Fleifs anzuwenden, dessen Wiederverwachsung zu verhüten, wozu immer eine grofse Geneigtheit vorhanden ist.

In allen Fällen, wo daher die Wiederherstellung des natürlichen Afters, nach angegebener Art, nicht möglich ist, oder wo der Mastdarm ganz fehlt, und der Dickdarm im Unterleibe blind endet, mit oder ohne vorhandener Aftermündung, besteht die einzige, wenn auch höchst zweifelhafte Hülfe, in der Eröffnung der Bauchhöhle und des Colons, Labaroenterotomie, in der linken Seite des Unterleibes, nach *Callisen in regione lumbari.* Bei der Operation werde das Kind auf den Rücken, etwas gegen die rechte Seite hingeneigt, mit sanft gegen den Leib angezogenen Schenkeln, gelegt und befestigt. Dann mache man einen anderthalb bis zwei zölligen Längenschnitt durch die allgemeinen Bedekkungen und die Muskeln in der linken Lendengegend, zwischen dem Rande der letzten falschen Rippe und dem Darmbeinkamme, parallel mit dem vordern Rande des *musc. quadrat. lumbor.*, suche die *flexura sigmoidea* des Grimmdarmes auf, ziehe ihn aus der Wunde hervor, führe zwei gewächste Faden um denselben herum, schneide ihn der Länge nach ein, bringe ihn nach der Entleerung in die Bauchhöhle zurück, und halte ihn mittelst der Faden zwischen den Rändern der Bauchwunde, um deren wechselseitige Verwachsung zu vermitteln. Diese Operation ward von *Littre* vorgeschlagen, und von *Duret* zuerst mit Glück ausgeführt. (*Sabatier*, médecine opératoire. Vol. II. p. 336.). *Pillor* schlug vor, in der rechten *regione iliaca* den Blinddarm zu öffnen, welches aber wohl nur auf den Fall zu bewerkstelligen wäre, wenn besondere Umstände dazu aufforderten. Im Journal de Médecine von 1770 p. 510. und T. VIII. p. 60. werden merkwürdige Fälle erzählt, wo Kinder mit fehlender Aftermündung Monate und selbst Jahre lang gelebt haben sollen, indem die Faeces, so oft es nöthig war, durch Erbrechen ausgeleert wurden.

Synon. Angeborne Afterverschliefsung, Mastdarmverwachsung. Lat. *Imperforatio ani, Concrescentia intestini recti, Proctoënclcusis congenita, Ectopisis ani, Defectus ani, vel intestini recti, Atresia intestini recti, vel ani congenita.*

Litteratur:

Papendorf, D., de ano infantum imperforato. L. B. 1751.

Kaltschmid, D., de raro casu, ubi intestinum rectum in vesicam insertum fuit. Jenae, 1756.
Le Vacher, D., de ani imperforatione. Paris, 1765.
Oehme, in Diss. de morbis recens nator. etc. Lips. 1773.
Wrisberg, D., de praeternaturali et raro intestini recti, cum vesica urinaria coalitu, et inde pendente ani defectu. Goett. 1779.
Papendorf, Abhandl. von der angebor. Verschliefsung des Afters bei Kindern. Leipzig, 1783.
Petit, in Mémoir. de l'Acad. de Chirurg. Vol. I. p. 377. et Tom. II. p. 236. Edit. in 12mo.
Stip. Luiscuis, in *Hufeland's* und *Harlefs* Journ. der ausländ. med. Litterat. Th. II. St. 2. S. 50.
Jolliet, im Journ. de Méd., Chir. et Pharm. T. XXXII. p. 272.
Copeland, a. a. O.
Ford, in Med. Facts and Observ. Vol. I. No. 10.
Callisen, Systema Chirurg. hodiern. T. II. p. 686. Edit. 1800.

Ull — n.

AFTERVORFALL. Der Vorfall des Mastdarms kommt unter dreifacher Formvarietät vor; es fällt derselbe entweder mit allen seinen Häuten vor, der eigentliche *Prolapsus intestini recti;* oder blofs dessen innere Haut, die Schleimmembran, *Anastrophe recti (Swediaur);* oder ein eingeschobenes, invaginirtes, oberes Darmstück fällt durch die Mastdarmöffnung, *Volvulus, Intussusceptio.*

Nach dem Grade und der Dauer des Mastdarmvorfalls sind nun die Zufälle sehr verschieden, doch gewöhnlich nicht sehr bedeutend, weil der Mastdarm gegen den Zutritt der äufsern Luft nicht so sehr empfindlich ist. Ist aber der Vorfall bedeutend, entzündet er sich, oder wird er durch Contraction des Sphincters eingeklemmt, oder wird er vernachlässigt, oder roh behandelt, bei den vergeblichen Versuchen ihn reponiren zu wollen, so kann er selbst in Brand übergehen, oder völlig degeneriren, callös und geschwürig werden, und dann aufser den gewöhnlichen Beschwerden des unwillkührlichen Kothabganges, bei beständigem Heraushängen viele Schmerzen verursachen, und dem Kranken vorzüglich beim Sitzen u. dgl. hinderlich seyn.

Ein solcher Vorfall entsteht nun und wird besonders vorbereitet durch alle schwächende Schädlichkeiten, welche die Sphincteren und Levatoren erschlaffen, wonach er dann bei der geringsten Gelegenheit um so leichter erfolgt, als nach seltenen und festen Kothausleerungen, durch den Mifsbrauch erweichender und erschlaffender Klystiere oder Stuhlzäpfchen, durch häufige Anstrengungen, wobei der Mastdarm heruntergeprefst wird, als bei öfterm und anhaltendem Drängen zum Stuhle, zumal bei hartem und trocknem Kothe, bei lange anhaltenden Diarrhöen und Ruhren, durch Reiz von Ascariden, Hämorrhoiden und organische Veränderungen und Degenerationen der Häute des Mastdarms, oder sympathische Reizungen, z. B. Steinen in der Harnblase u. dgl. Eben so durch starkes und anhaltendes Schreien, heftigen Husten, Blasen von schweren Instrumenten, Aufheben schwerer Lasten, schwere Geburtsarbeit, Mifsbrauch starker, drastischer Purganzen und Emmenagogen, chronische Tenesmen u. s. w. Am häufigsten kommt er jedoch bei Kindern, besonders durch die anhaltenden Diarrhöen während des Zahnens, oder durch die üble Sitte, dieselben stets auf Leibstühlen sitzen zu lassen, so wie durch Wurmreiz, und bei Alten aus Schwäche vor.

Der Aftervorfall ist immer ein beschwerliches, doch meist bei Kindern ein leicht und bald zu heilendes Uebel, sobald nur die Ursachen, welche entweder die Irritation oder Erschlaffung des Mastdarms bedingen, entfernt werden; denn bei der fortschreitenden Entwickelung gewinnt der Schliefsmuskel mehr Energie, und der obere Theil der dikken Gedärme dehnt sich mehr aus. Bei Erwachsenen ist dagegen das Uebel immer bedeutender, denn es kehrt leicht bei jeder Veranlassung wieder, und kommt es daher bei ihnen darauf an, ob schon Disposition zum Vorfall da war, oder ob der Mastdarm schon mehrmal vorgefallen war, oder ob er bei irgend einer Anstrengung eben erst vorgefallen ist, und dann der Sphincter noch alle seine Kraft besitzt, den Vorfall einschnürt, und Entzündung desselben oder wohl Brand verursacht, *Anxis recti.* Bei Subjecten, welche viel sitzen, und gleichzeitig Hämorrhoidalknoten haben, entsteht, wenn der Mastdarm bei starkem Drücken heraustritt, ein complicirtes Uebel, und wird dann auch wohl die innere Haut des Mastdarms entzündet und eingeklemmt. Tritt der Mastdarm in Folge einer Erschlaffung der Sphincteren und Levatoren hervor, so wird der Vorfall immer gröfser, doch anfänglich ohne Einklemmung und Entzündung, wobei aber die Excremente stets in kleinen Brocken unfreiwillig herausfallen. Bleibt ein solcher Vorfall lange vorliegen, so entstehen oft Ausschwitzungen einer blutig schleimigen Feuchtigkeit, mancherlei Verdauungsbeschwerden, Abmagerung, Cachexie und endlich der Tod. Ist der Mastdarm einmal vorgefallen, und die Erschlaffung wird nicht gehoben, so fällt er bei jeder, selbst der geringfügigsten Gelegenheit wieder vor, und der Sphincter verliert zuletzt alle Contractilität, so dafs der Vorfall, wenn er auch zurückgebracht wird, sofort wieder zum Vorschein kommt.

Die Behandlung beruht nun auf die Zurückbringung und Zurückhaltung des Vorfalls, und auf Entfernung der ihm zum Grunde liegenden Ursachen.

Ist der Prolapsus eben erst entstanden und klein, so reicht zur Reposition ein gelinder Druck mit der flachen Hand auf denselben hin. Bei Kindern, die anhaltend auf hohen Leibstühlen sitzen müssen, wodurch so leicht ein Vorfall entsteht, bedarf es oft weiter nichts, als Entfernung der Stützbretter für die Füfse, damit diese frei herunterhängen, wodurch ihnen der Anstemmungspunkt zum steten Drängen benommen wird. Nach *Klein* soll man auf den Mastdarmvorfall bei Kindern ein Pulver, welches aus gleichen Theilen Colophonium und *G. arabic.* besteht, streuen, und dann die Reposition unternehmen, die nöthigenfalls oft wiederholt werden kann. (*v. Graefe's* u. *v. Walther's* Journ. d. Chir. u. Augenheilk. Bd. IX. p. 686.).

Ist der *Prolapsus* aber grofs und schon seit mehreren Stunden vorhanden, so lege man den Kranken nach vorgängiger Entleerung der Harnblase auf den Bauch, mit etwas erhöhtem Steifse und von einander entfernten Schenkeln, oder er stütze sich vorwärts geneigt auf seine Knie und Ellenbogen; dann suche der Wundarzt durch seine mit Oel bestrichenen Finger, welche er nahe an der Oeffnung des Mastdarms ansetzt, abwechselnd den Theil des Mastdarms zurückzuschieben, welcher dieser Oeffnung am nächsten liegt, wobei sich jedoch der erwachsene Kranke alles Drängens, Pressens und Schreiens enthalten mufs. Gelingt es auf diese Art, den Vorfall zurückzubringen, so gehe

gehe man alsbald mit dem Finger in den Mastdarm, und suche diesen höher in seine natürliche Lage zurückzubringen. Wird die Reposition durch ein krankhaftes Drängen sehr erschwert, so dienen erweichende, krampfstillende Ueberschläge, dergleichen Dämpfe und Halbbäder auf dem Bidet und Klystiere, wenn diese applicirt werden können, und innerlich Opium.

Wäre aber der *Prolapsus* eingeklemmt, entzündet und angeschwollen, wobei er sehr gespannt, dunkel oder violettroth und schmerzhaft ist, oder in noch höherm Grade sich wohl schon die Schleimmembran sehr leicht trennt, so mufs man nach vorausgeschicktem Aderlafs kalte Fomentationen, am besten mit einem zarten Badeschwamm, nach einigen nachträglich gemachten seichten Einschnitten, und einem anhaltenden, zu Anfange gelinden, allmählig aber verstärkten äufserlichen Druck, die Reposition zu Stande zu bringen suchen. Erreicht man hierdurch den beabsichtigten Zweck nicht, und drohen die Zufälle Gefahr, so mufs man an der Stelle, wo die Strictur am stärksten ist, auf der vorsichtig eingebrachten Hohlsonde mit einem geknöpften Bistourie den Schliefsmuskel des Afters einschneiden, indem hier, wegen der meist kugelförmigen Gestalt des Vorfalls, von dem vorgeschlagenen *speculum ani* in der Regel kein Gebrauch zu machen ist. Kann aber der Darm wegen seiner bedeutenden Geschwulst nicht zurückgebracht werden, so mufs man mit den kalten Fomentationen u. dgl. bei zweckmäfsiger Lage anhaltend und beharrlich fortfahren, bis nach Verminderung der Geschwulst, unter wiederholten Versuchen, die Reposition dennoch gelingt.

Die Schwierigkeit, den Vorfall zurückzubringen, rührt nun aber nicht immer von der Strictur des Sphincters her, denn man kann oft daneben noch einen Finger einbringen, sondern oft von dem sehr erschlafften Zustande des untern Theils des Darms und dessen Zellhaut, die zipfel- oder lappenartig beständig bei Mangel hinlänglicher Schliefskraft des Sphincters hervorhängt. Diese Zipfel u. dgl. schnitt *W. Hey* mit Erfolg vorher ab, wodurch er eine festere Adhäsion der umgebenden Zellhaut, und eine starke Schliefskraft des Sphincters bewirkte, und ihm nun erst die Reposition vollständig gelang. Es ist daher immer gerathen, dergleichen Auswüchse, Hämorrhoidalknoten und andere Geschwülste, die um die Peripherie des Afters sitzen, in Fällen von *Prolapsus ani*, zuvor wegzuschneiden oder zu unterbinden.

Bei einem habituell gewordenen Vorfall bringt gewöhnlich der Kranke selbst denselben wieder leicht zurück, und bedarf es alsdann nur der folgenden Mittel, den reponirten Vorfall zurückzuhalten, und durch zweckmäfsige, meist stärkende Mittel, die Disposition dazu zu heben.

Um nun den zurückgebrachten Darm in seiner Lage zu erhalten und dessen Wiedervorfall zu verhüten, mufs man möglichst alle Ursachen vermeiden und entfernen, die den Vorfall bewirkten; daher vermeide oder vermindere man alle Irritation des Mastdarms, der Urinblase oder anderer nahe gelegenen Theile, exstirpire die Hämorrhoidalknoten und sonstigen Pseudoproductionen, suche durch kalte Bäder und dergleichen Fomentationen, oder zusammenziehende Klystiere von kaltem Wasser, rothem Wein, Eichenrinden, China oder Granatäpfeldecoct u. dgl., den erschlafften Mastdarm und dessen Muskeln ihre natürliche Kraft wiederzugeben, dabei aber gleichzeitig stets offenen Leib zu halten. Da nun hier meist Verstopfung zugegen ist, so gebe man jeden Morgen, oder einen Morgen um den andern, eine halbe Unze *Oleum ricini*, oder Klystiere von Haferschleim mit Opium. Tritt aber der Vorfall demohngeachtet immer wieder vor, so mufs man ihn zurückzuhalten und in seiner Lage zu befestigen suchen. Die gewöhnlichen hierzu empfohlenen Mittel, als die T Binde, an deren Beinstück, der Aftermündung entsprechend, ein Stück Badeschwamm befestigt ist, durch welches man aufser dem sanften Druck noch zugleich adstringirende Mittel mit Nutzen appliciren kann, und deren Modificationen von *Camper* oder *Brünninghausen* mit elastischen Drahten und verschiebbarer, ebenfalls elastischer Pelotte, als einer Verbesserung der vorigen; so wie die Bandagen von *Gooch* und *Juville* u. dgl. verschaffen höchstens nur da Nutzen, wo der Vorfall geringe, eben erst entstanden, und nur die dem After zunächst liegende Schleimmembran vorgefallen ist, indem sie nur die äufsere Oeffnung des Mastdarms verschliefsen, ohne die erschlafften Wandungen desselben in ihrer gehörigen Lage zu erhalten. Um dieses zu bewirken, bediente sich *Levret* eines eingebrachten, aufgeblasenen Schweinedarms, der jedoch viel zu unwirksam ist; andere bedienten sich eines Tampons von Charpie, der aber in der Regel zu sehr belästigt, Tenesmen verursacht, und die Stuhlausleerung behindert; oder nach *Richter*, eines hohlen Cylinders aus Elfenbein, auf das Schenkelstück einer T Binde befestigt, am besten aber von elastischem Harze, der aufserdem an seinen Wänden noch durchlöchert seyn kann, um durch denselben mittelst eines eingelegten Schwammstückes medicamentös auf die Mastdarmwandungen wirken zu können, wie solche in *Bernard's* Fabrik zu Paris, ganz vorzüglich aber bei *Bonnaire* (Fabricant d'Instrumens élastiques à Avennes), verfertigt werden. Bei Frauen kann der Mastdarmvorfall durch einen in die Mutterscheide gebrachten Mutterkranz, besser aber wohl durch einen cylinderförmigen, elastischen Mutterzapfen, wie der von *Pickel,* oder auch der Vorrichtung von *Mende* (Krankheiten der Weiber. Th. II.) zurückgehalten werden, nur darf dabei weder zu stark noch zu schwach auf den Mastdarm gedrückt werden.

Bei einem veralteten Vorfalle des Mastdarms wird durch die Einwirkung der Luft, durch stetes Reiben der Kleidungsstücke, und durch öftern Druck eine stete Irritation desselben veranlafst, wodurch er nicht nur sich bedeutend vergröfsert, sondern auch degenerirt, den Kranken beim Gehen lästig wird, einen blutigen Schleim beständig absondert, und einen ununterbrochenen Drang zum Stuhlgang veranlafst, welches sie nöthigt, entweder beständig zu Stuhle zu seyn, oder bei Verstopfung desselben, diese gleichsam unüberwindlich macht, zur Bildung von festen Kothballen und selbst steinigen Concrementen Gelegenheit giebt, und endlich den ganzen Vorfall nicht allein, sondern auch die innen liegende Mastdarmwand in die Entartung zieht. Wenn hier nun die Reposition, bei anhaltender Rückenlage, fortgesetztem Gebrauche von kalten Fomentationen und anhaltendem Drucke, selbst mit einiger Gewalt, möglich ist, so mufs man den vorgefallenen Theil des Mastdarms an seiner Basis abschneiden, und auf die blutende Stelle das Glüheisen anwenden, wodurch die Blutung nicht nur sicher gestillt, sondern zugleich die Spannkraft des Mastdarms gesteigert wird. Die von Einigen gegen die Blutung empfohlene Tamponade gewährt hier nicht hinlängliche Sicherheit, weil der Tampon bei heftigem Drange leicht verrückt oder herausgestofsen wird. Das schon von ältern Aerzten *Leonidas*, *Severin*, *Tulpius*, *Cheselden*, *Cowper* und *Levret* empfohlene Glüheisen, dessen sich in neuerer Zeit *Kluykens* in Gent bei einem 12 Monat alten Vorfall mit Glück 7 Mal bediente, verdient hier besondere Empfehlung. (*Lassus*, Pathologie chirurgicale. T. II.). Das Abschneiden des Vorfalls bestätigt auch *W. Hey* (practical observat. in *Surgery*. Lond. 1803.) und *Frank* (in *v. Graefe's* u. *v. Walther's* Journ. d. Chir. u. Augenheilk. IV. 1. 105.). Die neue Methode *Dupuytren's*, den veralteten Mastdarmvorfall zu heilen (Journ. général de Méd. etc. T. 81.), gewährt jedoch auf eine schonendere und mildere Art mehr Sicherheit. Er zieht nämlich mit einer etwas abgeflachten Pinzette eine gröfsere oder geringere Anzahl von Runzeln, welche vom Rande des Afters convergirend nach der Mitte hingehen, einen bis anderthalb Zoll aus dem After hervor, und schneidet sie so hoch wie möglich aus, indem er sie mit der Scheere in den Mastdarm verfolgt. Die Zahl der Runzeln die er so exstirpirt, richtet sich nach der Gröfse des Vorfalls und der Erweiterung des Afters. Alle Kranke, die *Dupuytren* nach dieser Methode operirte, wurden ohne alle üble Zufälle und Rückfälle geheilt. Nach Stillung der meist unbedeutenden Blutung durch die gewöhnlichen Mittel, und bei etwaniger Durchschneidung einer Arterie mittelst des Glüheisens, bedarf es weiter keiner besondern Nachbehandlung. Durch die gewöhnlichen Mittel und durch Reinlichkeit, vernarbt die Wunde meist binnen 10 — 18 Tagen vollkommen.

Der Vorfall eines invaginirten obern Darmes, *introsusceptio*, als des untern Endes des Colons, des Caecums und selbst des Ileums, unterscheidet sich durch seine gewöhnliche Beschaffenheit und durch seine mehrere Zolle bis zu einer halben bis ganzen Elle betragenden Länge, wobei ein steter, unwillkührlicher Kothabgang statt findet.

Die einzige Hülfe besteht auch hier in der Reposition desselben durch den Mastdarm, bei angegebener passender Lage und dem Mitgebrauche anderer entsprechender Mittel, und dann in Verhütung des Wiedervorfallens, wobei aufser oben angegebenen mechanisch-dynamischen Mitteln, eine anhaltende ruhige Rückenlage nicht aufser Acht zu lassen ist. Man hat beobachtet, dafs invaginirte Darmstücke von bedeutender Länge ohne Nachtheil abgelöfst und ausgestofsen worden sind. (*Callisen*, Systema chir. hodiern. T. II. p. 521.).

Etymologie. *Proctoptosis*, von πρωκτος und πτωσις, Fall. *Proptoma*, von πίπτω, fallen.

Synon. Mastdarmvorfall. Lat. *Proctoptosis*, *Proptosis*, *Proptoma*, *Prolapsus*, *Procidentia*, *Casus ani sive intestini recti, sive sedis*, *Archiptoma*, *Archoptosis*, *Exania*. Franz. *Chute, ou Descente de l'anus, du fondement*. Engl. *Falling down of the arse-gut*. Holl. *Uithangen des Einde-darms*.

Litteratur:

Schacher, D., de morbis a situ intestinorum praeternaturali. Lips. 1721.
Luther, D., de procidentia ani. Erf. 1732.
Heister, D., recti prolapsus Anatome. Helmst. 1734.
Juncker, D., de prolapsu intest. rect. pro tuberculis haemorrhoidalibus perperam habito. Hal. 1740.
Senff, D., de procidentia ani. Jen. 1792.
Monteggia, Fasciculi pathologici. Tur. 1793. p. 91.
Jordan, D., de prolapsu ex ano. Goett. 1793.
J. Howship, a. a. O. Ull — n.

AFTERZWANG. S. Stuhlzwang, *Tenesmus*.

AGALACTIA. Mangel der Milch, (von α und γάλα, Milch). S. Milch. H — d.

AGALLOCHUM. Aloeholz. Adlerholz (*paó d'Aquila*, portugies.). *Calambac*. Ein im Orient sehr berühmtes Holz, welches seines Wohlgeruchs und seiner Heilkräfte wegen sehr geschätzt wird, aber ächt in unsern Apotheken nicht vorkommt. Nach *Garcias ab Orta* (Clus. exot. p. 172.) ist es schwärzlich, mit grauen Adern, schwer, aber nicht im Wasser untersinkend. *Loureiro* (Flor. cochinchinens. ed. *Willd*. T. 1. p. 328.) schreibt es einem Baume zu, den er *Aloexylum Agallochum* nennt, beschreibt es aber selbst nicht genau. Dieser Baum wächst in den Gebirgen von Cochinchina. *Loureiro* konnte nur einen blühenden Zweig davon erhalten, und dieser war auf der Reise so zerstofsen, dafs die Blütentheile nicht genau beschrieben werden konnten. Er setzt hinzu, dafs der Wohlgeruch von einer Krankheit herrühre, wodurch eine harzige Substanz im Holze erzeugt und ergossen werde, also wie bei uns der Kiehn in den Tannenbäumen. *Bergius* (Mater. med. p. 962.) scheint ein ächtes Aloeholz vor sich gehabt zu haben. Es war nicht hart, in kaum spannenlangen Stücken, auf beiden Seiten platt, stumpf, tief gefurcht, etwas schwer, braun und graubunt, etwas glänzend, mit zerbrechlichen harzigen Spänen. Ganz verschieden ist davon das Aloeholz, wie es sonst und zuweilen noch jetzt in den Apotheken vorkommt. Es ist (s. *Valentini* Museum Museor. Francof. 1716. p. 179.) in dichten, harten, schweren und harzigen Stücken von verschiedener Gröfse, brauner Farbe, mit schwarzen, harzigen Streifen, einem scharfen, aromatischen und bittern Aloegeschmack, daher der Name, und angezündet von einem starken Wohlgeruch. Den Ursprung dieses Holzes kennen wir nicht. *Linné* nannte sie *Excoecaria Agallocha*, weil nach *Rumph's* Bericht unter der Rinde eine harte, braune und fettige Substanz ausschwitzt, welche in Ostindien statt des ächten Aloeholzes oft verkauft wird. L — k.

AGARICUS. Eine Pilzgattung, welche sich durch die Blätter (Lamellen) auf der untern Seite des Fruchtbehälters (Huts, *sporangium*) auszeichnet. Diese Blätter sind auf beiden Seiten mit einer Schicht dicht neben einander liegender Röhren (*thecae, asci*) überzogen, worin sich die Samen befinden. Da viele Arten dieser Gattung gegessen werden, und andere diesen ähnliche giftige sind, so ist es nothwendig, solche hier anzuführen, welche am häufigsten gegessen werden, und am besten bestimmt sind, zugleich mit den ähnlichen giftigen.

Erste Abtheilung. *Amanita*. Eine Hülle (*Volva*) umschliefst in der Jugend den ganzen Pilz.

1) *A. ovoides. Bulliard* Hist. d. champign. t. 364. Fries Syst. mycolog. T. 1. p. 15. *Amanita alba. Persoon* Hist. d. champign. comestibl. p. 177. (*La coquemelle* oder *coucoumele*). Der Stiel ist 6 Zoll lang und darüber, dick, nicht knollig unten, ganz weifs, etwas rauh, und hat einen Ring. Der Hut ist ganz weifs, am Rande ganz glatt. Er

findet sich in Italien und dem südlichen Frankreich, wo er häufig gegessen wird.

2) *A. bulbosus. Bulliard. A. phalloides.* Fries Syst. 2. 13. *Amanita venenosa. Pers.* 178. Fast so grofs als der vorige. Der Stiel hat einen Ring, ist unten verdickt, wodurch er sich besonders auszeichnet; der Hut ist auf der Oberfläche oft mit den Ueberbleibseln der Hülle bedeckt. Er hat einen nicht unangenehmen Pilzgeruch, und einen scharfen, etwas zusammenziehenden Geschmack. Er ist oft mit dem vorigen verwechselt worden, und hat dann schädliche, ja tödtliche Wirkungen gehabt. Fälle der Art sind von *Orfila* (Toxicologie. Th. 4. S. 951.) gesammelt, und Versuche an Thieren ebendaselbst erzählt. Man hat 3 Abarten, vielleicht Arten. 1) Die ganz weifse. *Schaeffer,* Fung. bavar. t. 241. *Bolton,* Geschichte der Pilze. t. 48. und *Bulliard,* t. 108. 2) Die gelbe. *Amanita citrina. Pers.* s. *Schaeff.* t. 20. *Bull.* t. 577. f. G. H. 3) Die grüne. *Aman. viridis. Pers.* Hist. t. 2. f. 3. *Bull.* t. 577. f. D.

3) *A. caesareus. Allion. Amanita aurantiaca. Pers.* Hist. t. 1. *Agaricus aurantiacus. Bull.* t. 120. *L'Oronge.* Die Hülle ist ganz weifs; der Stiel hat einen Ring, ist 3 — 4 Zoll lang, ganz weifs; der Hut gewölbt, von 3 — 4 Zoll im Durchmesser, schön orange, am Rande gestreift, nicht gefleckt; die Blätter sind dick und gewölbt, gelblich von Farbe. Er wächst im wärmern Europa, im südlichen Frankreich, in Italien, und wird dort für sehr schmackhaft gehalten. Die Alten zogen ihn allen andern Pilzen vor, und nannten ihn *Boletus.*

4) *A. muscarius. Linn. Schaeff.* t. 27. *Bulliard,* t. 122. Die Hülle ist nur seitwärts an der Basis des Stieles angewachsen; der Stiel hat einen Ring, ist 4 — 6 Zoll lang, weifs; der Hut hat 3 — 6 Zoll im Durchmesser, ist dunkelroth, gewöhnlich mit den Ueberbleibseln der weifsen Hülle bedeckt die Blätter. Er kann mit dem vorigen leicht verwechselt werden, doch kommt er mehr in dem nördlichen Europa vor, jener im südlichen. Er findet sich häufig in Deutschland in lichten Wäldern, wo er am Ende des Monats August und im Anfange des Septembers erscheint. Man tödtet damit Fliegen. Beispiele von seinen schädlichen

Wirkungen hat *Orfila* (a. a. O.) angeführt, auch Versuche mit Hunden, welche dadurch getödtet wurden. Die Koräken machen der Angabe nach daraus ein berauschendes Getränk, und der Urin der Berauschten soll getrunken eine ähnliche Wirkung haben. Aber dieser Pilz scheint verschieden, denn der Hut soll sehr gewölbt seyn, und die Blätter sollen eine gelbe Farbe haben. L — k.

Medizinische Benutzung des Fliegenschwamms.

Innerlich angewendet wirkt derselbe vorzugsweise erregend narcotisch auf das Nervensystem, er verursacht ungewöhnliche Heiterkeit des Gemüths, Neigung zum Tanzen, welche leicht in Sehnenhüpfen und Zuckungen, namentlich der Hals- und Nackenmuskeln übergeht, in einem höhern Grade bei gröfsern Gaben Delirien, Betäubung, Erstarrung; — er verursacht ferner oft auch ein Gefühl von Angst, Aufstofsen, Uebelkeit, selbst Erbrechen, starken Durst, krampfhaftes Zusammenschnüren des Halses, Leibschneiden, — dem Urin theilt der Fliegenschwamm seine berauschende Kraft mit.

Zum medizinischen Gebrauch empfahl *Whistling* den untern Theil des Strunks dieses Schwamms bei gelinder Wärme getrocknet, pulvrisirt und sorgsam verwahrt. Man giebt ihn in Pulver *pro dosi* zu fünf bis zwanzig Gran, nach *Whistling* zu einem halben bis ganzen Scrupel, selbst einer Drachme, täglich dreimal. *Löbenstein Loebel* gab ihn täglich bis zu einer Drachme, mit Essig oder der *Aqua Cerasorum nigr.* Durch Essig soll die Wirkung des Mittels erhöht werden. Noch wurde er in Form eines Aufgusses zu zwei Drachmen angewendet.

Innerlich empfahl man denselben:

1) bei chronischen Nervenkrankheiten, vorzüglich convulsivischer Art, — Krämpfen, Epilepsie, — aber auch in der Katalepsie und bei Lähmungen;

2) bei hartnäckigen Wechselfiebern;

3) bei Drüsengeschwülsten, Verhärtungen der Mandeln, der *Glandula thyreoidea.*

Aeufserlich hat man das Pulver eingestreut bei unreinen, schlaffen oder fistulösen Geschwüren.

Litt. *Whistling*, de virtutibus Agarici muscarii, experimentis atque observationibus comprobatis. Jenae, 1778. 4. O — n.

Zweite Abtheilung. *Agaricus stricte sic dictus.* Ohne Hülle. Abwechselnd grofse und kleine Blätter. Samen in den Schläuchen in einer Reihe.

5) *A. procerus. Schaeff.* t. 22. 23. *A. colubrinus. Bull.* t. 78. 585. Der Stiel ist unten knollig, bis ein Fufs lang, weifslich, mit braunen Schuppen, und hat einen Ring. Der Hut ist sehr grofs, flach, von 6 — 10 Zoll im Durchmesser, weifslich, mit dichtliegenden braunen Schuppen. Er ist häufig im Gebüsch, den ganzen Sommer hindurch, im mittlern Europa. Man ifst ihn häufig in Frankreich, seltener in Deutschland, gar nicht im nördlichen. *A. clypeolaris. Bull.* t. 205. kommt ihm einigermafsen nahe, ist aber viel kleiner, schnell verschwindend, und hat einen unangenehmen Geruch.

6) *A. caudicinus. Schaeff.* t. 9. Wächst büschelförmig auf alten Stämmen. Der Stiel ist dünn, 2 — 3 Zoll lang, braun, mit einem zarten, verschwindenden Ringe, unter dem Ringe schuppig; der Hut ist glatt, braun, mit einer Erhöhung in der Mitte, von 1 — 2 Zoll im Durchmesser; die Blätter laufen am Stiele etwas herab, und sind gelblichbraun. Dieser Pilz wird in Oesterreich gegessen, in Norddeutschland nicht. *A. polymyces. Bull.* t. 540. f. 3. *A. melleus. Bolt.* t. 141., welcher nach *Paulet* schädlich seyn soll, ist ähnlich, unterscheidet sich aber durch den gröfsern Hut, der oben, besonders in der Mitte, schuppig ist, und durch den ganz glatten Stiel.

7) *A. campestris. Linn. Schaeff.* t. 33. *Bull.* t. 134. Unter dem Namen Champignon allgemein bekannt, und überall zur Speise beliebt. Er findet sich auf Hügeln in ganz Europa häufig wild. Der Stiel ist dick, weifs, etwas schuppig, 2 — 3 Zoll hoch, mit einem Ringe, welcher endlich verschwindet. Der Hut ist von 2 — 3 Zoll und darüber im Durchmesser, weifs und schuppig; die Blätter sind zuerst röthlich, dann werden sie dunkler roth, etwas bräunlich, zuletzt schwarz. Giebt man auf diese Kennzeichen nur einigermafsen Achtung, so ist er gar nicht zu verwechseln; auch hat man keine Beispiele, dafs in den Gegenden, wo man blofs diesen ifst, eine Vergiftung durch Pilze geschehen wäre.

8) *A. arvensis. Schaeff.* t. 310. 311. *A. edulis. Bull.* t. 514. Er kommt dem vorigen sehr nahe, hat dieselbe

Gröfse und dieselben Farben, aber der Hut ist ganz glatt und nicht schuppig. Der Geruch ist etwas stärker und fast körfelartig, daher er von manchen vorgezogen wird. Man nimmt ihn oft mit dem vorigen zur Speise, da er nicht selten an denselben Orten wächst.

9) *A. Russula. Schaeff.* t. 58. mit gelblichen Blättern, t. 75. mit weifsen. *A. pectinatus. Bull.* t. 509. f. 3. Der Stiel ist 1 — 2 Zoll hoch, röthlich weifs, ohne Ring und Vorhang; der Hut von 1 — 2 Zoll im Durchmesser, hochroth; die Blätter weifs oder gelblich. Dieser Pilz wird in Oesterreich gegessen, darf aber nicht mit andern gleichfarbigen verwechselt werden, welche gleich lange Blätter haben. In Norddeutschland ifst man ihn nicht.

10) *A. Mousseron. Bull.* t. 142. *A. pallidus. Schaeff.* t. 50. Er zeigt sich schon im Frühjahr, und ist häufig auf Rasen. Der Stamm ist einen Zoll lang, weifs, ohne Ring und Vorhang; der Hut von einem Zoll im Durchmesser, gewölbt, fleischig, glatt; die Blätter stehen dicht, sind weifs, werden später grau. Er ist besonders häufig in Frankreich, und wird dort viel gegessen. In Deutschland ifst man ihn seltener. Diese kleinen efsbaren Pilze sind indessen noch nicht genug auseinander gesetzt.

11) *A. Pseudo-Mousseron. Bull.* t. 326. *A. pratensis. Sowerb.* t. 127. *A. Oreades. Bolt.* t. 151. Wächst im Sommer auf Wiesen und Triften. Der Stiel ist 2 — 3 Zoll lang, sehr dünn und zäh, grauweifs; der Hut von ein bis anderthalb Zoll im Durchmesser, blafsgelb, in's Bräunliche ziehend; die Blätter sind weifsgrau. Dieser Pilz ist nicht fleischig, hat aber einen angenehmen Geruch, wenn er trocken ist, daher wird er in Frankreich an Saucen gebraucht.

Dritte Abtheilung. *Galorrhoeus.* Sie geben eine Milch, wenn man sie verwundet.

12) *A. piperatus. Pers. A. amarus. Schaeff.* t. 83. *A. acris. Bull.* t. 538. f. H. Häufig im Herbst in den Wäldern im mittlern Europa, auch in Deutschland häufig. Der Stiel ist dick, aber kurz, nur 1 — 2 Zoll lang, glatt, weifs; der Hut hat oft einen Fufs im Durchmesser, ist sammtartig anzufassen, weifs, am Rande umgekrümmt; die Blätter sind weifs und stechen. Er soll an einigen Orten in Frankreich

gegessen werden, und *Paulet* versichert, dafs er ihn ohne Schaden gegessen. In Norddeutschland ifst man ihn nicht. *A. acris. Bull.* t. 538. f. C. D. E. F. unterscheidet sich von den vorigen nur durch die röthlichen Blätter, und soll ebenfalls efsbar seyn. L — k.

Er verursacht genossen leicht Uebelkeit, Erbrechen und Purgiren, und wurde gegen Lungenknoten und Lungensucht empfohlen.

Litt. *A. Dufresnoy*, über die Anwendung des Giftsumachs, der gelben Narcisse und des Pfefferschwamms. A. d. Franz. von *Nasse* übers. 1801. Halle. 8. O — n.

13) *A. deliciosus. Linn. Schaeff.* t. 11. *Reizker.* Ist häufig in Tannenwäldern im mittlern und nördlichen Europa, besonders in Deutschland. Der Stiel ist 2 Zoll hoch, ziemlich dick; der Hut von 2 Zoll im Durchmesser, in der Mitte vertieft. Der ganze Pilz ist orangefarben, und giebt auch eine solche Milch. Er wird sehr viel in Norddeutschland gegessen, und es ist kein Beispiel bekannt, dafs er Schaden gethan. *Schaeffer* bildet einen Pilz ab t. 12. unter dem Namen *A. torminosus*, welcher sich durch den haarigen, gestachelten Hut unterscheiden soll, durch die blassere Farbe, den hitzig beifsenden Geschmack, das löcherige Fleisch und die haarigen Samendecken. Hiermit stimmt der *A. necator* von *Bulliard* t. 529. f. 2. ganz überein. Er wird mit weifser Milch vorgestellt. Dieser Pilz scheint dem südlichen Deutschland und Frankreich anzugehören, und ist noch wenig bekannt. *Paulet* läugnet, dafs er giftig sey; aber hat er dieselbe Art gehabt?

Vierte Abtheilung. *Russula.* Die Blätter sind gleich lang.

14) *A. esculentus. Pers.* s. *Krapf* Beschreib. efsbarer Schwämme. Heft 1. T. 5. Der Stiel ist 1 — 2 Zoll hoch, weifs oder röthlich; der Hut von 1 — 2 Zoll und darüber im Durchmesser, mehr oder weniger roth; die Blätter sind weifs. Er wird in Oesterreich viel gegessen, aber sehr oft mit einem schädlichen Pilz, dem *A. emeticus Schaeff.* t. 15. 16., verwechselt. *Krapf*, der am genausten von diesen Pilzen handelt, weifs doch, aufser dem scharfen Geschmack und dem unangenehmen Geruch, kein Kennzeichen anzu-

geben, wodurch man beide Pilze unterscheiden könnte. Ehe ein solches Kennzeichen gefunden wird, ist es rathsam den Genufs dieser Pilze ganz zu untersagen, welches in Norddeutschland unnöthig ist, weil sie dort nicht gegessen werden. In Oesterreich ifst man den blauen Täubling, *A.* (*Russula*) *cyanotonthus*, *Schaeff.* t. 93., und den grünen, *A.* (*Russ.*) *virescens*, *Schaeff.* t. 94. Sie können nicht leicht verwechselt werden, und verdienen daher den Vorzug, wenn man überhaupt Pilze dieser Abtheilung essen will. Sie sind dem rothen Täubling ähnlich, haben auch eine rothe Farbe, aber deutlich mit Blau und Grün gemischt. Vielleicht rührt das Gift des *A. emeticus* nur von einer Verderbung her, denn das Fleisch des giftigen soll löcherig seyn.

Fünfte Abtheilung. *Cantharellus.* Die Blätter sind schmal und ästig.

15) *A. Cantharellus. Linn. Schaeff.* t. 82. *Bull.* t. 62. 505. f. 1. *Cantharellus cibarius Fries.* Ein durch ganz Europa in den Wäldern häufiger Pilz. Der Stiel ist 1 — 2 Zoll hoch; der Hut 1 — 2 Zoll und darüber im Durchmesser, in der Mitte sehr vertieft, am Rande umgekrümmt. Die Farbe ist ganz und gar gelb, fast dottergelb. Er wird häufig gegessen, und kann nur mit dem *C. aurantiacus, Jacq.* Misc. austr. t. 14. f. 3., verwechselt werden, welcher schädlich seyn soll, aber nur in Kärnthen und am Harz wild gefunden ist.

Das Gift der Pilze ist ein narcotisch scharfes Gift, und daher sehr gefährlich. Die Wirkung erfolgt nicht sogleich, sondern oft erst 5 — 7 Stunden nach dem Genusse. Es entstehen dann heftige Magenschmerzen, Uebelkeiten, zuweilen mit Erbrechen, zuweilen ohne diesen Erfolg, grofse Beängstigung, Taumel und Betäubung. Nachdem die betäubende oder scharfe Wirkung vorherrscht, entsteht Schlaf, unterbrochen mit Convulsionen, oder die Schmerzen fahren in ihrer Heftigkeit fort, und es entstehen allgemeine oder örtliche Convulsionen. Der Puls ist klein, frequent, hart. Endlich folgen Mattigkeit, Ohnmachten, zuweilen Maulsperre, kalte Schweifse, aussetzender Puls und der Tod. Dieses sind die Hauptfälle. In den Leichen hat man oft Entzündung des Magens gefunden. Das Hauptmittel ist Erbrechen zu erregen, oder wenn es nicht stark genug seyn sollte, zu befördern. Sollten Brechmittel nicht helfen, so wirkt oft Kitzeln im Halse oder lauwarmes Wasser. In *Kausch's* Memorabilien 3. Bändchen wird ein Fall erzählt, wo einem Kinde Brechmittel ohne Erfolg gegeben wurden, wo aber Kitzeln im Halse mit Erleichterung Brechen verursachte. Die Kur wurde durch *Cremor Tartari* vollendet. In *Orfila's* Toxicologie sind viele Fälle von Vergiftung durch Pilze erzählt. *Krapf* hat treffliche Beobachtungen über Pilzvergiftungen, zum Theil an sich selbst angestellt; er fand dafs Oel, Pfeffer, Essig schadeten, Brechmittel halfen, und besonders erleichterte nachher das Trinken von kaltem Wasser.

Letellier hat über den giftigen Stoff dieser Pilze merkwürdige Versuche gemacht. Der scharfe Stoff herrscht besonders in den milchgebenden Pilzen vor. Er scheint flüchtig, er wird durch Kochen, Trocknen, durch Maceration mit verdünnten Säuren und Alkalien zersetzt und zerstört. Alkohol löfst ihn auf, kaltes Wasser aber wenig. Der narcotische Stoff herrscht in der Abtheilung *Amanita* vor. Er scheint nicht flüchtig, wird durch Trocknen, Säuren, Alkalien, Bleizucker nicht zerstört oder zersetzt, er löfst sich in Wasser und Alkohol auf, nicht im Aether, krystallisirt nicht, giebt aber mit Säuren krystallisirbare Salze. *Letellier* nennt ihn *Amanitin.* S. Repertor. für Pharmac. Th. 24. S. 406. L — k.

AGATHOPHYLLUM *aromaticum. Schreb. Willd.* spec. T. 2. p. 842. *Euodia Ravensara. Gaertn.* de fruct. et sem. T. 2. p. 103. f. 2. *Ravensara aromatica. Sonnerat* it. ind. ed. germ. 2. p. 177. t. 127. Ist ein Baum auf Madagaskar, dessen Blätter als Gewürz, die Früchte zur Arznei gebraucht werden. *Dodecandria Monogynia.* Natürliche Ordnung ungewifs. L — k.

AGATII WASSER in Baiern, entspringt bei Wasserburg zwischen der Isar und dem Inn. Die Quelle ist kalt, wird von *Graf* zu der Klasse der seifenartigen Mineralwasser gezählt, und enthält nach seiner Untersuchung kohlensaure Kalk- und Talkerde, und Natron, schwefelsaure Kalk- und Talkerde, salzsaures Natron, kohlensaures Gas und wenig Eisen. In seiner Wirkung ähnlich der Mochinger Mineralquelle, empfiehlt *Graf* es als auflösendes Mittel in Form von Bädern bei Krankheiten der Haut, Gicht und Rheumatismen.

Litt. *Graf*, Versuch einer pragm. Gesch. der baier. u. oberpfälz. Mineralwasser. Bd. II. S. 289. O — n.

AGAVE. Eine Pflanzengattung, zur *Hexandria Monogynia* gehörig, und zur natürlichen Ordnung *Liliaceae*, Unterabtheilung *Aloinae*. Unterscheidet sich von Aloe durch den Fruchtknoten unter der Blumenhülle. *A. americana. Linn. Willd.* spec. plant. T. 2. P. 1. p. 192. ist die bekannte amerikanische Aloe. Der Saft der Blätter ist urintreibend. Man braucht ihn in Amerika in venerischen Krankheiten, besonders venerischen Geschwüren, innerlich und äufserlich. Auch in Italien, wo die Pflanze häufig im Freien wächst, hat man den Saft so anzuwenden vorgeschlagen. L — k.

Als Specificum gegen Lustseuche und Scropheln empfahl sie *Balmis*. (*F. Xav. Balmis*, über die amerikanischen Pflanzen *Agavi* und *Begonia*, als zwei neu entdeckte Mittel gegen die Lustseuche, Scropheln und andere dahin sich beziehende Krankheiten, übers. v. *L. Kreyssig*. 1797. Leipz.). Man hat sie aufser den genannten Krankheiten wegen ihrer diuretischen Wirkung noch innerlich angewendet in der Wassersucht, bei chronischen Hautkrankheiten und Stokkungen im Unterleibe, — äufserlich bei Drüsengeschwülsten, schlaffen Geschwüren, Fisteln, als Umschlag oder Bähung. Man läfst zwei bis vier Drachmen mit sechs Pfund Wasser bis vier Pfund einkochen, und hiervon täglich ein halbes bis ganzes Pfund verbrauchen. O — n.

AGELEY. S. Panaritium.

AGENESIA, (vom Griechischen *α* und *γένεσις*, Zeugung). Mangel der Fruchtbarkeit, besonders der Befruchtungskraft im männlichen Geschlechte, entweder von fehlerhafter Structur des Gliedes, oder von Fehlern der Reizbarkeit, Nerven- und Muskelkraft, oder von fehlerhafter Mischung des Sperma. Siehe Sterilitas. H — d.

AGENS, das Wirkende. Man bezeichnet damit in der Medizin alles in der Natur existirende, was auf den Organismus und das Leben einwirken kann; besonders aber gebraucht man das Wort, von feineren, imponderabeln und immensurabeln Stoffen und Einwirkungen, z. B. Electricität, Magnetismus. H — d.

AGERATUM. S. Achillea.

AGGLUTINANTIA nannten die alten Wundärzte diejenigen pharmaceutischen Mittel, welcher sie sich bei einfachen Wunden bedienten, um die Ränder derselben zu vereinigen, und auf diese Weise solche Verletzungen *per primam intentionem* zu heilen. Sie gebrauchten hierzu die *Mucilaginosa* und *Gummosa.* Jetzt wenden wir zur Erreichung dieses Zweckes die sogenannten Heft- oder Klebepflaster an, deren Wirkung kräftiger und sicherer ist. Man nennt diese Vereinigungsart der Wunden auch die trockene Nath. Vergl. diesen Artikel.

Synon. Franz. *Remédes agglutinatifs.* Holl. *Van malkander lymende of hegtende Medicamenten.* M — lis.

AGGLUTINATIO. S. Reunion.

AGGREGAT. Man setzt Aggregat einer chemischen Verbindung entgegen, indem in einem Aggregat die Stoffe so zusammengehäuft sind, dafs sie durch das Gesicht von einander unterschieden werden können. L — k.

AGHEUSTIA, (von α und γεῦσις, der Geschmack). Mangel des Geschmacksinnes. H — d.

AGLEI. S. Aquilegia.

AGLEY. S. Panaritium.

AGNUS CASTUS. S. Vitex.

AGOMPHIASIS. S. Gomphiasis.

AGONIA, (von ἀγών, Kampf, Todeskampf). Die Aerzte benennen so die Reihe der Erscheinungen, die dem Act des Todes gewöhnlich vorausgehen. Sie sind verschieden nach der Art des Todes. Geht er vom Gehirn aus, so liegt der Sterbende in tiefer Betäubung, laut schnarchend, oft mit sehr zusammengezogener, doch auch oft mit sehr erweiterter, auf alle Fälle gegen den Lichtreiz unempfindlicher Pupille, nach hinten übergebogenem Kopfe auf dem Rücken, bleibt warm, mit Schweifs bedeckt; das Gesicht verfällt nicht, erbleicht nicht, aber der Athem macht Pausen, wird immer ungleicher, bis endlich die Inspirationen immer kürzer, die Exspirationen immer länger und hörbarer werden. Endlich folgt nach jeder Exspiration eine Pause, während welcher der Puls, ziemlich schnell, aber immer kleiner fühlbar zu seyn fortfährt. Endlich erkaltet der Körper, und nach langer Unterbrechung folgen noch zwei, drei sehr kurze Athemzüge, worauf das Gesicht verfällt, und Puls und Athem gänzlich still stehen. Diese Todesscene währt selten lange.

Anders sind die Erscheinungen beim Erstickungstode. Der Sterbende liegt, mit der Brust so hoch er kann, mit gedunsenem Gesicht, vorgetriebenen Augen, violetten Lippen und Ohren, blaufleckigen Waugen und Händen, hat volles Bewufstseyn, vermag aber nur einzelne Sylben mühsam auszupressen, endlich blofs durch Zeichen seinen Willen kund zu thun; reichlicher Schweifs bedeckt ihn, bei ganz kalten Füfsen, endlich auch bei erkaltenden Händen; zuletzt erkaltet die Stirn. Am Halse liegen die Jugularvenen dick aufgetrieben da. Der Puls ist sehr schnell, hart und grofs, das Athmen wird mit peinlicher Qual und Anstrengung aller Muskeln erzwungen; der Geängstete fafst mit beiden Händen nach allem, woran er hofft sich festhalten zu können. Der Kopf wird nach vorn geneigt, der Mund breit gezogen, die Mundwinkel weit geöffnet, eben so die Nasenflügel. Das Athmen begleitet röchelndes Geräusch, oft tritt blutiger Schaum vor den offenen Mund. Endlich, wie die Respirationen immer kürzer und unvollkommener werden, sinkt der Turgor des sich schnell entfärbenden Gesichts, eben so der Puls, der höchst unordentlich wird, die Respiration hört auf, allein der Mund, die Nase, die Halsmuskeln machen noch eine Weile die Bewegungen, die sie beim Athmen machten, bis auch diese immer kürzer werden und in längern Pausen erfolgen. — Diese grause Scene dauert oft lange.

Viel weniger schwer ist der Todeskampf, wenn das Herz zuerst still steht, ob er gleich mehrentheils noch viel länger dauert. Gewöhnlich pflegt die gütige Natur den Menschen, den sie zerstören will, lange vorher das Bewufstseyn zu trüben und ihn mit heitern Bildern zu täuschen. Der schnelle, kleine Puls wird in den kalten Extremitäten endlich gar nicht mehr gefühlt, nur noch die Carotiden pulsiren. Der Athem ist klein, ungleich, schnell, oft tönend,

wo-

wobei es dem Kranken scheint, als sey der Ton aufser ihm. Kalter Schweifs bedeckt die gelbe Haut; die Hornhaut wird trübe, die Pupille sehr eng, die Nase spitz; aller Lebensturgor des Gesichts weicht; die Lippen sind bleich, die Finger ebenfalls. Der Sterbende spricht noch, mit stammelnder Stimme, meist heiter delirend, kennt aber die Umstehenden. Oft ist er mit irgend einem Vorsatze beschäftigt, den man nur mit Mühe errathen kann. So wird dann der Athem immer kürzer, endlich aussetzend, noch einige tiefe Athemzüge in langen Intervallen, und der Kampf ist zu Ende.

Litt. *Bichat*, sur la vie et la mort. Neu — n.

AGRAFFE oder Heft von *Valentin*, ist ein aus Stahl verfertigtes zangenförmiges Instrument, Behufs des Zusammenhaltens der Wundränder nach verrichteter Hasenschartoperation, welches jedoch, so wie alle andere Vorrichtungen der Art, entbehrlich ist.

Litt. *Le Blanc's* chirurg. Operationen. Bd. 1. Taf. IV. Fig. 9.
E. Gr — e.

AGRESS, *Agresta*, nennt man den Saft von unreifen Weintrauben, welchen man statt des Essigs in den Haushaltungen verbraucht, auch den Saft, welcher mit Zucker zu einem Syrup eingekocht wird. Man bedient sich in Italien desselben als eines angenehmen Zusatzes zu den Arzneien. L — k.

AGRIMONIA. Odermennig. Eine Pflanzengattung, welche zur natürlichen Ordnung *Rosaceae*, und zwar zur Abtheilung *Agrimoniaceae* gehört. Diese Abtheilung zeichnet sich dadurch aus, dafs der ganze Kelch einen Fruchtbehälter bildet. Die Gattung *Agrimonia* hat einen 5theiligen, mit einer 2lappigen Hülle umgebenen Kelch, 5 Blumenblätter, 18 — 20 Staubfäden und 2 Fruchtknoten.

A. Eupatoria. Gemeiner Odermennig. *Linn.* spec. plant. ed. *Willd.* T. 2. P. p. 875. *Hayne*, Darstell. d. Arzneigew. t. 19. Die Stammblätter gefiedert, mit länglich eiförmigen Blättchen; der Kelch rauh; die Blumenblätter noch einmal so grofs als der Kelch; Frucht. Diese Pflanze wächst im mittlern Europa, auch in Deutschland häufig wild, an grasigen Stellen, an Zäunen, und hat gelbe Blumen. Die

Blätter waren vormals offizinell als *Agrimoniae herba.* Sie sind adstringirend, und wurden besonders zu Gurgelwassern in leichten Halsentzündungen gebraucht. L — k.

AGRIPALMA. S. Leonurus cardiaca.

AGRIPPINUS PARTUS, *partus Agrippae,* nennt man diejenige Geburt, wobei das Kind mit den Füfsen zuerst geboren wird, wenn nämlich die Füfse gleich von Anfang an vorliegende Theile waren. Steifs- und Fufsgeburten waren zu allen Zeiten unter die minder günstigen und ungewöhnlichen gezählt; daher jener Name, dessen Erklärung uns *Plinius* und *Aulus Gellius* geben. *Plinius* in seiner Histor. natur. lib. VII. l. VI.: „*In pedes procedere nascentem, contra naturam est: quo argumento eos appellavere Agrippas, ut aegre partos: qualiter M. Agrippam ferunt genitum, unico prope felicitatis exemplo in omnibus ad hunc modum genitis.*" Und weiter unten: „*Neronem quoque, paulo ante principem, et toto principatu suo hostem generis humani pedibus genitum parens ejus scribit Agrippina.*" Letzterer bestätigte freilich den Aberglauben, den die Alten hatten, als wenn diejenigen, die mit den Füfsen oder dem Steifse voran geboren würden, in der Welt dereinst nichts als Unglück haben würden. Die Stelle bei *Aul. Gellius* stimmt ganz mit der von *Plinius* überein, s. seine Noctes Atticae, lib. XVI. cap. 16.: „*Quorum in nascendo non caput, sed pedes primi extiterant, qui partus difficillimus aegerrimusque habetur, Agrippae appellat vocabulo, ab aegritudine et pedibus. Confixos esse autem pueros in utero Varro dicit capite infimo nixos, rursum pedibus elatis, non ut hominis natura est, sed ut arboris.*" Aus letzterem Grunde hat auch *Osiander* den Foetus im Mutterleibe einen *homo inversus* genannt, und spricht von einem Hinaufsteigen der Hoden u. s. w. — Uebrigens s. den Artikel Fufsgeburt.

Ed. v. S — d.

AGRYPINE. S. Kopfgeschwür.

AGRYPNIA (von α und ὕπνος, Schlaf). Mangel des Schlafs, Schlaflosigkeit. Ein Zufall, der auch im gesunden Zustande durch Gemüthsunruhe, ungewohnte Lage und Lebensart u. dgl. erzeugt werden kann; als krankhaftes Symptom bei den mehrsten Krankheiten, besonders fieberhafter

Art, eintritt; zuweilen aber selbst als Krankheit auftreten und sehr lästig werden kann, so dafs es Menschen giebt, die, bei übrigens scheinbar nicht gestörter Gesundheit, Monate, ja Jahre lang, fast ohne Schlaf zubringen, und dadurch oft am Ende sehr an Kräften und Säften verlieren. Die Ursache ist immer eine erhöhte Thätigkeit des Gehirns, verursacht entweder durch eine erhöhte Sensibilität (deren Grund oft Schwäche ist), oder durch einen fremden Reiz, entweder idiopathisch oder sympathisch, am häufigsten durch Fehler des Unterleibes. — Im Alter pflegt sie natürlich zu seyn, und gehört zu den *Morbis senum*. Bei dieser *Agrypnia senilis*, die eine Folge der eintretenden Schwäche ist, hilft ein Glas süfser starker Wein, vor dem Schlafengehen genommen. H — d.

AGROPYRUM. S. Triticum.

AGROSTEMMA. Eine Pflanzengattung, zur natürlichen Ordnung *Caryophyllaceae* gehörig, und zur *Decandria Pentagynia Linn.* Die Gattung hat einen einblättrigen Kelch, fünf unzertheilte Blumenblätter, und eine einfächerige Kapsel.

A. Githago. Linn. spec. plant. ed. *Willd.* T. 2. p. 805. Raden, *Nielle de bled Cockle, Crampion.* Die Blätter ungestielt, linienförmig, rauh; die Kelche so lang als die Blume; Blumenblätter ohne Anhängsel. Häufig im Korn durch ganz Europa. Jährig. Rothe Blume. Die schwarzen Samen geben wegen ihres *albumen* oder *perispermium* Mehl, welches daher leicht zum Brot kommt, und dieses schwarz, auch leimig macht, aber mit Unrecht in den Verdacht einer giftigen Eigenschaft gerathen ist. L — k.

AGTSTEIN. S. Succinum.

AGYRTA (von ἀγυρέω, ich versammle das Volk). Ein Quacksalber, Marktschreier. H — d.

Druckfehler.

Pag. 210, Zeile 13 von unten statt Acatoporis lese *Acatoposis*.

Berlin, gedruckt bei August Petsch.

www.ingramcontent.com/pod-product-compliance
Lightning Source LLC
LaVergne TN
LVHW092122300926
849161LV00002B/196
* 9 7 8 3 1 1 2 6 3 8 8 5 9 *